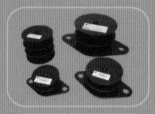
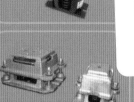

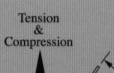
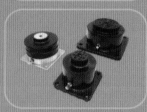
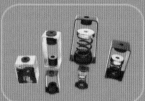
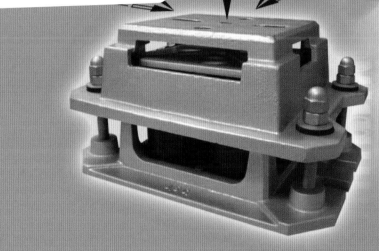
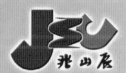

美笙股份有限公司
MASON UNIVERSAL ENTERPRISE LTD.

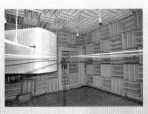 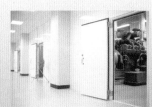 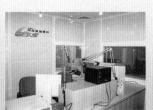 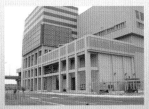

公司簡介

本公司為一專門從事震動與噪音控制處理之專業公司，並為第一家將震動與噪音控制之技術引進國內者。
自1978年至今，為提昇本公司員工更多的專業知識及設計水準，定期派員出國接受專業訓練及指導，在既有的基礎下，以更完善的施工品質，提供客戶更滿意的服務。

代理及銷售產品

噪音防治：
隔音板、隔音門、隔音窗、吸音板、消音箱、消音百葉、活動隔屏、浮動地板、噴結木纖維吸音材。

減震及制振：
空調設備、工業避振體、球形橡膠防振軟管。

代理廠牌：
IAC、MASON、IIC、HYSPAN、MERCER。

工程規劃與施工：

無響室、半無響室、聽力檢查室、攝影棚、播（錄）音室、靜音室、廠房、機房噪音及避振防治處理、禮堂、音樂廳聲響處理。

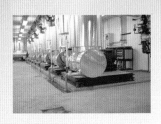 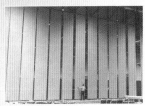 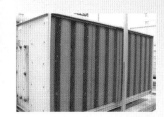 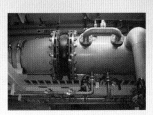

相關產品＆實績歡迎上網查詢　http//www.masontpe.com.tw
台北縣新店市中興路二段 192 號 13F 之 1　TEL:(02)2917-2797
e-mail:muetpe@ms39.hinet.net　FAX:(02)2916-1293

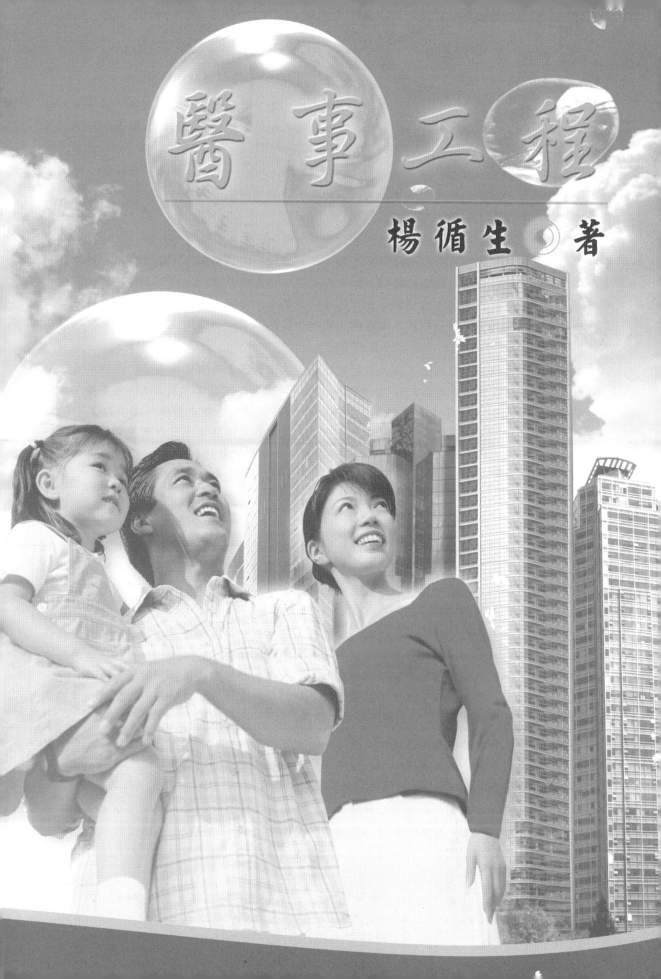

醫事工程

楊循生 著

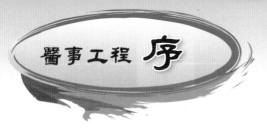

醫事工程 序

健康 淡自己切身的問題說起：

課堂上沒有教過的事，職場是學習最好的地方！

人類的生、老、病與往生等四件大事，雖是人生輪迴不變的大法則，而全都與醫院、醫事和每個人有著密切不可分的關係，健康淡自己切身問題說起。相信每位民眾都希望有所了解。

醫院有如一座小城市的縮影，更是現代化已開發國家人才實力、財經資源、高科技、醫療技藝、衛生、環保及教育的成效…等等，是總體的標竿。城市所包含之功能，醫院則有過之而無不及。凡是得撐控重心或核心價值，才不致枉費而失落。

筆者除了對一群為民眾犧牲奉獻的白衣天使，護理亦為醫院的經營者，和視病猶視人間菩薩—良醫，這分神聖而受人敬仰與感佩的志業；同時揭開醫院神秘面紗，釐清醫與病雙方的相互關係，包括了醫療與病患各自的權利、職責與義務，相互應多溝通，增加了解，產生互信和理念。良醫介於人與神之間，也可說是醫院醫療的主導者，醫護之多寡與病患的人數成正比。民眾由門診到就醫，倒是要找對醫生看對病；健保十五年來這一條坎坷道路，更希望全民支持全民健保，達到永續經營。

一、衛生署長楊志良說：歷年來，英美各國重要人士，稱讚「臺灣有世界最好的健保制度，卻也是全世界健保費最低的國家」。臺灣全民健保，低成本、高效率、高水準、普及廣、方便就醫、一視同仁，尤其高水準醫療，早獲國際人士認同，而觀光醫療「價廉物美」的口碑，衛生署評估：只要大陸十億人口之1%病患來臺就醫，粗估至少可為國內醫療帶來臺幣兩仟元億商機，成果可期；並獲得2008年諾貝爾經濟學獎的普林斯頓大學 克魯曼教授的讚美—「如果美國人能捐棄傲慢與偏見，則臺灣全民健保的經驗大有值得美國人得鏡之處」。（聯合報記者張嘉芳）

淡需求面看：不外民眾就醫、管理階層和員工，包含技術人員在內等三方面。

民眾就醫：民眾知道就醫的程序，又能找對醫生看對病，淡掛號、就診、計價到取藥，或做局部檢查，有驗血、驗尿、X光、心電圖，到大小手術、主體建築病房的位置等，需要時一切順利完成。如有任何問題，知道自己的權利與義務的範圍，不必遲疑或煩惱，按照規定辦手續，能迅速請求協助達成。（第一至四章）

是藥三分毒，藥師為有效運作的管控機制，健保16年是條坎坷的路，正是改革時機。淡臺灣醫療體系的發展：由無到有，能與世界水準同步，全為國內各個體系與階層，多年來不斷的努力及創新，獲得良好的成果。而大小醫院的管理階層，有各人的權限與使命，共同完成濟世救人的醫療工作，包含「預防」和「治療」事預、將「醫療照護系統」及「健康照護系統」分開建立；各個科別的醫療與護理，以及繁雜瑣碎的支援事務。（一二章）

三、現代化醫療主體建築與抗菌性建材：醫院的主體建築物以區段與樓層運作劃分，人員進出和物料的運送分開，以免造成擁擠。減震：包括主體建築物、機器與配管——在機器設備減震，已行之有年，已有良好的基礎，而主體建築物減震工作，更為重要。（三章）

四、醫療及附屬單位基本編制與設備：醫院分行政與醫療兩大部，以醫療為主，行政為輔，行政全力支援醫療作業。醫療含醫護，醫療除一般基本之內外婦兒家醫科外，其他科別因地制宜，設置有關單位門診。院內有藥局、供應中心、檢驗、廢氣處理與放射物質過濾等。（四章）

五、院內龐大動力體系：電源有(超高壓用不到)、高壓、低壓到弱電；電力(照明、馬達、風

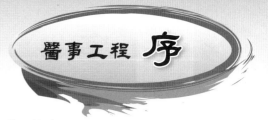

機)、給排廢水、蒸汽系統、瓦斯、空氣調節（用正負壓控制風向、濾網兼殺菌）、院內運輸有昇降梯、扶梯和自動人行道；被服之收集、洗滌和更換、廚房和餐廳、風管體系和通風、停車換氣等八大項，以及各項相關等多項補助設備，皆為主要項目，約12萬多字佔全書三分之一篇幅。如

A. 高樓或超高建築給水系統，必須分段處理。其給水方式，不外高置水塔、壓力水槽和泵浦直接供水三種方式。以每一$1.0Kg/cm^2$，可上揚10公尺高度，而$3.5Kg/cm^2$水壓可上升35m，而$3.5Kg/cm^2$以上水壓時，應增設減壓閥，在此原規下，超高建築物的分段處理，每段多在十層樓左右，水壓也在$3.0Kg/cm^2$左右即可。

B. 蒸氣系統：為一般消毒、蒸、煮、洗衣及沐浴等主要能源。在陸地多使用煙管式鍋爐，最高工作壓力為$10\ Kg/cm^2$以下，於標準大氣壓下，為$14.7lbs/in^2$。低壓為$2~4\ Kg/cm^2$、中壓為$5~8Kg/cm^2$、高壓在$10Kg/cm^2$以上，不同的使用單位，提供不同的蒸氣壓力。設計可用區塊方式設置機器位置，注意相互關係，再配置水電。鍋爐用空氣、燃油均要預熱、爐用軟水，PH值在7，注意鍋爐內水位，保持系統的良好運轉和績效。（五章）

六、院內的弱電系統：有電話、號誌、醫生尋找、護士喚叫、主管登記牌、播音、共同天線、車場閉路電視、停車收費、對講、電訊、條碼小精靈等11項。（六章）

七、特殊的醫療氣體種類、設備：各類的氣體代號、識別、設置處所和使用管控、病房設施、醫療與護理作業程序等，了然於心，沒有疑慮和恐懼，一切可迎刃而解。（七章）

八、手術房為開胸剖腹之重鎮：如室內之大小及刷手檯、麻醉室、石膏室、器械室之配置，器械和淌材之補充管道，全為特殊設備，及建造型式等；室內之重要設備，醫療氣體出口座、手術檯、無影燈、空調進出風口方向、風速、正負壓之控管、X光看片或電腦銀幕、器械儲存和傳遞櫃等，均應澈底了解和良好的配置。（八章）

九、院內龐大衣物和垃圾，及廚餘廢棄物之收集和處理系統，有關設備之設置，隨時保持整潔的環境，改善了生活水準，提高安全與核心價值。（九章）

全書各項工程技術，總共超過卅餘項，讀者可分享各項技藝，以全書售價，對每項平均支付金不過新臺幣廿元，而筆者支付的時間和精力，以兩年計算，這是一份奉獻和承傳的工作，否則沒有人去做。全書圖面多達335幅，可看圖識「知」，統計表格為200多幅，突顯出事物具體形像與明確數據，總計約40萬字有640頁。筆者多年前，曾有一晚與十多位建築師談醫事工程長達七個多小時，中途無人提前離席，爾後有人能現學現賣，一本萬利。

醫事工程一書及以上所列舉多項實例說明其內容，為適應或滿足不同各人的需要。亦是個人應有常識和認知，為管理階層必備手冊，或技術工作者的備忘錄。文字簡潔通俗口語化，價格不到一客「王品」代價。高品質低價格，值得品嚐分享。

此書能順利付梓，除了個人生平對工作和事物之體認，和參考有關文獻與著名作者經驗，如聯合報、醫改雙月刊以及各大公司之負責人、諸位女士和先生們，將產品型錄資料授權與協助，及一些未能聯絡上產品型錄資料的女士和先生們，均此真誠致謝，尤其是前任中華民國冷凍空調工程技師公會理事長 李汝殷先生之抬愛，在百忙中撰提序文。同時在電腦之編排、初校及事務工作，由長女禮明與內人施士端女士協助，得以加速完成一併致意。 楊備生

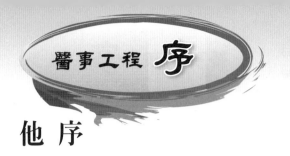

他 序

　　「在課堂上沒有教過的事，職場是學習最的好地方，作者在社群的原野工作中，拾得滿手積穗！」經驗是工作心得的累積，各位如願看看其成果，同樣能得到意想不到的意外收獲！

　　「醫事工程」一書，其重點有二，一為綜合醫院設計，一為電機動力和弱電工程，作者將這兩項工程，平實的融合在一起，完成這本書，相得益彰。換句話說，是原來的兩本書，併成一冊，更能相互彰顯與互補，廣泛、深入、詳實、細緻而務實。在醫院各項建設藍圖，也為城市必備之設施。同時　台灣推行15年的全民健保，是一條坎坷的邁長道路，如今能獲得國際知名人士之稱讚和嘉許，作者呼籲全民支持健保，能達到永續經營，成為醫療照護世界模範的好榜樣。

　　綜合醫院設計部份，雖未秀出建築圖形，那是主觀的意念，而一些基本規劃原則，均一一俱備。從單棟主體建築或建築群，由地面上下的各樓層排列和配置，與各型病房形態之優劣、藥局、供應中心、手術房、產房、嬰兒室及特別病房、實驗室等、尤其廢氣和放射線物質過濾處理特殊項目，亦舉例次第附圖表說明。而電機動力和弱電工程部份，皆為一般民眾生活中，必需之動力機器設備，包含範圍既廣又深，如本書中所列舉給排水、配電、空調、蒸汽系統、廢水再生、排放標準、瓦斯、電梯、洗衣；以及弱電工程，包括電話、號誌、醫師尋找系統、護士呼叫系統、院內播音、共同天線、停車監視、停車場停車收費、地下停車場之送風、排煙、餐廚、條碼與觸控螢幕等。高層建築物內廢物之處理，即使氧氣系統較為陌生，但均與民眾生活中有著密切關係之設備。

　　作者在工作職場，從醫院、製藥廠、衛材廠、冷凍冷藏庫、空調、風機製造廠；汙水處理場、停車場之興建以及工程公司任職，此書暢敘各項設備工程，並非憑空杜撰，皆為作者親身參與的工作歷練和實務經驗，在實際工作中克服困難，深思熟慮後，將其融會貫通，摸索找出一條道路，亦可看出其工作範圍廣闊多樣。無論從認識和瞭解上，做單項至院內全盤設計與使用，一應俱全，均可參考應用。值得介紹提供大家一閱。各位對閱讀的心得與見解，必不相同，如能由作者親自講解和介紹，用聊天的方式，大家輕鬆的分享心得更具成效，能在互動的乘數累積成果必然宏大！

中華民國冷凍空調工程技師公會全國聯合會前理事長　　李兆殷

醫事工程

目 錄

序 前2

他 序 前3
中華民國冷凍空調工程技師公會全國聯合會前理事長李汝殷

第一章 醫院與醫事工程 1

　　1.1　概念 2

　　1.2　醫院水準的區分與評鑑 5

　　1.3　臺灣SARS事件中之亂象 7

　　1.4　全民健保十五年來是一條坎坷的道路 11

　　1.5　改善藥價吃健保之醜態 15

　　1.6　醫療改革要從創造價值做起 19

　　1.7　全民健保革新的好時機 23

　　1.8　醫生應以良醫治國做個社會領袖為己任 25

　　1.9　今日以病患為中心與觀光醫療 26

第二章 臺灣醫療體系之發展 39

　　2.1　臺灣醫療系統的發展過程 40

　　2.2　北市現代化醫療體系發展之過程 55

　　2.3　醫療建築型態之塑造 57

　　2.4　臺灣醫護人員之工作負荷與病床數之比重 60

　　2.5　醫療機構人員設置標準 76

　　2.6　資訊科技IT電子結合醫療的特點 80

　　2.7　臺灣國際醫療展現的佳績與創新高品質護照 83

第三章 醫院主體建築 87

　　3.1　醫院主體建築樓層之劃分 88

　　3.2　醫療體系樓層配置之原則 90

　　3.3　醫院主體建築與設備減震系統之設置 100

　　3.4　醫院大樓醫療環境專用抗菌性建材塗料 112

　　3.5　綠建築世界的趨勢 115

　　3.6　病態建築的空氣污染危機 118

　　3.7　醫院建築獲獎作品 125

醫事工程

目 錄

第四章 醫療及附屬單位編制 基本設施與作業流程 129

   4.1   醫院基本編制 130

   4.2   掛號與門診 140

   4.3   門診部編制與配合作業流程 143

   4.4   藥 局 145

   4.5   供應中心 155

   4.6   實驗室之規劃與設備進技術 168

   4.7   廢氣處理設備 180

   4.8   放射線物質過濾設備 183

第五章 醫院基準設備之配置 .185

   5.1   發電與輸配電 186

   5.2   院內供電與配電系統 188

   5.3   院內給排水之配置 210

   5.4   廢水再生與排放 240

   5.5   醫院蒸汽系統 243

   5.6   全院瓦斯系統 274

   5.7   全院空氣調節系統 277

   5.8   院內輸送系統設備 331

   5.9   洗衣房設備工程 356

   5.10 餐廳和廚房設備 362

   5.11 地下室停車場三種常用通風系統裝置 387

   5.12 同類型 Flakt WOODS TOPVENT SYSTEM 412

第六章 全院弱電系統 415

   6.0   低電壓 416

   6.1   電 話 416

   6.2   號 誌（號碼次數顯示器）. 470

   6.3   醫師尋找系統設備 473

   6.4   護士呼叫系統設備 475

   6.5   全院播音系統設備 482

   6.6   共同天線 485

   6.7   停車場閉路電視監視系統與設備 495

醫事工程

目錄

6.8　停車場自動收費控制系統與設備 502

6.9　對講機系統 510

6.10　條碼器小精靈 511

6.11　觸控式螢幕 521

第七章　醫療氣體中央系統供應設備工程 **525**

7.1　醫療氣體種類、設置及使用壓力 .526

7.2　全院醫療氣體中央供應系統設備 .529

7.3　氣體鋼瓶規格 542

7.4　大小醫院各類氣體配置量 544

7.5　院內氣體K銅管焊接之施工法 553

7.6　低真空中央集塵系統 557

第八章　開刀房及重症病房重要的基本設備 **571**

8.1　彰化秀傳醫院亞洲遠距微創手術中心〔AITS〕 572

8.2　手術房面積 573

8.3　開刀房手術檯與氣體出口座位置圖 574

8.4　外科手術無影燈及手術檯等設備 589

8.5　手術室空調進排氣方向與風速(詳第五章空調篇) 601

8.6　特殊加護病房S.C.U.、C.C.U. and I.C.U. 604

8.7　近期臺灣各大醫院消防安全事件 609

第九章　高層建築內廢棄物處理系統 **615**

9.1　建築物有關事項依法辦理 616

9.2　垃圾減量與各項資源回收分類設備 618

9.3　超高層建築垃圾集中處理方式 623

9.4.　預留管道及機房空間： 628

9.5.　垃圾投擲管道系統之功能及優點 .629

9.6.　旋轉式垃圾壓縮貯存設備之簡介 .629

9.7　英國HARDALL重力式污物管道收集系統功能與特色 637

NOTES

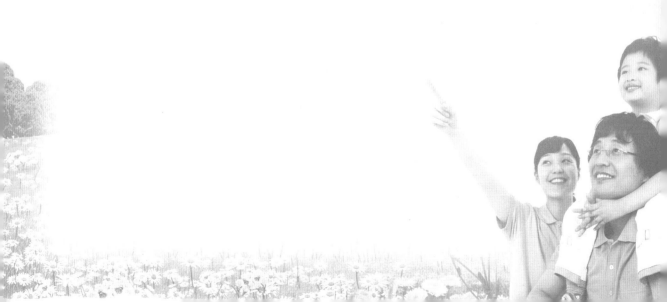

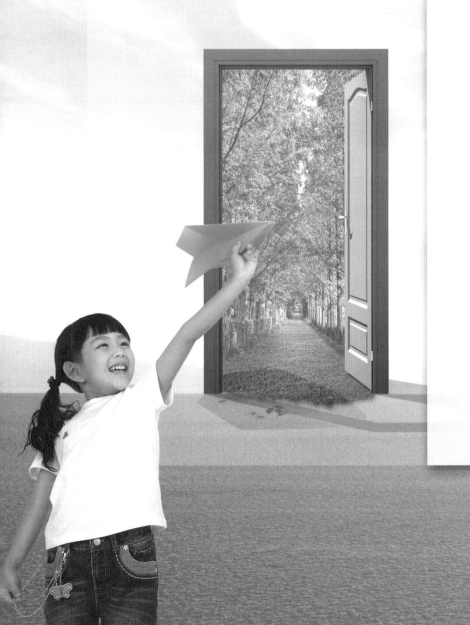

第一章：

醫院與醫事工程

第一章　醫院與醫事工程

1.1 概念

1.1.1. 首先我們從自己切身的問題說起：

大家交了健保費，若有人沒病去逛醫院，將藥品撈回來補老本，否則認為是一種損失？請別忘了藥是毒物，適當劑量以毒攻毒是治病良藥，但也有副作用；若沒病吃了它，是虐待自己的五臟六腑，造成大量洗腎病人。所以交健保費沒看病，並不吃虧，一則不舒服隨時可去檢查，再則國家為民眾建立了健全的醫療團隊，有嚴緊綿密的醫療網，讓全民能得到完善的照顧，為大家健康把關，最好是備而不用，每個人先建立了正確觀念，才沒有遺憾和煩惱！

人吃五穀雜糧沒有人不會生病。人體是一部精密而細緻的機器，因各人生活的方式互異，身體的況狀不一。倒是大家除了每日工作外，平時暇餘在書報雜誌健康版上，閱讀一些醫療知識和常識，對自己身體的不適能有所了解。同時在住處區域內，從一般醫療院所的特性能獲得認知，尤其覓尋一位能對自己病情全程管控的好醫師。所謂「芳草處處」，具有仁心仁術的良醫也許就在妳我的身邊，不要「朝院暮所」，更不要途聽道說四處遊逛大小型院所，最後沒有一位醫師知悉閣下的病情，自己也沒有一份完整的病歷，也許全身是病或者根本沒有病！

人總會犯錯，雖然別人犯錯，但只有自求多福，更要小心謹慎，由「從藥師調劑談用藥安全」一文看出端倪，為成大臨床藥學研究所醫改會董事高雅慧教授分四點說明摘錄如下(醫改雙月刊32期2009/8/15)

1.1.2. 研究證明確立藥師角色多元化及重要性--

藥師在醫療團隊中，最能夠偵測到用藥疏失的發生，藉由藥師確認用藥選擇、劑量、藥品交互作用、療效反應及適應症，能減少**66%**藥品相關的不良事件。

1.1.2.1.藥師門診調劑作業的負荷過重--

確保用藥的效益與安全難以落實！是否有足夠的藥事人力來落實這些確保病人安全的服務，為重要的一環。

1.1.2.2.臺灣醫院用藥疏失發生在哪裡？(圖1--1醫改會製圖)

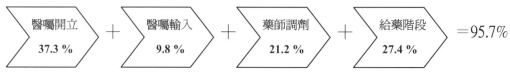

藥品傳送過程占2.1%+其他占1.9%+有0.4%未註明＝4.4%

圖1--1臺灣醫院用藥疏失發生在哪裡

1.1.2.3.臺灣醫院用藥疏失，原因是什麼？.

1) 人為4,736佔58.5%：人員疏忽、臨床訓練不足、儀器操作不當、採用不適當資訊、書寫撩草及環境設備不熟悉等。

2) 系統因素2,244佔27.7%：未依照標準作業流程、未做覆核、工作量過大、人力未達
　　預期配置、缺乏標準作業流程、診斷前未對病人完整評估、歸錯藥盒、藥局缺藥等因
　　素。

3) 器材475佔5.9%。　　　　4) 溝通383佔4.7%。　　　　5) 病人88佔1.1%。

6) 其他34佔0.4%。　　　　 7) 未填72佔0.9%。　　　　 8) 不知道67佔0.8%。

1.1.2.4. 調劑量是導致疏失的主因之一，且自動化分包也無法保證不會出錯--在美國，用藥疏失
　　　　有關的研究也發現疏失率為千分之3.993，含肝腎功能不佳但未調整劑量、使用導致病
　　　　患過敏的同類藥品、錯誤的藥名、劑型以及不正確的劑量等，因藥品使用錯誤而造成病
　　　　人受害的事件更時有所聞。{3文獻出處Journal og the American Medicol Association
　　　　1997}

1.1.2.5. 建立使藥師有效運作的機制，才能全面地維護民眾的用藥安全--包括必須提供以病人為
　　　　中心判斷性服務，藥品諮詢與療效及安全性監測等。{3 1997：277 (4)p 312-7}

1.1.3. 醫院有大小也各有其特性：

如國內心臟、腎臟、肝臟移植手術，已達先進國家水準。1968年臺大外科醫師李俊仁率領團隊
完成亞洲第一例腎臟移植開啓臺灣器管移植的新頁；臺大外科部主任李伯皇，為肝腎移植小組
召集人，與李元麒、王水深都是團隊主要領頭羊。高雄長庚院長陳肇隆，領導肝臟移植小組創
造全球許多首例、亞洲第一，23年來共完成430肝臟移植，存活率領先世界。亞東醫院院長朱樹
勳，為前臺大心臟外科教授，於1989年完成了臺灣第一個換心手術實例。成大外科部主任李伯
璋，於1990年完成首例親屬活體腎臟移植手術。臺北榮總神經血管病科主任胡漢華，腦血管超
音波研究拔得世界頭籌。而名列前茅的醫師，有振興醫院心臟醫學中心主任魏崢、臺大外科助
理教授蔡孟昆、高雄長庚院長陳肇隆等。臺大外科ICU世界第二大葉克膜中心、臺北榮總毒物智
庫、三總燒傷中心、亞東醫院心臟血管中心、馬偕燙傷中心、國泰肝臟中心、中山口腔中心。
都是頂尖好手、專精科別、多科專家和精密醫療設備，是有著不同的臉譜；希望能藉此揭開醫
院的神秘面紗，而醫事即醫療與事務。與每位民眾有著切身的關係，應多了解一些相關問題。

若國內大型醫院如臺大、北榮總、三總、林口長庚、馬偕等院所，能召募世界頂尖醫療名醫高
手與優良醫師，有接納世界級人才的胸襟、較多的醫療水準與較高的生活環境、及優良的研究
制度，有整合的能力，必能形為成功的範例。如以國內的台大、榮總、美國醫療兩大巨臂--即明
尼蘇達州的羅徹斯特，梅約醫學中心（Mayo Clinie），和俄亥俄州工業重鎮克利夫蘭，克利夫蘭
醫學中心（Cleveland Clinie）。它們能夠執世界之牛耳的典範先例。

臺灣有很先進的醫療科學、很優秀的醫護治療和處理，沒有理由不能在提供醫療照護這部份成
為領導者，為世界各國定下標準。我期待臺灣能夠啓動改變為創新者！

1.1.3.1.「杜絕醫療人球，實施醫院分級」。衛生署將評定國內兩百家醫院緊急醫療處理能力，
　　　　區分為重度、中度及一般三個等級，做為「119」載送緊急重症病患之依據，預計年底
　　　　前公佈醫院名單，也提供民眾參考。在(2010)元旦起，衛生署規劃的五級檢傷制度也將
　　　　正式上路，透過電腦判讀軟體，輸入患者體溫、血壓、呼吸、血氧濃度等生命徵象，加

上病人自述病症等資料，電腦代為區分為復甦急救、危急、緊急、次緊急、非緊急等五個等級，排定患者處置優先順序。

1.1.3.2. 馬祖--臺北醫療一線牽：早在2006年4月間，臺北市立聯合醫院積極參與下，馬祖遠距離醫療視訊系統推動三年有成(至2008/4)。連江縣衛生局長劉增應表示，衛生署決定複製連江縣遠距離醫療模式，全面推動至臺灣各山地與離島地區，將在48個偏遠地區和離島鄉鎮建置PACS影像傳輸系統，結合署立各醫院資訊系統，提供虛擬醫療平臺。藉著這些醫療資訊，供應這些地區遠距離會診，縮短城鄉醫療距離，使山地離島居民真正受惠。(金門戰地，軍方派各科主治醫師輪值)。

在衛生署的支持下，於2006年4月間，就選定連江縣建置衛生局建置遠距離醫療門診，到下半年更進一步建置連江縣各衛生所的PACS影像傳輸系統，包括南竿鄉連江縣立醫院、北竿鄉北竿衛生所、東引鄉東引衛生所、莒光鄉東莒和西莒衛生所。均與市立聯合醫院搭配遠距離醫療門診，即時進行X光片診斷及遠距離會診，互通醫學影像讓看診更方便。隨後再結合營養師和精神科諮詢，建立完善遠距離會談機制。

連江縣衛生局長劉增應說：馬祖各醫療院所建置PACS影像傳輸系統後有三大效益：

首先讓馬祖民眾，不論至連江縣立醫院或市立聯合醫院就診，都可透過PACS系統，調閱X光片和報告，避免重新照片的資源浪費或是供片造成遺失。

第二成效：當病患回到東莒、西莒複診時，如有支援的專科醫師，可透過PACS系統，查看X光片和報告。病患可省略往返時間，不必再搭交通船或飛機，至連江縣立醫院或市立聯合醫院複診。無論公私均節省龐大的金錢和時間。

第三成效：結合遠距離會診，病患如在東莒、西莒照X光片，可透過遠距離門診連江縣立醫院或市立聯合醫院醫師，透過PACS系統，在該院遠距離門診的診間，即可讀取資料，並為病患解釋病情。

除此目前還有緊急後送的空中轉診制度，保障離島地區民眾生命安全。(2008/4/1臺院北市立聯合院院訊第61期，公關主任陳家傑 馬祖報導)

如果將全臺灣七個醫療區各統轄之各鄉鎮院所，在七個內區醫學中心建立雲端機臺，集中納入全國雲端醫療的幅射網系統內，統一事權，並加強醫療區的作業細則與權責，全民醫療系統完善一體，目前全民健保的醫療礙難雜症大致均可迎刃而解，除了政治問題，不會有困難。……………………。

1.1.3.3. 衛生署醫事處長石崇良說，重度級醫院是最後一線轉診後送醫院，不得將緊急傷患轉出。若是一般急救責任醫院，收到急診病患卻無能力救治，有責任聯繫中、重度醫院，協助轉診，拒收病患的醫院，可處以新台幣6~30萬元罰鍰。

過去試辦計劃裡，重度級急救責任醫院有十三家，包括臺大、臺北榮總、馬偕、林口長庚、中國醫大附醫、台中榮總、彰基、童綜合、奇美、成大、高醫大附醫、高雄長庚及高雄榮總。(聯合報2009/7/17記者陳惠惠)。「急重症暨外傷醫院」中國醫藥大學附設醫院急重症暨外傷中心主任陳瑞述，於2004/3/18以「急重症暨外傷醫院--擋不住的潮流」，強調其重要性，已於同年7月興建；又如慈濟全省蓋醫院，目的在黃金時間內搶救

急重症病患。而上列舉十三家急救醫院，多在各縣市區內，衛生署應就各地區現有醫院區分等級立作檢討，對缺少中重度醫院設法補救，加強現在已劃分七個醫療區的作業細則與權責。望能早日實現！

1.1.4.雲端超級電腦：

即雲端快速運算Cloud computing，也就是一種工具，用來處理龐大複雜的資訊，透過網路與數位功能，結合雲端概念，推出多螢幕，從手機、電視和電腦，落實生活更方便。可從整理、分類、分析、歸納和達到創新成果，為各行各業資訊產業的基礎，均能省時、省力、省錢，達到更有成效，帶來軟硬體更多的商機。在國外早已問世，國內各個領域有關人士亦積極努力向前追趕，正投入大量資源、人力和時間，爭取雲端超級電腦的商機。今年四月經濟部公佈--雲端運算產業發展草案，計劃以五年時間將投資NT240億元，提高雲端服務人次，與帶動各項投資、產值和就業人數。臺灣硬體有先天的優勢，應加強軟體人才培養與工業的努力。

據聞美國國家工程學院院士陳世卿，在十年間已在大陸河北、甘肅、內蒙等農村架構了一個雲端醫療平臺，消息在企業家間傳播。2010年5月底來到臺灣，拜訪臺灣通訊資訊大廠老闆們，洽談雲端運算。他們均願大量投資，並實地參與農村實地探察商機。陳世卿祖籍福建，1945年兩歲時，隨父親來臺，臺大電機系畢業，隨後赴美攻讀計算機博士，1979年進入超級計算機龍頭Cray Research公司。他設計的超級計算機電腦排名全球500名內。2005年，在中國研發出超級計算機--跑四兆次/每秒，成本從千萬美元降到百萬美元的本領。(聯合報2010/)

吳承澔36歲來自臺灣教育世家，由法律人受不了冗長的法律訴訟過程，而看到雲端市場的商機，重要是讓多臺機器可以虛擬執行運算的軟體。當時市場最大的虛擬執行運算的軟體公司，產品價格昂貴，「但實在很難用」，他與朋友的研發創業，就以挑戰這個市場第一大為出發點，進軍雲端虛擬資料庫。他的Joyent公司，其產品能在短時間內串連多臺機器形成雲端環境快速運算，操作容易。產品問世四個月後公司就賺錢。獲得英特爾Intel Capital旗下創投公司Joyent投資，出售價格是原先他們募資(貸款十幾萬美元)的百倍以上。(聯合報2010/9/28記者彭慧明)

中華電信將與英特爾雲端結盟，在智慧電視(SmartTV)和雲端業務合作。
(聯合報2010/10/27記者彭慧明)。

從以上四段新聞可以瞭解，個人或企業的企圖心與努力，均比政府敏感、快速和有成果與遠見，個人或企業雲端已經做出了成果，政府才提出雲端草案，凡事慢半拍。

1.2 醫院水準的區分與評鑑

1.2.1. 概念--

醫院像一座小城市亦是城市的縮影，更是現代已開發國家人才實力、財經資源和高科技的結晶，以及醫療技藝水準的總標竿。尤其醫院是人體的保養、維護與再生工廠，醫護人員是人體維護的工程師，尤其醫界有「上醫醫國、中醫醫人、下醫醫病」的傳統與抱負，醫生的定位，是介於人與神之間的角色，為證嚴法師所稱讚的「人間菩薩」之一。凡城市所包含之功能，醫院則有過之而無不及；同時有了完善的建築和機具設置及軟硬體，更要能視病猶親，有愛心和慈悲為懷與精專醫術的醫護人員，兩者缺一不可，以及對病患為中心，與心理層面之照護。目

前國內以醫院醫療系統分為：分區、分級和轉診。衛生署將臺灣全島劃分為七個醫療區，而再利用評鑑制度，將醫院分為教學醫院、醫學中心（1,200~2,000床以上）、區域醫院（600~1,000床左右）、地區醫院、社區醫院、基層醫療院所，和專科院醫等。未達評鑑標準之中、大型綜合醫院，均屬區域醫院或地區醫院。而基層醫療院所，如小型醫院及診所均屬於社區地區醫院的一部份。轉診則為各小型醫院或診所之重症病人，無法診治時協助轉往大型醫院。轉診如今僅僅是一個口號，並無任何配套措施，而大小醫院及診所，為求生存各顯神通。

1.2.2. 通過國際嚴格評鑑JCI認證，成為合格頂級醫院：

例臺北市立萬芳醫院於2006/7/17~7/21，接連五天，國內第二所接受美國醫療衛生機構認證聯合委員會JCI（Joint Commission International）四位評鑑委員嚴格審查的醫院，評鑑工作已於同年7月21日順利完成。正式評鑑結果依JCI規定必須待60天後，美國芝加哥總部正式公佈。其評核項目包括11個章節、368條標準、1033個評量細目，要能通過嚴格評鑑認正，相當具有挑戰性。至今已二度評鑑過關。（萬芳醫院快訊提供）

對國際嚴格評鑑JCI認證工作，為頂級醫院頭上的JCI桂冠保證標誌，是全球已有第100家獲得此項認證的醫療機構。臺灣已有敏盛綜合、秀傳醫院通過此項認證。能成為國際嚴格評鑑通過認證醫院頂級醫療水準，其評鑑的出發點是「以病人權益為中心」，獲此認證的醫院不僅應具備高醫療品質，更須要處處為病人考量，提供完善、詳盡的醫療過程，與診治紀錄。在JCI評鑑細項中，包括提供護理師、營養師的完整護理評估，確保所有可能引起病患不適的潛在因素，都在專門人員的掌控中。JCI認證頂級醫院，為國際病人指定醫院。（聯合報/記者楊芷茜）

1.2.3. 醫院的等級劃分：

由醫策會經過評鑑作業規定通過後而認定。如地區教學醫院，就教學、醫管、內科、外科、精神科、藥事、護理、急診、放射、感控、病理及檢驗等，由專案小組，進行各項評鑑工作，並進行多次預評及實地審查，再經總評認定。教學醫院通過後，再邁向醫學中心努力，病床都在600床左右規模為中型醫院。而醫院肩負著「預防與治療兩大功能」，尤其是預防重於治療，而現在國內的醫院，公共衛生有名無實，既無充沛的經費，也無足夠的醫師和護士，在現有各醫院門診部中，聊備一格，SARS的侵入台灣後，事實展示曝露無遺。而大型綜合醫院，醫學中心及國家醫院級，與教學醫院等，兼負有「教學和研究」任務。

1.2.4. 近年來美國大型醫院，已出現經營虧損的瓶頸，而臺灣的大型醫院一枝獨秀：

臺灣的醫院，多往大型化方向走，看診卻草率應診，治療以人頭計價，可在健保局拿到更多的費用。而健保局只問證照、設備和規模，等級越高，健保給付越多；臺灣實施全民健康保險制度，是世界最領先建立醫療照護指標。倒是為窮困的重症家庭，解決了就醫的困難，也算功德一件。達到了不分貴賤貧富身分的平等，與可任意選擇就醫院所的自由，而健保局在年年虧損之情形下，員工居然發放四至六個月高額年終獎金，這樣兩頭燃燒，能維持多久，為未定之天。但便宜便利和毫無章法所造成健保的崩潰，實為全民的不幸！

2010/08/16聯合報記者詹建富臺北報導：「30萬人健保鎖卡看病得求救」根據健保局統計，全臺約有三十萬人因欠繳健保費，遭健保局鎖住健保卡而無法就醫，引起行政院人權推部小組關

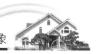

注。醫改會研究員朱顯光也說，健保局一方面欠費者鎖卡，另一方面又要催繳滯納金，如同「討債公司」，畢竟多數人並非惡意欠繳，健保局在鎖卡前應實地瞭解或由社工訪問，才是正途。

2010/9/3聯合報記者陳洛薇、施靜茹臺北報導：「60萬人健保鎖卡吳揆：不能拒醫」。行政院長吳敦義昨天指示，若已遭鎖卡的民眾至醫院求醫，醫院不能拒絕收治，這是最起碼的人道作為。吳敦義也要求各部會，要主動發掘社會各角落弱勢民眾的需求，加強宣導，使需要幫助的民眾都能及時獲得政府的各項補助或協助，解決生活遭遇的困難。

健保局表示正努力與地方政府和社政單位合作，找出低收入戶和弱勢民眾，每月提報名單給健保局，只要符合各縣市標準的低收入戶就不會鎖卡；而經濟弱勢民眾，也可申請分期繳納，或無息貸款，繳清健保費。………這些片斷報導，說明衛生署健保局過去主導之亂象，這種不照顧無力繳交健保的人民，卻將全民健保金據為己有，喫相難看，執政者卻不以為念！也是社會輿論、學者、專家、賢達及民眾的痛心和無奈，但這是臺灣健保的一頁黑暗歷程，留給後人去評斷！

現在有了楊志良署長，與以庶民政策的吳敦義院長，能迅速落實新政策，讓民眾鎖卡事件快速消失，同時不再發生，大家多了一分新希望！

根據歷史演繹的法則--先發生了事故，再設法解決或得以阻止問題蔓延，獲得共識後，制定法律。換句話說：「是先有了問題，再找出辦法解決，後制定法律」。

1.3 臺灣SARS事件中之亂象

1.3.1. 列舉2003年4~5月聯合報登載要點：

在承平時一切諸事如儀，但在92年這次SARS事件中，大小診所和醫院，多被攻陷，無謂損失多位醫護菁英（當時已有七人，連同其他百姓總共多達八十多人）。雖然原因很多：如各型醫院醫護人員警覺不高、專業訓練不夠、醫院主管向錢看，隱匿疫情；醫院無全外氣隔離空調，無負壓病房，無傳染病病房，設計規劃欠周延，主要醫療官署，各主持人無知，缺乏危機意識，平時未具遠見，未加強各項專業訓練，基層工作人員，反應遲鈍。最重要的在大陸香港首先發生SARS事件時，我們最高當局和主管全國醫療首長，沉醉在「臺灣三零」紀錄的迷思中，洋洋自得。等到和平醫院SARS爆發時，既不准發佈疫情，亦未籌措醫療器材用品，故作瀟灑。我們的阿扁總統在新光醫院黃芳彥副院長敦請下，才發佈疫情，實施分散隔離。則全國各醫療單位自上至下，亂成一團，醫院竟然沒有口罩和防護衣，而海關居然有數百萬只口罩存放，既無人報關提領，廠商待價而沽，等待漲價，海關卻也不主動通報；同時我國還是口罩和防護衣出口國家，竟然不知所措。行政首長游錫x還大言不慚說：我也不知口罩在那裏？在全國輿論指責聲中，衛生署再撥發數千個口罩和防護衣給各醫療單位時，而出現發放數量與實收數量不符，卻有民進黨民意代表在其選舉區發放口罩。衛生署卻還在強辯：運送時中途調包。結果查出是：衛生署私自撥給長庚醫院五萬個口罩。真是國家與人民的悲哀和不幸。國家處於緊急危難時，衛生署不支援北市爆發SARS的和平醫院、臺大醫院，以及後續接收SARS病人的臺北榮民總院、和松山空軍總院；卻與縣市的私人長庚醫院私相授受。

1.3.2. 對SARS的認識不清 當時應變中心難產：

防疫 醫院戒嚴 社會解嚴---台灣醫事聯盟執行長蘇偉碩醫師2003/5/26為文指出：一場原本應該只是小風波卻演成大風暴的SARS疫情，充分暴露了臺灣民主體質的脆弱性與公共政策缺乏科學態度的窘態。………就科學態度而言，在臺灣出現第一例SARS前一個月不管是亞洲還是北美洲的疫情資料，都顯示兩個事實：

1.3.2.1. SARS疫情會隨著商人與遊客的國際移動而跨國傳播。

1.3.2.2. 八成以上的感染發生在醫院當中，其餘不到二成發生在家中。

　　如果臺灣的衛生及流行疾病控制體系是依照衛生科學來對應，應該立即做兩件事，加強出入境檢疫以防病例移入，與加強醫院感染控制體系，以免造成院內感染。但當時衛生署只想做一件事：獨立於中國大陸之外！如何爭取中斷臺灣與中國大陸、香港的人員往來，整整有近兩個月的時間，事後證明他們做對了一半，一位清明節自香港返臺掃墓的民眾戳破臺灣防疫網終健全的假象。第一筆代價，六十多位無辜民眾喪生(含十多位醫護人員)。第二筆代價，社會陷入「SARS就在你身邊」的集體恐慌，無數旅遊業、運輸業、零售業、醫療業的員工與雇主平白遭受經濟重創，使臺灣付出慘重的零院本！…。

1.3.2.3. 而在十天前臺灣一直汲汲於成為WHO的一份子，在一場邀請臺灣衛生官員與會的國際視訊會中，公佈一項早在一個月前就可做出結論：未發病(發燒)的SARS感染者沒有傳播疾病的危險！政府沒有任何理由當時監禁居家檢疫隔離者。對付SARS的方法很單純，將所有醫院的感染控制要求提升到最高等級，醫院必須保持最高度戰備狀態停止病患訪客探病，即醫院戒嚴！至於醫院外一般社會生活與商業活動，則除了公共建築入口處的體溫檢查外，請「馬照跑、舞照跳」，也就是社會解嚴！

1.3.2.4. 中華火災學會理事長前消防署署長--趙 鋼 以「SARS應變中心不能再拖了」為題指出：SARS在全台灣產生病例至今已一個半月，可是政府的疫情處理，卻讓民眾感覺到極度的不確定性與不安全感，日前廿七位大學校長看不下去，聯名建議政府盡速成立統一事權的SARS應變指揮中心，這是最正確的見解。要高層次的決策指揮，跨部會的組合，24小時的監控，隨時發生狀況隨時處理，以全面掌控它的散佈，這樣才能有效率，制服了SARS。卻有人說我們早已成立了跨部會的SARS災害應變處理委員會，來回應這些校長；但委員會的型態跟指揮中心型態不一樣，委員會不一定天天開會，資料不是及時的，屬於彙整型的………。根據衛生署緊急傷病通報規範：凡因災難事故有十五人以上死亡或受傷，衛生署署長應向院長報告，以及專業呈述SARS情的威脅性與嚴重性，………可適用該條第六款其他災害經行政院認定即可，所以SARS應變中心遲遲未成立，實讓我們納悶。(2003/5)

1.3.3. 就戰術層次來講，和平醫院封院初期造成慌亂亂象：

1.3.3.1. 可能因從未碰到過流感災害，所以難免有缺失，後來的仁濟醫院封院、大理街封街，可能因已有經驗及規模小，比較有秩序，但不管從過去的檢討以及未來可能發生的災難現場處理，如果平常熟悉於現場指揮系統ICS，可知ICS是有作業組、計劃組、後勤組、財務組各司其職，便有助於災難現場，有秩序、有步驟、有處理系統。這套系統是美國聯

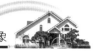

邦緊急事務管理署(FEMA)向美國各州、各都市、各機關推薦的一套災難現場處理模式。國內衛生署、農委會、消防署,都曾引進講習過,今後應多熟練。-----最後再強調一句,SARS應變中心不能再拖了。

1.3.3.2. 媒體這樣指責:於2009/1/7當時SARS總指揮李明亮發表抗煞時的回憶錄,證實絕非無的放矢!

1.3.3.3. 在六年多前,臺灣正陷入SARS恐慌中,臺大應力學研究所教授李世光,帶領研究團隊,用20天的時間研發出「臺大抗煞一號」,可以分解冠狀病毒上的套膜,讓病毒不再有致命性。說明臺大醫學院,人才豐沛而效力卓越能及時解救危急。

1.3.3.4. 世紀之疫抗SARS總指揮李明亮發表抗煞時的回憶錄:(2009/1/7聯合報)

1) 不是為了論斷是非或追究責任,而是希望大眾透過檢討,從過程中學習到什麼。歐巴基金會委託聯合晚報完成「走過SARS」、「回首SARS」套書。該會執行長許國雄,該套書只贈送捐款者。2009/1/7聯合報記者陳惠惠報導。

2) 當天以走過SARS謙虛面對歷史標題,指出回首SARS出版訪問超過50人,揭露當時臺灣疫情失控景象,中央、地方猜忌內幕。也有人受訪後認為此時仍不宜披露,付梓前臨時抽了回來。

3) 當時多位參與決策過程的受傷者幾乎都認為,和平醫院會封院,根本是混亂中的產物。按李明亮當時的印象,衛生署抱著「我就是要看你死的」的看熱鬧態度;臺北市衛生局為了面子,一副「我就算死了,也不會向你求救」。

4) 正擔任臺北市衛生局局長的邱淑媞則認為,「這是中央與地方共同的決議」,她卻不滿中央把責任全推給地方;而臺大醫學院副院長張上淳則說:臺北市政府內部考慮封院,不料消息傳到疾管局、行政院,中央與地方都搶著宣布。和平粗糙封院究竟是誰下的決定,目前仍有爭議,但可確定的是,此事讓美方認為臺灣疫情瀕臨失控,加深美國撤僑決心。

5) 當年存在歧見、猜忌的不只是中央跟地方,在SARS暴發初期,連當年的衛生署長涂醒哲、疾管局長陳再晉都意見相左,自亂陣腳。李明亮在忍無可忍之下,透過管道跟總統陳水扁報告,在24小時內撤換涂、陳兩人,改由陳建仁、蘇益仁「雙仁」接手。

1.3.3.5. 好在於和平醫院封院後:葉金川立即自告奮勇,穿著隔離衣走進和平醫院,負責指揮穩定陣腳,直到SARS疫情趨緩,和平醫院解除封院後,平安走出來,獲得國人的讚揚,有人稱他為抗SARS英雄的美名!

1.3.3.6. 市醫和平院病房晚上沒有醫師:市醫和平院區,當月初一名病患死亡,當時雖有加護病房有主治醫師幫忙,但主治醫師把責任推給專科護理師。市醫和平院區,病房晚上沒醫師,只有加護病房有主治醫師,一般病房僅專科護理師負責,病患卻蒙在鼓裡。證明了:專科醫師、主治醫師及住院醫師出缺,不一定能及時如數找到的困境。馬英九是市長!在當日市議會國民黨市議員,同樣指出只有部分的水準。

2006/12/15. (聯合報、記者 楊政敏報導)

1.3.4. 越南抗禽絕招--

病房空氣流通及光線充足，禁養雞吃蛋，插管與呼吸器比負壓設備更重要。當時國際禽流感疫情暴發後，全球談禽變色，各國各出奇招，結果在我國鄰近的越南，從2003年發生禽流感，至2006年元月14日總計只有93個病例，42人死亡，是迄今全球禽流感疫情最嚴重的國家。在政府與民間通力合作下，到2005年10月已經沒有人的疫情，11月起已經沒有禽鳥的疫情發生。很多人好奇究竟越南政府是如何做到的？在我國醫療技術與設備比越南進步，抗禽成效不及越南，顯然理論不如實戰經驗，都是書本中、課堂上沒有教過的，均在實戰工作經驗中獲得。

臺北市政府考察團，包括衛生局長宋晏仁、疾病管制處長顏慕庸、動物檢驗所長嚴一峰與市場管理處長陳世輝，對越南在防疫動員與政策執行的能力印象深刻。

越南政府一紙通令--透過巷弄委員會與廣播系統，「禁止飼雞」、「禁食雞蛋」、「病雞銷毀」的行政命令下達後，立即執行，也沒有什麼賠償問題。地區還有類似共青團的志工，輔助政府宣導、稽察，加上世界衛生組織疫情專家，美國疾病管制局資深流行病專家進駐監測，讓疫惰有效獲得控制。

河內熱帶醫學臨床研究所，是越南傳染病專責醫院，院內無負壓病房，禽流感個案收容治療在空氣流通及光線光足的病房中隔離，這對我全國未來規劃醫療院所時有極大的啟示，這些經驗應設法廣泛流傳。

疾病管制處長顏慕庸以SARS期間，擔任緊急收容的國軍松山醫院第九病房為例，也無負壓病房，由於流感主要經過飛沫與接觸感染，後來透過動線管理的方法隔離。北市目前有300張負壓病床，和平院區有119張，但一旦有人類感染病例發生，這些設備是不足的，越南在抗禽防疫的經驗值得借鏡，病房的插管與呼吸器比負壓設備更重要。(2006/02/21.聯合報 記者林宜靜)。

1.3.5. 國安局長蔡朝明在無憑無據下：

在國會回答民進黨立委質詢時說「SARS是中共生化戰劑」的驚人之語，立即掀起國內政壇與兩岸關係的濤天大浪。國安局與行政院皆將此事定調為「口誤」。SARS發生在92年4月即五年前，當時為民進黨執政，蔡朝明為國安局長，有這樣的大事當時為何不說，等到如今國民黨執政時，來大放厥詞；即使當年情報當局有此懷疑，歷經五年查無實據之事，也不可無的放矢！尤其當時SARS疫情，是全世界緊盯的大事，就算是生化戰劑，也輪不到你蔡朝明來揭發。(2008/10/8聯合報黑白集)

以下為有關學者及記者對生化戰劑一事的看法和報導--聯合筆記：

1.3.5.1.前衛生署長葉金川則說：SARS疫情可以控制，用作生化戰劑的可能性微乎其微。

1.3.5.2.中華核生化防護學會名譽理事長車潤豐指出：生物戰劑不僅包括細菌，且含有其他種類致病物、有機體所產生之毒素及植物化學劑等，是對人畜、農、飲水、食物污染傳播引起疾病與死亡，一方面可用之作戰，另一方面又是自然界存有的病。SARS是存在於自然界病毒成份多，人為成份少。

1.3.5.3.記者陳東旭臺北/北京報導：中共涉臺人士指出，大陸也是SARS嚴重受害者，怎麼會變成生物戰劑的製造者？具有相當常識的人都知道這其中不合邏輯。

1.3.5.4. 中共軍事問題專家洪源：在SARS爆發後不久即表示，生物戰有兩條標準：

    1) 生物戰劑必須能夠被使用方法控制，即能被使用、控制和治療。例如炭疽毒素雖然致死率高，但是能夠被控制治療。僅此一點，SARS病毒就不可能是生物戰劑。

    2) 過去都是把細菌和毒素作為生物戰劑填充物，但病毒從來沒有過。且軍事大國的基因武器還在實驗室階段，是比較遙遠的課題。因此，SARS病毒在生物戰理論上站不住腳。

1.3.5.5. 五年多前SARS剛爆發時：大陸境內也謠傳是美國與臺灣聯合製成用以對付大陸的生物武器，在網路上瘋狂轉載。

1.3.5.6. 聯會筆記李祖舜先生指出：『………………整個國家安全體系均遭到扁家「貪腐」生物戰劑的污染。這種癱瘓臺灣民主神經的病毒，不比SARS可怕嗎？』

1.3.5.7. 蔡朝明當時出任為國安局長，他是前朝政客，是彰顯個人為全民總統的物產，與政黨政治，根本是南轅北轍，用人為才，而非兩黨分贓，在世間絕無僅有的事，只能求祈上天垂憐成全！這種養老鼠咬布袋的事，充斥各級政府內，被在野黨罵到臭頭，毫無感覺，好似天生受氣包，不知這種自我淘醉迷思要玩到何時？拿全民血汗錢，與國家的資源當兒戲！

1.4 全民健保十五年來是一條坎坷的道路

(自1995年起) -- 劫貧濟富的「卓越計劃」各方指責

1.4.1.「卓越計劃」：

沒想到，自政府衛生署健保局，2002年7月實施西醫醫院總額預算支付制度，及2004年推出醫療費用自主管理和「卓越計劃」以醫學中心、教學醫院、大型綜合醫院、區域或地區醫院參與，以限制各醫院健保總額預算給付額。其宗旨以看急症、重症為主，盡量不要收輕症患者，最近還提醒醫院再將門診減量10％，即門診占總營運量35％，住院占65％。讓以往各醫院以「論件計酬」計費的情況，演變成各醫院怕超過健保局總額預算給付後，造成大量虧損，只好自我設限，限制門診掛號人數，病人只好轉掛急診，讓醫院急診室天天都超收病患，等於讓病患暴露在高度細菌感染危險中。健保局美其名為節省醫療資源，2006年健保費可能調漲（2002年健保已雙漲），今又造成全國大小醫院掛號費全漲，來限制門診掛號人數，但又不能及時就診，這算那門子餿點子。例如臺中榮總，每做一百元，健保局可能只給付六十四元，一至三月虧損一億四千萬，四至六月虧損七千多萬，院方被迫今年七月起採取門診限量掛措施。陳建仁2004年10月8日越洋下令，中止臺中榮總參與卓越計劃。這種強人之所難作法，讓病人變成人球，踢來踢去，病人無法就地門診，或要開刀的病人被迫轉院。難怪高雄部份醫界人士批評「卓越計劃」是「拙劣計劃」。（93年10月1~21日摘自聯合報/記者胡宗鳳、曾增勳、陳于媯、梁靜子）。

十七家醫學中心組成醫學中心協會昨天聲援台中榮總，並嚴詞批評健保局是官僚作風，並揚言：醫學中心不排除集體退出卓越計劃，以免背負莫名其妙的責任。醫師公會理事長吳南河指出，政府要做的應是逐步修正卓越計劃不合理的地方，向民眾宣導計劃的目的，教民眾節省醫

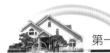

療資源，而不是以超高標準責難醫院。醫學中心協會常務理事，前臺大醫院院長李源德說，當初健保局倉促執行醫院總額預算，在醫院根本搞不清楚狀況之下就上路，才會造成現在種種亂象。同時醫學中心協會的聲明指出，將慢性病患轉診至策略聯盟醫院就醫，或限定每次門診人數六十人，是醫學中心配合國家分級醫療政策的做法，健保局則視為拒收病患，並施以嚴厲處置，是將責任推給醫院的官僚作風。(2004年10月9日聯合報記者施靜茹 陳惠惠)。

最荒唐是高血壓、糖尿病患，長期服藥者，每月卅天只給廿八天藥。健保局大言不慚說：「正好四週吃完再回診。」病人付了一次（月）掛號費、診察費，只給廿八天藥，等於多了三天損失，最主要的是：每人一年要多記一次門診量，病人又被指責一年看診超過15次，更為病人增加了每年看病的次數紀錄。健保局卻也沒有得利。這種損人不利己的事也要做。

1.4.2. 國內醫療界之反應及亂象：

1.4.2.1. 醫療改革基金會董事長張苙雲指出：臺灣近十年內醫院減少三成，私立醫院關閉176家，企財團或資本家捐贈的財團法人醫院卻從24家增加到50家。在2002年健保雙漲時，醫改會就主張，改善健保財務問題，應該「先補破口袋，再掏民眾錢」，因此要求衛生署公開大型醫院的財務資料，整頓醫療院所之醫療浪費。但衛生署卻僅在當年發文請醫院自願公開財務資料之後，就無積極作為，迄今衛生署仍只公佈十五家醫院申報的90年度保財報表，僅佔當年全國醫院總家數的2.4％。為什麼衛生署進行的「財團法人醫療機構業務調查」結果不能公開財務資料給大眾看呢？(聯合報記者施靜茹, 梁玉芳2005/3/7)。

1.4.2.2. 醫院協會副秘書長朱益宏表示：健保局實施總額預算給付，其中醫學中心、區域醫院、與地區醫院屬同一區塊，分食一年二千五佰億的醫療大餅，占總額給付75％，而全臺五百多家地區醫院，僅取25％。如不改善，他估計有許多醫院可能要結束營業。為爭取更公平待遇，協會理監事昨（六）日也到監察院陳情，強調地區醫院與中醫學中心、區域醫院性質完全不同，給付標準有差異，因地區醫院，根本無法與醫學中心等競爭的事實。10月12日五百多家地區醫院，二千多醫護人員北上陳情，訴求健保局實施總額預算給付不公，要求改善。

1.4.2.3. 10月13日在聯合報民意論談中：吳喬治醫師說：只會拿人民開刀！一文指出：「可以這樣開源，車禍醫療、由保險買單、傷害醫療，由加害人買單」。健保入不敷出，衛生署長陳建仁昨天提出保費，部分負擔調漲及改變給付範圍等思考方向。醫療資源不足，開源節流是必要的。但除了向醫療院所與民眾「開刀」，在開源方面仍然可以努力。例如可以這樣開源：每年花在大小車輛肇禍事故，導致龐大的醫療費用約在一百多億。而目前臺灣所有車輛都有投保強制責任險，可向大財團之人壽保險公司，代位求償車禍事故之外傷醫療給付。由保險買單。另外刑事加害人打傷人、或殺人，所造成外傷醫療支出，也該由加害人負起醫療費用，包括由健保局給付的，由加害人買單。健保局為區區數千元或數萬元的小市民追討不遺力，但對少則上萬元多則上百萬的車禍或故意殺人之醫療費用，健保局幾乎完全沒有使上力。而設有泛外科系的大醫院也難辭其咎，為了省一點行政費用，多未區分車禍傷害或一般傷害即向健保局申報，致健保局無法向保險公司代位求償。

健保局與大醫院為了區區省一點行政費用而爭執該由誰負擔，殊不知如此一來，反而浪費了一個開源機會，實在得不償失。另外刑事加害人殺傷、打傷人，所造成的外傷醫療支出，也應由加害人負起所有醫療費，包括由健保局支付的。

「車禍醫療由保險買單，傷害醫療由加害人買單」，這是開源，更是這是一筆「應收帳款」。大家始終想不出個中道理，也許怕保險公司負擔不起，造成公司倒閉；而許多大企業、工廠、設備、原料和倉庫投保火險，或人民壽險的金額，每一筆少則數千萬，多則上仟億計算，在投保與理賠的過程中，依法辦事，少有爭論，為何健保卻無法執行？尤其傷害醫療，加害人不必買單，等於鼓勵人做壞事不負責！只好用政治問題來詮釋！

我們不反對健保局員工領績效獎金，這是了分內的工作，多少也該做點事，這樣領得有沒有一點心虛呢？」根本不合道理！現在只盼望楊志良署長，破除情面，依法落實執行。

1.4.2.4. 一位醫學中心人員不滿地批評：「醫療協會的人拿了錢，到底有沒有做事？」他表示健保局付了七千兩百萬元委託醫療協會審查各醫院的申報給付，但直到不久前，醫療協會還在說什麼「無為而治」。（10月19日摘自聯合報）。

＊臺灣醫療改革基金會董事長張苙雲指出：「健保破洞不補，錢漏得更快」一文中，目前健保財務的虧損，可能出在四個環節：醫護人員、看病民眾、醫院經營者，及健保局與衛生署等主管者。每個環節對虧損都有「貢獻」。2005/3/7

這次「多元微調」方案，大部分是就醫者埋單，目的是在開源或抑制民眾的就醫行為。那要反問：那麼其他三個環節呢？即使可以救健保三年，但力氣還是沒有放對地方。…………………例如藥價黑、醫院財務公開等等，至今沒有解決。過去健保雙漲時，健保局答應三個月內公佈醫院的財務報表，但到現在仍沒有下文。拿洗腎一年250億元的利益來說，全臺有700位相關的專科醫師，平均每位醫師的產值就有3,500多萬，但他們的薪水以一個50萬加紅利計算，一年的個人總收入600~700萬元，扣除醫療成本，其他的龐大利潤到了誰的口袋？這樣的分配合理嗎？健保財務問題也一樣，健保局應該說清楚財務的漏到底在哪裡？

1.4.2.5. 澎湖診所搶人：最近打出「三人成行掛號費全免」優惠，號召病人拉病人，逼得其他診所跟進。健保為鼓勵醫師到離島開業，離島診所沒有合理門診限制，病人也免除部分負擔，這項制度奏效，卻使馬公地區診所過度集中。澎湖縣公會理事長李子林說，馬公市四萬人口卻有37家診所，為搶生意，各診所紛紛減收或免收掛號費。「逛診所」四處拿藥情形時常可見，國軍澎湖健醫院內科主任周國雄說，近年因吃藥頻繁造成肝功能受損而求診的澎湖人，確比以往增加，「逛診所」的習慣，使病患接受治療的耐性降低。診所搶病人的情性會更惡化。保局總經理劉見祥說「………小醫院的話，也許來的病人以為自己有病，事實上並不需要看病也可勸導」。健保局實施總額給付後，這該向民眾宣導沒有病，別逛醫院，別拿不必要的藥，不做不必要的檢查，但都不見健保局做這些事。

1.4.2.6. 林建智醫師投書說：『衛生署表示，健保要如何走下去，將交明年初的公民會議決定。

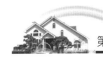

當健保由民粹決定保費由所得決定………一定要搞到「富人痛窮人餓」」，「用表決來決定一件事，絕對是不得已的做法。當官的人最可恥，最不負責任的時候，就是所謂用訴諸民意方式」。「身為一個醫師，已對臺灣醫療政策與環境徹底的失望，因此年底這一票，再也沒有勇氣投給現在的執政(民進)黨了。」同時地區醫院，總額預算給付制度下，業務萎縮效應陸續浮現，臺中、高屏、臺東至少20家醫院申請降為診所，因為業務萎縮，轉型才能維持，只做外科的，前波就關得差不多了。台中市診所協會理事長蔡文仁說，地區醫院要接受評鑑和消防安全檢查，護士三班制，晚上還要看診，門診占七成，住院占三成，健保給門診的點值卻只有零點七，改成診所是迫不得已。婦幼醫院最近也步上後塵。

1.4.2.7. 臺灣醫療中的轉診制度，叫了半天無疾而終：口號隨口叫叫，有方法亦不執行。臺灣地區醫院有區分教學醫院、醫學中心、區域醫院、地區醫院、社區醫院、基層醫療院所等級，如以掛號費按醫院等級收費外為誘因，分區建立家庭醫師制。不但卻省了患者的時間和金錢，又能得到好的照顧，同時不受時間限制，隨時電話或登門求診，能有一位完全了解你病情和體質的醫生。如今每個人都可以直接去各種醫療院所，有人認為大醫院設備新、醫生好、藥品多，卻沒有家庭醫師等基層照護人員，了解病人全部病情，提供諮詢和建議。應鼓勵基層照護的醫生成為健康管理者，讓他們做轉介，這比讓病人自行到處就醫來得好。同時建立個人的完整病歷。如今大家不分大小病，一起往大醫院跑，甚至在同一天，看了一家又一家，一年門診數百次，早應設限或輔導。

1.4.2.8. 國家醫療品質委員會主委黃達夫：在聯合報2004.12.10.「評估監測醫療醫界首要課題」一文，為衛生署健保局主導之亂象作出診斷。從2004.11.30.「門診減量問診沒有增加」一文，很簡單的道出了全民健保的荒謬。事實上，因為原來健保制度的設計，就是少了腦袋和眼睛，國內醫療品質低落，不分品質，一律給付，反淘汰的後果早在總額預算、卓越計劃以前就已產生。根據調查，臺灣民眾超過33％認為就醫方便最重要，低於1％在乎「看診仔細」。顯然，絕大多數民眾沒有「看診仔細」的經驗，因而不知要有這樣的期待。

1.4.2.9. 前不久有個冒牌醫師：數年間在數家診所看診，看過上萬名病人，居然沒有一人發現有異，直到鬧出人命，追查結果才發現他，完全沒有受過任何醫學訓練，可見當今臺灣正牌醫師的醫療品質，已經淪落到病人分不出他們和冒牌醫師有什麼不同的地步。在這樣的醫療環境下，用心維護醫療品質的醫院，不但得不到獎勵，在財務上損失更大，卓越計劃的實施，反淘汰的現象相更加變本加利。

1.4.2.10. 2004/12/5「醫療品質第一？篩選病人第一？」一文 ：則指出公佈醫療品質資訊，建立以品質為基礎的市場競爭機制，可能跌入的陷井。當今醫院評鑑度就是患了重視證照、儀器設備、醫院規模的錯誤。健保給付又與醫院規模掛勾，層級越高，給付越多。

因為這個基本觀念的偏差造成的後遺症，不但妨礙了國內醫療品質的提升，而且因為制度鼓勵國內醫院擴大，反而變成健保財務不斷失血的一大禍源。同時也誤導民眾以為醫院大設備多就表示醫療品質高，使得國內基層醫療萎縮，醫學中心的資源倒置，

把大部份人力資源用在執行基層醫療工作，而疏忽了急、重症病人的照護…………。

1.4.2.11. 於2005/01/25「文茜小妹大」節目中：主持人陳文茜前立委親口說：「她提供監察院健保黑洞資料中，藥品浪費多達兩百多億；最後立委堅持刪健保年度預算，換取衛生署長陳健仁親口說出：健保費一年不漲價之承諾。」

4.2.12. 陳健仁：「健保費一年不漲，指政院如同年編上億公務預算，可暫補缺口，給付也不用縮小。將補助醫院教學的四十億、預防健保費用四十億、及傳染病防治三十億，由公務預算支付。」健保費不漲價，也再不說不漲祇有吃陽春麵的恐嚇言詞與霸權姿態。卻沒有對洗腎、腦斷層攝影、磁共震不當之使用，和藥價黑洞等問題提出檢討，避重就輕，這說明執政黨欺搾老百姓，與財團、藥委和藥商掛鉤的事實，可見政商掛鉤的嚴重性。(2005/1/26聯合報/記者陳惠惠)

1.4.2.13. 中小型醫院經營困難，急診醫師普遍不足，急診人力派遣公司應運而生，衝擊現有急診生態。臺灣急診醫學會理事長陳日昌提醒：「外包制度易使醫院喪失主導性，目前先進國家，這種急診模式屬外包制，多數國家沒有具體限制。美國大多是郊區、中小型醫院才會委託急診派遣急診醫師，在合約上對醫師的權利義務寫得很很清楚，並且他們都聘用全職且合格醫師，希望能保證醫療品質」。日本明白規定：「不准醫療人員列入派遣業。」(2005.03.18.聯合報/記者/吳靜美)

「急診外包派遣醫師出勤」。實行外包制。最後恐怕只好轉手財團經營了。市醫如經營不下去，請問業者又如何能賺錢？尤其在現行健保制度下，全國私人財團經營大型醫院，都賺錢後不斷擴經營範圍，如市醫真經營不下去！有不少學者專家，針對市立聯合醫院改革方案，提出許多意見與方案，沒人理睬，表明「我最大說了算數」。這說明用人不當，與人為的缺失和敗壞。何不仿效市立萬芳醫院交私人財團經營，收取權利金穩賺不賠，何必這樣辛苦硬撐？或者乾脆開放病房以套房名義出租收租金！

1.5 改善藥價吃健保之醜態

1.5.1. 醫院爭食醫療大餅：改善藥價吃健保

同時大塊文化出版社郝明義董事長為文，談健保改革我想到：「擒賊擒王」指出三件事情：

第一、 重新設定可以尊重醫護專業的健保制度。以醫師的診察費來說，不同科別及情況應該如何訂定合理的診察費，在國外有很多案例可供參考。同時醫院內部給付醫護人員的薪水辦法也該改善。有把「佣金制」使用得過了頭，使醫師的收入高達90%要靠佣金。一位醫師建議：我們應該要求政府主管機關出面，訂一個佣金佔醫師收入的最高比例限制。

第二、 大型醫院的經營應該透明。臺灣的醫院分「大型醫院(醫學中心)」、「區域醫院(中型醫院)」「社區醫院(小醫院、鄉下醫院)」、「診所」，四種不同層次。大家呼籲建立轉診制度，讓不同層次的醫院和診所各自發揮作用，免得大小病患一窩蜂擠到醫學中心，造成社會資源分配不均與浪費。因此醫改會要求財團法人的大型醫院公布財務報表，使他們經營透明化，大家都支持。理由有兩個：

1) 是財團法人的醫院是「非營利事業」，享受了許多稅法上的特別待遇，應該比照今天

許多非營利事業都在做的事情，每年的財務報表公佈。

2) 是今天給付，用的是納稅人的錢。讓我們看到這些「非營利事業」醫院，每年有多少利潤，如何分配--有多少回饋給對病人的待遇(從看診到病房設施到護理人員之配置等)，對醫師及其他醫護人員的報酬待遇，對醫院的儀器設施更新，教學及健康觀念的推廣等等，才能了解今天的醫院到底如何看待、解決自己的問題，以及需要健保有什麼新的支援。

第三、　相配套的是，促進良性的醫藥徹底分業。其理由：美國規定醫師三親等之內，不准開藥店。今日臺灣的問題是，健保給付醫師和醫院的制度不當，使他們難免需要從賣藥這件事情上賺回自己的利潤，當作彌補。有位醫師指出：美國藥師有臨床訓練一千小時($\div$8==125day)，臺灣藥師完全無藥師有臨床經驗，即可開設藥局，非常草率、危險；臺北的藥局可能還好，鄉下藥局常常有不識英文的工作人員「顧」店，又喜歡「鼓吹」病人「改吃」電臺藥，所以可能造成更大的問題。我們應該要求政府從醫藥徹底分業，以及「藥師法」等套法令的修正。

最後，病人和家屬也該有一點反求諸己的認識：健保，不可能又是保險，又是福利，又極其便宜，才走到今天的地步。未來伴隨著健保的改革，我們自己的付費及使用觀念，也要有所改變。(2008/10/13)

1.5.2. 藥價黑洞背後…有隻金權黑手：

1.5.2.1. 丘新枝/醫師於2006/10/7為文指出：彷彿只有顏色對立外，已經沒有是非。隨便拿些證據。近日檢查官發動對「藥價黑洞」的相關事證及私立醫療院所搜索，似乎即將把被「A」走的五百億追回，醫界寡廉失德，正義得到伸張，全民額手稱慶。事實呢？

「藥價黑洞」的定義在於報健保十元，但實際成本只有五元，於是私立醫院汙掉五元。這中間有一個很大的漏洞--那些無法將藥價回抵入帳(請注意，不是進了醫師口袋)，還是以十元買藥的公家醫院呢？

所以除了一再強調的「藥價自由市場機制被統一健保議定藥價破壞」的現象外，中間隱藏的是真正令人髮指的黑幕--「藥價黑洞與金權政治」。簡單說明如下：在健保局統一議定藥價下，藥價幾乎為其所一手規定，哪一種藥多少錢？甚至健保局給付不給付，都是健保局或一些指界定醫界專家所決定，黑手即染指於止。一個藥市場機制十元，但健保局給付廿元，這藥價差僅有部分回到醫院(因為醫院實際要全額轉付到藥商)，大部分都由藥商贊助醫院、基金會、與大宗政治人物身上。因利潤太高，一些化學治療癌症的藥，或是剛研發國外新藥，不管有無療效與特異性之危險，只要中央民意代表施壓，健保局統統要買單--納入給付。

每個高價藥背後都有個大哥，一直是大哥的財路，一年至少廿億噹唧入袋，這些事由來已久，大家雨露均霑，誰也不吭聲。

那為何針對私人醫院？因私人醫院不買那些中央民意代表的帳，會要求藥商以市價進藥，不然折抵藥品或捐基金會；於是這些政治人物利潤減少，便想盡辦法運用關係來檢舉；真正上下其手的公家藥品採購，反而無事。

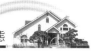

看到一些醫界老大說話荒腔走板，檢察司法體系抓些皮毛還洋洋自得，民眾被誤導為正義已得伸張，拜託！幫幫忙！不要太政治化！檢察官，加加油！

1.5.2.2.「大型醫院對大量進藥，沒有議價空間，空談經營策略」劉競明醫師一文指出，藥價機制良窳，健保局與衛生署等主管機關也要負相當的政策執行及監督責任………；筆者擔心未來藥品的品質。一旦大型醫院的議價前利潤消失，將改用低價國產藥，藥品是否對症或適合病患則另當別論。…………醫師用藥也是投鼠忌器，對某些藥物的使用及選擇，或讓病患自費購買較佳品質的原裝或進口藥品，到頭來民眾還是最大受害者！有關單位不應一再使用這樣的黑洞理論，來搪塞人民施政品質低劣的憤怒！

衛生署站起來--為了降低公立醫院藥價，提升藥品採購流程，民眾願為衛生署改革的後盾，衛生署應為醫院的後盾。近年公立醫院紛紛進行藥價革改，但都遭遇強大的政治阻力。臺北市立聯合醫院就是一個例子。前院長張珩回憶擔任臺北市立聯合醫院院長時，推動藥品採購改革的過程，一年就省下七億元藥費支出，這才是將藥價差還拿回來」。因此變革擋人財源，引發了藥商反彈，透過議會質詢，壓力如排山倒海而來，黑函攻擊天滿。前市長馬英九力挺聯合醫院到底。(2005/12/11聯合報記者李玉增)

張珩說：「管理好的私人醫院，把藥品項目控制在一千以內項。但市立醫院整併前，整體藥品多達三千種，單價買得貴，加上藥品管理費後，沒有藥價差，還要虧錢。」他擔任院長後，並將招標方式，從單獨對各自「廠牌」議價方式，改為同類藥品分組競標方式，由最低價格的廠牌得標。將過去市立醫院價差，由暗變明，過去是被藥商拿來作公關，用來招待少數醫師、採購與民代，做為進入醫院的買路錢；現在改革則是讓價差讓價差進入醫院，拿回來的錢變成醫師和醫事人員的獎金，而不是進入私人口袋。」藥商甚至到立法院找立委陳情，向衛生署施壓，要求暫緩招標。請問當時的市長知道？為何沒有對策？一動不如一靜，要改革遇到阻力即退縮，有失威信，何苦來哉！

雖達成藥品採購改革，一年就省下七億元藥費支出，局部的成效不能否定，而一年短收15億，顯然負數大於正數！仍有改進的空間。在同一天(2005/12/11)聯合報記者林宜靜專題報導括出：病人減少營運下滑，健保收入就少6.6億。建立模式 小病看診所--(實踐大病看大醫院小病看小醫院)、醫師求去 改革阻力重重---(對組織文化的失望才是主因)、總院長集權 行政效率差--(問題出在人實權不下授)、創舉不少 防疫體系重建--(值得肯定)四大項，至今但五年過去，沒有成效。

1.5.3. 讓藥價差使其合理化：

醫改會董事長張笠雲指出，一顆藥從藥廠生產出來，銷售到醫院，最後進到病患口中，每個環節都會產生「藥價差」。這些差價，既然來自全民繳交的健保費，不應該只視為經營利潤，更應視為「知識作價」、「專業作價」，用來提升醫藥專業與服務品質，並攤在光陽下，供大家檢視。「儘管這幾年醫改會不斷訴求醫院公開財務報表，醫院現在都以營業機密搪塞，拒絕將賺得的藥價差接受檢視」張笠雲又說。

和信醫院院長黃達夫回憶，過去旅居美國時所服務的杜克大學醫學中心，就公開讓大眾知道它有30％的利潤，使用在包括藥師的薪資，庫存的管理，以及品管的投資等。利益集團反撲改革險阻重重：

1.5.3.1. 健保節流：中央健保局昨天提健保措施，將嚴審高血壓、糖尿病、上呼吸道感染(感冒)、精神分裂症、非固類醇抗發炎藥物用藥、白內障、全髖關節及全膝置換術、電腦斷層及磁振造影、超音波、胃鏡、呼吸照護、洗腎等十二項醫療給付項目。健保局準備修法，針對重複就醫及浮濫領藥等情節重大及高利用者分析就醫需求，希望能限定他們到特定醫療院所就醫，否則則不給付。

1.5.3.2. 健保局將進行修法，針對洗腎等十二項高費用、高利用和易浮濫的醫療項目。健保局節流重點之一，是推動門診高利用者就醫輔導計劃，利用健保IC卡回傳資料，去年對已門診一年超過兩百次者約一千人，及今年一月門診超過卅次約三千多人，郵寄慰問卡「關切」。為何不派員當面溝通？是實際困擾、生理或心理障礙？

全臺有「30萬人健保鎖卡，看病得求救」--因欠繳健保費，無法就醫……。健保局北區業務組案門委員鐘越漪也說「二代健保已增訂鎖卡前訪查，在修法前，該局已逐漸放寬鎖卡措施，只要民眾要求看病需要解卡，她都馬上開卡」。曾有一大腹便便外籍配偶，因先生不繳保費，連帶使這名外籍配偶不能看病，鐘越漪眼看她快要臨盆，立即幫她開卡，也找來善心人幫她繳清保費…(2006/08/08聯合報記者詹建富)。這名外籍配偶的際遇，這是特例而非通例，行政與立法院要設法解決，以個別代款的方式亦可行！

1.5.3.3. 健保局也希望醫學中心能減兩成門診量，將就醫院醫師量、病床數訂出合理門診量，若醫院能達到目標，則給付較高診察費，健保局藥管處襄理陳玉敏說，現階段將以勸導方式提醒民眾，小病到小醫所，大病到大醫院。

1.5.3.4. 當時北市醫院合併的目的，就是為了升格為醫學中心，因門診數減少，只是同仁向心力不夠，去年與前年比較門診數就少了57萬人次，收入少了5億500萬元，醫護人員總共少了843人，整併政策等於宣告失敗。(2006/08/08聯合報記者 錢震宇)。

表1--1 健保加強監控的12項高就醫項目

類　別	項　　　目	全年費用
用藥品質	高血壓	361 億
	糖尿病	317 億
	上呼吸道感染(感冒)	396 億
	精神分裂症用藥	46 億
	非固類醇抗發炎藥物 NSAIDs 含 COX II	14 億
手術項目	白內障手術	28 億
	全髖關節及全膝關節置換術	11 億
檢查驗檢項目	電腦斷層掃描(CT) 及磁振造影(MRI)	54 億
	超音波(含心臟、腎臟、腹部及婦產科)	36 億
	胃鏡	10 億
醫療照護項目	呼吸照護	197 億
	洗腎	233 億
合計		1,703 億

資料來源/中央健保局　　　　　製表聯合報/記者施靜茹 2005/02/4

表1--2保局改善健保措施健保節流方案

有關事項	改善方法	節省費用
篩檢異常案件，全年一千七百多億元，佔健保預算一半。	扣除不必要執行或不符合品質的醫療費。	預估一年可省十七億元
腹部超音波、胃鏡、電腦斷層及磁振造影等檢查重複施作案件，甲醫院做檢查又到乙醫院做同樣檢查	加強審查三個月內重複施作案件，健保局「關切慰問」電話	預估一年可節省兩千四百萬至一億兩千萬元。
呼吸依賴患者、高費用、高利用及易浮濫項目。	審查、抽樣審查	預估一年可節省七十億元
「低含量藥品藥價高於高含量藥品」及「學名藥品藥價高於原開發藥廠藥品」27 項	監 控	預估一年可節省一億元
同藥理分類藥品藥價差	縮 小	預估一年可節省兩億元

資料來源/中央健保局、聯合報 2005/07/26　　　　　　　　製表--筆者

　　眾志成城--從以上所摘錄有關資料，各界有識之士，將健保財務能找到的漏洞，均粗細無遺，滴水不漏，至今四年過去了，顯然欠缺強而有力的是執行力，我們對楊志良局長及所率領的團隊，寄與殷切的期盼，把漏洞阻塞起來，讓臺灣的全民健保，墊定良好的根基能永續經營，成為世界不退色的楷模！

1.6 醫療改革要從創造價值做起

1.6.1. 克魯曼慧眼識健保：

1.6.1.1. 在克魯曼眼中，答案很簡單：就是實施像台灣那樣的單一保險人制度。在單一保險人制度下，具有最佳的風險分攤能力與最低的行政費用；所有的財源湊在一起，可以以最具效能的方式進行不同風險群體之間的交叉補貼，最容易在極低的費用下，照顧到每一個人。台灣全民健保十五年來的經驗證見了這樣論點的正確。

台灣的健保與民眾，因為關係太密切，難免像結婚多年的夫妻，因過於熟稔，不時會嘴鼓。但既無法割捨，到頭來還是真情相挺。這解釋了為甚麼每天都有批評健保的聲音，但做起民調，健保滿意度都居高檔的原因。健保已經建立起全球的聲譽，每年來參訪健保成功秘密的外賓絡繹於途，其中半數來自美國。今天克魯曼的獲獎，健保這匹任重道遠的千里馬，更感懷伯樂的知遇。聯合報2008/10/14陳孝平/健保局副總經理。很難得有這種任勞任怨的態度與胸懷！

1.6.1.2. 克魯曼獻策：昨在行政院前衛生署長葉金川建議，以VAT(加值營業稅) 的方式，改善台灣台灣財務；他向財政部長李述德提出穩健財政看法，認為平時應將債務占GDP比例降至最低，才能在必要時應付債務擴大的情形。他堅決反對調降遺產稅。

對於健保，克魯曼表示，美國全國醫療總支出，占國內生產毛額16％，而臺灣只占6％，臺灣健保應該要有更多資源。克魯曼指出，臺灣健保為單一保險制度(政府為唯一的健保保險機構)，且能找到貧窮者納保，這方面做得很好，美國可能需要一、二十年才能辦到。(聯合報2009/05/16記者 陳曼儂)

1.6.2. 臺灣應該提供良好的醫療服務系統照護：

而在提供醫療服務的系統，醫療照護的核心是提升價值，而臺灣的醫療照護，沒有提供出好的品質，沒有創造出好的價值。在臺灣醫生平均只花三分鐘看一位病人，每個人一年看病超過十五次，卻沒有效果。因缺乏衡量醫療結果的指標，醫生、病人、政府都不知道醫療產出或健康成果如何及改善。臺灣必須創造不同的醫療照護結構，幫醫師以不同的方式來執業。

1.6.2.1. 臺灣應加強基層照護做為健康落實的基礎。每個人都可以直接去各個醫療院所，沒有家庭醫師等基層照護人員提供諮詢和建議。應鼓勵基層照護的醫生成為健康管理者，讓他們做轉介，這比讓病人自行到處就醫來得好。現在比較先進的醫療保險也開始僱用醫生、護士，當病人患了複雜的疾病，有護士等醫療背景的人，就可以擔任專案經理，病人隨時打電話來，護士也會幫忙確認，病人到正確的地方就醫等。避免醫療重複和錯誤，是新的思考方式。現在大陸的臺商要看病時，多先洽醫療保險公司，就各人健康情況安排外資臺灣醫院與醫生就醫，不能隨便找家醫院和醫生就醫（早期在大型醫院曾有派醫生在服務臺參加諮詢工作）。

1.6.2.2. 醫療系統應該要有的良性競爭，以提高醫療價值。對醫生應該要論成果計酬，而不是以門診量或是手術量來計酬。要衡量成果，就要衡量照護週期中的產出，以及達成這個產出的所有費用，才是驅動提升價值的重要力量。這包括必須持續追蹤照護的過程、成果，還要正確衡量照護的花費。資深醫療人員--李齊，2009/12/11「檢查檢驗浮濫，健保虧損黑洞」短文，……老話一句，不杜絕亂檢查檢驗浮濫，繳再多的健保費永遠不夠。還有亂開無用的藥、和不必刀，衛生署對有關院所和醫生，祭出核實與扣減價款的手段，值得稱道。

1.6.2.3. 確保資訊系統互通。我們必須要對每項疾病、每項治療，訂出共通的定義與成果，來整合醫療照護。讓病人去選擇真正提供優良服務、良好健康結果的醫療院所，形成病人跟著良醫走，這樣系統的價值就會提升。

1.6.2.4. 臺灣有很先進的醫療科學，有很優秀的醫生診治，沒有理由不能在提供醫療照護這部份成為領導者。我期待臺灣能夠啟動改變。沒有理由不能成為創新者、領先者，為世界各國定下標準。

1.6.2.5. 聯合報「可攜式病歷明年上路」一文，提出衛生署明年元旦起，將在三總、中國、臺北榮總、萬芳、馬偕、高醫、慈濟、新光、彰基及成大等十家醫院開始試辦可攜式電子病歷。最快在民國一百年實施，衛生署向行政院呈報「國民健康資訊建設計劃（NHIP）」，經建會與研考會日前審查通過。詳二章六節。(2007/4/25聯合報/記者許玉君)

大家跑醫院多了，和自己應診時，所見所聞和親身經歷，當醫生翻開一份病歷，一下要瞭解應診者病情，事實上相當難。假如能為每位患者在病歷首頁，統一製定一份病歷摘要表，將病歷號碼（身份證字號）與條碼、姓名、出生日期、生病日期、病名、病情、最好與最壞演變、治療經過、醫院、主治醫師姓名------等等摘要，一一列出，讓醫生一目瞭然。尤其病人對某種藥物有(過敏史)要列在首頁，更可以載入健保卡內，在醫師開處方箋視框，「藥物過敏史」、及適齡女性「有無懷孕」均應在視框浮現，必須及時問病人實況等重點。續頁再分別列出各項病歷。雖然各院所病患列管的方式各異，如科別

前冠上統一編號（科別：0急診、1內科、2外科----；在診別：如*1內科：1-1消化腸胃、1-2消化肝膽、1-3新陳代謝；*2.胸腔內科----以此類推），便於查詢與列管。但可攜式病歷，科別與診別必須統一編排，全國各院所才能整體配合作業。像公文格式的主旨：主要的意義----。筆者所草擬病歷首頁摘要表可扶供參考。同時如慢性病高血壓、心臟病、糖尿病、尿酸、--------等，例萬芳醫院新陳代謝科主任張俊仁，用統計圖表的方式特性曲線圖來紀錄，更為顯明確實！

1.6.3. 每位病人病歷封面與病歷摘要簡介與藥物過敏要點：

天主教耕莘醫院創新做法，用封面紙做病歷封面(如表1--2)，頂端用2.5cm寬藍黃綠三色成一條橫條塊，長度與病歷表同寬；接著預留一空白條間隔，下為病歷號碼分七格條塊，每一方塊為2.5x3.0cm，其上各印一個阿拉伯數字，前四塊為白色，後三塊顏色與頂端橫條塊一致--藍黃綠。下方為該院中英名稱，再下方為病歷L4.5xW1.2cm條碼，最下端為三列表格，第一列過敏藥物-- □無 □知 □有 □不詳 □有 醫師核章： 年 月 日；第二列 備註--血型：病人自述＿＿型 □已分冊；回診年度，如95 96 97 98 99 100 101 102 103。

主要在大批病歷的挑選與歸檔，快速完成工作，又可省時間，該封面包含色碼、條碼、醫院名稱，而重點在提醒大夫--該病人對某種藥物過敏、使用血漿時為某種血型，若是女性病患應加註--有無懷孕三大重點。最好有印製病歷封面如表1--2 (一) ，若未印製病歷封面則採用 表1--2(二) 。

表1--3位病患病歷封面摘要圖

藍		黃		綠		
病歷號碼 1	6	8	4	5 藍	8 黃	8 綠

某 某 醫 院
x x x x Hospital

病歷號碼
XXXXXXXXXXX
16984588

過敏藥物	□無 □未知 □有 不詳□有	醫師核章： 年 月 日
備註	血型：＿＿□檢驗 □病人自述 □有無身孕 ＿＿年 月起	醫院核章： 年 月 日

回診年度	2006	2007	2008	2009	2010	2011		

註：回診年度可留空白由病歷室填寫，以免印製好的病歷封面，受使用年限之限制而塗改。

藍	黃	綠

表1-3臺北ｘｘ醫院病歷摘要簡介表 (二)

病歷號碼 A5073456 條碼 xxxx 姓 名：王大和 性別：男 年齡：80 出生日期：1930/8/8 (過敏藥物)

科　別	生病日期	治療日期	治療日期	診治醫院所大夫	病　況　摘　要
*0.急　　　診	99/07/8	99/07/8		臺大--張大成	玻璃割破腳脂縫 5 針
*1.內　　　科					
1-1 消化腸胃	2000/2/2	2/2~08/6		陳 x x	胃潰瘍
1-2 消化肝膽					
1-3 新陳代謝					
1-4 家醫科					
*2.胸腔內科					
*3.心臟內科					
*4 腎臟內科					
*5 血液暨腫瘤					
*6.一般外科					
6-1 心臟外科					
6-2 胸腔外科					
6-3 直腸外科					
6-4 乳房外科					
6-5 甲狀腺外					
6-6 美容外科					
*7.骨　　　科					
*8 外傷科					
*9 過敏免疫科.					
*10 婦　　　科					
10-1 子宮抹片					
10-2 頻尿,失禁					
10-3 骨盆鬆弛					
*11 產　　　科					
11-1 產超音波					
*12.小兒科					
12-1 新生					
12-2 兒童保健					
12-3 心智科					
*13.復　健　科					
*14.神精內科					
14--1 神精外科					
*15.精　神　科					
*16.皮　膚　科					
*17.牙　　　科					
*18.眼　　　科					
*19.耳鼻喉科					
*20 放射腫瘤科					
*21 癌　症　科					
*22.物 理 治 療					
*24 中　醫　科					

註：**1)** 上表以大科系（科別）內，再細部分診別，各院尚有特殊科別可增列；另一種按門診科別排列分科。每位患者病情不同，未看診科別暫不列入表內，可綜合各院所實況彙編。而門診看診病歷紀錄維持各院所現況不變(包括紙給電子病歷)。總之全國必須統一。病人對某種藥物之過敏、懷孕均要記錄。

　　2)治療日期：在各院所看診治療期如 1981/09/5 ~1996/06/8。在第四欄加註院名及看診醫師姓名。

1.7 全民健保革新的好時機

1.7.1. 二代健保的創新--

前衛生署長葉金川，任內突然撤換健保圖總經理朱澤民，於2009.06.9在立法院大會與衛環委員會上關詢時坦言，「財務是朱專長，二代健保、一點五代健保都是朱整理出來的，他很肯定這一點。但醫療方面，還有很大改善空間。就算沒有錢，還是要改善醫療，每年四千多億健保預算，應該做得更好」，他又說「健保財務不是技術問題，而是政治問題」。希望葉能言行合一--「醫療方面，還有很大改善空間」，同時為全民健保革新盡一份心力！

如果說二代健保或一點五代健保是政策。在2006.05.22.聯合報社論已指出--『二代健保，二度徵稅！主要變動是由「個人新資所得制」轉為「家戶總所得制」，保費率採年年調整。這是新瓶裝舊酒罷了。名為「保險費」，實為「健保稅」；實際上反而不公平。政府不宜無效益的公辦健保將會使民眾形同劫持』；若以一點五代健保為新政策--下段(詳其二說明)。總之時間會帶來答案！

1.7.2. 有關專家說明如下各點：

1.7.2.1.臺灣全民健保應擁有醫療與藥品兩大支柱：醫療擁有今日與國際同步的良好基礎，而藥品這一區塊仍停留在製造一般藥品，而臺灣擁有發展生物科技產業的有利基本因素，政府應該提出國家長期的生物科技政策，為全民健保建立完整醫藥體系，也解除了藥價吃健保困境。我中研院長翁啟惠，對臺灣生技充滿信心！

首先，在製藥業領域，臺灣是全球最具競爭力的國家之一，本國合格的大型製藥多達家不僅設備先進，價格也遠比其他國家合理。早在1964年，臺灣引進美、德製多臺精良新穎的錠劑機，尤其一臺德製雙層錠高速迴轉式錠劑機，每小時產量177,000/h錠，在當時亞洲唯一的一臺高速迴轉式錠劑機。記得當時選購時，德商拒絕出售，理由是--臺灣太小用不著這樣精良新穎的高速錠劑機。筆者正參與這項工作，回答德商說明：一座現代製藥廠，所生的藥品多達數百至數千多種，並非每天只生產一種藥錠，當時本廠每月有一種複合維生素(B--Complex)，數量高達千萬錠，將為期一週的工作量，而這個數量會逐月增加，同時凡是數量龐大的藥錠，像消炎性藥錠，必須借助高速錠劑機來完成。最後雖達成交易允諾出售，還特別告知--這是亞洲第一臺高速錠劑機。而這家公家製藥廠並能兼製衛材廠，曾提供國軍需求使用，卻在「與民爭利」的前題浪潮中，無生意可做，近年出售給一家民營藥廠而消失了！

如果能有這家公營製藥廠，不但國防醫學院藥學系學生，有地方實習，同時亦可取得優良合格的藥品和衛材(有脫脂紗布、繃帶和脫脂棉，合符美國藥典USP十六版)供應，例如在市面上所出售的繃帶，(Bandage Cause Roller) 像日本壽司般鬆軟，使用操作包紮不便。

其次，人才方面：在美國現今有不少生物科技領域，不少來自臺灣的著名科學家，如臺灣政府立即提出正確的生物科技政策，可以吸他們返臺發展，或邀請他們協助，這是國家必須發展的「國富民強」百年良策正是時機。

同時 臺灣擁有極完備的國家健保制度，良好健保制度，為蓬勃的醫療產業創造絕佳的潛在環境，若能同時扶持醫療與藥品，如車之兩輪，鳥之雙翅，能相互協調、依存，必能互蒙其利。而當前的狀況卻因健保制度透過學名藥，及壓低藥價來減少醫療成本，只會壓縮製藥業的利益，迫使臺灣製藥業，落入整個產業沒落，永遠無翻身。與其主要用來降低醫療成本，但不必要犧牲醫療品質，哈佛商學院的麥可波特教授，指出以競爭作為美國醫療問題的解決方案，提出一個整合模式，以病人為重心，集合各領域的醫師，以團隊模式為病人進行長短期的整體醫療照護」。

(今周刊美商花旗環境執券臺北分公司總經理--谷月涵)。

醫院長期所採用「會診」，即為「集合各領域的醫師」，就病患的病情，及病況與各項檢查報告等，邀請有關科別醫師，共同會診做成結論，作出治療方向，決定由有關醫師負責治療，再依據病情的進展，再不斷的檢討和修正，直到健癒為止。以往只是以重病為重點，并不普及。臺北榮總在急診室主任李建賢，以「搶救第一時間，立即急救，設下人力重兵和設備」，引進「介入性放射學」只限於急診室(詳第四章一節急診室的春天)。及中國醫藥大學附設醫院，於2004/3/18急重症暨外傷中心主任陳瑞杰為文指出，該院於2004/7興建「急重症暨外傷醫院」。

而谷月涵先生所提出：集合各領域的醫師，以團隊模式，為病人進行長短期的整體醫療照護。較為全面和進步，值待肯定。同時，臺北榮總於2006/2/17成立高齡醫學中心，強調高齡病患全人照顧，病患不必再每科趴趴走，其他醫院也紛紛設老人門診。北榮總其重點亦即--「未來將有關科別醫師共同會診」，初步希望以八十歲以上老人，或六十五歲以上有多重病的患者為主。(聯合報2009/05/16記者施靜茹)。

會診--「集合各領域的醫師，以團隊模式為病人進行長短期的整體醫療照護」，這是未來自新趨勢，只是在執行上落實的困難。是在門診時集合各領域的醫師會診？還是如臺北榮總，成立高齡醫學中心，強調高齡病患全人照顧？尚雖各院醫療界繼續努力，進行治療，達成為病人進行長短期的整體醫療照護。

1.7.3. 醫療體系的改革--事在人為：

除了扶持國內的製藥業外，在藥物的採購，是買方的市場，建立起自行核准藥品責任，先排除國內擋掉藥價黑洞背後那一隻看不見的金權黑手，及一批批藥委和議員。亦不必事事仰賴別人(美國食品及藥物管理局FDA官員)鼻息。政府相關官員，要有膽識，建制一套臺灣自己的藥品審查標準，包括衡情、度理、依法的藥品申請流程，與藥品安全性及有效性的判定標準，既使花錢費時，一旦建立制度，臺灣醫療及生科領域，必能產生讓世人稱許及羨慕的成就。在前面第四節二條中丘醫師石藥價黑洞有隻金權黑手一文指陳歷歷，卻未見到有關單位出面處理。

1.7.4. 大型醫院向健保局和民眾兩邊收費：

「健保財務問題年年擴大：2007年健保缺口高達虧損180億臺幣，累積虧損280億，健保年年虧損如滾雪球，愈滾愈大，只漲價不節流，必定拖垮健保。這筆爛帳，衛生署長葉金川，欲推動1.5億二代健保，以提高保費來填補漏洞。而消基會董事長，兼健保費用協定委員會委員謝天仁

認為，健保局應先節流，再談漲價，並舉出諸多不合理的現況，如今年預算159億，有120億幾乎不受監督，佔新增率高達75%！這一部份的支出，屬於完全依賴公式的「非協商因素」，未考慮實際情況，健保總額預算也因此年年成長百多億。由於採取總額預算基礎，有大醫院大筆框定健保費之後，再列出比健保費用低的自費項目，並向就醫民眾明示，健保所用的藥品較差，副作用大，改用較好的原廠進口藥品，院方可向健保局和民眾兩邊收費。筆者也遇到這樣的情形，在善待自己的前題下祇好掏錢支付，免得自己受了罪後，向誰申述。

沒有想到，在國內H1N1新流感疫情突然轉急時2009年7月中，葉金川丟掉衛生署長不做，要去花蓮選縣長，就竟是照顧全民健康重要？還是為個人去花蓮選縣長重要？所以有人問他是逐夢還是豪賭？輿論普遍持負面看法評斷不佳，只有國民黨持正面看法，若選輸了，馬團隊再為他另作安排，我倒覺得國民黨在與花蓮選民豪賭！歷年來的地區性的選舉，沒有地緣淵源或地方民意基礎的空降部隊，全部落選，太可惜！

於2009.09.1.國民黨在花蓮黨內初選民調出爐，葉金川以九個百分點的差距，輸給杜麗華，結果失敗，為大家所料中之事，現在縣長與署長兩頭頭落空，對個人與社會都是一種損失。最後為有案在身自稱泛藍的傅琨其高票當選縣長。

1.8 醫生應以良醫治國做個社會領袖為己任

1.8.1. 對全民健保以『究竟是「健保費」還是「健保稅」？』一文提出探討：

全民健保制度，實際上卻辦得像社會福利措施，是其財務困境的癥結所在。而健保的收費，不是建立在風險高低的基礎上，卻根本就是一種變相的稅收，更引發了公平性的爭義。另一方面，因健保的實施，事實上，已在整體醫療市場形成了出極大比例的「公醫」體制：由於政府無法有效管制醫療浪費問題，只得以限制支出的方式企圖減緩開支膨脹；既成公醫體制又有支出限制，因而衍生出無窮盡的醫病爭執、人球現象，嚴重影響病患權益。既是一種健康保險，本應該按照風險高低來釐清保費，然後對低收入者施以輔助，方能避免「吃健保心理」產生的浪費行為，且能顧及社會需求。如今健保保費完全不管風險高低，一律以薪資所得和級距決定保費，薪資愈高保費就愈多，使保費變成另一種形態的「所得稅」；這不但不公平，還容易誘發「吃回老本」的動機，實非良策………。 (於2005 / 2 / 20聯合報社論)。

聯合筆記 譚中興先生，以『健保不能越改越不公平』一文中指出：行政院最近指示調高健保投保薪資上限，增加高所得者的負擔。此舉只是治標，解決不了健保的財務沈痾，卻頗反映政府「柿子挑軟的吃」的心態………。

謝揆長廷說健保也有「社會福利」的性質；但福利是政府要做的事，不是投保民眾的責任。政府可以補助老人及低收入者的保費，但自行編列預算來做，卻無權要求由其他投保人來補助弱勢者。就像政府要補助軍人家庭水電費用，不能要求其他用戶或水電公司代為負擔一樣。撇開法理不談，健保財務惡化亟待改善是事實，但健保現制中，就有許多開源節流的工作沒有做好，有些還是政府故意不做，造成不公。例如藥價黑洞、重複看病、醫院做不必要的檢查、給不必要的藥、某些薪資所得者未依全薪計算級距等………。 (於2005/02 /17聯合報)。

1.8.2. 於（2005/3/18）是臺灣健保十周年時，臺灣舉行國際研討會：

來自臺灣、德國、英國、日本、韓國、以及美國的健保專家、衛生人員、學者等，齊聚一堂，共同分享各國健保的實施狀況。在臺北市 臺大、福華18、19日連續兩天進行。健保十年來，提供卅億人次醫療服務，這項臺灣經驗是一項受國際肯定的資產。有關各國學者、教授提出意見如下：

1.8.2.1. 當年參與國內健保、規劃的哈佛大學經濟蕭慶倫說：『財務是許多國家實施健保不可避免的問題，臺灣最近提出多元微調方案，像是「貼繃帶」，並無法徹底解決財務困境。健保費率決定權在行政院，很難就實際收支做檢討。但政府應誠實向民眾解釋面臨的危機。』他建議由民眾自己決定費率，像德國民眾甚至上電視辯論費率。

1.8.2.2. 德國科隆大學教授勞特伯同意蕭慶倫的說法，他表示：「德國健保是由雇主和民眾各負擔一半，臺灣政府不能躲著不解釋，臺灣二代健保以家戶總所得計算保費較公平。」

1.8.2.3. 南韓首爾大學教授梁奉玫說：「該國六年前通過全民健保法，不但赤字連連，四年前宣布破產，還好去年底達收支平衡。南韓國民健保公團理事長李聖宰說：該國採取每年調一次費率，每次調一點，民眾的反彈相對較小，臺灣五年調一次，費率調整相對高，推動的阻力也大。」

1.8.2.4. 加拿大勤吉那大學教授馬契爾頓說：「臺灣資訊應透明化，這樣民眾才能有所選擇，如果民眾滿意就醫品質，要他們再多保費就不難。」

1.8.2.5. 美國普林斯頓大學教授瑞罕特提醒：「美國健康保險民營化，只是把許多就醫問題藏起來，民眾抱怨連連，臺灣最好不要民營化。」

1.8.2.6. 日本慶應大學教授池上並己則表示：「日本民眾寧可多繳健保費也不願多繳所得稅，因為健保用得到。他建議臺灣健保，不妨採地方自治，不同區域民眾針對不同醫療需求來付費。」

1.8.2.7. 英國伯明罕大學教授漢姆則以英國經驗表示：「健保財源是直接來自總稅收，而非民眾繳保費。」。(2005 /3 / 19聯合報記者 施靜茹報導)。

1.9 今日以病患為中心與觀光醫療

1.9.1. 臺灣醫療與世界醫療水準同步：

在臺灣各大公、民營企業醫院，不但均以病人為中心，更不斷爭相購置各種先進新儀器，引進最新技藝，簽訂雙邊技術合作，及國內工研院研發成果。獲得立竿見影的成果，與世界醫療水準同步。近年來在報章雜誌醫療版面，報導各醫療院所不斷引進各種新穎醫療設備，爭取國內外病人，這種精益求精風氣，會一直向前推展，表達了旺盛的企圖心，和堅定必勝的意志。

輻射醫療過量傷害 美嚴審設備(編譯中心/綜合2010/4/8電)：全國食品暨藥物管理局(FDA)八日表示，十年來FDA接到約1200起關於輻射治療問題，呼籲製造商改進輻射設備的安全性，FDA還加強輻射設備的審批程序，以減少輻射過量、輻射不足和其他醫療失誤…。這是核磁共振影像工具要注意的前題是謹慎和安全。

寬頻磁振造影半小時縮為6分鐘--核磁共振造影(也稱磁振造影、MRI)是臨床診斷上相當重要的影像工具。臺灣大學電機系教授闕志達、陳志宏，兩人國小同學，專長是無線通訊和醫療器材，把寬頻拉到MRI裡，花費減半，速度快了四至八倍，半小時的MRI可以縮成「六分鐘照一趟」，一般全身檢驗，也只需要廿分鐘。除了速度快，腦室裡某些照不清楚的部位更清晰。缺點是昂貴、費時、機器隧道內壓縮機轟轟聲太大使病人不耐。（聯合報記者蔡永彬2010/04/10）。

1.9.1.1. 如三總、北榮總醫院購置：磁振造影MRI、正子攝影PET、快速電腦斷層CT。

    1) 三總：於2005/5/18，3T超高磁場磁振造影儀MRI正式啟用，3T表示磁場高達地心力的六萬倍，影像相對清晰，為醫學臨床最先進的造影診斷儀器。放射診斷部主任陳震宇表示，一般臨床使用的MRI只有1.5T，易因病人身體移動而干擾影像品質(T是磁通量密度的國際單位)。三總影像中心主治醫師顏昭璿指出，由於磁振造影不具放射和無侵入性因可重複追蹤檢測。臨床應用以腦神經系統及骨骼關節軟組織診斷較為普遍，使檢查範圍更擴大至腹部及心臟血管系統。

    2) 引進達文西機械手臂，進行攝護腺根除手術，因可放大手術視野八至十倍，有助於手術過程中組織分割與切除，減少出血量，適合腫瘤未轉移、無腸道沾黏等問題的攝護腺病人。（聯合報記者魏忻忻94/05/18、12/30）。

    3) 達文西機械手臂，切除腫瘤很俐落--2009年底，北榮總耗資九千萬元，再度添購最新型達文西機械手臂，機型更為輕巧靈活，迄今已施行廿六例，包括根除攝護腺切除十三例、部分切除手術十一例、腎盂成型手術一例、和根除性膀胱手術一例。北榮泌尿科主治醫師鍾孝仁說，部分腎切除手術中，六例為惡性腫瘤，五例是血管肌肉脂肪，一例較大四至七公分的病例，均復原良好。達文西機械手臂，還能精確縫合腎臟傷口，完全切切除腫瘤，並大幅縮短腎臟缺血時間。該科主治醫師黃志賢說，攝護腺長在骨盆很的位置，用機械手臂切除腫瘤，能精確保留性功能神經，及吻合尿道與膀胱切口，縮短術後尿失禁，並可減少出血，只有一成五患者需要輸血。

    林芳郁院長說，臺灣外科醫師，過去都得站在手術臺旁，連開好幾個小時手術，到了一定年紀，眼睛可能會花，手會抖，新生代醫師有達文西機械手臂，手術起來如虎添翼。

    達文西機械手臂2002年在美國上市，六年前，臺灣陸續有台中榮總、三總、林口長庚、振興及北市醫忠孝醫院引進，國內已完成四百多例，手術費需自費約廿萬元。

    國內主要是做攝護腺癌，也有用來做心臟冠狀動脈繞道術、心臟膈缺損、二尖瓣膜修補、膀胱切除術和胃繞道手術等。(聯合報記者施靜茹2010/04/10)。

1.9.1.2. 北榮引進亞洲第一台64列新型正子斷層掃描，北榮核醫部主任王世楨說：目前全球僅有哈佛大學醫學院、芬蘭某醫學中心。64列探頭儀器造影較快，僅過去所需時間的1/3~1/2，掃描範圍較廣切面更細微，可取得更清晰的影像，追蹤體內代謝揪出疾病，協助醫師判讀腫瘤、心管、顱底神精疾病。也可協助癌症患者治療成果、看出心肌血流供應、可用作高階健檢。北榮也建置國內第一個同位元素治療病房，有獨立空間還有專門的廢液處理槽，讓輻射安全更有保障。（聯合報記者魏忻忻94/05/18）。

1974盧故院長致德先生，自美國史丹佛大學邀請葉清華教授，回國在北榮成立核子醫學部，進而帶動我國核子醫學蓬勃發展，確實為該院核醫居我國龍頭地位，蜚聲國際之主要動力。

1.9.1.3. 萬芳昨天成立腫瘤中心，引進電腦刀（Cyber--Knife）：其特色在於配置可旋轉機械手臂，具六個自由度，可克服人類手臂操作開刀的死角，能順應腫瘤不規則形狀，在顯像引導系統下，透世X光機偵測腫瘤位置，以類似巡弋飛彈原理，對腫瘤病灶放出高能量幅射線，打擊病灶。由於不需要侵入體內開刀，運用在顱內腫瘤治療上，可大幅減少傷害正常細胞危機。

電腦刀在治療時，超過1000道以上的光速集中在腫瘤上，每單位的腫瘤細胞平均接收高劑量放射線，總劑量不變，治療效率更高，減少副作用發生機率，平均治療三次即可完成療程。健保自2006年起以電腦刀治療顱內3公分以下腫瘤有給付，其他器官部分腫瘤需自付，費用約20至25萬元。

萬芳醫院電腦刀中心主任林家瑋，近年來也密集往返兩岸，參加指導醫療團隊，使用電腦刀營救郭台銘罹患血癌的弟弟郭台成。

由於Cyber--Knife電腦刀對治療腫瘤有很好的效果，在亞洲地區，以萬芳醫學中心與KCCH韓國癌症照護醫院最早購置，同時兩家訓練中心起步早，大陸購置較晚，實務經驗不足。萬芳醫院電腦刀中心主任林家瑋，多次在大陸天津道培醫院，指導電腦刀治療，郭台成轉移淋巴瘤有效，讓郭台銘記在心。昨天表示，電腦刀的機械手臂有六個可活動關節，可做360°運作主要針對腦部腫瘤，尤其是較小、位置在傳統手術不易進行的腫瘤，克服人類無法開刀的死角，能順應腫瘤不規則形狀，對治療腫瘤有很好的效果。

臺灣首富科技人郭台銘(2007/3/27)帶著家人到萬芳做健康檢查，傳出郭董對醫療產業表現出濃厚興趣，準備花一千億元成為基金經營醫療產業。除了他自己投資，也可能找好友林百里、張忠謀等一起做「善事」。至於是在臺灣或大陸經營醫院，尚未敲定。
(2007/3/27聯合報/記者林宜靜)

難得能有這些開明的大企業家，出錢出力，共同為社會人群謀福利，在取之於社會用之於社會的善舉中，更說明臺灣處處有溫情。

1) 以下有關新穎醫療設備，在臺諸多醫療中心，均已前後引進使用，不時散見於各類媒體中，略述如下：64螺旋CT 64multi--clices體積腦斷層掃描儀--比傳統腦斷層掃描速度快173倍，解析度達0.33mm的精密程度。在診斷的應用上提供醫師豐富且精細的影像資訊，其優越的後處理功能成為篩檢臟心、肺癌及大腸等疾病的新利器。

2) 引進綠光攝護腺氣化術，利用532奈米的高能量綠光投射，不出血、不影響性功能，立刻減緩症狀。

3) 大腸立體電腦斷層掃描機，能早偵測出結腸直腸息肉及腫瘤。尤對檢查大於一公分的息肉的敏感度及特異度分別為94％及96％，而傳統大腸鏡檢查的敏感只有88％。

4) 引進(GE) 最新型磁振造影MRI（Magnetic Resonance Imaging）臨床診斷利器。不但成像速度更快，影像解析度更高，可做大範圍的一次閉氣中完成全身掃描。它不會

產生游離輻射，提供三度空間影像，又有高對比的解像力等優點。

5) 引進導航式光子刀：以IGRT高科技產物，有兩部高解析度KV級X光顯像系統，可在治療及治療中擷取患者影像，像標竿精算出腫瘤位置，並自動將光子刀導航至欲消滅的癌症靶區，進行放射手術治療。

6) 氬氦刀：由於特殊設計的穿刺導管，本身有很好的冷熱絕緣性，不傷害穿刺路徑上的組織，以超音波定位導管進入深部腫瘤，將氬氣冷凍氣體灌入腫瘤部位，急速將腫瘤降溫到零下 -160~180℃，腫瘤變成一個堅硬的冰球，使癌的細胞質形成冰晶細胞組織而壞死，再灌入加溫的氬氦，迅速同溫使形成冰晶爆裂進行兩次循環，癌細胞在一冷一熱下崩解，達到摧毀癌細胞及縮小腫瘤的效果。

氬氦只需15分鐘，重複治療二次30分鐘內完成傷口小，甚至不用全身麻醉，復原快住院天數少。

7) 乳房專用磁振造影器MRI：北醫附醫即將成立「乳房健康與中心」。

(華盛頓郵報17日電) 數位Ｘ光攝影更易揪出乳癌--美國國家癌症學會16日公布一項研究指出，數位Ｘ光攝影，對年青的婦女來說，比標準乳房Ｘ光攝影容易發現乳癌。該項對近五千名婦女研究顯示，對50歲以下、未達更年期或乳房組織密度較大婦女，發現乳癌比率比標準乳房Ｘ光攝影多15~28%。數位Ｘ光攝影較貴，約新臺幣4500元，標準乳房Ｘ光攝影約新臺幣3000元。（聯合報2005/08/18）

1.9.1.4. 新光醫院引進螺旋刀（包括中山醫大、東亞、高雄阮綜合）：結合標靶治療藥物，用51個角度計算劑量，殺癌剛剛好，提升末期癌症患者存活率。同時對膀胱放療，每位病人來時，膀胱大小不一，精準照射癌症部位。螺旋刀並非刀片，而是放射線，新光腫瘤科主任季匡華指出，傳統放療因只用六到七個角度計算癌症病患所需要的劑量，精準度較差，造成病患較易用為放療破壞正常組織，產生中耳炎、嘴乾、嘴破等副作用。
（聯合報記者許峻彬96/3/17）。

1.9.1.5. 長榮總裁 張榮發，準備在臺設置治療癌症新裝備--重粒子放射裝置（HIMAC：Heavy Ion Medical Acelerator in Chiba簡稱：海馬克）由這些粒子放射中，找出性能最優越的碳元素（去除電子的碳原子）或氖元素的帶電粒子，經醫用加速器裝置，將其加速至按近光速後，再將具高能量的粒子，精確打擊到目標，不僅可以消除腫瘤，用來治療癌症，也可降低對周遭正常組織影響小。長榮集團總裁 張榮發，去年宣布引進全球最先進的重粒子治癌技術，他昨天透露張榮發基金會已於二月成立醫療研究院，前幾天與日本重粒子醫療研究院簽約，取得全球唯一授權的雙邊技術合作，將耗資百億元在汐止成立醫院，最快在民國一百年啓用。（聯合報記者 陳俍任2008/7/13）。

1.9.1.6. 國內工研院所與中山大研發成果：

1) 拋棄式膠囊內視鏡：--中山科學院材料暨光電研究所研發專案計劃負責人吳憲明說：膠囊內視鏡，只有魚肝油大小的迷你儀器，一年後量產，價格便宜一半，搭配醫院療程，約新臺幣2.5~3萬元。(聯合報記者 劉愛生96/9/29)

該所於97/6/11又研發：醫療用LED無殘影燈，節能、冷光和低色溫，可供手術檯與牙

科診檯，預計98年中商品化上市。LED無殘影燈，加上「演色性」佳，可以忠實顯現傷口或器官顏色，讓醫師迅速分辨病變部位，動手處理。(聯合報記者 李青霖2008/6/11)

2) 驗癌細胞掌上搞定：中央研究院原子與分子科學研究所研究員張大釗，研發掌上型癌細胞檢測儀，比十元硬幣略大，只要廿分針就可以知道結果，偏、遠地區設一臺，檢查癌症不用翻山越嶺到大醫院。同時若能克服檢體採樣的困難，更能深入家庭，成為必備醫療儀器。(聯合報記者 楊正敏2007/9/29)。

3) 超寬頻非接觸呼吸與心跳監測技術：工研院量測中心與俄羅斯莫斯科航太技術大學(MAI)共同合作，開發一種完全不必接觸到病患的技術，只要把一個監測系統放在距離患者一公尺內，就可以低功率脈衝電波量測患者的生理訊息，即使患者在睡覺、出院回家或家人去上班，都可以利用網路監測系統測量呼吸、心跳、血壓，監控病情。工研院量測中心陶德和博士表示，此跨國合作預計引預創新「超寬頻生理感測策略聯盟」成立，正與業界與醫院洽談，估計可掌握切入全球高達六百億之的電子醫療市場。(聯合報記者彭芸芳、王慧英/新竹報導2007/04/28)。

4) LED無殘影手術燈：工研院電子與光電所，研發醫療用LED無殘影手術燈，其演色性佳，可忠實顯現傷口或器管顏色，讓醫師迅速分辨病變部位；LED無殘影手術燈屬冷光源、低色溫，減少傷口癒合的副作因。另可供牙科診斷檯，比傳統牙科燈省20%電力。(聯合報記者李青霖)

5) 由中央大學與國泰醫院聯合開發「手術導航」系統，可利用光學定位，分別在手術器械與病患開刀患部，定出彼此相對位置，醫師在電腦螢光幕上同步監測動刀的位置，是否正確。(聯合報記者曾希文)

6)「代謝測量機 照口腔 測健康」南臺科大研發全球首臺。美國國家科學研究院院士錢百敦五十年前提出的「原理」，已門南臺科大研發團隊的技術實現，成功開發全球第一臺可攜式，非侵入性新陳代謝狀態測量儀，「照一照口腔就知進身體健康情況」，「原型機」已和奇美、成大醫院合作實驗，建立檢查數值與各種疾病的對照關係，希望未來可用以應用在快速檢測新陳代謝疾病、癌症等。

南臺科大電機系教授洪正瑞表示，錢百敦把這項儀器定義為「檢測你有多健康的儀器」他希望未來可實現，每無刷牙時照一照口腔黏膜，就可以了解自已健康情況。(2010/7/31聯合報記者吳淑玲)

1.9.2. 今日觀光旅遊醫療的特點：

據各方估計，全球一年醫療觀光產業的市場，約六百億美元，到了2010年，甚至可達一千億美元。而臺灣在醫療觀光產業服務資源上，無論是在醫療的水準，與費用上均有相當大的競爭優勢。尤其大陸上崛起一群「新富階級」和「海歸派」，人數眾多，對醫療服務，有很高的要求。臺灣站在同文同種，有相同的文字和語言，容易溝通，應該好好把握大好良機。在國際亦享有很好聲譽，臺灣全民健保獲得國際2008年諾貝爾經濟學獎克魯曼教授的讚美。所以處在中國、東南亞、中東等地區，我們有能力成為醫療服務中心的遠景和目標。

1.9.2.1. 標示醫療的四大因素，俗語說：

1) 價格合理：即市場價格，在比上不高比下不低。又便宜又要大碗，並建立一個讓病患，能輕鬆接受醫療的環境。

2) 醫術：為了安全和速癒，病人跟著良醫走，能降低醫療方式和過程中，對病患的傷害或副作用，如微創手術。

3) 服務：病人與家屬對醫院設備感到新穎、辦事方便、態度殷切，醫生細心、有耐性，護理親切、有愛心，醫院像豪華級旅館，舒適安寧。

4) 匿密：誰在某醫院，做過什麼檢查、有什麼病、做過什麼手術？均神不知鬼不覺，悄悄來悄悄去。

1.9.2.2. 觀光旅遊醫療--即旅遊兼治病：例如 到巴西里約熱內盧，美容整型。哥斯大黎加、土耳其。與南非，是美容、牙科的好去處。腎臟移植只有俄羅斯，不但醫生學歷高，手術經驗豐富，收費更低廉。旅行社和計程車皆是最佳的響導；在臺灣計程車或救護車，送病人到某家醫院，均有約定先例。

現在廿一世紀快速變遷和競爭的時代。公家醫院和民營醫院都一樣，已實行自立更生，自負盈虧，為了同仁的待遇，醫院的存廢，競爭這是一條必須走的道路。在高價健康檢查的名目繁多，有所謂：「幸福健檢」「菁英健檢」、「感恩健檢」，量身打造的「特別健康檢查」，有一日健康檢、兩天一夜健康檢、或三天二夜健康檢！尤其臺灣首富郭台銘，2007/3/26.帶家人--母親、姊姊與姊夫，一起到北市萬芳醫院體檢，據說住總統套房。所以有人說「像在賣套裝旅遊行程。」挖空心事賺錢。同時

醫院內處除了整潔、方便、高雅、舒適、兼俱文化氣氛之薰陶。例如院內使人感覺一塵不染，尤其廁所內，通風乾燥，又無異味；掛號、付費、領藥不需久等、餐飲、食品、花卉及日用品等，容易購買；候診、領藥處備有飲水機、電視，亮麗玻璃纖維座椅及柔軟的紗發，使來賓及病人有備受尊重之感覺；有些醫院利用走廊作畫展，調節院內單一冷莫、痛苦無望等心情，並引導人們開放、晴朗、喜悅向上的情懷，暫時忘了病痛和不安。

在全球企業化、商業化的前題與趨勢下，改善經營策略，以能力和績效掛帥，以成果為導向，達成能自給自立的目標。臺北市十家市立醫院，自93年11月1日起，陸續推出飯店創新服務，在住院期間有專人代為叫車接送、訂報紙、買花，還可以在病房裡點餐，享受飯店級的服務，希望改變民眾對醫院傳統冰冷的觀念，為未來聯合醫院的成立打響服務的口碑。（聯合報記者/林宜靜93,11,1報導）

全民健保讓民眾自由選擇院所就醫，對多數一般民眾，也是多了一份方便之處；無論貧富一視同仁的平等，獲得同樣的醫療救治。但聯合醫院的成立，其業績乏善可陳。聯合醫院第一年收入短少15億，市議員抨擊：整併失敗！

在林口長庚醫院、石碑榮民總醫院、內湖國軍醫學中心----------等，較具規模，已有各式各樣的餐廳、餐飲、麵包、食品、日用品、花店、書籍、雜誌販賣店，並設有郵局，辦理寄信和儲匯工作；其他各大小型醫院，亦有類似措施，因受限於現有空間，以餐飲、

麵包、食品、日用品主要項目，方便病患與家屬，同時增加院方收入，達成利人利己雙重目的。

1.9.2.3. 醫療服務國際化計劃：臺灣醫療水準能齊身於世界，在杜拜政府，國際醫療只承認廿幾個國家中的醫療人才，包括臺灣在內。在2007年6月由外貿協會邀請，謹由市立萬芳醫院代表臺灣參加杜拜醫療世貿展，讓參訪人士與萬芳邱文達院長洽談後續的國際醫療合作和服務。現在英法已開設了旅遊診所，與杜拜克服大自然環境，引進國際人才，執行國際醫療，不遺餘力，也是臺灣各醫療院所，拓展「旅遊醫療」、「國際醫療」，及「醫療外交」的多條管道，可供宣傳和仿傚的榜樣！

在2008/11/4兩岸簽訂四項協議，包括空運、海運、通郵、食品安全，是一項新的突破，為兩岸建立了新的里程碑。國泰金控集團內外整合與邀集，及外貿協會的協助，推出國泰醫院積極發展兩岸觀光健檢事業，臺灣首發「兩岸觀光健檢考察團」，已於2008年10月8日正式來臺。此次考察團員，包括上海團險客戶、航空集團重要幹部、上海知名醫療機構代表等共同組成。在行程安排上，除了參加國泰醫院高階影像健康檢查，與專業醫師一對一的報告解說；以及外貿協會所主辦的「2008年臺北國際電子展」參觀導覽等多樣化的考察內容外，還提供成員們日月潭、阿里山、臺北101等臺灣知名觀光體驗。其中，在10月9日國泰醫院高階影像健康檢查的部分，院方以客制化方式，依每位成員不同的健康需求，量身設計規劃出適合個人的高階醫學影像健康檢查項目，包括正子/電腦斷層造影檢查(PET/CT)、磁振造影檢查(MRI)，及64切電腦斷層造影檢查(64--MSCT)。並於檢查前一日，專程安排專業醫護人員與成員進行檢查應注意事項說明會，受檢當天，更特別安排每一位貴賓有專屬護理人員帶領與說明。至10月13日再由專業醫師針對每一位成員進行一對一的報告解說，讓客戶體驗國泰醫院的頂級醫療服務品質，有效樹立國泰醫院於臺灣觀光醫療考察之指標形象。國泰金控期望透過本次七天六夜的臺灣觀光健檢考察之旅，作為陸客來臺觀光健檢的指標團，創造未來兩岸開放合作商機。(2008/10/13聯合報文/林雅涵)。

據悉貴賓們一般反應不錯，認為值回票價。事實上向大陸又多開啓一扇觀光健檢的通路，展現臺觀醫療服務品質的特質，同時每個人都要建立自己的電子病歷檔案。倒是要政府有關單位之密切配合，如進出入管理處等之簽證，新加坡僅僅三小時完成，而我國卻要數日，這種緩不就急的做法，如何與人競賽？

在大陸現在還存在可用別人名字看病的情形，這是醫療尚未普及，能夠取巧佔點小便宜，這會因小失大。每個人都要建立自己的病歷檔案，如果自己的病歷與別人病歷混合記載在一起，當個人遇到生病急診時，醫生根據個人以往病歷診療時，對自己會發生錯誤診斷而用錯藥，那真是害人害己，禍害無窮。

1.9.2.4. 臺灣推銷國際醫療行銷：12家醫院聯手打造臺灣醫療品牌，打團體戰搶攻國際醫療市場大餅。同時 結合國內觀光資源，帶動國內既有的各行各業，得以提升臺灣國際醫療形象，並拓展國內經濟。目前行政院已通過，衛生署推出的「醫療服務國際化旗艦計劃」，三年共編列4,400萬元，建制相關合作平臺，向國外人士推銷肝臟移植、顱顏整形、人工生殖、心臟外科及關節置換術等五大重點，希望三年達到收入70億元效益。由

臺灣私立醫療院所12家醫院參與包括：臺北醫大附醫、臺北萬芳、國泰、長庚、慈濟、義大、秀傳、新光、中國醫大附醫、中山醫大附醫、阮綜合醫院和童綜合醫院等十二家醫院，秀出各醫院獨門特色。其中臺北醫學大學萬芳醫院係通過國際評鑑醫學中心。根據行政院衛生署96.10醫療機構現況統計年報：評鑑合格醫學中心24家，事實上像臺大、榮總、長庚、慈濟、三總----等醫學中心在醫療的技藝與管理上都有非凡的突出成就！

推展國際醫療工作，各國醫療體系均早已在做，如印度、新加坡、泰國、韓國、蘇俄和臺灣等國。臺灣私立醫療院所協會理事長邱文達說，臺灣有與先進國家同步的醫療技藝，尤其醫療費用比國外便宜很多。以人工生殖來說，美國費用是臺灣的五倍；治療近視的準分子雷射手術，日本也是臺灣的二倍。同時日前到泰國等地考察國際醫療，就發現日本病人認為，醫護人員禮貌比技術重要，泰國醫護人員更是任勞任怨。臺灣若要做好國際醫療，親切的態度可能是致勝關健，也更要結合跨國保險公司和旅行社。

（聯合報健康篇.記者 施靜茹2007.7.13）。

同天報導「高雄長庚--活肝移植有名聲」：一名越越南女富商，三年前到高雄長庚花了台幣300萬元換肝，迄今仍定期回診。該院院長陳肇隆昨天指出，臺灣醫療技術先進，以活體肝臟移植為例，高雄長庚活肝移植一年存活率是95％，5年存活率是92％。這個成績是全球最高；也因此許多國外病人慕名而來。臺灣收費比新加坡、美國等先進國家低許多，也是誘因。陳肇隆說在新加坡做一次肝臟移植手術約需新幣31.2萬元，折合新台幣約600萬元，美國則是細30萬美元，折合新台幣約一千餘萬元。而臺灣不含食宿，外籍病人若是膽道閉鎖症或威爾森氏症，花費約新台幣約100至150萬元，因B型肝炎或C型肝炎引起者，需注射昂貴的免疫球蛋白，花費約新台幣約200至300萬元。陳肇隆指出，政府發展醫療觀光，要有各種配套，包括簽證等。臺灣僅僅號召東南亞及大陸人士來臺醫療觀光就已有無限商機，不必像新加坡把觸角伸到中東地區。

（聯合報記者 王紀青2007/7/13）

經建會副主委單 驤昨天出席美國出版業者發行（Patients Beyond Borders暫譯：病人無國界）時表示，醫療是經濟的發展重點之一，目前外交部已跨部會研議簽發醫療簽證（MVISA），並計劃協調國際之壽險公司採認國內醫療單據及理賠，增加外國人來臺就醫的願望，有助我發展特色醫療。 （聯合報記者 曾希文2008/7/30）。

1.9.2.5. 大陸健檢首發團遊台：於2009/06/22抵臺後，分別到新光、國泰做健檢，團員對臺灣的醫療品質、服務熱忱、尚下深刻印象，認為臺灣，儀器先進「人性化服務」，高級健檢價錢「可以接受」。

根據團員山東紅十字會介入醫院院長古泰華表示，能把觀光和健檢結合起來，臺灣規劃得很周到，在新光、國泰，人性化的服務，使得病人不會有等待感、不會冷落和寂寞；先進儀器設備，加上有機食物，臺灣的好環境有的是「有錢也買不來」。

在廣州從事兒童體育教育的劉昱麟表示，每年她都要花人民幣兩三千元，在廣州省級醫院做健康檢查，但排隊、等候過程及嘈雜的環境讓人感覺「活受罪」；比較而言，多花點錢來臺做體檢，這裡的醫院環境安靜輕鬆，醫獲人員給人感覺親切貼心。

團員中也有來臺「取經」的。廣州南方醫院健康管理中心主任戴萌就表示，此行來臺主要了解臺灣健檢服務。健康管理是全面、綜合、多學科參與的全流程服務，不易整合；但臺灣的醫院在體檢評估、衛生教育，以及人性化的環境方面值得借鑑。

她認為，大陸民眾對於健康管理的需求十分龐大，臺灣醫療機構的加入不會造成強烈的競爭關係，大陸健康總查比較便宜，保持著價格方面的優勢。

據新光醫院副院長洪清福則表示，像今高級健檢中推的正子斷層造影(PET)癌症篩檢，臺灣台幣只要三萬六仟元，大陸要四到五萬元台幣。而且新光能自己製造正子攝影顯影藥物，成本較低，還能結合廣東錫安健康管理中化，繼續追蹤客戶情況，是大陸健檢做不到的。

大陸部分價格比較便宜，以磁振造影健檢為例，只要人民幣1,000元約(新台幣6,000)，電腦斷層掃描更便宜，64切儀器只要人民幣400元約(新台幣1,920)，但視地區也有一些不同。

新光醫院管理顧問公司副總經理洪子仁說，臺灣腦斷層掃描及磁振造影的價格與大陸差不多，正子腦斷層掃描比較便宜，包括超音波、血液腫瘤標記在內的三合一健檢，只要6000人民幣，但在大陸單項就要9000元(聯合報記者賴錦宏、陳惠惠/20096/23)

表1--3兩岸高階健檢價格比較表

國內收費(新台幣)	健檢項目	大陸收費(人民幣)
12,000-元	MRI 腦血管健檢	約 1,000 元約(新台幣 4,800)
6,000 元(256 切儀器)	CT 心血管鈣化健檢	約 400 元(16 切儀器)
35,000~40,000 元左右 含超音波、血液服瘤標記	PET 癌症篩檢	約 10,000 左右 約(新台幣 48,000)

註：兩岸健檢儀器不同，且個別醫院價格略有出入，視健檢項目也會所不同。
資料來源/新光醫院管理顧問公司、山東省紅十字會介入醫院。 (製表/聯合報陳惠惠)

大陸來臺觀光健檢首發團，昨天度過了在臺健檢第一天，外貿協會表示，農曆年前已規劃至少還有五、六團健檢團來臺，包括美西一團、美東二團、大陸數團，預估今年將帶來數億商機。首估首發團商機預估860萬元。(聯合報朱婉寧)

從上項消息已經證實觀光健檢正式展開，陸續拓展，雖然在少數目項上價格有部分落差，但醫療醫術上才是真正考量的目標，病人跟著良醫走！

則增加臺灣的觀光資源，尚包括：醫療、足底按摩、婚紗照、地方小吃，和地方創意生活風格，包括意象家具、「秋海棠」茶具組、「大眼家族」玻璃杯、鑰匙圈、「白玉香囊」警報器、「婢女書童」收納盒、「玉白菜」---------等，都是具有臺灣特色，如婚紗照紅及東北亞、日本、大陸、香港；東南亞，泰國、新加坡等國，每月超過500人以上，能達到一種高附加價植的服務。這些在朝野大家的認知下，共同努力，觀光是無煙筒的工廠，亦為經濟的發展重點之一，已有共識和方案，完成法定程序，當按步就班執行，必將欣欣向榮快速發展，燦爛似錦的經濟繁榮景象已露曙光。

2009/7/18聯合報專輯陳俍任報導，「政府開放陸客觀光滿一週年，一年陸客總人數達66萬人次，成長137%，其中大陸旅客來臺觀光為目的者已逾37萬餘人次，旅遊估計，觀光為目的陸客已帶來超過252億元之外匯收入，相較於其他各國開放初期的陸客人數，臺灣爭取陸客的成績數一數二。開放多元提升觀光競爭力，法令鬆綁積極行銷，兩岸攜手提升質與量，開放陸客觀光產業受益匪淺，小吃店購物店也受益，飯店業投資再加碼；整體印象八成五陸客滿意。開放觀光僅僅一年，已有37萬餘大陸觀光客來臺，一年成績別國數年才能達成。

例如日本五年才達65萬2000人、韓國則要七年才突破70萬人、馬來西亞開放十八年後，才到68萬9000人、新加坡也是開放13年後，陸客也才67萬人。」

兩岸經濟合作架構協議ECFA生效，將為臺灣正進入衰退期的醫療產業活入活水。衛生署評估，只要大陸十億人口的百分之一病患來就醫，粗估至少可為國內醫療產業帶來兩仟億商機。

衛生署醫事處長石崇良昨在「兩岸醫療保險發展檢討會」中指出，臺灣醫療產業正進入衰退期，醫院成本上升、利潤下降，國內醫院數大幅減少，過去醫院數最多有八百多家，至今只剩下五百多家，臺灣醫療產業正面臨嚴峻挑戰。同時認為，兩岸大三通及陸客自由行政策，若能爭取「跨境重症、難症治療」與「兩岸醫療觀光」，將為臺灣醫療產業開創第二春。許多陸客特地來臺進行肝硬化、中風、顱顏整形及裝置電子耳治療。未來心導管、器官移植、人工生殖、關節置換治療，均為臺灣強項。（聯合報記者 張嘉幕 2010/9/28）。

1.9.2.6.健康檢查

1)最基本理學檢查：

A)有身高(cm)、體重(kg)、身體質量指數(BMI)、腰圍(cm)，脈搏(次/min)、血壓mmHg、視力，耳鼻喉(全口腔)、頸部、胸部、心臟、腹部、背部、四肢、女性乳房、肛診(男性含攝護腺)。

B)血液常規檢查：紅(RBC)白血球(WBC)、血小板()、血紅素(Hb)、血球容積比(HCT)、平均紅血球容積(MCV)、平均紅血球血色素(MCH)。

C)生化血清：飯前血糖(AC)、膽固醇(T.Chol)、三酸甘油脂(TG)、高密度(好)蛋白HDL、低密度(壞)蛋白(LDL)、球蛋白(Globulin)、肝功能(ATL)、肝功能(ALT)、尿素氮(BUN)、肌酸酐(Cr)、尿酸(UA)、促甲狀腺素(TSH)、甲型胎兒蛋白(AFP)、前列腺特異抗原(PSA)。

D)糞便(潛血免疫分析)、尿液檢查：尿液外觀、尿液酸鹼值(PH)、尿液紅(RBC)白血球(WBC)、尿液表皮細胞(Epi.)、尿液圓柱體(Cast)、尿液膿細胞(Pus)、尿糖(Gjucose)、尿液潛血(OB)、尿液蛋白質(Protein)或尿液其他。

E)胸部與腹節X光、心電圖、上腹部超音波等。

F)如果有特殊需要，再做局部檢查。

2)高級檢查：多為政商名人，為求全身精緻的檢查，主要的為檢查在**1.6.**項最基本理學檢查中，選擇重要項目，或再增加特殊項次如癌症、心血管疾病等。

　　精緻重要項目：

A)一般檢查：身高、體重、心電圖、體脂肪、腰圍。

B)實驗室檢查：

　　a. 糖尿病檢查--糖尿。

　　b. 腎功能檢查-尿酸。

　　c. 肝功能檢查--S.G..O.T.(AST)、S.G..P.T.(ALT)。

　　d. 血脂肪檢查--三酸甘油脂(TGL)、總膽固醇(Cholesterol)、低密度脂蛋白(LDL)、高密度脂蛋白(HDL)。

　　e. 組織發炎檢查--C-反應性蛋白(CRP)。

C)最主要的以最新穎的機器設備為號召，以磁振造影MRI、電腦斷層掃描CT、正子層掃描PET三大項目。側如

　　a. 磁振造影MRI：以低嗓音新穎的機器，又不必打造影劑、還能看出腦頸動脈狀況。

　　b. 還有如：心血管專用高磁場超快速磁振造影、64切面電腦斷層掃描、腦神精血管磁振造影、乳房磁振造影、重點磁振造影等等。

　　c. 抗老健檢：從驗血分析荷爾蒙、抗氧化維生素 濃度是否正常(據研究，超過85%的疾病與氧化自由基因有關，看血中維生素A、茄紅素、α胡蘿葡素、β胡蘿葡素、葉黃素、維生素E、輔酵素Q10、維生素C等濃度)、尿液分析新陳代謝。

據說郭台銘並不以一家健檢中心為滿足，做完這家換那一家。(聯合報記者施靜茹2009/02/08)。

D)各人年度醫院健康檢查項目歷年資料表如下：

表1--4 ＸＸ　　年度健康檢查項目歷年資料表　　　　　　　　日期： 99. 01.01...

檢 查　項 目	標準值.日期》	99/1										
身高：171.1 Cm 170.7	體重：　Kg											
身體質量指數 BMI=	體重 Kg/身高 m^2											
體脂肪：男＞30 歲	17~23%											
1.血液 HGB 血色素	男 4~18gm/dl											
RBC 紅血球	4.7~6.1 × 10^6											
WBC 白血球	4.8~1.0.8x10^3											
Platelet 血小板	140（120）~440 × 10^3/UL											
HCT　　血球容積比	男 42~52fl											
MCV　平均紅血球容積	80~100 fl											
MCH　平均紅血球血色素量	25~34pg											
HB　　血色素	參考值 12.3~18.3											
*MCHC	31~37 G / dl											
2.ALB 血清白蛋白	3.4~4.7g / dl											
GL 血清球蛋白	2.5~3.6gm/dl											
BUN　尿素氮	5.7~24.0mg/dl											
CREA 肌酸酐	0.5~1.3mg/dl											
AC 飯前血糖	70~100mg/dl											
GLU*飯後血糖	75~140mg/dl											
HbAlc 糖化血紅素	4.3~6.0 %											
TSH 甲狀腺刺激素免疫分析 μiu/ml												
3.肝 S.G.O.T 麩草氨 AST（10~39）5~30 U / L												
S.G.P.T 麩丙氨 ALT（7~42）5~35 U / L												
肝功能 AST (GOT)	10~39 U / L											
肝功能 ALT (GPT)	7~42 U / L											
尿素氨 BUN	5~24　mg / dl											
促甲狀腺素　TSH	0.4~4.0											
甲型胎兒蛋白　AFP	.0~10.0											
4.血脂 TG 三酸甘油脂(50)＜150mg/dl												
T-CHOL.總膽固醇	130~200 mg / dl											
LDL 低密度脂蛋白	0.0~130 mg/dl											
HDL 高密度脂蛋白	＞40.35~85 mg/dl											
5. CRP.C-反應性蛋白	組織發炎＜0.5											
6.腎 UA. 尿 酸	男 3.5~7.9mg/dl											
尿 液 外 觀	正 常 顏 色											
PH　酸鹼度	4.5~8.0											
Specific gravity 比重	1.003~1.035											
E.U./dl 尿膽元	0~1											
尿液紅血球 RBC	0~5/HPF0~3											
尿液紅白球 WBC	0~5/HPF											
尿液圓柱體 Cast	/LPF											
尿　糖 Glucose												
尿液潛血 OB												
尿液蛋白質 Protein												
Creatinine	30~125 mg/l											
Mlicrolbumin	0~30 mg/l											
*UAC ratio	＜30mg/gm											
睪丸酯醇	280~800ng/dl											
攝護脈特異抗原	0~6.22ng/ml											
7.糞便潛血免疫分析.EIA B0 .0~100ng / mL＜12												
8..其他：												
心電圖　EKG												

NOTES

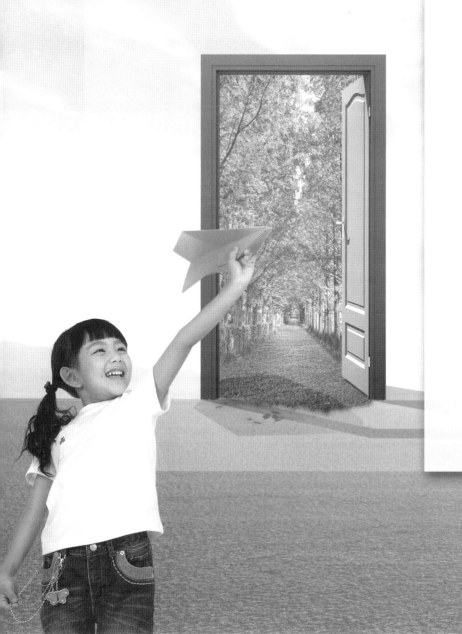

第二章：

臺灣醫療系統的發展

第二章 臺灣醫療系統的發展

2.1 臺灣醫療系統的發展過程

2.1.1. 臺灣醫療系統的發展：

2.1.1.1. 先由臺北榮總成立開始：

在民國四十七年前，僅有臺大醫院、臺灣鐵路醫院、各地區的省立醫院、軍方的第一、二、三、四總院、空軍醫院、海軍醫院，和少數軍方野戰醫院，以及個人的小診所等，大多數房舍與設備十分簡陋老舊。直到行政院接受美援會，將安置第一批退伍軍人，由安置基金援助款中，集資在臺北石牌，建立現代化榮民總醫院，聘請全國名醫，負責診斷、檢查、分類和治療，充分利用當時榮民總醫院之設備和人員，發揮最大的醫療功效。同時在全省各地成立十個榮民分院，（民國40年榮民分院有14所）由榮民總醫院全面支援和輔導。從接受軍中第一批退伍官兵，散居在各地療養大隊之傷殘病患，改編成立各榮民分院，負責主要的治療工作。首先從各榮民分院中，篩檢結核病人、重病、以及各型慢性病人，分別集中隔離治療外，並將各榮民分院中，有急待診斷檢查者，多集中在圓山與嘉義兩地榮民分院，直接送往臺北榮總，經診斷檢查後，該動手術切除病灶患者立即手術，或各型慢性病人，經診斷檢查治療有成效，待病情穩定後，連同一份完整病歷與治療過程資料等，立即專車送回圓山榮民或嘉義榮民分院，兩分院按各病人情況，分別再轉送至各榮民分院與榮家，其後陸續按照作業程式分別安置辦理，如果屬於慢性療養病人，直接送達同型疾病療養榮民分院治療和療養；如病情有變化，再與臺北榮總連絡後可送回榮總重新診斷、檢查與治療。在臺北榮總的病人，流動率非常大，多為十天、二週至一月。這是國內首先把「醫療照護體系」與「健康照護體系」分開建立而強化，最具體最有成效的業績。首先具體建立的轉診制度。當時雖屬初創，規模與設備，一切成效臨頭趕上，形成臺灣今日臺大與北榮兩大龍頭醫學中心，各自努力，培養不少優秀的醫護人才，改善國內醫療新局面。

2.1.1.2. 日治時期之臺北帝大：

為臺灣大學之前身，在民國三十四年政府接管並改制，先總統蔣公來臺時，曾有意將臺大與國防醫學院納入一個體系，擬派人接收臺大，當時第一位醫學博士杜聰明先生(時任臺大醫學院及附設醫院院長)，不畏權威，拂袖而去，當局而作罷。從此形成兩大醫療體系。至虞兆中先生於七十年八月接任臺大校長後，籌建臺大醫學中心，增加為二千床之最具規模大醫院，當時中央政府列入十四大建設之一。自民國七十年七月底起全面動工，工程進行約經十年，至八十年十月十九日，全部竣工落成啓用。

臺大醫院，由日制的臺北帝大淵源(自日本明治維新後，確立以西醫為主流政策壓制非西醫學)，成為臺灣最早也是歷史最久的醫院，因臺灣經日本統治時代五十年，因而成為該院日後走日制系統，當時社會青年在日據時代，唯一之出路，皆首選醫學院校，而國內醫生收入豐厚又穩定，並受人尊敬，為社會上之三師（醫師、工程師和會計師）之一，亦成為學子與家長們之厚望。

臺北榮總於民國四十九年成立後，向外招不到醫生，由原來美制軍系主導的國防醫學院，全面支援醫護人員，其班底亦為國防醫學院成員，因而成為該院日後走美制系統。直到臺北榮總自組織法完成後，礙於規定，才正式脫離軍系，成為陽明醫學院教學及實習醫院，同時廣納各醫學院畢業菁英，在嚴格師徒建制培訓下，教出大批專業人才。臺灣從此進入兩大醫療體系，良性競爭，力爭上游，彼此尊重，互不扞格，自民國卅七年至九十七年，在臺足足六十年，以臺北榮總於民國四十九年成立後計算，亦進入五十年，臺大與臺北榮總，為臺灣醫療兩大主流和骨幹，雖然臺北榮總與振興兩院源自三軍總醫院，而臺北榮總難能可貴的是能迎頭趕上臺大，加上三軍總醫院，形成早期三足鼎立之勢。尤其全臺各醫療院所，因院內正副院長主管和各科部主任等專家，大家默默耕耘，不眠不休努力的結果，不斷培養出各科系具備專才的菁英，代代相傳，生生不息，方有今日臺灣醫療界豐碩的成效，為救人濟世功業盡一份心力，讓從事醫護工作者，展現了個人心願和鴻志，向全世展現成果和光芒，揚名國際！

2.1.1.3. 在早期醫院醫護人員之來源：

由臺大醫學院與國防醫學院，兩所醫學院系與省立護校和護專等教育學院，以及隨後陸續少數私立醫專和護校畢業生供應。而國防醫學院畢業生，以軍系醫院為主，在榮民總醫院成立後，軍系才支援榮民總醫院。臺大醫學院畢業生，以臺大本院為主及各省立醫院，或獨自營業。如今兩大系統中，有不少公費留學歐美醫學院，醫護人員返國，仍回歸各原單位服務。而自費留學歐美醫學院醫護人員返國後，多選擇各財團之大型醫學中心或醫院，因待遇好，約束少，比較自由。隨後有長庚醫學院、長庚護理學校、慈濟醫學院、慈濟護理學校、臺北醫學院、中山中醫學校------等私立醫學院校，相繼成立後，醫護人員更為充裕普及，尤其醫療成果和事蹟，能齊身世界杏壇而獲得肯定的豐碩成果。

各大型醫院或醫學中心，如果沒有自屬的醫護學院，不斷培養醫生和護士，在醫院經營上常常缺乏得力的人手和有無以為繼，亦難有突出的成果與績效。民國四十八年榮民總醫院成立後，當時先由榮民總醫院故院長盧致德招考各科醫生，招不到人，再改由當時行政院退輔會以主任委員蔣經國名義招考，同樣招不到人，因而缺少主治醫師以上的人員。最後只好將全臺有名的醫師禮聘來院，連同國防醫學院各系主任與教授，遴選來院兼職，如當時內科主任丁農、外科主任張先林。並同時將主治醫師或主任送到國外進修，為期一至二年不等，才陸續疏解了用人困境。最明顯的是臺大醫學院與國防醫學院，支援各直屬院所，永不缺少醫生與護士。相繼如上所列舉有長庚醫學院、長庚護理學校、慈濟醫學院、慈濟護理學校、臺北醫學院、中山中醫學校------等私立醫學院校，都是有完整的醫療團隊與特色。而反觀各縣市公立醫院，或小型公私立醫院，如與各大型醫院、教學醫院或醫學中心合作，像桃園省立醫院，亞東私立醫院等與臺大醫院合作，都能正常營運和發展。像臺北市各區衛生所，亦採取由各市立醫院支援作業。如不能與其各醫學院校合作，難有作為。既使有個好院長，這種工作團隊，絕非唱獨角戲所能湊效，如能曇花一現，又能維持多久？現在有太多實例可見，也不必一一列舉。

2.1.1.4. 當前全民健康政策、國家德政與執行之偏差：

醫院除了有形的建築外型，以及院內各項現代化醫療設備硬體，更包含配合醫療作業軟體，與眾多之優秀醫護人員之培訓，以及後勤支援之員工。全民健保是絕佳的嘉惠全民良策，其發展要靠堅定的執行力。同時國內推行全民健康政策後，實行全民健保制度，小診所、聯合診所、各區衛生所、公私立教學醫院，或醫學中心，紛紛成立。尤其各財團，成立大型醫學中心或醫院。對全民而言，憂喜參半。

1)喜的是：

公平、普及與自由。隨時就近就診，極為方便，對重症病人，亦能在少數大型醫院，獲得較妥善的照顧，而不會為龐大的醫療費發愁。並不分貧富，持有健保卡者，不論大小醫院，什麼科別均可掛號就診，人人稱慶，並獲得國際讚譽和羨慕對象。至2008.10.14.報載，獲得當年諾貝爾經濟學獎美國普林斯頓大學克魯曼教授的讚美。克魯曼教授原本紐約時報專欄作家，於2005年該報撰文：「如果美國人能捐棄傲慢與偏見，則臺灣全民健保的經驗大有值得美國人借鏡之處。」在先進國家中，美國是唯一沒有全民健保的國家。在自由放任的市場意識形態主導之下，美國每年花在醫療上的費用，占去國內生產毛額百分之15，卻還有4,500萬人沒有任何醫療保險，更多的人更是僅有聊備一格的劣質商業保檢。(聯合報/健保局副總經理 文/陳孝平)。

　健保現況： A) 就診--便利、快速、公平。

　　　　　　 B) 澈底--按步逐項診治。

　　　　　　 C) 造成濫就醫、濫用藥、濫開刀、檢查檢驗浮濫、醫院詐領健保費手段層出不窮、假病歷真A健保費、藥價黑洞依舊、海外僑民反國治病花健保費多，平時未交過稅、外籍新娘親屬依親無上限，包括婚前子女和養子女，………等等，均能以健保就醫。

2)憂的是：

健保以薄利行銷，以應診人數按件計費，三小時左右每診由七八十至上百病人，時有所聞。醫院以利潤導向，衝業績之前題下，二三分鐘看診一人，大型醫院，一天看診多達數千人，過於草率，無法提昇醫療品質。一般民眾抱著逛醫院的心態，每年看病超過15次，年年創新高，同時各醫院做些不必要之檢查和手術，談不上醫療品質。健保局也年年虧損，每任新任署長都是要求提高健費，各大醫院卻年年大賺而快速擴建病房院舍。而這枝在世界綻放的全民健保的花朵，能更燦爛和溫馨，要靠政府的良策與劍及履及的執行力。基於以上諸多因素，所以國內醫療單位元密度之高，亦為世界之僅見。

2.1.2. 衛生署楊志良署長為調漲健保費奮戰成功，獲得多數人認同：

歷年來，英美各國重要人士，稱讚「臺灣有世界最好的健保制度，卻也是全世界健保費最低的國家」：祇是年年虧損，健保八年費率沒有調漲，96~98三年健保虧損588億，吳揆(敦義)的庶民經濟政策，造成有民眾希望一切免費故然不可行，而調整健保費雖多數有條件同意，但弊端不根除民眾難信服！考量年底五都(北市、新北市、台中、臺南、高雄等直轄市)選舉，高層挺院

長版，現任衛生署長無法達成院長**75%**民眾不受影響，發表公開信--頻繁選舉，禍國殃民。只好請辭下臺。 (聯合報 陳洺薇、林新輝2010/3/9)

知情人士透露，楊志良三月三日向吳揆報告健保費調整方案，「六成民眾不調整，也許做得到，七成五的目標不調整，幾乎不可能的任務。」有人批評為「民碎」、「死抱庶民鐵律，失去認真署長」。(胡顏先生/ 教 聯合報2010/3/9)

表2--1廉價--衛生署版健保費調整漲幅 　　　　　　　　　(單位元/月)

對　象	現行保費	調高後	增加保費
投保薪資 24000 元	24000 x **4.55%**x 30% 自付比例=366 元	24000 x **5.09%**x 30% 自付比例=328 元	38 元
高薪員工	131,700 x 4.55%x 30% 自付比例=1798 元	182,000 x 5.09%x 30% 自付比例=2799 元	1,799 元
大老闆或雇主	131,700 x 4 .55%x 100% 自付比例=5992 元	182,000 x 5.09%x 100% 自付比例=9264 元	3,272 元

資料來源/中央健保局、製表/施靜茹 聯合報 2010/3/9

2.1.2.1. 自2010.4.1起，健保開辦十五年第二度調高健保費，但馬英九總統也指示，未來兩年內推動二代健保修法。衛生署五年前開始規劃，並召集上百位學者腦力激盪，完成二代健保方案。到底什麼是二代健保與現有健保有什麼區別？

「以家戶總所得取代現行以個人薪資所得」。不論家中有幾口，賺多少錢就繳多少保費，依家庭總收入計算，「林志玲現象」不再。二代健保就是臺灣版改革方案，健保小組副召集人曲同光指出，目前健保是承接統合公、勞、農保而來。所以保險對象以職業及薪資所得來分類，共分六類十四目。

由於保費計算基礎為月薪，並未計算其他業外收入，難免有人實際收入多，但薪水不高，健保也不用多繳。而「高收入，低保費」例子，不甚枚舉，名模林志玲幾年前在大陸墜馬返臺治療，被發現以第六類地區人口身分投保，每月保費僅六百多元，另外，部分政論名嘴雖沒有固定薪資，但每場上電視的車馬費動輒萬元，他們也以第六類地區人口身分投保，雖合乎健保規定，但大家認為並不公平。費率調整彈性，虧損減少，還有縱橫股市，交易獲利頗豐；退休教授既有退休俸又享十八趴高利，但健保保險對象規類中，他們都是第六類地區人口的納保人。更離譜的是醫師娘、會計師太太，買一塊農地，就成為農會會員，每月交保費僅三百一十元。

單身高薪、頂客族相對不利--健保局長鄭守夏指出，二代健保就是要打破既有保險對象分類，以家戶總所得取代以個人投保薪資的計算方式。就是不論家中有幾口人，賺多少錢就繳多少保費，除個人薪資外，還加計家庭成員存款利息、營利所得、執行業務所得、股利、財產交易所得、租賃所得，原則以稅籍內的家戶所得計算計，比較公平。

二代健保規劃小組執行長，台大公衛教授賴美淑推估，未來二代健保保費率勢必比現制要低，估計有半數家戶健保費可望因此減少，但相對不利的是中所得單身上班族及高收入家庭，所負擔保費也較高。(2010/3/22聯合報記者詹建富)

表2--2如下表二代健保例題試演算法：

例 1.陳先生一家 4 口，他月薪 3 萬，妻無工作，育子女 2 人，另有股票等其他 10 萬元，全年所得 46 萬元。	例 2.職棒選手張先生，月薪 23 萬，妻無工作，育子 1 人。假設其他收入收 20 萬元，全年所得 296 萬元。	例 3 單身李小姐待業，但有房屋供出租，租金所得全年 115 萬元，另有股票等其他 5 萬元，全年所得 120 萬元。	例 4 企業家施先生，月薪 50 萬，加上股票收入 200 萬元，全年總收入 800 萬元。有 1 子。	例 5 水電工林先生一家 6 口，月薪 17280 元，育子女 4 人，無其他所得。全年所得 20 萬 7360 元。
目前： 陳投保費 30300 X 5.17% X 自付 30% =470 元 全家保費 470 X 4 =1880 元/月	目前： 最高投保費 182000X 5.17% X 自付 30% =2823 元/月 全家保費 2823 X 3 =4869 元/月	目前： 投保第六類人口，保費 749 元/月	目前： 最高投保薪資費 182000 X 5.17% X 自付 100%= 9409 元 X2= 18,818 元/月	目前： 林職業公會會員投保 17280X5.17X 自付 60%=536 元/月但政府補貼 64 元，實付 472 元/月 X4 (註)1888 元
二代健保： 46 萬 X 3.14% / 12= 1204 元/(全戶)	二代健保： 296 萬 X 3.14%/ 12 =7745 元/月(全戶) (高於一戶上限 3000 元，繳 3000 元)	二代健保： 120 萬 X 3.14% / 12 =3140/月/ (全戶) （高於一戶上限 3000 元，繳 3000 元）	二代健保： 800 X 3.14%/ 12= 20.933 元/月/ (全戶) (高於一戶上限 3000 元，繳 3000 元)	二代健保： 20 萬 7360 元 X3.14% / 12=543 元/ (全戶)

註：健保費率從 4 月 1 日起調為 5.17%。二代健保費率及家戶每人每月保費的上下金額，係參考衛生署健保費法修正草案，尚須完成立法程式，上述個案暫以衛生署版本 3.14%試算，被保人家戶每人每月分攤下限 300 元，未達下限以下限計收，上限 3000 元，超過上限以上限計收，一戶最高保費只須繳 4 口保費。

參考網址：www.nhi.gov.tw/aphi/index.htm

2.1.2.2. 草根署長楊志良的智慧：

庶民內閣裡，令長官頭痛，卻也是最懂得老百姓語言的閣員之一。應付如潮的民意，他似乎笑罵由人，勇於任事，卻滿意度卻最高。

除了語言平易近人，還事有準備。如這次健保調漲，一上任，就要求健保局長鄭守夏組成小組，到各公會、學會、工商團體遊說，擁有健保在請辭八天假期，一件好事。楊署長志良沒有休息，他不斷穿梭在各專家、團體中。「請假比上班還忙」他說。又如去年底，他讓醫師公會全聯會理事長李明濱與臺灣醫院協會理事長吳德朗等之認同，三人一起開記者會，支持衛生署大動作，懲戒三位元當時調包方式，幫助未罹癌之病人詐領保險公司保險金的醫師，衛生署根據醫師法第四章第廿八條之四，將給予「廢止醫師証書」(第廿九條之二由機中央管機關執行)最嚴厲之處分。能獲得醫界有關首長支持，背後顯然有很精緻的準備。他辯是非、真誠、敢言、認真執行，對事情要從最困難的地方開始解決，是不為五斗米折腰，真正是做事的好官。(衛生署秘書室提供)。

尤其在二代健保改革的「全民健康保險法」修正草案前，楊署長天天堵立委，或到委員研究室，一間間敲門拜訪，藍委稱讚很拚，但嫌費率高，衛生署官員也採取「緊迫盯人」策略，絲毫不敢大意，總算於四月十六日交衛環委員會審查。

(聯合報記者/程嘉文 施靜茹 2010/4/17)

2.1.2.3. 不愧為庶民所誇讚勇於任事，認真做事的好署長：

「切子宮 A健保」楊志良署長：「可惡！恥辱！」「如再爭辯，非常可恥」

(高醫院長余幸司初硬拗今道歉)

1) 高醫詐領37萬元，罰10倍共370萬元，另處停約一年或追回1.5億。有高醫大學附醫婦產科醫師許世正，詐領健保37萬元，處分停約一年或追回1.5億、又高市小港醫院婦產科醫師許世正，詐領健保22萬元，處分停約三月或追回1367萬元；署立基隆醫院外科醫師楊超然，詐領健保43萬元，處分停約一年或追回8000萬元。

(聯合報記者詹建富/2010/4/14)

「惡醫許世正至少詐12次」--被健保局處罰的高雄醫學大學附設醫院婦產科，起因於前主任許世正在任內勾結保險黃牛，偽造病理報告，詐領健保及保險理賠金，檢調查出他至少為12名假病患開刀，摘除她們的健康子宮或卵巢。…她們都了相關理賠，檢調認為這些病患與許世正間有犯意聯絡，均列為共同被告。檢調並透露，許嫌獲悉檢調追查他犯罪後，曾透過管道向檢方表示願認罪協商，換取檢查官緩起訴，但檢方查出他作案手法太惡質、太無人性拒絕。

(聯合報記者蔡政諺/2010/4/14)

2) 健保局保險業，將聯手防A錢--醫院詐領健保費遭健保局重罰，國民黨立院黨團肯定署長楊志良的鐵腕，但也質疑健保局對詐領健保費一事後知後覺。

(聯合報記者/程嘉文、詹建富/2010/4/15)。

3) 大醫院鯨吞，小醫院蠶食--近日大醫院詐領健保費案情升溫，其實小醫院詐領健保費的案例更多，板橋地檢署光今年就已查四家診所涉嫌詐領健保費。其中以虛報病患就診，詐領健保費最多，還有診所乾脆直接偽造處方箋，騙健保補助藥費用。

4) 健保局曾以被保險人的死亡檔案，比對醫院申報資料，發現近500名被保險人死後，仍被申報醫療費用。另有不少醫院藉故替病人保管健保卡，卻盜刷就醫次數，「等於拿病患健保卡當提款刷卡」。臺南檢方四年前就查獲，有醫院安排自己的醫護人員，充當人頭假住院，連院長的母親也「共相盛舉」。

5) 日前板檢偵查板市劉宜光診所，發現診所幫病人看完病後會開給病患一般藥品，接著由護士負責偽造一張新的處方箋，科別不同且藥品變成高價藥品。

辦案人員指出，若大醫院以開刀詐領健保補助費是「鯨吞」，那小診所浮報病患就診是「蠶食」。(聯合報記者/陳金聲、何祥裕、牟玉珮/連線報導2010/3/27)

6) 王任賢醫師「藥頭不除A健保難滅」一文一針見血，「……難道不成在白色巨塔裡面也有藥頭的存在，一點也不錯，這個藥頭就是醫院。當一位滿懷理想的醫學生剛踏進醫院，就要求如何賺錢如何逃過健保的核刪，病人全成了賺錢的工具。

2.1.2.4. 楊大刀，再砍歷史共業：

被封為「最有魄力的阿吉桑」。就任半年來其事蹟：

1) 中醫跨考西醫將取消--中西醫雙主修八年讀完14年學程，八成變西醫。楊志良署長不

以為然，衛生署修法防堵「波蘭醫學生」現象。

2) 在醫界流行醫院醫師聘雇、合夥制--一廿年被視為「常態」。楊署長看不對勁，這一斬就斬出長庚數億元的保費補繳，還有後頭恐怕幾年結不了案的醫師與醫院間的債權債務糾葛。及二代健保案，也讓立法院罕見地立下「限期通過立法」的自約條款。

(聯合報記者施靜茹 張耀懋 /2010/9/12)

2.1.2.5. 健保現況：

在不論公私立醫院，幾乎一面倒的朝向公司化、企業化去經營，講究的是如何去賺錢。但醫院是不能以企業的模式去經營，因為健保有總額，而且健保是公共財，屬於全民所有，沒法也不允許運用各種模式去掏空。近年來由於健保虧損連連，強力採用總額的方式進行管控，逼得醫院若想維持獲利，不得不盡量壓低醫材成本、員工減薪、以及向藥商勒索藥價黑洞。光前幾年很多醫院鄰已經減過四五次薪了，有人說沒有錢的人最不要臉，此時醫師鋌而走險A健保是可以預期的。所以醫院要獲取暴利，才會造成醫師逼良為娼的元兇。這些醫界的藥頭不除，以後還會有多的是大炳醫師呢。

1) 我由衷佩服衛生署楊志良，在這次事件中罰的是醫院，而不是醫生。期勉署長持續運用健保給付手段的改革、醫院評鑑，好好整頓只想賺錢的醫院，還給我們醫師一個合乎醫療論理的執業空間。2010/4/15。

楊志良署長做到了開源--伸手向老百姓要錢調漲健保費，也同時在做節流--剷除詐領保險金的醫師，與包庇詐領保險金醫師的醫院，雙管齊下，絕非一般政客唱高調喊口號能望及項背可比！2010.3.26.健保監理委員會開會，不少委員批評健保局的節流措施「攏是假」，同時鄭守夏局長喊冤--健保局無法精確估算年度可結餘金額，但並不代表不努力，「如果一年做不出成效，我馬上下臺」。(聯合報記者詹建富/2010/3/27)

2) 衛生署Q2結餘32億：經濟日報2010/08/17記者謝柏宏報導：衛生署Q2結餘32億為近三年首見累計虧損仍達572億。說明楊志良署長有能力說到做到，能開源亦節流，15年來第一位轉虧為盈的衛生署長，也證明鄭局長(雖已離職返校)努力節流措施是「真的」，「如果一年做不出成效，我馬上下臺」的豪語已實現。那些委員批評健保局的節流措施「攏是假」是不實的指責。

目前的全民健保的缺失很多，還是百孔千瘡，健保局尚待努力來改善。今有好的開始是成功的一半，時間會帶來正確的答案！據2010/8報載在立法院朝野政黨及民間監督健保聯盟昨天(8/16)異口同聲反對臨時會草率審議二代健保法案，應從長計議。民進黨的立委黃淑英「我不同意二代健保一定要在臨時會通過的說法」；督保聯盟與消基會認為，政府推動二代健保，只想「趕快收錢增加保費」卻忽略健保上路15年來，健保溢領或詐領項目增加未見改善，加上自費項目增加，民怨已燒到醫病關係上。……抗議團體籲請立委將二代健保法，列為下會期第一優先審查法案。

(聯合報記者林新輝、施靜茹/2010/8/17)

3) 法案是需要三讀才能通過，是先審查後才能通過，不審查怎能通過？大家不要和稀泥，各司其職，也不要打拖延戰術，不要亂找碴，模糊焦點等，……諸多現象，更應

就事論事，以楊署長2010/3月上任算起，至六月底四個月，其加強監控的12項高就醫項目，改善健保節流方案的成效(詳第一章表1--1)，「Q2結餘32億近三年首見」的績效，應多鼓勵，少打亂仗。楊署長不卑不亢，只考慮做事，不要只為做官，不愧為標準的政務官！請別忘了：「時空環境是永不休止的轉變，沒有完美的制度；凡是社會制度的演進是漸進而非躍進！更非一步能到位，如果一步就到位--即「止境」，(那是理想，絕非是事實)到此為止，而我們是希望「永無止境」，否別豈不是永遠沒有「更好的明天」！

4) 藍沒有肩膀(選舉考量--求全)，綠政治計算(假國全修法之名，行政治計算之實)，聯手延宕健保修法！讓自民國91年起邀集百位學者規劃的二代健保，苦等8年後重現曙光。經過立法院兩黨衛環會立委8次逐條審查後初審通過「保費公平」、「弱勢保障」、「資訊透明」、「用藥安全」等四大鼓策好康利多。而影響二代健保修法，成功與否政府動態：選舉、預算和政府再造，三大變數多。立院臨時會提早放假，二代健保修法一拖再拖。各界聯手呼籲儘速通過二代健保。

醫改會質疑有三種人最不想讓二代健保通過：

第一種是遊走在一代健保管理漏洞下而大發利市的醫療院所。

第二種是同時握有開處方箋與買藥採購權力，從藥價差價牟利，卻讓民眾吃次等藥的不肖醫藥利益團體。

第三種則是違規A健保費的人。(醫改會雙月刊第40期研發組副組長黃經祥)

行政院下週將審議健保法修正草案(二代健保)，………凡出國二年因戶籍中斷而停保者，返國復保可立即納保，但需補繳停保後的保費；但出國四年以上，且近兩年沒有加保紀錄者，返臺後就醫需有四個月等待期才能納保及持健保卡看病。

(聯合報記者詹建富、程嘉文/2010/4/2)

2.1.2.6. 二代健保爭議不斷，尤其行政院遇到阻力即退縮，反反覆覆，舉棋不定，在立法院無法交大會三讀表決。提出折衷方案，「無業或無所得者，付最低保費350元，20歲以下不計保費」。據楊署長說：費基小費率就高，各種版本都可以討論。二代健保可讓六成以上，約一千一百萬人保費減少，但「有降就有升」，其他四成人當然就要多繳一點保費。二代健保不可能做到十全十美，未來仍需邊做邊修。

(聯合報記者詹建富、林政忠,/2012/12/7)

1) 此次二代健保改革，成了「瘦了健保 肥了醫療團體」。健保自1996年初開辦，開銷是2284億元，到現在將近五仟億元，每年成長率超過8%。病床數目從1995年底的八萬九千床，成長到前年十四萬三千床，成長率超過六成，每萬人的醫師數，成長四成多。

2) 健保也成了臺灣「人民公社」：由於「多看診」與「多開藥」，都等於「多領健保」，其有多少是醫院或醫師「鼓勵」下，或是民眾「不花白不花」心理作祟，所導致的非必要醫療，恐怕誰也算不出來。(聯合報記者程嘉文2010/12/4)

2.1.2.7. 二代健保爭議不斷，原預定年底七日三讀表決，卻為費基、費率、藥價差、負擔比和實施日期五大爭議，將引發表決戰。據瞭解，國民黨與民進黨節已經研擬「腹案」，但兩黨擔心「底牌」提前曝光，被對手拿去「加碼」。(2010/12/7聯合報記者林新輝 郭安家)

1) 事實上二代健保費雖由以上五項的和，費基與費率是最大公約數。乘法的積數＝被乘數x乘數，若兩者成正比高，則積必然大；否則若兩者成負比低，則積數必然小，其他藥價差、負擔比兩項則在其次，致於實施日期，則走完法律程式實施。尤其衛生署的原定版本，「以家戶總所得取代現行以個人薪資所得」，六成民眾健保費減少。

2) 督保盟：楊志良挺住。雖然先前多次重炮轟二代健保，但在執政黨釋出可能撤守訊息後，民間監督健保聯盟和醫療改革基金會，態度一夕丕變，疾呼衛生署楊志良挺住，不要走無法改善保費財務的一點五代健保回頭路。

民間監督健保聯盟發言人滕西華說，健保因財務逐年惡化，2004年時由120名專家、歷經三年，提出二代健保規劃草案，盼能讓健保永續經營。如今政府卻告訴民眾，「因為太麻煩、太複雜，所以還是回到一代健保分」。

醫療改革基金會研發組副組長黃經祥也指出，去年藍綠兩黨都反對一點五代健保，現在又說不要二代健保，要再改回一點五代健保，「不是很矛盾嗎？」並同時呼籲，衛生署二代健保被退回後，不該秘密政黨協商，要讓民眾知道，衛生署此次屈就壓力，是選舉考量，或迫於利益施壓。(2010/12/11聯合報記者施靜如)

3) 二代健保費大轉彎，行政院長吳敦義昨晚邀集衛生署與國民黨團協商，初步放棄「家戶總所得」計算健保，以一代健保個人經常性薪資為基礎，調高所得者保費，費基再新增執行業務所得(例如演藝人員、律師、會計師等職業的收入)。黨團並要求對於無所得者保費，取消虛擬設算，保費應再降低。………與會立法還建議，將證交稅從千分之三調高至千分之三點五，每年可增加二百億來增強健保財務；與會人士轉述，現行稅法對於證交所得、土地交易所得不課稅，租稅負擔集中在以人賺錢的勞動所得，資本利得卻不課稅，而証交稅具有資本利得稅的性質，如多課十分之零點五，影響不大，又能挹注健保財源，應該可以接受。但官員說，健保財源已不到危急的程度，短期內沒有提高證交稅的急迫性。(2010/12/11聯合報記者林新輝 羅印沖 賴昭穎)

4) 楊署長：年終四個月就要多繳--他向國民黨團報告新方案後，已取得多數委員共識，有關獎金列入補充保險費的費基，將朝個人投保薪資四倍以上的高額獎金，才會納入計算保費；換言之，受雇者領取四個月以上的年終獎金及績效獎金的上班族，保費支出就會增加。

楊志良署長：二代健保修正版的方向是除每人月繳的保費外，針對高所得的額外收入作為擴大費基，日前涵蓋股利、利息、執行業各所得，以及比投保薪資四倍以上的高額獎金，將納入補充保險費的費的計算基礎。有關證交稅從來不是衛生署所提，而是有部分立委提議，交由財政部研議。(12/17聯合報記者 詹建富)

5) 楊志良：新版二代健保，可撐八至十年--「這雖不是一大步，但也算是一小步」。他舉例，新版二代健保通過後，領固定薪水的上班族、農閑時幫忙採收的農民、參加職業

公會在家接訂單的家庭主婦等，保費會下降，保費減少比例，會比衛生署原版二代健保的六成多一點，超過六成以上的民眾保費比現在少。對科技業鉅子郭台銘、張忠謀的保費會增加，「有存款的馬英九總統和我的保費會，也都會增加」，他笑說「這叫作繭自縛」。(12/28聯合報記者林新輝)

2.1.3. 二代健保 終於在立法院依照國民黨版本三讀通過，從媒體上所獲得各方面反應不一，多名曾參加二代健保規劃的學者、官員對新版健保感到無奈！

2.1.3.1.二代健保本法案預定明年總統大選後才會正式上路。據楊志良說：二代健保估計一年準備時間足夠，明年之旦實施的可能性高；新法A健保罰兩倍變20倍。全民健保法大翻修：第八條--訂有將有資格參加健保者，從舊法的「曾有加保紀錄」，改為「最近兩年曾有加保險紀錄」，以杜絕過去移民國外者，遇傷病才回國投保的不公平。

第廿八條--訂有「北高欠費條款」：新法實施前，各級政府所欠的保費，應提八年還款計劃。

第四十六條--增加不正當使用醫療資源者，若未依輔導於指定醫院就醫，不予保險給付。(其次舊法規定如以不正當行為或虛偽証明領取保險給付、申請核退或申報醫療費用，可處兩倍罰緩；新法則提高為最高廿倍；為杜絕健保浪費、濫用醫療資源)。

(聯合報記者/楊湘鈞、錢震宇、曾雅伶、林新輝 陳洛薇2011/1/5)

2.1.3.2.由衛生署長楊志良--請辭聲明說起：二代健保法修正案終於通過了，不論有多少批評與不滿意，「改革的步伐已經邁出」，朝我們理想中「公平、品質、效率」的目標更靠近一點，這是值得慶幸處。此時此刻我只有三點想法：

一、未能依專家學者所託，100%達到二代健保改革之點想，甚為遺憾。

二、修法雖然完成，但過程頗多曲折，令長官與同僚費心，是個人能力不足，深感抱歉。

三、修正後的健保法在實施上沒有困難，續任者可立即上手。

基於以上三點理由，既為個人理念負責，同時也為未能替長官分憂解勞負責，我已向吳院長遞交辭呈，辭去衛生署長一職。要感謝的人非常多，種種支持………。

我很喜歡的一段佛家語：「乘願而來，隨緣而去，恆觀自在，無失無得」，二代健保改革，是我進入衛生署就決定的「大願」，這一切，我努力過，無愧於心，離去，也當有滿心的喜悅。

最後祝福健保長命百歲，全民健康快樂。   楊志良

表2--3第一代健保投保單位選擇資料表

身分類別		投保對象		投保單位
		被 保 險 人	眷 屬	
第一類	第一目	政府機關,公私立學校專任有給人員或公職人員。	1.無職務之配偶。 2.無職業之直系血親尊親屬(父母、祖父母及外祖父母等) 3.二親等內直系血親尊親屬未滿廿歲,無謀生活能力,或仍在學就讀且無職業者(子女、孫子女及外孫子女)。	服務之機關、學校、事業、機構或雇主。
	第二目	公民營事業或機構之受雇者。		
	第三目	前二目之被保險人以外有一定雇主之受雇者。		
	第四目	雇主或自營業主。		
	第五目	專門職業及技術人員自行執業者。		
第二類	第一目	無一定雇主或自營作業而參加職公會者。		所屬工(公)會。
	第二目	參加海員總公會或船長公會為會員之外僱船員。		
第三類	第一目	農會或水利會會員、或年滿15歲以上實際從事農業工作者。		所屬或戶籍所在地基層農會、水利會或漁會。
	第二目	無一定雇主或自營作業而參加漁會為甲類會員或年滿15歲以上實際從事漁業工作者。		
第四類	第一目	義務役軍人,軍校軍費生,在卹遣眷。	無	國防部指定單位。
	第二目	代替役役男。	無	內政部指定單位。
第五類		合於社會救助法規定之低收入戶成員。	無	戶籍所在地區鄉(鎮、市、區)公所安置機構。
第六類	第一目	榮民及榮民遺眷之家戶代表。	同第一類之眷屬範圍。	戶籍所在地區鄉(鎮、市、區)公所安置機構或訓練機構。
	第二目	不屬於前面所列各類被保險人及其眷屬之其他家戶戶長或代表。		
加	第三目	新加受刑人一目。		

註：6.5為受刑人納保全民買單(2011/1/5聯合報記者詹建富、蕭白雪)

2.1.3.3. 有關看法：

1) 前健保局總經理朱澤民：惡心變種異形版--最後通過的版本，並未取消一代健保六類十四目，一代健保遭詬病的便是，一樣的薪資所得卻因投保類別不同，產生不同保費，新健保修法，卻延續這樣的不公平。

2) 督保聯盟發言人滕西華則說，有人戲稱：「健保不是一代、二代，而定一代不如一代」。(聯合報記者/綜合報導2011/1/5)

3) 臺大公共衛生學院院長江東亮，半套健保改革，署長打烊？

這次修法並未通過「正統」二代健保改革核心--以家戶總所得為費基的提案，取而代之的是雙軌制。一方面，維持原先六類十四目被保險人，另加受刑人一目，收取百分之四點九一的論口計酬保費，稱為基本保費，另一方面，則針對高額獎金、執行業務所得、股利、利息、租金等收取百分之二補充保費。而我們又能從這次修法學到什麼教訓？(薪資與補充保費)

一、我們期待的是有理想的政府？還是務實的政府？這次修法雖然也有理想，卻是非常的務實。但若與去年歐巴馬運用政治智慧，在民主黨政治實力式微之下，仍能實現百年來美國人追求全民健保的夢想比較，是不是可以更有理想一點？

二、趣的是，當二代健保法案送到立法院後，我們看到的是行政部門之間的不配合，以執政黨內部黨政不協調現象。健保改革不是衛生署的家務事，涉及所有部會，因此不是出行政院大門之前，部會之間早已協調過，或至少在行政院會上沒有反對，但為什麼偏偏到了立法院，財政部長說出「真心話」？而行政院長吳敦義又不得一面安慰衛生署署長，一面要解釋沒有「大嘴巴」那回事？至於民主政治下，立法委員為各方民意說話，從五都議長選舉，黨團的約束力似乎要看黨主席的決心和作為，不是嗎？

三、知識是力量，培根應該沒有錯。二次健保改革，歹戲拖棚，但除了衛生署，對於任何新方案，沒有人知道費率多少，而偏偏衛生署又是不到最後不掀底牌，大家只能猜來猜去，「痛苦萬分」。想想看，堂堂中華民國立法院，竟然沒有行政幕僚可以幫忙做研究，提出科學數字，真是無話可說。……。(2011/1/5)

表2--4一代二代健保保費增減比較表

單　位　：　元	二代健保		
案　　例	現　制(每月)	保費(一般十補充)	保費增減
上班族：林小姐月投保金額 43,900 元	681 元	655 元	-26 元
上班族：張先生月投保金額 53,000 元年終獎金 2.5 個月。	822 元	781 元	-41 元
家庭主婦：吳媽媽參加縫紉職業工會在家接訂單，月投保金額 28,800 元，有兩個小孩月時參加健保。	2679 元	2475 元	-204 元
參加農保農民：許先生參加農保，農閑幫忙採收，賺幾百元外快。	326 元	309 元	-17 元
醫師：醫師陳小姐，月投保金額 188,000 元，並在其他醫院兼差，月執行業務所得五萬元。	2823 元	3681 元	+858 元
超級業務員：鄭先生月投保金額 42,000 元，年終獎金 6 個月。	651 元	759 元	+108 元
高科技老闆：月投保金額 182,000 元，股利 5000 萬元。	9409 元	25603 元	+16194 元
資料來源:/國民黨團、衛生署	製表/林新輝	聯合報	

4) 馬吳齊聲：再留一下。馬總統親自打電話慰留，希望楊志良以國事大局為重，「勉為其難，續任艱鉅」，不要輕言請辭。

監察院長王建給健保改革打七十五分。昨晚宴請四院院長，楊志良曾致電吳敦義，說明修法結果。吳敦義院長為慰留楊志良，還脫口而出：這麼有guts (勇氣)的署長應該留在內閣！其他四院長聽了，都鼓掌表示同意。(聯合報記者/綜合報導2011/1/5) 幹部有勇氣，主管為何沒有勇氣？

5) 一代二代健保保費增減比較：二代健保費＝一般保費＋補充保費

健保費計算公式：

一般保費＝投保金額×費率(4.91%)x(1＋依附眷屬人數)---------------- (1)

補充保費＝補充保險費費基×補充保險費率(2%)------------------------ (2)

6) 歷任署長怎麼說：

A) 葉金川：做多少算多少--至少這次修法七個大項目，只有費基這項目沒過「沒魚蝦也好，也有一點進一展呀」。楊如果堅持家戶總所得，一樣被罵臭頭，………。 (2011/1/6陳惠惠)

B) 陳建仁：修法進步五分--二代健保法條上百條，「沒有一點堅持，法案是過不了的」，眷戀權位的人，不可能堅持到底。而六類十四目，是一代健保的最大敗筆………。 (2011/1/6陳惠惠)

C) 林芳郁：下任找演員當--楊志良相當有勇氣，雖這是「妥協下的產物」，不過這次健保修法若沒有楊志良，不大可能通過。他認為「如果一個位子經常換人，代表它的制度設計不好，有問題」。衛生署應該只管政策，以美國為例，美國食品藥物管理局(FDA)、疾病局皆是獨立機構，不像台灣衛生署，除FDA、疾病局外，還得管健保局、署立醫院等，這些機關都應該從衛生署獨立出來。他強調「制度必須改變」………。 (2011/1/6記者張嘉芳)

D) 李明亮：要我早就走了--對楊志良處境感觸特別多，「雖然當時社會上有一點反彈，但沒有像他一樣血淋淋的」。他說健保已超越醫療，是跨部會的社會政策，該誰負責很清楚，更何況是行政通過，為何當時有意見不統合，後來讓衛生署長一人扛，好像跟總統府、行政院一點關係都沒有。「我看他好可憐，一點都沒有得到上面的support」(支持)他為楊抱不平…。 (2011/1/6陳惠惠)

E) 鄭宏斌指出：當初楊志良懷抱改革理想，推動家戶總所得概念，儘管因執行的困難而修改，但總是跨出一步。通過的版本雖被批為「四不像」，終究在楊志良手中誕生的，朝野並不怪他，除了藍營極力挽留，綠營也對他心存疼惜。在審查過程中百般折騰，衛生署遭國民黨團「挾持」，法案內容一夕翻盤，……最支持楊志良改革初衷的民進黨團，…………但他們也公開表示，對楊志良被迫放棄理想感到惋惜。楊志良閃電請辭，綠營也以「知識份子的風骨」稱讚有嘉。(聯合筆記2011/1/7)。

筆者肯定幾位一般看法，以前李明亮署長道出，行政團隊在院內既未整合，到了立法院財政部長才說「真話」，後來讓衛生署長一人扛。馬吳齊聲：再留一下；為何不支持他的政策。換句話說做官的人太多，做事路人太少！尤其坐其位不謀其政！尤以楊志良署長，不為五斗米折腰，回家採筍，值得讚揚！繼任者前萬芳醫院院長邱文達。

2.1.4. 2009年醫療界的幾件大事：

2.1.4.1. 任命前衛生署長林芳郁出任臺北榮總院長：

卻沒有想到於九十七年底，因臺北榮總現任院長退休，任命前衛生署長林芳郁(原臺大醫院院長)出任臺北榮總院長，引起臺北榮總全面反彈，有數位已退休院長如羅光瑞及韓韶華教授等人招待記者會，九十八年元月七日，一群醫事人員，據聯合報記者施靜茹、陳惠惠、范淩嘉、王光慈報導：北榮人登廣告，嗆馬、葉、林！(嗆馬英九、葉金川、林芳郁)，強調該打破藩籬的是臺大而非榮總，此項任命被視為是專業被貶，權力傲慢的結果。

翌晚前衛生署長葉金川表示，他尊重醫界意見，又說他實在不瞭解，醫界反應為何如此強烈，不只請出老大，還買廣告。他強調對北榮及臺大一視同仁，也有重要任務要交付兩家醫院，這樣的說詞表示此事為葉金川參與其事，事後葉金川對雜誌否認是他決定，(暗示前院長劉兆玄因林前署長芳郁對外發言講出三聚氰胺檢驗標準應訂為2.5ppm而下臺。事後陽明大學毒理學教授劉宗榮說，三聚氰胺問題全世界都有風險管控，歐盟訂檢驗值為2.5ppm，也是經過評估計算，顯然他沒有錯，為補償他而下放到臺北榮總當院長--聯合報記者施靜茹)，想打破舊有思維，沒有什麼不好。又說他相信林芳郁能証明這項安排是對的。所謂「有重要任務要交付兩家醫院」，不知是什麼重要任務？就竟交付了嗎？

臺大外科加護病房主任柯文哲說，以他與林芳郁共事十多年的瞭解，「阻力愈大，他執行愈堅定，不可能退縮」。他認為不管是前北榮院長等人開記者會、登廣告等大動作，「都嚇不了林芳郁，當年他連李登輝都敢嗆」。據柯文哲透露，「其實已有北榮高層打電話給我，要我轉達給林芳郁，如果需要幫忙，他們可以提供。」柯表示這表示北榮高層已有接受林接任院長的事實，如果在北榮做問卷調查，說不定贊成林接任會超過不贊成者。他對林芳郁這次任命「不叫政治酬庸，而是政治任命。」柯說，臺灣很多事都對立，馬政府有意打破醫界對立，只是手法不夠漂亮，才導致北榮人反彈這麼大。

總統府發言人王鬱琦強調，馬英九總統從未介入北榮總院長人事，總統尊重主管單位的安排。當輿論指責特偵組對扁案偵辦不力，陳聰明放縱黃邦彥出境、陳致中主導海外洗錢，也不收押……等等情況，馬總統以「尊重司法」；北榮事件又以「尊重主管單位的安排。」這種一切都以無為而治？難道國家領導人也可把責任推得一乾二淨？那國家的未來成敗由誰應負責？胡忠信已於2009/5/27晚在中天Call in節目請出訪中的 馬總統說明。

2.1.4.2. 榮總登報呼籲相關單位三思：

指責馬、葉、林你們羞辱了醫界！並提出三點意見和期盼：

1) 吾等堅決反對政府此項人事任命。

2) 行政院若難收回成命，協請高層授意林芳郁不要就職。

3) 輔導會為所有榮民眾望所託，切不可失去立場。

2.1.4.3. 成大醫學院教授蘇益仁投書，以「尊重榮總人芳郁兄，請留步……」為題，表明自己出身臺大，1978在三軍總院當了一年半的病理醫官後，1980年五月到榮總內科部當了一年四個月的住院醫師，雖然短短不到兩年的時間，我感受到榮民總院良好的住院醫師制

度，以及病人為本的主治醫師制度，對臺大出身我是一個震撼。我在榮總內科一年多的訓練給了我終生受用的內科學知識。我在過去卅年間遍歷臺灣五大醫療體系，我確信的說，臺北榮總的養成教育及病人照護是其中翹楚。………榮總在1980年以前在醫學研究上確實乏善可陳，整個醫療體系可說重在榮民服務以及政府高層官員的醫療上，但自1985年後，因與陽明大學的醫療的合作及在姜必寧與羅光瑞等領導者的鼓勵下，榮總與陽明在臨床醫學與其基礎醫學上的研究已足可與臺大媲美，甚至近年在一流的「自然」雜誌上有多篇論文發表而凌駕國內醫學界。……事實上，臺大與榮總維持兩個競爭的局面，對臺大與榮總都是好的…。目前不好的一面是在國內醫學會的領導者之爭，常使一個專科醫學會分裂而無法正常運作。如能由兩院領導者與其他醫療體系共同協調出一個輪流擔任的模式或可解決兩院間的不正常競爭。林芳郁前署長是我臺大高一班學長，我在二千年回臺大當病理主任時，他任臺大副院長，他是一個求好心切而有魄力的領尊者，但在這樣的時空下，我婉勸他暫且留步，留給榮總與陽明大學一些思考的空間，使榮總此一國家醫療體系能有由下而上去遴選他們的領導者的空間，對榮總人的尊重恐怕是此一事件落幕的最重要的前題。也希望政府能留給專業體系一個運作空間，方能達到追求卓越的醫療及教學環境。(在北榮人招待記者會翌日--元月六日投書)

2.1.4.4. 林芳郁接長北榮，他致詞開頭就強調，他被任命為國內最好醫院的院長，是此生最大榮譽，「從此開始就是完整的榮總人」，會竭盡心力為北榮打拚。媒體問他的心情，他坦言，心情「好像出嫁一樣」。

至於北榮人未來是否可能接臺大？他坦承，現在還做不到，將來有足夠的優秀人，也可打破藩籬，到臺大當副院長或院長。北榮退休老院長曾喊話勸林芳郁不要接院長，免得做不了三個月。林芳郁回應：「我希望可做久一點」，除非他生大病，不然他會努力的做下去。他也提出三大努力方向：一是發展優質高齡醫學，照顧榮民和榮眷。二是提升各醫療研究機構合作交流，和陽明大學合作。三是將生醫科技、基因轉譯研究當成北榮發展目標。昨日交接典禮氣氛表面平順，但部分醫護臉色凝重，甚至在過程中閉目養神，………。(2009/1/17聯合報記者施靜茹)

2.1.4.5. 當天另一則消息：打破百年傳統，臺大預計三月初在門診提供針灸、中醫藥諮詢，還有芳香治療、音樂治療及更開先河病人的宗教性靈需求，也可在門診請教專家。同時突破傳統兩大事，林芳郁都是關鍵。臺北榮總院長林芳郁昨天上任，他一手催生的台大輔助暨整合醫學中心也恰巧在同時間揭牌，巧的是，兩件都是花了很大力氣「突破傳統」，一是創立半世紀的北榮，第一次由臺大人出任院長，一是臺大不顧老大的反對，終於開放中醫藥進入駐診。(聯合報記者詹建富)

(敬佩杜聰明院長的遠見--1964年向臺大校方提案，設立漢醫治療科)。筆者希望是執行一項政策。

2.1.4.6. 衛生署於2009/6/8撤換中央健保局總經理朱澤民，學者出身的朱認為下臺也應該有個理由。外界的聯想紛紛出籠，如向東元電機採購健保IC卡續約案，有違反公職人員利益衝突迴避法，因東元電機董事長劉兆凱，是行政院劉兆玄之胞弟，為避免馬以南(馬市長胞姐)任某製藥司副總事件重演，造成該公司需罰款上億元後結束。朱澤民簽呈曾請示葉，雖由副署長陳再晉批示可繼續採購。雖衛生署於去年七月八日批示沒有利益迴避問題，

但衛生署同年七月廿一日來文又有疑慮，健保局在時間緊迫下，八月七日自行接手製發IC卡，以免民眾斷卡。這種出爾反爾的事態，如何理清。

又如美國商會日前重話批評「健保局效率太差，又大砍外商藥價」，朱澤民當即強硬回應「如果效率太差，怎麼會去大砍藥價？」而得罪藥商。

例如為北高兩市積欠健保局540億健保補助款，其中北市360億元，高雄市180億元，健保局已著修法解決欠款問題，而修法前欠款繳清行政院找財源。

朱澤民的不卑不亢態度，和勇於任事行為，不理解為何換來撤職的下場？葉金川在立法院坦言，朱的專長在財務管理，二代健保、一點五代健保都是朱整裡出來的，葉很肯定這一點。但葉話鋒一轉而說，醫療方面，還有很大的改善空間，就算沒有錢，還是要改善醫療，每年四千多億元的健保預算，應該可以做得更好。若真如葉金川所言，健保財務不是技術問題，而是政治問題，不禁令人懷疑，衛生署一切都得「向政治看齊」，而非就事論事，就法論法了。

督保盟質疑政治清算。督保盟說，不管誰接總經理，都應尊重專業，俗速提出合乎社會期待的健保改革方案，並限期追討包括臺北市的地方政府欠款。

(聯合報記者施靜茹、陳惠惠2009/6/9報導) 。

我們的政府官員何不多做點正事，在自己的工作範圍內，為全民多解決些難題，少搞點官僚政治，如猜測長官意念，吹牛拍馬和稀泥，或為長官做了違法亂紀的事，自認為是報答知遇之恩，這種錯亂無是非之說詞。法官也認同嗎！

2.2 北市現代化醫療體系發展之過程

2.2.1. 臺北市現代化醫院之籌建始末與進展：

現在先談談國內建築師，在早期大學中的建築系，沒有醫院建築和有關醫事工程；而許多建築系留學生，認為做醫院建築工程設計的機會不會太多，在國外讀書或進修時，亦多不選修醫院建築或醫事工程。雖然在七十年代有極少數一二位學醫院建築工程建築師返國，但並不普遍。臺北市政府林洋港市長任內，當時基於病床太少--平均每400人僅一張病床，等於每萬人只有25張病床(2.5床/1000人)，（依據衛生署醫療機構95年統計年報，每萬人已高達65.12病床），(2010年平均每1000人有6.5張病床)，為改善國內民眾就醫問題之嚴重，經過核算評估，以醫療設備與工作人員之數量，做最理想運轉營運，與配合院內病床數，最經濟設置之標準：計劃在臺北市籌備一所大型綜合醫院，1200床（仁愛），各地區（陽明（北）、忠孝（東）、萬芳（南）、中興，連同已完成之和平（西）首期工程、（婦幼）醫院等，均規劃為600床地區（中型）醫院。如今臺大、榮總已發展到2,000~3,000床之大型綜合醫院，但私人財團如長庚，臺北醫學院等在十年間，托全民健保之福，更全力擴大，發展成大型綜合醫院，擁有兩三千病床，設備精良現代化醫學院。

臺北市這幾所醫院，除萬芳醫院，最後竣工，交臺北醫學大學經營，其他各醫院，均由臺北市政府經營，整體成效不如萬芳醫院。尤其仁愛醫院，將現有1200床，縮減了400床(等於一所小型醫院)，為800床，在大臺北地區，一床難求之情況下，建好了醫院不用，而私人財團如長

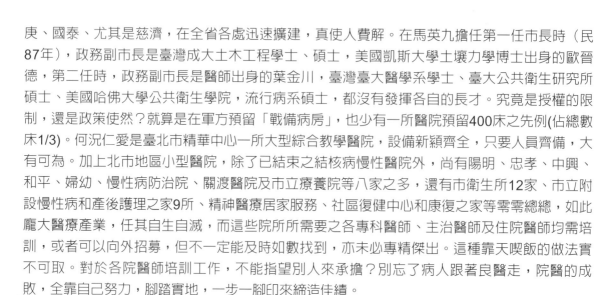

庚、國泰、尤其是慈濟，在全省各處迅速擴建，真使人費解。在馬英九擔任第一任市長時（民87年），政務副市長是臺灣成大土木工程學士、碩士，美國凱斯大學土壤力學博士出身的歐晉德，第二任時，政務副市長是醫師出身的葉金川，臺灣臺大醫學系學士、臺大公共衛生研究所碩士、美國哈佛大學公共衛生學院，流行病系碩士，都沒有發揮各自的長才。究竟是授權的限制，還是政策使然？就算是在軍方預留「戰備病房」，也少有一所醫院預留400床之先例(佔總數床1/3)。何況仁愛是臺北市精華中心一所大型綜合教學醫院，設備新穎齊全，只要人員齊備，大有可為。加上北市地區小型醫院，除了已結束之結核病慢性醫院外，尚有陽明、忠孝、中興、和平、婦幼、慢性病防治院、關渡醫院及市立療養院等八家之多，還有市衛生所12家、市立附設慢性病和產後護理之家9所、精神醫療居家服務、社區復健中心和康復之家等零零總總，如此龐大醫療產業，任其自生自滅，而這些院所所需要之各專科醫師、主治醫師及住院醫師均需培訓，或者可以向外招募，但不一定能及時如數找到，亦未必專精傑出。這種靠天喫飯的做法實不可取。對於各院醫師培訓工作，不能指望別人來承擔？別忘了病人跟著良醫走，院醫的成敗，全靠自己努力，腳踏實地，一步一腳印來締造佳績。

2.2.2. 在65(1976)年臺北市興建第一所綜合醫院：

仁愛醫院。採總預算以一次編列方式，分年支應。當年市府新工處以競圖方式遴選結果，遴選出一位年僅卅六歲年輕建築師許常吉，在臺灣建築界形成的新氣象，帶動年輕築師旺盛的企圖心與生氣勃勃的參與競圖行動，自始至今已35度寒暑(1976~2011年)，在兩岸累積業績，各類型大小醫院，超過115所以上，總床數已超過83,000床，實屬不可多得的成就。對國內醫事工程品質確有改善，亦發展出本土現代化自己的更貼切創造空間。同時杜絕了靠關係，推薦結構技師之包辦設計醫院之流弊，其後該技師雖參加北市醫院數次競圖，在初審中即淘汰出局，心不甘情不願，溜到美國去了。可喜的一些大型醫學中心或醫院，研究發展出不少的疾病檢查與治療新方法，均有突出的成果，嘉惠病友，揚名國際。

很不幸，卻又發生民進黨二位立委陳進興、邱永仁等，各自所開辦的私人醫院，被查出A民眾健保數億元新臺幣，司法卻不聞不問之怪事。於2010年7月15日報載「黑錢如何攻破法院高牆」報導臺灣高等法院審理前立委何智輝涉貪案，爆發司法官集體貪瀆事件，有三位法官和一位檢查官均為資深法官，震驚社會，最離譜的是：法官辦公室還成為法官存放鉅額現金的保管室。我們的司法院長賴英照震怒，要求所屬兩個月內提出改善措施………。「光是震怒不足以息眾怒」的社論，提到法官鄉愿，連法院的院長同樣只想扮好人，不能「撩落去」引導法院建立審判精神的標竿，使品操、裁判品質優者出，劣者隱。院長以尊重法官為名，放任法官結群成派，出事的法官之一，就多次當選人事審議委員，可以參與司法院對於法官升遷輪調的討論；院長做得像服務業，無法引領風氣，由法官輪流當即可，何需特別派任？司法院亦然。司法風氣的好壞，無法靠口頭的三令五申成形，司法官都是聰明人，當然嗅得出大環境的風向；當司法重視和諧甚於紀律，習慣協調甚於原則，那些不把司法貞操當國事的力量，就會為非做歹，銅鑼案就是最好的例子！…(2010/07/15聯合報記者 蘇位元榮、張宏箏、蕭白雪報導，與當日社論) 。

高等法院前庭長李文成，承認犯罪--教唆偽證，請求認罪協商，希望亂獲減刑為六月，緩刑兩年，李文成也願意在公開法庭向司法界及民眾道歉。(2010/9/15聯合報記者 蘇位榮報導) 。

2.2.3. 於民國67年市政府責令工務局新工處，以公開競圖方式遴選建築師，

（同期尚有各區行政大樓競圖方案：將各區戶政、稅捐、衛生、郵政、圖書及集會所等集中管理和服務，僅僅在各區同一棟大樓內上下辦事，免於全市民眾辦事時，在全市交互四處奔跑）。先以仁愛綜合醫院1200床，以競圖方式遴選建築師，隨後接著有陽明、忠孝、萬芳各600床之地區醫院，比照辦理，而奠定全市醫療網之基礎。病床數與服務人員設置之比率有1：1.5、1：2.26、多以1：2為原則。亦有院所以醫師人數與病床數20：1之比，或10：1；或以護士人數與病床1：2之比，（或0.5：1）0.849：1。如此已說明瞭各院之醫療範圍和基準的一般情況。

根據衛生署醫事人力調查指出，臺灣地區近年醫師人力增加趨勢，雖已超過衛生署與經建會於民國76年訂定的目標。但不患寡而患不均。到民國1999年底，平均每位醫師服務783人，若中西醫合併計算，每696人就有一位醫生。90年每萬人口執業醫師人數：「臺北市26.85位醫師（指每萬人）、臺中市24.78位、嘉義市22.99位、高雄市17.99位、臺南市17.71位、金門縣6.32最少。總平均每萬人口13.64位醫師」。(根據聯合報記者 魏忻忻2002/10/21.報導)

2.3 醫療建築型態之塑造

2.3.1. 當時榮民總醫院興建時，由行政院輔導會榮民工程處主辦，尚有美援會懷特公司督導。

1959年筆者代表院方，參與驗收工作，由前吳文熹事務所負責設計與監督施工，陣營堅強，成員多達數十人，而工地事務所亦不例外。主體建築工程由大陸工程承攬，附屬工程為陸根記等包商承包。設備部分：蒸氣鍋爐為大華水電行安裝，電氣為紫雲公司承包，給排水有明光公司………等十多家承包。

一個完整之建築事務所，包括有關專業的人員和單位，應包含規劃、施工與行政等單位。事實上各事務所業務未達到某一數量前，實難期望求全。多以合作的方式，彼此支援。甚至找槍手代打。一個完整之建築事務所，有關專業的人員和單位如下：

2.3.1.1. 規劃設計組：建築、結構、能源組、醫事工程、室內裝潢、景觀與園藝、以及綜合和審查工作。

1) 能源部（機電組）：水電、空調、蒸汽系統、醫療氣體、弱電，和廚房設施。

2) 預算估價組：圖面核算、標單數量、市場估價、預算的擬訂。

2.3.1.2. 施工組：執行工程施工進度，掌握施工細則：

包涵畫施工大樣圖、各式合格材料之進出場、板模、配置鋼筋、水電配管、灌漿等工作之協調與配合，以及監造人員之調派和管理。

2.3.1.3. 行政組：行政（招標、審標、開標、訂約）、財務、庶務（採購和料務管理）。

2.3.2. 醫院建築體之造形：

不能只在某地建造一座地標，求其高大，塑造一座標新立異的建築物，而醫院的實用比一座地標更重要，如兩者兼備尤可，否則寧取實用性而捨棄地標。醫院建築固然與基地大小有關，如

地形狹小只能向上發展，而廣大寬闊的地形，建造成一座封閉式的高樓，尤其是醫院極不相宜。除了建築物的成本外，在配合四週的環境，日照與建築體的朝陽與風向，要能達成局部自然通風，還有四季的變化所帶來的影響，均應考量。

一個單一獨立的建築，即使有變化之建築體造形，也是無法與一組多棟不同建築物作比較，更無法與多組建築群，在一個區域內匹配的景觀下，其宏偉、功能、成效和壯觀相提並論。在點、線、面三者的論斷上，倒是無法作絕對好壞比較。何況建築體造型的水準，故然有其基準，但也是主觀的喜好，見仁見智的問題。除了實用性，如果兼顧建築美學之觀點來論斷，包括古典和現代美學，則是另一種景象，我想任何人都不會拒絕，那就考驗設計者的功力了。

2.3.2.1. 實用機能：

當然最重要的是醫院內部多功能的實用機能，如室內空氣的清淨度（無菌）等級、其配置和動線上力求時效與完善，尤其在動線上：包括人的動線和物的動線。何況各醫院有其特殊性、擴充性、變化性，而院內各建築體功能和造形，根據其用途需要而建造。若受限於建地的限制，建造成單一獨棟大樓；若在可能的範圍下，可建造成相關的建築群。如門診大樓（附設門診檢驗）、檢驗大樓、醫療主體建築、婦幼大樓、傳染病大樓、中醫大樓、行政大樓、醫師宿舍、護士宿舍、技工工友宿舍，和能源動力機房（含電機、蒸汽鍋爐、衛生裝備、垃圾、污水處理場）解剖和大體冷凍間、焚化爐等建築群，當然也可將能源動力部門和其他部門合併建造。尤其醫師宿舍、護士宿舍、技工工友宿舍，必須與醫療主體建築分開，也不用天橋連接，以免與病房間混雜在一起。惟各個建築大樓之間，尤其各病房大樓之排列設置，保持相當間距，消除「後窗效應」之弊病，而又能達成視線和空氣良好與隱密性多重效果；即使在同一棟大樓內亦應避免。林口長庚醫院分院在臺北縣林口鄉，其建築群可為代表（屬桃園縣，位於中山高速公路一側）。而現代化各建築大樓，在資訊化、數位化、自動化的前題下，各種暗管的敷設，必須配合建築施工預先埋設暗管。減少竣工後再架設露明管線，另行開挖地面或牆壁，同時費工費料又有礙觀瞻和安全。

2.3.2.2. 整體的內涵：

從以上這段文字，獲得一個結論：「會看的看門道，不會看的看熱鬧」。當時市府在遴選醫院建築體造形競圖的原則，並拒收建築模型圖，以免受外型單一造型的影響，（臺北市有兩棟雙十外型建築，因建築模型而獲遴選：一是市府大樓、一是振興醫院。）雖無一定的標準可尋，卻以建築的成效與醫事功能為主。因靜態的建築圖面，完備的設計，所呈現的動向意念，仍可活躍於圖面上，必可獲得評審之好感。當然整體的內涵，如大門與急診室之位置之配置恰當，樓層之配置，和各科室容量、動線，長寬、高度、明亮，各單位的獨立性與相連性與變通性，特別是傳染病房、隔離病房等之設置位置和人與物的動線等等，絕對是獨立的系統和路線。以下詳細說明如後：

2.3.2.3. 院內動線應該是四通八達：

包括陸地與空中，無論在大的區域、城市，或小的村莊、庭院，都應該是通行無阻，既擴散又明確，走入院內，絕非僅有一條路（One way）可行；既使僅有獨棟醫療大樓亦

能前後左右皆可通行。當走進醫院院區大門，各自按照路標，選擇不同的道路，走向自己的目的地。例如是掛號看門診、做有關檢查、探望病友（內外科、胸腔科、婦科、產科、小兒科………）、洽公、送貨………等等。既使由前後左右不同方向近入醫院內，亦可迅速到達各單位。總之歸納出：人的動線與物的動線兩大類：

1) 人的動線：一般應診者進出路線、急診者路線、有關檢查者路線、傳染病患進入路線、洽公者路線，和員工醫護人員上下班路線，標示明確連續，成輻射擴散，都要特別區隔分開，免避在同一時間內，造成擁擠。

2) 物的動線：醫療藥品敷料用品的補給、每日食物的送入、工作被服更換清洗補給、垃圾的清運等，都有各自的行徑。

2.3.2.4. 緊急醫療路線與停機坪：

1) 急診室：是獨立的動線，多在醫院的一側明顯處，與院內一般動線分開。

2) 停機坪：原三軍總醫院汀州路院區內，選擇十字大樓左前方空地為緊急醫療用停機坪，為支援前方離島緊急救援作業，並經直昇機實際執行工作試降可行，而軍方醫療首長，始終有此項緊急醫療救護理念。僅僅是軍方內部的特種作業。隨後於1977年間，臺北市仁愛綜合醫院草擬興建時，經建議協商檢討後，認為搶救重大事故、水患或山難時，平面道路阻塞，仍有必要選擇空中救援，既使基地面積無法容納，而選醫療大樓樓頂興建醫療用停機坪，雖然備而不用，亦在所不惜。北市聯合醫院停機坪增設中興院區。

3) 直至廿一世紀初2002/10/1，由我國行政院衛生署正式建立空中緊急醫療救護制度，成立「行政院衛生署空中轉診審核中心」簡稱(NAAC)--(National Aeromedical Approval Center)，護理及健康照護處，提供急重症醫療救護，直接受理全國離島及偏遠地區之空中轉診申請、諮詢、審核與協調等工作，並應用遠距離視訊系統，無時差同步協助離島及偏遠地區處理空中轉診工作，標準作業程式決策15分鐘，啟動執行30分鐘，並劃定責任空域，以達到最近且適當之空中轉診原則，便捷方式完成任務。據統計自2002/10/1至2008/6/30日，已成功執行二千多件案件，並提昇離島及偏遠地區醫療品質，顯著減少非必要之飛行航次，為政府節省龐大費用每年超過一億元。在緊急救護工作，按當時現場情況而定，分為「緊急救護」與「一般轉診」兩種。當民眾需要緊急救護時，無論在何時何處，打119緊急救護、火警電話，直接與各地消防局值班人員說明值班人員瞭解後，「一般轉診」，則協調當地救護車前往；而偏遠地醫或離島急症需「緊急救護」時，將情況轉知衛生署「護理及健康照護處」負責諮詢、審核與協調，斟酌實況後轉知「空中緊急醫療救護」救援。

目前此項人力及設備，因雙和醫院建有民航局核准之北縣最新式直昇機停機坪，可嘉惠大臺北地區及離島偏遠地區之急診傷病患救治。雙和醫院2008/7月開幕時即向臺北縣衛生局申請急救責任醫院，經該局派遣專家到院實地考核後核准，八月底正式成為「臺北縣急救責任醫院」，提供24小時全年無休的緊急醫療服務。在全國醫療中心單位中，急速開發，全面拓展，為首家BOT醫院。

2.3.3. 委託單位事前應提出醫院建地、規模與範圍，及進出方向等原則：

建築師從院區內方塊圖佈局開始，決定院內動線。各大樓配置圖完成後，再作樓層規劃，向院方簡報前，建築師事務所，先召集所內建築、結構、機電、設備等部門負責工程師，自行設計檢討方案定稿，形成一幅方塊拼圖，雖然形狀不一，但系統分明，脈絡一貫，井然有序，各有其獨立性、適密性、關連性、互通性設置等事項。有關分配各有關單位置和面積與病床數，建築師會同各使用單位進行商議和討論，經過多次討論再重新修正。隨之配置水、電、空調、機器及醫療設備等系統圖。尤其注意：「各部門不能太狹小擁擠，預留彈性空間，又不能大而不當」，全靠有關數據為依據，與「經驗的累積」之拿捏，絕非天馬行空，更不是急就章。

尤其空調工程，除各單位使用的時間不同，手術房、產房、無菌室等處，更要求溫度(DRY BULB)、濕度(WET BULB)和相對濕度(RH--Relative Humidity)，需要分別設置主機或空調箱，不會相互干擾或牽制。例如：急診室、嬰兒室、重症室都是24小時作業單位，熱天冷氣、冬天暖氣都不能中斷，要有備用支援系統；又如內科病房怕冷，而外科病房怕熱。尤其對院內手術室、燒傷病房、白血病患病房、早產兒室、器官移植病房………等處，對空氣的清淨度，在醫院醫事工程中的重要性，不可忽視！

有人說：臺灣醫院建築，與許常吉建築師劃上等號。其獲獎多達34項，為傑出的建築師，在兩岸享有崇高聲譽，至今無人出其右；建築是主觀的看法，見仁見智各有不同的喜好，難有一定論斷，而該所對醫院設計應有的水準和功能不容存疑。若以1988/5月完工之成功大學醫學中心和2000/10年臺北市完成之國防醫院與三軍總醫院建築群，均屬專業化技藝工程。前者獲省政府之優良建築、建築師雜誌之金牌獎、內政部建築研究所之優良建築節約能源獎，後者獲行政院公共工程委員會工地品質評鑑特優獎，詳表3--7。筆者與許常吉建築師是舊識，工作上曾共同完成一所綜合醫院建築內部配置。後者是一合作設計案，也可說是建築師與業主三方協調定案。該建築群其設計經過國外設計者多次變更換手，最後與澳洲S&TA公司合作設計，當時已規劃完成留下的設計藍圖亦無法一筆勾銷，難免受到約束，很難堅持自己對醫院特性理念，事實上在醫事工程內涵和進展上，也許有商討空間。就事論事，例如「在建築造形與景觀上，有其變化的一面，這是建築造型上多變的基本要求，尤其完成的建築，功能齊備，造形氣勢雄偉壯麗，成績亮麗。

總之對醫院內部實際運作情形應有深度的了解，應該反覆內外溝通、溝通、再溝通，甚至把利弊得失，一一列出作比較，對自己的設計能自圓其說。有些小瑕疵，但瑕不掩瑜，如有什麼意見也許僅屬業主要求或各別承辦人間之疏忽和協調，與負責整合業務總集成者，忘了做最後收尾的複核工作。

該院消防排煙工程，到最後筆者受施工單位邀約，參與改善工作，尤其在風機設備與風管系統上，重新規劃、選擇、購置與安裝，讓排煙量能符合法令之需求，順利安檢過關。

2.4 臺灣醫護人員之工作負荷與病床數之比重

2.4.1. 從各財團法人、醫學中心獲利，健保及民眾均負擔過重：

40家醫療財團法人，僅15家公開財務。衛署醫療事務處處長薛瑞元指出，醫療財團法人屬於公益性質，財務應透明，對社會負責，衛署將給三個月緩衝期，屆時若再不自行公開，衛署將代為公佈。其表[如下：

表2--5醫學中心第91年獲利率排名表　　　　　　　　　　單位：億元

醫　院　名　稱	獲　利　率	醫務營收	本期結餘(稅後純益)
財團法人長庚醫院	純利率 20%	337.33	稅前純益　67.48
財團法人新光吳火獅紀念醫院	純利率 12.04%	47.49	4.82
高雄醫學大學附設中和紀念醫院	8.07%	51.9	4.19
中國醫藥大學附設醫院	7.33%	67.75	4.96
馬偕紀念醫院	6.73%	106.14	-
中山醫學大學附設紀念醫院	6.28%	32.77	2.06
臺北榮民總醫院	0.51%	139.42	0.71
台大醫院	1.94%	114.83	2.23
中山醫學大學附設復健醫院	0.49%	2.39	0.01
成大醫院	0.36%	48.82	0.18
財團法人奇美醫院	0%	49.60	0
財團法人佛教慈濟綜合醫院	-9.40%	39.67	-3.72

註：1).年份：會計年度計算有所不同，部分以曆年制，部分醫院採教育部規定因為年制。
　　2).計算公式說明，獲利率為(稅後利率/營收利率) X100；
　　　純利率為(稅前純利/營收淨額)X100
　　資料來源：中華徵信所、主計處、衛生署、各校會計室網站。　　製表/韓光耀

(2004/10/1 聯合報記者陳惠惠、施靜茹)

由上表中看來長庚經營績效最好，純利率高達20%，營收計337.33億元，已高過聯發科，經營之神當之無愧，其他僅個位數(單位億元)，或不到一億。而臺北榮總營收高139.42億元，稅後純益卻僅僅0.71億元，當然比0.01、0.18、0或負數好一點。他們各自負盈與健保無關，尤其慈濟可能做慈善事業而成負數。

2.4.1.1. 良醫之標竿：黃達夫2010/12/3在天下出版的「承諾，用心守護病人」新書發表會上，分享無數個故事，--------致詞時除了感謝一路陪伴他至今的和信夥伴們，也用「刺蝟」比喻自己，以及和信醫院，「儘看外面都是刺，還是只做自己要做的事，不會改變。」他表示臺灣病醫關係越來越差，病人漸漸不再信任賴醫師。醫師要負起一切責任，因為唯有以病人為最優先，才能病人完全信賴醫師，改病醫關係。因此不計營運盈虧績效，刺蝟醫師黃達夫，堅持病人最偉大：和信醫院掌門人寧願虧損也不犧牲醫療品質，20年的承諾不之口號「是每天上演的故事」：

1) 初診問診至少40分鐘至1小時以上。

2) 心情不好不去看病人。

3) 不喜歡診療室放電腦，醫師要看病人，而非要看電腦。若要放電腦，不要放在醫師和病人間，以免阻擋醫師看病人的視線。

4) 撰寫病歷完整，一位病人一次門診的病歷，往往可寫滿一頁至二頁。

5) 每天最晚早上七點到醫院報到。

6) 除了問診，也傾聽病人煩惱，不會打斷病人講話。(2010/12/4聯合報記者廖乙瑄)

私立和信醫院醫師達人黃達夫，敬業、盡責、視病如親與不計虧損，卻堅持「院內每一名病患與護士比例」，而各公立醫院有無可借鏡之處？

2.4.2. 臺灣醫護人員工作負荷比國外重：

雖然醫療財團法人與醫學中心獲利豐厚，而醫院內部應有的工作人員短缺過多，卻不敷工作分配，到影響病人安危。如下表

表2--6臺灣醫護人員工作負荷比國外重

國 家	臺 灣	美 國	加拿大	德 國	英 國	日 本	韓 國
醫 生	1.4	2.7	2.1	3.4	1.8	1.9	1.3
護 士	3.7	8.3	7.5	9.6	4.5	7.8	1.4
醫事人士	5.1	11	9.6	13	6.3	9.7	2.7

註：單位：每千人擁有醫生／護士數　　　　　（各國健康系統資源比較）

　資料來源：臺灣衛生署 2002 年統計其他國家為 OECD 2004 年全年資料。

醫事人員：為醫護之和，也許不必合計，醫護人員與各國比較，顯然尚短缺人數過多。目前臺
　　　　　灣各院所為了減少營運成本，尚在減少醫護人員。

詳後第七節中：醫護人員向立法院王院長金平陳情書。

從上表可以看出，仍以德國、美國、加拿大、日本和英國先進國家醫事人員比較多，可做更好的醫療服務，更多週全照護，創新技藝。

附錄：醫療院所病床數：

2.4.2.1. 病床數增加1.8%，其中一般病床增0.8%；特殊病床增2.4%。

　　　1) 民國95年底醫療院所病床數計148,962床，較上年增1.8%；每萬人口病床數為65.1
　　　　床，較上年增0.8%。

表2--7醫療院所病床數 (一)　　　　　　　　　　　　　　　　　　　　　　　　單位：床

年 底 別	院所病床數	醫　　院		診所床	每萬人口病床數
		一般病床	特殊病床		
民國95年	148,962	96,595	34,557	17,810	65.1
民國94年	146,382	95,810	33,738	16,834	64.3
民國90年	127,676	88,236	26,404	13,036	57.0
民國85年	114,923	84,802	19,309	10,812	53.4
95 vs 94年 增減%	1.8	0.8	2.4	5.8	0.8
95 vs 90年 增減%	16.7	9.5	30.9	36.6	8.1
95 vs 85年 增減%	29.6	13.9	79.0	64.7	11.7

　　　醫療院所病床中，醫院病床131,152床占88.0%，診所床17,810床占12.0%，分
　　　別較上年增1.2及5.8%。

　　　　　　　　　　　　　　　　　　　　　　資料來源：行政院衛生署95年醫療院所統計年報

2) 病床數增加1.5%，其中一般病床增0.6%；特殊病床增1.8%。

民國97年底醫療院所病床數計152901床，較上年增1.5%；每萬人口病床,數為66.4床，較上年增0.8%。

表2--7醫療院所病床數 (二)

單位：床

年 底 別	院所病床數	醫　院		診所床	每萬人口病床數
		一般病床	特殊病床		
97年	152,901	97,958	35,062	19,881	66.4
96年	150,628	97,335	34,441	18,852	65.6
92年	136,331	90,902	30,796	14,633	60.3
87年	124,564	89,253	22,688	12,623	56.8
97 vs 96年 增減%或增減數	1.5	0.6	1.8	5.5	0.8
97 vs 92年 增減%或增減數	12.2	7.8	13.9	35.9	6.1
97 vs 87年 增減%或增減數	22.7	9.8	54.5	57.5	9.6

醫療院所病床中，醫院病床133,020床占87.0%，診所床19,881床占13.0%，分別較上年增2.4及5.5%。

2.4.2.2. 各類一般病床中以急性一般病床占75.5%最多。

1) 民國95年底醫院一般病床數共96,595床，占總病床數之64.8%。一般病床結核中急性一般病床占81.8%，慢性病床占18.2%。

表2--8醫院一般病床數 (一)

單位：床

年 底 別	合　計	急　性		慢　性			每萬人口一般病床數
		一般病床	精神病床	一般病床	精神病床	其　他	
民國95年	96,595	72,932	6,073	4,188	13,054	348	42.2
民國94年	95,810	72,411	6,012	4,415	12,544	428	42.1
民國90年	88,236	67,818	5,097	4,861	9,951	509	39.4
民國85年	84,802	65,891	3,419	4,691	9,665	1,136	39.4
95 vs 94年 增減%	0.8	0.7	1.0	-5.1	4.1	-18.7	0.1
95 vs 90年 增減%	9.5	7.5	19.1	-13.8	31.2	-31.6	2.8
95 vs 85年 增減%	13.9	10.7	77.6	-10.7	35.1	-69.4	2.8

急性病床中一般病床占75.5%；精神病床占6.3%；慢性病床中精神病床占13.5%；一般病床占4.3%；癩病病床及慢性一般病床則呈減少。

10年來以急性精神病床增加77.6%最多，慢性精神病床增加35.1%次之；而慢性結核病床、癩病病床及慢性一般病床則呈減少。

資料來源：行政院衛生署95年醫療院所統計年報。

2) 一般病床結構中急性病床占81.7%。

民國97年底醫院一般病床數共97,958床，占總病床數之64.1%。一般病床結構中急性一般病床占81.7%，慢性病床占18.3%。

表2--8醫院一般病床數 (二)

年 底 別	合 計	急　性		慢　性			每萬人口一般病床數
		一般病床	精神病床	一般病床	精神病床	其 他	
97年	97,958	73,426	6,595	3,928	13,661	348	42.5
96年	97,335	73,337	6,358	4,014	13,278	348	42.4
92年	90,902	69,545	5,552	4,320	11,048	437	40.2
87年	89,253	67,944	3,940	5,027	11,212	1,130	40.7
97 vs 96年 增減%或增減數	0.6	0.1	3.7	-2.1	2.9	0.0	0.1
97 vs 92年 增減%或增減數	7.8	5.6	18.8	-9.1	23.7	-20.4	2.3
97 vs 87年 增減%或增減數	9.8	8.1	67.4	-21.9	21.8	-69.2	1.8

急性病床中一般病床占91.8%；急性精神病床占8.2%；慢性病床中精神病床占76.25%；慢性一般病床占21.9%；(其中癩病病床佔1.7%；慢性結核病床占0.2%，慢性病床占18.2%。則呈現減少。

10年來以急性精神病床增加67.4%最多，慢性精神病床增加21.8%次之；而慢性結核病床、癩病病床及慢性一般病床則呈減少。

資料來源：行政院衛生署97年醫療院所統計年報。

表2--9醫院病床數按權屬別分配 (一)

年 底 別	醫　院							
	公 立 醫 院				私 立 醫 院			
	合 計	急性病床	慢性病床	特殊病床	合 計	急性病床	慢性病床	特殊病床
民國95年	44,076	26,841	8,185	9,050	87,076	52,164	9,405	25,507
民國94年	44,273	26,969	8,352	8,952	85,275	51,454	9,035	24,786
民國90年	39,670	24,479	7,673	7,518	74,970	48,436	7,648	18,886
民國85年	40,125	23,312	10,995	5,818	63,986	45,998	4,497	13,491
95 vs 94年 增減%	-0.4	-0.5	-2.0	1.1	2.1	1.4	4.1	2.9
95 vs 90年 增減%	11.1	9.6	6.7	20.4	16.1	7.7	23.0	35.1
95 vs 85年 增減%	9.8	15.1	-25.6	55.6	36.1	13.4	109.1	89.1

資料來源：行政院衛生署97年醫療院所統計年報。

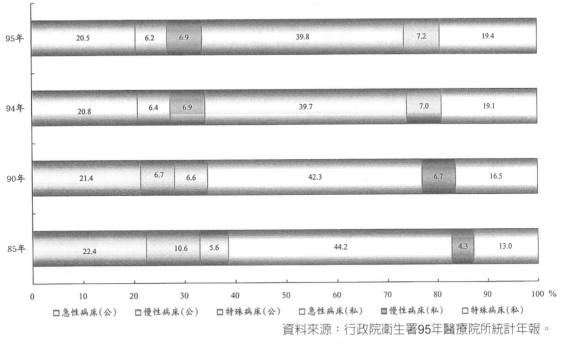

資料來源：行政院衛生署95年醫療院所統計年報。

圖2--1醫院病床占率按權屬別分 (一)

表2--9醫院病床數按權屬別分 (二)

單位：床

年 底 別	醫 院							
	公 立 醫 院				非 公 立 醫 院			
	合　　計	急性病床	慢性病床	特殊病床	合　　計	急性病床	慢性病床	特殊病床
97年	45,450	27,504	8,328	9,618	87,570	52,517	9,609	25,444
96年	44,873	27,255	8,293	9,325	86,903	52,440	9,347	25,116
92年	42,777	26,098	7,858	8,821	78,921	48,999	7,947	21,975
87年	42,838	24,408	11,703	6,727	69,103	47,476	5,666	15,961
97 vs 96年 增減%	1.3	0.9	0.4	3.1	0.8	0.1	2.8	1.3
97 vs 92年 增減%	6.2	5.4	6.0	9.0	11.0	7.2	20.9	15.8
97 vs 87年 增減%	6.1	12.7	-28.8	43.0	26.7	10.6	69.6	59.4

資料來源：行政院衛生署97年醫療院所統計年報。

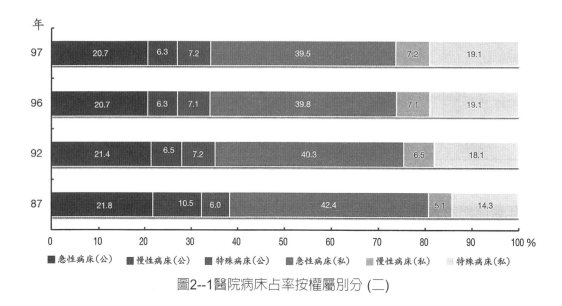

圖2--1醫院病床占率按權屬別分 (二)

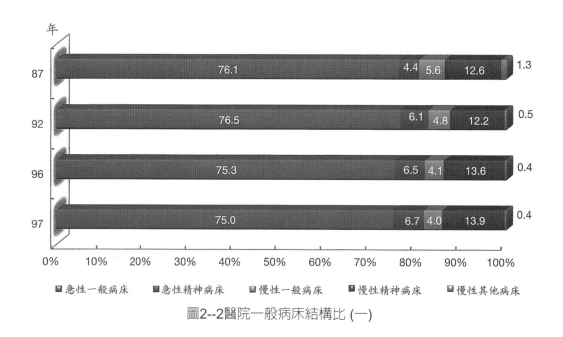

圖2--2醫院一般病床結構比 (一)

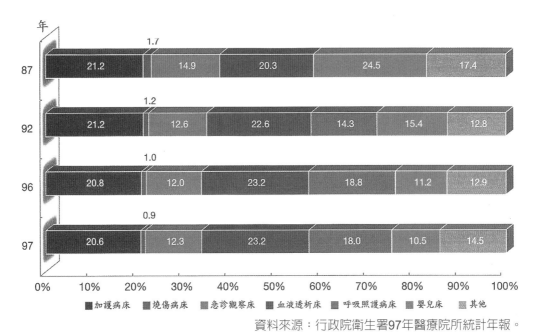

資料來源：行政院衛生署97年醫療院所統計年報。

圖2--2醫院特殊病床數結構比（二）

表2--10醫院特殊病床數（一）

單位：床

年 底 別	合 計	加護病床	燒傷病床	急診觀察床	洗腎治療床	呼吸照護病床	嬰兒床	其 他	每萬人口一般病床數
民國95年	34,557	7,162	357	4,160	7,747	6,615	4,090	4,426	15.1
民國94年	33,738	6,996	361	4,235	7,420	6,218	4,147	4,361	14.8
民國90年	26,404	5,721	377	3,659	6,212	1,629	5,151	3,655	11.8
民國85年	19,309	4,193	292	3,175	4,084	-	5,568	1,997	9.0
95 vs 94年增減%	2.4	2.4	-1.1	-1.8	4.4	6.4	-1.4	1.5	0.3
95 vs 90年增減%	30.9	25.2	-5.3	13.7	24.7	306.1	-20.6	21.1	3.3
95 vs 85年增減%	79.0	70.8	22.3	31.0	89.7	…	-26.5	121.6	6.1

資料來源：行政院衛生署95年醫療院所統計年報。

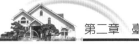

表2--10醫院特殊病床數 (二)

單位：床

年 底 別	合 計	加護病床	燒傷病床	急診觀察床	血液透析床	呼吸照護病床	嬰兒床	其 他	每萬人口特殊病床數
97年	35,062	7,226	333	4,304	8,126	6,300	3,692	5,081	15.2
96年	34,441	7,151	346	4,146	7,990	6,486	3,872	4,450	15.0
92年	30,796	6,526	358	3,891	6,953	4,393	4,736	3,939	13.6
87年	22,688	4,805	392	3,385	4,601	...	5,567	3,938	10.3
97 vs 96年 增減%或增減數	1.8	1.0	-3.8	3.8	1.7	-2.9	-4.6	14.2	0.2
97 vs 92年 增減%或增減數	13.9	10.7	-7.0	10.6	16.9	43.4	-22.0	29.0	1.6
97 vs 87年 增減%或增減數	54.5	50.4	-15.1	27.1	76.6	…	-33.7	29.0	4.9

資料來源：行政院衛生署97年醫療院所統計年報。

表2--11醫院服務量統計

單位：千人次

年 底 別	門診人次	急診人次	手術人次		接生人次	剖腹產率（％）	透析(洗腎)人次
			門 診	住 院			
97年	95,885	6,613	701	991	136	33.2	4,684
96年	95,143	6,713	702	972	139	33.5	4,560
92年	92,381	6,088	674	879	148	32.7	3,930
87年	93,550	5,460	634	875	173	33.1	2,691
97 vs 96年 增減%或增減數	0.8	-1.5	-0.2	2.0	-2.3	-0.3	2.7
97 vs 92年 增減%或增減數	3.8	8.6	4.0	12.7	-8.0	0.5	19.2
97 vs 87年 增減%或增減數	2.5	21.1	10.5	13.2	-21.5	0.1	74.1

資料來源：行政院衛生署97年醫療院所統計年報。

2.4.3. 醫院之設置或擴充案件衛生署審查原則：

醫院之設置依據92/6/2衛生署醫字第0920211237號函：

「行政院衛生署受理醫院設立或擴充案件審查原則：

第一審查原則：

2.4.3.1. 醫療區域內每四十萬人口未有一家區域醫院，或該區域內醫學中心加上區域醫院之急性一般病床數每萬人口未達12.5床者，同意醫療業務績效良好（最近三年急性一般病床佔床率達70％以上，且急性一般病床平均住院日為五至七日者），並經醫院評鑑合格之區域醫院，增設急性一般病床至符合申請區域醫院評鑑等級之床數，且增加之病床均作為保險病床使用。

2.4.3.2. 醫療次區域內每萬人口急性一般病床現有數未達醫療網規劃目標者，同意醫院(含一年內可開業者)，利用現有設施空間增設急性一般病床，其所增設之病床數，以達到醫療網規劃目標為限，並應符合醫療機構設置標準，且均作為保險病床使用。

表2--12臺灣地區各縣市醫護人員分佈現況表　　　　　　單位：每萬人擁有醫生

排 名	縣市／項目	執業醫事人員	每萬人病床數	志工服務時數/年/人
1	嘉義市	148.70 人/ 萬人	140.77 床/ 萬人	121.28
2	臺中市	131.36 人/ 萬人	93.21 床/ 萬人	72.56
3	＊臺北市	130.26 人/ 萬人	82.78 床/ 萬人	50.25
4	花蓮縣	108.60 人/ 萬人	131.65 床/ 萬人	144.81
5	高雄市	98.96 人/ 萬人	80.25 床/ 萬人	89.09
6	臺南市	85.05 人/ 萬人	74.59 床/ 萬人	127.22
7	新竹市	78.20 人/ 萬人	59.81 床/ 萬人	72.85
8	桃園縣	77.83 人/ 萬人	75.52 床/ 萬人	91.50
9	宜蘭縣	74.43 人/ 萬人	90.44 床/ 萬人	70.08
10	高雄縣	71.16 人/ 萬人	65.69 床/ 萬人	116.45
11	基隆市	68.96 人/ 萬人	67.22 床/ 萬人	105.50
12	臺南縣	67.94 人/ 萬人	58.25 床/ 萬人	124.72
13	屏東縣	67.15 人/ 萬人	68.28 床/ 萬人	25.74
14	彰化縣	66.79 人/ 萬人	56.27 床/ 萬人	147.20
15	臺東縣	64.29 人/ 萬人	60.05 床/ 萬人	16.95
16	臺中縣	60.55 人/ 萬人	58.58 床/ 萬人	101.38
17	嘉義縣	59.89 人/ 萬人	62.74 床/ 萬人	106.26
18	澎湖縣	59.38 人/ 萬人	58.40 床/ 萬人	142.65
19	南投縣	56.48 人/ 萬人	60.31 床/ 萬人	55.22
20	苗栗縣	52.39 人/ 萬人	59.32 床/ 萬人	57.81
21	雲林縣	46.71 人/ 萬人	43.31 床/ 萬人	113.07
22	臺北縣	45.81 人/ 萬人	33.80 床/ 萬人	107.28
23	新竹縣	44.33 人/ 萬人	46.44 床/ 萬人	70.78
24	金門縣	26.28 人/ 萬人	39.87 床/ 萬人	33.62
25	連江縣	48.03 人/ 萬人	44.96 床/ 萬人	
總數(每萬人平均數)		1,839.53 人÷25＝73.58/萬人	1,712.5 床÷25＝68.50/萬人	2,164.27÷24＝90.18
每千人平均數		73.59÷10＝7.359 人	68.50÷10＝*6.85 床	

註： 1)以本島執業醫事人員數之多寡依次排列，醫事人員包括各科醫師、藥師、護理師、護士、助產師、助產士、檢驗師 生、放射師 士、營養師、物理治療師 生、呼吸治療師、職能治療師、臨床心理師、咨商心理師等等。
　　2)醫院所每萬人口一般病床數　65.12 床。包括：(其他急性、特殊、診所從略)。
　　a. 急性一般床、精神床，慢性一般床、精神床、結核床、癩病床等 42.22 床。
　　b. 特殊病床：如加護、燒傷、嬰兒、急診觀察等 15.11 床。診所 7.79 床。
　　c. 床位數多，而醫事人員少，多為慢性病床，平均約 145 人一張病床。平均值為參考值。
　　3)志工服務計算列為次要，供參考。

資料來源：行政院衛生署95年醫療院所統計年報。

將本表2--12與表2--6對照，看實際上為6.85/千人，而所列平均值，大致供參考，均較已開發中國家美國、加拿大、德國、英國、日本為少，僅僅比韓國2.7多出2.4。再看看下表2--13，則更為詳實。祇是大城市比農業縣市執業醫事人員多，病床亦多。

第二審查原則： 醫院所在之醫療區域之資源，是否達到醫療網規劃目標。

第三審查原則： 依醫院設立或擴充後之層級規模病床，是否達其所在健保分區(或醫療次區域)各該層級地醫院病床規劃目標，但如其在之醫療次區域內每萬人口急性一般病床，現有數尚未達二十床者，不在此限。

表2--13臺灣地區各縣市每萬人部分醫事人員分佈現況表

縣市別	年底人口數	醫師人數/萬人	助產師 / 助產士	護士人數/萬人	護士師/萬人
總計	**22,876,527**	**15.24　/中 2.07**	**0.00 / 0.09**	**9.53**	**32.15**
臺北市	2,632,242	28.09　/中 2.46	/ 0.03	10.28	58.52
高雄市	1,514,706	19.57　/中 2.21	/ 0.13	12.21	39.89
臺北縣	3,767,095	9.45　/中 1.74	/ 0.03	6.10	16.48
宜蘭縣	460,426	12.25　/中 1.26	/ 0.09	14.33	31.58
桃園縣	1,911,161	15.88　/中 1.69	/ 0.05	10.95	33.63
新竹縣	478,692	8.02　/中 1.00	/ 0.10	8.82	15.62
苗栗縣	559,986	9.29　/中 1.45	/ 0.16	10.86	18.54
臺中縣	1,543,436	11.32　/中 2.69	/ 0.07	8.99	22.37
彰化縣	1,315,034	12.62　/中 2.33	/ 0.08	6.94	29.79
南投縣	535,205	10.44　/中 1.74	/ 0.17	7.77	22.65
雲林縣	728,490	9.47　/中 1.58	/ 0.12	8.33	16.90
嘉義縣	553,841	10.87　/中 0.90	/ 0.07	5.85	30.59
臺南縣	1,106,690	11.37　/中 1.54	/ 0.10	8.73	31.11
高雄縣	1,245,474	13.95　/中 1.60	/ 0.18	9.31	30.42
屏東縣	893,544	11.26　/中 1.35	/ 0.27	11.56	28.62
臺東縣	235,957	10.26　/中 1.06	/ 0.34	9.54	30.13
花蓮縣	345,303	21.60　/中 1.36	/ 0.29	13.64	51.43
澎湖縣	91,785	13.29　/中 0.44	/ 0.33	11.66	19.72
基隆市	390,633	14.90　/中 1.51	/ 0.08	10.57	26.60
新竹市	394,757	13.83　/中 2.33	/ 0.03	9.09	33.89
臺中市	1,044,392	26.47　/中 5.63	/ 0.03	10.51	56.93
嘉義市	272,364	25.48　/中 3.41	/ 0.33	20.56	65.79
臺南市	760,037	18.85　/中 2.64	/ 0.04	14.10	27.08
金門縣	76,491	4.71　/中 0.39	/ 0.26	5.49	8.37
連江縣	9,786	12.26　/中 0	/ - -	5.11	15.33

註：1) 94 年全臺總人口：22,770,383 人，95 年全臺總人口：22,876,527 人，95 年增加 106144 人。
　　2)第四欄「中」為中醫師

資料來源：行政院衛生署95年醫療院所統計年報。

上表2--6

1) 執業醫事人員：僅僅列舉西、中醫師、助產士、護理師、護士等，其他未列入。是否生育率下降，助產士人數亦少，助產師為零。

2) 為平衡資源分配，各地區醫院增設必須經過審查核準辦理。

表2--14臺灣地區各縣市醫療院所數增減率．

97年 vs 87年 單位：家、%

	合 計			醫 院			診 所		
	97年底	87年底	增減率	97年底	87年底	增減率	97年底	87年底	增減率
合 計	20,174	17,731	13.8	515	719	-28.4	19,659	17,012	15.6
臺北市	3,010	2,610	15.3	40	58	-31.0	2,970	2,552	16.4
高雄市	1,747	1,488	17.4	61	79	-22.8	1,686	1,409	19.7
臺北縣	2,816	2,405	17.1	60	82	-26.8	2,756	2,323	18.6
宜蘭縣	314	293	7.2	12	15	-20.0	302	278	8.6
桃園縣	1,358	1,146	18.5	33	38	-13.2	1,325	1,108	19.6
新竹縣	324	252	28.6	9	11	-18.2	315	241	30.7
苗栗縣	370	364	1.6	17	20	-15.0	353	344	2.6
臺中縣	1,320	1,195	10.5	36	42	-14.3	1,284	1,153	11.4
彰化縣	1,028	899	14.3	37	53	-30.2	991	846	17.1
南投縣	422	419	0.7	10	18	-44.4	412	401	2.7
雲林縣	517	473	9.3	15	22	-31.8	502	451	11.3
嘉義縣	265	228	16.2	4	6	-33.3	261	222	17.6
臺南縣	786	729	7.8	22	35	-37.1	764	694	10.1
高雄縣	916	840	9.0	34	51	-33.3	882	789	11.8
屏東縣	654	584	12.0	28	46	-39.1	626	538	16.4
臺東縣	159	141	12.8	7	12	-41.7	152	129	17.8
花蓮縣	283	274	3.3	10	13	-23.1	273	261	4.6
澎湖縣	85	68	25.0	3	5	-40.0	82	63	30.2
基隆市	282	300	-6.0	7	11	-36.4	275	289	-4.8
新竹市	388	336	15.5	8	12	-33.3	380	324	17.3
臺中市	1,769	1,476	19.9	33	38	-13.2	1,736	1,438	20.7
嘉義市	387	374	3.5	11	17	-35.3	376	357	5.3
臺南市	934	816	14.5	16	32	-50.0	918	784	17.1
金門縣	33	14	135.7	1	2	-50.0	32	12	166.7
連江縣	7	7	0.0	1	1	0.0	6	6	0.0

資料來源：行政院衛生署97年醫療院所統計年報(98年12月出版)。

依照表2--12、13.之中數據,再從表2--14、15兩表中對照,2008vs1998十年間之變遷,臺灣各縣市醫護人員增減情形,及各縣市每萬人增減率。

1) 這說明醫院全面減少28.4%,而診所反而增加,是為了結省開支,由醫院改為診所,除基隆市減少4.8%外,其他各縣市普遍增加15.6%;

2) 各縣市醫護人員增加56.4%,包括醫師、藥事、護產、放射和檢驗等,一般縣市普遍增加,尤以嘉義縣最突出109.3%。

表2--15臺灣地區各縣市醫療院所醫事人員數增減率

97年 vs 87年

單位:人、%

	合 計			醫 師			藥事人員			護產人員			醫事放射及醫事檢驗人員		
	97年底	87年底	增減率	97年底	87年底	增減率	97年底	87年底	增減率	97年底	87年底	增減率	97年底	87年底	增減率
合 計	190,102	121,517	56.4	53,291	38,311	39.1	13,960	9,314	49.9	102,932	64,127	60.5	10,848	7,111	52.6
臺北市	36,830	26,763	37.6	11,029	8,857	24.5	2,315	1,706	35.7	19,500	14,057	38.7	2,387	1,596	49.6
高雄市	16,019	10,857	47.5	4,505	3,405	32.3	1,407	905	55.5	8,439	5,624	50.1	903	684	32.0
臺北縣	19,732	10,119	95.0	6,529	3,991	63.6	1,598	939	70.2	9,762	4,490	117.4	891	502	77.5
宜蘭縣	3,714	2,329	59.5	778	599	29.9	162	121	33.9	2,338	1,399	67.1	213	130	63.8
桃園縣	16,082	10,440	54.0	4,277	2,899	47.5	899	444	102.5	9,259	6,249	48.2	879	635	38.4
新竹縣	2,269	1,641	38.3	611	424	44.1	176	127	38.6	1,217	919	32.4	124	130	-4.6
苗栗縣	3,047	2,019	50.9	774	602	28.6	235	171	37.4	1,662	1,087	52.9	194	123	57.7
臺中縣	10,091	6,039	67.1	2,910	1,960	48.5	909	543	67.4	5,217	3,114	67.5	588	318	84.9
彰化縣	9,636	5,842	64.9	2,591	1,699	52.5	734	432	69.9	5,331	3,244	64.3	514	352	46.0
南投縣	3,208	2,382	34.7	827	678	22.0	298	214	39.3	1,725	1,311	31.6	178	136	30.9
雲林縣	4,027	2,130	89.1	1,087	690	57.5	296	246	20.3	2,214	1,025	116.0	246	129	90.7
嘉義縣	3,230	1,359	137.7	768	367	109.3	220	126	74.6	1,912	744	157.0	212	93	128.0
臺南縣	7,792	4,407	76.8	1,789	1,209	48.0	560	366	53.0	4,554	2,463	84.9	463	259	78.8
高雄縣	9,646	5,818	65.8	2,472	1,744	41.7	803	515	55.9	5,485	3,131	75.2	438	289	51.6
屏東縣	6,174	4,373	41.2	1,344	1,088	23.5	538	449	19.8	3,711	2,459	50.9	335	252	32.9
臺東縣	1,599	1,131	41.4	342	283	20.8	91	85	7.1	999	650	53.7	104	88	18.2
花蓮縣	3,715	2,499	48.7	886	653	35.7	187	135	38.5	2,211	1,524	45.1	233	124	87.9
澎湖縣	573	367	56.1	152	109	39.4	27	25	8.0	310	202	53.5	39	22	77.3
基隆市	2,826	1,990	42.0	800	680	17.6	203	165	23.0	1,510	993	52.1	155	119	30.3
新竹市	3,470	1,751	98.2	946	595	59.0	233	129	80.6	1,940	855	126.9	196	115	70.4
臺中市	14,821	9,130	62.3	4,562	3,191	43.0	1,111	776	43.2	7,521	4,384	71.6	920	582	58.1
嘉義市	4,362	3,116	40.0	989	802	23.3	326	251	29.9	2,563	1,809	41.7	267	169	58.0
臺南市	6,921	4,845	42.8	2,238	1,726	29.7	615	433	42.0	3,382	2,312	46.3	345	252	36.9
金門縣	270	135	-99.0	67	47	42.6	13	9	44.4	150	65	130.8	20	9	122.2
連江縣	48	35	-99.6	18	13	38.5	4	2	100.0	20	17	17.6	4	3	33.3

備註:合計含其他執業醫事人員數。

資料來源:行政院衛生署97年醫療院所統計年報。

表2--16 兩成健保使用者，佔了近八成費用 （健保醫療利用集中狀況）

高使用者			低使用者		
人數比率	費用佔有率	平均費用/人	人數比率	費用佔有率	平均費用/人
20 %	77 %	62,657 元	80 %	23 %	4,670 元
1	洗腎	9.0 %	1	上呼吸道感染	22.4 %
2	癌症	8.5 %	2	牙科、疾病	19.8 %
3	肺炎、支氣管炎、肺結核。	7.7 %	3	骨折、扭拉傷、四肢開放性外傷。	5.7 %

資料來源：中央健保局：2003年健保資料庫全年資料。

2.4.4. 應把「醫療照護體系」與「健康照護體系」分開建立強化：

前臺北市衛生局長張珩指出：「如果不把醫療照護體系與健康照護體系分開建立強化，將來的財務負擔就足以使健保崩解。」健康服務的成本是很低的，也沒有用到健康資源，或是很少的健康資源；醫療服務的成本則相當高。由於健康服務體系沒有建立，許多需要健康服務的病人就跑到醫療服務去。如安養的病人，只要有本事，就可以經過健保，住在醫院，耗用健保昂貴的醫療資源。「醫療照護體系的資源愈來愈龐大，使健保體系逐漸崩解」。

早期臺北榮民總醫院，把醫療照護體系與健康照護體系分開建立，執行頗具成效。問題是由誰來執行，現在大家都在做順水人情，花公費何必得罪人？（已於本章 第一節 臺北榮總首先把醫療照護體系與健康照護體系分開建立，執行頗具成效，主要建立在轉診制度上說明）。

2.4.4.1. 臺大醫療機構研究管理所所長蘇喜建議：應朝「保健」而非「保疾病」的方向走。讓健康的民眾平日就擁有一個容易親近的家庭醫師，可藉由健康諮詢服務、早期檢查、治療的基本照護、以及後段的長期照護的服務整合，來達到保病人健康之目的。這樣可以節省許多重複檢查、檢驗之浪費及病人到處逛醫院的醫療資源浪費。進一步訓練一批合格的家庭醫師診所，定期保健自由選擇加入的民眾，一旦診療出有重病，或需要向上送的病人，再幫病人做好轉診。

2.4.4.2. 把醫院的使命分清楚。以臺大醫院為例，應以教學研究為主，但目前在健保制度下，每個醫院為了生存，都以營利為最高指導原則。現在為了服務績效，研究的時間都被壓縮了。*臺大內科教授許金川：在臺灣肝病還是國病。每年B肝人口有三百萬人，C肝三十萬。每年死於肝病的有一萬人。肝硬化、肝癌有80 % 由B肝引起，20 % 是C肝引起的。肝癌是國人罹患最多的癌症，肝癌末期的病人可能指數是正常，如因為肝指數正常，卻恐怕健保會刪費用，而不進一步的超音波檢查，癌症細胞已經侵襲四分之三的肝，才會發出不適的症狀，如疲勞，眼睛黃，皮膚黃，才會感到不舒服，大概三到六個月，一定會收到他的白包。

2.4.4.3. 保險歸保險，福利歸福利。蘇喜建議：保險與福利分開，精算保險。付不起保費的低收入戶，由政府以福利預算來負擔。

2.4.4.4. 有人建議「政府不應該考慮太多的事情，要釜底抽薪。既然是保險就應該只保重症，門診不應該健保，除非是慢性病。」腦神經外科醫師王大鈞說。

2.4.4.5. 重症與小病的迷思--「為什麼喝醉酒、連續多次酒醉駕車出事，都可以享受健保的治療？為何打架鬧事、砍人，甚之槍擊案、自殘、自殺的救治都是由健保給付，而不是由砍人的、開槍的、自殘、自殺的人負責醫藥費用？這種給付方式保証賠。」扭曲的健保給付方式，造成人民醫療品質的嚴重傷害。王鍵元提起在骨科常看到刑事傷害，及歸責於當事人自己的案例說。

2.4.4.6. 迷思重重，從何處下刀？首先面對的是政治。前臺大醫院院長陳定信建議面對健保困境，政府當局要解決這個問題，必須要在心態上能夠超越選票的顧慮，做該做的改革。

2.4.4.7. 個人力求自保。在現行健保體制之下，把自己健康維護好：第一步由健康有關的書籍與雜誌，取得健保及疾病的資訊，自己做個聰明的健康收穫者。其次交個醫界的好友，或認定一個可信任的家庭醫師。

2.4.5. 完全杜絕健保的可能浪費與貪汙：

2.4.5.1. 無論中央與地方，多名醫界人士指出，都有政治人物介入醫院採購、人事等，這些如果沒有脫離政治化，健保的浪費會持續發生。

1) 德國去年大刀闊斧解決健保的浪費與貪汙值。國際透明組織德國分部與德國聯邦消費者保護中心，首先引用美國的相關研究報告指出，健康保險結構性貪汙已經佔經濟犯罪的第一位，每年浪費健保預算3~10％。這項研究分析德國被保險人、醫生、醫事人員、藥局、保險公司、醫療用品廠商、醫生協會及政府單位等，健保制度層層環節的弊端，得到的結論是：每年德國健保浪費介於六十億到兩百億歐元之間（約台幣兩千四百億到八千一百億元）。

2) 也有國內藥商指出，必須在一些藥價上做管控。

A) 鏈亞生物科技公司總經理陳正指出：在美國原本有專利權的藥過期之後，許多藥商可以根據該藥方做出相同的所謂「學名藥」，價格立即會降一半以下。並且年年下滑，因此醫院會立即採購有同樣療效的專利逾期用藥。但臺灣已逾專利期，卻還是採購原開發廠的藥，還佔有健保藥價總給付中30％左右，約三百億左右。在美國則是強迫醫院只要有學名藥，就要優先採購學名藥。在臺灣陳正指出：卻讓價高利潤高的原開發廠所生產的逾期專利藥，在國內醫院活躍。

B) 陽明大學衛福所副教授李玉春在一份簡報中也點出：逾專利期藥品仍維持高價，同類藥品價差大，是否有虛報？是否醫師無法避免利益衝突？

C) 一名民眾指出：如果醫院、政壇還有私利沒有迴避，採購、人事不夠透明化，實在沒有理由跟民眾收取更高的保費。因為醫療費用永遠是填不滿的黑洞，年年都不夠。

3) 好好規劃新一代健保。前立委沈富雄建議：要好好規劃第二代健保的第二期規劃工作，否則就會面臨加拿大一樣的困境--健保開始時大家都很高興，等到錢不夠，就來個總預算，總預算實施一段時間之後，醫療品質就下降；病人等看病的時間就拉長。「所以很多加拿大的病人受不了，就跑到美國去看病」。臺大急診醫學部主任陳文鍾指出：所有

走上健保的國家，都會發現醫療負擔日益沈重，英國、德國、加拿大都一樣。

4) 像實施醫療保險達一百多年的德國，去年痛下決心為健保消腫財務的無底洞。在開源：病人一到醫院看病，先繳十歐元的掛號費，相當臺幣407元，最後繳回健保局。結果實施後就醫人數下降22％，是1970年以來的最低點。

2.4.5.2. 健保局揮刀

藥商不痛不癢--大砍藥價玄機處處：健保局九月將調降7500多種藥品綜付價格，然而在一堆漂亮數字的背後，玄機處處，非內行人難窺堂奧。綜合健保局藥品調降與放寬給付政策，再再充滿妥協味道，誰是最大贏家，答案不言自明。

就以近年急速竄紅的降血壓藥「得安穩80mg」為例，上市逾十年雖經多次藥價調降，給付價卻始終維持在廿幾元，健保一年支出達十六億，對財務造成極大負擔。這次健保局大砍藥價20%，堪稱歷年之最，但沒有實質意義。

因跨國藥商非常聰明，知道藥品有所謂「黃金期」，見好就「收」，早擬好代替方案，以160mg劑型取代原先80mg劑型，悄悄進行換藥，因品名成份不變，劑量雙倍，給付價更高，藥價差相對加大，對病患又不會有「換藥」困擾，好處多多，醫療院所幾乎都很樂意接受；俟新藥價出爐，就能大展身手，營造醫、藥雙贏再創另一波高峰。

這次調降藥價品同時，也擬放寬重症藥品門給付標準。然而，健保局隨即算出並公佈病患每人一年可省下多少錢的數據，這是意味，把第二三線用藥放寬到第一線來用，原來的健保給付價依然不變？健保局放寬使用標準的藥品，處方量一定倍增，給付價至少折半才對，否則藥價調降根本不足彌補放寬後支出，健保財務勢必雪上加霜。

幾個月前，健保局總經理被無預警解職，留下一團迷霧。財務專家無法在瀕臨破產的健保局發揮所長，實是莫大的諷刺；被批「擋人財路」者，從另一個角度解讀，何嘗不是在替國家節省資源。(魏杏林/醫藥工作者聯合報民意論壇)

2.4.6. 健保齊頭式給付醫療體系畸形發展：

2.4.6.1. 健保沉痾，中研院士開處方。發表醫療保健政策建議書，指健保嚴重影響醫療體系的供需及醫療產業的發展，衛生署應立刻檢討保健支付制度，依資源耗用及風險計費，並強化民眾參與機制，否則保健將畸形發展。昨天由中研院院長翁啟惠領軍，廿二位中研院士參與建言，將送請總統府及行政院作為施政參考。

負責撰稿的中研院經濟研究所副所長羅紀瓊表示，諾貝爾經濟學得主克魯曼雖曾讚譽全民健保為臺灣另一項奇蹟，但健保不僅影響當前醫療資源分配，也間接影響醫學教育與醫學生執業選擇，甚至攸關臺灣醫療生技與產業的發展。她舉例，健保給付採齊頭式平等，不論科別、看診長短，給付價格均相同，使內科、外、婦科醫師收入遠低於皮膚及眼科，若加上醫療風險的差別，形成「低風險高收入」、「高風險低收入」的弔詭現象，醫師選擇執業科別失衡日趨嚴重。

健保局為節省支出，實施總額預算制度，完全把財務控管責任轉移到醫療院所，只好砍醫師薪水、減少人力支出及住院醫床，連帶影響醫療品質。

羅紀瓊強調，政府不應只從保險立場處處限制給付，應拉高到國家觀點，並依資源耗用及風險角度建立合理支付制度，以建構完善的醫療教育體制。

健保局表示，會虛心接受中研院的建議並改正。官員表示，過去五年為平衡科際之間的發展，共花106億元用來調整外科、婦科和小兒科的支付標準，且每年約有15億元用來支付新藥、新科技治療項目，希望能兼顧財務及醫療產業的需求。

(聯合報記者/詹建富2009/7/16)

2.4.6.2. 長照險宜慎始：政府預定民國一百年開辦長期照護保險；中研院經濟研究所副所長羅紀瓊昨天警告，規劃長照險應「慎始」，否則可能重踏健保財務困窘的覆轍，成為第二個社會保險的「爛攤子」。

羅紀瓊昨代表中研院發表醫療政策建議書，談到健保財務迄今虧損逾五、六百億元，但每當衛生署釋出調整費率的訊息，屢遭民眾反彈。她很憂心會重踏健保收支失衡，最後仰賴政府「硬撐」的覆轍。………她認為健保要永續經營，必須仿汽油訂定浮動油價政策，………卻要達到失智或失能標度才獲得給付，勢必有許多人不願接受此制度而拒保；否則一旦收支失衡，就又成為虧損的社會保險。(聯合報記者/詹建富2009/7/16)

依據「官員表示，過去五年為平衡科際之間的發展，共花106億元用來調整外科、婦科和小兒科的支付標準，且每年約有15億元用來支付新藥、新科技治療項目，希望能兼顧財務及醫療產業的需求。」解釋，過去五年前就已開始做了，到五年後的今天未見成效，這種回答充滿不耐與傲慢。事實勝於雄辯，如果做事沒有成效，即使做了與沒有做並無差別。

從2009/7/16聯合報記者/詹建富報導到今七月廿四日止，為期九天，總統府及行政院毫無反應，當時衛生署長葉金川，對此事沒有表態，卻忙著表達願意參選花蓮縣長，真是不務正業。花蓮縣長提名難喬，藍仍屬意葉金川。葉金川不是什麼萬能博士，也許像中藥中的甘草，可做藥引子，事實上可有可無；可見馬英九用人只限於他身邊少數人，近親繁殖，成不了氣候！民眾見到這種情況，是「也心酸」還是「也心歡」？

筆者補充說明一點：藥品的劑量是無法測出絕對的標準數據，所謂「雙倍劑量」如何認定？其實雙倍劑量的把戲，早已多年前在臺北市上演過了，如降血糖的使糖立釋膜衣錠STARLIX/Tab，由60mg換成120mg，患者每餐飯前自行切割食用。這種掩耳盜鈴的戲法現在葉金川又要再玩一次！

2.5 醫療機構人員設置標準

2.5.1. 臺灣醫療機構的人員設置標準應合理配置：

臺灣健保開辦已長達十五年後的今天，不但沒有改善反而後退，造成全國院所員工走向街頭抗議，為什麼主管機構不能主持公道給全民一個正面的交代？倒是健保局年年虧損，每年發放年終獎金時之豐厚，全國數一數二，形成無政府狀態，輿論和人民指責，不斷評論，該局我行我素，不理不睬的奇形發展！

2.5.1.1. 衛生署2005年仍朝轉診制度進行。而全民健保，要讓醫療院所，要有利可圖，因為虧本的事生意沒人做。絕不是「劫窮濟富」後，用民粹攪健保卸責，更不是一紙公文一通電

話，即可了事的官僚作風嘴臉，兩手一攤的傲慢！說明現在臺灣政府用「汗牛充棟」的用人政策，或者以「什麼人玩什麼鳥」、「物以類聚」更為貼切。

2.5.1.2. 根據財團法人臺灣醫療改革基金會會訊16期（2006/10/1.）報導標題：醫院減少人力現賺216億。衛署當推手病患安全擺哪裡？醫改會與十大醫事專業團體，誓言捍衛病人安全，於8月7日，穿白袍的500人又走上街頭，痛陳衛生署圖利醫院經營者，葬送專業。臺灣醫療改革基金會董事長張苙雲說：如照目前衛生署打算修訂的「醫院設置標準草案」醫院將可刪減藥事人員、護士人員、醫事檢驗人員、放射等四種專業人員共40,605人。例每8秒半配一種藥，安全嗎？而衛生署袒護與圖利經營者的偏頗立場，協商結果是護士人力負荷跳增一倍，由一護二病床變為一護四病床。

根據美國國家護理研究中心統計，護理人員照護病人的個案數，每增加一位病人，在30天的死亡率就會增加7％，如果醫院將護理人員平均照護病人數由4位增加到6位，會出現大於14％的死亡機會，若再增加到8位病人時，病人的死亡率更增加到31％。研究者也指出，護理人員過高的工作負荷是造成不必要死亡的主要原因，証實護理人員照護病人數與造成病人傷害的直接關係。

在先進國家中，醫療制度已超過一世紀，既使在臺灣，臺大醫院從光復算起，或榮總由1959年開幕計算，超過四十多年到一甲子。從有樣學樣，到自我建立的醫療體制和成效，早已齊身全世界，如今為何自甘墮落，不顧全民的健康醫療，來滿足少數經營醫院者之暴利。

2.5.1.3. 根據該醫療改革基金會，所列具三件附件說明，以及醫政會與十大醫事專業團體，向立法院 王金平院長遞交聯合陳情書內容。要點如下：

衛生署不顧就醫者之安全及醫療品質，放任醫院刪減人力，降低醫院設置標準，就醫安全及醫療品質。附件一如下表。

表2--17醫院刪減人力一覽表

專業醫事人員	月平均薪資	94年底醫院服務人數	修訂後醫院服務人數	刪減人數	刪減比例	醫院每月現賺人事費	醫院每年現賺人事費
藥事人員	41.038	5,863	2,737	3,126	53%	$128,248,788	$1,539,417,456
醫事檢驗	43.652	5,489	2,281	3,208	58%	$140,035,616	$1,680,427,392
醫事放射	42000	3,422	1,996	1,426	41%	$59,892,000	$718,704,000
護理人員	38178	76,610	38,505	38,305	50%	$1,462,408,290	$17,548,899,480
資料來源	政院勞委會	衛生署公佈	刪減人數=修訂後人數	小　計		$1,790,620,694	$21,487,448,328
醫　　師	129,158	21,158	12,955	8,203	38%	$1,063,847,070	$12,766,164,840
總　　計						$2,854,467,764	$34,253,613,168

註 1)比照「醫療機構設置標準」草案，醫院透過刪減上述專業人員，每月可榨取 $2,854,467,764 元(近29億)。如只計算藥事、事檢驗、放射、護理人員四項醫事人員，共可刪減40,605人，每月診榨出$1,790,620,694元(近18億元)，醫院一年現賺 **$21,487,448,328元(215億元)**。

2)本資料不包括其他醫事人員，如職能、物理、社工、營養、精神、聽力語言、呼吸等治療人員。依行政勞委會職類別薪資之其他醫事人員每月平均薪資$39,148元。

附件二縮水的人力標準，要命的醫療品質如下表。

	醫院緊縮人力的作法	對醫務工作影響	對於病患的影響
護理人員	大量裁員，提高每人照護病人數。	工作超過負荷，工作排班時間與工作量不穩定。	護理人員過勞，無暇照護病人迫切需求，危及病患生命安全
護理人員	遇缺不補，改聘派遣工、臨時工取代正職人力；照護工作外包更盛行。	人力流動性高，專業經驗不易累積	專業能力參差不齊，病患照護沒保障；一旦發生疏失，外包、派遣的形式，不易釐清相關責任。
藥師	遇缺不補，變相裁減人力。	壓縮藥師認處方、評估用藥、藥品調配與核對、用藥指導、交付藥品等工作流程。	領藥等候時間長+諮詢短的情況更惡化。確認用藥安全的把關不心，拿錯藥、吃錯藥機率上場。
放射師	遇缺不補，相裁減人力。	放射攝影、醫療檢驗需要時間確保精確度，人力不足將壓縮作業流程，易致失誤率增加。	放射檢查照不到問題部位或影像不清，檢查報告有誤，導致醫生誤判病情。不是延誤病情，就是引起不必要恐慌。
醫檢師	放射、檢驗業務外包。	委外健檢機構的設備、操作人員水準不一，直接影響結果的品質。	

附件三護理人員與醫院協會不對等協商如下表

會議日期	會議主持人	協商代表比例 醫療經營單位：護理人員單位	護理人員配置
93.06.08	衛生署醫事處處長　薛瑞元	4：1	1護照顧2床
93.07.07	衛生署醫事處處長　薛瑞元	4：1	1護照顧2.5床
93.10.19	衛生署醫事處副處長　曲同光	4：1	1護照顧2床
94.12.20-21	衛生署醫事處副處長　蔡素玲	6：1	1護照顧4床
95.05.22	衛生署醫事處副處長　蔡素玲	6：1	1護照顧4床
95.06.29	衛生署醫事處副處長　蔡素玲	6：1	1護照顧4床
95.07.31	衛生署醫事處處長　薛瑞元	6：1	1護照顧4床

資料來源：提供/中華民國護理師護士公會全聯會　　　　　製表/臺灣醫療改革基金會

2.5.2. 全國各醫事團體向立法院王金平院長陳情之主張：

2.5.2.1 中華民國護理師護士公會全聯會的主張：

表2--18護士人力設置標準依照學者專家研議之建議為配置計算基準

現行護士人員之人力配置	衛生署委託學者專家研議含理之護理人力	國外護理人力
白天班1護7~12病人	白天班1護6病人	白天班1護5病人
小夜班1護12~20病人	小夜班1護10病人	小夜班1護5病人
大夜班1護15~30病人	大夜班1護15病人	大夜班1護5病人

註：1) 國外護理人員僅作臨床工作，臺灣醫護人力還需要負擔門診、手術房、行政庶務等工作。

　　2) 根據美國國家護理研究中心統計，護理人力照護病人的個案數，每增加一位，病人在30天內的死亡率就會增加7%，如果護理人員平均照護病人數內4位增加到6位，會出現大於14%的死亡機會。若再增加到8位病人時，病人的死亡率就會增加31%。研之者也指出，護理人員過高的工作負荷是造成病人不必要死亡的主要原因，証實護理人員照護病人數，與造成病人傷害的直接關係。

若從上表中與表2--1臺灣醫護人員工作負荷比國外重（單位：每千人擁有醫生／護士數）比較，顯示工作量超重至為明確。

2.5.2.2. 中華民國檢驗師公會全聯會的主張：

醫院內有執行檢驗業務時，為確保檢驗品質，提供快速準確之結果，以保障病人診斷治療之適切性，可使病人安全就醫，應設有檢驗師負責病人檢體之處理。

本公會建議醫院設置標準如下：

1) 目前大型醫療機構中，檢驗人員配置標準，與實際作業的檢驗品質，大致相符。但基層醫療機構則常因配置不合理，呈現檢驗品質不良，從北城及崇愛兩所醫院醫療糾紛即可印證。檢驗師人數配置標準，應以醫院總病床數為基準，同時依據勞動基準法，並考慮醫院小夜班及假日之值班，置檢驗師3名。病床數大於50床者，則每50病床增加3名之比例增加檢驗師人數；未設有檢驗設備者，至少檢驗師1人。

2) 基於上述原因，49床未設有檢驗設備者，至少應有醫事檢驗師1人；設有檢驗設備者，每班次（8小時）至少檢驗師1人。

3) 醫院內有執行檢驗業務時，並同時有急診服務者，考慮醫院正常輪值之夜間輪班所需，其醫院之檢驗師人數在10人之下者，應最少增加檢驗師1人；其醫院內之檢驗師人數在10人以上者，則應依照醫檢師總人數再增加10％人力，比例計算結果不足１人時，以１人計。

4) 150病床以上之醫院，顧及第一點之基本設置考量，聘用醫檢人員至少須有10人以上。

5) 醫檢人員非在醫事檢驗部門執行相關業務者，不予計算人力。

表2--19檢驗師公會全聯會的主張人力配置標準表

醫院病床數	醫檢師應設置最少人數	醫院有急診服務時, 醫檢師應再增加人數
50 床	≧3 人	
100 床	≧6 人	≧1 人
150 床	≧9 人	
>150 床	≧10 人*每 50 床應增加 3 名醫檢師	≧醫檢師總人數 x 10%（不足 1 人時,以 1 人計）

2.5.2.3. 據有關人士認為其他有關醫療機構人員設置標準與病患比率：

藥事人力的標準，在衛生署草案，卻是降低一半試圖使90％醫院就地合法。

如今給錯藥打錯針的事件猶然殷鑑不遠，衛生署主管單位應有一評估標準。

1) 醫事放射師：

A) 教學醫院：甲類每20床配置放射師一名，乙類每30床配置一名。

B) 區域醫院：每30床配置放射師一名。

C) 地區醫院：每40床配置放射師一名。

2) 物理治療師：醫院總病床數，每100床須有一位元物理治療師。

3) 職能治療包括：內科、神經內外科、骨科、整形外科、兒科、精神科涵蓋科別廣泛。隨著慢性疾病及身心障礙者人口比例的快速增長，醫療院所之職能治療服務需求越來越高。

4) 心理衛生社會工作：(社工人員中，至少要有1/3社工師資格)

    A) 精神科醫院：社工師需求，慢性全日病床每100床配置社工師一名，超過100床配置一名。急性精神醫每30床配置一名。

    B) 綜合精神科醫院：慢性全日至少一名。急性精神醫每30床配置一名。

    C) 精神科教學醫院：慢性全日病床每80床配置社工師一名，急性精神醫每30床配置一名，日間慢性每60床配置一名。

5) 醫務社會工作：以醫院規模為基準，在衛生署草案，每150床配置社工師一名，與每100床配置社工師一名，與現況標準相距很遠。從下工作內容：

    A) 募款及基金管理，協助貧苦病患順利就醫。

    B) 志工人力資源運用，弘揚志願服務精神。

    C) 保護個案通報、自殺防治、高風險家庭、維護弱勢族群權益，如家暴暨性侵害、兒童虐待及棄嬰、失依老人及獨居長者、早期療育、罕見疾病等業務。

    D) 配合政府政策：要善盡社會責任社區健康行為促進、身心障礙鑑定、衛生署全國網路線上登錄作業、重大傷病申辦、器官捐贈、安寧療護、戒菸防治等。

6) 聽力語言治療學會的主張：聽力障礙或吞嚥困難的病患，亟需語言治療業務專業人員提供協助，以減低患者及家屬生活適應照護上的困境。醫院總床數每300床，須配置一名聽力語言治療專業人員。

筆者從這些片段新聞、雜誌和文章及各方面反應，以及世界各國執行各種方法，說明目前臺灣醫療現況，自楊志良署長上任後，健保局求新求變作法值得稱道，但要有精準、細緻、公平、合理，有目標、有方法、有全面配套，醫療更要以人為本，以病患為主，「視病猶親」，這是經營管理的問題。同時慈濟新店綜合醫院，請美國BBJ建築公司設計規劃，希望借重他們的專長，將人文和藝術融入建築中，能提供民眾體貼的醫療服務，能為慈濟確實設計出人性化醫療願景。我在此同樣的希望參與醫療機構設計規劃者，能提供民眾體貼溫馨的醫療服務，為能臺灣確實設計出人性化醫療遠景，共同弘揚慈濟人性化醫療願望遠景。

2.6 資訊科技IT電子結合醫療的特點

2.6.1. 資訊科技（IT）功能--

世界科技文明發展至今，造福人群，不但改善人類的生活環境、食品醫療、醫療保健，而達成延長人類壽命。醫療已成為今日大的國際電子企業，如飛利浦、英特爾，早已朝著醫療商機目標邁進，結合電能、資訊科技（IT）和網路的電子醫療特性開發與拓展，由目前醫療單位和醫護人員，運用專業知識，對病人用藥直到其痊癒「以醫療為中心」為目標。但積於國際競爭之劇

烈，和病人實際需求，醫護人員為迎合新的潮流，倡導「以人為本的醫學中心」的新目標。英特爾將醫療保健，按全數位企業、家庭、移動和新型市場等未來四大目標，改變未來十年醫療方向的趨勢。飛利浦有鑑於心血管疾病為現代人死亡主因之一，在歐洲著手進行「MY Heart」計劃，研究如何將電子感應信號器嵌入到個人服飾中，平日即可追蹤體重及睡眠形態，預防疾病的發生，以降低心血管疾病的死亡。有關標示的四大因素，即為價格、技術、服務與匿密。企業不但更是商業化，並進行聯合行銷。

在我們生活周邊事務中，IT資訊科技，處處均有它隱身其中，尤其結合醫療工程糸統，凡事更為靈巧而萬能，服務工作顯得有聲有色。在國內外各醫院均籌鉅資，建立各院的資訊科技系統，當病人進入醫院，戴上條碼，他的醫療過程中，所有診斷、檢查、處方、治療、飲食及康復出院等，時間院址，主治醫師及作業人員，全部錄在醫院電腦總資料庫中，不會遺忘，更不會遺失，如病人要求備份，支付成本費拷貝即可達成願望，即成為電子病歷。日前備份病歷拷貝支付成本費，收費高低不一，從100元至300不等，家屬希望政府通令統一收費。

在本文中所提出之林林總總資訊與特性設備，皆屬IT資訊科技的結合所成。如以下兩則新聞：

2.6.2. 衛生署積極推動可攜式電子病歷：

衛生署已於去年初透過十餘家醫療院所，試辦可攜式電子病歷；衛生署2007年極推動可攜式電子病歷，表示於2008年起會有十家醫療院所試辦。衛生署表示最快民國一百年，全國將有七百萬位民眾，能享受可攜式電子病歷帶來的便利。即民眾轉院就醫時，無須再重新填寫病歷，調查病史，可直接透過衛生署建置基本健康資訊資料庫，將就醫者的病歷從原來就診醫院移轉到新醫院。

衛生署前陣子向行政院呈報「國民健康資訊建設計劃(NHIP)」經經建會與研考會日前審查通過。NHIP專案辦公室協同主持人李友專博士說，這是一種「把健康資訊還給民眾」的概念。民眾在不同醫院就診或轉院時，無須重填病歷，可直接透過衛生署建置的基本健康資訊資料庫將就醫者病歷，從原醫院轉移到新醫院。同時因為病患的病史、就診資料、檢查結果，都是危急時賴以活命的重要依據，而NHIP系統就是一套提供醫療資訊互通的交換平臺，解決了現行不同醫院問診時資訊流通的障礙。

除可攜式電子病歷外，李有專說，NHIP系統還會建立線上醫療公共知識庫，協助國人加強健康管理，民眾取得自己的健康資訊後，可利用網路連上公共知識庫，查詢專業醫療名詞，瞭解自身健康情況。（聯合報記者 許玉君2007/04/25）

表2--20攜式電子病歷試辦醫院：

序號	院　　　名	序號	院　　　名
1	新光吳火獅紀念醫院	6	慈濟綜合醫院
2	國防醫學院三軍總醫院	7	中國醫藥大學附設醫院
3	馬偕紀念醫院	8	彰化基督教醫院
4	萬芳醫院	9	成功大學醫學院附設醫院
5	臺北榮民總醫院	10	高雄醫學大學附設中和紀念醫院

資料來源/衛生署　　　　　　　　　　　　　　　製表/記者 許玉君)

2.6.3. 帶著隨身碟病歷跟著走：

衛生署自民國2002年起推動醫療院所病歷電子化試辦以來，到目前為止，已有台大、成大、慈濟、臺北榮總、臺中榮總、高雄榮總、長庚醫院及高雄醫學大學附設醫院等一百廿家醫院參與試辦。衛生署資訊中心主任徐嫦娥指出，除了光碟外，今年將擴大到使用隨身碟，存取病歷資料，未來民眾隨身帶著病歷走將更為可行。

2.6.3.1. 醫界採用電子病歷，記載個人病史，曾動過手術或照過影像，包括X光、電腦斷層掃描、超音波檢查，甚至手術過程影像等。衛生署統計到去年底為止，已有逾半數的醫院的醫師可在診間開檢驗、檢查單，等病人照過X光或電腦斷層掃描，就由診間的電腦得知結果，部分醫院更幾乎做到「無紙化、無片化」的程度。

2.6.3.2. 至於外界所關心的隱私權及病歷遭竄改問題，衛生署強調，新修正的醫療法，已載明電子病歷的隱私權保護，並要醫院做好資訊安全控管；至於病歷既已載入電腦資訊，一旦事後有任何塗改，記錄都看得到，民眾不必擔心。

2.6.3.3. 不過，病歷管理協會理事長范碧玉指出，各大醫院因應電子化的難題，在於傳統紙本過渡到電子病歷，耗費工程極大，除非新蓋的醫院可配合資訊程度隨時更新，而且多數老一輩民眾，仍較喜歡傳統書面內容，未來十年是否能做到全面電子病歷化，仍有許多挑戰。（聯合報記者 詹建富2007/04/25）

2.6.3.4. 經建委員會議昨日通過衛生署「加速推動電子病歷計劃」，同時避免重大重複檢查，如放射線影照、腦斷層、核磁共振和正子掃描等。三年內六成醫院互通電子病歷，只要透過衛生署連置的索引平臺，就不要重複檢查，希望國內醫療院所全面實施電子病歷與病歷交換系統。官員說，衛生署計畫在未來三年內，推動對國內八成左右醫院(約四百家)實施影像報告、檢驗檢查報告與用藥紀錄電子病歷，五年內建置完成。

2.6.3.5. 經建會將補助個別醫院發展醫療作業資訊與病歷電子化，每家醫院補助上限為三年兩千萬元。(2009/10/13聯合報記者許玉君)

據筆者所瞭解：一般門診紙病歷，並非繁瑣複雜詳實，僅僅症狀與藥品劑量，而紙病歷電子化，由護士或護理師摘要整編即可。病房護士每天工作，包括病人病歷均需填寫用藥劑量等，是她們一分例行工作。最好由原來主治醫師檢查與指導。

2.6.4. 英國於2007年夏起還實施網上查詢病歷：

依據BBC新聞，這個計畫將由Connecting For Health執行，該組織目前也正視察NHS(全民健康醫療服務)。

屆時大眾可從網路查詢自己的病歷，包括用藥史，特殊需求，住院出院資訊，不同檢查結果，以及其他種種自己的醫療資訊，民眾並可選擇哪些資訊公開或不公開，或是哪些資料在生病時可公開給醫療機構。其目的，是讓所有NHS的醫療人員，能在病人就醫時得到病人的病歷。大眾將不僅能輕易得到有關自己最新的醫療資訊，人們甚至可以管理自己的病歷。與國內推行「國民健康資訊建設計劃」(NHIP) 專案辦公室協同主持人李友專說，NHIP系統還會建立線上醫療公共知識庫。

此項改革較我國實行電子病歷2007/04/25，而衛生署最終目標希望五年(2011年)內國內醫療院所全面實施。(2009/10/13聯合報記者許玉君)

致於兩者何者為優，現在我國電子病歷無具體結果，若就便捷與隱私二點考量，如求「便捷」病人就不必攜帶隨身碟病歷四處跑；若現行病歷制度能「隱私」，台中市胡自強市長競選市長時，他的病歷就不會被曝光。英國的病歷制度，和我國的電子病歷同樣實行網路病歷，何者為優現在尚無定論，希望能達成便捷與隱私兩大目標。

2.7 臺灣國際醫療展現的佳績與創新高品質護照

2.7.1. 醫療單位：

各醫療單位，大型醫院為「部」，而中、小型醫院為「科」或「室」。現在分工細密，各醫學中心，和各教學醫院，以研究團隊帶動教學，延伸到醫療服務，在臺北市大小醫院雲集，雖然各醫院編制和業務，看似相差不多，實際上各有千秋，當以專業和績效掛帥，患者跟著良醫走，建立各自醫療藝術與權威，開創醫術的新嶺域，均有突出的表現，邁向世界醫療高水準巔峰，領軍前進。尤其各大醫院，向國外引進新穎醫療檢查技術，購置新型醫療儀器與設備，拓展醫療領域，花大錢亦在所不惜。目前在國內各醫學中心與各院醫療已有之進展，及未來選擇的醫療發展目標和理想，全力以赴。

2.7.2. 目前在國內各醫學中心與療院所，在人體重要器官移植成果與世界同步：

最困難的手術是器官移植存活率，多以心臟、腎臟、肝臟、肺臟等手術最普及，國內除腎臟器官移植手術較為整齊外，各醫院換器官移植存活率是各院的「成績單」，臺北振興醫院換心手術、臺大醫院換腎手術及高雄長庚醫院換肝手術分居第一名。但各醫院換心或換肝手術的存活率相差很大，如高雄長庚醫院換肝手術的存活率，比慈濟醫院高出26%；振興醫院換心手術存活率，比高雄榮總高出24%。

於2009/4/8健保局在網站公佈自民國1997~2007十一年中，健保局共給付3875件器官移植個案，讓原本可垂危的病人，得以重生。尤以國內腎臟移植為最多，有2045人次、其次是換肝手術，有1119人次、換心手術，有623人次、換肺手術最少，只有79人次，健保局未將肺臟移植存活率，列入排名。

健保局表示，這項調查印証國內心臟、腎臟和肝臟等器官移植手術存活率，已達先進國家水準，若與美國比較，尚有努力空間。現有之進展成果如下表2--22~27。(聯合報紀者詹建富也於翌日報導)。名列前矛的醫師都非常謙虛，包括振心醫院心臟醫學中心主任魏崢、臺大外科部助理教援蔡孟昆及高雄長庚醫院院長陳肇隆都表示，這是團隊努力的結果。

表2--21健保局在網站公佈各醫院器官移植手術存活率成績　　　　　資料來源／健保局

名次 器官	心　　臟	腎　　臟	肝　　臟	肺　　臟
1	振　興 179 例／79%	臺　大 560 例／96%	高雄長庚 372 例／91%	臺　大 38 例
2	林口長庚 19 例／79%	高雄榮總 23 例／96%	三　總 62 例／85%	成　大 10 例
3	三　總 27 例／78%	臺中榮總 152 例／95%	臺大醫院 217 例／84%	林口長庚 9 例
4	臺大醫院 251 例／73%	大林慈濟 21 例／95%	成　大 12 例／83%	中醫大學附醫 9
5	臺北榮總 72 例／63%	奇　美 59 例／95%	彰化基督教 33 例／82%	高雄榮總 8 例
6	亞東醫院 33 例／61%	臺北榮總 207 例／94%	中醫大學附醫 54／76%	臺中榮總 3 例
7	高雄榮總 13 例／54%	中醫大學附醫 47 例／94%	臺中榮總 25 例／72%	臺北榮總 2 例

註：1.統計時間 1997~2007 年。2.換腎為 5 年存活率、換心、肝是 3 年存活率。
　　3.因肺臟移植總案例不多，僅公佈案例數。　4.女性的存活率比男性百比略高。

表2--22自1997~2007年全臺心臟移植 臺大最多例、三總五年存活率最高

名 次	院 所 名 稱	案例數	名 次	院 所 名 稱	存活率（%）
1	高雄長庚醫院	372 例	1	高雄長庚醫院	91
2	臺大醫院	217 例	2	三總醫院	85
3	林口長庚醫院	200 例	3	臺大醫院	84
4	臺北榮總醫院	105 例	4	成功醫院	83
5	三總醫院	62 例	5	彰化基督教醫院	82
6	中國醫藥大學醫院	54 例	6	中國醫藥大學醫院	76
7	彰化基督教醫院	33 例	7	臺中榮總	72

註：移植案例數＞10始列出存活率　　　　　　　　　　　　　　資料來源／健保局

表2---23自1997~2007年全臺肝臟移植 高雄長庚最多例、三年存活率也最高

名 次	院 所 名 稱	案例數	名 次	院 所 名 稱	存活率（%）
1	臺大醫院	560	1	臺大醫院	96
2	林口長庚醫院	296	2	高雄榮總醫院	96
3	臺北榮總醫院	207	3	臺中榮總醫院	95
4	成大醫院醫院	169	4	慈濟醫院大林分院	95
5	臺中榮總醫院	152	5	奇美醫院	95
6	高雄長庚醫院	121	6	臺北榮總醫院	94
7	奇美醫院	59	7	中國醫藥大學醫院	94
8	中國醫藥大學醫院	47	8	高雄長庚醫院	93
9	高雄榮總醫院	23	9	林口長庚醫院	93
10	慈濟醫院大林分院	21	10	成大醫院醫院	91

註：1) 全臺各醫院移植腎臟多達32家，總數達2054人。　　　　　資料來源／健保局
　　　a.存活率達91%者尚有馬偕、嘉義基督、中山大學醫院。
　　　b.存活率達89%有新光醫院。
　　　c.存活率達88%者尚有基隆長庚醫院。
　　　d.存活率達87%有亞東醫院。
　　　e.存活率達86%有慈濟醫院、彰化基督醫院。
　　　f.存活率達85%高雄醫學大學附設醫院。
　　2) 移植案例數＞10且有任何追縱達60個月以上，始列出存活率。

表2--25自1997~2007年全臺肺臟移植 臺大最多

名 次	院 所 名 稱	案例數	名 次	院 所 名 稱	案例數
1	臺大醫院	38	4	中國醫藥大學醫院	9
2	成大醫院	10	5	高雄榮總醫院	8
3	林口長庚醫院	9	6	臺中榮總醫院	3

註：資料來源 / 健保局

表2--26臺 美器官移植手術存活率成績

器官類別	臺 灣	美 國
心 臟	66 %	79 %
腎 臟	92 %	88~*94 %
肝 臟	*84 %	78~79 %
肺 臟	19 %	62 %
心 十 腎	71 %	78 %

註：1.2001~2004 年統計移植後三年存活率。
 2.資料來源 / 健保局　　　　製表 / 記者詹健富

2.7.3. 臺灣十八家醫學中心院長談話：

對各醫院所在的地區環境，各自的需求與未來方向提出目標和遠景(從略)，以及個別醫療院所展現的成果，值得肯定而敬佩！

表2--27其要點如本表

1	以「病人為中心」，陸續增設健康中心。到「以人為本的醫學中心」醫院網站，應秀出醫生看診的進度與應態度，及隨即回覆病人來信。		
2	改善花蓮南北相距二百多公里，設置關山分院搶救腦部外傷病人。	10	仿效新泰在病房公告，醫師何時來看診。未來醫學從治療轉為預防，進而促進健康。
3	擴大糖尿病中心，發展成一所糖尿病專科醫院。並計劃蓋兒童醫院，發展小兒科。	11	醫療涵蓋身心是的優質服務：醫人、醫病也醫心，應供原廠藥品和新穎儀器治病。
4	因環境帶來的職業病，成立「環境與職業學部」及老人醫學部。老年人口近 10%。	12	移值器官，捐贈者安全第一，師醫不能出錯；除第一線大夫以外開抗生素，必定嚴審。
5	調整重門診，輕住院，重輕症，輕重症；在節流方面要避免呆人、呆物、呆料。	13	考慮病人權益，擬定治療計劃，詳細告知病人權益，列入院內考評，及獲得有關醫療知訊。
6	政府除了杜絕健保漏洞，要去教育百姓，雙方要適度調高健保費，維持永繞經營。	14	治療中多與病人和家屬多溝通，讓病人參與治療決策，讓他瞭解自己的選擇。
7	以人為中心的宗旨，師醫不能出錯，嚴重者由醫審會解聘，並注重學術交流。	15	看病從傳統的科，橫向整合成中心的各科專業共同照護。高齡醫學也值得注意。
8	建立臺灣醫療本土資料,政府應該公布希麼病要花多少錢，並針對十大死因做預防計劃	16	望醫療中心能提升南部醫療水準，尤以急、重、難、罕症，為各個病人擬定醫療照護。
9	從病人急診入院，經過各個治療過程，每個環節均由專責醫師處理。保健是一環，醫療也是一環，保健與醫療相輔相成。	17	台灣擴大發展國際醫療觀光，展現我國醫療超高技藝水準，和精緻成果，在醫療救人與廣開財源的互利雙贏前題下，奪得超高醫療先機！

綜合以上各方論述：包括醫、官、學者等各方面的意見，提出了問題，也提供解決的方案，尤其郝明義董事長為文：「擒賊擒王的健保改革」指出三件事情：

2.7.3.1. 擒賊擒王的健保改革--三件事情：

　　1) 尊重醫護專業的健保制度--訂定合理診察費。

　　2) 大型醫院的經營應該透明--財團法人的醫院是「非營利事業」，享受了許多稅法上的特別待遇，應該比照今天許多非營利事業都在做的事情。

　　3) 促進良性的醫藥徹底分業--使得醫師和醫院不需要從賣藥上賺回自己的利潤。像這樣簡單、明確、具體的建議，為何不檢討推行呢？可先呼籲大家把過期或不用的藥直接丟入垃圾桶，經過高溫焚燒，可減少污染產生。

2.7.3.2. 非不能矣，而不為矣--我們深深體會到，僅有大型醫療中心或醫院才有發言權，換言之只是極少數人有影響力，除了各院的董監事、股東，顧問、正副院長等，在臺現有院所，根據衛生署2006年醫療統計資料，至2005年底，雖然公立醫院80家(含衛生署所屬35所、軍方醫院14所、榮民醫院15所)，私立醫院476家，共計556家。而從以上能列舉之醫學中心及大型醫院，僅僅20~30家，既使每家財團10~20人，總共不過200~600人，再加上關說者就算一千人，既使加十倍算一萬人，與全民兩千三百萬人，亦只有2300萬分之一。何況556家醫院其中有六之一是公家醫院，與那些關說者民意代表。難道當權者擁有公權力，無法維持社會的公平性與正義，說服他們或引導他們？

2.7.4. 結論：

在「民主政治」大前題下，也是相互溝通、協商、妥協、調整，絕不是政府單方面無止境的退縮。臺灣全民健保，弄成今日的局面，當權者與主管機官縱容官商勾結，狼狽為奸，大家分食全民健保的大餅。尤其臺北市市政府有十家大小醫院，整併成聯合醫院，再加上公立臺大、三總和榮總大型醫院及分院，領頭推行政府政令，執行政府政策應該不成問題？有什麼困難呢？

從最早的臺北榮總1960年3月開幕、臺北三總1969年9月擴建啓用、長庚林口1978年12月啓用、高雄醫大1983年啓用、北市仁愛1984年2月啓用、慈濟1986年8月完工啓用、成大醫院1988年5月啓用；到較晚的奇美醫院1991年1月啓用、臺大的1991年10月全部落成啓用、新光1992年7月啓用、臺北醫大1996年6月接手萬芳醫院、中國醫藥附院1999年4月啓用。這些醫院在短短一二十年所創造業績，固然有各自的努力，也搭上了全民健保的順風列車，成就非凡！可否在「救健保」的大纛下，同舟共濟公平穩健執行大業，讓富國強民的優良政策得以向國際發揚展示，為全民健康的福祉美好制度永續不衰，並普及全球！

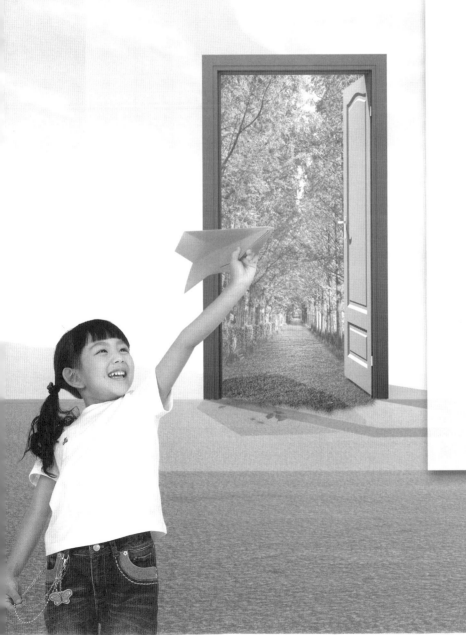

第三章：

醫院主體建築

第三章　醫院主體建築

3.1 醫院主體建築樓層之劃分

3.1.1. 醫療主體醫事建築工程：

醫院無論大小，不外分為建築與機電設備兩大部分，均依據醫院規模大小作規劃。先說建築部分。醫院以「醫療主體建築」為主體，顧名思義，其他附屬建築，為配合主體建築而配置。無論是單棟或建築群主體建築，均由下向上分三至四段來說明：例如右下立體圖：一棟醫療主體建築地下三層，地上十二層醫院主體建築。劃分為三至四段時，均以其功能劃分段落，而非以單一樓層劃分，有其連貫性。說明如下：

在此首先說明：列舉此一單一主體建築實例，祇是一個簡單概括論述，如果經費充裕，基地遼闊，那是一個醫院建築群，當然不能同日而語。

3.1.1.1. 地下層：以減震、停車、重機械設備與作業等單位為主。

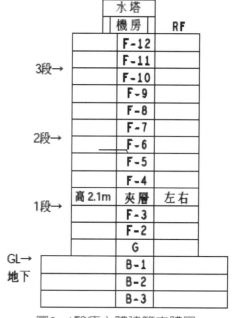

圖3--1醫療主體建築立體圖

　　1) B1F為電氣室、廚房、洗衣房、餐廳、百貨部、製劑、水療、物理治療室和病歷室等，當四面八方人員眾多出入處，裡外應有多條出入口。

　　2) B2F為冷氣主機、鍋爐房、空調機房或庫房。

　　3) B3F為停車場。或基礎減震層，需維持乾燥。

3.1.1.2. 地上樓層第一段1~4F樓：以進出人員眾多，活動頻繁單位為主。一段內各樓層可相互調配。

　　1) 1F為急診、掛號、計價室、領藥、檢驗室、服務臺、社會服務或放射科。

　　2) 2F為各科門診室、檢驗室、局部行政辦公室。

　　3) 3F為手術室、恢復室、ICU、CCU重症中心等。或產房、嬰兒室、早產嬰兒室。

　　4) 4F為產科病房、待產室、產房、嬰兒室、早產嬰兒室、婦科病房。或持殊加護病房S.C.U.（Special Care Unite）、心臟病加護病房 CCU（Cardiac Care Unite）、和嬰匡加護病房ICN （Intensive Care Nursery）重症中心等。加護病房ICU，在大型醫院中，各科均設有本科專屬加護病房，一則便於治療和看護。再則避免相互感染。

　　5) 3F與4F間之夾層，高度以2.1m左右，為（Work Ceiling）工作（層）走廊，三樓部分--為手術房、恢復室等特區，四樓部分為產房、早產嬰兒室、嬰兒室、ICU、CCU重症中心等專屬特區。將上下兩層樓之機器設備，裝置於工作夾層，包括：乾式變壓

器、空調箱、發電機(必須加裝減震和消音裝置)和一些氣體管線及敷設管線等等，各種管線至手術室、產房、嬰兒室距離最短，維護保養管理等更為方便。在操作與保養修繕時，工程人員和醫護人員雙方，均不致相構成干擾。在要求無菌與安靜之處，必須與外界環境和人員隔離，工作夾層這是最理想的設計。節省特區設備空間，讓推送病床、工作人員進出順暢。同時，對特區內要求無菌的嚴謹，而進入特區之其他人員，必須更換消毒工作衣、鞋帽等，形成雙方不便。這是一個好的設計構想。

致於是否在同一棟大樓建內，建造二個夾層？並非毫無節制，要作全盤評估，除了成本效益，也是藏汙納垢的死角。

3.1.1.3. 地上樓層第二段5~8F或5~10樓：以病房為主。內、外科及一般病房，附設物理治療，肺功能室。如在5樓有足夠的空間，可設置行政辦公室。空出2樓空間。

3.1.1.4. 地上樓層第三段11~12F樓：以傳染病房為主。包括結核、肝炎、癌症或安老病房等等。如果基地允許，設置專屬獨立大樓：例如門診醫療大樓、兒童醫療大樓、婦幼大樓、中醫醫療大樓、傳染病醫療大樓、腫瘤醫療大樓------等等。

國人對「四」與「死」之讀音，無論是注音或閩南語發音兩字近似，尤其在醫院大家諱言這個字的讀音。所以在醫院四樓多改稱五樓，電梯亦如此，四樓從缺，大家都認同。

3.1.1.5. 屋頂：有電梯機房、電梯機房頂上（今已有永大電機工業、臺灣通力無機房電梯），有飲水及衛生用水塔、後背面或旁邊設置安全梯送排風機、室內排氣、小型焚化爐則設置在頂樓之一隅等。如面積允許夠大，可設置直昇機場，尤其市區內寸土寸金，利用大樓頂建立直昇機場，對戰地或重大事故緊急病患之後送，更為便捷妥善。

3.1.1.6. 一棟醫療大樓樓層劃分實例：在郊外一所小型醫院，將手術室設在二樓，產房與嬰兒室設在三樓，等到實施全民健保後，一樓造成門診擁擠雜亂，部分門診又擠上三樓，形成二樓開刀房將門診上下樓層切斷，最少對門診部為一個大單元應有的理念破功。門診部包括：掛號、診療、檢驗、計價、領藥---及其他附屬單位等應有的認知。針對每天大量擁擠門診的群眾，與忙碌的醫療作業，及一般病房病患，應分開往返路線，別攪混在一起。尤其產房和嬰兒室又同門診混合在一起，極為不妥。應為獨立在一個區域內，假如將手術室設在三樓，產房和嬰兒室，設在三或四樓；門診設在二樓，也可在大樓一樓，或一二樓連接在一起做門診均可，情形必然改善。

另外一點，藥局既然設在大廳旁，櫃檯開向大廳，利用開闊的大廳做為候診與取藥處，今將櫃檯開向內側另行開闢為取藥等候處，反多出一處空間。同時順便提醒大家，藥局靠近急診室，方使夜間急診取藥；候診又靠近大廳，取藥等候處與大廳合用，同時又是急診室伸展的有用腹地，詳情後敘。該院已在擴建，可望改善。舉出上例，是加強說明醫院主體建築。劃分三至四段時，以功能劃分段落的連貫性，而非單獨以樓層劃分的動線重疊、擁擠、迷失、散亂等諸多缺失。

就以上劃分法，只是一個大原則，可按實際情形，斟酌調整，可舉一反三，亦並非一成不變，但也不是絕對沒有章法而天馬行空，上面所列舉郊外一所小型醫院門診部門這個例子，其重要性是最好的說明。

3.2 醫療體系樓層配置之原則

3.2.1. 行政部門併入醫療或建獨立大樓：

醫院建築內部，醫療單位元之配置原則：醫療體系之配置，是依據醫療單位的數量之多寡而配置。

3.2.1.1. 院本部有關單位：院本部為醫療與行政單位樞紐，便於作業和管理，若不在同一建築物樓層內，分別配置不同的大樓或樓層，保持院內肅靜，減少擁擠、零亂或感染。有關行政單位，均隨正副院長室配置，便於指揮連繫如秘書、人事、主計和輔導。如同在醫療大樓內，正副院長室，設置在五、六樓或其他樓層的末端。

3.2.1.2. 獨立大樓：若基地允許，可設置獨立行政大樓，正副院長室，設置在二三樓，總務部門，因業務與外界交往頻繁，應設置在一樓，或靠近門口或通道口。如收發、出納、採購等；而警衛室或收發多設置在門口。使一般行政人員和訪客，不要走進門診與醫療區。

3.2.2. 醫院動線標示明確與各樓層劃分：

從進入院區，至院內各大樓與樓層，標示分明，各自沿指標前行。同時院內動線能夠分散，利用指示牌、地面導引色線或箭頭標記等，更不能交叉和過多重疊，既使瞬間擁入大量人潮，進入大門後很快即可分散開來。而醫療（院）大樓，首先考慮人員出入動線系統之流暢。無論在醫院、急診室大門進出口，切記不能過於狹小或閉塞而造成擁擠，將進出人員圍困在一起，寸步難行。如電梯、服務臺、掛號處不能緊靠大門口，急診室和各病房之護理站前，不能緊靠在出入口，要預留足夠的運作活動空間。如今大型醫學中心，已出現中西醫大樓，門診與病房均分別設置。尤其西醫、中醫醫療大樓，從急診、門診、一般病房與特殊重症病房，各科均分別設置。致於各單位為部、科、室，均根據醫院規模之大小而定，院方會自行擬定和決行。以下為大樓各層配置說明。

為了使醫院以人為尊，達成社區化、商業化、生活化、人性化、寧靜與溫馨，用淡淡的暖色燈光和牆壁色調，配置鬆軟的沙發，和圓形茶几，散置在等候大廳室內，甚至形成西點及咖啡雅座，讓病患與家人消費與閑話家常，消除病院冰冷和單調的感覺。並可利用走廊舉行畫展，如今已有多處私人醫院陳現，獲得大多數人好評。

3.2.2.1. 一樓部分：

1) 急診部（室）：為一個醫院整體的縮影，是全天候24小時作業單位。在該區域範圍內，一應具全，什麼都有，無論何時，均能應付突發狀況，緊急救難，獨立作業。應在大樓一側，有獨立通道，和停車場。尤其自SARS發生後，在急診室外，設置戶外發燒篩檢站，今多以搭建帳棚應診，要求通風良好。或者另闢一樓空間，能直通負壓隔離病房區。緊靠藥局，大量救急可借用等候室應急。

急診室內，包括：護理站（設常用藥品櫃暫存）、護理長室兼護理更衣室。有診察室、治療室、觀察室、總醫師室、醫師室、男女醫師值班室、洗滌室、小型手術室兩

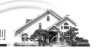

間、產房、小型 X 光室、與活動 X 光機、檢驗室、男女工友值班室、小型庫房等處、急診室內外科觀察收容病床兩大間、均安裝護士呼叫器，與護理站警鈴連線呼叫，床頭均裝置氧氣、真空吸氣和空壓系統救急。藥局最好與急診室比鄰，可免於為夜間另行增設藥房、並非一成不變，視醫院規模面積大小調整。

急診室在大型醫學中心，又改為急診部，擴大了編制，也充實功能和實力，更加強了效率。派專任主治醫師及住院醫師三班制，經驗豐富，可以當即判斷處理，挽救病患生命。

2) 社會服務：協助弱勢病患募款解決困難及基金管理、志工人力運用、保護性個案通報、配合政府政策，善盡社會責任等。按編制大小和人數多寡，在一樓適當地點明顯之處，設置櫃臺與辦公室，並派編制內及志工（白天）人員輪值，近年社會工作，拓展到病患身份之認定與醫療費用之籌措等服務。由輔導單位邀請社會知名人氏主持聯合組成，籌募款項基金和管理、招募志工、維護弱勢族群權益等。

3) 註冊組：掛號、詢問、住、出院、收費（屬出納股）、在醫療大樓一樓，病歷室（多設置於掛號室的地下室，即靠門診最近之處）並於鄰近處，附設病歷室檢討室。掛號處：彈指之間能迅速完成掛號作業。按每日門診人數設置掛號窗口數量，讓病人快速完成掛號後，在一樓或上二樓能分別至門診室前等候就診。

4) 藥局：最好緊靠急診室，便於夜間供應急診室取藥，免於急診室人員奔忙，尤其夜間值班人員較少為甚。局內分司藥、調劑，而大型醫院則設製劑部，多為抗生素分裝為主，或調劑咳嗽糖漿、磨碎錠劑分裝，庫房在藥局下方之地下室最好。在藥局前要有較大的取藥等候室，預留有重大車禍與空難時，支援急診室作業空間，可擴大收容大量傷患，以應救急等工作。

5) 復健室：設置在一樓，有電梯在二樓或地下一樓亦可。便於行動不便患者出入。亦有附設義肢工廠，要避免打擾嗓音，則多設置在院內其他大樓偏避處，以免影響醫療作業和病患靜養。

6) 放射科：登記室與、大、小型X光照相室（門框上端設有警示燈），如今已無片化，X光照相後立即洗片，（已不必用暗房），直接存入院內資訊總資料庫各人檔案中，門診醫師可從電腦中挑出病人檔案中查看報告結果，看片室、存片室、更衣室、廁所、候診室等。在放射科內細部劃分：有呼吸循環、消化系統、泌尿生殖、神經、骨骼關節、小兒放射、磁振造影與超音波。為獨立建築物，或一層樓面一端。「在不同原子能放射量治療型裝置處所」，如100、150、200、250kvp均須有不等級遮罩，其每間四面牆壁與上下天花樓板內，均加裝厚薄不等之鉛板，混泥土之密度為2.35克／立方公分（147磅／立方呎）時其厚度之吋數。按X--放射管與佔用區之距離，分為5"、7"、10"、14"、20"，亦有不同規格以，免放射線外洩，危及人員安全。詳細規格可由設備廠商提供。多年前，臺灣一所大醫院，曾鬧出人命這種笑話，造成主管受到傷害死亡。

7) 核子醫學：在中大型醫院才有能力設置。最早於民國1971年9月15日，由臺北榮總醫

院盧故院長致德，邀請史丹福大學核子醫學系葉鑫華教授，返國籌建「核子醫學中心」首任主任，民國1974年改制為核子醫學部，分設核醫科、放射製藥科。及保健物理室、核醫儀器室。核學診斷、治療室、沖洗間、病房，及污水處理設施。

8) 供應中心：設置在大樓一處或多處，包括儲存發料處、敷料製作室、打包與消毒處等。設置於大樓一側、地下一樓、或二樓），靠近電梯，便於大量工作服、敷料、器械、消毒後的運補，動線最短（詳第四章第五節）。

9) 其他：如有空間，可配置部分門診室、候診室及體檢室等單位。

10) 廁所：在院內各處公共廁所，均應設置男女蹲、坐與殘障人士馬桶，蹲式與坐式馬桶數量為2：1，同時在大小便器旁，設置大小試管及紙杯取樣時之存放小托架。病房均為坐式馬桶。

3.2.2.2. 二樓部分：

1) 門診部，包括：各科門診室及候診室，門診檢驗室和廁所。在門診診療室間，設置相關衛教室、諮詢室、治療室、石膏室。減少病患奔波之勞。

2) 檢驗部配合門診檢驗：設心電圖室、腦電波室、超音波等檢查室，或部分設置在一二樓門診處。小兒科、婦產科門診，併入產房，或另設一處，附遊樂室。不與一般門診排列在一起。

3) 門診部主任室（一或二樓處均可）。

3.2.2.3. 三樓部分：手術房為專屬特區。

包括手術房、石膏室、器械室、麻醉辦公室、麻醉機械室、消毒室等等。

1) 為手術房，形成專屬特區，設置護理站，護理長辦公室在門口把關。

2) 恢復室一間，每一病床，均接裝護士呼叫器，與護理站警鈴連線呼叫。每一床頭均裝置氧氣、真空吸氣和空壓系統救急。為每一手術檯需配置2~4張病床。

3) 器械室一二間，急用藥品室一間、庫房、高壓消毒室一間。1200床大型醫院，大中型手術室各8~12間，或10~20間；600床地區型醫院，大中型手術室各6~10間不等。隨各醫院實際情況而定。詳第八章手術房。

4) 手術房各外科均有各自專用手術室，每室一張手術檯，並非各科輪流使用，防止相互感染。各手術室因手術室性質不同，設備器械互異、空氣調節出風口等多少有些差異。最精細的手術為腦外科、接肢、眼科。所以手術室也有大小之分。大型手術室，配有傳遞式手術器械雙面櫃，與走道相通。早期在手術房頂或一側，並設置參觀臺，兼做教學與病患家屬觀看。如今視聽器材發達，直接傳送至視訊教室，改善設置大型視聽教室或轉播攝影室，可容納較多人員。每兩間手術室之間，或適當位置設有單一或兩連、三連式刷手槽一臺，由側門進入手術室。另設蒸汽煮鍋一臺。

手術室依不同用途有大小之分別，其主要要件依手術檯中央位置，配置單座式或兩至三隻無影燈手術燈移動軌道，與供給醫療氣體之數量、間距等有大小兩種尺寸。單座

式裝置在手術檯頂中央，兩組手術燈軌道，則裝置在手術檯兩側，為兩只無影燈，或三隻固定式。

手術室內設置：包括：氧氣、空壓、真空和笑氣。而每項氣體，均有兩組以上出口插座備用，其配置圖另行說明。各室內空氣調節，不但要求溫、濕度與相對濕度，並設100％超高性能集塵＋滅菌之過濾系統（要求99.999999＋％滅菌；Class100 = 000~0.1.）絕對潔淨無菌之新鮮空氣，同時，手術室均為正壓區。詳醫院空調設備篇(第五章第六節)。例如達環淨氣企業有限公司，代理美國TECHOVATION公司，為生物污染源控制技術超高性能，雙層HEPA濾網「 BIO PLUS EEF（電子加強濾網）加上一般的HEPA」。該產品獲得專利技術（美國專利5,403,383 April 1995）及三項大獎：

*1995年美國太空總署（NASA）中小企業創新研究（SBIR）技術獎。

*1996年微小產品眾星獎（Micro Product All Star）。

*1997年世界100大研究發明獎（R & D 100 Award）。

5) 麻醉主任室、醫護辦公及器械室、標本處理室、汙物室；男女浴室廁所，多在手術室專屬核心特區外，緊鄰手術房。

6) 石膏房一間。（外科手術房旁）。

7) 加護病房：最好靠近手術房或同樓層，包括護理站，兼護理辦公室，監控儀器裝置處（同在一處）多為開放式，一大通間10~15床並排排列，及二三間小型隔間。工作及消毒室、庫房、雜用室、開水間、汙物間，醫師值班室，（男女浴室廁所）。包括：內科、外科、兒科ICU，各科個別加護病房，及CCU心臟加護病房。小型醫院多混合收容。各科二至三間，每間以二或三床為原則。室內每張病床間距預留空間較大，除了便於醫療急救作業，床頭加裝氧氣、真空、空壓出口、呼吸器、各自專用插座及醫療備用材料等。

另附設家屬等候室和休息室，休息室另設他處，但別距離太遠即可，室內裝有喇叭，便於呼叫與家屬聯絡通知。

3.2.2.4. 四樓部分：為加護病房或產房專屬特區。產房與嬰兒室相連接。如果醫院不大，可併入三樓一邊，各設置獨立空調。主要減少閑雜人等，打擾和感染問題，如機器設備運轉噪音、維修人員的進出、造成相互感染等問題。

1) 產房：設護理站，內設護理長辦公室，待產房2~3，每間二至六床、每一病床均接裝護士呼叫器，與護理站警鈴連線呼叫。產房4~6間，每間一至二床，設有一至二張產檯。產房間或適當位置處，設有多處刷手槽，一至二臺，淨手後由側門進入產房。男女浴室廁所，多在產房一端。待產房邊絕對不設廁所，提供尿盆，以免產婦如廁時發生生產危險。

產房內設置：包括：氧氣、空壓、真空和笑氣。而每項氣體，均有兩組以上出口插座備用。各室內空氣調節，不但要求溫、濕度與相對濕度，並為100％（HEPA過濾

99.97%）絕對潔淨之新鮮空氣，同時，產房、手術室均為正壓區。詳醫院空調篇。（詳第五章第六節）。

2) 另設嬰兒室、早產兒室、隔離室、參觀櫥窗、哺奶室、衛教室、婦科病房（後者或另設置其他樓層）等。

3) 產科病房：病房設護理站，護理長辦公室，工作及消毒室、換藥室、庫房、雜用茶水、汙物間。病房內浴廁所。每一病床，均接裝護士呼叫器，與護理站警鈴連線呼叫可隨時呼叫。嬰兒室與母親產科病房同在一層樓，並相鄰近同在一處，家屬探視嬰兒與產婦，極為方便動線最短，減少院內人潮，以免四處流動。

4) 另設診察室、特診室、治療室、觀察室、檢驗室、超音波檢查室、子宮頸觀察室候診室等。附遊樂室。

3.2.2.5. 三五樓間夾層工作走廊：上面已提到，三樓部分--為手術房，四樓部分為產房、嬰兒室等專屬特區。部分醫療設備，如專屬空調箱機房、乾式變壓器、緊急發電機、熱水箱、及敷設管線等，祗限專屬區使用設備設置其間。節省特區設備空間，讓推送病床、工作人員進出順暢。同時，檢修時亦不必進入三樓，或四樓層，以免對特區內之工作人員造成打擾。這是一個好的設計構想。尤其是空調為百分之百的全外氣，要快速處理溫濕度和無菌，有加濕、水氣分離、過濾、殺菌等，壓損大，能在上下樓層間，設置空調箱效果最好。

3.2.2.6. 五樓以上：五樓為小兒科、六樓為骨科、七、八樓為外科、九、十樓為內科病房，頂樓為傳染病房。

3.2.2.7. 各樓層一般病房：均設置護理站，護理長辦公室在護理站內病房前端、正面或門口，掌控全局。對內外人員進出一目了然，但櫃檯前亦應預留空間，對外來接洽公、辦事，與便利推送病床作業，大家方便。護理站內設有櫃檯及工作室及女廁，另有消毒室、會議室、換藥室、庫房、雜用室、茶水間、汙物間、便盆消毒間（亦可與汙物間合併），備有單、雙人、及四至六人（略嫌擁擠）大病房，各病房內設有浴室與廁所，各病房每一病床，均接裝護士呼叫器，與護理站警鈴連線。空調機房之設置以病房為單位。則在各層樓公共場所設置男女廁所各一，便利訪客。

一般病房多為長方形或方形，長方形有兩種形式：病房分兩行左右排列、或三行排列，中間為工作室，則後者優於前者。每一病房均必須有一對外窗戶。正方形則多有設置天井做法，達成每室有窗的目的，理由在此。病房配置之切割，有如方塊拼圖遊戲，將有關功能之房間數目和大小，一一列出，再作配置。

1) 病房兩行排列式：前後兩側靠窗為病房，中間為走廊，其寬度最小2.3m，最好2.5m。護理站（內設護理辦公室及女廁）、治療室、雜用室、庫房、茶水間、便盆消毒間、空調機房---等，及其他各室均在兩邊前後端。動線過長（最好不要超過24m公尺），亦不經濟。正方形最好，成回字形，動線最短。但護士站則退縮到小方塊中心，訪客找尋不易。康樂室可設置在單排電梯前方，兩邊(翼)病房共用。如圖3--2。

2) 病房三行排列式：兩邊靠窗為病房，中間為護理站、護理長室、工作及消毒室、換藥

室、庫房、雜用室、茶水間、汙物間、便盆消毒間、空調機房等。男女公共浴室廁所等（今已設置在各病房區域內）。而一般小病房均有單獨之浴廁間。

兩行或三行式排列，屋外兩側及末端同為三面外牆，三行式兩邊各一條走廊，中間為護理站等，容量大，動線短，配置完整，較經濟實用。除非建地狹小，長方形多為三行排列，或正方形而成回字形，而兩行排列式，非不得已多不採用。

在未談主題前，先提出圓形與長方形「截面積」的認知觀念：圓形風管效果最好，如將圓形壓扁成長方形，圓弧長度不變，其效果隨長寬比拉大，而效率遞減。建築物的截面積亦不會例外，不妨看看下面三張圖面作一比較。

如下圖3--2左翼兩行排列式、圖3--3左翼三行排列病房配置圖，可作一比較，其優劣立即呈現，不必多費口舌。上下邊、左側均為室外，右側為中央。

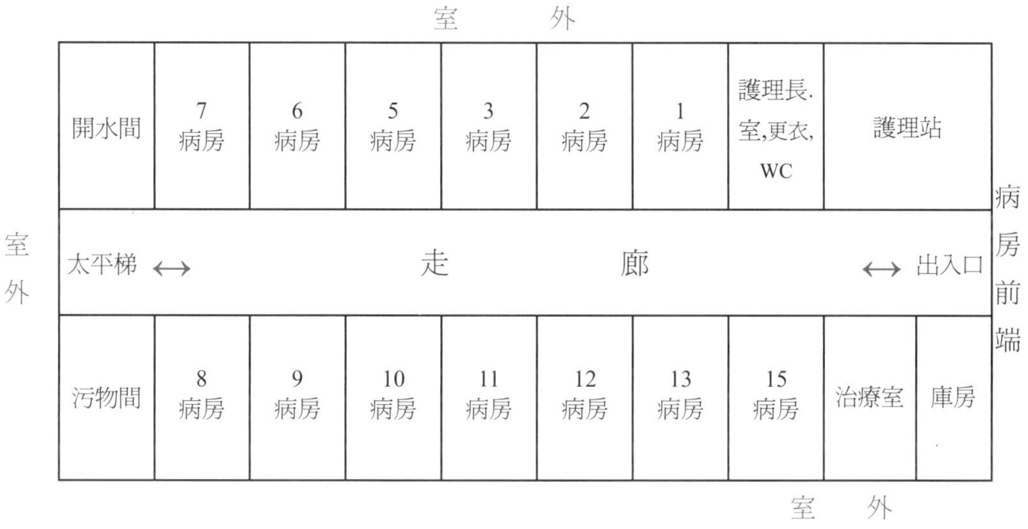

						室　　外		
開水間	7 病房	6 病房	5 病房	3 病房	2 病房	1 病房	護理長. 室,更衣, WC	護理站
太平梯 ↔		走　　　　　廊						↔ 出入口
污物間	8 病房	9 病房	10 病房	11 病房	12 病房	13 病房	15 病房	治療室 ｜ 庫房

室　　外

（室外：左側）（病房前端：右側）

圖3--2兩行式長條型病房配置圖（在狹長地形中）

從上面這張圖中可看出過於單調，動線過長配置不夠完善，既不經濟又不實用。若非受於地形限制，決不會作如此考量，將房屋寬度加大2/5，即可形成三行式長方型病房；小型醫院門診或病房又當別論。而各病房單獨的盥洗間，事實上已不可缺少，三~五人病房的三等病房，共用一間盥洗間，並不實用，或一間盥洗間內，設置兩套馬桶，蹲坐各一。臺北郊外有一所醫院，為長條型病房可供參考。

而下麵兩張構圖：一為三行式長方型病房配置圖，另一為方形病房配置圖，均比上圖3--2為完善而實用。中間行設置護理站、治療室、開水間、汙物間和娛樂室等，均兩側開門，方便醫護人員進出兩側病房作業，距離最短。

一般病房，每一病房內病床數，最好不設置三人床位，主要考慮病人聊天對象，成雙成對，不會有第一床跳越第二床與第三床對話，第二床單挑，有孤獨的感覺，也許只是一種思考或理想。同時病房內還要考慮家屬或看護工睡覺之位置。病房太寬或太深，均不適宜。人多則過於擁擠又雜亂，影響病房安寧，和病人靜養。這些瑣事都應考慮週全，

不能忽略。而每一病房之等級配置，一等病房，三至五間，每間一人；二等病房最多，五至十間，每間二人（一、二等病房可交互安排調整使用）；三等病房三至五間，每間五至六人，為公勞保病房，病人不必付費，一、二等病房，病人必須補付病房差額費用。凡每間病房均設置有浴廁、床頭櫃、坐椅、衣櫃和倍病患家屬坐臥兩用椅等。

3.2.2.8. 護理長辦公室：在此順便提出有關各病房中增設「護理長辦公室」一案之經過。早期各病房並無護理長單獨辦公室，當時筆者參與仁愛醫院規劃協調時，提出「護理長辦公室」一案，該院護理部主任亦有相同認知，立即獲得認同。筆者並加以說明，其原因有二：其一當護理同仁間，與訪客或家屬有紛爭時，護理長可在辦公室內協商或糾正；其二：住在醫院外之護理同仁，室內增設衣櫃，便於更衣和隨身攜帶物品之保存。最後院長認為合理，同意定案。往後各大醫院新建醫療大樓，隨之仿效增設護理長辦公室。

3.2.2.9. 頂樓層為傳染病房：如肝炎、結核病之門診、sars、癌症重症或安寧病房，檢查及治療病房，其他配置與一般病房相同。若設置專用電梯，或與貨梯病床梯合用。如基地有足夠的空間，可將各類傳染病房，設置獨立建築，與一般病房隔離，避免傳染擴大。

3.2.2.10. RF樓頂層：醫療大樓建築物屋頂，設置直升機停機場：加強建築結構，設置直升機停機場，首先裝置訊號燈與照明設備。以便前後方緊急傷患運送。按地區性之需要作考量。亦可設置小型焚化爐，處理傳染病房之廢棄物，設置於大樓樓頂或他處。尤其高樓的避雷針之裝置，絕不可少。

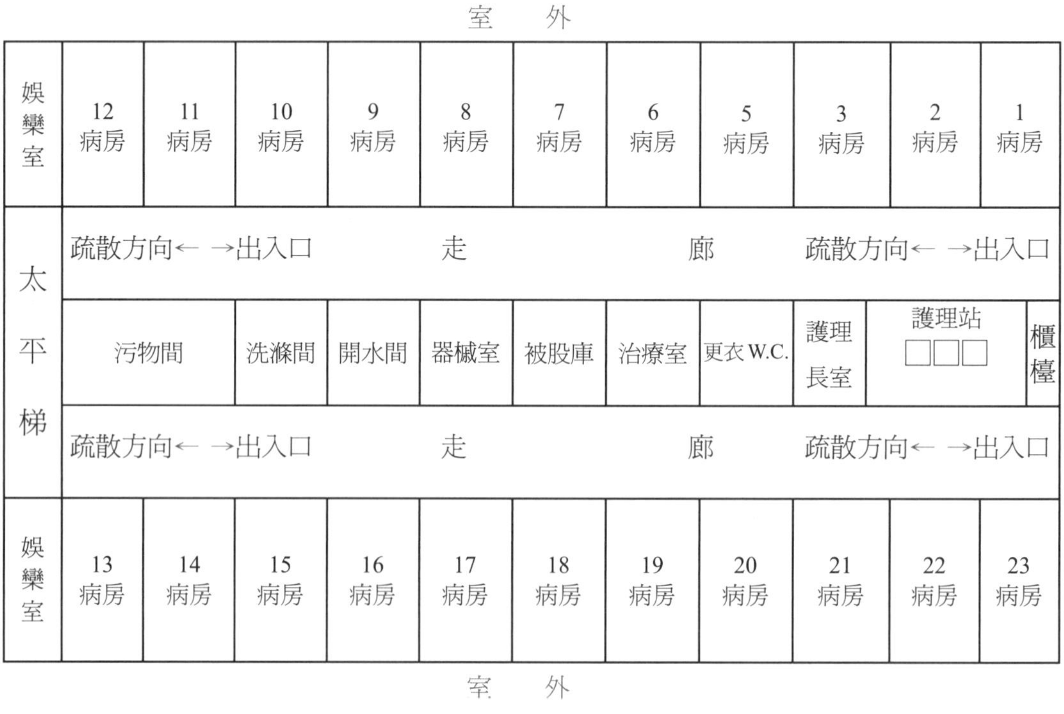

室　外

娛樂室	12 病房	11 病房	10 病房	9 病房	8 病房	7 病房	6 病房	5 病房	3 病房	2 病房	1 病房
太平梯	疏散方向←→出入口			走		廊		疏散方向←→出入口			
	污物間		洗滌間	開水間	器械室	被服庫	治療室	更衣 W.C.	護理長室	護理站 □□□	櫃檯
	疏散方向←→出入口			走		廊		疏散方向←→出入口			
娛樂室	13 病房	14 病房	15 病房	16 病房	17 病房	18 病房	19 病房	20 病房	21 病房	22 病房	23 病房

室　外

圖3--3三行式長方型病房配置圖（在略略寬闊地形中即可達成）

從上面這張圖中，可看出三行式長方型病房配置，比兩排式長方型病房配置圖，不但緊湊容量大，動線短，配置完整，較經濟實用。因兩行式排列，公共設施佔了靠窗病房面積。病房配置圖，就可看出每個人的才華和功力，在有限的空間做配置，能如何善用每一寸空間，靠個人的巧思與經驗，有著廣闊的施展長才表現。下面一張圖，是另一種方形病房配置圖，護理站前第*27~*30四間病房，可供ICU重症病房專用，那就更完整多了：

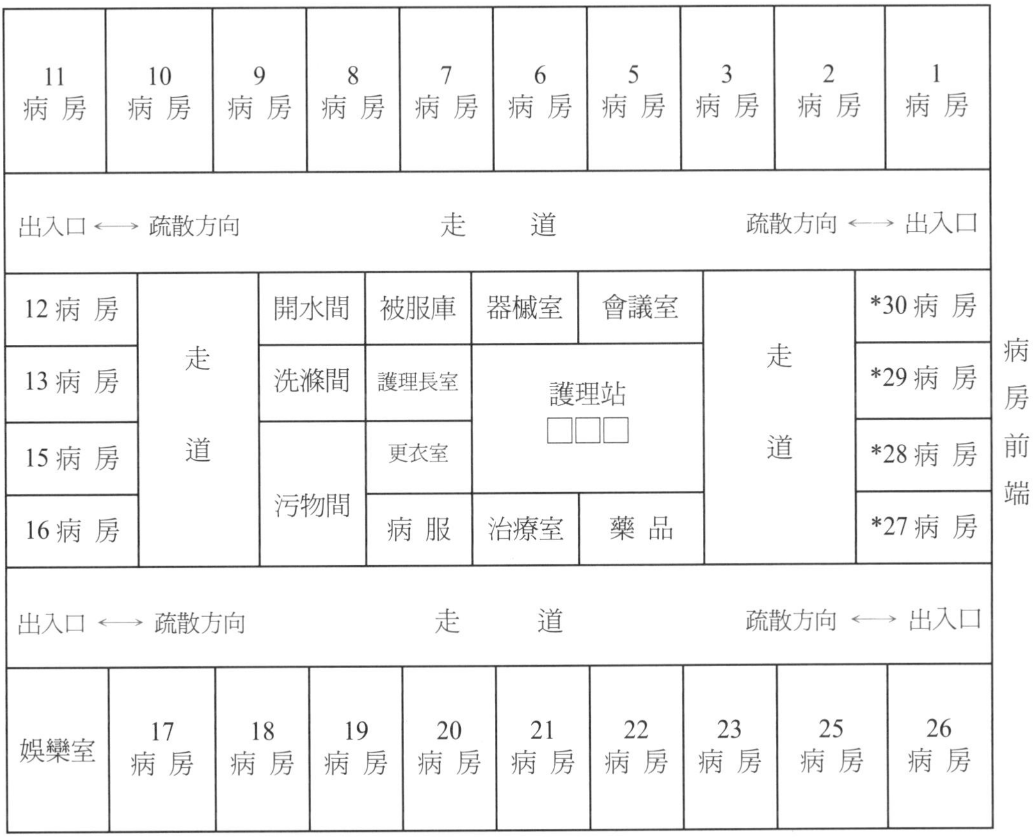

11 病 房	10 病 房	9 病 房	8 病 房	7 病 房	6 病 房	5 病 房	3 病 房	2 病 房	1 病 房

出入口 ⟷ 疏散方向　　　　　　　走　　道　　　　　　疏散方向 ⟷ 出入口

12 病 房	走 道	開水間	被服庫	器械室	會議室	走 道	*30 病 房	病 房 前 端
13 病 房		洗滌間	護理長室	護理站 □□□			*29 病 房	
15 病 房		污物間	更衣室				*28 病 房	
16 病 房			病 服	治療室	藥 品		*27 病 房	

出入口 ⟷ 疏散方向　　　　　　　走　　道　　　　　　疏散方向 ⟷ 出入口

娛樂室	17 病 房	18 病 房	19 病 房	20 病 房	21 病 房	22 病 房	23 病 房	25 病 房	26 病 房

圖3--4三行式正方型病房配置圖（成方正地形）

3.2.2.11. 地下室：有一層與多層式：

1) 地下一樓：庶務單位，多為廚房、餐廳、福利社，糧秣庫、洗衣房、蒸汽鍋爐房、熱水爐房（高樓分段設置，按每層樓病床數而定）、冷凍空調機械房、總配電室、發電機房、消防泵浦室、被服庫、雜物庫房、水電值班室等。廚房等與地下一樓出入，分別於不同走道與出口。

2) 醫療單位：敷料工作室、蒸汽高壓消毒室、物理治療室、水療室、調劑室、蒸餾水室等。

3) 地下二樓或以下樓層：多為停車場，調度與停車場同在一處，便於指揮管理，設專用車道。或為建築基礎減震裝置(詳後第三節)。

3.2.3. 傳染病房：

傳染病醫療首要為斷絕傳染和擴散。隔離斷絕對傳染病源之傳播，多設置在頂樓或安置在獨立的大樓、或傳染病院，按各地區情況而論。並加設診療室及候診室空間。病源的擴散為傳染，如能隔絕病源，既無法擴散與傳染給他人，再被控制治療疫情自然就會慢慢縮小，僅剩下只是醫療工作，那就靠醫生的仁心仁術了。

傳染病房：根據美國建築學院出版（Hospital and Healthcare Facilities）。

3.2.3.1. 新建病房：最多每一病房限住兩人；傳染病房最多限住四人。

3.2.3.2. 病房面積：每床最小面積100平方呎（9.29m2）雙人房每床120平方呎（11.16 m2），不含洗手間、浴室、衣帽間。（＿＿ ft × 0.093＝＿＿ m2）。

3.2.3.3. 病床與牆壁距離：單一病床與牆壁距離至少3呎，（0.91 m），兩張床間隔距離至少4呎（2.22m）。（註：1～4為Guide Line for Designed Construction）。

3.2.3.4. 床的高度：最高不超過50 cm，以減少病人與醫護人員相互感染。

3.2.3.5. 每間病房須有廁所和浴室，門向內開

3.2.3.6. 每一病床須有呼叫器紅燈及監視電視。

空調通風型態：傳染病房、診療室及候診室都是產生病源的地方，所以空調通風，須採用垂直穩定流動型態，自上方出風，踏腳線或地板排氣(回風)，以減少病人與醫護人員感染，及病人的互相感染，室內清淨度為100級無菌室。

在病房空調送風出口，在病床之相對上方直吹，可調節風量及上下高度，回風則在床頭，出風口亦可移動式加上醫護人員面對面，仍有一公尺以上距離，如戴上口罩應絕無感染之慮了。

診療室醫生與病人須面對面，桌面也應有一公尺寬，中間有一活動隔板，必要時可將隔板拉開，空調送風自上而下，回風則自醫生與病人兩側回去；回風從地板回風亦可，如為高架地板，如此回風左右分道沒有亂流，不會互相感染。診療室清淨度為100級無菌室。

候診室人數眾多，應有各科專用候診室減少感染機會。如現在候診人均擠在一大型候診室、門口及走廊，自然互相感染。而傳染病門診，應另行設置一處。

3.2.4. 有關最新建築技術規則：

無窗戶居室。摘錄原條款：

『建築設計施工編，第四章 二節：排煙設備--地下室對於「無窗戶居室」條款門檻第100條（排煙設備）下列建築物應設置排煙設備。但樓梯間、昇降機間及其他類似部分，不在此限：

　* 一、供本編---------------------

　* 二、本編第一章 第一條 第三十一款三目：所規定之無窗戶居室。

前項第一款防煙垂壁，係指以不燃材料建造之垂壁，自天花板下垂50公分以上。第三十一款 三

目：所規定之「無窗戶居室。」

根據「(三) 樓地板面積超過五十平方公尺之居室，其天花板或天花板下方八十公分範圍以内之有效通風面積，未達樓地板面積百分之二者。」

必須設置排風設備，未超過五十平方公尺之居室者，不在此限。

『第卅一款、無窗戶居室：具有下列情形之一者，稱為無窗戶或無開口之居室。

(一) 依本編第四十二條規定有效採光面積未達該室樓地板面積百分之五者。

(二) 可直接開向戶外或可通達戶外有效防火避難構造開口，其高度未達1.2公尺，寬度未達75公分；如為圓型時直徑未達1公尺者。

(三) 樓地板面積超過50平方公尺之居室，其天花板或天花板下方80公分範圍以内，有效通風面積未達樓地板面積百分之二者。』

第十六款、居室：供居住、工作、集會、娛樂、烹飪等使用之房間，均稱居室。門廳、走廊、樓梯間、衣帽間、廁所盥洗室、浴室、儲藏室、機械室、車庫等不視為間居室。但旅館、住宅、集合住宅、寄居舍等建築物其衣帽間與儲藏室面積之合計不超過該層樓地板面積八分之一為原則。』

依「設備標準」第21條規定，分區分樓層依用途個別檢討設置。

3.2.5. 醫師、護士宿舍大樓，絕對不要與病房大樓相連接：

醫師宿舍亦絕對不能與醫療大樓相連接，以免病患前來打擾。男女醫師宿舍，應分開或在同一棟大樓，亦應從不同大門出入。主任級為單人房，主治醫師或護理師均為單人房或雙人房。按現況作調配。住院醫師或護士及實習醫師均為雙人房。住院醫師及實習醫師宿舍，絕對要全額供應，可以說是他們工作與實習，全年無休「並24小時備戰」。寢室內設有書桌、椅、床與衣櫃，小型送風機（Fan Cool）；大樓內設有：浴廁、茶水間、清潔間等，每層各別設置。並於一樓設管理員宿舍一間，兼作辦公室。

3.2.6. 員工宿舍及調度室：

3.2.6.1. 行政人員宿舍：行政單位主管為單人宿舍，一般人員亦多為雙人宿舍，每兩人一間。均按各院實際情形而定，並無硬性規定。設備配置與醫師宿舍相同，或併入同棟大樓內。每棟大樓設管理員一人，宿舍一間兼作辦公室，為員工服務洽公。

3.2.6.2. 技工工友宿舍：設備配置，與醫師宿舍略同。其他人員多為上下雙層床，四人一間，而技工工友，室內每人均有衣櫃，僅有一張桌椅共用。附設技工工友管理單位辦公室一間，管理員宿舍一間。其他公共設施均同上。

3.2.6.3. 調度室與停車場：靠近全醫院車輛停放處，由調度室負責調度。部分車輛在地下室，或院內空曠處所。並附設一二級保養場。

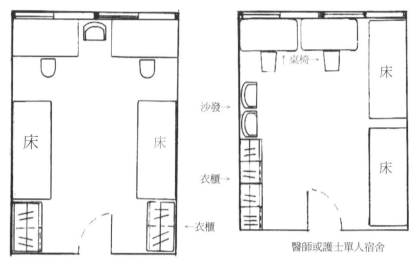

醫師或護士單人宿舍

註：1）傢俱配合宿舍內大小添置,床200cm與桌106~120cm椅有一定尺寸,最好購買成品。
　　2）淋浴一間、或淋浴兼茶水間,廁所每層樓一間。

圖3--5醫師 護士宿舍內配置圖

3.2.7. 全院其他附屬建築設備：

如全院總受電設備、發電機設備與機房、液氧、瓦斯等備用儲存房（多設置在室外）、深水井、污水處理排放池與氯氣消毒設備、垃圾收集轉運處、小型焚化爐,為處理手術與病理後之廢棄物；以及核醫廢料處理等設備。

3.3 醫院主體建築與設備減震系統之設置

3.3.1. 基礎隔震器之裝置：

日本與臺灣同屬太平洋海島地震帶上的國家,每每地震所帶來的重大損失,使人不寒而慄。為了保護人民生命財產,及減少房屋倒塌損失,臺灣房地產市場,對建築物減震方式,來提高高層建築之等級。減震系統：除室內一般的機器設備減震（在拙作「風機設備與風管系統設計技術」一書中有詳細說明）外,此處所指的減震系統,是指建築物「隔震方式」減輕地震時的衝擊,而減震又分為隔震與制震兩大系統。今國內外減震工程,多以隔震為世界新趨勢。尤其醫院建築或防災中心更為重要。隔震是以LRB鉛心橡膠減震器,裝置在下層結構基礎上,與上部結構中間的一種連結系統之裝置。大小減震系統,原理相同。在日本與美國減震系統之發展已有二三十年以上之經驗,因建築成本較高,雖增加了建築減震系統之設置成本,但混凝土中利用中鋼或臺電發廠副產品爐石和飛灰,或在高層每戶建築物內隔間,改用木架和木板與其他輕質材料,來減少隔震層以上建築材料之使用量,而減少建築重量及成本。而建築減震系統之設置層,平時要保持室內乾燥,尤其不能浸泡在水中,每年要定期檢查維護,可使用超過80~100年,才需全部更換。早期在先進國家中,採用建築減震系統亦不多見,直到日本阪神大地震後,設有減震系統之建築物均未受損,自此減震系統之建築,廣泛被採用,日本目前正施工與已完成之工程案例,將超過八百棟。而在國內自1999年921大地震,造成南投重大損失,有鑑於此,產、官、學界均爭相推崇減震工法,而列為優質建築的首選配備。已經竣工之慈濟新店綜

合醫院，到臺北市地政及災害應變中心，與中山紀汎希（中山北路）豪邸，均優先採用減震工法，設置建築隔震系統，當大地震發生時，減輕地震對建築物的搖擺和震動，到最微小程度。保障了人員、電子、電腦等設備之生命財產之安全無慮，既使正在手術進行中，亦能繼續完成救人工作，不會影響醫療作業；更不會影響病人對地震之恐懼和慌亂，及建築物內門廳、門窗玻璃破碎、櫥櫃倒塌，造成日用品及擺設垂落，人員受到割傷等情節。以目前臺北高級住宅，叫價從五六十萬元起跳，到百萬元以上一坪，而造價每坪約增加約兩到三萬元，根本不成比例。而效果顯著，隔震建築必然激增。現用兩種防震裝置：

3.3.2. 超高樓層的抗風抗震被動式調諧質量阻尼器TMD（Tuned Mass Damper）：

當然亦被優先考慮設置之要件。臺北市101大樓，已設置抗風抗震被動式調諧質量阻尼器，在這次2004,10.15.在宜蘭蘇澳外海發生規模七級的大地震，震央在蘭蘇澳地震站東方外海一百零九點八公里處，地震深度五十八點八公里，約等同46顆原子彈、臺北市2004,10.23.晚發生四點一地震，震央在信義區離101大樓不遠的四獸山；與2004.06.28.敏督利中度颱風，陸地風速高達14級，每秒平均風速43.8 m／S，每平方公尺平均風壓，231kg/m2，其威力之強大，可想而知，均已安然渡過無恙。（聯合報）而據國外專家估算可承受17級以上風速，每平方公尺得承受平均高達1.4噸風壓！在這種颱風強震島嶼地帶，特殊地理環境建造超級大樓，已是世界之最！

3.3.3. LRB鉛心橡膠隔震器，其內部構造：

中央用99.99％鉛心，上下為錨錠厚鋼板，中間層是一層層高強度鋼板，在一層鋼板一層橡膠，逐層累積而成。計算出整體建築的垂直重量所需要之鉛心橡膠減震器，縱橫排列，利用LRB鉛心橡膠隔震器，來承擔地震時劇烈左右搖擺時，能橫向位移的特性，慢慢地平行搖擺，可大幅減弱其搖晃，達到確保建築物及屋內人員生命財產安全的最後目的。

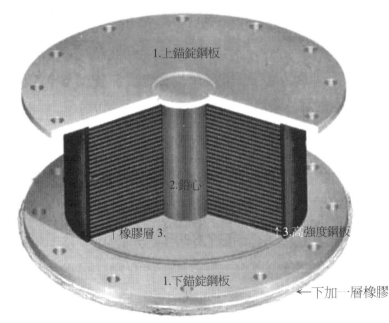

1. 上下兩層錨錠厚鋼板。

2. 中央鉛心（99.99％）。

3. 中間層一層橡膠一層高強度鋼板重疊累積。

4. 下錨錠鋼板下，加一層橡膠墊。

5. 氣墊式減震器，自然頻率特小，約在 2.4~3 或 4 Hz 之間，減震效率高，隔音效果尤佳。

圖3--6單個鉛心積層橡膠隔震器（一）（茲以慈濟新店醫院簡介圖例）

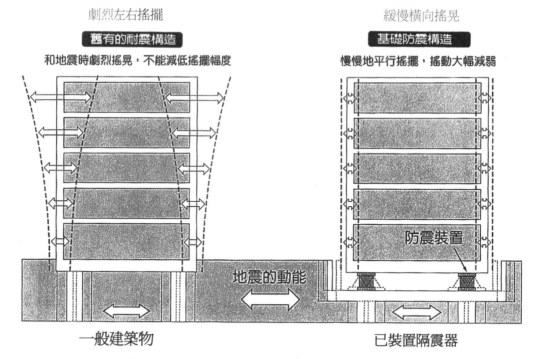

圖3--6基礎隔震裝置位置示意圖（二）（茲以慈濟新店醫院簡介圖例）

3.3.4. 設備減震器（Vibration Control）：以美笙、兆山辰和怡馨等產品。

有人稱：防震或避震器，都是同一東西。照英文字義直接翻譯，為「控制震動」。在原文中同樣選用Snubber減震字樣。要讓大家在直覺上，不論採用任何的材質，既不能防止震動，亦不能避免震動，僅僅能夠減低其震動，而稱為「減震器」。主要的用意，讓大家對減震器有深刻認識和瞭解，別以為可以防震或避震之錯誤觀念。

機具設備減震設備工程，一般說來，在國內廿多年來已有相當良好之基礎，從76年美笙公司，最初引進國外產品，為減震設備開國內之先河和權威，以及國人對產品之自行開發與拓展，頗具成效。同時各家產品，各具特色。如果能先行瞭解各家產品之特點，在選用時，必能運用自如，往往花費最少之代價，即能獲得預期之效果。

3.3.4.1. 美笙有限公司，其產品可分為：氣墊式、橡膠式、彈簧式座式與懸吊式等三種型式外，是目前國內，已具有專門從事震動與噪音之專業公司，代理美國兩家震動與噪音控制行業中最權威之公司〝MASON INDUSTRIES INC,及INDUSTRIAL ACOUSTICS COMPANY〞有代理與合作關係，受其技術指導及定期赴美訓練，吸收新知。該公司自1987年元月成立，配合國內經濟成長和發展，正式引進各式減震設備、地震限動器、浮動地板、大小各型基座等，一應俱全，產品為國際水準標準化。最初多為公共建設，大型設備中所引用，而隨後逐漸擴展至其他私人企業及工廠，達到維護機器設備之穩定運轉，防制噪音之擴散，對要求提高環境安寧，功不可沒，多年來，曾接受國內著名工程顧問

公司，委託作相關震動與噪音控制規劃、設計及生產；並應內政部建築研究所，邀請咨議有關建築物防音設計之研究。並參與國內所有著名之重大工程，效果良好成績卓著。成員多為工程與建築學系畢業生，至今已逾廿四年歷史，深獲佳評，每年營業額，均在億元以上。在國內並設有裝配工廠。

其產品種類：減震器分A.B.C.D.E.F.G.H.I.J.等多種。

1) 減震器大致不外金屬彈簧、氣墊式和合成橡膠三大類。

   A) 金屬螺旋彈簧減震器：標準產品採用極為廣泛，有幾項重點特別出說明：

      a)   品質要求：

         * 減震體供應商根據設備之重量，重心分配狀況等因素，負責選擇適當彈簧係數之減震體，使在機器設備表所列之最低靜撓度均可達到，以確保減震效益。

         * 並負責減震體基座鐵架之設計，適當提供以剛性基座以支撐設備，並不得與設備動力共振。

      b)   送審資料之要求：

         * 送審減震體型式，應符合機器設備表所列之要求。

         * 減震體送審圖，應明示各減震體與設備之相關位置，每一方減震體之載重、靜撓度，彈簧尺寸及顏色代碼。

         * 承包商負責減震體供應商所提供原廠正本型錄及計算書，其內容包括減震基座之設計尺寸，減震器原設計規格，彈簧外徑，高度，壓固撓度，彈簧係數等，以確認能提供設計要求之最低靜撓度。

         * 提供安裝方法之說明。

2) 產品及材料：MASON 美笙公司系列產品類型

   A) 減震器A類型：應為一具側向穩定性無殼體之自由直立彈簧，必須能自由站立，以及在無任何外殼支持下，也能側向穩定。在頂、底部應包含頂蓋及底座，頂蓋應具備可調整水準鋼質螺桿，底座需粘接於一個6mm厚的合成橡膠（Neoprene）耐磨襯墊，能夠防止高頻所產生噪音及防止滑動。

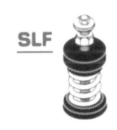

   彈簧之靜撓度，應參照設計圖和本規範所示，彈簧之水準剛度必須等於或大於垂直強度之0.8倍，彈簧之外徑最小應為彈簧負荷下壓縮後高度0.8倍。彈簧的壓縮前，必需承受50%的超載情形。（原廠型錄須標示上述數據），否則重新換裝。同時側向彈簧勁度，必須等於垂直彈簧剛度。

   參考型號：MASON IND，INC.之TYPE SLF或同等品。

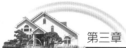

B) 減震器B類型：B類型之減震器與A類型之規定相同，但必須加垂直限動裝置，以便在負荷增減時，可以提供最大及最小之高度，並可減小因風力作用時，所造成之移動。此類型應為一框架做成外殼減震體，內裝彈簧，頂板與支座間，以兩測之螺桿作限動裝置，但螺桿與支架不得有任何接觸，支座水準強度，應可耐1G以上之側向力。

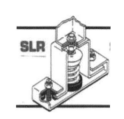

參考型號：MASON IND，INC.之TYPE SLR或同等品。

C) 減震器C類型：C類型減震體係，由頂部及底部將金屬片鑄藏在合成橡膠內，並利用剪力原理作用，頂板應應鑽孔攻牙以供裝機使用，底板最少應留有兩孔，以便固定在樓板之上。

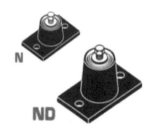

參考型號：MASON IND，INC.之TYPE ND或同等品。

D) 減震器D類型：D類型減震器應為吊掛式，減震吊架應為一懸吊盒，內裝鋼質彈簧及合成橡膠二者，分別裝於盒內之上下方。

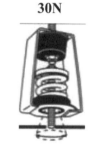

彈簧必須能承受50%之超載量，並需有至少等於額定垂直勁度之水準剛度，彈簧外徑至少應為彈簧負荷下壓縮後高度之0.8倍。吊托架之設計應能承受五倍之載重而不至於損壞，並在減震體彈簧內徑與懸吊鐵框底座至少能以容納30°度之位移偏差。（原廠型錄須標示上述數據）。

參考型號：MASON IND，INC.之TYPE 30N或同等品。

E) 減震器E類型：E類型為兩片5/16厚氯平橡膠墊片（NEO-PRENE WAFFLE PAD）加同面積軟木粘合成三明治型，厚度最少為1″厚，其承受負重時之靜撓度（STATIC DEFLECTION），最少為0.1″厚，單位面積之荷重應為50LB/IN以上。

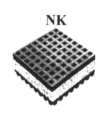

參考型號：MASON IND，INC.之TYPE NK PAD或同等品。

F) 減震器F類型：F類型減震體，應為一具側向穩定性裝於殼體內之彈簧，殼體頂部應具備可以調整水準之螺桿，底部需粘接一6mm厚之合成橡皮墊，下殼內側應裝有海綿，以避免過度之橫向位移，彈簧之水準強度，必須等於或大於垂直強度之0.8倍，在彈簧受壓縮前，必須能承受50%超載的能力。（原廠型錄須標示上述數據）。

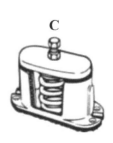

參考型號：MASON IND，INC.之TYPE C或同等品。

G) 減震器G類型：G類型為慣性基座，框架以型鋼或者鐵板彎摺成型，以銲接或螺栓方式接合，其深度應大於最長度之8%。基座應在底面排設鋼筋，以間距200mm雙向單面排列並澆置混凝土，固定螺栓應裝入可容許小量調整之套筒中，並按設備位置預埋在混凝土內，安裝減震體之腳架，應以焊接或螺栓方式連接於框架上。

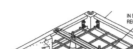

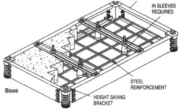

參考型號：MASON IND，INC.之TYPE BMK或同等品。

H) 減震器H類型：H類型為一個以鋼製成之剛性基座，基厚度應為長邊長之1/10，但不得超過14″。其底座面與混凝土間，應預留有最少25mm之空隙。

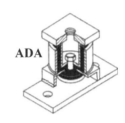

I) 減震器I類型：I類型為全方向性立管錨定減震支撐，應由大小兩管狀之鋼件組成，其間有12mm以上之氯平合成橡膠將其完全隔離。

參考型號：MASON IND，INC.之TYPE ADA、GDAH或同等品。

J) 減震器J類型：J類型其基本構造同D類型，但加裝可將彈簧預壓之裝置，使支撐設備於運轉荷重變化時，位置變動量減少或受限制。

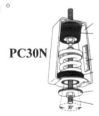

參考型號：MASON IND，INC.之TYPE PC30N或同等品。

3) 地震限動器：Z-1011

A) 全方向性限動器，其限動設計時，需考慮各個方向皆有1/8″以上之自由空間，以抵抗無定方向的各類震動力，但無妨礙於減震座之正式運作，並且送審時，需附原廠正本型錄及試驗報告。

B) 上固定鈑及下固定鈑，一端以插銷連結，須可呈90°度及180°度的安裝方式，以利現場之裝配。

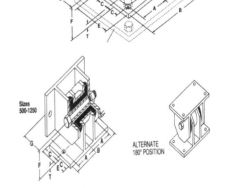

C) 內部需有3/4″厚並可替換之氯平橡膠元件，以使地震加速度因撞擊此元件而降低至4G以下。

D) 為了設備運轉時所產生的震動，不會藉由SNUBBERS傳至結構體，此地震限動器，需有可拆除的間隔物，以維持1/8″的運轉空隙。所有之間隔物，需要在工廠內組裝完成，待設備運轉正常後拆除之。

參考型號：MASON IND，INC.TYPE Z-1011 SNUBBER或同等品。

3.3.4.2. 兆山辰有限公司J.S.C.，亦為國內專業製造廠之一，理論與實務均能配合。成立於1988年，以生產空調設備（HVAC）及產業機械專用減震器材及設備，產品多樣而齊全。於1997年底正式通過英國勞氏協會ISO 9002品保認證。分別為：

1) JA型彈簧式減震器SPRING MOUNTS：採用SUP、SWP等線材製成，經ED及靜電塗裝處理。如JS-A

2) JG抗震型彈簧式減震器，專門為抗地震使用設計。耐震強度水準方向：1G，垂直方向：0.5G，彈簧均以低自然頻率設計。

3) SA型氣墊式減震器AIR CUSHION ISOLATOR：本體採用Neoprene Rubber，一體成型氣密性佳，符合JISD--4101氣墊耐在試驗標準，自然頻率3~5Hz設計，最大使用耐壓力4.5Kg/cm2。有SA、SD型。

4) JRA橡膠式減震器RUBBER MOUNTS：以C.R.材質耐候性佳，承載各級荷重及變型量，有效隔絕振動噪音，消除各種旋轉式或往後式衝擊振動。

5) JH型懸吊式減震器SPRING HANGERS：採用C.R.防震橡膠，使用壽命長。防震橡膠特殊外形設計，低、重荷重時，能維持防震效果。

6) JT精密儀器防震臺Vibration Table：以空氣隔振原理設計，能自動依負載荷重調整平衡，使用方便。為J.S.C.外銷歐美的主力產品。

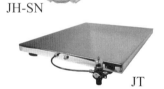

7) 軌道車輛隔振：提供軌道車輛及捷運車輛的震源系統分析，及材製產品等。

8) CE減震基座Vibration Base：採用各型鋼鐵材加工製造。種類齊全，及浮動地板。

9) 懸吊掣震組合：

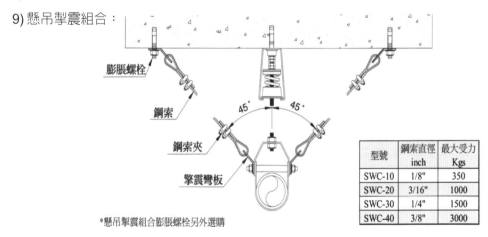

型號	鋼索直徑 inch	最大受力 Kgs
SWC-10	1/8"	350
SWC-20	3/16"	1000
SWC-30	1/4"	1500
SWC-40	3/8"	3000

*懸吊掣震組合膨脹螺栓另外選購

3.3.5. 名詞之定義：

在未談減震器之前，必須先瞭解震動之狀況及名詞之定義。安裝減震器後，為有效控制機器設備振動，減低機器設備的所受干擾頻率與自然頻率之比值，比值愈大，減震效果愈佳。才能達到我們所需要減低振動的效率。換句話說能否有效的發揮其功能，取決於干擾頻率對自然頻率之比值。也可以說兩者要搭配得更恰到好處。兩者絕對不能相同，否則將行成共振造成嚴空破壞後果。

3.3.6. 有關名詞：（茲以兆山辰型錄為例）

1) 頻率（Frequency）：

在單位時間內反覆震動的次數，通常以（C.P.S.週/秒）或者（C.P.M週/分）之單位表示。（Cycle Per Second，Cycle Per Min.）。

* 干擾頻率（Forced frequency）：由於外力驅動時，機械設備所產生之振動頻率，稱為干擾頻率。或外力頻率（Disturbing frequency）。通常所安裝之機器設備，多由馬達或其他外力所驅動所產生之頻率。

* 自然頻率（Natural frequency）：

一自由振動系統，其單位時間內，往覆的次數，稱為系統的自然頻率。

一系統的自然頻率f_n之個數，等於系統的自由的度數D.O.F.最低的f_n又稱系統的基本頻率。以Hz或rad / sec為單位，$\omega = 2\pi f$

2) 振動（Vibration）：具有

A) 自由振動--未受外力作用，使其起始位移、速度使系統的動能，位能作週期運動。

B) 外力振動--受外力作用。外力作用，在一定的時間內，反覆運動特性。

*脈衝（Shock）一運動物體，其速度在極短時間內，產生急驟變化之現象。

**共振（Resonance）：當減震系統的自然頻率f_n與幹擾之振動頻率f_d相等時，系統的振動反應達到一極大值，稱為共振。共振所造成的過大位移，為振動及振幅之相乘效應而無限制增大，將會對結構產生嚴重的破壞。必須絕對防止此種情況發生。

3)阻尼（Damping）：

A) 自然界中，以摩擦或者阻滯行為，作為消耗系統的動能，此種消耗能量行為稱之為：阻尼。

B) 一般振動系統的阻尼都很小，其在共振點最能顯示其重要性；增加阻尼值，能使共振點的輸出大為降低。

C) 阻尼大致分為三種：

* 流體阻尼：

* 摩擦阻尼：兩相滑動的物體。

* 遲滯阻尼：彈性材料如橡膠。

3.3.7. 機器設備減震器之裝置效果：

從早期之木台、軟木、與如今之合成橡膠墊、氣墊式和金屬彈簧。可按通風機之大小、轉速，和裝置位置，來選擇不同性質減震材料。各種減震材料，在不同的轉速（RPM）時有不同的絕緣效率。減震器按安裝方式，可分為：吊掛式和落地式；按製作材料分為：氣墊式、橡膠式與彈簧式三種。如今最常選用者，多為金屬螺旋彈簧與合成橡膠墊兩者；事實上，氣墊式減震器，自然頻率特小，約在2.4~3或4Hz之間，減震效率高，隔音效果尤佳。最適合地面和吊掛安裝，在一定干擾頻率下，減震器效率隨形變而增加，因金屬螺旋彈簧對形變之適應性較其他材料為大，在所有頻率範圍內減震效果最佳。如震動絕緣效率為99.4％時，表示減震器已經吸收99.4％，僅餘0.6％被傳送到基礎上。我們是不是可以完全減震？即必須能夠全部消除外力之干擾頻率。問題是有無必要求其完美。因在機械設備之基地上，或支撐結構上，必須具有高彈性之狀況下，才能更好。外力干擾頻率大時，要較低的自然頻率，此時靜偏移量增加，不穩定性亦大，減震設備所安裝的費用亦高。所以在設計者，必須要充分瞭解，設備特性、外力干擾頻率f d、自然頻率f n及安裝費用等等，經過計算後，再選用最適合的減震器。如據兆山辰型錄附表：為通風機所需之震動振動傳導，減震絕緣效率之最小值。如在地下室和工廠等處，不懼噪音之場所，可以在75~80％即可滿足為下限。機器振動頻率、減震器自然頻率、撓度及振動傳導率之相互關係對照表。如下表3--1。

表3--1撓度和減震效率對照表（兆山辰型錄）

振動頻率 rpm	荷重撓度 25mm	荷重撓度 40mm	荷重撓度 50mm
1750	98.8 %	99.3 %	**99.4** %
1500	98.4 %	99.0 %	99.2 %
1250	97.7 %	98.5 %	98.8 %
1000	96.3 %	97.7 %	98.2 %
750	93.2 %	95.9 %	96.7 %
500	**83.3** %	90.2 %	92.3 %
300	34.1 %	67.0 %	75.2 %

從上表中由三種不同荷重撓度，其減震效率不同。可以得到一個結論：振動頻率轉速於1750~500 rpm、荷重撓度有25、40、50mm三種，為該廠產品規格，減震效率，最好者為99.4~83.3 %，即減震器已經吸99.4%，較差為83.3%；而振動傳導率亦較小，僅剩有0.6%與16.7 %被傳送到基礎上。

3.3.8. 設備減震系統：

除室內一般的機器設備減震器多為落地式外，而通風機安裝方式，不外落地、吊掛與嵌入式三種。（拙作「風機設備與風管系統設計技術」一書有詳細說明），不外三種安裝重點以圖簡單說明，其安裝要領如下：（美笙型錄）

    1) 不論是落地式或吊掛式，其承載之地板與天花板，其負荷設備之重量，均可能超過其承載力。以免造成地板下陷，或天花板下墜之危險以策安全。如下圖B

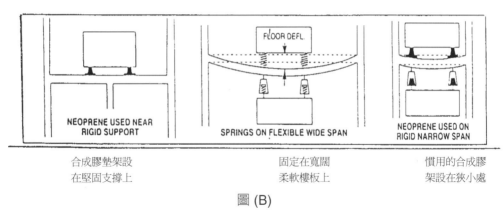

合成膠墊架設　　　　　　　　固定在寬闊　　　　　　　慣用的合成膠
在堅固支撐上　　　　　　　　柔軟樓板上　　　　　　　架設在狹小處

圖 (B)

2) 落地式橡膠墊、氣墊式減震器或金屬彈簧減震器。在承載前與承載後，其壓縮之理想狀況：橡膠墊約0.25"~0.35"，金屬彈簧減震器約1"~2.4"。詳各廠牌產品規格。

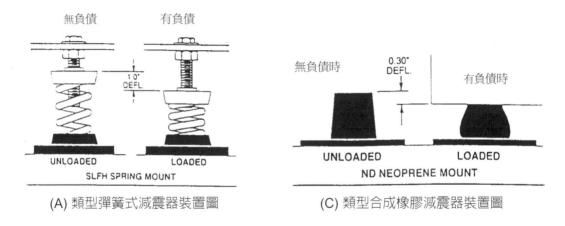

(A) 類型彈簧式減震器裝置圖　　　　　　　(C) 類型合成橡膠減震器裝置圖

3) 吊掛式金屬彈簧減震器，其吸頂吊裝法，可能發生之三種情況，如下圖：

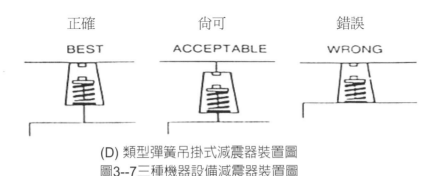

(D) 類型彈簧吊掛式減震器裝置圖

圖3--7三種機器設備減震器裝置圖

3.3.9. 減震原理（茲以美笙、兆山辰型錄為例）

在加裝減震器後，有效而精確控制機器設備之減震效果，必須先瞭解外力幹擾（機械）頻率、自然頻率與頻率比之相互關係。

3.3.9.1 外力干擾頻率f d與自然頻率f n之頻率比值，與震動傳導量間之關係：

從下面曲線圖可清楚看出，f d／f n兩者的比值而定，比值愈大，減震效果愈佳。當傳遞率為0.5時，則放大振動，增加到25%，機械產生衝擊，應該避免。當傳遞率比為1時，產生共振，造成機械損壞，絕對避免。如為4：1時，吸收震動效率已達到93.4%最高值。一般減震率比超過93.4 %以上，除非精密之設備儀器，減震效果已夠受用。

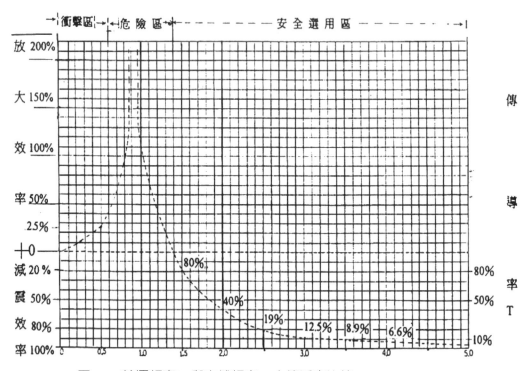

圖 6-- 8幹擾頻率f d與自然頻率f n之傳遞率比值（匡震企業公司型錄）

$$T = \frac{fd}{fn} \qquad 傳導率 = \frac{干擾頻率}{自然頻率} \text{------------} (3\text{--}1)$$

傳導率T＝干擾頻率f d（Disturbing Frequency）／自然頻率f n（Natural Frequency）（有f d/f n、f F/f n、f t/f o、w/w n 等多種縮寫法，雖然選用那一個英文字母代理均可，而選用該英文名字的第一個字母，較為貼切。）

以干擾頻率與自然頻率所獲得頻率比之關係，可用計算方式，或從以上曲線圖查核，均可獲得相同結果。如下例題：

$$傳遞率 \ T = \left| \frac{1}{\left(fd \Big/ fn \right)^2 - 1} \right| = \text{-----}\%$$

＊ｆｄ／ｆn＝0.5。放大振動一增加25%，機械產生衝擊，應而避免。

＊ｆｄ／ｆn＝1.0。產生共振，機械遭受損壞，絕對禁止。

＊ｆｄ／ｆn＝1.4。無放大及減震效果，裝置無效。　　　　　　　　應該

＊ｆｄ／ｆn＝1.5。減震效率20%。傳導率高達80%　　　　　　Ｆd＞ｆn

＊ｆｄ／ｆn＝2.0。減震效率60%，傳導率也有40%。　　　干擾頻率 ＞ 自然頻率

＊ｆｄ／ｆn＝2.5。減震效率81%，傳導率下降到19%。　　　　才有減震效果

＊ｆｄ／ｆn＝3.0。減震效率87.5%，傳導率只有12.5%。

＊ｆｄ／ｆn＝3.5。減震效率91.1%，傳導率只有8.9%。

＊ｆｄ／ｆn＝4.0。減震效率93.4%，傳導率僅僅6.6%。

換句話說：

1）傳遞率祇要選在（1.5以上），方可達到減震之目的。

2）在2.5~4以上，才是我們所要求減震實用之效果。

3）希望減震效果更高在95~99 %，是有無必要，與建築結構、裝置費用等問題。

表3--2頻率比與減震效果（兆山辰）

頻率比	傳導率	減震效果
ｆd／ｆn ＝1	T→∞	共振
ｆd／ｆn ＝1.414	T＝1	無減震效果
ｆd／ｆn ＞1.414	T＜1	有減震效果

　　Fd/fn = 4.5時，減震率E = 94.81%，傳等率 = 5.19% 。 如下

$$傳等率\ T = \frac{1}{\left(\dfrac{fd}{fn}\right)^2 - 1}$$

代入：$T = \dfrac{1}{(4.5)^2 - 1} = \dfrac{1}{20.25 - 1} = 0.0519\ \%$

0.05149 % = 5.19＜5.2

E = (1-T) ×100 % = 1-0.0519% = 0.948 % = 94.8 %

依機器之種類、出力、撓度等，選擇標準之振動傳遞

3.3.10. 怡馨公司為國內專業製造廠之一，以研發氣墊減震系列產品為主。

其產品可分為三種型式：氣墊式、橡膠式、彈簧式座式與懸吊式等。以氣墊式減震器減震效果最為優異。獨家代理德國GMT-210PS水準可調式減震墊。該公司對所研發之專利品有：

1) 氣墊式減震器，獲得中華民國新型專利第24453號，及美國發明專利第4603844號之專利權；與ISO--9002國際品保認証。

2) 波浪型氣墊減震器，YS-EAC TYPE AIR CUSHION ISOLATOR，本產品的獲得中華民國新型專利第109287號，及111872號，及中國大陸專利ZL 96 2 10523.6號；美國專利的申請中。

3) 動平衡式氣墊減震器，YS-EAE TYPE AIR CUSHION ISOLATOR，本產品的獲得中華民國新型專利第099119號109287，及111872號，及中國大陸專利ZL 96 2 10523.6.號美國專利申請中。

4) 氣墊式減震器，為彈簧塑膠粘合式減震器SPRING RUBBER BLENDED ISOLATORS，對於改善彈簧暴露在空氣中，容易生鏽腐蝕之缺點，將彈簧表面施以物理及化學方式，使用氯丁二烯橡膠，粘合彈簧上，增加壽命及阻尼效果，較具特色。

5) 減震軟管及立管配裝減震等。同時該公配合國內，多家冰水主機、空調箱、通風機、冷卻水塔、發電機及壓縮機等工廠，精選出大小不同之產品，配合安裝各種機器設備使用，編列成冊，以供各工廠、工程公司與客戶等，以備索取應用。減震基座，配合客戶、業主需求，可交製訂做。

國內除以上所列舉之美笙、兆山辰、怡馨等公司，均已發展到相當規模與水準，國內生產彈簧之小廠不少，產品多未標準化外。購置產品時，可任意選擇，但按產品標準和規格，應具有其標準水準實績，與良好之品質和信譽。如果，全以價格作比較，產品價格雖未必與品質同等。俗云：「一分錢一分貨，將本求利。」購買者會買錯，銷售者不會賣錯。可參考和比較。

3.4 醫院大樓醫療環境專用抗菌性建材塗料

3.4.1. 建材塗料：

在醫療環境中，有細菌、病毒和黴菌，醫院成立時間越長久，隨時間之積累，污染程度越嚴重。雖然消毒工作從未間斷，僅僅是局部性，而有限度的消極的治標工作，始終仍然難以如願。如針對地板、牆壁、天花板整體三度空間，以及隨時所接觸到的門、把手、床欄杆、床扶手、床頭櫃、各類儀器等整合性工作環境設施，實現抗菌性效果的新建材。尤其綠建築為世界新趨勢，各國新產品不斷應市，醫院建築工程所需要材料，更應搭配採用抗菌、耐久、可回收、低成本等各項功能。

3.4.2. 如太陽生物科技股份有限公司綠建材產品：

克黴樂健康塗料，完全由天然無毒的奈米級矽酸鹽無機樹脂，不退色無機色料、CareMilieu長效型防黴制菌劑，以及其他對人體無害之添加物型成。其特性：

3.4.2.1. 採用水性無機之無毒染料：揮發性有機化合物近零VOC含量。

3.4.2.2. 耐火：高溫不助燃，有很好的絕緣性，不釋放有毒氣體。
　　　　 耐水：浸水不剝落不起泡、防黴制菌高製程優良塗料。

3.4.2.3. 特殊高分子結構：有效調節空內濕度，杜絕壁癌之磁生。

3.4.2.4. 施工完全DIY：10年僅一次塗裝工程（一般塗裝約2年一次），附著性佳，節省塗裝成本80％。

3.4.2.5. CareMilieu克黴樂健康塗料不需要補土：直接施工於素材表面，直接滲透結合為最佳。
如需要補土，以水泥漿或礦物性補土，補平水泥粉光牆面之細沙孔或龜裂細縫即可。

3.4.2.6. 主要用途：家庭、辦公室、公共工程、高溫、高濕工業廠房，內外防護與裝飾用面漆。
尤其醫院、幼稚園、養老院，以及特別需要防黴制菌之高科技產業。

3.4.2.7. 菌種測試：

表3--3 Care Milieu克黴樂健康塗料通過各項防黴制菌測試
■ 菌種測試

【黴菌測試】

黑麴菌 (Aspergillus niger)	已通過
白色念珠菌 (Candida albicans)	已通過
橘青黴菌 (Penicillium citrinum)	已通過
棒狀麴菌 (Aspergillus clavatus)	已通過
出芽短梗黴 (Aureobasidium pullulans)	已通過
球毛殼 (Chaetomium globosum)	已通過
鬚髮癬菌 (Trichophyton mentagrophytes)	已通過
疣孢漆斑菌 (Myrothecium verrucaria)	已通過
木素木黴 (Trichoderma harzianum)	已通過
綠黏帚黴 (Gliocladium virens)	已通過

【細菌測試】

金黃色葡萄球菌 (Staphylococcus aureus)	已通過
綠膿菌 (Pseudomonas aeruginosa)	已通過
大腸菌 (Escherichia coli)	已通過
肺炎桿菌 (Klebsiella pneumoniae)	已通過

(註 38 茲以克黴樂塗料測試為例)

3.4.2.8. 物理性：

表3--4Care Milieu克黴樂健康塗料通過各項物性測試實驗
■ 物性測試

測試項目	試驗方法	測試結果
耐高溫性 (800 ℃，2hrs)	CNS10757	無異狀
耐鹽水性 (5%NaCl，120hrs)	CNS10757	無異狀
耐水性 (去離子水，120hrs)	CNS10757	無異狀
耐鹼性 (5%Na2Co3，168hrs)	CNS10757	無異狀
耐酸性 (3%H2SO4，168hrs)	CNS10757	無異狀
耐沸水性 (100mins)	CNS10757	無異狀
耐揮發油性 (95 無鉛汽油，120hrs)	CNS10757	無異狀
耐濕性 (50OC，95%RH，100hrs)	CNS11607	無異狀
鉛筆硬度	CNS10757	5H

(註 38 茲以克黴樂塗料測試為例)

3.4.3. **臺灣優美建材股份有限公司，與ABC的合資企業：**

自日本所引進的環氧合成樹脂複色系抗菌地坪塗料、塗料、抗菌性壁紙、抗菌性地板臘和表面塗抹材等數種。除了抗菌性、耐磨損失外，對酒精等各種消毒藥，均具有優異的耐藥品性。適合經常從事消毒之手術室等的無塵抗菌區域使用。

針對病原菌--MRSA（Methicillin Resistant Staphy Lococus Aureus）與綠膿菌，尤其是MRSA的病原性頗受醫療界的重視。Methicillin為甲氧苯青黴素鈉，耐藥性黃色葡萄狀球菌，係葡萄狀球菌之一，是院內環境污染細菌。對一般健康的人雖絲無礙，但對手術後的病患、老人、幼兒或抵抗力較弱的人，造成威脅，也有一感染就死亡的病例，因而成為令人關切的熱門話題。此項新建材產品包括環氧合成樹脂、地坪塗料、塗料、抗菌性壁紙、抗菌性地板臘和表面塗抹材等數種，分別說明如下。

3.4.3.1. 專用抗菌地坪塗料（MRSA），CHEMICRETE MR選擇主要用途地區處所：診療室、治療、檢查、手術室、及ICU等之無菌地區。詳臺灣優美醫療環境專用抗菌材料四種材科施工示意圖。

    1) 專用抗菌性地坪材材抗菌性：略

    2) 物理性：略

    3) 耐藥性及施工法：臺灣優美醫療環境專用抗菌材料、醫療地坪專用抗菌性塗料。

3.4.3.2. 適用處：CHEMICRETE MR-N選擇病房、走廊、大聽、護士站等一般區域為凸貼型。CHEMICRETE MR-S操作室、ICU等之CLEAN區域用抗JOINT TAPE型菌。具防火認定，以無機質壁紙一級的等級。使用無機質銀系抗菌劑，對酒精等具有強力抗菌性的壁紙。具有長期間抗菌性與優異的耐消毒藥品性能。

    1) 專用抗菌性地坪材材抗菌性：略

    2) 物理性：略

    3) 耐藥性及施工法：略

3.4.3.3. 醫療環境專用抗菌性塗料與耐藥性測試法及效果：(註38茲以臺灣優美醫療環境專用抗菌材料為例)

    1) 抗菌性：略

    2) 耐藥品性：略

3.5 綠建築世界的趨勢

3.5.1.「綠建築」趨勢：

國外於七O年代已開始發展，臺灣落後歐洲30年。現在因為它是「健康又環保」的高品質、高附加價值高檔建築居住的指標。我們必須迎頭趕上。

3.5.2. 根據內政部營建署，最新建築技術規則修訂版，增加第十六、七兩章。

第十六章 老人住宅，自293~297條，共5條。

第十七章：綠建築：共六節，自298~323條，共26條，本章規定之適用範圍如下：

  第一節 一般設計通則：包括建築基地綠化、保水；建築物節能、雨水或生活水回收再利用；綠建築構造與綠建材等。自298~301條。

  第二節 建築基地綠化：指促進植栽綠化品質之設計-------自302~304條。

  第三節 建築基地保水：指促進建築基地涵養、貯留、滲透雨水功能之設計-------自305~307條。

  第四節 建築物節約能源：指以建築外殼設計達成節約能源目的之方法-------自308~315條。。

  第五節 建築物雨水或生活雜排水回收再利用：指將雨水或生活雜排水貯集、過濾、再利用之設計-------。

  第六節--綠建築構造與綠建材：指在建築構造上採用降低環境衝擊之設計-------自320~323條。

除了我們國內的建築技術規則外，再收集國外有關法規，瞭解其演進過程和特性。

3.5.3. 有關國外如加拿大綠色就是高檔品質、美國綠色建築協會所制定的六大領域與要點細項從略。

於2004年國內有所報導

3.5.3.1. 在加拿大綠色標準：完工的一棟綠色住宅，獲選為加拿大年度健康環保屋之一，那棟房子主要比同等大小的傳統住宅節省能源又健康，環保屋的造價比傳統住宅平均貴4~6％，比一般房子節省能源50％以上，使用能回收再利用的環保材料、既舒適又健康。有毒化學物質、油漆，都不使用在傢俱上。房屋經久耐用，日後可節省維修費來彌補，最後能攤平。

綠建築評定指標，簡稱：LEED（Leadership of Energy and Environmental），進一步提升加拿大綠建築的水準。

3.5.3.2. 美國綠色建築協會所制定的六大領域與要點細項從略。

  由美國綠色建築協會所制定的一套綠建築評定指標。它一共涵蓋六大領域，個領域中有多個細項，每個細項可得分數不同，總分則為六十九分。

  基地是否為永續的場地，以計分方式評審。含基地大眾交通便捷、水資源使用效率、物質與材料、室內空氣品質、有創新設計等。最後能取得通過認証（Certified）。

以上兩種興建健康屋認証和綠建築評定指標，所列條款祇是一個綱領，內容較為詳實。臺灣雖然對「綠房子」蓄勢待發，即起直追。

例如：臺灣愛普生綠色辦公室、富邦綠色建築開發商、富邦福安紀念館、遠東綠色飯店、臺達電綠色廠房------等等。從改良建築材料，到建築物座落及朝向，改善室外環境與室內空氣品質、節省水電方法，提升能源效率。例如：建築物座南朝北，比較涼爽，利用太陽能和風能補助供電，儲存雨水澆花洗地，及廢水再生等等，均可立即規劃設置使用。

3.5.3.3. 臺灣綠建築的四大條九項評估指標：（2010/3/29聯合報 記者鄭明陽製圖、曾隆明繪圖)

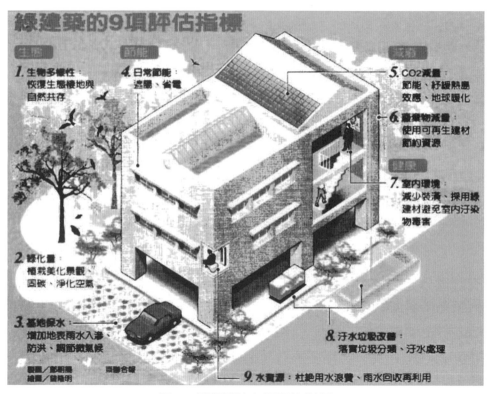

圖3--9綠建築的九項評估指標

並可參考本章第六節病態建築,的空氣汙染危機。涵蓋生命的源泉，大自然的四寶：太陽、空氣、水和土壤，以回歸大自然的精神等更為詳實。

A 生態：1) 生物多樣性--恢復棲地，與大自然共存。

2) 綠化量生態--植栽美化景觀、固碳、淨化空氣。

3) 基地保水--增加地表面雨水入滲防洪、調節微氣候。

B 節能：4) 日常節能--遮陽、省電。

C 減廢：5) CO_2--節能：紓緩熱島，效應：減緩地球暖化。

6) 廢物減量--使用可再生建材，節約資源。

D 健康： 7) 室內環境--減少裝潢、採用綠建材，避免室內汙染物毒害。

8) 廢水垃圾改善--落實垃圾分類、汙水妥善處理。

9) 水資源--杜絕用水浪費、雨水回收再利用。

尤其綠建築與綠建材，正在世界各地快速發展，未來更是充滿無限商機，正是臺灣廠商與工程師們，把握的時機和方向。更希望醫院工程，能加快加深綠色建築營造，追上綠色建築就是高檔目標！

3.5.3.4. 在臺灣：尤其臺灣數十年來，曾是亞洲四小龍之一，所培養之各類人才，包括建築師、結構、電機、空調、環保、景觀技師---------等等，都已是培訓後的收獲期，祇要選定目標，以國人的智慧和毅力，假以時日，必有輝煌可觀的成果呈現。

3.5.3.5. 若以「價值工程」為著眼點：功能與成本間尋找平衡點。以實用的功能為首選，發展以低成本費用。套句俗話「又要馬兒好，又要馬兒少吃草」。價值工程從價值分析著手，包括建築和設備的功能與成本。前面已提到：醫院建築經費為20~30%，而在設備實用功能上，經費卻佔了80~70%。尤以醫院各單位特性不完全相同，用途互異，使用時間的不同，空調、蒸氣、給水和排水系統等工程，必需瞭解各單位工作性質及使用時間，設備的種類，建築與各個系統工程，經過探討、協商、分析和評估後，再作規劃設計。例如：廚房清晨五時要做早飯、急診室每天廿四小時都有病人、手術室和產房，除了排定的工作時間，並隨時待命作業，室內不論一年四季，均要求恆溫、恆濕及相對濕度，尤其在空調和蒸氣系統控制適中而必須達成。若為了局部作業，而啓動全部或大型空調和蒸氣系統，每天廿四小時運轉，根本不符合經濟成本與效益。臺北捷運工程，已自1987年開始，採用「價值工程分析作業」，有目共睹，成效卓著。

如以建築為主，機電設備為輔的跟隨作業，將形成盲人騎瞎馬－－亂撞。我們常遇到的建築物內管道間太小、機房太小、甚至沒有管道間、無處吊掛空調箱、無法敷設風管，無處進風或排煙等等問題。當與建築師接洽時，獲得的答案是：「這些小問題，自行想辦法去克服。大不了多轉幾個彎。」讓人聽了叫人啼笑皆非，表達了既慷慨又霸氣。這些都是建築設計時，未與機電設備工程師會同作業，甚至建築物已經完成結構或已進行裝修時，再找機電工程師配合，生米已成熟飯，也無法更改，只好將難題丟給別人。結果不問可知--難有理想的成效！

3.5.4. 凸型(人字形)屋頂杜絕違章建築之誕生等優點：

RC平型屋頂或加強磚造建築，凹型平坦屋頂為一般建築物之常態，除了別墅外，佔95%均為凹型平坦屋頂，造成違章建築比例同樣佔85%。近年在大陸各省市地區，有許多新建築物，皆朝向此目標構築，因凹型平坦屋頂之缺點即人形屋頂的優點，其優點有三：

3.5.4.1. 缺乏良好的管理，造成屋頂髒亂。

3.5.4.2. 避免使用不當，屋頂容易漏水，增加維修費用。

3.5.4.3. 杜絕違章建築之延生，無即拆除違章建築問題，減少浪費公帑。

3.6 病態建築的空氣污染危機

3.6.1.「綠建築」即「健康建築」的代名詞。

為達成此一目標,環保署將配合內政部營建署,最新建築技術規則,第十七章綠建築,共六節26條(自298~323條),修訂內容。

第五款 綠建築構造:指在建築構造上採用降低環境衝擊之設計,其適用範圍為建築物樓層高度在十一層以上之新建建築物。

第六款 綠建材:指第二百九十九條第十二款之建材;其適用範圍為供公眾使用建築物及經內政部認定有必要之非供公眾使用建築物。

在全章六節中,所列的室內空染汙物的危害。為避免造成病態建築。病態建築均因人為的不當行為,因此環保署將研修影響室內空氣品質的相關法令,如室內通風、建材之選用等。同時既然在談醫事工程,一般對醫院和生病的連想,不外與細菌、病毒及黴菌有關,就竟是那些用眼看不到,用耳聽不見,用手摸不著,是些什麼東西以外,在「冷凍與空調」雜誌第44期雙月刊,舒和企業董事長郭錫文之「病態建築的空氣污染危機」一文,特別強調室內IAQ(Indoor Air Quality)空氣品質與建材之選用之要點,根據法令加以延伸,使其內容更為詳盡充實。筆者以借助此段重點文字,對室內環境空氣品質為指標,包括:隔音、採光、通風換氣與室內建材裝修,所形成的污染源,造成危害,種種等症狀,摘錄作詮釋。

3.6.2. 綠建築之定義:

具有 a. 生態、節能、減廢、健康的建築物。

b. 生命的源泉,大自然的四寶:太陽、空氣、水和土壤,以回歸大自然的精神。

3.6.2.1.九大指標:

1) 基地綠化指標、2) 基地保水指標、3) 水資源指標、4) 日常節能指標、5) CO_2指標、

6) 廢棄物減量指標、7) 污水垃圾減量指標、8) 生物及多樣化指標、9) 室內環境指標。

3.6.2.2.標章:

1) 綠建築標章:針對已取得使用執照或既有建築,申請驗證合於綠建築評估指標的標準,取得綠建築標章。

2) 迄今已通過綠建築標章的建築物共161件,通過候選綠建築標章証書的建築物共1,109件。

3.6.2.3.室內環境指標:

1) 主要在評估室內環境中,隔音、採光、通風換氣、室內裝璜、室內空氣品質---等,而影響人們居住健康與舒適的環境因素。

2) 希望藉此喚起國人重視室內室內環境品質,減少室內污染傷害,以增進國人的生活健康福祉。

3) 室內環境指標目前僅以隔音、採光、通風換氣與室內建材裝修等四大部分為主要評估對象。室內空氣品質尚未納入審核評估對象。

3.6.2.4. 室內空氣品質指標：

1) 環保署已於2005/12/30公告：「室內空氣品質標準建議值」，包括二氧化碳、一氧化碳、甲醛、總揮發性有機化合物、細菌、真菌、PM10懸浮微粒、PM2.5浮微粒、臭氧及溫度等十項標準。

2) 根據民眾聚會特性分為兩類場所，適用不同寬嚴程度數值。

第一類 是針對空氣品質有特別需求的場所，採用較嚴格數值。
第二類 係指一般大眾聚集的公共場所及辦公大樓。

3) 環保署研修影響室內空氣品質的相關法規，包括內空通風管理法、室內建材裝修，將室內空氣品質納入建築物使用執照之審核項目，並規範公共場所業主、管理者及使用者關於IAQ應遵守規定。

4) 大陸已於2006年正式將室內空氣品質標準納入審核綠建築標章的必要條件，臺灣必要加緊腳步，迎頭趕上。

表3--5室內空氣品質建議值

項　　目	建　議　值		單　位	項　　目	建　議　值		單　位
二氧化碳 CO_2	8小時值	第一類	600 ppm	真菌 Fungi	最高值	第二類	1,000 cfu /m³
		第二類	1,000 ppm	懸浮微粒 PM_{10}	24 小時值	第一類	60　μ g /m³
一氧化碳 CO	8小時值	第一類	2 ppm			第二類	150　μ g /m³
		第二類	9 ppm	懸浮微粒 PM_{25}	24 小時值		100　μ g /m³
甲醛 HCHO	1 小時值		0.1 ppm	溫度 Tenmperature	1 小時值	第一類	15~28 ℃
總揮發性有机化合 TVOC	1 小時值		3 ppm	臭氧 O_3	8 小時值	第一類	0.03 ppm
細菌 Bacteria	最高值	第一類	500 ppm			第二類	0.05 ppm
		第二類	1,000 ppm				

註：ppm：體積濃度百萬分之一、CFU/m³：落菌數/立方公尺、℃：攝氏、
　　μ g /m³：微克/立方公尺。

3.6.3. 病態建築的現況：

3.6.3.1. 定義：1982年世界衛生組織（WHO）將病態建築症候群SBS（Sick Buiding Syndrome）為：「凡因建築物內的空氣污染，而導致的人體異常症狀，統稱病態建築症候群」。

3.6.3.2. 病態建築症候群症狀：會出現眼睛發紅、流鼻涕、頭癢、喉嚨痛、疲倦、噁心、暈眩、皮膚癢等不適症狀，有時也會發生注意力不集中，記憶減退，工作效率降低等精神現象。

3.6.3.3. 根據WHO估計：在一般新建成或改建的建築物中，約有30％是病態建築。人們生活或

工作在病態建築中，會有急性的不舒服感覺症狀，但這種症狀會隨著人員離開病態建築後，很快的獲得舒緩。

3.6.3.4. 據統計：全球近一半人口處於室內空氣污染中，已引起35.7％的呼吸道疾病、22％的慢性肺炎和15％的氣管炎、支氣管炎和肺癌。這些污染對老人、兒童、孕婦的威脅最大。

3.6.3.5. 2002年WHO在其「世界衛生報告」中：將空氣污染列為威脅人類健康十大殺手之一，與高血壓、高膽固醇、肥胖症----等，共列為人類健康的十大殺手之一。

3.6.4. 空氣污染源：

分室內（第1~7項）與室外（第8項）兩部分產生的。

3.6.4.1. 建築和裝潢材料及傢俱釋放的甲醛、苯、及其他揮發性有機化合物等的污染。

3.6.4.2. 因為香、紙和瓦斯燃燒，烹調及吸煙產生的CO、NO、SO2多環芳烴或粒狀粉塵的污染。

3.6.4.3. 化學品如殺蟲劑、清潔劑、芳香劑等各種化學性的污染。

3.6.4.4. 電器如電視、電腦、投影機、影印機等的VOCs(強揮性有毒的有機氣體)和臭氧或碳粉的污染。

3.6.4.5. 空調系統中積存於濾網、盤管、風機及風管中的粉塵、臭味、微生物的污染。

3.6.4.6. 人體或寵物產生的毛屑、汗臭、二氧化碳或細菌、病毒等微生物的污染。

3.6.4.7. 被褥、地毯、窗簾、沙發等織物中滋生的塵，或塑膠製品中的化學性污染。

3.6.4.8. 室外引進的花粉、沙塵、工業廢氣、汽車尾氣、垃圾或公廁異味、醫院排氣微生物的污染等。

3.6.5. 解決室內空氣品質方案等：

3.6.5.1. 源頭減量：是改善室內空氣品質最直接與最有效的方法，找出污染源頭，再將之替代、阻絕、稀釋或排出。

3.6.5.2. 變更空調配置設計：根據實驗室內空調使用狀況，調整出、回、吸、排風的風量與位置，改變風壓及方向。

3.6.5.3. 定期保養空調設備：節約能源的損耗，降低長期累積於空調系統中的所有空氣污染物，延長空調設備使用壽命和增進效率。

3.6.5.4. 強化空氣純淨系統的規劃運用：可依據實際空氣污染種類、濃度、強度，將空氣純淨模組，安裝空調設備風管中、出或回風口。

3.6.5.5. 配套的行政與立法規範：讓建物擁有者、管理者、使用者或過客均能暸解及配合執行正確的空氣品質的標準。

3.6.6. 主要污染物種類與特性：

1) 甲醛、2) 總發揮性有機物、3) 懸浮微粒子、4) 微生物、5) 碳氧化物、6) 臭氧等六種。

表3--6主要污染源：

一、甲醛（**HCHO**）：

1.物理特性：	2.對健康的影響：	3..污染來源：
無色，分子量30.03密度 1.06，易溶於水和乙醇溶液中，含量可達55% 。	a.環保署規定的標準，建議值為 0.13 ppm/ h。當室內空氣中甲醛含量超過 0.1ppm 時，就會有異味和不舒適感。 b.當超過 0.5ppm 時，會刺激眼睛引起流淚。 c 當超過 0.6ppm 時，會引起咽喉不適或疼痛。 d 空氣隨濃度升高，會引起噁心、嘔吐、咳嗽、胸悶、氣喘、頭暈、記憶力減退、睡眠不良等症狀。 e.當超過 6.5ppm 時，甚至會出現血壓降低、呼吸困難、肺炎、肺水腫等疾病。 e.當超過 100ppm 時，嚴重會造成立即昏迷或死亡。 f.長期接觸低劑量的甲醛（0.017~0.068ppm），會引起慢性呼吸道疾病，女性月經紊亂、妊娠綜合症、新生嬰體質降低、染色體異常，甚至引起鼻咽癌。 g.長期接觸高劑量的甲醛（1.34ppm 以上），會出現急性精神抑鬱症，甚至還會致畸及鼻腔、口腔、鼻咽、咽喉、皮膚和消化道致癌的風險。 h.國際癌症研究所已建議，將其作為可疑致癌物對待，亦有論文發表，甲醛會破壞淋巴細胞亞群之間在數目和功能上的動態平衡，從而導致人體免疫系統功能的紊亂。 i.甲醛亦會影響人類嗅功能減退，嗅敏度降低。甲醛及其代謝物，會與氨基酸、蛋白質、核酸等形成不穩定化合物，轉移至腎、肝和造血組織發生變化，影響機體功能。	a.高溫、高濕、負壓空氣條件下，會加劇甲醛散發的力度 b.室內甲醛釋放期一般為 3~15 年，隨建材的甲醛濃度與室內換氣數變化有關。 c.甲醛由於有較佳的黏合性，可以加強板材的硬度與防腐防蟲功能，因此大量被用在裝潢的膠合板、纖維板等人造板材上。 d.由於裝潢和傢俱廠商，為了追求高利潤，也大量使用廉價劣質膠水與人造板材，因而隔間與傢俱遂成為甲醛最大的污染來源。同時尚包括壁布、壁紙、化纖地毯、泡沫塑膠、油漆和塗料等。 e 香煙及部分有機材料，燃燒後亦會產生甲醛，消毒劑、清洗劑也會含有甲醛，但與建材相比較，含量微呼其微。

二、總發揮性有機物（**TVOCs**）：

1.物理特性：	2.對健康的影響：	3.污染來源：
a.VOCs 是強揮發性，有特殊氣味與刺激性，有毒的有機氣物，多數易燃易爆。 b.VOCs 指室溫下飽和蒸汽壓超過 70.91 P_a，或沸點小於 260℃的有機物。是石油化工、製藥、印刷、建材、噴塗等行業，最常見的排放污染物。 c.美國環保署（EPA）制定的大氣有毒污染物名單中，超過 50 種都是 VOCs。 d.VOCs 是產生病態建築症候群的最主要室內空氣污染物之一。 e.VOCs 的主要成份為芳香烴、鹵代烴、氧烴、脂肪烴、氮烴等，共有 900 多種之多，而工業生產中被列為有毒的污染物，大部分為 VOCs。 f 由於室內檢測到的 VOCs 濃度受到各種因素的影響，濃度變化很大，因此常以 TVOCs 總發揮性有機物統稱之。	a.環保署規定的安全標準建議值為 3ppm / h。 b.氯乙烯、苯、多環芳烴等 VOCs，已被列為致癌的空氣污染物。 c.氯氟烴和氫氯氟烴，對臭氧層有破壞作用，被列為禁用的空氣污染物。 d.長期接觸 VOCs，對皮膚、呼吸道和膜黏膜有所刺激，會引起接觸性皮膚炎、結膜炎、哮喘性支氣管炎，及一些變應性的疾病。 e.苯系污染物中，有很多具有致癌、致畸、致突變的因子，對人體傷害相當嚴重。甲苯濃度過高時會引起無力、眼花、神智不清，甚致昏速、痙攣或死亡。 f.漆酚對人體皮膚有腐蝕中毒作用，接觸後會發生全身或手足出現紅斑、丘疹、感覺癢癢、腫脹、水泡、糜爛、滲液等過敏現象。 a. 低濃度 VOCs（低於 3ppm）對於有哮喘及慢性呼吸道疾病的人，會產生不良的加重病症狀況，高濃度（超過 25ppm）對人體神經有麻醉作用，會抑制人體神經系統，導致神經功能衰竭。 g.部分 VOCs 具有神經毒性、腎毒性、肝毒性、或致癌性，會導致人體的血液成份損壞、心血管疾病或引起腸胃道紊亂。	a.建築材料：如人造板、泡沫隔熱材料、塑膠板材、調和油漆等。 b.室內裝飾材料：如壁紙、壁布、傢俱、或其他裝飾品等。 c.纖纖材料：如地毯、掛飾、天花板、化纖沙發或化纖窗簾等。 d 辦公室用品：如油墨、複印機、列表機、電腦及螢幕等。 e 空調系統：如過濾網、內保溫材料、和不當的空調系統等。 a. 其他如家用燃料及香煙的不完全燃燒、室外工業廢氣、汽車尾氣、光化學煙霧、人體排泄物等。

三、懸浮微粒子（$PM_{2.5}$、PM_{10}）：

1.物理特性：	2.對健康的影響：	3.污染來源：
a.空氣中除了氣體之外的物質，含各種固體、液體及氣膠均屬於粒狀物如：飛塵、煙塵、花粉、煙霧和雲霧等。 b.粒徑之大於 10 微米的粒狀物，其體大物重，短期會被重力吸引落地，故稱爲降塵。小於 10 微米的粒狀物，其體小物輕，長期飄浮於空中，稱謂飄塵，又稱懸浮微粒。粒徑小於等於 10 微米的懸浮微粒，即 PM_{10}；小於等於 2.5 微米的懸浮微粒即 $PM_{2.5}$。 c.懸浮微粒可藉著人體的呼吸進入呼吸系統導致人群患病率和死亡率的增加。 d.懸浮微粒可在空氣中停留數日或數月，在室外，這種粒狀物可隨氣流飄送至幾百里或長至幾千公里的地方，造成污染危害，如大陸北方的沙塵暴等。 e.粒子濃度的分佈，一般在冬季較高，夏季較低；低溫度、低風速、高溫高重時濃度較高，反之濃度較低。但有些地方則會有不同結果。	a.微粒直徑的大小，對人體器官的危害不同，大於 10 微米的微粒，由於慣性作用，影響的範圍只到鼻子與呼吸道，器管內的黏液會將其吸附排除。低於 10 微米的稍大粒子，一般沈積在支氣管當中，較細粒子會進入細支氣管中沈積，更細粒子則繼續進入肺部或進入血液循環中，導致心肺疾病的產生，而小於 2.5 微米的粒子，由於擴散作用及布朗運動作用，會被黏附在呼吸道表面而隨痰排出。 b.$PM_{2.5}$ 比 PM_{10} 對人體危害更大，因的懸浮微粒易附著於空氣中的其他污染物上，如有毒重金屬、酸性氧化物、有機污染物、細菌和病毒等。 c.粒子的沈積模式，是隨著人體的呼吸速率和肺功能的差異有關，對婦女、兒童、老人及慢性呼吸道或肺病的患者更容易呈現沈積現象。尤其婦女長期在廚房烹飪、燒香拜佛，更是肺癌的主凶。 d.微粒直徑的大小的不同，其化學成份也有很大差異，一般粗粒子的成份之要是由 Si、Fe、Al、Na、Ca、Mg 等 30 種元素組成硝酸鹽、硫酸鹽、銨鹽、炭黑及其他微量金屬。有機微粒一般粒子都較細小，多數分佈在 0.1~5 微粒之間，其化學成份主要爲烷烴、烯烴、芳烴或多環芳烴等烴類，另外還有少量的亞硝酸銨類化學物等。	a.懸浮微粒污染來源，主要是：灰塵、微細懸浮物、微生物細胞、植物花粉等。 b.室外的污染微粒，包括工業及發電廠的燃煤，或燃油鍋爐、汽車廢氣、各種工業加工、建築道路工程、原料運輸裝卸、垃圾焚化爐燃燒等人工污染。 c.室外共有的污染微粒，包括海鹽、揚塵、森林野火、火山石灰、藻類、細菌、病毒、花粉、孢子、植物纖維等自然污染。 d.室內的污染微粒，如寵物的毛屑、過敏源、塵枯、蚊子、蟑螂、老鼠糞便；及室內抽煙、蚊香、燒香、燒金紙、烹調、炭烤，或瓦斯、煉炭、紙類、木類燃燒，或人類活動揚塵、空調、積塵、噴劑、香水、毛髮皮屑等。 e.室內的污染微粒，另外來自裝璜材料，如碳纖天花板、石棉纖維、硅化合物、玻璃纖維、窗簾、沙發、寢具使用的布纖維，及石板釋放出空氣放射物質（附著於微粒上）。

四、微生物（細菌、真菌）：		
1.物理特性：	**2.對健康的影響：**	**3.污染來源：**
a. **微生物**是存在自然界中的一群體型細小、構造簡單、肉眼無法直接看到，必須借助顯微鏡等設備才能觀察的微小生物。 b.微生物雖然體積微小，仍具有一定的型態結構組織及生理功能，總能在合適的條件下迅速繁殖生長。 b. 絕大數的微生物對人體和植物是無害的，甚至有益與必需的，但有少部分微生物可引起人類和動植物的病害，這些有害的微生物稱之為**病原微生物**。 c. **細菌**屬於原核細胞型微生物，僅有原始核，無核仁和核膜，缺乏完整的細胞器；**真菌**屬於真核細胞型微生物，細胞核分化程度較高，有核仁、核膜、粒染色體等，有完整的細胞器；**病毒**屬於非細胞微生物，體積微小，僅能在活細胞內生長繁殖。 d. 細菌的一般為 0.5~5 微米，短徑 0.5~1 微米，依其外形分為球菌、桿菌、螺型菌等三類；依其細胞壁結構可分為革蘭陽性菌、革蘭陰性菌，及古細菌三之類。 e. **真菌**較細菌的型態結構複雜，依形態分為單細胞菌和多細胞菌兩類，前者常見於酵母菌和類酵母菌，後者多呈絲狀，分枝交織成團，稱為絲狀菌或稱**霉菌**。 f. 病菌的微粒極小，最大為 0.3 微米（痘病毒類），最小僅 0.02 微米，（口蹄疫病毒），病毒在空氣中的壽命很短，必經寄居在活細胞中才能生長繁殖，如非典型肺炎 SARS、禽流感、狂炎病等。	a 病原微生物會造成人體免疫功能下降，過敏性哮喘，引發某比呼吸道傳染病，如流感、結核病、猩紅熱、白喉、百日咳、軍團病、麻疹等。真菌會引起人體感染真菌皮膚病和內臟真菌病。 b. 人體不僅是微生物的儲存體，更是傳播體。人體中的微生物遠超過人體本身的細胞數，成年人大約有 10^{13} 個細胞，但微生物卻高達 10^{14} 個（約 10 倍），人在靜止狀態下，每分鐘可向環境散發 1,000 個菌粒，人在室內活動會使空氣中微生物濃度增高，病房中的濃度更高。 c. 人體呼吸道病變，會有大量的病原菌繁殖，若咳嗽、打噴嚏會把大量病菌噴發在空年中感染他人；以 SARS 為例，一個人可感染十到上百人，其致病原因並非病毒力屬害，而是其散發的病毒濃度較高，每次咳嗽或打噴嚏會向空中散發 10^4~10^5 個帶菌粒子。 d. 其他如舖床、掃地也是微生物嚴量揚起的時機，說話也會釋出大量病菌，大便和冲廁排放的細菌更多，所以口罩是非常重要的防感染工具。 e. 不僅呼吸道包括消化道、皮膚、泌尿道等都是病原體，也會經由環境污染而感染給別人，所以勤洗手、沐浴、更衣、減少進出醫院等都是感染防治的要點。 f. 全球因微生物空氣感染導致呼吸道疾病佔各種傳染病的首位，兒童每年約 400 萬人死亡，其他如過敏病、病態建築症、病菌引起的食物中毒、遺傳基因突變等造成的疾病，其損失更不計其數	a. 來自動物的污染源：如貓、狗、兔、猪、牛、羊禽類及昆蟲等，均有數千種病原菌，來自於動物的帶菌或排菌感染。 b. 來自植物的污染源：如花粉、抱子、細菌、病菌等在植物表面腐爛時會產生許多細菌、霉菌和病毒會進入大氣，人體經由呼吸而感染疾病。 c. 來自人體的污染源：人若生病或衛生習慣欠佳，或經常出入醫院病房，都很容易感染疾病，或將疾病傳染給最親的家人、朋友和同事。 d. 來自水源的污染源：水是微生物生存的重要條件，污染可能來自水源地、處理廠、輸送管線、冷却水塔或儲水槽；有時室內水池、浴廁、廚房等地亦須注意。 e. 來自土壤的污染源：土壤是病原菌的儲存和繁殖體，它經由各種途徑將病原菌帶入室內，如養花、種草、植樹、鞋底泥土、風吹揚入室等途徑。 f. 來自外氣的污染源：不論動物、植物、物體表面或江河湖海中的微生物，都可通過各種力的作用來到空中，再通過室內外空氣做交換將病菌帶入之內。 g. 來自室內的污染源：如空調系統的蒸發器、排水盤、風車、濾網、風管等設備，由於缺乏定期適時清洗、維護，累積眾多污染物，微生物在其中大量繁殖生長，隨著人們使用空調時，將微生物大量吹入室內，引發人體各種疾病。

五、碳氧化物 CO_2、CO：

1.物理特性：	2.對健康的影響：	3.污染來源：
a. 二氧化碳、和一氧化碳的生成，主要是由含碳物質在燃燒時，未完全燃燒所致。如動物的呼吸，或植物夜間的光合作用中，排放 CO_2 的部分較少。CO_2 無色無臭氣體，溶于水，化學性質穩定，固化的 CO_2 俗稱乾冰，未來可替代氟氯碳化物的冷媒材料，防止臭氧層的破壞惡化。 b.人為排放的一氧化碳，70% 來自機動車輛的尾部排氣。其分子量　28.0，無色，有微弱的臭味（像大蒜味），微溶于水，有劇毒，氣態狀況穩定。 c. CO_2 對地面長波幅射具有高度吸收性，而對太陽短波有高波的透過性，因此大氣中 CO_2 的濃度增高，會產生溫室效應。	a. 一氧化碳若吸入人體中，就會進入血液循環中，直接妨礙血紅蛋白吸收氧氣，使腦和其他組織缺氧，惡化心血管疾病，影響神經導致心絞痛，若吸入過量會中毒，出現昏睡無力，痙攣現象，還會導致死亡。 b. CO 對懷孕中的胎兒更危險，因胎兒的血紅蛋白對一氧化碳的親和力比成人更強，更會妨礙其與氧氣結合，影響胎兒生命成長。孕婦患有急性 CO 中毒，即使倖存，但胎兒仍會造成神經障礙遺留或死亡。 c. 室內 CO_2 濃度若高出一定標準，會導致人體缺乏氧氣，初期影響人的注意力不集中，呵欠連連，昏昏欲睡；污染嚴重時，人體會出現頭痛、耳鳴、全'身無力等現象，影響工作情緒與生產力，甚或出現急性中毒，導致死亡。 d. 高危險群：如隧道工、礦工、鍋爐工、交通警察、道路清潔工、家庭主婦、廟內管理員、餐廳廚師及職業駕駛員等。	a. 室外機動車輛的尾氣滲入室內空氣中。 b. 室內密閉沒有良好的通風換氣措施。 c. 若室內聚集人數過多，或大量運動人員，呼吸產生的廢氣不斷累積。 d. 室內抽煙會燃燒氧氣，產生更多空氣污染。 e. 室內拜神燒香，燒金紙造成更多的污染。 f. 室內熱水器、瓦斯爐燃燒不完全產生污染。 g. 室內廚房烹飪、燒炒、烤食物產生污染。

六、臭氧 O_3：

1.物理特性：	2.對健康的影響：	3.污染來源：
a. 臭氧是氧的同素異形體，氣態呈藍色，有特殊異味；臭氧不穩定，在常溫下可分解成氧氣，高溫下分解更快。由於其超強的氧氣能力，常應用在水處理的過中。 b. 臭氧的氧化作用，也能導致不飽和的有機分子破裂，並結合在有機分子的雙鍵上，生成臭氧化合物，然後再自發性分裂成兩性離子，再分解成酸、醛和氧，因此臭氧亦常作為空氣污染防治的氧化劑。 c. 臭氧層能吸收外太空傳送到地球的紫外線，僅讓少數紫外線傳送到達地球表面，避免人類及其他動植物乃至海洋生態的傷害。由於地球大量使用氟氯碳化物，在大氣中累積使臭氧反應，使臭氧分解而消失，因此才有蒙特婁議定書強制禁用的管制措施。	a. 經由人體呼吸系統，臭氧可以深入肺的周邊區域，和最細小的空氣通道，由於其高氧化力，一般會引發哮喘、過敏和其他呼吸疾病，長期接觸時，會使人類容易長腫瘤或遺傳基因發生突變。 b. 臭氧濃度起過 0.04ppm 時，就能聞到臭味，濃度再增高時會使人感到疲憊、頭痛、胸悶、嘴酸和厭食，嚴重時會產生咳嗽、呼吸困難、窒息、心跳加快、暈眩、血壓降低，甚至產生胸口疼痛或導致死亡。 c. 經由人體皮膚接觸，會感到疼痛、灼燒和類似凍傷的傷害，臭氧也會奪去皮膚維生素 E，對人體的美容有不良影響。 d. 經由人體眼睛接觸，在其濃度高於 0.2 ppm 時，眼睛會感到輕微刺激，疼痛、疲勞和視力模糊等不適症狀。 e. 臭氧對植物會侵蝕其葉片造成班點，對金屬材料、橡膠、油漆和紡織品會遭其氧化生鏽或破壞毀損。	a. 臭氧是因光化學產生污染物，在室外氣溫較高、陽光較強、風速較弱的情況下，容易生成，因此夏季的正午前後，最容易生臭氧。 b.室內臭氧一般是由於使用電氣設備產生臭氧的，如靜電影印機、靜電吸塵機、雷射印表機、臭氧清淨機，UV 殺菌燈及其他品質不佳的負離子產生器等。

結論：原作者

郭錫文先生，希望將環保署公佈的室內空氣品質標準建議值，置入綠建築室內環境指標的審核評估對象中，並如大陸一樣，將其設定為必須符合的要件，以免掛一漏萬，形成美中不足之憾事！筆者亦有同感！

3.7 醫院建築獲獎作品

3.7.1.醫院建築師獲獎名次

據國內許常吉建築師事務所1975年與2003年，該所將許常吉建築師歷年承接醫院工程設計和建造數量及病床數，其業績與獲獎成績，以醫院模型或竣工後的建築物外型圖片，彙編成專冊三冊，多承許常吉建築師親自贈閱。據告知建築師雜誌第2008/11期公布資料。自1979~1998年建築師雜誌，舉辦建築師雜誌獎／臺灣建築獎1999~2008年前後共舉辦卅屆，而有關醫院建築獲獎已有七屆共有八家建築師事務所獲獎。隨後於2011/3月許常吉建築師再寄送兩冊其業績與獲獎專冊，成績輝煌。尤其兩岸各型醫療中心與研究院所院區配置鳥瞰模型，與完成之建築外形圖片，珍瓏滿目，美不勝收，至為珍貴。

得獎建築物則在此特別指出，此項評選以現行開業建築師為對象，而對前輩建築師對建築學術文化有貢獻者，在建築師公會或評選委員會均有建議內政部，對營建有貢獻者以特別貢獻獎方式表揚。內政部為表揚傑出建築師對國家與社會之貢獻，更要鼓勵建築師面對世界新趨勢--環境品質和綠色建築等有優異之成就者，頒發獎項。於1995/10/20開始實施。共規劃分為三項：

　　　　a.公共服務貢獻獎、b.規劃設計貢獻獎、c.學術技術貢獻獎第三項。

3.7.2.第一屆中華民國傑出建築師獎：

假臺中市世貿中心建築師大會舉行，由許常吉建築師於1995年12月26日獲獎，至2010年，為臺灣醫院建築最具業績的事務所，包括：專業從事醫學院、醫院、生物科技實驗室、高科技廠房等規劃設計，完成各類型醫院、醫學院等至今已超過總數一百一十五家以上，在臺已超過50家以上，詳如下表，總病床數超過十萬床。

表3--7許常吉建築師事務所自1979~2011年已完成醫療中心與醫院工程(一)

地　區	醫療院所	病床數	備　　考
臺灣	50家以上	31,000	已完成(祈建多為 1200~1500 床以上，擴建約 400~120 床)。
大陸	65家以上	52,000	已完成(祈建多為 1000~3000 床，擴建 500 床左右)。
大陸	34家以上	26,000	另承接大陸醫院設計約 26,000 多床。
總數	149家	109,000	兩岸醫院設計與建造完成總數約 109,000 多床。

一座包羅萬象的醫院醫事工程，並非呈現單打獨鬥的個人英雄主義表演，本應該是一組工作群體，除了建築、結構、室內裝潢外，尚有電機、電子、機械等工程師，包括電訊、網際網路、給排水、空調、弱電、蒸汽、洗衣、餐飲食、閉路電視、播音、停車、醫療氣體、瓦斯、電話、號誌、醫師尋找、護士呼叫、院內運輸、條碼和景觀……等等專業人員，可以相互支援而互補的整體工作團隊。所以在前面我提出：一個完整之建築事務所的要求。總覺得：醫院建築構造型態部份，僅能佔醫院建築經費的20~30%，而在醫療設備經費，已佔了70~80%，醫院建築在實用醫療功能上應著墨更深。若再以綠色建築的標準作對比，就更無法相提論敘。因基地的綠化、保水、所用的環保建材、耐久而無用不時維修、水資源使用效率等。尤其對眾多人員聚集，為醫療治病活動頻繁之處所，對空氣的處理、隔離、消毒、殺菌，與綠色建築的選材標準，更為需要和期盼殷切！

表3--7許常吉建築師其獲獎作品34項獎 (二)

獲 獎 年 度 與 屆 別	頒 發 單 位 與 作 品 名 稱
特殊榮譽獎：五件	頒發單位：
1995 內政部第一屆中華民國傑出建築師獎	內政部
2010 行政院衛生署二等衛生獎章	行政院衛生署
1995 中華民國十大企業重炬獎	中華民國傑出企業管理人協會
1995 中華民國建築暨相關事業特殊傑出人才卓越 成就獎	中華民國建築暨相關事業獎選拔會 中華民國專門職業人員交流協會
1997 第一屆中華民國十大傑出專門職業人員獎	
優良設計獎：廿二件	作品名稱：
2006 內政部第四屆優良綠建築設計獎	財團法人國家衛生研究院竹南院區大樓等
1994 內政部建築設計所優良建築節約能源獎	美奇醫院
1994 內政部建築設計所優良建築節約能源獎	成功大學醫學中心
1994 內政部建築設計所優良建築節約能源獎	新光吳火獅紀念
2002 內政部建築設計所優良建築節約能源獎	佛教慈濟綜合醫院一期工程
2005 內政部建築研究所優良建築節約能源設計獎	佛教花蓮慈濟大林分院
2005 經濟部節約能源傑出獎	佛教花蓮慈濟大林分院
2003 環保署環境影響評估績優獎	慈濟大學實驗國民小學
2003 環保署環境影響評估績優獎	慈濟大學附屬高級中學
2003 內政部綠建築標章證書	台大醫院兒童醫療大樓
2008 內政部綠建築標章證書	台北榮民總醫院科技大樓
2008 行政院公共工程委員會第九屆公共工程金質	台北榮民總醫院科技大樓
1991 建築師雜誌金牌獎	成功大學醫學中心
1986 建築師雜誌銀牌獎	佛教慈濟綜合醫院一期工程
1988 省政府優良建築設計獎	佛教慈濟綜合醫院一期工程
1989 臺北市政府優良建築設計獎	臺北市立忠孝醫院
1990 臺灣省政府優良建築設計獎	國立成功大學醫學中心
1992 高雄市政府優良建築獎	高雄市立大同醫院
1992 省政府優良建築設計獎	國立成功大學醫師宿舍
1995 省政府優良建築設計獎	慈濟技術學院
1996 省政府優良建築設計獎	壢新醫院一二期工程
1996 省政府優良建築設計獎	彰化基督教醫院
營建施工品質獎：七件	作品名稱：
1995 行政院公共工程委員會工地品質評鑑優良獎	臺北榮民總民總醫院醫學科技大樓
1995 行政院公共工程委員會工地品質評鑑特優獎	國防醫學院中心
1996 省政府衛生處施工品質評鑑優等獎	行政院衛生署桃園醫院
1996 省政府衛生處施工品質評鑑優等獎	臺中醫學中心
1996 省政府衛生處施工品質評鑑優等獎	行政院衛生署中興醫院
1996 省政府衛生處施工品質評鑑優等獎	行政院衛生署嘉南精神科醫院
1996 省政府衛生處施工品質評鑑優等獎	行政院衛生署玉里醫院暨祥和復健園區
1996 省政府衛生處施工品質評鑑優等獎	行政院衛生署屏東醫院恆春分院
1980 年第九屆美術展建築類第二名	北市忠孝醫院
各界及業主頒贈之感謝狀	慈濟、成大、高醫、軍醫局、北市府等

資料來源：1).許常吉建築事務所提供。2)尚有獎項未列入本專冊內。

3.7.3.院區內規劃各單位位置和範圍：

院長與各科室主管，常為區域和床數分配，形成一場爭論戰，千遍一律，大多數都指責院長不公平。工程單位人員，若沒有把握，最好少開口為妙。因為各科室主管參與審察協商者，為各

醫療科室正副主任和護理長。自己單位中之需求和作業，瞭如指掌。其他人員別「高談闊論」，否則像在孔夫子面前賣文章。

筆者在數家醫院作簡報時，為了化解劇烈爭論，曾為其一綜合醫院排解爭論事，趁院長暫時離席時，向有爭議的該科副主管（主管將要退休）爭論點做分析。他認為「該科分配的床位太少，不到全院床位之1/10，少了六床。」

先取得他的信任和認同：允諾「如果有理由，相信我代表他向院長爭取床位。」該醫院建築大樓，為長方形，電梯在中央，各樓層病房分配在左右兩翼，各劃分為一個病房單元。該科分配在四樓一層，右邊為產房，左邊為嬰兒房，完整無缺。我提議：「樓上劃撥給他六床，或樓下劃撥給他六床？」他都不要。（這是不切實際的試探性建議）。再提議：「任他選任何一層樓，由我向院長說項？」，「最初他高興的說好；最後仍舊要留在四樓。」因選了多層樓，不是主任有意見，就是護理長有意見。問他「院長是否公平？」他說「問題並未解決！」意思是說：床位未達到1/10，仍舊少了六床，同時仍在原樓層。

我解答說明：「我授權你選擇任何一層樓層，等於你主持分配，或者說由你優先選擇，而你優先選擇，與院長分配相同，証明英雄所見雷同。因為沒有再完美的選擇，就是公平！」其他的參與者，都認同我的說法，但該副主任並不滿意我的解釋。隨之我繼續說明：「本建築在三四樓之間，增建了工作走道夾層（Work Ceiling Line），手術術在三樓，產房與嬰兒室及病房在四樓，而三四樓病房的空調機器設備、氣體等，均在夾層中，不但兩層樓多出許多空間，免除機器設備在保養和維修時，工作人員之進進出出，均不受干擾，更不會遭受污染！副主任若不想要，只要現在點頭，馬上變更圖面。我想其他任何病房會搶著要換。」最後主任與護理長表示「絕不更換了！」願接受原來分配在四樓。

但最後我仍舊要問該副主任，院長處理分配的公平性？起初僅微笑不答，直到副主任點頭笑說：「院長公平」。才結束。大家聽了哄堂大笑。當然對產房內之大小，及三間產房尾端要預留走廊、一間產房二張產檯，二間產房中間開一側門、另一間產房單獨一張產檯不開側門，均有討論，直到對方滿意為止，最後等院長回座時，總務主任在院長耳邊告知此事經過，院長高興的笑說：「院長不會偏袒徇私！大家有不同意見，可以商量溝通，有某工程師會協助我們解決，直到大家滿意為止。」最後大家了解全案詳情散會，隨之高興起身離座。

3.7.4. 筆者有緣能參與醫院工作：

自民國1958/10/31,(於47年特種考試退除役軍人轉任公務人員丙種與乙種建設人員電機工程科及格後，94年乙等人事行政人員特種及格)，翌月再經甄試進入北榮總服務,(巧遇一批小型鍋爐等待整修工作，形成各新進人員技術能力的測試指標，決定分配工作之依據，當修復小型鍋爐並要求撰寫一篇鍋爐動態說明)。前後在兩所大型綜合醫院，工作已十多年，主管電機工作，包括水電、通風、空調、氣體工程、冷凍、冷藏、蒸汽鍋爐系統等。隨後參與臺北市，綜合與多所區域醫院設計與協調等工作。在多數好友敦促下，希望能談談臺灣醫事工程，本書分兩部份討論：一為醫院建築內部配置，公共設施、與基準設備系統配置，及其主要設備系統應用工程；一為醫院編制的結構組織、醫院內部各科室功能，作業流程，與一般管理工作，以及各單位對大原則之拿捏。讓大家對自己健康有密切關係的單位，能夠進一步的認識和了解；而員工各自的工作範圍內之權責，便於適應和運用。而建築工程非本業，不便有太多論述，更何況這是主觀見仁見智的問題。但有關建築工程之法令與趨勢，與個人經歷、經驗和看法，仍然提及列入參考。

NOTES

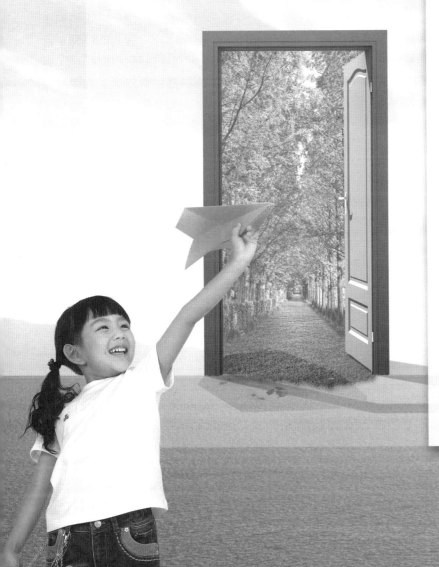

第四章：

基本設施與作業流程

醫院編制及附屬單位

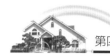

第四章　醫院編制及附屬單位基本設施與作業流程

4.1 醫院基本編制

4.1.1. 醫院行政單位：

院本部有正副院長室、秘書室，其下有人事室、人副室(二)、主計室、資訊室、總務組、補給組、營養室、能源組、社會服務室；以及醫務行政部下，還有不少附屬單位，首先將其重要附屬單位選出說明，包括：註冊組：掛號、門診與病歷，藥局、供應中心、檢驗室、廢氣處理和放射線物質過濾設備等單位。

要了解醫院，首先從醫院編制說起：按其編制與功能，分行政與醫護，實際上以"醫"和"護"為主，即是醫療和護理兩大部門，行政為醫護支援單位，均以醫療為主體，護理為配合醫療作業而設置定點單位，醫院才是護理經營的場所。由一所綜合教學醫院之內涵，再從醫療與護理兩大部門中，詳細列出所屬各單位。致於各位設計各型大小醫院時，就實際需要作取捨。雖然根據各地區醫療特性、經費之多少外，尤其醫師專業人才之多寡。但基本之科別及特殊性為主題，因地制宜，如今醫療科系，分工專精而細緻，其發展趨勢，以各科別成員個人或群體，到各人的成就發展和表現之優異照護，難以計數和預期，醫院編制只能說是「醫院基本編制」，各醫院有各醫院的專精和特性，所以有人說：「病人跟著良醫走，要找對醫師看對病」的現象。只能就各醫院基本科別和需求，為醫院之基石和板塊，作概括的論述。絕不是「所有醫院都是一個模子印出來的產品，一模一樣的形式」為前題。各有特色和文化，無法要求一致，必須靈活應用，再作取捨。可從下面這些中外醫院報導實例中獲得結論。以表4--1臺北市立聯合醫院為例：

表4--1臺北市立聯合醫院，提供十家院區醫院研究發展中心與醫療特色：

院區別	研發中心	醫 療 特 色	院區別	研發中心	醫 療 特 色
中興院區	災難醫學	眼科、骨科	忠孝院區	職業病防治	泌尿、牙科、職業病醫學
仁愛院區	癌症防治	癌症,消化,神經,心臟血管	松德院區	自殺防治	精神醫學
和平院區	傳染病防治	胸腔、感染、皮膚科	中醫院區	中醫藥物研發	中醫藥科技發展
陽明院區	社區醫學	健檢,社醫,新陳代謝,耳鼻喉,復健科	疾(慢)病管制院	結核防治	結核病防治發展
婦幼院區	婦女兒童健康營造	婦幼醫療(含急重症,遺傳,外籍孕產婦優生保健,發展遲緩兒童早期療育)	性病管制院	愛滋病防治	愛滋特診、愛滋牙科、性病、梅毒及愛滋血液篩檢

註：為臺北市政府家庭健康手冊

在廿一世紀醫療城市區域之興起。以美國醫療兩大巨臂--即明尼蘇達州的羅徹斯特，梅約醫學中心（Mayo Clinie），和俄亥俄州工業重鎮克利夫蘭，克利夫蘭醫學中心（Cleveland Clinie）。它們能夠執世界之牛耳，是靠醫療的創新，和優異照護。梅約以神經、消化及內分泌專科見長；而克利夫蘭是全美最頂尖的心臟病專科。它們都藉由與其他醫院合併，成為區域性醫療體系，兩家都是全州數一數二的民間醫院，員工超過三萬人。在2006年梅約營收高達63億美金、克利

夫蘭也有44億美金的佳績。高雄佛光山星雲大師曾至該院就醫，並親自撰述就醫經過。(聯合報)

隨著電腦與資訊的快速發展，數位化以及線上網路聯線等方式，已改善了人類日常生活的品質，尤其在智慧型大樓中，已大大改變了建築的型態，從自動化之控制和管理，不但快速並且又精準，同時也節省大量的人力、物力和時間，一切以人性化為依歸，配合使用者之需求，一一實現。本章所提之醫療及附屬單位之基本設施與作業流程，包括掛號、門診、藥局、供應中心、實驗室、廢氣處理與放射線物質過濾等設備等單位。在往後幾節中有關單位之設備及作業流程陸續說明。

院本部：若簡化編制系統，院本部以下分行政與醫護行政部兩者，大醫院兩者分開作業，小醫院則合併作業。

4.1.2. 行政部門：

醫院的行政部門，在院長、副院長領導下，祇是掌管大目標和願景---如發展本院最專長科別、趁時聘請某科專家、引進世界最先進技術及新設備、配合當地最迫切的症候群、多重器官移植與治療、試管嬰兒、和其他醫院進行教學及學術交流，一切工作，均以醫療為前題，使院內衛教預防之推展、醫療工作順利、創新，與研究發展，能齊名世界。行政部門全力支援後勤的工作單位，包括秘書室、總務、人事、會計、營養、工務、資訊、補給、政風、社會服務、住院、社會服務等單位。以下分別說明各個直轄、管理和工作範圍。

4.1.2.1. 醫院設正、副院長：設院長一人、副院長二至三人，（首席或稱執行長、行政副院長、醫療副院長），中小醫院，副院長一至二人：一人即醫療，二人即行政與醫療。也有600床地區醫院，設置五位副院長：行政、醫療、學術、杜區與醫療品質/資訊，直屬於院長，雖然各院按各自的需要設立職位，但更要有位首席執行長協助院長，為綜合全院醫務與事務等工作，是連續性協調、裁示和執行後考核，不能中斷或減少；中大型醫院，其下另加設行政部，統轄以下各事務單位，為組（科）室，小型醫院則為課室，行政業務或并入總務組。

4.1.2.2. 秘書室：設主任秘書一人、秘書數人。內有公關組、研考組、績效管理組，各組設組長一人，和科員、承辦員和工友等若干名。

　　1) 公關--負責對國內外來賓參訪和接待，及媒體聯絡。

　　2) 研考--負責年度計劃編列、執行、追蹤和考核。

　　3) 績效管理--對獎金核算分配之建議，各部門經營績效資科彙整與建議。

4.1.2.3. 人事室：設主任一人，專員數人（大醫院），有任免組、考核組、資料組、各組設組長一人，和承辦科員和工友等若干名。

4.1.2.4. 政風或安全（人二）室：設主任一人，政風組、防護組、綜合組，各組設組長一人，和科員、承辦員及工友等若干名。負責宣導政令、防制貪瀆、監督、福利社等工作。

4.1.2.5. 主計室：設主任一人，專員數人（大醫院），有歲計組、會計組、稽核組、各組設組長一人，和科員、承辦員及工友等若干名。在採用獨立經營時，自負盈虧。歲計--負責編

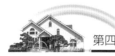

列各科室年度預算，會計--徹底執行成本會計，稽核--管理執行成效。

4.1.2.6. 資訊室：設主任一人，有：

1) 系統操作股，為全院一般與醫療行政控管單位。

2) 應用發展股，並提供有關病患醫療資訊，軟體程式。

3) 技術統計股，如自動掛號。

4) 病歷電腦化，及電子病歷。

5) 收費等，將各單位各項數據，統計列表。各股設股長一人，如配合政府法令，稟持上級政令。

因應各單位工作需求，包含採購、發包、管制、管理、督導、考核、品質、進度和成效；尤以病人病歷資訊，如發展中電子病歷、X光片、檢驗報告，能及時提供應診資訊，同時為串聯區域內各醫院，跨越全國醫療網。及各股承辦工程師、科員、（技術員）辦事員和技工工友等各若干名。

4.1.2.7. 總務組（室）：設組長或主任一人。有關事務工作分：收發股、採購股、出納股、財產股、文書股、調度股、通信股、郵電股、警衛股、清潔股、技工工友管理股，各股設股長一人，及各股承辦科員、辦事員和技工工友等各若干名。負責全院各項事務及支援工作。如能達成文書作業電腦化，簡化作業流程和層次，減少人力物力，節省成本，將全院各單位勞務盡量外包，如清潔、警衛、護送、停車場管理、垃圾、敷料加工，及洗衣等等。

4.1.2.8. 能源部或稱工務組（室）：設主任一人，有建築股、結構股、電機股（水、電、鍋爐房、焚化爐、洗衣房）、衛生裝備股（醫療設備之維修保養）、事務股（水泥、木工），各股設股長一人。及各股承辦工程師、科員、（技術員)和技工工友等各若干名。負責全院建築增建、修繕等工程，各項電機購置、醫療設備安裝、運轉、維護和保養。合力支援全院醫療作業。

4.1.2.9. 補給組（室）：設主任一人，有採購股、儲供股，（或將洗衣房列管）。藥品與衛材，病患被服，醫護人員工作服和被服等之採購補給，更換與洗滌，修補和淘汰。各股設股長一人，承辦科員、（技術員）和技工工友等各若干名。

4.1.2.10. 營養室：設主任一人，為營養與供應二組，有臨床營養股、膳食管理股，臺北榮總採中央配膳系統。各組設組長一人，包括病患流質與半流質或特別營養、一般病患和員工膳食供應，與餐廳之經營與管理。各股有技師、副技師、營養師、營養員、技術助理與組員各若干人，及承辦科員、辦事員和工友等各若干名。（大型醫院設部，中小醫院為組室，營養室，屬經理組或放在醫療部下）。

臺北榮總營養部，不僅在飲食治療、供膳管理居國內領導地位，還在章樂綺主任促成國內營養師公會組織，以及成立亞洲營養師交流機構，並有美國康乃爾大學和加拿大的學生申請來院實習。

4.1.2.11. 社會服務室：簡稱社工組，設主任一人，有社工股、輔導股，各組設股長一人。主任

由社會有名望熱心人士主持，以及熱心志工參與，各股社工或志工約十至數十人，尤其各大小醫院，招募志工從事院內輕便工作，已擴及到安寧病房，每天分組輪值。協助病患解決困難，如就醫者之身份不明，有待查明和了解，及協助排除造成醫療過程中的各項社會問題，在今日臺灣社會紛爭不斷，高失業率情況下，更為顯著重要。如低收入戶納為全民健保中之福利保險，尤其是經費的勸募，尋找資源，救濟補助等。

4.1.3. 醫療及醫務行政部門：

醫護是指醫療與護理兩大部門，醫務行政則指醫務部的行政業務，將分別說明。

醫療行政部：實為醫療部內，尚有「醫務行政」工作；亦有中小醫院將醫務行政併列在該院行政部內，由院內自行安排。

醫療部：醫療部主任一人、副主任名一至二人，下設各部或科室主任 副主任、各科設主治醫師、特約醫師、以及各科總醫師各一人、住院醫師、實習醫師等各若干人。

4.1.3.1. 醫務行政：

1) 註冊組：主任一人。分掛號、詢問服務、住、出院(含行李室)、計價、收費(總務出納股)、病歷室。各股設股長一人，及承辦科員、辦事員和工友等，以及志工各若干名。這是醫院給人印象好壞的第一線工作單位，亦是與外界接觸服務最多，及爭取輿論和民眾好評甚多的單位，同仁要溫和有禮，熱忱與耐心協助應對。

2) 藥　局：主任一人，分司藥股、調劑股、製劑股、分裝股、（錠、針、膠囊抗生素）、臨床藥學股（引進國外早已發展成熟臨床藥學，增進病患安全和成效）、庫房。各股設股長一人，及承辦科員、藥劑師、技術員（司藥）和工友等各若干名。

3) 血　庫：主任一人，分供血人與輸血人之事前檢驗、抽血、血液之儲存、供應和調度。承辦科員、技術員（檢驗員）和工友等各若干名。

4) 一所綜合醫院：國內最多編制內達110科左右。有多少科，與該院規模大小及醫師專業有關，各科之規模，等於一所專科小醫院。大醫院亦有將一科，擴大成為一個部。如內科部下分胃腸、心臟、感染、血液-----等各室，可以想見一般。

5) 教學研究室：從臨床與基礎研究，到各科疾病之免疫、臨床治療，到拓展新的理論和治療方法，國內各大醫院與中心，皆有輝煌的成果，與國際同步，備受肯定。

4.1.3.2. 醫療部：

1) 門診部：急診、門診、特殊門診、健康體檢等。

　A) 急診室（部）：為該院全部整體之縮影，更是各院第一線作業尖兵，由醫師、護士的技藝和熱忱，與新穎精密設備來迎接病人，急診室護理長更是靈魂人物；「急診」顧名思義，一切為搶救第一時間緊急就醫，分秒必爭及時治療。不論大小醫院，急診是最重要的工作之一。外傷和需要配合手術的急診，卻是今日臺灣多數醫院的重大缺失之一。絕對不能讓病人在夜間或假日，留在急診室等明天！

　　急診室：大醫院引進美國急診系統，分為內科急診（心臟病人），與外科急診（創

傷病人)。針對不同的病患,當救護車抵達現場後,瞭解需要急救的什麼類型病患,在把病患送上救護車,同時向醫院急診室通報,由急診室與院內有關科部連繫,準備迎戰。包括:內外科、小兒科、婦產科等醫師,由主任醫師住診。急診室內有治療室、手術室、器械室,各一至二間、觀察室、清洗室、移動式小型X光機、心電圖室、檢驗室、便盆間、污物間、清潔間和廁所等。如有必要時則直接護送至院內手術房或產房;護理長室、醫師辦公室、醫師值班、總醫師或主任室、男女更衣室、與男 女工友值班室,小庫房等。最好與藥局相鄰接,免於奔波往返取藥,尤其夜間為甚,以及遇有大量急診時,借助領藥等候室,疏展急診床位之空間。總之能獨立作業。

「急診室的春天」影片,有極佳的創意。臺北榮總在急診室李建賢主任,以「搶第一時間,立即急救」設下人力「重兵」和設備的做法。加與放射科合作,引進最先進的「介入性放射學(Intervention Radiology)」急診作業,原本許多必須開刀的急症,含心肌梗塞、中風、動脈栓塞、肝內膿瘍、腎臟水腫、脫臼等,都可望在第一時間在急診以「免開刀」的方法、「快速處理」加以解決;引進「歐美日新法,展現成效和遠見」:歐洲的毒物諮詢作業,與內科毒物科合作,中毒急救。美式系統化的急診作業,驗傷分類的概念,強化創傷急救室和心臟急救室等作業。引進日式的作業,訓練所有急診室醫師,都能操作內視鏡、超音波這些儀器、設立專屬CT檢查室,車禍腦外傷可直接在急診室接受電腦斷層掃描,免除遠距離急診醫師視線徒增危險。配合衛生署及臺北市衛生局改善急診重症醫療計劃。才能符合社會進展期望所衍生的醫療需求,已有最佳的表現和成果。(北榮總40周年特刊)

「急診免等待醫院分流反應好」臺北市政府衛生局97年起和臺大、北榮總、振興、馬偕、新光、三總、萬方等16家醫學中心醫院結盟,希望透過「到醫院前分流」的方式,由救護車上的救護技術員,評估病情輕重程度,送往就近的結盟醫院,實施以來病患都很滿意。

衛生局長邱文祥表示,2008年6月推行到醫院前分流計劃以來,至2009年12月底共2784件,其中同意接受急診分流共876件,佔所有到院急診件數的31.4%,家屬、病患的滿意度高達百分之九成。

該局醫護管理處處長高偉君表示,許多民眾常有身體不適到大醫院掛急診時,卻遇到急診室人滿為患,造成明明是掛「急診」,想看到醫生卻要等上2至3小時。當民眾尋求119協助後,救護技術員將評估,先做創傷分級,若非急診,例如發燒、腸胃道疾病及眩暈等,而民眾想要前往的醫院中心掛急診,卻又遇到急診室人滿為患,將建議送往鄰近結盟醫院。醫院透過合作機制,取得病患原就醫紀錄,必要時授權醫院的醫師也可相互溝通。(2010/01/28聯合報記者邱瓊玉) 與急診室的春天,雖略有差別,有異曲同工之妙處。

現在臺灣外科醫生由盛而衰,為現有支付制度造成的反淘汰。早期收入豐碩,日進斗金,雖然站著進行手術連續工作時間長達數小時,既辛勞又緊張,危險性亦

高，卻看在錢的份上，以及個人意願加興趣；現在以數人頭計酬勞，與內科收入相差不多，內科不但比外科工作時間短，也比較輕鬆。而主要原因：為傳染病例，有外傷傷口時，有被感染而危及個人生命之慮，有外科名醫大夫，因在手術時，傷及個人肢體而傷命，是以大家選修外科的人也少多了。如今在大型醫院，每逢例假，急診也找不到外科大夫，要拖到下星期一的處境；既使有單一外傷的總醫師在急診室，也無法提供多重外傷檢查和治療。美國在七〇年代，開始建構緊急醫療網。我國政府主管機關及公立醫學中心，不重視和不能伸出援手，個人有此見証之經歷，亦徒喚奈何！

B) 「急重症暨外傷醫院」，聯合報2004.3.18.中國醫藥大學附設醫院，急重症暨外傷中心陳瑞杰主任一文，一針見血，因交通快速便捷，也造成交通事故增加，該院將於2004年7月開始興建。也是筆者多年來，觀察臺灣醫療體系急待充實之處。該文分下列六點說明：

a) 外傷為第一大住院原因--中央健保局91年統計，臺灣地區事故傷害住院人次超過32萬，佔17％，平均住院病患1/6。

b) 掌握黃金時段--發生外傷後的數小時。美國源於越戰搶救傷患經驗，及在民眾需求與政府立法推動下，緊急醫療網成為美國各地緊急醫療安全網。自80年代外傷中心及外傷系統陸續成立後，使得外傷醫療死亡率，減少15~20％。

c) 最近的醫院未必好--臺灣地區緊急醫療網的運作方式，外傷事故發生後后，由119系統啟動，將病人送到最近的責任醫院，而非每家醫院都有足夠的人員和設備。嚴重外傷與一般內兒科急診不同，不適合層層轉診，加上現今事故多屬高能量衝擊，常造成「多重外傷」而非「單一外傷」，以目前外科專科醫師訓練來看，很難對多重外傷提供檢查和治療，並很容易造成各專科間互踢皮球。因此在現有的緊急醫療網中，選出有能力的醫院，成立外傷中心，增添設備和人員，及教育訓練分級，確保全天候運作能力。

d) 外傷中心的第二高峰期--外傷死亡有三個高峰期：第一個高峰期為外傷後「立即死亡」，是致命傷害，唯有預防來杜絕；第二個高峰期為外傷後二至四小時後死亡，稱為「早期死亡」，傷害十分嚴重，如急救得當，仍有機會挽回生命，這是外傷中心最重要的功能；第三個高峰期在為數天或數週後死亡，稱為「晚期死亡」，表示傷害嚴重，雖經醫療積極處理，終究出現敗血症與多重器官衰竭致死。

e) 外傷中心的功能--美國外傷醫療系統設立後，整體外傷醫療死亡率，減少15~20％，醫療費用也節省5~18％，為個人保命、社會資源得到最有效運用，又能為政府節省大量健保經費的三贏制度。在臺應該積極推動。

f) 重症亦可納入--以病程進展區分為兩類，一類為急診重症及外傷醫療，所需醫療協助，以分鐘與小時計算；另一類是慢性病和非急診疾病，病程演進是按日與週改變，先經過門診醫療即可。事故傷害由於無法預知，全賴急診作業，加上

嚴重外傷病患，亦需重症治療，因此美國已將許多著名的外傷中心進一步升級，成為「外傷休克中心」。

中國醫藥大學附設醫院，建構中的「急重症暨外傷醫院」更為前瞻，治療範圍放得更大，囊括了外傷醫療之外的各類重症，甚至及於心血管與腦血管疾病。這因為各類急重症與外傷雖屬不同科別，但臨床治療的基礎研究有許多相通、和重疊部分。經由第一線和第二線相關專科的共同參與，讓外傷及各類急重症病患，都得到有效率的治療。

g) 大勢所趨加快腳步--急重症及外傷醫療，相當耗費醫療資源，卻是醫療中心責無旁貸的使命。我們很高興將跨出一大步。然而用新思維來建構醫療體系，不能只靠民間，政府也應正視。』

急重症暨外傷中心的設立，是臺灣目前最薄弱的一環，也是筆者多年期盼的單位，這是何等的偉大選擇和創舉，能針對臺灣現況由民間企業承擔重任而致遠。有理想、有抱負、人溺己溺、視病如親、人生以服務為目的，這是經驗和智慧的積累，崇高理想貫徹執行的表現，將來中部的傷患有福了，更為中國醫藥大學附設醫院同仁，及急重症暨外傷中心陳瑞杰主任的驕傲，並致最高敬佩之意！

另外慈濟醫院「全省醫療網」的理念：花蓮慈濟醫學中心、玉里、關山、大林、新店慈濟醫院、及規劃中的潭子慈濟醫院，各為專業醫院，將使慈濟醫療普及全島偏避或醫療疏遠地域，這是民間另一件佳作和福音。

2) 門診（部）：主任一人，工作範圍：包括：一般各科門診，按各醫院實際設置科別開診，一般基本的內、外、婦幼科等。

   A) 內科部(一般內科)：設主任副主任各一人。內分胃腸科、胸腔內科、心臟科、新陳代謝（內分泌、糖尿）科，腎臟科、感染科、血液科、神精科、精神內科、家醫科……等。各科室設正副主任各一人，主治醫師和工友等各若干名。總醫師各一人、及住院醫師、實習醫師人數就各院實際情況而定（因歷屆各校畢業人數不一，到院實習人數更無法確定之故。），也無法硬性規定，以下各科室編制情形相同。

   B) 外科部(一般外科)：設主任副主任各一人。下分一般外科、胸腔外科、心臟血管外科、骨科、泌尿科、神精科、精神外科、直腸科、美容科（含燙傷）麻醉科，腫瘤科……等。各科室設正副主任各一人，主治醫師和工友等各若干名。總醫師各一人、及住院醫師、實習醫師人數，並無硬性規定。

   C) 婦產科（部）：主任副主任各一人，又分婦科、產科、小兒內、外科、新生兒科……等。各科室設正副主任各一人，主治醫師和工友等各若干名。總醫師各一人、及住院醫師、實習醫師人數，無法硬性規定。沒有醫護學校的醫院，可能根本沒實習醫師與護士。

   D) 皮膚科（部）：主任副主任各一人，在下設特別診斷(分皮膚、和性病診斷，當然

亦可分為兩科或室)。各科室主治醫師和工友等各若干名。總醫師一人、及住院醫師、實習醫師人數，無法硬性規定。小中型醫院為科室，多為兼任醫師，不設副主任一職。

E) 牙 科（部）：主任副主任各一人。包含復形（又分贋復、補綴和牙髓病）、牙周病、兒腔顎面外科、齒顎矯正科及家庭牙醫科等。各科室設正副主任各一人，主治醫師和工友等各若干名。總醫師一人、及住院醫師、實習醫師人數，並無硬性規定。附設小型X光機。

F) 眼 科（部）：主任副主任各一人，又分一般眼科、眼矯形重建科、眼肌神經科、青光眼科、視網膜科等。各科室設正副主任各一人，主治醫師和工友等各若干名。總醫師一人、及住院醫師、實習醫師人數，無法硬性規定。榮總於1976年間與日本同步引進雷射治療眼疾。

G) 耳鼻喉科（部）：主任副主任各一人，又分耳科、鼻科和喉科三科。各科室設正副主任各一人，主治醫師和工友等各若干名。總醫師一人、及住院醫師、實習醫師人數，並無硬性規定。

H) 復健科（部）：即復健醫學。正副主任各一人，分為一般復健、骨關節復健（含水療）、神經復健等。各科室設正副主任各一人，主治醫師和工友等各若干名。

同時並增設兒童體能班。包括體重過重或過輕、肢體協調、平衡不佳、肌肉力量不足、視力不足、姿態不良、關節活動度過鬆，且伴隨不明原因大關節疼痛等同題。

I) 保健科（部）：主任 副主任各一人，為院內員工一般保健（含體檢）。各科室主治醫師輪值門診和工友等各一至二人。小型醫院院內員工保健併入一般門診。

J) 家庭醫學及安寧療護科：主任副主任各一人，醫師若干名。政府為順應現代醫學之發展，籌建醫療網，落實并強化社區醫療功能，及群體醫療執業中心之開辦，培育家庭醫學醫師。支援衛教、辦理門診各類體檢。同時將安寧療護，列入工作範圍。實習醫師人數，並無硬性規定。

K) 特殊門診：

a) 臺北榮總成立--高齡醫學中心：強調高齡病患全人照顧，病患不必再每科趴趴走，其他醫院也紛紛設立老人門診。(聯合報2006/217記者施靜茹)

b) 六十五歲以上老人健康免費檢查、健診中心自費體檢，高級體檢多以項目計費，如萬芳分：松（2小時）、竹（3小時）、梅（3小時）、蘭（7小時）四級，包含：一般、全套血球、肝、膽、腎功能、血糖、血脂、心電圖、甲狀腺、眼科、尿液、糞便、梅毒、愛滋、防癌篩檢等十多各項。

L) 健康體查：

a) 一般體檢，包括一般勞工體檢、巡迴體檢、特殊作業（噪音、粉塵）體檢。

b) 以及外勞體檢等。各有承辦科員、醫師、檢驗員、護士和工友等各若干名。

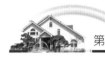

門診單位與檢驗室、放射科與超音波等單位相鄰近，隨時派員支援，方便門診工作與病人。

3) 檢驗科（部）：主任 副主任各一人，工作包括一般檢驗、細菌、病毒（含癌症）、生化、微生物、血清、血液、心電圖等科。

在大型醫院中，除了一般門診檢驗工作，同時設置研究大樓並做研發工作。有承辦科員、技師、檢驗員和工友等各若干名。除集中一處作業時，首先是門診檢驗室，含門診、急診、生化及血液四大部份工作。

臺北榮總研究成果：「先完成檢驗後看病」方式，避免門診病人來回奔波。與「改善晨間抽血檢驗計劃」，均能在上午開始門診前完成抽血檢驗作業。

4) 病理室（部）：主任一人，或副主任一人。病理工作由外科醫師擔任，分解剖和檢驗、及動物實驗室等。承辦醫師、技師、檢驗員和技工工友等各若干名。既然其下分病理與檢驗兩份工作，為統一事權，而成立病理部；或稱病理檢驗部。如單一的病理室，小院所別由一至二位醫師和一位技工擔任。有人稱：解剖室。

A) 病理檢驗科（部）：病理靠解剖檢驗工作來完成。病理解剖是為了探討患者之病情及死因，提供臨床醫師，日後做診斷和治療之指針。為統一事權，提升績效，將解剖與檢驗科合併，而形成病理檢驗部，及時提供醫療診斷的深度驗証。中小型醫院，兩者多各自獨立作業，人數不多，大型醫院則多達上百人。

B) 病理科下分為：一般病理檢驗、外科病理、細胞病理、超顯微鏡病理。

C) 檢驗科下分為：一般檢驗、生化、微生物、病毒室和癌症等。（含心電圖）。

在目前電視廣告上已有：美國病理協會CAP認証 臺灣長庚、三總、榮總等三所醫學中心，檢驗報告，全球通用，信用可靠（2006 07~08間）之美譽。

5) 放射線科（部）：主任副主任各一人，分一般X光、心導管、斷層掃瞄、磁共震、核子醫學、腫瘤（或者後兩項另成立獨立單位）----------等。承辦科員、醫師和技工工友等各若干名。總醫師一人、及住院醫師、實習醫師人數，並無硬性規定。看片多由主任或主治大夫主持，一邊看X片一邊錄音，再由專人打字，或由主治大夫和住院醫師一邊看X片，一邊打字。

6) 國家多目標醫用迴旋加速器中心：又分迴旋加速器室、放射化學室、電算工程室、醫用物理室、正子臨床作業科等。中心主任一人、各科室主任各一人，主治醫師、技術員、辦事員和工友等各若干名。住院、實習醫師人數，並無硬性規定。

7) 中醫部：主任 副主任各一人，分一般內科、婦兒科、老人科、傷科、針灸。主治醫師和工友等各若干名。總醫師一人、住院及實習醫師人數並無硬性規定。

醫療各科室之多寡，和各科室之大小，依據醫院規模，及招聘專科醫師數量而定，並無一定標準。尤其現在分工細密，有必要可聘任專科醫師後，立即開辦新科應診。以上僅就基本必備之工作單位，列舉說明。

4.1.4. 護理部：

主任一人、副主任二至三人（含人事、研發和教學各一人）（小型醫院副主任一人）、督導二至三人、護理長（按病房數量，及急診室、門診部及供應中心、開刀房、產房、嬰兒室、------等）各病房護理單位設護理長與副護理長各一人、護理師、護士等。為配合全院醫療作業，從門診到住院，包括醫療行政、醫療、檢驗員及技師、復健及特殊相關單位等科別，如癌症、放射治療中心、核子醫學專業護理等，護理師、護士或技術員等一至二人，與醫療單位數相等。特殊專業護理，均須另參加該科的專業訓練。

4.1.4.1. 在醫院裡各醫療處所及病房內，都是護理部服務的範圍：也可以說是護理部的管轄區，亦是：各病房護士最了解和掌握所有病人動態的人。實際上「護理是醫療經營者」，為醫療系統的「忠誠執行者」。尤其資深護士對醫護工作，經驗豐富，無論是一般作業或急救工作，均比一般實習與住院醫師，更為熟悉，如能虛心學習不但減少自己摸索的時間，更受益良多。如今臺灣各院所對醫護人員工作負荷與病床之比重，不成比例，財團為了自己的盈利，枉顧病人權利與生命，政府有關部門亦不過問！(在第二章四節已指出)。

據前衛生署長詹啓賢表示，廿年前接任奇美醫院院長時，雖面對臺南地區成大和省立醫院的競爭，認為「嚴重虧損，最大的原因是護士薪水過低，護士是面對病人的第一線，等於是醫院裡的女主人，最後召集所有醫師，決議主治級醫師，包括我減薪二成，多出來的錢幫護士加薪，護理人員因此穩,定下來，不到一年，所有人的薪水都長加回來了。」

馬偕專員張國頌「名醫身後的守護天使」一文，對護理的稱許與致意，均有同感。護理除了照顧各病房內病患的起居飲食外，配合醫療作業，常有許多相關的重要護理工作，如各病患的按時吃藥打針，尤其打點滴要及時更換空瓶袋，以免空氣進入靜脈、各種檢查與程序和手續的配合安排、手術前後之特別看護，如臺北榮總採手術全期護理模式，對手術後的謹慎服務態度和精神。慢性病患像心臟病、高血壓和糖尿病，也不能停藥、下腹部位的手術處，要徹底消毒，如剃陰毛（如是由實習大夫或助理人員作業，護理人員也得查看一下）、灌腸排便盡空，以及掌握病房重病患者狀況及時通報醫生，和緊急協助救助病危工作等。尤其護理人員利用機會，隨時對病人做衛教工作。一切作業程序與措施，均由該單位護理長發號施令，分配各項醫療工作之護理人員，及時掌握各樣狀況，更不能聚集聊天，或大聲喧嘩之情形。尤其是急診室、手術室、產房和嬰兒室護理長，均為最傑出基幹，對醫療作業之順利推展和督導，指揮若定，有關出入手術室與產房等醫護人員，其服裝和不當行動把關。手術室是「無菌區」，既使在待業（待刀、待產）時間中，閑雜人等，亦不能隨使進進出出。

而2006年07月間，臺大醫院骨科醫師趙建銘兄弟，從地院交保後，闖進手術室的大笑話。在筆者曾經工作過的醫院，護理長或值勤護士，不論是誰，不守規定，會立即制止並必定糾正。曾如臺大醫院前院長林芳郁所說：「管教失靈，並強調我們不太懂得如何與大人物應對」。筆者認為這是「主治醫師速成」的後果。這是臺大醫院骨科主任韓毅雄（趙的老師）的傑作，搓合了陳幸妤這門親事，又「揠苗助長」讓趙建銘快速進升主治醫師，韓退休後陳家有無獎償。

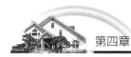

同時該院每早七點半參加骨科晨會，趙卻經常缺席，既無知又懶惰。這是應有的最基本的認識，趙建銘醫師既不懂卻不學。而醫師只是各醫院高貴過往的「客卿」過客，醫院以醫護為主的作業場所。本人曾在臺北兩所大型教學醫院工務工作超過十年，不時與院內在關單位配合作業，親身經歷和體察所得。

4.1.4.2. 護理業務：護理人員的職前訓練、在職教育、實習護士之指導訓練，完成專業護理人員訓練；亦接納其他院校護理人員的代訓和進修等。同時大型醫院另訓練一批看護工，隨時協助家屬，在重症病人轉入普通病房後，夜（日）間之看護工作。使人力單薄之家庭，解決了困難，方便、實惠、信任及收費合理等優點。

4.1.4.3. 護理作業之研發：從行政作業、用品到臨床實務，隨時發現問題，立即研究改善，求新求變，求好求精，務實完善，永無止境，為達成教育百年樹人的精神。

（註：以上有關部分資料，參考臺北榮總40周年特刊。）

4.2 掛號與門診

4.2.1. 門診掛號：

醫院看診作業流程，首先從掛號與門診說起：門診掛號，分預約掛號與當天現場掛號，隨之病歷之抽調、運送、診斷、開出處方箋、計價、付費、取藥等步驟。而病歷多用人工推車（或軌道搬運，但誤失較多，已很少採用）傳遞。應該是採用電子病歷前的過度期。

4.2.1.1. 預約掛號：先將陸續上網、語音、人工或前來現場預約掛號者，分初診和複診者。初診者必須先行填寫個人資料（可事後門診時補填），確定應診者不同身分，為審定付費之標準，同時由醫院賦予病歷編號和條碼(操作更方便)；各院依個人身分証字號、或以出生年月日不等方式，由患者自行決定，但最後院方資料中兩者兼備。掛號處依照掛號者之需求，分別按下應診科別、大夫診別、日期和時間等輸入電腦，傳輸至主電腦，按就診先後賦予序號，再按患者病歷號碼，核對姓名身份無誤後，按下Enter鍵，立即完成掛號手續。同時主電腦分別付與各科別門診應診人次序、姓名等整份資料，隨後斷斷續續的掛號資料，不斷排列累積在電腦主機與各門診電腦系統中，亦分別傳送至病歷室。由病歷室按時日抽調出各病患病歷送達門診，直到掛滿名額為止，全由院內線網路完成。

主電腦C.P.U.中央資訊處理系統與網路（為各醫院就醫者的基本資料庫）掛號連接至病歷室和各門診室，以及全院各所有關單位，再由病歷室印表機印出名單，（或直接由各門診室，各自在開診前10~20分鐘印出或斷續印出。）在門診的前一日晚間下班前，病歷室將各科各診門診預約人員姓名。列表印出後，同時準備部分有關預約掛號病歷，並檢出後暫存於各科各診門診病歷架空格內。翌日上午八時半前送達各門診室，如人手齊備，或在當日九時開診前，送達到各門診室。門診開始後，陸續送達當日現場掛號者病歷，亦同時回收已應診後之病歷。在預約門診掛號排名時，按單數或雙數排列，即預留部份（當天前1~20號內之單或雙號的一半、或當日全數的一半）給與5~10個名額或更多名額，給當天現場掛號病人掛號，超過預留部份，則連接當日掛號最後末號尾數延續排列。當天如能趕早網路掛號，比幾天前預約掛號的名次更前面，主要方便應急者就診。預約掛號，以預約一個月內為限。

4.2.1.2. 當天現場掛號：各院掛號處，當接受病人掛號時，先插入健保卡，根據各院所定方法，從電腦主機資料庫中，調出應診者基本資料，掛號人員將其姓名、應診科別、大夫診別、時間等，輸入門診電腦打出後，印表機隨之印出掛號單，將掛號單交給應診者，以便就診。同時將資訊不斷累積在電腦主機中。並與病歷室連線，根據傳來資訊準備有關病歷，按科別、診室、號碼分別排列彙集，病歷檢出後，暫存於各科各診門診病歷架空格內。並同時與各門診室網路電腦連線，在開診前5~10分鐘，由各門診室印出各應診人名單，粘貼在各門診室外，同時各門診室電腦內，亦有當日應診者（現場分早診、午診或晚診）全部資料，大夫看診時，在桌上電腦中，依次排列應診者基本資料。但當天不辦當天的預約掛號。

現場自動觸摸掛號(此系統與院內網路連線，到要去就診的某家醫院)：先輸入自己的身份証字號，接著選應診科別，緊接「點選」那一位醫生，即完成掛號(也許各醫院掛號步驟不一樣，但均大同小異，按指示程序操作即可)，並在銀幕上看一組紅色阿拉組數字，為看診號碼。否則重新再做一遍，一切無誤後點選「醫生」即大功告成。自動觸摸掛號機，詳第六章十一節104頁。

4.2.2. 掛號就診作業與院內網路主電腦連線：

從院內主電腦資料庫之病歷資訊整合，與全院各電腦縱橫交錯連接，所需之病歷資料，彈指間舉手可得。電腦在區域內串並聯，能連接區域內各大小醫院，甚至跨越全國各醫院病歷室連線，解決各別醫院間，彼此資訊不相通的「醫院孤島」問題。在國內軟體系統行業開發最弱，但是好在醫療系統中，早先已由大同世界科技公司，從臺北市立醫院，與中部醫院、恆春醫院、馬公醫院、馬祖醫院（境內設立的醫療機構：包括南竿連江縣立醫院北竿、東引、東、西莒衛生所）均可與臺北市災難應變中心EOC——建構成立資訊與影像系統（如X光、腦斷層）整合平臺，形成遠距離會診醫療系統連接網。亦為國內一項重大成就和突破，而獲得當年卓越服務獎「資訊科技運用」特別獎。事實上，各行各業在應用軟體上，有著無限發展空間。陳世卿的雲端超高速運算，十年前成功進入大陸醫療市揚。在國內自民國1994年，由大同公司與衛生署，合作開發醫療系統資訊。如今在衛生署下及其他市立醫院等，總共五十家以上的中大型醫院，都可以透過這個資訊系統，交換有關各個病人病歷資料訊息。據稱這套系統已整合醫院三十多套糸統，由軟體業者與其他醫療器材業者合作，建立各個檔案格式，再建構成立整合平臺。尤其衛生署近年全力推行電子電歷，掌控與交換各個病人病歷資料訊息，隨時間進展而完成。在院內從掛號至病歷室，至各科門診；由各科門診醫師開出處方箋，由總資料庫傳達藥局；有關各項門診檢查後之報告，30~40分鐘後，立即傳回主電腦庫患者個人資料中，各科門診室的醫生，可立即叫出，展現在電腦螢光幕上，如X光檢驗報告、檢驗室檢驗報告。各病房與藥局、供應中心、洗衣房之…等等聯繫。不但減少工作時間，增加醫院工作效率，同時節省成本，提昇醫療品質。

署立新竹醫院開發門診數位叫號系統，有新的發展，病患可透過網際網路，即時瞭解該院間看診序號，避免枯等，浪費時間的苦惱。該院此系統自2007/2月啟用至10月中，上網瀏覽次數高達30萬人次。據了解，目前已有兩家醫學中心，向該院「取經」。有亞東紀念醫院在網站上秀出醫生看診進度。（聯合記者詹建富96/10/20）。

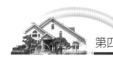

4.2.3. 病歷投遞搬運系統：

病歷之運送仍多用人力、推車（少有軌道搬運）。

4.2.3.1. 早期各國醫療院所：有採用西門子軌道搬運系統（Transportation System）。

　　1) 箱體：使用200 × 460× 460 mm，長方形大型有蓋或無蓋病歷箱運送病歷。

　　2) 載重量：七公斤。運轉電壓D.C.24V：或用薄型箱體。

　　3) 搬運速度：水平每秒60公分0.6 m／s、垂直0.4 m／s、高速行走區1.2 m／s。

　　或另一種（Tele Shooter System）為管道投射式，用大小長短彈體，輸送藥方、藥品、便條或他小物品。但因設備管道系統龐大，需要大的空間架設，但常有卡機或誤傳，更有找尋不易，效果不佳。如今一般仍多採用人工推車運送。

4.2.3.2. 小型推車送收病歷：目前國內各大小醫院，仍以人力選用鋁製或不鏽鋼三層箱型車作業，外形尺寸L700 × W450 × H1400mm，或L650 × w400 × 1000mm三面封閉前面開口，靈活、可靠和便捷。由地下室病歷室內之垂直小貨梯，送至一二樓各樓層病歷集散室後，隨即將病歷送達至各科門診室位置，數量多則用車，少則隨手傳遞。在門診掛號時間內，不間斷送達，同時順便將看診完之病歷回收，用垂直小貨梯運回病歷室。病歷室與各樓層一處病歷集散室，在垂直小貨梯旁，附按鈕式免持聽筒對講機，便於上下樓層連絡。

4.2.3.3. 早年X光片調閱手續繁瑣：當看門診大夫需要調閱病人X光片時，由該門診室派護士至放射科X光室借出，用後隨病歷送收。而門診需照X光片，從病患照完X光片後，到暗房沖洗片機內沖洗，并等X光片吹乾後，才能看片打報告，多在下次門診看結果。如今照完X光片後，不必進暗房，可直接放入沖洗片機內沖洗，10~15分鐘左右，將X光片影像存入主電腦庫備查，而門診室醫師，從桌上電腦透過醫療影像傳輸PACS系統至影像庫中，直接選出該患者X光片影像，顯示在門診醫師電腦銀幕上，察看結果診斷說明，而X光片報告於三天後，由放射科打好存入病患個人病歷資料檔案備查。

4.2.3.4. 檢驗報告：無需專人送達，在半小時左右，同樣是將檢驗結果打好報告，隨即由網路輸入主電腦系統，傳至各個患者資料資訊庫中儲存備查，各門診室醫師，同樣利用PACS系統方式直接於儲存庫中，挑出該患者應診患者檢驗報告資料，察看檢驗結果，綜合診斷和說明，一次完成。

4.2.3.5. 臺北榮總、萬芳等醫院則率先採行先檢查完後再門診，其他各院隨後多仿效跟進：如今慢性病患採用三個月連續處方箋，需要定期檢驗事項，附有檢驗申請單，於第三次取藥時，同時預掛下次看診日期，在看診前三至五天先行辦理，時間充裕，在當日門診時，一次完成，病患不必上下樓層奔跑，檢驗室更不必趕著檢驗和打報告，尤恐忙中有錯。這些作業流程，在多年來各醫院努力下，不斷調整改進中，加強管理，節省人力和物力，獲得最佳成效。

4.2.3.6. 門診與急診處均需準備輪椅和推床：為方便行動不便之病患在院內就診使用。力求簡

便，不必要求借據或以身分証抵押，惟恐輪椅遺失，在輪椅椅背之前後，書寫大型院名字樣或其他明顯記號，均可在院門口或大廳門內借出與歸還，院方在門前派遣服務人、志工或警衛，協助病患和家屬攙扶上下車就診和回家。

4.2.3.7.「行動護理站」住院病人必須按時喫藥打針。在各病房值班護士，除了三餐前後與每六小時送消炎特效藥，這是各病房病人重要課題。早期護理人員端個托盤，兩三個病房送一趟，既費時費力又容易出錯。現在各大醫院每病房，備有一兩輛發藥推車稱行動護理站，配置一臺NB筆電，鍵置全病房每位病患病歷治療要點，針對治療病情該喫什麼藥，打什麼針或點滴，配備藥品和敷料，屆時按病室前後順序，將發藥車推至走廊，逐一沿著各病房工作，鍵出各人病歷照表行事。

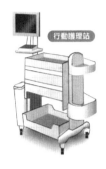
行動護理站

茲以醫改(雙月刊第34期議圖)

4.3 門診部編制與配合作業流程

4.3.1.從「以病人為中心」做起：

醫院像一座繁華的小城市，也是國家總體藝技的縮影與標竿，城市中應有的設備，醫院內應有盡有，專業人才雲集更為齊備，只有過之而無不及，而有關人與事之繁重和瑣碎，尤其求助及救急之間，呈現著兩樣情：患者及家屬的緊張、心急、恐懼、焦慮、煩躁、慌張、無助與期盼；醫師與護士的冷靜、忙碌、細心、精緻、專業、熱忱、耐力、沉著、體恤及同理心，像似形成對比，實為同一目標：醫療救急治病，直到解決問題，幫助患者早日康復！

4.3.1.1.門診部編制與門診科別作業量：按門診科別之多寡，排列門診室數量。除設主任一人、辦事員，及工友各一人外，護士人數，按門診科別數量增減。各科門診看診人數少時，各門診室設護士一人；如各門診看診人數增多時，設護理師或護士、助理護士各一人。門診大夫，均為各科主任及主治醫師應診，不另行設置醫師。目前醫師看診時，從當天各門診掛號資料中，桌上電腦依次點出病人病歷，同時打開紙張病歷，僅紀錄症狀要點及用藥處方箋，盡量減少大夫雜務，如量血壓、體重、印處方箋、報告查詢和用印等等，均由護士辦理。

一般人與老人體檢，以及特別門診，如萬芳醫院：健康管理中心、美容醫學中心、乳房健康管理中心、尊貴特等病房等（大企業家郭台銘與家人體檢，每人數萬元），均屬門診之業務。其他各醫院均有類似特別門診體檢。國際旅遊醫療各國均已盛行，臺灣各醫院，與個別自行執業者等實況，成就非凡。

4.3.1.2.特別門診：在中大型醫院門診，常設有特別門診或教學門診。限制掛號人數約10~15名，每人平均約18~12分鐘，通常由主治醫師把難以診斷、或有教學價值的病例特約來就診，以寬裕的時間來應診，沒有後面的患者一直以眼光催促的壓迫感，加強雙方溝通，利用聊天的方式，或旁敲側擊方法，解除患者的顧忌，打開心防門扉，呈現隱私，除了醫療身體的疾病外，更要治療心靈中隱私癥結，主要在深入尋求了解或解答病人隱情病因，方可對症下藥，獲得圓滿的解答；同時也讓住院或年青的醫師們，有學習的機

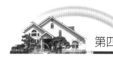

會受益良多，獲得工作的技巧。這種實例非常多，在報章雜誌中時有所聞，只是安排應診時要妥善處理，否則前功盡棄。

4.3.2. 各門診室與藥局之關係：

4.3.2.1. 各門診室內人數：大夫一人（可容納實習醫生1~2人，站立在主治醫師背後）護士與助理各一人；除窗邊工作檯外，二張辦公桌，三四張椅子，一張圓橙子，一張檢查床，及門口一側放置病歷櫃架，櫃架上層分左（進）右（出）兩直格，室外開兩扇小門，上方設一電子鎖管控，櫃架約w500 × D350 × H400mm(內側下層增加多層不分格，與上層同樣大，高為1200mm，放置堆積的病歷或其他暫存物)，從室外用刷卡方式，將小門打開，將病歷放置靠左邊，而回收病歷靠右邊，室內病歷櫃架均不設門。當門診病歷送達後，護士將上層病歷部分移放桌面，依次傳遞至大夫應診桌上取用。看完診後則再放置上層右邊，等待收回。看診將病歷紙張記錄病情和藥品處方箋，亦同時使用電腦與主電腦中央聯線記錄，以主電腦中央處理機儲存。

4.3.2.2. 各門診室與藥局、計價（費）處，透過主電腦連線：當大夫看診每一位病患時，選出病人病歷編號，一面看診並開處方箋時，同時在電腦板面選出藥局欄，與中央電腦主機聯線，同時進入藥品資料庫，即出現取藥編號（按各門診進入先後進入藥局資料庫時之順序，取得授權碼，賦予取藥編號），開出處方箋時，打出藥品名稱、含量、單位、天份、數量、劑量、服用法等結束後按下Enter鍵，在原設定程式中的基本資料，如病患姓名、年齡、性別、科別、過敏史、領藥序號、處方醫師；各種藥品形狀、其療法、主要適應症、特殊用藥指示等，直接傳送藥局印表機中，同時印上藥袋。即時計算出各藥品價格，各應診者資料均儲存在主電腦中央系統庫中。印出之藥袋後，由藥劑師按袋裝藥，原則上每一種藥品一個紙袋，幾種藥品幾個紙袋，按每人為一單元。等病人離開門診室時，患者所需藥品、費用等資料，已在主電腦中央系統庫中完成。患者去計價處，插入健保卡叫出既存門診資料，費用（根據個人身份、當天應診資料：包括：掛號、藥品、藥事服務費、診察費、檢查費等，均在資料庫中，自動計算累計），所有費用均已齊備，收銀機自動印出各項費用及總金額之收據，照單收費結清。經收費員核對收取費用印出收據後，患者隨即可到藥局對號取藥，既使要等候，亦不能為時太久。而藥局惟恐有誤，必需經過取藥裝袋、核對藥袋、藥品與處方箋相符三項手續，完全符合後發給病人，儘量杜絕造成錯誤。聯合報於2002/1/7報載，目前臺灣公認臺北榮民總院藥袋標示為最詳實者，如表4--3。隨之各醫院均比照改進。

4.3.2.3. 藥袋標示：為保障病人權益與安全，以免院方忙中有錯。藥事法第十九條中規定藥劑師，於藥劑之容器包裝上應記明：例如

1) 處方箋與藥袋相符。 2) 有關項目：

A) 病人姓名與條碼：性別、藥品袋數量。

B) 用法與用量：（口服：每日3餐半小時前(後)服用 每次1粒。或外用：每日3~4次；或注射＿＿cc）。

C) 藥名：×××中英對照，錠、膠囊或水劑。其含量＿＿＿mg。

D) 外觀標記：色澤、形狀、製造廠牌 中英對照。

E) 臨床用途：治什麼病，中英對照。

F) 用藥需知。

G) 常見副作用：如過敏、頭痛、消化不良、嗜睡等。

2) 藥局地址、名稱、及調劑者與核對藥師姓名。

3) 調劑年月日；在同法第廿二條規定罰則：違反此規定者依法處二百元以上，二千元以下罰鍰。而藥物之副作用亦應規定列入。

4.3.2.4. 藥袋標示項目：在國內醫改會評比標準以美國門診病患取得藥品包裝上的標示項目；及國內規範藥品標示相關法令規定為基準，訂出十六個必要標示項目：

1) 包括病人姓名、性別、年齡、藥品成分、藥廠名、數量、劑量、服用方法。

2) 調劑地點、名稱、調劑者姓名、 調劑年月日、出方醫師姓名、藥品保存方式、調劑後有效期限、適應症、副作用等。

4.4 藥　局

4.4.1. 藥局編制、工作範圍與作業流程：

主任一人，藥劑師若干人，工友技工等。藥局緊鄰急診室設置一樓，除內服藥：錠劑、膠囊、粉劑、水劑；外用：膏劑、水劑及針劑等成品，分別存放供應處，室內分區放置櫃架內，儲備待發。而錠劑、粉劑、水劑、調劑分裝（含抗生素）、蒸餾水製造室，多在藥局正下方地下室。各項工作設股，分別指定專人調製分裝，需經過檢查合格簽收後，進入庫房儲存備用。

4.4.1.1. 藥品之發放，由電腦主機CPU中央處理器網路系統資訊傳輸管控，其系統：從院內各單位輸入處方資料（各門診、急診、各病房由各科主治醫師開出處方箋；如是病房住院醫師開出處方箋，必須經主治醫師認可）分別由各系統進入主電腦後，分別依據藥袋標準格式，由藥局印表機，分別印出（填入）藥袋各項標示項目：

1) 病患姓名及條碼、病歷號碼、性別、年齡、藥名、數量、藥品成分、劑量、服用方法；同時由局內庫存藥品類別，填入藥袋標示及有關事項。

2) 調劑地點、名稱、調劑者姓名、調劑年月日、處方醫師姓名、藥品保存方式、調劑後有效使用期限、適應症、副作用等。彙集於電腦中央管控中，與影印機自動連線，按有關藥袋用藥號碼，分別印出藥品有關事項。

如由門診、急診用藥、慢性病連續處方箋，與住院用藥（由各病房派專人持處方箋前來領取）等。門診用藥發放，又分為單、雙號、外用藥，分別由多處窗口發放，每日由1~5,000（若干）號，此處由專人核對處理。各病房用藥，多在上下午分別領取，與門診領藥時間錯開，以免形成擁擠。

原則上以每一編號為一單元，每一種藥品分裝一只紙袋，按次由印表機印出。控制人員僅按每一編號為一單元核對（以一人為一單元）後，將一袋（1/1）或多袋

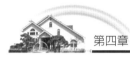

（1/1~1/5）裝訂在一起，將單雙號藥袋，按順序分別置於兩只籃子中（為第一道關卡--審核藥師）。兩組藥劑師，按單、雙號領藥編號次序，一人一份，在中央調劑臺櫃架兩側，依據紙袋藥名，取藥放入各紙袋中，核對無誤後（為第二道關卡--調劑藥師），置於中央輸送帶上，向發放窗口或櫃檯前輸送，至輸送帶末端落下至桌面籃子中暫存待發；少數則由藥劑師分批直接送至發放窗口，再由複核藥師核對，收回處方箋，並核對處方箋與藥袋內藥品與數量，及領取藥品人員身分等三者是否相符（為第三道關卡--核對藥師）。

每日用藥應按日結報，並與庫存量核對，有無數量不符等情形。否則必須盤點。

4.4.1.2. 藥品調劑：分製劑、膠囊與口服粉劑、水劑；外用膏劑、水劑等。在利潤掛帥之前題下，一般醫院並不生產錠劑和針劑，一則製程煩複，普通藥品利潤並不太高。多分裝抗生素倒行之有年。便於兒童服用，將消炎藥錠壓碎成粉劑，用蒸餾水調配、嗽咳水劑之分裝；外用：膏劑、水劑之分裝。調配用之蒸餾水，為求優良品質，均由藥局自行蒸餾。使用錠劑量為最多之種類，多採用自動包裝機包裝，大瓶藥品需分裝時，多以帶狀壓封12~24粒小包裝分裝，並印出領藥號、病歷號碼、使用者姓名、發放日期、和藥名、含量及數量、有效期限，同時附送大小不等的密封塑膠袋配套使用。

4.4.2. 藥品冷凍與冷藏溫度：

藥品有冷凍、冷藏和無菌分類儲存：除了廚房的食物冷凍冷藏庫外，還有血液（全血）冷藏庫，藥局的藥品儲存庫，疫苗儲存，還有無菌檢驗室生物製品、細菌培養，及大體之暫存，解剖室之冷凍和冷藏以及不耐熱物品等。先進國家現已淘汰了不宜儲存血液與藥品之普通冰箱，必須改用為冷凍與冷藏血液之專用設備，而非買幾臺家用普通冰箱了事。我們先從各種用途所需要的溫度說明：

4.4.2.1. 血液冷凍冷藏設備：醫療行業冷藏血液(全血)儲存設備，或生物製品及不耐熱物品。

1) 血液冷藏，保存全血，設定溫度為 +4 ± 1℃或+5 ± 1℃。

2) 血漿冷凍儲存：設定溫度為－30℃。

3) 超低溫設備：為冷凍儲存紅、白細胞、血小板之冷凍，設定溫度為－85℃。

4) 有成份輸血設備：用於血液成分長期冷凍儲存。主要包括：自動添加設備、急速凍結器、冷卻裝置、儲藏設備、輸送容器、恆溫解凍裝置、保護液自動洗淨分離裝置，以及補助配件等。設定溫度為－196℃。

4.4.2.2. 藥用冷藏箱：是儲存藥品、疫苗、細菌等醫療藥品之專用冷藏設備。藥用冷藏箱設定溫度範圍約在0~8或0~14℃之間。有藥品可在0℃以下保存。藥用冷藏箱須具備以下之特點：

1) 冷藏箱須恆定，箱內溫 度不受環境氣候變化而影響。

2) 除具有性能可靠之製冷系統外，還須採用加熱、定時自動除霜、加厚絕熱層等措施，以確保箱內溫 度波動在1℃範圍內或更低。

3) 并考慮減少開門次數,可從箱外直接觀察儲存品標籤、品種之方便,箱門一般均設計成玻璃觀察窗或玻璃拉門,同時保護畏光藥品,不受日光直射,箱門玻璃要具有吸熱線與遮光功能。

4) 冷藏箱須配置靈敏又可靠之溫控器與警報裝置,必要時可裝溫 度紀錄器,紀錄溫 度變化,以確保藥品儲存期間,不失效或損壞。

5) 冷藏箱多為立式結構,立式結構又分玻璃拉門、玻璃窗與玻璃門。

6) 在藥局藥品儲存處,雖存放一般藥品,多維持在20℃上下,與相對濕度60％RH,以保持藥品穩定和品質。

7) 疫苗儲存箱:為0~+14℃之間,土0.1℃。有些藥品也可在0℃下儲存。(冷凍和冷藏雜誌8月號28期/2004雙月刊70頁,醫療用淨化及低溫處理設備3,黃錦文、鄭益志、蔡瑞益、張永鵬先生等執筆)。

4.4.3. 藥品儲存與陳列設備:

藥局與院內各單位網路連線作業系統

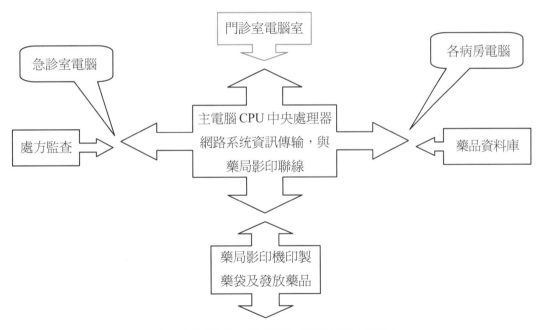

圖4--1 有關處方箋與藥局連線作業示意圖

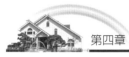

表4--2行政院臺北榮民總院藥袋（正面）(以臺北榮民總院藥袋為例)

Paipei Veterans General Hospital VAC, Executive Yuan

領藥號：Prescription No　　　　　　　　　　　藥袋號：Bag No

姓名：　　　　　　　　　男 M 　__歲　　　　　病歷號：
Patient Name　　　　Gender　Age　　　　　History No

用法與用量：　　口服　　　每次1　粒　　　每日3餐半小時前使用
Administration Oral
Three time a day　before　meals　（morning, noon, evening）
Dosage：　　　　　1　　tablet（s）　　each　time

藥 名：×××　錠　　　10毫克
Drug Name　　　　　*tab. 10 mg　（Domper idone）

外觀標記：　　　白色,　圓形,　M 10、刻有廠牌,　__　錠劑
Appearance　　white　round　M 10.engraved with trade aek, tablet（s）
廠 牌：　　　強 森　　　　　發藥量：48 粒
Manufactuer　Janssen　　　Quantity：　48　tablet（s）

臨床用途：　　促進腸胃蠕動、止吐
Clinical Uses　　Improve GL motility and anti—emetic

用藥需知：　　餐前30分鐘服用
Other instructions　Take 30 minutes before a meal

處方醫師：x　x　x	處方天數：28天　day（s）
Physician	Duration
診斷科別：腸胃科	調劑藥師：x　x　x
Division	Pharmacist--1
日期時間：　年　月　日	核對藥師：x　x　x
Date＆Time	Pharmacist--2

1) 以臺北榮民總院藥袋為例。

2) 別有部分醫院將藥袋一張紙印正反兩面，而背面另用一張透明玻璃紙作背面不印字，如此可看到袋內藥品比較方面。

表4--2政院臺北榮民總院藥袋（背面）

台北榮民總醫院 Taipei Veterans General Hospital

地址：台北市石牌路二段201號；網址 http://www.vghtpe.gov.tw
Address: No. 201, Sec. 2, Shih-Pai Rd., Taipei, Taiwan

其他事項：

Additional Information:

1. 服用及度量衡說明：

   1. Directions for use and explanation on measurements.

   * 睡前：睡前半小時
     * At bedtime: half an hour before bedtime
   * 空腹：進食前1小時或進食後2小時
     * Empty stomach: 1 hour before or 2 hours after a meal
   * 與食物併服：進食後立即服藥
     * With food/meals: take immediately after food/meals intake
   * 未註明餐前、餐後等：表示均可
     * May take before or after meals if it is not indicated
   * 毫克＝公絲＝MG
     * MG= milligram
   * 毫升＝公攝＝ML＝CC
     * ML = milliliter = CC

2. 請保留藥袋至藥品用完。

   2. Keep the prescription bag until all the dispensing medicines are finished

3. 一般藥品應置於攝氏15~25度陰涼乾燥處所，冷貯之藥品需存放在攝氏 2~8 度冰箱內（勿冷凍）；如發現變質或過期，不可再使用。

   3. Keep the medicine in a dry, cool place (15-25°C) away from heat and direct sunlight exposure. Keep refrigerated means at 2-8°C (Do not freeze). If the medicines have gone bad/expired, further use is prohibited

4. 不可將本藥送給他人服用，以免發生意外。

   4. Keep medicine out of reach of children and should not transfer to others to avoid accidents.

5. 口服散裝藥品概不退還。

   5. Oral medication repackaged as dispensed is not refundable.

6. 確實遵照醫囑服藥，切勿擅自增減藥量或停藥，並請按時回診。

   6. Take as directed by a physician. Do not change the dosage or discontinue use without consulting a physician. Follow-up visits by request on time.   prescription number

7. 如有用藥疑問，請依領藥號最左邊的代號，撥電話至藥局查詢：
   For further questions regarding your medication, please contact the pharmacy with the reference symbol/number printed on the left side of the prescription number.

Symbol 藥 局	Pharmacy Location	電話 Phone
# 中 正 樓	Chung-Cheng Building	(02)2875-7280
A.C.H 一 門 診	First Outpatient Building	(02)2875-7281
2~8 二 門 診	Second Outpatient Building	(02)2875-7282
O.* 急 診	Emergency Department	(02)2875-7283
Y 神經修復	Neural-Regeneration & Repair	分機 ext.3625

8.
台北榮總總機	Switch Board Operator	(02)2871-2121
人工預約掛號	Manual Clinical Appointment	(02)2871-2151
聲控預約掛號	Voice Control Clinical Appointment	(02)2872-2151
按鍵預約掛號	Touch-Tone Clinical Appointment	(02)2873-2151

4.4.3.1. 藥品調劑檯架外型圖：藥品的種類繁多，超過上百至千種。包括錠劑、水劑、針劑、膏劑等藥品，又分內服與外用藥，必須分別要用櫥櫃貨架儲存外，尚有製劑、調劑、分裝、發放等工作檯桌椅等設備。依次選用部分設備外型圖供參考。

有關藥局內部藥架、櫃檯和調劑檯等等，列舉部分各實體圖形詳如下。

4.4.3. 藥品儲存與陳列設備：

1）為供應全院住院病患，與每日數以千計以上的門診者，煩雜、忙碌，而又必須細心與謹慎的工作，尤其在短暫的時間內處理完成。

需有現代化的精良設備，才能迅速達成，此圖 4-2 為大型藥局有關設備設置平面圖，由輸送帶兩則設置各項設備。

2）從左邊的試驗檯、水劑檯、水劑櫃、保冷庫、分包裝機、自動與全自動分割包裝機、散藥監查裝置、調劑櫃及密集保管活動櫃。

3）到右邊的調劑

藥架、櫃檯、分包機、

藥袋影印機、與處方箋、

監查檯（第一道核對）、藥品

袋與處方箋之核對（第二道核對）。

經各藥劑師於裝取藥品後置於輸送帶上向

前傳送，最後發放藥品、收回處方箋（第

三道核對）與領取人身份三者是否相符。

網路電腦主機系統

活動藥櫃

按對著藥品、發與處方箋（二關）

發藥品、收回處方箋

與確認領取人身份核對

（第三關）。

1）以免取錯藥品、或發錯對象、造成傷害等過失。

2）致於藥局規模之大小、按需求做取捨。

3）有關藥局內部藥架、櫃檯和調劑檯等等，列舉部分圖例與規格

如下各圖。

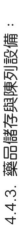

圖4-2藥局設備配置圖 （註28-3以川富科技開發藥科設計圖為例）

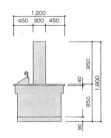

■外形寸法図

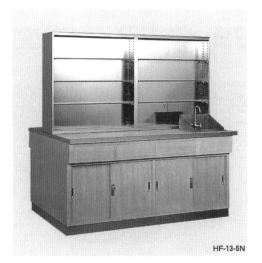

HF-13-5N

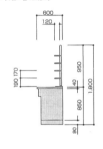

■外形寸法図

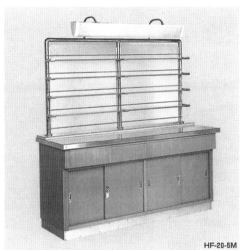

HF-20-5M

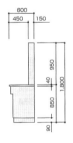

■外形寸法図

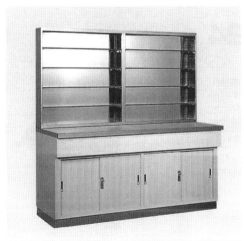

HF-21-5M

圖4--3單面藥品調劑檯附架外型及單線尺寸圖 （茲以川富田工業藥科型録圖片為例）AMOS

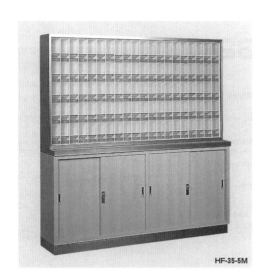

■外形寸法図

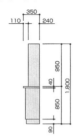

HF-35-5M

■外形寸法図

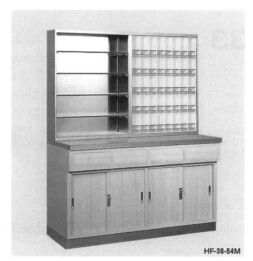

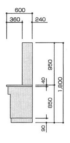

HF-36-54M

■外形寸法図

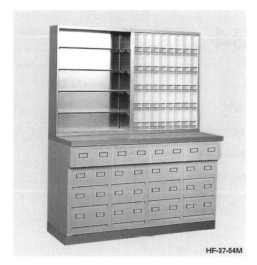

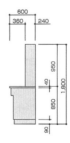

HF-37-54M

圖4--4雙面藥品調劑檯附架外型及單線尺寸圖 （茲以川富田工業藥科型錄圖片為例）AMOS

4.4.3.2. 大型旋轉藥櫃：利用旋轉方法，在有限空間收納大量藥品，集中保管存放。使用時轉出某種藥品層面，在寬廣的層面陳列同類多種藥品，隨手即可取出要用之藥品，操作簡單、迅速、效率又高，又不佔太大空間，靠墙排列即可。

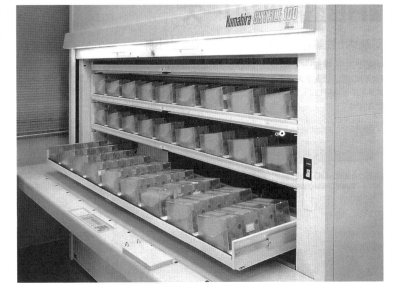

藥劑用抽屜或分格板

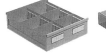

圖4--5旋轉藥櫃側面圖 (一)

上下面電動旋轉藥櫃基本構造圖：

1) 圖為環型排列狀，可以順或反方向旋轉操作，當抽屜層面停止後，可自動抽出至工作檯面，抽屜比較短的，如右下圖約2090mm；B圖為抽屜比較深的，約2640mm等兩種。

2) 圖為環型旋轉藥櫃停止後，抽出所要的抽屜層。

電動回転ファイルの基本構造 1 圖
目的の棚またはトレー
は取り出し口に近い方
向に回転します。

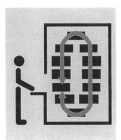

電動回転ファイルの基本構造 2 圖
呼び出し棚が、停止後自動的にカウンター上へスライ
ドして出てきますので、書類の取り出し作業が楽に行
えます。

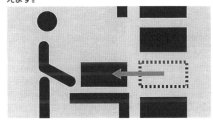

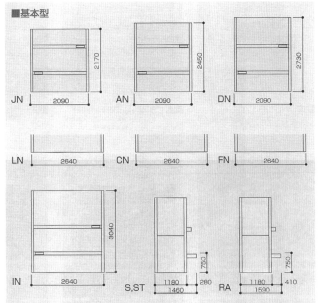

圖4--5旋轉藥櫃示意及單線尺寸圖 (二) （茲以川富田工業藥科型錄圖片為例）

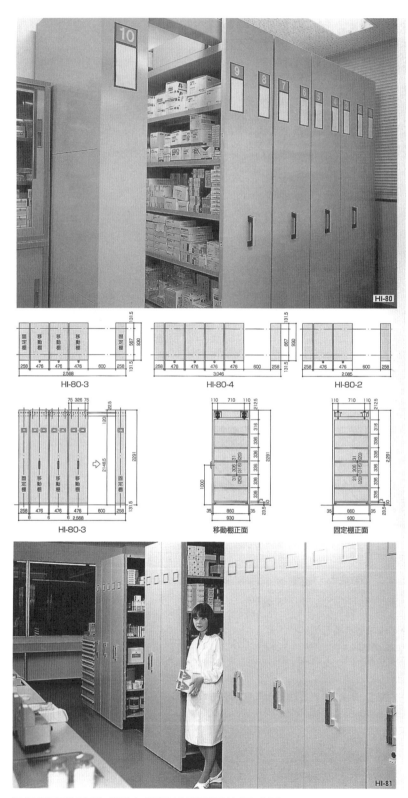

圖4--6組裝型密集移動式儲存藥櫃外型及單線尺寸圖 （註28茲以AMOS型錄圖片為例）

4.5 供應中心

4.5.1. 供應中心編制與業務：

設護理長與副護理長各一人，護理師、護士、工友及臨時敷料工等各若干名。

其業務分為：手術器械清洗及敷料、被服等之消毒；與敷料製作和器械之供應發放兩大部門，這是一份全靠手工操作運轉，而需要耐心的護理工作。小型醫院規模不大設一到兩處。雖然至今有許多拋棄的醫療用品出現，與外包業務盛行之時，在大量敷料、手套使用後，品質和價格，都有競爭優勢。但在安全的前題下，尤其傳染病房與手術室等處之衣帽、口罩、手套、手術布巾、敷料和空氣濾網等，使用後隨之焚毀，以免造成二次公害。而一般病房及手術房，其床單、被服、手套、敷料和手術包布，以及醫護人員的工作服等，仍有部份用品，必需經過清洗、烘乾加消毒後再行使用，因產房與手術房單位用品，所必須要有嚴謹處理之消毒過程。而各單位仍有各自所具備的先天條件，是否可行，不能隨便說說即可成事。如醫院座落地點、大小、財力、人員的工資等，都有可議之處。同時敷料、紗布、棉花等，絕對不能染色與吊白情形，在採購時應根據美國藥典USP--16版，供應中心在領用與消毒工作人員都應把關。

4.5.1.1. 清洗與消毒：分醫療器具、手術用之器械及工作服(洗衣房清洗)等之清洗，及衛材、敷料等，必須由供應中心負責處理，而敷料室、打包、消毒、庫房、作業、縫紉、手套、洗滌室等，可設置於地下室。若大型醫院均由中央供應中心供應。

4.5.1.2. 供應發放：收、發器材和敷料處，應設於大樓地下一樓B1、或地上二、三樓處，便於各使用單位領料，尤其對於急診室、手術室和產房動線最短，同時發料時避免造成通道阻塞。可直接用小型昇降機，輸送至手術室方法供應與回收，或在手術室區域內另設置一獨立供應點。

4.5.1.3. 工作內容：在談作業流程前，先瞭解該室工作內容。供應中心，供應物品：

1) 外科手術室、產房和婦科器械用具之洗滌與消毒。

2) 外科手術室、產房和婦科手術布巾、工作服洗滌乾燥後之殺菌與消毒等工作。

3) 器材用具以及敷料衛材製作、檢查、分類、打包與殺菌消毒等工作。

4) 器材用具和敷料衛材，分為未殺菌消毒和已殺菌消毒分別儲存入庫。

5) 手術取出之肢體物件，均由專人處理，不能隨便丟棄。侍後詳述。

從上所述之1)2)3)4)5)五項工作，必劃分五個區域來處理，尤其1)2)3)三項必須個別隔離，其流程和通道均需分開，以免交互污染。同時器械用具，又必須分為已污染、清洗乾燥後，未殺菌消毒和敷料衛材等待消毒，以及已殺菌消毒儲存庫房。在已殺菌消毒儲存庫內附設發料櫃檯。我們先從最簡單原有區分說明。

4.5.1.4. 已污染之器材用具、清洗和殺菌：與敷料衛材新品製作後，待消毒兩部分說起：

1) 清洗：外科手術室、產房和婦科室器械與橡膠手套，已經污染，使用單位先行沖洗，轉送至供應中心清洗烘乾後，再高壓殺菌消毒；工作服洗滌，由洗衣房先去污，洗滌和乾燥後，由洗衣房再行交回中心折疊整理打包殺菌消毒。而橡膠手套，如為傳染病

患者使用，像肝炎、肺癌等病症患者使用後，均送焚化爐消毀，不再重複使用。其他用過之橡膠手套，先行清洗查漏，晾乾上粉、打包消毒備用；用到破損時，才將廢棄不再使用。

2) 殺菌：外科手術室、產房和婦科之手術布巾，和醫護人員的工作服，分別先由洗衣房先行去污，洗滌乾燥後，送回供應中心折疊整理打包後高壓殺菌。而敷料衛材製作，則全部為製作新品(衛材包括脫脂紗布、脫脂繃帶和脫脂棉等，規格繁多)，另行分別打包後再高壓消毒。在每一件打包包裹內，置有一試管，經過高壓消毒之包裹，每一次高壓消毒後，則需抽查一二件包裹，看看試管是否變色，已達高壓消毒之標準。否則要再行高壓殺菌；同時在使單位開包使用時，須檢查包內試管是否變色，否則要退回供應中心再行高壓殺菌。該中心每批消毒器械、敷料、手術布巾、工作服等，均須分批記錄：日期、物品、批號、數量和作業人員姓名，以便查核，為責任制。

最後手術刀、剪、鋏、鉗、鎚等器械、橡膠手套與工作服，清洗乾燥後，均送供應中心再行打包高壓殺菌後，儲存庫房備用待發。手術器械根據手術房數量增加數套備份品，儲備待用。

3) 接收已殺菌器械、手術布巾、衛材與被服等，分利儲存備用待發。

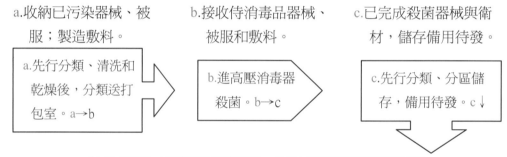

a.收納已污染器械、被　　b.接收侍消毒品器械、　　c.已完成殺菌器械與衛
　服；製造敷料。　　　　　被服和敷料。　　　　　　材，儲存備用待發。

a.先行分類、清洗和乾燥後，分類送打包室。a→b

b.進高壓消毒器殺菌。b→c

c.先行分類、分區儲存，備用待發。c↓

（上圖a洗衣房、b供應中心高壓消毒室、c供應中心發放室之平面標示區域）

圖4--7 收納污染器械與接收待殺菌器械與衛材之方塊圖

由a.收納已污染之醫療器械，洗滌乾燥後再傳遞至滅菌區，和b.接收待滅菌之醫療器械與衛材兩部份，即在中間區滅菌消毒後傳遞至c區。簡單扼要說明重點之所在，往後細部規劃，乃由兩大區塊內，詳細說明整過作業流程和步驟，也包括有關機器設備。由小、中型到大型醫院來決定，也許略嫌煩瑣，但可按實際需求作取捨變化，並非一成不變。

4.5.1.5. 供應中心工作內容之劃分：工作內容與流程圓形圖4--8。根據供應中心工作內容，劃分若干區域，在各個工作領域再作細部規劃，設置機器和櫃架，以及不同出入口，避免交錯干擾，以及大、中、小三種典型。即以病床多寡，和待處理之工作量多少，按工作性質，將收納污染器械；與接收待殺菌器械與衛材方塊圖，在一間工作室內完成，分別設置個別出入口。當然以處理之器具、手套、衛材、手術布、巾和工作服等工作量為依據。而有關污染、滅菌、儲存和待發等工作，每一步驟與動線，運作順暢不致交錯混亂，同時工作時，各成員穿著不同顏色工作服，在各人工作崗位上，恪守規定，不能亂

跑串門子，以免造成二次污染，為規劃主要原則。同時在國外儘量用機器設備與手工人力並重，容易控制操作，不致構成零亂和污染擴散。

臺灣目前則將各項工作，劃分若干區域，除主要機器設備，各自均靠人工細心,處理為主，不能草率行事，程序上必然一致。但僅僅利用洗衣房、蒸汽高壓消毒器，及手套機少數局部設備完成工作，能省則省。設備費用較少很多。

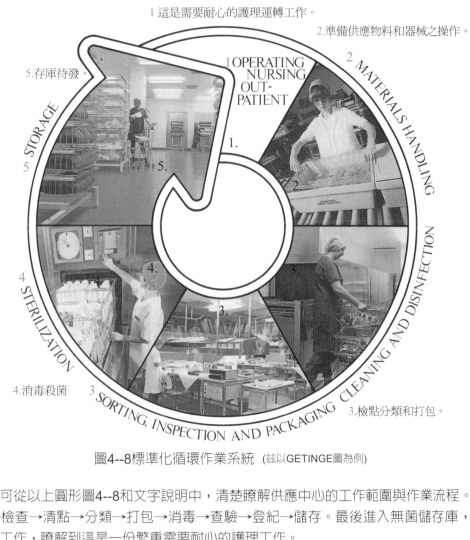

圖4--8標準化循環作業系統 (茲以GETINGE圖為例)

大家可從以上圓形圖4--8和文字說明中，清楚瞭解供應中心的工作範圍與作業流程。由清洗→乾燥→檢查→清點→分類→打包→消毒→查驗→登紀→儲存。最後進入無菌儲存庫，均屬用手操作的工作，瞭解到這是一份繁重需要耐心的護理工作。

4.5.2. 大、中、小型三種供應中心設計配置：

不論醫院大小，按不同容量各類設備配置，營運作業系統順暢，是最基本要求。然後對供應中心的大中小型的設計，由小型基本作業需求，拓展擴充到中、大型規模作業系統，更能了解整體業務範圍，如4--9~11平面單線配置圖，以及圖4--12~17實際作業操作圖例等圖片，看後即可一目瞭然。

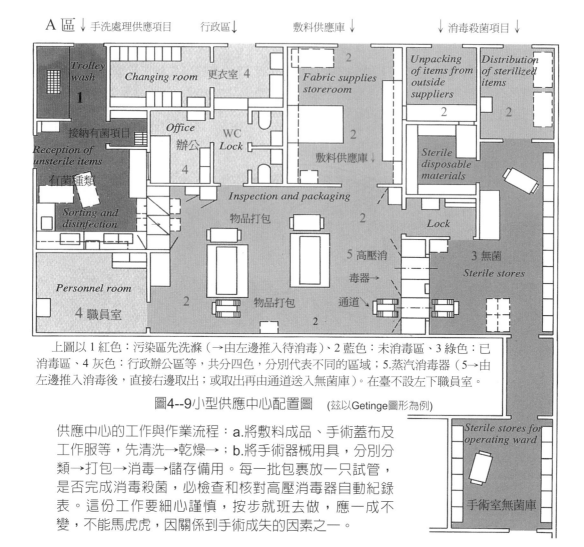

A 區↓ 手洗處理供應項目　　行政區↓　　　敷料供應庫↓　　　　　↓消毒殺菌項目↓

上圖以 1 紅色：污染區先洗滌（→由左邊推入待消毒）、2 藍色：未消毒區、3 綠色：已消毒區、4 灰色：行政辦公區等，共分四色，分別代表不同的區域；5.蒸汽消毒器（5→由左邊推入消毒後，直接右邊取出；或取出再由通道送入無菌庫）。在臺不設左下職員室。

圖4--9 小型供應中心配置圖（茲以Getinge圖形為例）

供應中心的工作與作業流程：a.將敷料成品、手術蓋布及工作服等，先清洗→乾燥→；b.將手術器械用具，分別分類→打包→消毒→儲存備用。每一批包裹放一只試管，是否完成消毒殺菌，必檢查和核對高壓消毒器自動紀錄表。這份工作要細心謹慎，按步就班去做，應一成不變，不能馬虎虎，因關係到手術成失的因素之一。

這個清毒中心，為每日供應150病床所設計，和手術部門及三間手術室之消毒用品。處理項目估量每日約3.2M3。而各項目物品的運送均以手推車運送。專屬提供器具及手術蓋布及工作服等，或可另設一處或設置於手術室旁增設供應無菌庫。

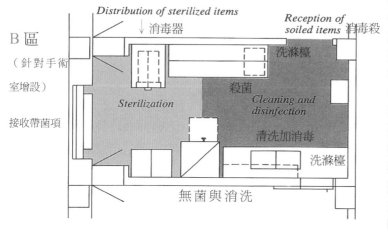

B 區
（針對手術室增設）

接收帶菌項

為增設一小型供應室，補充手術房不時所需之器械用具，最好的方法，是縮短處理的時間。這個部門位置鄰接近於手術房，可供應一二間手術室器械用具消毒。供應室清洗、消毒殺菌後，由傳遞箱穿過牆壁至無菌庫暫時儲存備用。在手術室需要使用時，再從傳遞箱穿過牆壁傳遞進去；或直接傳進手術室之器械和敷料櫥櫃內。（傳遞箱僅能單邊開啓，不能兩邊同時打開）。

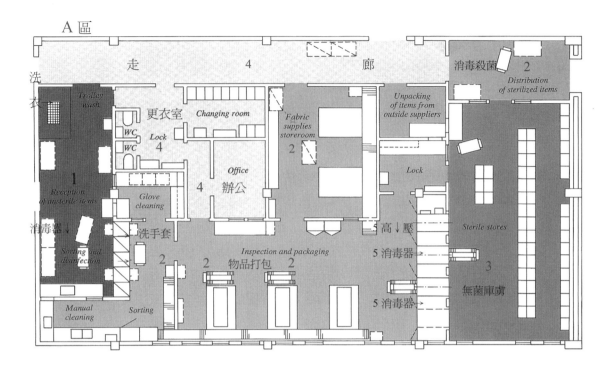

圖面以四種顏色代表不同的區域：1紅色：污染區。2藍色：末消毒區。3綠色：已消毒區。4灰色：行政辦公區及走廊。庫區白色小方格，為櫥櫃貨架或機器設備。5.蒸汽雙門消毒器（5→由左邊推入消毒後，從右邊取出）。

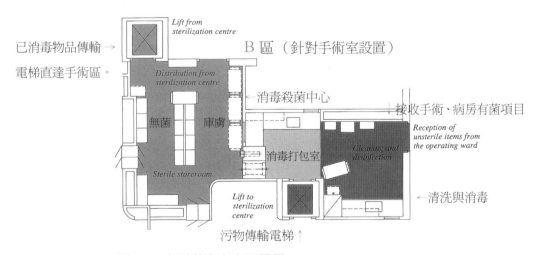

圖4--10中型供應中心配置圖 (茲以GETINGE產品圖例為例)

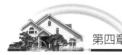

供應中心的工作與作業流程，無論大、中、小型供應中心，大致一樣，變化不大，這是大原則。上圖為每日供應600病床所設計，和手術部門及八間手術教室之消毒用品。處理項目估計每日約6.5M3。這個部門設置的位置與洗衣房，在同一樓層，而各項目物品的運送均以手推車。為提高消毒中心效率和速度，除A區針對手術室使用各項器械用具之洗滌和消毒外，可另設一消毒殺菌中心與儲存庫，如B區，設置於手術房區或併入在一處，視院內實際情況而定。

4.5.2.1. 供應中心內部配置圖：從前面三張配置圖和圖4--9、10、11（1、2、3設備圖片），整體輪廓早已呈現，也許設備的實際形狀，沒有見到，但也不會太陌生，只有規模的大小與數量多少，作業過程完全相同。

1) 污染區（帶菌區）：自成一區塊，從接收帶菌品目分類後，用手清洗處理、乾燥或晾乾後，再行送打包區分別整理打包。

2) 非污染區（不帶菌區）、已清洗殺菌之被服、或者稱：去污染區：敷料衛材製作室，緊鄰敷料衛材整理打包區，然後送入高壓消毒區消毒。

3) 清潔區、暫存區：新採購之器具用品，與製作完成之敷料衛材。

4) 儲存發放區：經高壓殺菌消毒後，進入儲存發放庫，短暫存放約在一週內，先已消毒進入之器具用品、敷料衛材、被服等，建入卡片，填寫日期與時間，依次發放，後送入器具用品、敷料衛材、被服等，遞補先進發放已完之物品。

大型醫院供應中心配置隔離區塊簡圖：在此須強調一點，高壓消毒區的蒸氣熱源，應當配置隔離於一隅，並加強局部有效排熱，以免熱源擴散，消毒器門上方設排氣口，當高壓消毒器開門啓鍋時，將消毒器內熱氣排除；而敷料衛材製作和打包，略嫌零亂與棉纖飛揚，工作人員配帶口罩；器材用具打包，亦應分別處理。有些設計圖內，列有休息室或值班室，可按作業需要而定。如配合夜間作業，發放手術器材、紗布棉花敷料和羊腸縫合線等。或增設一處，設置於手術房區。

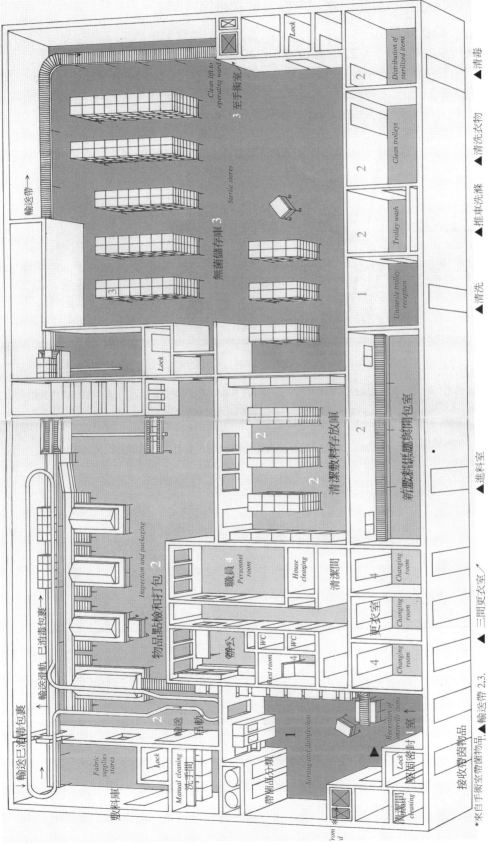

圖4--11.大型醫院，劃分七個區或板塊，供應850張病床為例

*A.污染區（帶菌區）、 *B.非污染區（不帶菌區）、 或者稱：去污染區、 *C.洗滌區、 *D.乾燥區、 *E.打包、 *F.消毒殺菌、 *G.諸存車區。

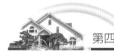

4.5.3. 列舉有關AMSCO高壓消毒器設備與型式概略說明：

4.5.3.1. 該廠VACAMATIC"A"&"S"型，為大型纖維品蒸氣消毒器，直接用院內蒸氣系統；或間接用交流電A.C.3ψ 220/380V 60Hz 4000W；或瓦斯加熱，即在消毒鍋下方另設一煮鍋自行產生蒸氣，再輸入消毒器蒸氣系統。只是採用的能源不同而已。不過又分機械氣動殺菌系統和重力氣動殺菌系統。前者允許快速高壓機械氣動殺菌，以快速短暫時間完成作業，設定高壓均為27 Psig、溫度271~276°F；後者為經濟性，一般用途，對紡織品設定溫度在250°F，外科用器械設定溫度在270°F，如是燒瓶、瓶狀物質，則設定溫度在250°F。而實驗室、研究室等操作運行用途，最高的設定溫度在100°F~132°F之間。對於過敏的物質，設定溫度在78°F~104°F之間。

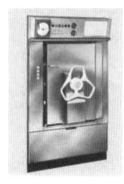 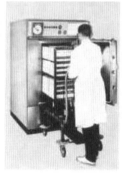 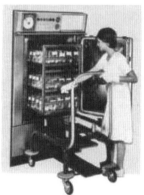 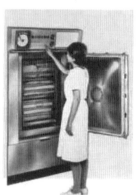

VACAMATIC"A"　　VACAMATIC"S"　　GENERAL PURPOSE　　LABORATORY

圖4--12高壓消毒器正面一般作業圖 (茲以AMSCO產品圖為例)

↓紀錄器 It has four large Autoclaves with automatic loading

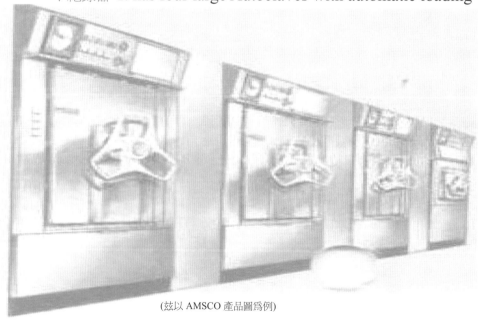

(茲以 AMSCO 產品圖為例)

圖4--13四臺全自動高壓消毒器群正面排列基準圖（1）

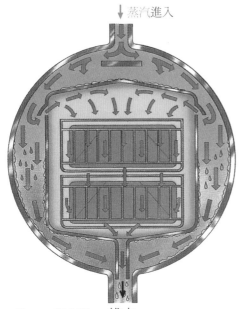

↓蒸汽進入

接 Trap 凝水器 → 排水

(茲以 GETINGE 產品圖例為例)

圖4--13高壓消毒器橫斷面剖面圖 （2）

高壓消毒器工作原理：蒸汽由消毒器後面頂端進入高壓消毒器夾層後，向下前後左右四面擴散，依箭頭指示方向，再進入長方內鍋，對消毒包裹內浸透，由上而下，蒸汽冷卻後成冷凝水，由下端排出。蒸汽不斷進入加熱加壓，一氣呵成，不能忽高忽低。高壓消毒器左上端紀錄器，自動紀錄全部作業過程，在設定的時間內，完成消毒工作。隨之發出嘟嘟聲示訊，先打開消毒器上方排氣風機，再開啓消毒器門上旋轉盤啓鍋，隨手拉開門上轉盤門閂開啓消毒鍋門蓋。以免蒸汽在室內四面擴散。

4.5.3.2. 為辦公室小型高壓消毒器：

1) 使用交流電A.C. 單相1 ψ 110/220V電源、60Hz、1400W。
   蒸汽壓力15~27 psig、溫 度多為250~270 ℉。

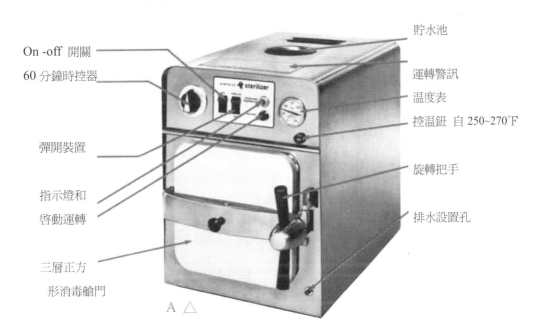

On -off 開關

60 分鐘時控器

彈開裝置

指示燈和

啓動運轉

三層正方

　形消毒艙門

A △

貯水池

運轉警訊

溫度表

控溫鈕 自 250~270℉

旋轉把手

排水設置孔

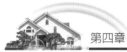
2) 為移動型小型高壓消毒器：使用液化瓦斯為燃料。除使用能源不同，均為加熱使水變成蒸汽後用來消毒。在各部分外形各異，而各裝置和功能均相同。

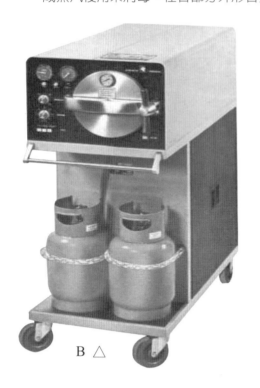

B △

移動型小型高壓消毒器，設置在辦公室或實驗室，自備瓦斯熱源，供應蒸汽消毒，支援各處作業。

← 圖4--14 瓦斯高壓消毒器外型正面圖

(茲以AMSCO產品圖為例)

3) 連貫清洗設備，對手推車、基座、掛物架和工具等。可對不同的尺寸，和不同的程度全自動的運轉。最長的機器設備，每小時可洗滌40臺手推車。目前國內醫院收換被服，時間不集中，少量多用圓形凡布袋推車，量多則用鐵絲網電動車，不定時清洗與沖刷。

總之在目前國內院所均未採用，主要在作業過程中並非全同，認為非必要的作業過程，連同設備，所以全排除在外。但為求能讓大家對全套系統的完整性，有所了解，仍舊提出圖說以供參考。

4.5.4. 供應中心有效率的運轉：

4.5.4.1. 器械之處理：接納一些來自一般病房用品，和手術病房已污染物品，及一些特別器具經化學溶劑消毒，均用超音波清潔。及其他留在架上和同時經過循環消毒的項目。檢視這些架子內器具、打包的物品和壓力鍋內籃子裝填，這一系列輸送履帶，構成全自動完整系統，每次可消毒12籃負荷。

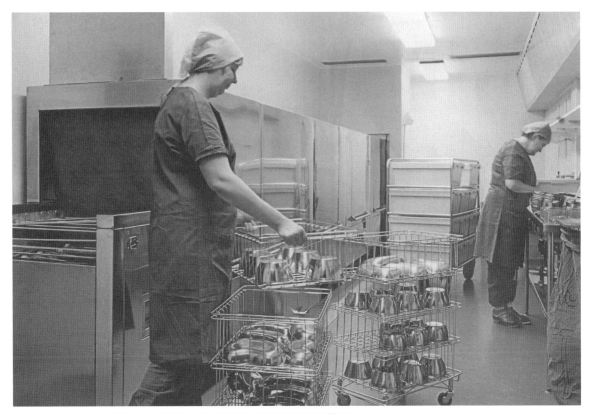

圖4--15供應中心進行洗滌和消毒作業圖 (茲以GETINGE產品圖為例)

4.5.4.2. 上圖不鏽鋼之外科用器皿：清除後器皿口向下倒放置籃子中，送入高溫水與高壓蒸汽履帶消毒機中，用水和蒸汽上下對沖清洗和消毒。隨之器皿乾燥出來後，則再行用布巾打包，放入高壓蒸汽消毒中消毒。高壓履帶消毒機，與廚房履帶式洗碗機相類似，只是寬度較狹，不過如此作業並不經濟，一般多不使用。因消毒的效果，以最後封閉式蒸汽高壓消毒器最好，器皿高壓履帶消毒機，在臺各大小醫院多不採用。

4.5.4.3. 專業護理人員：負責器械用具物品的檢查、清點、分類和打包，均須由專業護理人員，就各使用單位的情況及特性，分別將外科手術器具，一一檢查、清點、分類、置於一器皿中，零星補充器械等分別打包，分批消毒。尤其對損壞之器具，要送修、報廢或新購，由院內衛生裝備組負責檢修。必須簽報會同處理，不能打馬虎眼，尤其不能延誤到無東西可用，將會追究相關人員和責任。

4.5.4.4. 敷料項目和種類：先在不同的地方，區別分隔打包，再送到全自動高壓消毒後，再從這一系列輸送帶，送達無菌倉庫暫存。

在供應中心內，無論是器械、敷料、手術布、包裹、工作服等物品之清洗、運送和消毒，均以不鏽鋼籃子為盛裝工具，因其結構簡單、透明、衛生、堅固；取用輕巧、方便和靈活，為其優點。所以走入該中心，到處都是不鏽鋼籃子。

4.5.4.5. 下圖為手術布、巾、衣和敷料等：分別折疊打包裝籃，準備消毒。

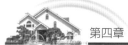

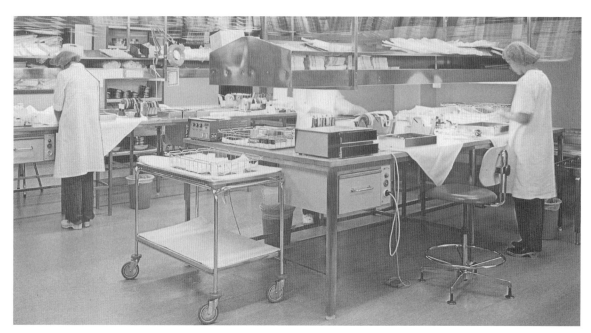

圖4--16點檢分類和進行打包（一）　(茲以GETINGE產品圖片為例)

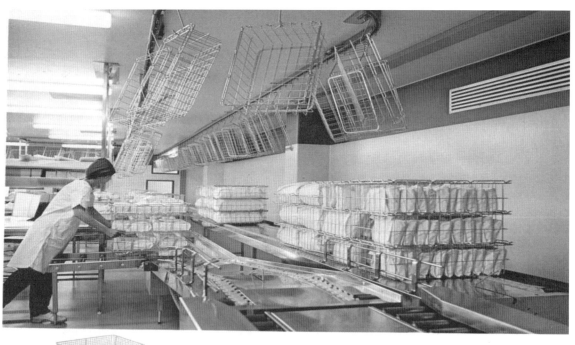

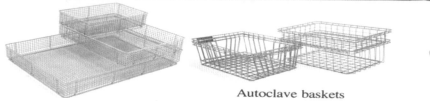

Autoclave baskets

圖4--16供應中心用手操作包裹裝籃準備高壓消毒設備之一隅（二）　(茲以GETINGE產品圖片為例)

4.5.4.6. 外科項目：在消毒後完成後，包裹直接傳送到病房、手術房，這些全靠人力手工操作。另外其他項目器具與敷料，儲存在供應倉庫內，在有效期內，陸續發放不同項目物品，分配到各類病房。新外購的項目，承製廠商存放在供應庫房裏，待消毒後，然後存放在無菌倉庫，這些物質可儲備供應使用。

4.5.4.7. 用手推車傳遞消毒無菌的項目：是清潔和分類在手推車洗滌後，分開消毒的項目，送達病房。這套全自動系統的設計，必要的再裝貨架循環安全運轉，祇需少數人員即可供應。（如圖4--11大型供應中心配備）。

外科手術器具，只是一個統稱，數目多達數十種上百項，例如胸腔、腹腔、頭腦、眼科、秘尿、直腸-------以及婦產，用具均不相同，各有各的專業用具，除了當日全院使用數量，還有當天與翌日等備份數量，和多份有效使用期存量，均需準備齊全。在手術室手術時，有主刀醫師、助手醫師（實習者在電氣化教室），配合醫師手術資深護士二至三人，另有麻醉醫師或護士。當劃下第一刀開始，大家全神貫注，護士迅速傳遞器械或用具到醫師手中，並不說話，如護士遞出之器械大夫不接手，表示有錯誤，立即更換，緊張萬分，難免有器械落地佔污，必須及時補充。而所用的器具與敷料數量，均需紀錄，在縫合傷口前，護士核對進出之器械與敷料兩者數量無誤全相符時，才能縫合傷口，完成作業。如遇上大手術時，站著工作時間長達十多小時，全不離場，中途由護士拉下醫師口罩，喝幾口咖啡，再繼續工作。醫師額前冒汗時，護士從旁迅速擦拭，以免模糊眼睛，或汗珠垂落，影響視線，或再落入傷口。這種定力、鎮靜、耐性、體貼、體能、犧牲精神和超高技藝，使人敬重與感佩。

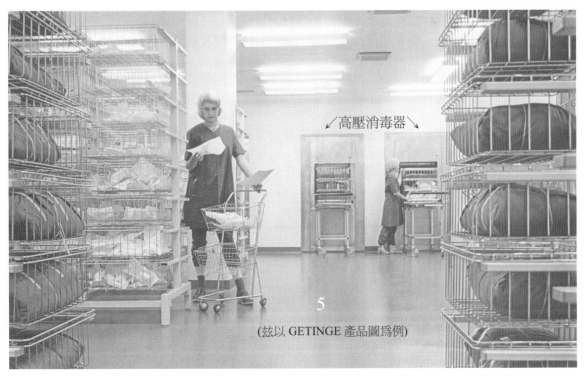

圖4--17庫房內架上為有效期庫存器械、敷料和手術服 (茲以GETINGE產品圖為例)

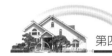

4.6 實驗室之規劃與設備進技術

4.6.1. 實驗室之規劃與設備：

實驗室一般範圍包含測量、測試、測定等多功能的場所，其建築設備也就有各種不同的形式。而檢驗工作僅僅是實驗室的一部份實驗室的項目，就其檢驗項目內容、功能與工作量，為設置儀器之根據，再決定人員名額和經費。（註28有關數據取自川富科技開發公司工業產品型錄）。

據報：臺北醫學院附設醫院，於2008年5月29日中央實驗室正式啓用。以全實驗室自動化Total Laboratory Integration，以國際規格建置「個別化檢驗空間」達成受檢者的隱私與特殊需求。從病人安全、採檢安全、檢體安全、操作安全到資訊安全，均以高規格標準建置完成，每個環節皆能顧及病人安全。以「檢體前處理系統」，結合單一流程的檢驗自動化系統，整合161項檢驗項目，所有檢驗結果皆可提供臨床醫師線上網路即時看診之需求。換句話說：臺灣檢驗工作升級，達成檢驗快速、正確、專業、更要安心的目標。(健康快遞2008/7--北醫附設醫院、萬芳醫院聯合醫訊)。

4.6.1.1. 首先要了解到：實驗室的設備和環境，是無法隔離為完全無菌狀態。選擇它的座落位置，能有適當的安排，以免造成彼此相互的影響。例如大型教學醫院，將門診與檢驗室，及實驗室等，建築成獨立大樓，原因在此。業主、建築師、採購者，及設備製造商，也都應該事先有共同的了解和認知。

4.6.1.2. 實驗室內面積：除了供給設備儀器放置位置，更要讓工作人員有足夠的工作和活動空間。根據經驗：每位人員工作面積，約15~20 m²之間，其活動空間約佔6~11m²較為舒適，為考慮未來的發展，預留適當擴展空間。

4.6.1.3. 在規劃實驗室時：設計者先了解作業內容，配合室內門窗方向，能兼具採光通風等功能，設置最適合之工作櫃檯，配置與陳設。實驗檯不外島型檯和半島型檯，與單面實驗檯及雙面實驗檯。靠牆及面窗多採用單面實驗檯，無窗牆面可掛吊櫥、置物架等，力求平穩牢固，不能有搖晃或傾斜之情況，置物架不應過長，以免中間段凹陷。櫥櫃應放置在水平地面，櫃體過高時，上段可固定於牆面，加強穩固以免地震時發生倒塌。室內中間空間採用島型檯或半島型檯，檯面均採不吸水、不怕燙、不怕刮損、耐熱、耐腐蝕、承重力、易清洗和可修性之美耐板樹脂系列（Melamin Series）板，酚樹脂系列（Phenolic Series）。檢驗檯末端設置洗滌盆，櫥櫃、藥用冷藏或冷凍冰箱等，多放置光線較弱之處，室內通風換氣，力求順暢，氣罩排氣能就近直接排出室外或屋頂，以免造成二次污染。同時在室內適當處，加放辦公桌，方便紀錄與辦公。

4.6.1.4. 實驗檯檯面材料，在市場有關產品材質如下：

1) 美耐板檯面--用牛皮紙，與三聚氰氨高溫 機擠壓型，由歐洲進口，如富美家，杜寶產品，厚度0.8~1.0 m/m。

2) FRP板檯面--用FRP與乙稀樹脂積層成型，被覆木板再經模具壓製而成。產品厚度3 m/m。

3) 碳酸鈣板檯面--由日本進口高分子複合材料，用一種科技新素材碳酸鈣，經高溫高壓成型完成，又稱人造大理石。厚度6~8 m/m。

4) 石墨板檯面 - - 用環氧樹脂與石墨粉製作而成。以美國最流行。產品厚度1/2"~1.1/2"m/m。

5) 多層電木板檯面--用多層牛皮紙，與氰氨化學原料，以新科技一體成型，為最新產

品。產品厚度1/2"~1.1/2 "m/m。

6) 真珠板檯面--用木纖維與三聚氰氨，混合製成。即為歐彩新板及**KTK**板壓製而成。產品厚度6 m/m。

7) 陶瓷板檯面--以陶瓷化學方式製作，經高溫 處理。以歐洲最流行。

4.6.1.5. 對實驗室之執行測試的範圍和每日工作量：目前可使用的面積，工作人員數目，以及未來能擴展的方向等。

1) 實驗臺的大小和數量，計算所能佔用面積。　　2) 實驗臺要配合作業內容。

3) 實驗室所有通風與排氣順暢。　　　　　　　4) 光源的配置。

5) 人員在室內工作與通行空間。

4.6.1.6. 實驗室內檢驗臺平面圖，編號說明：

(1) 雙面檢驗臺 (2) 單面檢驗臺 (3) 洗滌臺 (4) 測定臺 (5) 收藏櫥櫃 (6) 通風裝置。

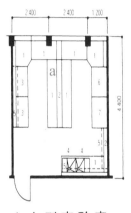

A 半島型實驗室

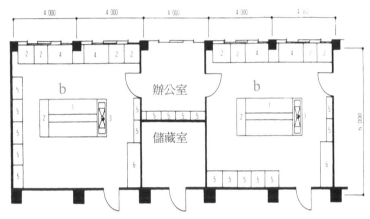

B 島型標準實驗室辦公室居間

圖4--18半島型與島型標準型實驗室及辦公室平面圖 (茲以川富科技開發公司產品為例)

4.6.1.7. 實驗臺排列方式：實驗臺有 島型與半島型兩種。為配合採光關係，多採取檢驗臺與窗戶垂直擺放，或因房屋的關係與窗戶平行排列。

1) 半島型檢驗臺，為單獨中央垂直型排列，一端靠牆，兩邊設置單面檢驗臺，島型標準檢驗臺排列在實驗室中央，兩種型式之檢驗臺，可以按現場實際配合選用，在靠牆檢驗臺上方，可選用吊櫥搭配，注意在設計時的各個重點。除了部份平面圖，及更多的圖例，同時也選用實物圖片，前後對照看看，即一目瞭然。

2) 上圖4--18 B. 為相連三間排列，左右兩間為實驗室，上端為窗戶，中間為辦公室，又可將其上下隔開，下面房間可做儲藏室；也可以不隔開，一大通間。隔間尺寸是牆中心對牆中心，或柱中心對柱中心計算。

實驗室特別注意光源、通風和排煙，這些項次是重要工作，均需優先考慮，不能等閒視之，或打馬虎眼！有關工作人員健康和安全。

3) 從型態上有三個型態設計，可看出島型配置設計方式，不會形成死角，一旦發生災害時，均能以直線行動，各個方向都可逃生，比較佔優勢。室內重要機器設備不能橫放

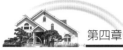

在動線上，也不能任意放置，更顯得雜亂無章。實驗臺的大小，基於功能與安全理由，一般學者建議，中央島型實驗臺的長度，應小於八公尺，而靠牆邊型實驗臺的長度，應小於五公尺。建築方面：天花板高度，250~420 cm，窗臺高度約100 cm。

4) 下面4--19圖例，三張實驗室與辦公室內檢驗臺、櫥櫃及辦公桌排列圖，在不同情況下，所作的安排。上圖上端一面有窗，辦公桌排列在右端；中圖是四面均無窗，辦公桌排列在中央的上端；下圖上端一面有窗，辦公桌排列在右側。

1. 雙面實驗台
2. 單面實驗台
3. 辦公桌兼實驗台
4. 洗滌台
5. 測定台
6. 收藏櫥櫃
7. 通風裝置
8. 辦公桌

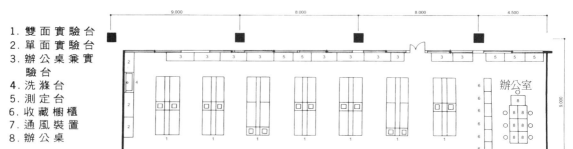

大型島型標準實驗室、辦公室鄰接其間

1. 雙面實驗台
2. 單面實驗台
3. 洗滌台
4. 天平台
5. 收藏櫥櫃
6. 通風裝置
7. 辦公桌

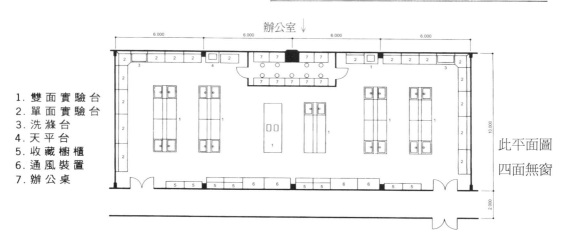

大型島型標準實驗室、辦公室鄰接其間

1. 雙面實驗台
2. 單面實驗台
3. 低台面實驗台
4. 天平台
5. 收藏櫥櫃
6. 通風裝置
7. 辦公桌

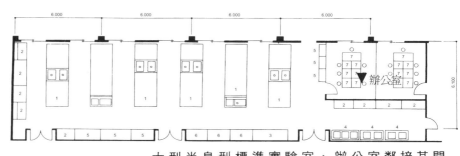

大型半島型標準實驗室、辦公室鄰接其間

圖4--19實驗室與辦公室內實驗臺、櫥櫃及辦公桌排列圖 (茲以川富實驗室圖為例)

5) 在實驗臺與實驗臺之間，最少均保有150cm距離。實驗臺與櫥櫃寬度，必須在75cm公分內，如下左圖兩邊人員同時坐下工作時，一定要成S形錯開而坐，否則中間無法通行。而中間三人並立時，左右兩人則必須背對背，面向工作檯，中間方可通行；若兩邊人員一站一蹲，中間方才顯得寬鬆些。這是一些基本數據，應能牢記在心，應用時方可隨心所欲，伸縮自如。設計時多從寬規劃。

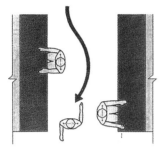

以 S 形 行 進 時 通 道 寬 度

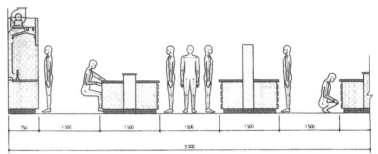

按 裝 兩 台 雙 面 實 驗 台 時 的 標 準 長 度

圖4--20實驗室內設備排列面積與人員最小運轉空間距離圖 (茲以川富科技開發公司實驗室圖為例)

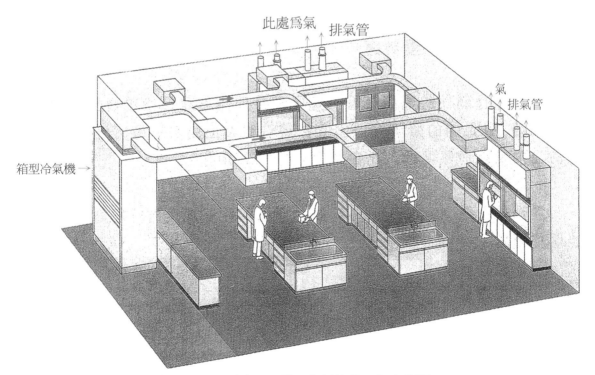

此圖為室內獨立空調循環系統設置圖，與其他各工作室分開。

圖4--21實驗室內設備排列面積與人員運轉空間距離立體圖 (註28茲以川富科技開發公司實驗室圖為例)

4.6.2. 實驗室內重要設施：

4.6.2.1. 空調設備：因室內存放有不少精密儀器，例如氣象層析儀（G.C.）、分光光度計

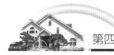
（U.V.S.）、原子吸光、分光、光譜儀（A.A.S.）、高效液相層析儀（H.P.L.C.）---等，一般要求溫度在19~26℃，與相對濕度在40~60％。

又如：低溫培養箱、層析低溫培養箱、低溫及超低溫冷凍櫃、恆溫恆濕箱---等等。

4.6.2.2. 室內水、電、瓦斯之配置：

1) 電源：室內均為低壓配電，A.C. 1ψ.110V/220V。實驗室內多為精密儀器，無論單相二線1ψ115V、二相二線2Φ220V，均應採用三孔插座，附接地線，當設備短路時，大電流可立即導入大地，保護工作人員安全，同時115V與220V電源插座應有所區別，以免插錯造成損壞。照明以市內低壓線之電壓降標準，為3.5~4％以下，市郊為2％以下。尤其實驗室內有排氣櫃、滅菌、細菌培養、試藥庫及冷藏庫，不能斷電，均需備有緊急電源。電線均為2.0mm以上。

2) 給水：可隨檢驗臺位置，由地面垂直配管，固定於牆面或架上，再將檢驗臺靠上遮住。同時在實驗室均設置緊急急救設施與設備，如眼睛沖洗、沖面盆及緊急安全淋浴、滅火器和急救箱裝置等。如下圖。

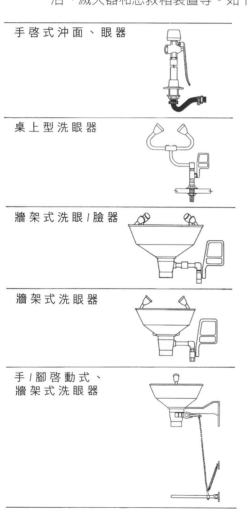

手啓式沖面、眼器

桌上型洗眼器

牆架式洗眼/臉器

牆架式洗眼器

手/腳啓動式、牆架式洗眼器

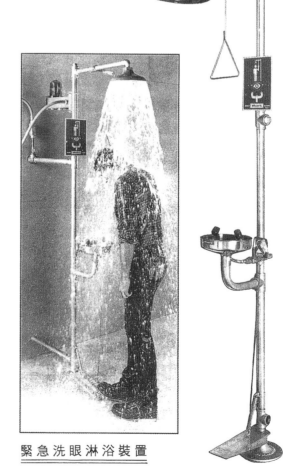

緊急洗眼淋浴裝置

圖4--22實驗室內急救設施與設備 (註28玆以川富科技開發公司實驗室圖為例)

3) 實驗室內，所有配管均明管配置，先將所有管線配妥後，再將實驗檯和掛櫥依次施工。架設在牆面之管架要牢固穩定，跨距不要過長，以免管線彎曲下垂或搖晃。尤其在地震頻繁的臺灣，不能掉以輕心，更應加強施工處理。

下圖為瓦斯配管施工順序分解圖說明，給排水管均可配合實驗臺面位置，同時，再將實驗臺緊靠牆壁，即可調整試用，工程即告完成。

4) 瓦斯等氣體設備方面、管路及加熱位置，以及氣體考克壓力和顏色標示組裝四步驟：

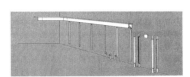

A) 將配供管架個別裝設在托木的基部後，(在立姿與坐姿下，管架高度須高於地面44")確定各項管線(水電、氣體等)、排水管道己截入室內。

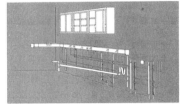

B) 開始固定位置：架線及配管以右撐托木，並於配供管架上裝設水龍頭、瓦斯考克、電源接頭且予以連接，(以上手續須在底座與工作台面設置之前完成，才不會對管道與電源造成影響) 再架上牆櫃及配件。

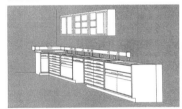

C) 將實驗器具定位，調整水平，並予以連接。(底座中預先穿孔的洞可用螺絲拴定，達到完美的線形排列。) 藥品櫃內的調整螺絲可方便調整水平。

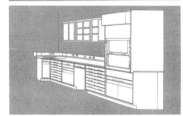

D) 在基底以些微之傾斜鎖上CONTEMPAR TILT IN 的工作檯面。(防濺板下方可鉤住配供管架的面板，無需水泥接合，可自動排列固定)，最後架上排煙櫃上層結構。

(註28茲以川富科技開發公司實驗室圖為例)

圖4--23實驗室內櫥櫃設備排列圖

4.6.2.3. 試藥與試液存於位置：實驗室櫥櫃設備，除了考慮物品材料的儲存，也要顧及方便的取放重點。大部分試藥與試液存於位置，均應避免太陽直接照射與高溫 之烤爐處，在設計時，別放置在窗口及太陽直接照射之貯存處。同時要持別注意到實驗臺上面的置物架、櫥櫃的高度和重心。不能過於擁擠或超重，因此，小型櫥櫃與吊櫥，相互搭配應用，比一具龐大的櫥櫃更實用合宜。如下圖4—24

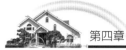

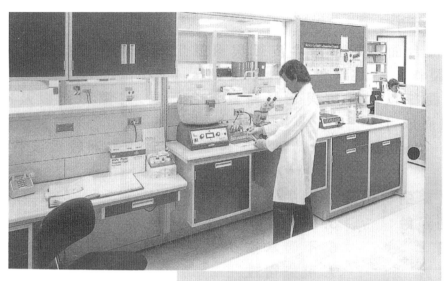

多功能懸吊式(以歐美地區較常使用)

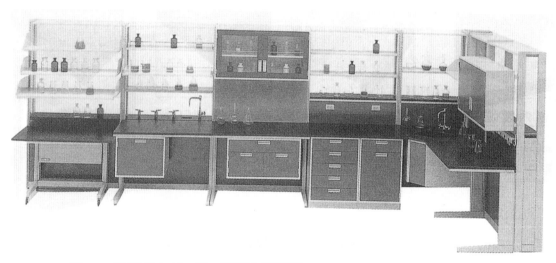

圖4--24實驗室內桌、櫥、櫃組合配置圖 (註28茲以川富科技開發公司實驗室圖為例)

4.6.3. 實驗桌之製作方式：

4.6.3.1. 有傳統方式--請木工隨客戶需求訂製，或以機械製成後到現場組合。此種情形在國內最普遍。

4.6.3.2. 鈑金家具--採用不鏽鋼板304光面或毛面，以模具沖壓而成，到現場組合。在美國常採用。

4.6.3.3. 鋼管組合式--以鋼管經模具沖壓，配合精密配件，表面以靜電塗裝而成，載重量頗強，式樣多，並以量產製作，品管佳，色采柔和。日本較常採用。

4.6.3.4. 多功能吊櫥--以特殊角鋼製作，其櫥櫃以懸吊方式固定於腳架上，全部以模具沖壓一體成型，表面以粉體塗裝處理，可做多變化組合使用。歐洲地區常採用。

4.6.3.5. 實驗臺臺面材料的特性--耐熱、耐久、防腐、防水、不易刮傷、荷重力強、可修復和易清洗消毒等特性。
　　1) 在國內有FRP＋EPOXY檯面。
　　2) 日本進口有高分子複合材料臺面。
　　3) 美國進口酚樹脂臺面、和歐洲進口三聚氰安臺面。

4.6.3.6. 廢氣排氣櫃--廢氣之排放處理，目前一般實驗室多將廢氣排放於大氣中，其中因實驗室所使用之化學藥品及所產生之化學物質，如有機溶劑之苯、甲苯、丙酮、酸、鹼和劇毒性之化合物（HCN、HBr---）等，如此卻造成對周遭人畜健康影響很大。在環保署對實驗室有關排放處理嚴格要求後，已逐漸改善，針對無機酸鹼，以水洗處理塔及中和處理較為有效，而對有機溶媒，則以活性碳吸著較為普遍。

　　排氣櫃的種類，依據不同製造材質、功能、結構和大小，任你選擇。排氣櫃為一封閉型氣罩，其基本原理，是利用一排風機，形成氣罩內外~局部壓差（箱內維持負壓），將氣罩實驗進行中所產生之有害健康之氣體，排除至室外最好至屋頂，除保護工作人員安全，亦不致讓有害氣體在室內擴散。

　　採用多翼箱型風機排氣，要計算風壓和風量，在裝置位置上也有技巧。吹與吸有差別，尤其風管一個90°彎，損失總風量25％，可用風箱來轉換，可減少壓損和風量。在拙作「風機設備和風管系統設計技術」一書中有詳細說明供參考。

4.6.3.7. 實驗室加強通風設備：為防止污染控制之良方。其涵蓋面積廣闊，要讓室內空氣對流，並非只是打開門窗消極通風，不論實驗室之大小，都要裝設自動通風系統，以備不時之需。一邊不斷引入新鮮空氣，注意引進空氣的方向（遠離排氣口）、清潔度和灰塵，必須先經過過濾，另一邊要讓室內帶菌污染廢氣，注意空氣在室內的流向，絕不能再造成二次污染，各處應有獨立的排氣管道，就近排出室外的大原則，無需經過主要通風系統的廢氣處理塔，如有必要需考慮到被排除的物質密度問題，先濾除腐蝕性或有毒的物質。

4.6.3.8. 依據先進國家法規：規定實驗室內，每人每秒鐘要有75公升（75 L／sec／人）的新鮮空氣，若改以換氣的方式次數計算，則因實驗室的性質不同，分別列表說明：

表4--3不同性質實驗室每小時換氣次數

實驗室性質	每小時換氣次數	實驗室性質	每小時換氣次數
物理實驗室	3~5 次/H	化學實驗室	6~10 次/H
有機合成實驗室	15~18 次/H	有毒物實驗室	20~30 次/H
R I 實驗室	15~30 次/H	應用技術室	5~10 次/H
生物實驗室	5~10 次/H	醫藥實驗室	5~10 次/H
藥品貯藏室	5~10 次/H	溶媒貯藏室	5~12 次/H
AUTO-CREET 室	10~15 次/H	動物飼養室	4~20 次/H
蒸餾室	10~20 次/H		

(註28玆以川富科技開發公司實驗室數據說明)

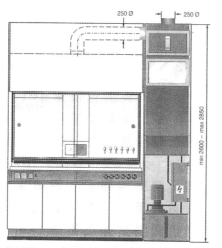

排 煙 櫃 、 室 內 立 式 廢 氣 處 理 裝 置

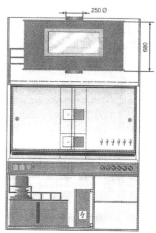

排 煙 櫃 、 隱 藏 式 廢 氣 處 理 裝 置

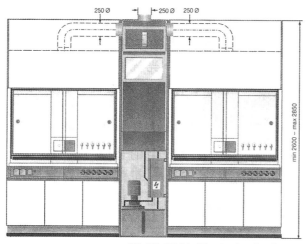

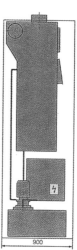

排 煙 櫃 連 接 室 內 立 式 共 用 型 廢 氣 處 理 裝 置

圖4--25實驗室內多功能廢氣排氣櫃正面、側面設備圖 (註28茲以川富科技開發公司實驗室圖為例)

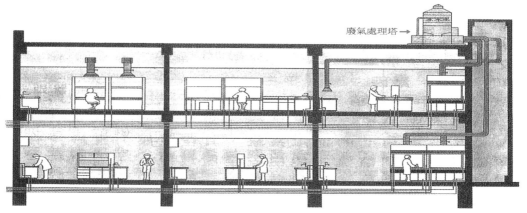

圖4--26實驗室上下樓層剖面配置圖 (註28茲以川富科技開發公司實驗室圖為例)

4.6.3.9. 實驗室內為了安全計：物架勿放置超重負荷，前端可加裝門或護欄，同時將溶劑、有毒性或腐蝕劑等危險物質，以及廢棄垃圾亦應慎重處理，列入嚴格管制品，並放置安全櫥櫃中，尤其貴重儀器或材料，應該住意溫濕度與相對濕度並上鎖保管。

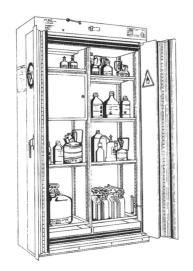

防爆密閉廢液儲存櫃

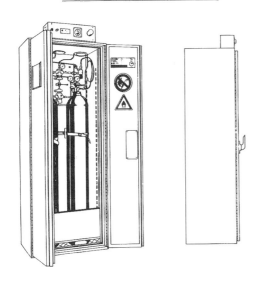

氣筒櫃

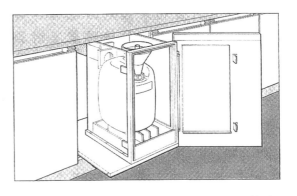

廢液收集櫃

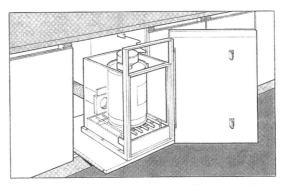

藥液儲存櫃

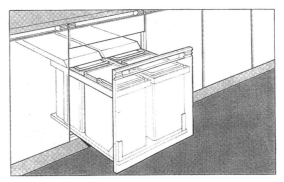

垃圾收集櫃

圖4--27實驗室內五項收集儲存設備圖 (註28茲以川富科技開發公司實驗室圖片為例)

4.6.4. 廢水之處理：

4.6.4.1. 實驗室所用化學藥品之處理：有如有機溶劑、重金屬、酸、鹼及有劇毒性之化合物，使用後若任意排放，將嚴重污染水質，並危害環境。雖然實驗室所產生之廢水量小，但種

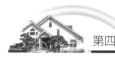

類複雜而變化大，其毒性與危害均大，目前所處理方式，除部份學校之系所外，大都對沖洗容器之廢水，採貯存廢液方式處理。其處理方式尚有如下：

1) 經適度的物理、化學預先處理程序後（如中和、稀釋等），未超過排放水標準，併入污水系統或直接排放。如已超過排放水標準，則先行處理，符合排放水標準後，再排入水溝或下水道。

2) 排放廢水經常超過標準，並且廢水量大，則須自行設置處理中心，進行處理，回收再利用及減量化；或最終處理。

3) 對特定之廢液，如廢油、有機溶劑等，除考慮回收外，亦可焚化處理。

4) 排放廢水經常超過標準，但其量不大，可利用儲存、集運後委託代處理業處理。

5) 高危險性廢液，如急毒性或放射性廢液，則考慮瓶裝，固化後安全掩埋。

4.6.4.2. 另外廢水處理所產生之污泥也應妥善處理：一般可採濃縮、消化、脫水、乾燥、或燃燒等步驟方式，尤其對重金屬、毒性物質等廢水所產生之污泥，應先依環保署所規定之檢測方法，判斷其是否屬於危害性污泥，若是，則應更進一步採用固態方式處理，或妥善儲存，送至環保單位已開闢好危害性廢棄物掩埋場，再行處理。

4.6.4.3. 實驗室所使用之燒瓶、量杯容器等清洗水之處理：依各大樓以排放水管集中至調整槽，調整PH後，納入一般污水下水道，而未納入一般污水下水道之水質，應先處理後始得排出。

表4--4現階段實驗室排放水標準

項　　　目	排放水標準	項　　　目	排放水標準
生化需氧量	80 mg/l	鎘	0.01 mg/l
化學需氧量	300 mg/l	鉛	1.0 mg/l
懸浮固體物	200 mg/l	總　鉻	2.0 mg/l
陰離子界面活性劑	10 mg/l	6 價鉻	0.5 mg/l
P. H.	5.0~9.0 mg/l	銅	3.0 mg/l
透視度	15 cm 以上	鋅	5.0 mg/l
溶解性鐵	10 mg/l	總　汞	0.005 mg/l
溶解性錳	10 mg/l	鎳	1.0 mg/l
		銀	0.5 mg/l

(註28茲以川富科技開發公司實驗室圖表數據為例)

4.6.4.4.實驗室排放水標準與流程：如下圖4--28、29等兩圖。

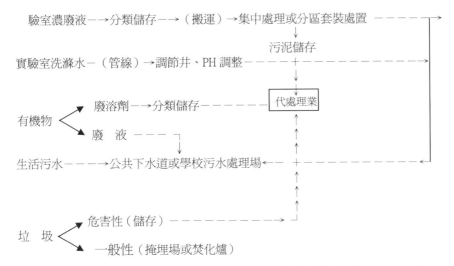

圖4--28為符合實驗室排放水標準，一般實驗室廢棄物之類的處理流程圖 (註28)

為符合實驗室排放水標準，重金屬、有機物之類廢液的處理流程圖如下：

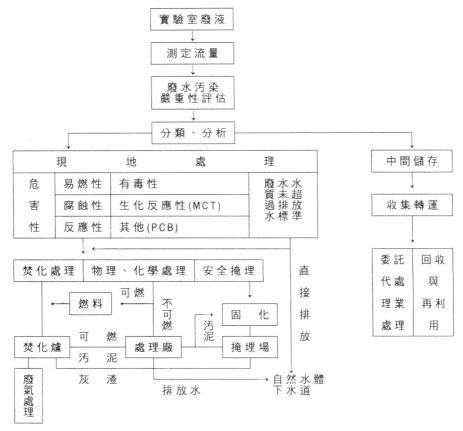

圖4-29為符合實驗室排放水標準，重金屬、有機物之類廢液的處理流程圖

(註28茲以川富科技開發公司實驗室圖表為例)

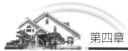
4.7 廢氣處理設備

4.7.1. 處理廢氣，最常採用的為廢氣處理塔。

使廢氣經過填充材表面與水或添加化學物質之水溶液接觸，將廢棄物經接觸傳入水中。最後氣體流經除霧段阻隔層，並收集霧氣後將廢棄體排入大氣中。此種裝置最能合乎空氣污染防治法--廢氣排放標準的規定，也能發揮最佳排除Gas瓦斯的功能。更不會對工作環境衛生造成污染，將對環境卻有大幅改善效果。

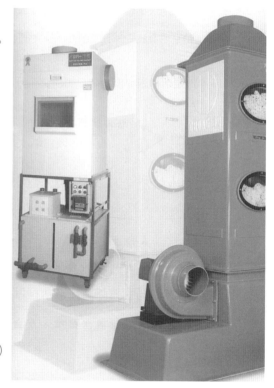

圖4--30室內型廢氣處理塔設備（一）

(註28茲以川富科技開發公司研究室圖為例)

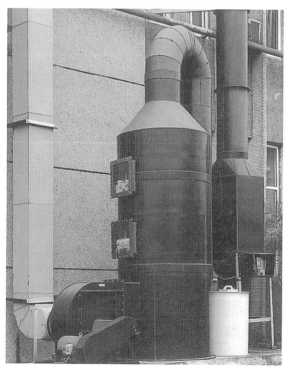

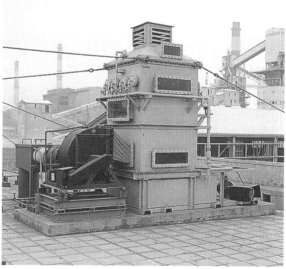

雖然廢氣處理設備之種類多樣，但功能和原理類似，而是根據所要處理的廢氣的種類而做選擇。

圖4--30室外型廢氣處理塔設備（二）　(註28茲以川富科技開發公司研究室圖為例)

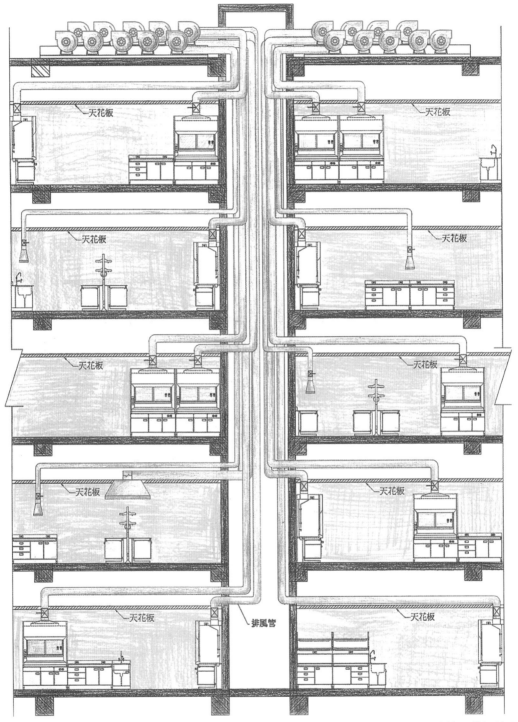

註：上圖以每臺氣罩各自設立專用獨立排氣管，氣罩頂端出口，裝一控風門與排氣管連接，排氣管由總管
　　道間上升，在屋頂RF層，再各加一臺排氣抽風機各別排出。但久而久之，無論是PVC、FRP或PP
　　管，在總管道間內維修或抽換管不易，除非設置較大型管道間，工作人員能進入工作。同時吸引力遠
　　不及吹送有力，吹送力遠比吸引力較強，效率尤佳。

圖4--31個別排氣管配管圖（一）(註28兹以川富科技開發公司研究室圖為例)

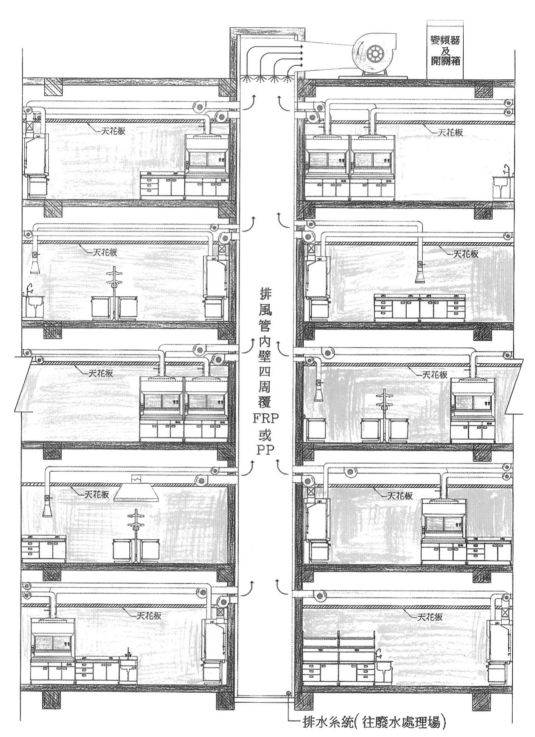

註：上圖以每臺氣罩上方排氣管端，先加裝一控風門和排氣機，排氣管延伸至總排氣管道間，氣體進入總
　　排氣管，因虹吸作用自動上升，同時在總排氣管間頂端，再加裝一臺大型排氣機，排出室外。下吹上
　　吸，效果較前圖排氣配管系統（一）為佳，功能較強。一般大廈廚廁，亦同樣採此方式排氣。

圖4--31總排氣管配管圖（二）（註28茲以川富科技開發公司研究室圖為例）

4.8 放射線物質過濾設備

4.8.1. 近年來放射線物質,

藉著科技的發展,被廣泛地運用到醫學、化學、物理、機械等領域,包括發電、醫療、食品、木材、-----------等等。尤其在醫療過程中,直接接觸到人體,無論在使用、保存和廢棄等過程中,若無適當的防範處理,會對人體及環境,產生莫大的影響。

川富工業公司,特別自國外引進經碘化鉀(KI)處理過濾之活性碳高效率過濾網等過濾裝置。當實驗人員將放射線物質,置放於鉛屏蔽內操作時,散發出之放射線物質顆粒與氣體,經由排風管路中多層過濾裝置,捕捉效率大為提高,以維護操作人員健康暨環境安全。以及系統功能存放櫃,必須搭配一系列之產品,一次規劃設計購置,以竟全功。

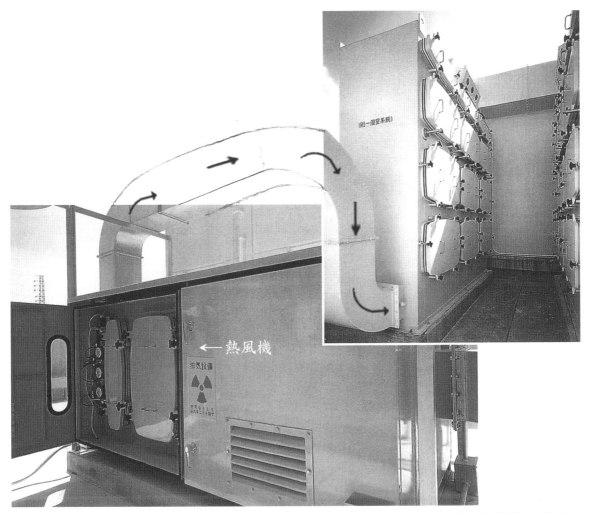

註:將放射線物質由下端放入處理箱後(左前端),再由後方一臺鼓風機,將前端放射線物質向上吹出,由風管導向右上各個多層濾網過濾設備,使其漸漸次第衰減,延緩排出時間。無論是碘化鉀(KI)處理箱、過濾網、導風管處理等設備,均需有鉛屏蔽,避免放射線外洩,以策安全。

圖4--32放射線物質過濾設備 (註28茲以川富科技開發公司研究室圖為例)!!

NOTES

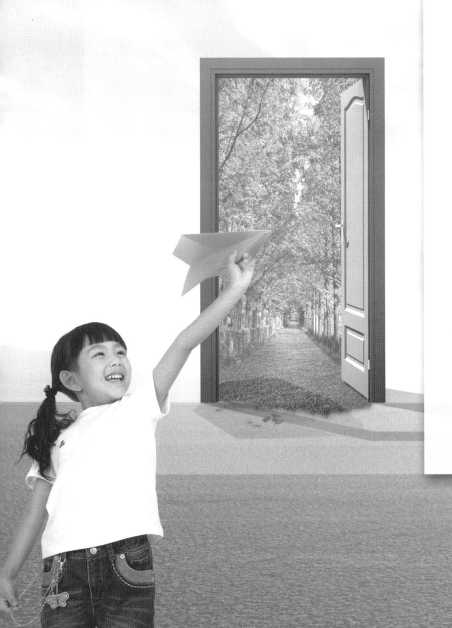

第五章：

醫院基準設備之配置

第5章 醫院基準設備之配置

5.1 發電與輸配電

5.1.1.節約用電：

無論對任何事業的經營，不外開源和節流兩大法寶，但節流比開源更為重要，開源需要一段時間，才能見到成效，而節流則有立竿見影的效果，如隨手關燈即停止了用電。在醫療設備的章節之始，提出警語，希望為減少碳的產生量盡一分力。在醫院醫療設備歸納起來，除了生活中的如衣食住行外，再加上醫療設備，數量繁多，僅能就其各大項次有關動能、弱電等舉例說明。

5.1.2.臺電公司電力系統：

包括發電廠、變電站、輸電線、變電站、配電到用戶受電設備等形成之網絡，其主要由發電、輸變電、配電三大系統組成。如此巨大的電力系統，一旦發生故障，如無法迅速而正確排除，則整個電力系統將完全停止供電，用戶損失無法難以估計，而必須用保護電驛細心維護，減少故障之發生，即使發生亦能快速排除。是以臺電電力供應從有、充裕到穩定，再由配電饋線自動化系統，達成配電網路運轉，隨時掌控系統之運轉狀況，遇線路故障時可及時調派人員迅速修復供電，此項工程早已完成。

5.1.2.1.發電與輸配電：發電有水力發電廠、核能發電廠、火力發電廠等，發出345 KV特高壓，經「超高壓變電所」將345KV變壓後輸出161KV至「一次變電所」(或配電變電所捷運系統、大型工廠)，經變壓後輸出69KV至「二次變電所」(或鐵路電氣化、中型工廠)，再變壓後輸出11KV至「小型工廠」或「桿上變電器」，變壓後輸出220-110V給商店、住宅；經由「配電變電所」輸出22--11KV至「商業大廈、樓房」、「桿上變電器」(再輸出220-110V至商店、住宅)。在輸配電系統中，有小型發電廠所發的電力，配合高壓或特高壓相同的電壓聯接輸出；而配電亦隨不同的用電戶需求，選擇不同高低壓配電。

5.1.2.2.供電方式有三：對照下圖5--1、圖5--2更為明確。

　　低壓：標準電壓為 電燈1ϕ2W110V、220V，1ϕ3W110/220V，3ϕ3W220V。3ϕ4W220/380V。

　　電力或綜合用電：1ϕ2W220V，3ϕ3W220V，3ϕ3W220V，4W 220V/380V。

　　高　壓：3ϕ3W3300V、5700V、11400V、22800V。

　　特 高壓：3ϕ3W34500V、69000V、161000V。

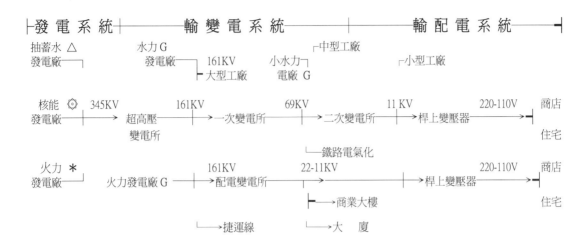

圖5--1臺灣電力公司電力系統圖

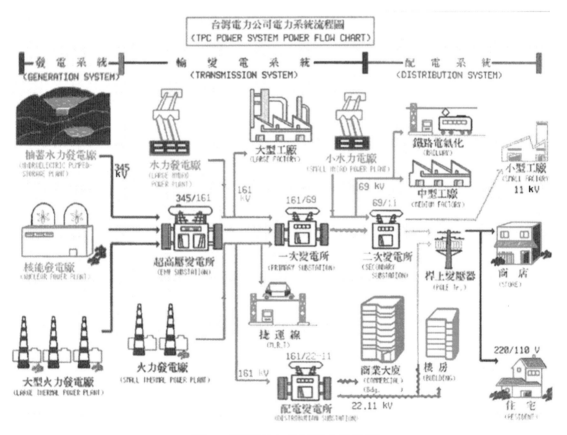

圖5--2臺灣電力公司電力系統圖

5.2 院內供電與配電系統

5.2.1.全院用電系統之選擇

醫療機電設備龐大，用電較多，多採用3ψ3w或3ψ4w。高壓電力用電戶，契約容量100KW以上，未滿5,000KW者以11.4KV供電或未滿4000KW者以22.8KV供電。特高壓電力用電，契約容量1000KW以上，未滿30,000KW者以69KV供電。高壓與特高壓用戶，皆需自備變電設備。大型用戶對自備變電設備，戶外院內各項組件用途和功能，均應熟悉。

5.2.2.全院用電範圍

醫院中主要負載有單相及三相電動機及電熱器，這些設備多適用600V以下。單相發電機，1ψ3W110V / 220、115/230；三相發電機，3ψ3W或3ψ4W120/208V、127/220V、220/380V、254/440V、240/416V、277/480V。特別低壓（使用小型變壓器，電壓一次側250V以下，二次側30V以下），其額定容量之輸出不得超過100VA者。

5.2.2.1.供電與配電系統：含能源範圍、緊急發電、交流電源、照明、電動機之選擇、電動機之電磁感應、電動機極數與轉矩特性測試、電動機無負載特性；電動機常用計算公式、電壓之升降與電氣設備之關係、交流電感應、電動機極數P與轉速之關係、馬力計算方法、三相馬達應使用降壓型操作器之限制。

5.2.2.2.空調系統：空氣調節裝置、過濾、室內正副壓之處理、手術室空調進排氣方向及風速、箱型風機、電壓之升降與電氣之關係、軸動力與電動機輸出動力；皮帶輪與三角皮帶等之選擇和計算、馬達皮帶輪之規格與達擇、風扇定律等。

5.2.2.3.給水、廢水再生、蒸汽、通風、氣體、瓦斯、洗衣、冷凍、冷藏、消防、自動警報系統 (後兩項除外)-----------等-等。

5.2.2.4.弱電系統：電話、叫號、號誌、護士呼叫、播音、共同天線、對講及門禁等，而電子系統、醫事網路及電腦系統...等。

在系統與設備部分，則分別設立章節說明，則各項工程中，有些種類繁多，僅能將所需要的功能設備，較大項目列入本文內，而消防、自動警報系統，則有專冊應市；而醫院建築範圍更大，無法網羅在內，有可免用建照案，而條文法規，牽涉較廣，竝未列入，但有關重點和法令，屆時仍會提出。既使在例証中，所列舉項目，均為院內一般性設備，與基本的原理原則，必須有所引述和說明。否則空空洞洞，無形無物，不知所云，而並非將一些落後過時產品做廣告，更非介紹產品，特此說明。

5.2.3.供電與配電系統

醫院為醫療緊急救難場所，又為廿四小時作業單位，不論何時、何處、任何情況下，在不影響醫療作業為前題，均不能斷電，並力求穩定、安全和可靠。尤其手術室和急診室，為力求電壓穩定，每室設置乾式變壓器，個別供應用電。醫院用電，分別為市電供電系統為主，和自備發電機的緊急供電等兩大系統外，並設交直流緊急照明補助系統。市電由相鄰之兩所變電所分別供應，用戶與臺電在責任分界點銜接。颱風季節或特殊情況下跳電時，兩所變電所可相互支

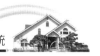

援，即當一處變電所故障跳電後，則由另一處變電所供電，相互支援，尤其在颱風季節狂風暴雨時刻，更為重要。如果市電兩者全部中斷時，則由院內自備發電機，緊急電力系統供電，同時備有D.C.蓄電池緊急照明，這祇是臨時應急；緊急電力系統，供應全院部份重點作業處所，及走廊和安全梯之用，而僅僅供應緊急部分作業之需，不能短缺或中斷為主要緊急供電重點。

醫院可裝置UPS(Constant Voltage Contstant Frequency)不停電裝置。對於異常瞬間的電源，提供安定的電壓與頻率，和不停電功能的備援。其基本源理--把交流轉換成直流的轉換器(整流器和充電器)、把直流轉換成交流的變頻器，以及為實現不停電而蓄存直流電力的蓄電池等三個要素組成。

5.2.3.1.市電供電系統：均按經濟部屋內線路裝置規則及屋外電線路裝置規則，和電業法等規定辦理。大型醫院多為綜合用電，在市電高壓配電變壓器之一次側電壓為11,400伏或22,800伏，而院內電壓配電變壓器之二次側，多在600V以下為低壓用電，如選擇1ϕ3W 110V/220V，或3ϕ4W 120V/208V、220V/380V。院內除X光機外（或供應一部X光機），一般照明、弱電：電訊、呼叫、對講、號誌、播音、自動警報、醫事電腦系統等，均為單相1ϕ2W 110V/220V；電子設備等特別低壓設施，變壓器一次側電壓應在250V以下，二次側電壓應在30V以下，其額定容量之輸出不超過100VA。

5.2.3.2.緊急供電系統：自備發電機，選用兩臺或多臺發電機，供電量應為全院醫療單位緊急作業之120~130%，一則預留擴充用量，再則如設兩臺發電機，每臺為總供電量之60%，以備臨時壹臺機故障時，另一臺機尚可供應60%電力（較高可提升到65%左右），不會全部停擺，而兩臺發電機同時故障的機會不大；如設三臺發電機，各臺為總供電量之40%，若壹臺機故障時，尚可供應80%電力。比同時增加設一倍的設備容量，較為經濟實惠，費用亦少。如果發電機數量過多而過於分散，每臺發電機量佔25~30%，除非有用電過於分散之特殊情形，在購置費與維修保養上，是否經濟，有計算成本效益的必要。如冷氣主機、鍋爐等能量，均應如此比照設計容量。在市電供電停電時，自備發電機應在10~25秒內啟動，由A.T.S.自市電供電系統切換負荷至自動發電機電供電系統，連接部分回路線上；同時當市電復電供應時，再自動復歸，而自備發電機，自動停止運轉。

當市電供電停電時：行政單位除電腦室，走廊以跳隔的方式供應1/3~1/2供電樓梯口、總機房、緊急逃生門燈、公共場所、及部分指示燈外，其他各處均不供應緊急供電系統。而全院醫療緊急供電系統，分別說明如下：

5.2.3.3.交流電源：交流電源(A.C.-Power Source)基本認識。首先略略提出說明建立概念。首先說明：週期、頻率、相（Cycle、Frequency 和Phase）：

1)週期（Cycle）：正弦波一次循環的變化，即經過360度電角，謂一週。

2)頻率（Frequency）：交流電壓、電流的大小，在一定週期內交互變化成一正弦波，由0到最大，再由最大到0，由0至最大負弦波，再到至0，即經過360度電角，稱為一週期。一秒鐘內週期的變化次數，稱為：頻率。即每秒鐘的週期數。

3)相（Phase）：通常在交流電中有：單相(1ϕ)、三相(3ϕ)兩種。

表5--1一般交流發電機輸出電壓，分單電壓及多重電壓兩類（CNS-2901）

單電壓（V）		多重電壓（V）	
單相發電機	三相發電機	單相發電機	三相發電機
110	220	110/220	120/208
115	380		127/220
220	440		220/380
230	460		
	480	115/230	220/380/440
	3300		120/208 及 240/416
	4160		
	6600		277/480
	11400		
	13800		

註：三相交流發電機之多重電壓，係表示此電壓值，可藉由線路改接而取得其中之一，原則上並非同時可取得兩種三相電壓。低壓600V以下，高壓超過600V至25000V以下。

5.2.4.院內緊急用電全額供電處所

包括急診室、手術室、麻醉室、恢復室、產房、嬰兒房、加護病房、洗腎室、血庫及藥用冷藏庫、集中治療室內，各室內照明與器械設備等；解剖室，含屍體冰庫全部；以及防災設備全負荷，如消防用加壓泵、送風、排煙風機（各類場所消防安全設備設置標準：第188條），受信總機，各樓層消防緊急照明及插座（設置標準第175~179、191條）、特別安全梯與緊急升降機間之排煙（各設置標準第189條）。同時通常增加備用DC緊急照明，相互切換使用。

而藥局、檢驗室、大小X光照相室各一、細菌培養室、氧氣、真空、空壓機房、鍋爐房部份（一座鍋爐）、廚房（含冷凍冷藏庫全部或各一）。

5.2.5.院內緊急用電局部供電科室

掛號處、詢問處、住出院處、各護理站、各處夜燈、大門、大廳、各樓層電梯與安全梯出入口、走廊等處照明用電，以跳接的方式供應1/3~1/2供電，而病床電梯或貨梯各一臺，客梯等均以供應極少數為限，但絕不能短缺為原則。

5.2.6.屋內線路之設施接地工程

依據屋內線路裝置規則第一章第八節：接地，由第24~29條，共六條。

第24條：接地方式應符合下列規定之一：

1.設備接地：高低壓用電設備非帶電金屬部分之接地。

2.內線系統接地：屋內線路屬於被接地一線之再行接地。

3.低壓電源系統接地：配電變壓器之二次側低壓線或中性線之接地。

4.設備與系統共同接地：內線系統接地與設備接地共用一接地線或同接地電極。

第25條接地之種類及接地電阻如表25。

第26條接地導線之大小應符合下列規定之一辦理(略)。

第27條~第29條(略)。

5.2.6.1.接地工程：在所有建築物設備中，因關係到設備與人員的安全，均應接裝，為不可缺少的重要工程。屋內線路裝置規則，僅屬重點及原則性說明規範，執行細則，還得逐項查正。一般談到接地工程，大多僅僅是指電力與電機設備，事實上接地工程，包含到電力、電子、避雷、靜電、醫療、電梯、通訊等等設備…。在施工上按實際情況，做單獨接地，或共同接地，共同接地注意各項電位無電位差，除此有關接地電阻大小、大地電阻率、突波阻抗測試等，皆有連帶關係，都在工作範圍內。分行政和醫療大樓內兩部分：其配電盤框架及支持固定開關設備之構架均應接地，尤其室內所有的三孔插座(接地插座)，在行政單位，均普遍配用電腦化，以及大樓自動化的前題下，如通訊、控制、軟體、感知、警報和防災等系統設備，均不能例外。而醫療單位多為各種醫療機器設備，均由醫護人員操作，並直接與病患身體接觸，應有接地裝置，以避免醫療機器設備損壞與確保人員使用上安全，必須按屋內線路裝置規則接地裝置施工。

5.2.6.2.在急診室、手術室、產房等處，均屬於緊急供電系統，為求使用儀器設備等用電穩定，各處加裝乾式變壓器，同時每間室內每一插座(以15及20A安培為限)，各自均為一分路，而非數個插座並聯成一分路，其他一般ICU、試驗室、檢驗室、及下列2~6項重要設備，按其標示額定安培大小，為專用線路設置，各為一分路，同時各室應增加1~2備用插座。凡使用笑氣場所，均安裝防爆插座。

各種醫療機器設備如下：

1)測試用儀器：呼吸計、血壓計、溫,度計、血液計等。

2)監視儀器：體溫監視器、呼吸監視器、血壓監視器、脈波監視器、心跳監視器等。

3)圖像攝影診斷器：超音波、X光透視、X光照相、CT斷層攝影、正子斷層掃描設備、磁振造影等。

4)治療用機器：體外碎石器、高壓氧、核子醫學設備、震波骨科、醫用迴旋加速器、高性能遠距離放射治療、心房脈衝產生器，鈷60、銫137等。

5)器官功能代替器：人工呼吸器、人工心肺、人工腎臟、輔助循環裝置等。

6)手術用儀表與器械：電鋸、電手術刀、微波手術刀、超音波手術刀、雷射手術刀和電擊器等。

5.2.6.3.成功大學教授顏世雄於2004年著接地工程一書，驫禾文化出版，其內容廣泛而詳實，值得大家參考和閱讀。

5.2.7.汽電共生

此處順便提出燃氣式中央空調，以及備用之觀點：採用燃（油）氣發動原動機的全能系統，不但節省能源更可減少二氧化碳污染。燃氣機與柴油機同屬內燃機，要將往復運動轉變為回轉運動，其發電效率僅僅25~35%，如能以全能系統，利用一種能源，供應電和熱兩種二次能源系統，尤其這種系統設置在一棟建築物中，或一個社區內，蒸氣或熱水循環輸送，運輸距離最短而損耗小。因發電也同時提供了動力，可將電、冷和熱三種功能，分段使用。高溫發電、廢熱蒸氣吸收製冷、同時採用熱交換供應生活暖氣和熱水。這種電和熱綜合利用效率可達80%，在其他歐美各國均有選用設置，尤以中國大陸最為普遍。今已被風能、太陽能、生質能氣化發電及LED所領先。在臺灣早年提倡的「汽電共生」方案，即「全能系統」相同之功能，祇是象徵性略具一格，並未獲得大家認同，無法大力推展設置。直至臺塑麥寮六輕工業區開發後，汽電共生系統，其範圍很大又完整，做得非常成功而有效率。

當然在燃料、環保的配合，與土地之取得都有困難，特別是市區等處。時至今日，已以社區發展為單元，應和醫學研究中心等處一起列入。在佛教慈濟綜合醫院、慈濟大學醫學院、慈濟大學教學區之建築群；長庚紀念醫院林口醫學中心暨癌症病理研究中心，兩大建築群。還有林口國宅社區、內湖國防醫學中心、國家衛生研究院、佛教大林慈濟綜合醫院，尤以偏遠地區更有發展之優越條件，值得推廣。希望有亮麗的建築群，更有充實的全能系統汽電共生工程，與專業配置的實用醫療功能網。

行政院環保署自1984年執行「臺灣地區垃圾資源回收廠興建工程計劃」至今，已20多年，全島各縣市陸續興建大型垃圾焚化爐，包括公民營在內，共有22座已開始正常營運，均設有汽電共生系統。而能有效回收利用垃圾焚化後，產生之熱資源，除了消極設有熱水游泳池外，在積極方面利用熱源發電，是最可行的方案，也是能實現的地方。

5.2.8.LED/LVD燈照明度的開發與進展

自愛迪生於1879年發明鎢絲燈泡，至今已一百多年，幾乎佔市場之75%，但在發光時竟然有七成能源，在光電轉換發熱而蒸發掉，雖然經過無數的改良，在長期看來成效不大，尤其在光線暗淡、全球氣候溫升化及高油價等多項重大因素下，成為各國綠色運動改革指標。如今全球均採用省電類型燈管，的確省電，但並不環保，今已邁入LED（發光二極體）燈具時代，全面採用LED燈具為全球的新趨勢。

5.2.8.1.LED之發明：LED為發光二極體(Light-Emitting Diode)，於1962年美國奧隆尼亞克(Nick Holonyak Jr.）發明紅色LED，往後三十年因無法改善其發光功能與散熱效率，直至1993年日本日亞化學研發經理中村修二發明藍色、綠色和白色的LED，大大提高LED的商業價值，中村修二被譽為「藍光LED之父」，並於2006年獲得芬蘭政府頒發的「千禧科技獎」。

致於LED（發光二極體）燈管，在2004年尚未普及，惟散熱技術與材料有所突破，尚未十分完善而僅漸臻佳境。當時LED開發出1w(瓦特)產生30~35流明後，在光電轉換技術限制上，有85%的電能在轉換成光能時，因發熱而隨之蒸發在空氣中，效率較低。如今鴻海旗下的沛鑫科技半導體，採每顆1w(瓦特)，而奧古斯丁毛渝南在大陸所採每顆

3.8wLED戶外路燈照明，橋樑的裝飾燈。目前實際在測試中，以配合各地路燈照明更新。

至2009年中臺灣的LED產值，已高居世界第二，僅次於日本。以臺灣站在半導體、面板等產業的厚實基礎上，從上游的磊晶、中游的晶片製程、封裝、系統整合，集結成一條完整的產業鏈，用螞蟻雄兵陣容，要搶奪LED盛世的主導權，讓LED成為點點繁星公司的明星產業。除了半導體、面板製程和LED相近的臺積電、聯電、友達、奇美、光寶、億光、力晶和鴻海等企業，無不以集團財力投入，而LED現有製造商，如億光、鼎元、東貝、佰鴻、泰谷、宏齊與立基等，均有不錯的能力。尤其兩岸政府都在推動LED照明，如大陸政策性推動外，並已核定成都、重慶、天津、鄭州、綿陽和深圳等21個中大型城市為「十城萬盞」城市的起點。LED封裝廠億光，已與上海亞明燈泡廠合資，成立上海亞明因能照明公司，將透過亞明爭取大陸LED路燈商機。此項發光二極體產業，也是政府未來寄予厚望的下一個兆元大產業，三年後歐盟將淘汰發光率差的傳統白熾燈泡，五年後美國也將跟進。(2009/05/09聯合報記者陳曼儂)

『台達電至2011/1/18年發表全球效率最高的LED燈泡，比目前飛利浦的燈泡再省電50%，採用晶電的高壓LED燈泡，第一季末(三月)可望上市。目前臺灣LED燈泡產量全球第一，產值已高居世界第二。台達電固態照明事業處長江文興表示，根據歐盟和美國的規定，單燈泡要800流明才可取代60瓦的白熾燈泡，台達電這顆8瓦的LED燈泡，已超過飛利浦要12瓦才能作到800流明，足足省了50%的電力。(聯合報記者詹惠珠)』

5.2.8.2.各國宣佈汰換白熾燈泡：2008/3/29.經濟部次長宣布：將以五年時間全面汰換白熾燈泡，今年底前將公告全面禁止製造、進口、銷售白熾燈，提供三年緩衝期。2009年1月公家機關也將完全面禁用白熾燈 (LED燈具並未全面應市，公家機關換燈進度落後)。全國789個公務機關白熾燈泡汰換時，必須全面改換省電燈泡、LED燈具、T5螢光燈管等；公有市場則在明年底前，全面改用省電燈泡。為了推動LED燈的使用，能源局也要提出預算一億三千萬元、四千多盞LED燈，供地方政府申請。另外，能源局也與飯店、旅館、醫院、農業部門等白熾燈使用率偏高的特定用戶合作，鼓勵其參與自願節省協議。致於一般民眾及住家用白熾燈，將透過LED省電燈具等促銷活動，帶動消費者改用省電燈具。（2008/3/29聯合報記者林韋任）

澳洲政府，主要為減少排放溫室氣體，是全球第一個有計劃，要全面禁用傳統白熾燈泡的國家。據統計顯示：全世界有20%的電能消耗在照明上，其中40%的電能消耗在傳統白熾燈泡上。至西元2025年前，全球照明耗電量將減少一半為10%。在發光量相同的情況下，23W省電燈泡，可與100W鎢絲燈泡有同樣的亮度，節省75~80%電能而使用壽命平均可達6至10倍。燈泡發光率代表一個指標，指燈泡的光海量除以耗電功率，照明度越高，耗能越少，發光效率就越高，代表越省電。目前惟省電燈泡價格較高，從長期看，省下的電費足可抵充裝置費。雖然開始LED售價亦較貴，但在效率省電與環保上，均較省電燈泡為佳。LED燈泡將迅速普及，室內照明與室外路燈等均可一次到位，由傳統白熾燈泡換裝LED燈，免得多費一次換裝手續。

在臺灣LED產業有著無窮的商機，已成龍頭企業搶灘的產業，各地已陸續換裝中。在臺

灣新竹尖石鄉的一個山中部落--司馬庫斯，這座最晚「來電」的原始部落，於2008年四月，居然成為全球有著最先進照明科技的村莊。據工研院光電所朱慕道組長初步估計，改為LED照明後，可節省至少60%電力；並研發醫療用LED手術臺及牙科診檯無影燈，副組長葉文勇說，LED燈無殘影及「演色性佳」，可忠實顯現傷口或器官顏色，讓醫師迅速分辨病變位置；且LED屬冷光源、低色溫，減少傷口癒合的副作用(聯合報記者 圖與文/李青霖)。目前臺灣區電機電子工業同業公會顧問石修表示，原本計劃在2010年才全達到照明度水準的LED技術，已經提早在2008年達到。國內的LED晶粒技術水準，已經可以達到110流明/瓦的層次，美日領先的LED技術水準，也不過是120流明/瓦，臺灣擁有的技術水準落後不到一年。

5.2.8.3.LED照明時代來臨：2008/6中國電機工程學會第二季季刊，報導臺灣大學機械系教授黃秉鈞「LED照明時代來臨」一文，介紹臺大新能源中心，近數年來在高亮度LED照明上，師生努力的輝煌成就：

1)高亮度LED照明屬於冷光，僅佔輸入電能10~15%，有85~90%輸入電能轉換成熱能必須排出。排熱量比傳統光源多出數倍，且半導體結點溫度僅在80℃以下操作才可降低光衰，因此散熱是要解決之技術問題。

2)高散熱量瓶頸：臺大採用獨步全球的低成本迴路熱管，已解決散熱難題。

3)須使LED光線能有效照射到目標。

4)高亮度LED照明科技已被証明可以超越傳統燈具：如水銀燈或高壓鈉燈。

5)該中心最新研發結果及校園示範：LED照明燈具淨輸出光通量已達8,836 Lm（耗電147w），燈具光輸出效率達60 Lm，燈重8.5Kg，省電效率超過50 %。這可能是全世界新紀錄。

6)LED（半導體照明）：未來可能取代現有照明，廣泛應用。

7)LED（半導體照明）可分成：

A)非照明用途（輔助照明），包括指示燈如交通燈、信號燈、警示燈及手機顯示燈等，或情境燈如聖誕燈、夜燈、庭園燈等。

B)照明用途（強調節能），含景觀照明（彩色夜間照明）、個人照明、（手電筒）、道路照明、室內照明等。

5.2.8.4.現已開發產品實例：

1)8,836Lm耗電147W，燈具光輸出效率達60Lm/W，燈重8.5Kg，省電效率超過50%。

2)如將8,000 Lm 照明路燈裝於15m寬道路，燈高10m，燈桿間距33m，採雙側交錯安裝，地面最大照度最可達57.7 Lux，平均照度24.8Lux，均勻度（平均值/最小值）3.1，符合國際道路照明規範（IESNA）。

3)100W路燈，正面光通量已達3,500 Lm以上，重量低於6Kg。其中一盞LED路燈，已於2005年中秋節裝設在北市溫州街52巷道內進行路測，今已兩年七個月，每年光衰約3.7%，且無任何故障紀錄，証明在相同照度，LED可省電一半左右，這是世界第一盞超過3,500 Lm的LED路燈長期示範，其義非凡。

4)18W燈也高達730 Lm，佈光角均為140度，燈具的光輸出效率達40.6Lm/W。

5)「高亮度LED校園路燈照明示範」，建構出國際特色的「可永續臺大校園」。

　　第一階段於2006/2/8完成三盞100W LED路燈，至今兩年餘路人反應頗佳：

　　A)機械館與工綜館間，原設一盞400W水銀燈，更換為100W LED路燈，（3,500 Lm），與面對一排400W水銀燈進行對比測試。獲84％滿意和非常滿意。

　　B)工綜館側門原設一盞200W水銀燈更換為108W LED路燈。78％滿意。

　　C)工綜館靠應力館之側門上方原缺夜間照明，新裝設一盞100W路燈70%滿意。

第二階段將於機械館旁200m馬路原設六盞400W水銀燈，全更換為100W LED路燈，並在機械館與志鴻館旁之草地上架註太陽能景觀照明，一起進行示範與測試。進行完成均獲好評。

臺灣有不少大廠投入LED照明工程，陸續在各報章雜誌登出，商機已處處可見。

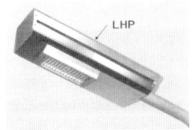
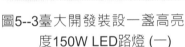

圖5--3臺大開發裝設一盞高亮
度150W LED路燈 (一)

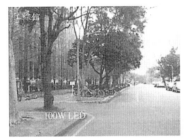
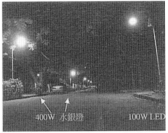

圖5--3臺大工綜館側一盞100 W LED路燈 (二)

表5---2相同地面光束之技術指標比較分析（以200W水銀燈為對象）

各項效率 ／ 燈具種類	200W 水銀燈（安定器）	LED（2006/6）	LED（2007）
燈具射達路面總光通量（Lm）	3,779	3,779	3,779
燈泡發光效率（Lm/W）	57	55	80
電源效率	85 %	85 %	90 %
燈具光學效率	65 %	80 %	85 %
道路照明效率（光害）	60 %	85 %	85 %
總照明效率（Lm/W）	18.9	31.8	52.0
消耗功率（W），@3,779Lm	200	119	73
耗電量（度/小時）	0.200	0.119	0.073
省電量（度/小時）	基準	0.081	0.127
省電率	-	41 %	64 %
每年省電量（度/年）	-	355	558

註：1)在相同路面光束下之技術指標比較分析，2008/7結果顯示，2006/6LED路燈之省電率約41%，2007
　　年後可達64％。
　　2)路燈在道路照明應用時，還須考慮光源的壽命期光衰（燈具維護系數）以及燈具的污染系數。傳統
　　路燈如水銀燈與高壓鈉燈燈如疏於保養，兩項相加總數可能低於0.3，而LED燈具的壽命期光衰不到
　　20％，污染也較輕微（約5~10％），兩項相加總數可能低於0.8左右，尚有改進之空間。

5.2.8.5.2009/12/7電視新聞報導：大陸由10城100萬盞LED路燈，擴展到50個城市200萬盞LED路燈，每盞以一萬元計算，200萬盞路燈，等於200億元商機，所以臺灣LED廠商股票在股市暴紅，商機無限。

選用LED燈照明為世界的新趨勢，自澳洲政府最先宣佈最晚從2010年開始禁用白熾燈泡後，其他各國亦紛紛相繼作類似的宣告，除了表達了各國意願和執政的能力，更展現了自己的國力。現在已由室外的裝飾燈、路燈，走進室內照明燈，以及醫院醫療無影燈，均著眼在減碳、減熱、節能和綠建築的大趨勢。尤其至2009年秋，全世界各國政府更為積極，全力發展及努力，這是21世紀照明燈具大革命的時代，現在兩岸都在推動LED照明，與合資成立公司，豐碩的成果指日可待，其參與之國家預定開始實施日期。如下表：

表5--3各國開始禁用白熾燈泡時間表

禁用年份	參　與　國　家	禁用年份	參　與　國　家
2009	愛爾蘭	2012	歐盟、臺灣
2010	澳洲、義大利、法國	2014	美國
2011	英國	2017	中國

LED已開發出醫院照明手術燈具：醫院除了要求設計柔和溫馨，在工作面有充足的照度，卻又多採用間接光源，更不能有陰影產生的負面效果。早期公共地區辦公室，多採用高功率日光燈，熱度低，每吋燭消耗能量較少，效果好省電又長壽。今全球均採用省電型燈管，的確省電，但並不環保，今已邁入LED(發光二極體)燈管時代，全面採用LED燈具為全球的新趨勢。國內工研院與光電所已研發醫療用LED無影燈具，預計2009年中將商品化，例如第八章圖8--19。

又如戶外LED光源燈具照明特點：工作溫度為-20℃～+80℃、電流240mA、電壓13.5V、光通量220Lm、照射角度170°。光通量衰減到70%的壽命3萬小時。

5.2.9.LVD 發展快速

2010/3/12~15臺灣國內照明學會IEST展，筆者前去看看，場內省電型燈管，與發光二極體LED及一般燈具玲瑯滿目，應有盡有，均為本國製。上一國際單個光源額定功率3W，耗電量僅為白熾燈1/8~10。光效率高，可達08~90%。體積小，結構緊湊，應用靈活，沒有鎢絲，損壞率小，維持費少。光線質量高，由於光譜中沒有紫外線和紅外線，故沒有熱量與輻射，屬於典型的綠色照明光源。光色多，有紅、黃、藍、綠、白、暖白等多種顏色。還有製造車燈的堤維西交通工業股份公司，亦進入節能燈具生產。(資料來源上一太無極、崧虹科技、雲達--公司型錄)。

2011/3/18~21臺灣國際照明科技展，再度看到上一國際光電公司產品，已發展到第四代LVD上一太無極燈。獲照明獎三項：

　　1)室內照明設施優等獎--台電訓練所活勤中心

　　2)戶外照明設施佳作獎--嘉義縣竹崎義仁國小

　　3)戶外照明設施佳作獎--台灣中油南投服務區加油站。

所謂無極燈：沒有電極，依靠電磁感應和氣體放電的基本原理而發光，它由燈管、磁環、安定器三個元件組成。當磁感應通過高頻安定器傳送能量，通過鐵磁環線圈產生的高頻波撞擊燈壁螢光粉而發光，這是一項燈具散熱突破的創舉。因為沒有電極及燈絲的損耗，所以使燈管的壽命長達100,000小時(是白熾燈的100倍、高壓氣體放電燈的5~15倍、螢光燈的5~10倍)，而

高效節能達90%，高光效(>80lm/W) 高功率因數(>0.99)、無燈絲導熱、無頻閃、無眩光、低光衰、高顯色性、視覺效果優越、完全環保照明、可瞬間切關、穩定光通量輸出、適用交直流電、可與太陽能和風能相接合，突破大功率節能照明技術難題，亦可應用於農漁業、紫外線殺菌照明及城市遠程控制智慧照明。先後獲得百項國際與國內專利及檢驗認證，經ROSH、CE、UL、CCC、FCC、EMC、EMI、臺灣大電力等成功測試認證。成品包括家庭、商業辦公、戶外、公共工程(道路、橋樑、隧道)、工廠等多用途照明，達到節能、減碳、環保和創新的成績。該公司自2000研發到2007年銷售，是全方位的節能減碳的新照明，後來居上，獨具成效，在世界照明工業中，為革命性嶄新光源世代的產品。從價廉物美，具有強大的競爭力，業者與消費者雙雙獲利，這是國際照明科技的一匹黑馬，為臺灣桂冠上的一顆明珠。各國為了展現自己的科技成果成果，必會全力以赴，獲得名利雙贏的事蹟。

5.2.9.1.LVD無極燈優點共12項：

1)具有使用壽命100,00小時。 2)高功率因素、高節能。

3)高光效、低光衰。 4)高顯色性、無頻閃、無眩光。 5)寬色溫範圍。 6)可瞬向啓動。

7)應用範圍廣。 8)電磁干擾小。 9)大幅降低空調與維護成本。 10)綠色環保照明。

11)燈具可廣泛應用於各種空間。 12)價格比LED低。

表5--3 LVD無極燈與LED燈的比較表

比較項目	LVD 無極燈	LED 二極發光體
技術 先進性	自 2000 年研發至 2007 年在臺銷售，處於光源發展的最先進階段，標準化產品光合滿足市場需要，適宜於規模化量產。	至今發展近 40 年，因更新換代頻繁，投資風險高，尚未達成功能性照明場合，整體展速度顯得緩慢。
市場容量	LVD 無極燈爲先達的功能性照明，可替代所有傳統性光源·市場容量不可限量。	發展至今仍然，光效低、功率小、配套燈具匱乏等，僅能用於顯示照明、交通信號燈、汽車尾燈、公路誘導照明等，無法達成功能性照明。
經濟性	LVD 無極燈的成本隨著大批量產，價格比 LED 低。	成本高昂，難以適應市場的廣泛需求，市場推廣套用力度有限。
節能率	LVD 無極燈光效高於 LED20%以上，光衰小於 LED，LVD 節約能源高出 50%。	LED 光效低，生產過程耗能極高，節約能源比 LVD 差。
應用場合	完全能滿足室內外、工商業、道路、橋樑、隧道、園林、廣告照明等，可套用於市場最大的功能性照明領域。	手機、交通信號燈、汽車尾燈、公路誘導照明及電腦顯顯示螢幕等，特殊照明領域。
實際應用	已經廣泛應用於國內外諸多照明工程專等，如臺灣中油、臺北國際航空站、臺電訓練所、各大專院校、北京奧運。	由於許多技術障礙有待突破，真正套用於寬闊的功能性照明場合，仍然需要較多時間改進產品。
技術指標	1. 功率：15W~400W 2. 光效：>80Lm/W 3. 顯色性：>80Ra 4. 色溫：2700K~6500K 5. 光衰：2,000 小時，<5% 6. 使用壽命：>100,000 小時 7. 發熱量：非常低 8. 燈具配套：容易配套 9. 面光源：無舷光，無閃爍，視覺效果優越。	1.功率：每粒爲 10W 大功率應用需上百粒集中 2.光效：<70Lm/W(白色光) 3.顯色性：>80Ra 4.色溫：選擇範圍較窄 5.光衰：2,000 小時，>15% 6.使用壽命：< 50,000 小時 7.發熱量：非常高，需要龐大的散熱裝置 8.燈具配套：需集中上百粒 LED 在一塊要很大的線路板，推常配套難度高 9.面光源：具有刺眼舷光和閃爍，光污染嚴重

5.2.9.2.照明度：各處要求不一，在實用上又力求柔和、清晰、舒適，依據有關需求，便於購置使用，各單位相同功能的科室房間內，其照明度均為一致，不必一一列舉，也許有遺漏之處，可按其需求比照裝置。詳如下表：

表5--4 醫院各室所需照度

工作處所	燭光 cd／呎	工作處所	燭光 cd／呎
辦公室	50	產 房	80
診療室	50	產 檯	200~220
消毒室	30	手術房	80
檢驗室	50	手術檯	1700~1800
檢驗檯	50	恢復室	30
洗滌室	50	病理室	50
調劑室	50	解剖檯	200
護理站	30	冷凍室(屍)	40
走廊或梯間	10	更衣室或浴廁	10

註：照明單位：（L亮度 =P反射率 × E照度。 1呎燭 Fc＝10勒克司Lux 。）

1)光通量又稱光束Lm（Luminous Flux）「流明」，單位Lumen 簡稱Lm。

2)光度cd（Luminous Intensity）位單Candela 「燭光」，簡稱 cd。

3)輝度sb（Brightness）位單Stilb簡稱sb ，1 sb = 1 cd/cm²，「每平公分燭光」。

4)照度Lux（Illuminatione）「流克士」，位單Lux簡稱Lx，1 Lx =1 / m/m²。「每平公尺光束量」。

5)亮度rlx（Luminous Radiance）「朗伯」位單radlux 簡稱rlx，1 la = 1 lm/ m²。

5.2.10.電動機（Electric Motor）機型之選擇：

中國國家標準（CNS--1057--C4024）低壓單相感應電動機。

中國國家標準（CNS--1056--C4023）低壓三相感應電動機。

中國國家標準（CNS--2934--C4088）低壓三相鼠籠型感應電動機。

適用範圍：本標準適用於連續額定：額定頻率60Hz、額定電壓600V以下、在周圍溫度40℃以下使用之低壓三相鼠籠型感應電動機。將電能藉機械轉換成原動力，一般均採用電動機，即所謂「馬達」。這對人們生活中，關係最密切，使用範圍亦最為廣泛，佔有絕對的主要地位。根據機械之用途與使用環境不同，來選用不同機型。在CNS 總號2934類號C4088低壓三相鼠籠型感應電動機分類中：電動機依其對人體及固體外物之保護形式，分為保護型、全閉型兩類。看似稍嫌簡略，仍按市場製造廠束元電機產品分類說明，較為詳實合用。

5.2.10.1.如按防護方式來分：開放型 (馬達兩端有開孔，外氣可通過內部)有半保護、保護型、防滴型；全閉型 (內外不相通)有防水型、防塵型、防蝕型、耐壓型、屋外型及防爆型等。

5.2.10.2.依軸向方式來分：橫（臥）型、立（豎）型。

5.2.10.3.依據冷卻通風方式來分：自然冷卻型、自力通風型、他力通風型。

5.2.10.4.依使用電壓之高低來分：高壓為超過600V；低壓為600V以下。

5.2.10.5.依據用電方式概略來分：

　　低壓：A.直流電動機：他激式；自激式。

　　　　　B.交流電動機：同步電動機、非同步電動機（即感應電動機）

　　$1\phi 2w$ 110V、220V。分為：分相、電容、推斥起動及蔽極型。多為小型馬達1/10~5HP。

　　$3\phi 3w$ 220V380V、440V

　　分為：低壓感應型電動機，由1/4~50HP；

　　低壓鼠籠型電動機，由1/4~270HP。

　　高壓：$3\phi 3W$3.3KV、4.16KV、11.4KV

5.2.10.6.選用馬達四大原則如下：表5--6可供參考。

　　1)在不同的使用環境下，選擇最適當的機種與絕緣等級。

　　2)工作滿載時，其發熱溫度應接近溫升容許範圍內，但不能超過。

　　3)必須具有一定的超載能力，確保在短暫時間內，過載的情形下尚能正常運轉。

　　4)應具備牽引機器設備，所需要之起動轉矩力，祇能大不能小。

　　自從開放歐洲馬達進口後，價廉物美，全密閉式防滴型F級馬達，比國產開放型B級馬達，價格還要便宜，經過一段時間相互競爭後，國產馬達祇好降價，並提高產品品質，讓產品品質提升，使消費者、社會和國家獲利。

5.2.10.7.馬達絕緣等級：依據CNS-2147-C絕緣種類有已將Y、A、E、B、F、H、C七大種類，能充分承受其許可最高溫度。周圍溫度隨氣候與使用環境不同，差異甚大，通常以40℃為準。CNS-2934-C 4088第9條標示：

　　1)名稱：指明三相鼠籠型感應電動機。

　　2)絕緣種類（指明B、E、F、H類）：與上表比較，低標準之Y、A二類105℃已不再

使用，及高標準C類180℃以上尚未普及，均未列入。參考表5-5。表5--6及以下說明，提供大家選機與使用時之參考。

表5--5各型馬達絕緣等級（Insulation Class）與溫升最大極限（CNS 1373、2147、2934）

絕緣種類	主副材料別	絕　緣　材　料	馬達容許溫升限度℃	預留溫度℃	許可最高溫度℃
Y*類	主副材	棉紗、絲、天然其他天然植物性與動物性纖維，再生，乙酸纖維，尿素樹脂、紙、木等構成。已淘汰。	40°	10°	90°
A*類	主副材	同Y材料與樹脂，以油變性天然樹脂，蟲漆，絕緣油與油合成，並經滲透清漆，或浸入油中者。已少用。	50°	15°	105°
E類	副材	同Y材料,漆包線用聚氨基甲酸乙酯樹脂,用環氧樹脂，纖維素等,用油變性瀝青及、清漆，環氧樹脂等。	65°	15°	120°
B類	主副材	石棉、玻璃纖維、雲母製品等。油變性瀝青、油變性合成樹脂清漆、聯架多元酯與環氧樹脂等。	70°	20°	130°
F類	副材	同B材料,藉矽烴化、環氧、聯架多元酯、聚氨基甲酸乙脂、烴化、矽酚樹脂等等合劑構成絕緣。	85°	30°	155°
H類	主材	石棉、玻璃纖維、清漆玻璃布、雲母製品、矽橡膠等。矽樹脂等絕緣處理。	105°	35°	180°
C類	主副材	雲母、陶瓷、玻璃、石英、石棉，清漆玻璃布，優良矽樹脂四氟化聚樹脂,耐熱250℃藉黏合劑構成。	110°	35°	180° 以上

註：1) 電動機周圍溫度一般均以40℃為準。如周溫超過40℃標準時，容許溫升限度不得超越。

　　2) 表中各材料分為「主」與「副」兩欄，「主材料」欄中列有已被普遍認定應屬於該類之材料，「副材料」欄內則列有雖根據經驗已知應屬於該類，但尚未普遍認定者。

5.2.10.8.依CNS-1373-C4080，如表5--6，馬達溫升限度看似略高：E類75℃、B類80℃、F類100℃、H類125℃。如果將馬達溫升限制溫度，與預留溫度兩項相加，較CNS-2147電絕緣材料之分類中電動機，許可最高馬達溫升限度標準相比較，均未超過最高絕緣破壞溫度限度。

5.2.10.9.依據CNS--2934--C 4088第2.條種類：電動機依其對人體及固體外物之保護型式，分為：保護型、全封閉型。

5.2.10.10.CNS--1373--C4040表中，定子繞組及繞線型轉子繞組分：開放型、全閉型。表5--5、5--6兩相比較，開放型、全閉型兩者溫度相差僅5℃。上表所列，為開放型許可最高溫度。

表5--6 CNS--1373-- C4040高壓三相感應電動機容許溫升表

絕　　緣　　種　　類		A 類		E 類		B 類		F 類		H 類	
測定單位	測定方法	溫度計法	電阻法	溫度計法	電阻法	溫度計法	電阻法	溫度計法	電阻法	溫度計法	電阻法
定子繞組及繞線型轉子繞組	全封閉型以外（開放型）	50	60	65	75	70	80	85	100	105	125
	全封閉型（全封閉外扇型）	55	60	70	75	75	80	85	100	105	125
靠 近 絕 緣 體 之 鐵 心 及 其 部 位		60		75		80		100		125	
滑　環		金屬平面軸承者，其表面測量時為40℃，									
軸　承（自　冷　式）		插入測量時為40℃，滾動軸承者為55℃。									

註：1) 負載之方法，亦可採用等效負載法。
　　2) 周圍溫度測定法：周溫於距電動機1~2m測試。
　　3) 溫度計測量法：各部位隨時測試。
　　4) 電阻法：在熱狀態、冷狀態繞阻測試。詳CNS 1373，C4040。
另參考CNS 2934 C4088低壓三相鼠籠型感應電動機容許溫升限度表。

5.2.10.11.額定輸出：

1)低壓單相感應電動機：電動機之額定電壓原則上為110V、220V。

電動機之額定輸出功率為額定電壓及額定頻率下，電動機軸連續產生之輸出。額定輸出以千瓦（KW）表示。如表5--7。

2)低壓三相感應電動機：電動機之額定電壓原則上為220V。

電動機之額定輸出功率為額定電壓及額定頻率下，電動機軸連續產生之輸出。額定輸出以千瓦（KW）表示。如表5--8。

3)一般低壓三相鼠籠型感應電動機：電動機之額定電壓，原則上為220V。

電動機之額定輸出功率：為額定電壓及額定頻率下，電動機軸連續產生之輸出。額定輸出以KW表示。如表5--9。

表5--7 CNS-1057-C4024低壓單相感應電動機額定輸出

千瓦（KW）	0.075	0.09	0.18	0.25	0.37	0.55	0.75	1.1	1.5	2.2	3.7
馬力（HP）	1/10	1/8	1/4	1/3	1/2	3/4	1	1 1/2	2	3	5

備考：1 馬力（HP）＝746（w）

表5--8 CNS-1056-C4023低壓三相感應電動機額定輸出

KW	0.18	0.37	0.55	0.75	1.1	1.5	2.2	3.7	5.5	7.5	11	15	18.5	22	30	37
HP	1/4	1/2	3/4	1	1 1/2	2	3	5	7 1/2	10	15	20	25	30	40	50

表5--9 CNS-2934-C4088低壓三相鼠籠型感應電動機額定輸出

KW	0.18	0.37	0.75	1.5	2.2	3.7	5.5	7.5	11	15	18.5	22	30	37	45	55	75	90	110	132	160	200
HP	1/4	1/2	1	2	3	5	7.5	10	15	20	25	30	40	50	60	75	100	125	150	175	215	270

4)高壓（3.3KV）三相鼠籠型感應電動機：電動機之額定電壓以3,300V為準。

電動機之額定輸出功率為額定電壓及額定頻率下，電動機軸連續產生之輸出，並記載於銘牌上之輸出功率。額定輸出以KW特表示，如表5--10：

表5--10CNS--1373--C4040高壓（3.3KV）三相鼠籠型感應電動機額定輸出

輸出功率 KW	37	45	55	75	90	110	132	150	160	185	200
輸出功率 HP	50	60	75	100	125	150	175	200	220	250	270

5.2.11.電動機之電磁感應、極數、轉速與轉矩特性測試：（以東元電動機產品為例）

5.2.11.1.電磁感應：當導線通過電流時，在導線四周產生一磁場，如將此通過電流之導線，置於磁場內，一為立即有力加於導線上，形成電磁鐵原理，而磁力線恆隨電流而存在；一為使其移動，成為電動機械原理。

5.2.11.2.極數（Pole P）：電動機係藉電磁感應作用，將導電線置於導磁係數甚大的熟鐵，使線圈通過電流時，產生大的磁性，而能轉變為機械能，而供應動力。而磁性特點之一端為北極（N極=正極）與另一端為南極（S極=負極）均同時存在，也無法加以分開，電動機之極數，即是N極和S極是成對的雙數即偶數，所以只有偶數而無奇數，如2、4、6、8…極。電動機之磁極為隱極式，無法從外觀上顯示出來。

5.2.11.3.轉速（Speed）：為電動機每分鐘多少轉動速度，即轉速 r p m。

5.2.11.4.轉矩（Torque）：即是使物體發生旋轉運動的力量，計算單位Kg--m or Kg--cm。

5.2.11.5.轉矩與轉速成反比：即同一輸出之馬達，極數愈多轉矩愈大，相對的轉速卻愈低；但極數愈少轉矩愈小，而轉速愈高。

5.2.11.6.滿載特性及轉矩特性試驗：（CNS-10919-C-3192）。

　　1)電阻測定：於任意之周圍溫度下，測定定子接頭之間之電阻，並取得平均值。

　　2)無載試驗：在任意周圍溫度下，以額定電壓及額定頻率，使電動機無載運轉，俟輸入值穩定後，測定各相一次電流（A）及輸入功率（W）。

　　3)堵轉試驗：在任意周圍溫度下，堵住轉子，於一次端子間施加額定頻率之電壓，通以相近滿載之電流，測定其電壓（V）、電流（A）及輸入功率（W）。

　　4)低頻率堵轉試驗：依特殊圓線圖，計算電動機特性時，除依上節測試外，應低頻率堵轉測試。此試驗在任意周圍溫度下，堵住轉子，於一次端子間施加1/2額定頻率之電壓，通以相近滿載之電流，測定其電壓（V）、電流（A）及輸入功率（W）。

　　備考：施行堵轉試驗，及低頻率堵轉試驗應變動轉子位置，測定對一定電流之電壓及輸入功率，或對一定電壓之電流及輸入功率，取其平均值。

5.2.12.電動機無負載特性：

5.2.12.1.無負載之定義：馬達在額定頻率、額定電壓下，不連結負載機械，單獨運轉時。

5.2.12.2.馬達在無負載之情況下運轉時之電流，稱為無載電流。

5.2.12.3.三相感應電動機之無載電流約為全載電流之30~50 %：一般是極數愈多，馬力愈小，則無載電流愈大。

5.2.13.電動機常用公式：（CNS）

5.2.13.1. 1HP＝0.746KW＝746W＜750W， 即一馬力＝0.746千瓦＝746W瓦特。

5.2.13.2. CNS-1056-C4023低壓三相感應電動機：額定輸出功率自0.18~37KW，1HP ＝760 W

5.2.13.3. 1KW/ hr ＝1000W/ hr ＝1.341HP/ hr

5.2.13.4. 1HP（boiler蒸汽鍋爐）＝33,493 BTU/ hr

5.2.13.5. P ＝E × I（W）；電力（瓦＝W）＝電壓（V）X 電流（A）

5.2.13.6. I＝（A）　　；電流（A）＝電壓（V）÷ 電阻（Ω）

5.2.13.7. Po＝E × I × Eff × PF（W）　　（1ψ 單相）（2W or 3W＝二線或三線）

5.2.13.8. Po＝√3 × E × I × Eff. × PF（W）（3ψ 三相）（3W or 4W＝三線或四線）

5.2.13.9. E_{ff}（η）$= \dfrac{P_o}{P_i} \times 100\% = \dfrac{P_i - Loss}{P_i} \times 100\%$

5.2.13.10. $P_F = \dfrac{P_i}{E \bullet I} \times 100\%$

5.2.13.11 $N = \dfrac{120 \bullet f}{P}$

5.2.13.12.PS 公制馬力：1PS＝736W＝0.736KW，一般用於機械工程，如目前EG set之引擎馬力。

5.2.13.13.HP 英制馬力(HP Horse Power)：1HP＝746W＝0.746KW。

　　　　　電動機馬力：一般均採用以上KW或HP單位，表示其輸出功率，實際上PS 與英制馬力HP兩者相差10W，CNS國家標準多採英制馬力HP (746W)計算。

5.2.14.電壓之升降與電器設備之關係：

5.2.14.1.對感應電動機：電壓低，其起動轉矩小，其滿載時溫度升高；反之，電壓高，其起動轉矩大，且起動電流亦大。轉矩過大，會將連結至機器的耦合器扭斷，被驅動之設備損壞。

5.2.14.2.對同步電動機：電源電壓稍高於銘牌上之額定電壓，比略低較好，允許高出9 %，最低允許4 %。

5.2.14.3.電壓降低10 %，電燈亮度大約降低30 %(投資浪費30%)，其壽命僅正常電壓之1/3長。

5.2.14.4.對日光燈，電壓變動1 %，日光燈亮度亦約變動1 %。

5.2.14.5.對水銀燈，電壓降低10 %，亮度降低30%；電壓降低20 %，水銀燈則熄滅。

5.2.14.6.對電子裝置，陰極電子上升5 %，陰極之壽命約降低一半。

5.2.14.7.對電容器，電壓降低10 %，輸出數降低20 %，即投資浪費20 %。

5.2.14.8.電壓降數值，依照幹線與分路，分別限制在3%以內，合計不得超過5%。

5.2.14.9.電線之長度與電壓降之限制。

5.2.15.在交流電感應電動機之極數P與轉速之關係：（CNS-2901-C4080）

同步轉速與電動機之電源頻率成正比，與電動機之極數成反比。

公式：$N = \dfrac{120f}{P}$ ＿＿＿＿＿＿（5--1）

　N　電動機同步轉速（r.p.m.）

　f　電源頻率（Hz）

　P　電動機極數

例：一臺每秒發生 50/60 週，6（P）極之發電機。求其各型轉速 RPM。

$$N = \frac{120 \times 50}{P} = \frac{120 \times 50}{6} = \frac{6,000}{6} = 1,000 \ rpm \ (\mathbf{50}Hz)$$

$$N = \frac{120 \times 60}{P} = \frac{120 \times 60}{6} = \frac{7200}{6} = 1200 \ rpm \ (\mathbf{60}Hz)$$

表 5--11 各種極數與頻率之同步轉速（東元電機西94）

P	50Hz	60Hz	P	50Hz	60Hz	P	50Hz	60Hz	P	50Hz	60Hz
2	3,000	3,600	**12**	500	600	**22**	272	327	**32**	187	225
4	1,500	1,800	**14**	428	514	**24**	250	300	**34**	176	212
6	1,000	1,200	**16**	375	450	**26**	230	277	**36**	166	200
8	750	900	**18**	333	400	**28**	214	257	**38**	157	189
10	600	720	**20**	300	360	**30**	200	240	**40**	150	180

在此列舉本表的目的，可以了解50HZ與60Hz不同頻率之馬達，其轉速截然不同。由上面兩實例驗算中，一目了然。常常有人誤認為不同頻率之馬達，僅差10Hz皆可通用，不但因馬達轉速不同，無法獲得必要之風量或功能，並且立刻燒燬馬達為必然結果。所以，在了解實情後，尤其在向國外選購電機設備機械時，要看清楚規格，再簽字下訂單。此項電源的電壓和頻率，對任何電機設備，均應遵守的規律，一成不變，否則會鬧大笑話。有關多重電壓依據CNS-2901已在表5--1中說明，可供查考。

5.2.16.馬力計算方法：

雖然計算方式多種，而公式本身正確而完善，但在國內選用風機係數與效率Eff.時，各不相同，難做到有完整正確性，僅供各位在工作中，以作不時之需。

公式：$KW = \dfrac{Q \times P_S}{6120 \times n}$ 或 $HP = \dfrac{Cfm \times P_S}{6362 \times Eff \_\_\_ \%}$ ············ （5--2）

Q　風量 Cfm.

Ps　靜壓 mmAq

n　效率Eff %：在國外風機型錄性能曲線圖中已有標明，選機時盡量靠近風機"效率之最高處"；而在國內多數風機型錄中並無標示，計算則任意虛擬50~85%。如此已失去實質意義。

例如：1) 設多翼單吸風輪離心式式風機SSB效率57~73%以上。

2) 後傾雙吸風輪離心式式風機SAFD效率 80~83%；BSA/SSA 89%以上。

3) 軸流式風機效率69~86%以上Flakt：Flow Woods Axial）。

若Eff = 65%，演算結果：

$$KW = \frac{Q \bullet TP}{6120 \times Eff} = \frac{420 \times 110}{6120 \times 65\%} = \frac{46200}{3978} = 11.6KW$$

若 Eff = 50% 演算結果：

$$KW = \frac{Q \bullet TP}{6120 \times Eff} = \frac{420 \times 110}{6120 \times 50\%} = \frac{46200}{3060} = 15.09 \leq 15.1KW$$

負載如果效率高，動力耗損則減小；效率低，動力耗損則增大。如果說製造工廠，都無法提供該產品正確效率數據，所演算之結果，亦只是一個空洞的數字，並無實質功能。大致上小型（葉輪直徑）風機效率比較差，大型風機效率比較好。

在求KW或HP公式中所引之常數與效率，各種說法不一，從公制6120，6356，6362；或英制4005…等等，使用者難以適從，過於瑣碎，當然我們可採用假設方式反覆求證。從風機性能曲線圖中，可輕易找到KW值，不必採用計算方式，即可完成。在上頁選擇二例題演算後，讓大家了解熟悉活用，更能應心得手。有了公式，不過可應不時之需，知道怎麼應用。作補助計算或說明原由之用。

5.2.16.1.軸動力BKW與電動機輸出動力KW：

1)軸動力：指由鼓風機端所輸入之動力。根據各種泵、風機性能曲線圖形中，均以風輪軸的承受功率--軸動力BKW或BHP來代表，並以千瓦單位什算。在實用上使用者應注重馬達的輸出功率以KW 或HP之大小選擇馬力。為避免馬達超載而過熱，或傳送的損失，除此外，可能由於計算誤差之錯誤、管系90°彎頭過多、或渦流等施工不良，以及其他無法預測之因素。綜合而言，其功率損失，約達15~20%，稱為「超載係數」。因此，通常使用較大功率之馬達；甚至將馬達加大一號選用，亦為常見。另外為了選

擇最適當的馬達，精確的計算，使得風機的工作點，正處在馬達最有效率的狀態處，與概念最為接近於此一安全因數；則確實的工作點，亦必然接近理論計算出來之參數。

2)為決定安裝馬達的功率為若干？我們可以風輪之承受功率乘上1.2倍，稱「安全係數」，或稱「儲備係數」、「超載係數」。200 HP以下修正值 K=1.15~2。

（輸出馬力）HP、KW＝（輸入馬力）BHP、BKW × 1.2~1.15倍。

5.2.16.2.單組風輪馬力計算法：

當軸動力BKW ≦10 × 1.2 =___KW？

例一7.5BKW × 1.2 = 9 × 1.34 = 12.6 HP選用12HP

若軸動力BKW ≧10 × 1.15 =___KW？

例二15BKW × 1.15 =17.25 × 1.34 = 23.16 HP < 25HP

1 KW = 1.34 HP；1HP(機械馬達) = 0.75KW

5.2.17.三相馬達應使用降壓型操作器：

依據經濟部能源局頒佈「屋內線路裝置法規」（88年6月版）。

5.2.17.1.第一六二條：三相電動機起動電流應不超過下列之限制，否則應使用降壓型操作器。

1)低壓用戶應附合下列規定：

A)220V供電，每台容量不超過15馬力者，不加限制。

B)380V供電，每台容量不超過50馬力者，不加限制。

C)每台容量超過上列之限制者，應不超過該電動額定電流之3.5倍。

2)高壓用戶之低壓電動機，每台容量不超過200馬力者，不加限制。若超過此限者應不超過該電動機額定電流之3.5倍。

3)高壓以上供電用戶之高壓電動機起動電流應按第四三〇條辦理。

5.2.17.2.第四三〇條：高壓電動機之起動電流應符合下列規定：

1)高壓供電用戶：

A)以3千伏級供電，每台容量不超過200馬力，不加限制。

B)以11千伏級供電，每台容量不超過400馬力，不加限制。

C)以22千伏級供電，每台容量不超過600馬力，不加限制。

D)每台容量超過第一目至第三目所列之容量限制者，以不超過該電動額定電流之3.5倍。

2)特高壓供電之用戶：

A)以33千伏或更高之特高壓供電，每台容量不超過2000馬力者，不加限制。

B)每台容量超過第一目所列之限制者，以不超過該電動額定電流之3.5倍為原則。但用戶契約容量在5000瓦以上，經電機技師據有關資料計算一台最大電動機之直接全壓起動時，在分界點處所造成之瞬時壓降不超過百分之五者，得不受上列之限制。

5.2.18.馬達起動方式： （東元電機 西94）

在實際使用起動時，分：1.直結起動，2.降壓起動。

5.2.18.1.直接起動法（Direct on Line，DoL.）：未附加任何起動補助設備，而直結由電動機之
操作開關，加入額定電壓到電動機線圈上的起動方式。其起動電流大約為全載電流的
5~10倍，各廠牌不一。而特殊鼠籠型的起動性能較為改善，亦有大容量的電動機用此
法起動。

5.2.18.2.降壓起動法(Reduced Voltage Starting Method)：

可分為：星--三角（Y-Δ）起動法、補償器起動法、電抗器起動法、一次電阻器起動
法。

1)星--三角（Y-Δ）起動法(Y-Δ Star-Delta Starting)是一種構造簡單而價格便宜的降壓
起動方法，因此成為市場使用最普及和最廣泛之方式。

Y--Δ起動法，是選用兩組Y-Δ電磁自動起動開關（Magnetic Switch）。在起動時，Y結
線之起動相電流約為全載電流的2倍（即全壓直接起動的1/3倍），起動轉矩約為全壓直
接起動的1/3。利用時間延遲電驛（Time Relay）控制起動時間，待Y電流穩定後再切
換Δ結線，使其恢復Δ結線，作正常全壓運轉。雖然控制起動時間，但無法調整起動
電流及起動轉矩的大小，並會引起電源衝擊，轉矩、電流變化不圓滑。不適用於重負
載起動，而對於輕負載的起動衝擊較小，即適用於工作機械無負載之起動。

2)補償器起動法（Compensation Staring Method）：

利用自耦變壓器，分出幾個適合電壓的接頭，以獲得低電壓起動的方法，其分接頭電壓
為50％、65％、80％。使其起動電流降低，並能得到適當的起動轉矩。轉速結近額定轉
速，電池也降低時，將自耦變壓器短路而以全壓運轉。在起動中逐段升高電壓而得到圓
滑的運轉。此法之起動電流與變壓器的變壓比、及起動轉矩與接頭電壓的平方，均成正
比。適用於需要限制起動電流，用於比較需要起動轉矩者，如通風機、抽水機等。

3)一次電阻器起動法（Resistor Staring Method）：

利用一外部電阻器，串結在鼠籠型定子出口線與電源間，故稱為一次起動器，以起動電
流在電阻器上產生R的電壓降，來減少電動機出口線上之端電壓，而降低起動電流，起
動轉矩稍大且圓滑，可防止起動衝擊，但熱損失大；或者在電樞電路串連一只不可變電
阻，因此可降低電樞繞組兩端電壓，而達減低速度的目的，速度降低值為可變電阻之函
數，即為可變電阻其值愈高速度愈慢。適合用於如紡織機械上防止起動時，機上線、絲
被拉斷之緩衝。

4)電抗器起動法（Reactor Staring Method）：

利用電流在電抗器產生的IZ電壓降，來降低定子的端電壓而限制流入馬達的起動電流，
也採用50％、65％、80％電壓分結頭，為一種圓滑加速，消耗能量少，而且轉矩增加甚
大，最大轉矩為降壓起動法中最大者。適用於Y-Δ起動加速困難的負載，以及防止起動
衝擊著，如通風機、抽水機等。

表5--12 各種起動方式之起動電流及起動轉矩之比較（東元電機西94）

起動方法	直接動	Y-Δ動	電抗起動（選定）			補償器起動（選定）			一次電阻起動（選定）		
起動時馬達端電壓	V	相電壓	50%	65%	80%	50%	65%	80%	50%	65%	80%
		0.58V	0.5V	0.65V	0.8V	0.5V	0.65V	0.8V	0.5V	0.65V	0.8V
起動時馬達電流	I_s	$0.33I_s$	$0.5I_s$	$0.65I_s$	$0.8I_s$	$0.5I_s$	$0.65I_s$	$0.8I_s$	$0.5I_s$	$0.65I_s$	$0.8I_s$
起動時線路電流	I_s	"	"	"	"	$0.25I_s$	$0.42I_s$	$0.64I_s$	"	"	"
起動轉矩	T_s	$0.33T_s$	$0.25T_s$	$0.42T_s$	$0.64T_s$	"	"	"	$0.25T_s$	$0.42T_s$	$0.64T_s$
起動轉矩/線路電流	設100%	100%	50%	65%	80%	100%	100%	100%	50%	65%	80%
起動中馬達端電壓	一定	一定	隨加速增大			一定			隨加速增大		

註：相電壓無論是電抗、補償、一次電阻起動，在50、65、80%中，皆由選定 (Tap)。

5.2.18.3.繞線式感應電動機之起動：

    1)由於轉子導體電阻的增加可獲得較低之起動電流和較大的起動轉矩，利用此種比例推移(Propotion Shifting)的原理，在馬達轉子線圈經滑環(Slip Ring)，引出接上二次電阻起動器(Secondary Starting Resistor)，改變電阻器的電阻值來起動繞線型轉子馬達。一般起動電流約全載電流之200%以下，起動轉矩接近最大轉矩之值。

    2)二次電阻起動器，一般有下列三種：

        柵形電阻器(Grid Resistor)。

        液體電阻器(Liquid Resistor)。

        金屬電阻器(Metal Resistor)。

5.2.19.電動機之選用：

馬達與一般機械一樣，選用不適，按裝不當，會造成操作效率低，使用壽命短等不良結果。故應先對使用場所、負載機械特性、操作使用方法等，預先調查清楚，俾便正確的選用適當的馬達，概要說明如下。

5.2.19.1.一般注意事項：電源、單相、三相、電壓、頻率及變壓器容量等。

5.2.19.2.負載機械：

    1)所需馬力數。

    2)負載轉矩特性、負載時間曲線、軸向、裝置場所環境(溫度、濕度、灰塵、雨水、瓦斯、油、化學藥品等)。

    3)特殊使用條件時，買主務必先與製造廠商詳細洽談，以選用或設計訂製適用之馬達。如下：

A)間歇性加上大負載時。　　　B)飛輪效果(GD2)特別大時。

C)急速逆轉或停止時。　　　　D)與往復運動機械連結時。

E)超動停止頻繁時。　　　　　F)需特別大之起動轉矩時。

G)需特別限制起動電流時。　H)寒冷的場所使用時。

I)需特殊之裝配時。　　　　　J)需特別低的噪音時。

K)安裝地盤不堅固時。　　　　L)使用次數、時間特別少時。

M)振動、搖動之場所(如汽車、吊車上等)時。

5.2.19.3.價格的考慮：

除上列各點外，馬達新裝設之價格、效率、功率因數與使用電用以及全年維修費用亦應併予以考慮。

5.2.20.避雷設備：

依據屋內線路裝置規別：第七章 高壓受電設備、高壓配線及高壓電機器具，包括高壓受電裝置、配線、變壓器、電動機、電容器、避雷器等。第七節 避雷器自第439~444條共六條。

第439條 高壓以上用戶之變電站應裝置避雷器以保護其設備。

第440條 電路之每一非接地高壓架空線皆應裝置一具避雷器。

第441條 避雷器應裝置於進屋線隔離開關之電源側或負載側，但表任各界點以下用戶自備線路如係地下配電系統而受電變壓器裝置於屋外者，則於變壓器一次側近處應加裝一套。

第442條 避雷器裝置於屋內者，其位置應遠離通道及建築物之可燃部份，為策安全該避雷器應裝於金屬箱內或與被保護之設備共置於金屬箱內為宜。

第443條 避雷器與電源線(或匯流排) 間之導線及避雷器與大地間之接地導線應使用銅線或銅電纜線，應不小於14平方公厘，該導線應儘量縮短，避免彎曲，並不得以金屬管保護，如需以金屬管保護時，則管之兩端應與接地導線妥為連接。

第444條 避雷器接地電阻應在10歐姆以下。

5.2.20.1.從1752年富蘭克林證實了變天時會產生雷電現象，歷經至今二百多年，近世紀來對雷擊放電已知之甚詳，並研發出諸多避雷方法、設備和法規。有如除了以上高壓受電設備、高壓配線及高壓電機器具，應裝置避雷器外，超高建築物大樓，更是應裝置避雷設備，避免雷擊的為害，所以避雷設備也是必備和無法短少之設施，應按建築技術規則建築設備篇第一章電氣設備第五節避雷設備之規定辦理。

雷擊是從雲端先行出發，無論是正極或負極電荷，向大地進行進擊，當前端接近之際，從大地誘發出強大之正極或負極電荷，兩者接合時(異性相吸)，形成雷擊主要放電電流，即在大地落雷。據一般統計結果，雲端呈負極性約在90%。避雷設備不僅是在超高建築物最高頂點設置避雷針，在相關建築物頂，設有送風或排煙金屬風機時，均應全面加以接地。

5.3 院內給排水之配置

5.3.1.水資源永續發展：

在2002年9月2~9日，於南非約翰尼斯堡，舉行之世界永續發展高峰會議中，「水資源永續發展」成為會議中世界最受關注之議題。依據聯合國的調查，到該年為止，「全球有12億人口無法取得生活所需之安全飲用水，25億人口缺乏適當之衛生條件，每年約有五百萬人，因水媒疾病而死亡。而在非洲，水資源問題更嚴重，據估計約有3億人口深受缺水影響。此外，在歐盟國家之地面水有20%受嚴重污染威脅，全歐地區之飲水有65%取自地下水，其中有60%之歐洲城市有過量取用情勢，致使有50%之溼地面臨消失。」水是人類存活的三寶之一，即太陽、空氣、水。大家都應非常珍惜，為未雨綢謬作準備。

水的用途廣泛，與人們生活密切，是「活命的水」。除了極少的飲用水外，生活用水又包羅萬象：飲用、廚房、衛浴、洗滌、冷暖氣機、消防和庭園等。據說：香港將飲用水和衛生用水分成兩個系統，飲用水採用自來水，而衛生間沖馬桶用水，則採用海水。廿一世紀的未來，將是全球缺水的爭奪戰局面。我們應及早設法因應，各單位就各個座落位置的現況，就地取材取得可用之水源，作有效之運用。

臺灣水資源之現況：自然雨量分佈總量豐富，年平均降雨量高達2,515mm(公厘)，約為全世界平均雨量之2.6倍，但在水文特性上，受地形與氣候影響，乾濕季分明，降雨時空分配不均，由北而南，豐枯分明，山區多雨，平地少雨，北部雨水豐沛，南部稀少。加上地質年輕，以致地勢陡峭，河川短急，地形不利蓄水，很快流入大海。豐水期卻集中在每年五至十月，佔全年雨水的78%，主要來自颱風豪雨，尤以臺灣豐水期雨水竟高達90％，僅有10％的雨水發生在當年的十一月至翌年的四月的枯水期。在水資源上，受到天然地理條件的限制，今能夠開發利用的環境卻已很少。年平均用水量大約界於175億噸至195億噸之間。而每人每年分到之水量僅約4,350m^3，只有全世界平均值之1/7。在用水結構長期以來都維持農業用水佔74％，民生及工業用水約佔26％。在全球永續的水資源系統，傳統上多以水霸、人工湖、圳、陂塘及池等蓄水。例如美國現有76,000餘座水霸，能將全國幾乎一年的逕流量全部留下。大陸目前也有86,000多座水庫，其淤沙問題嚴重。而臺灣目前全部水庫容量約22億噸，其淤沙問題同樣嚴重，攔截逕流量不及4%，每年春天為臺灣的缺水期。

5.3.2.聯合國已向全世界公開聲明：

水已宣佈為一種商品。而同屬水資源缺乏的島嶼小國，如新加坡和日本，於進入21世紀九十年代開始，均積極推動多元化的水資源政策。

5.3.2.1.新加坡政府的「水資源政策」中，列舉三大策略：將原來超過一半以上的進口水，減少至25％的範圍：

    1)擴大全國集水面積--由現況的全國 1/2 領土，擴大到全國 2/3領土，設定到2012年時，全新加坡的水資源50％來自包括多個水庫在內的降雨收集量。

    2)新生水--即再生水，至2012年，全新加坡要運用295,000CMD.新生水，將佔全國水資源供給的17.2％。

3)海水淡化--至2012年，將提供135,000 CMD的淡水。其水利產業技術和系統工程，新生水等，已日漸茁壯，不斷在中東及中國大陸和第三世界行銷。

5.3.2.2.日本成立造水促進中心（Water Re--use Promote Center）：1985~1990年所執行的"AQUA RENAISSANCE 1990 PROJECT"，也是日本邁向「水利產業」大國的關鍵政策。推動日本工業用水回收，近卅年已達到回收率76%，已屆極限。造水中心集合日本著名多個企業與團體，向政府提出了挑戰新世代的水處理工法研究與設備開發的計劃。

5.3.2.3.臺灣水資源政策亦走向多元化：現在自來水價均低於成本，依法迅速改善其管線及設備。除了傳統的建立水庫或人工湖，調整農業、工業和民生用水比例外，工業用水再生、及離島海水淡化，同時鼓勵節約用水。建立傳統水庫，臺灣已到上限，能開發之處難尋，百姓抗議劇烈。倒是工業用水再生技術成熟，成本降低。離島海水淡化，多為民生用水，現已有20處，共25,372m³/日，工業用水4處，為尖山、塔山、核三發電機廠，一號機和二號機，其餘均為民生用水。以烏崁海水淡化廠最大，7,000m³/日，將軍半鹹水淡化設備最小，僅180m³/日。規劃或籌建中之海水淡化廠11處，供水能力9處38,7950m³/日，以桃園縣蘆竹鄉民生與工業用水，230,000 m³/日最大，而新竹南寮漁港最小，僅50m³/日。臺中縣市與臺南縣市2處，96年度才辦理調查規劃工作。

5.3.3.水源：

用水需先提出水源問題，因水源決定了水質，必須先行了解。而一般用水，除農業用水外，不外民生與工業兩大類，暫不談農業用水。在醫院中民生與醫療用水兩者兼備之，為求確保設備安全和壽命，以及能源使用效率，不僅是一般概況。必須確立各項使用水「水質標準」。

水源包括：除自來水外，有河川水、湖泊及沼池；又分；地面流水、地下潛伏流水。分別按使用需求，再作不同處理。

5.3.3.1.地下水：分淺水井水、深水井水。地下水一般水質良好，尤其溫度較低，水溫變化少，無浮游物存在，細菌之污染極少，如淺水井水。深水井水，因深處受壓關係，溶解礦物質多，如鈣、鎂、鈉、錳、矽及鐵鹼性離子增多，硝酸離子較少，硬度高。

5.3.3.2.湖沼河水：湖泊、池塘、沼澤和河水。硬度成份較少，惟遇雨時，水質混濁，尤其易受工業廢水污染，而靜止水污物沈滯，微生物很多。

1)生活用水：如飲用多採用自來水，和一般洗滌用水等。但必須要求清澈、無菌、無色、無臭、無味和中性。

2)工業用水：在醫院用水較為多樣化，除核醫、醫療器械洗滌用水、空調、蒸氣鍋爐、冷卻水塔等外，蒸餾水、調劑，生化則均要求純水。

5.3.4.生活用水：

包括供水設施：如飲用、衛生、洗滌、洗衣、洗車、消防和園林灌溉等。其設計與配置，必須按照自來水事業處相關法規辦理。

5.3.4.1.自來水事業處相關法規：於民國97年12月修編，共分五章：

第一章 總則第1~4條：包括目的、用水設備、供水區域、給水方式、設備材料與設施、水表、閥類、表前工程計費、施工與驗收等。

第二章 審圖第5~26條：包括審查案件、種類及文件、圖面、流程、用水分析、計算法及公式、表格等。

第三章 檢驗27~35條：整體試壓規定、檢驗費、報驗作業流程及圖、用水設備表後工程竣工報驗單、檢驗測試報告表、用戶用水設備表後工程內線檢驗紀錄表、山坡地社區給水內線外管埋設及自設配水池工程檢驗紀錄表、用戶用水設備表後工程現場改善通知單、山坡地社區給水內線外管埋設及自設配水池工程改善通知單。

第四章 給水申請及設計第36條：用戶申請案之種類。

第五章 相關法規第37~39條：法規及規定類、標準作業程序、相關函示。

　　自來水事業處表後工程設計注意事項共計廿六項，為重點在水表提示。

5.3.4.2.目前供水方式：臺北市分十二個行政區供水。根據自來水相關法則，業務章則與作業程序。大致分為直接給水與間接給水，須視供水廠當地配水管長期水壓狀況，及按申請用水戶地形和使用目的。原則上以配水管之水壓，能充分供應用戶用水設備所需之水量時，一樓用戶可採直接給水，若水廠水壓不能達到之處所，申請用水戶，應自行設置間接給水設備(蓄水池)之規定，採間接加壓給水。

1)直接給水：利用自來水配水管充足之水壓，直接供應至用戶給水栓及衛生設備用水。因不須加壓費用又能保持水質不受污染，乃為較佳之給水方式，目前供水區，一樓用戶可申請以此方式直接給水。實際上有些地區水壓可上四樓樓頂。

2)間接給水原則和方式：除一樓可直接給水外，其他各樓層採間接給水。因間接給水必須設置蓄水池、中繼水箱(高層建物)、水塔。

　A)給水原則：

　a)水壓較低和水量不足之地區用。

　b)經常需要一定水量或水壓之處(如醫院或特殊工廠)。

　c)高地區或山坡地(惟須於水壓運到之地點自行設置蓄水池)。

　B)給水方式：

　a)泵給水系統：將水由蓄水池以泵加壓直送至用水器具。

　b)重力給水系統：設有蓄水池及屋頂水箱(塔)，將水由蓄水池由泵加壓至水箱，藉重力經由下水管線流下，供應用戶(高層建物應視設計需求設置中繼水箱，或直接以高揚程抽水機，自蓄水池抽送至屋頂水箱，山坡地區則須視其高度另設置中繼水箱。

5.3.5. 自來水事業處目前使用之配送水管材料：

5.3.5.1.用水設備使用材料：

依據自來水法第23條，用水設備係指自來水用戶，因接自來水所裝設之進水管、量水器、受水管、開關、分水支管、衛生設備之連接管及水栓、水閥等。另依經濟部96年2月13日令頒自來水用戶設備標準第二條，用戶管線種類規定如下：

1)進水管--由配水管至水量計間之管線。

2)受水管--由水量計至建築物內之管線。

3)分水支管--由受水管分出之給水管及支管。

4)與衛生設備之連接水管。

用水設備使用材料，因對供水品質影響深遠，故自來水用戶用水設備標準及建築技術規則，對於管材之標準均有明訂，皆應符合國際標準或國家標準，從用戶建築物使用之表後管線管材，至自來水處表前管線及輸配水管線使用材料，皆應符合國際標準或國家標準，以耐久、耐壓、耐腐蝕、不易產生污染、易維修、不漏水，及能維護水質為原則。但因當地情形，難以應用符合自來水規則與國家標準材料及設備，經直轄市、縣(市)主管建築機關同意、修改設計規定者，不在此限。尚無自來水規則與國家標準適用之特殊或國外進口材料及設備者，應檢具申請書、試驗報告及性能規格評定書，向中央主管建築機關申請認可後，始得運用於建築物。

5.3.5.2.自來水事業處目前使用之配送水管材料：

大部分採用延性鑄鐵管(ψ100mm~350mm採用D1K型、ψ400mm採用D2K型、ψ500mm以上採用D3K型)。但特殊情況者可以專案核准使用塑膠管(PVCP)。

由於用戶表後管線所使用管材，依建築師設計不同，一般常用冷水管有不銹鋼管(SSP)、銅管(COPPER)、內襯鋼管、延性鑄鐵管(DIP)、聚丁烯管(PB)、聚氯乙烯管(PVCP)、聚乙烯管(PE)、交連高密度聚乙烯夾鋁塑膠管(鋁合金(PE)及丙烯氰--丁二烯--苯乙烯聚合物管(ABS)，熱水管則採用不銹鋼管(SSP)、銅管(COPPER)及交連高密度聚乙烯夾鋁塑膠管(鋁合金(PE)等，其管材應為自來水用且經檢驗合格者。

5.3.5.3.用水設備依其性質：可分為--管線、水表、加壓設備(抽水機)、閥類及其它另件，並以總表為維護責任分界點，從表前由自來水廠免費代為維修，表後由用戶自行僱用合格自來水管承裝商維修。如表前管線年久鏽塞不堪使用，需換裝管線時，因產權屬於用戶，故費用仍需由用戶負擔。

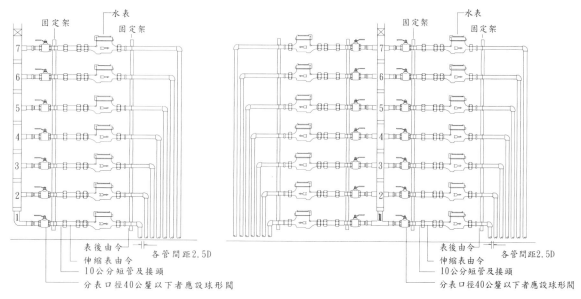

圖5--4用戶屋頂立式表位裝置示意圖

5.3.5.4.表位設置：

　　水表之裝設位置應為便利抄表、換表、檢查維護、不受污染、排水良好，無損壞危險之地點，該處詳細規定。

　　過去該處水表設置皆採平面式放置，而分表亦採平面式放置於屋頂。惟因供水區域內之建築物屋頂空間再利用，嚴重影響抄表之效率。乃於87年8月31日北市水企字第8721042101號公告「臺北自來水事業處用戶表位設置原則」，並於94年10月再次修訂公告，用戶屋頂立式表位裝置示意圖。如上圖5--4

5.3.6.用水量分析與計算：

5.3.6.1.一般計算：一般住宅每人每日250公升，每戶以4人計算用水量，小套房(僅具臥室、浴室及廚房各一單元)，每戶以2人計算，透天厝、透天厝別墅，每戶以8人計算 (詳表5--24)。

5.3.6.2.非住宅部分考慮使用性質：依各衛生器具每日平均使用量之總和計算，或依建築面推算法計算。

　　1)由設備單位查圖表法(圖5--9) 可得用水量。

　　　A)在圖下方橫軸之單位數與線之交點，即可查出縱軸之最大使用時用水量，曲線(1)為普通水栓與沖水閥式馬桶混用時使用之。而(2)者均採用普通水栓。

　　　a)依「自來水用戶用水設備標準」，第3、4及19條規定，由所裝設之設備種類、數量及用途，計算其用水量。衛生設備用水量設計基準(表5--19)，其同時使用之百分比設計基準(表5--20)及衛生設備最大使用水量標準，如(表5--21)。

　　　b)以各種衛生器具每日平均冷水使用水量，詳表5--22。

B)或依建築面積推算法計算：非住宅之建築物，如辦公室、學校或飯店，得依建築物面積以表5-24推算一日之用水量。

以各種建物面積 × 每日需水量，即：

總面積(m²) × 有效面積率(%) × 每平方公尺人數 × 每人每日平均需水量(L)。

總面積：各樓層地板面積之總和。

a)游泳池用水量審理：

游泳池之進水應設1M³以上之平衡池，採跌水式設計，並裝置循環過濾設備。一日用水量(M³) 之計算方式如下：

室外循環式之游泳池：M＝ 0.24V

室內循環式之游泳池：M＝ 0.20V

其中M：一日用水量(M³)：包括補充水、用水及其他雜用水等。

V：游泳池容量(M³)。

註：a.補充水：消耗水、過濾器洗淨排水。

b.用水：淋浴、廁所等用水。

c.其雜用水：清掃用水等。

游泳池採直接給水者，進水管口徑計算公式如下：

$$Di == 2 \times \sqrt{\frac{Q}{60000\pi V}} \times 1000$$

Di---進水管口徑(mm)

Q----設計流量(l / sec.)

V----設計流速(m / sec.)

$$Q = \frac{M\,設計用水量}{T \times 60} \qquad T：進水時間 (hr)$$

Q == M / T

M-----------一日用水量(M³)

T-----------進水時間(hr)

但確保民生用水，所有游泳池之直接進水管口徑，以不超過75公釐為原則，超過者視實際需求，以專案辦理。

採間接進水者，依表後部分工程審查計算表計算，將游泳池一日用水量，併入建築物一日用水量，據以計算總表口徑、水池與水塔容量。

b)使用同一系統之住宅與非住宅混合建物，個別計算，再加總其用水量。

5.3.6.3.進水管口徑：

1)間接給水進水管口徑依下列公式計算

$$Di = 2 \times \sqrt{\frac{0.6\,Q}{1000\pi V}} \times 1000$$

Di---進水管口徑(mm)

Q----設計流量(l / sec.)

V----設計流速(m / sec.)

$$Q = \frac{設計用水量}{T \times 3600}$$　　　T：進水時間 (hr)

一般住宅間接給水進水管口徑：如下

　　　1~13戶-----20mm

　　　14~24戶----25mm

　　　25~68戶----40mm

69戶以上按表後工程審查計算表計算。

　2)直接給水進水管口徑依下列公式計算：

$$Di = 2 \times \sqrt{\frac{0.6\,Q}{1000\pi V}} \times 1000$$

Di---進水管口徑(mm)

Q----設計流量(l / sec.)

V----設計流速(m / sec.)

$$Q = \frac{設計用水量}{T \times 3600}$$　　　T：進水時間 (hr)

設計用水量依各衛生器具每日平均使用量之總和計算之。

目前一般住宅採用普通水栓者，其直接給水進水管口徑，水處規定如下：

　　　1~5栓------------20mm

　　　6~10栓-----------25mm

　　　11~17栓----------40mm

　　　18栓以上依上述方式計算。

　　對於口徑50公釐以上之大型表，除依公式計算外，應將申請地點之配水管平均水壓，接水點與受水池之高度，表前、表後受水管長度及各口徑水表之等值直管長(表5--25) 換算之摩擦水頭損失等因素，納入計算考量。同時亦需依所在樓層之有效水頭，其校核後之給水算出口最低水壓每平方公分不得小於0.56公斤(0.56 kg/cm²)，但沖水閥設備者，不得小於1公斤(1/cm3)。(建築技術規則第三十條)。

水壓損失在揚程，不在水平距離。過多90°度彎頭，換算之摩擦水頭損失不能以等值直管長換算。筆者六家用戶用水配水管上，供水水壓1.4kg/cm²，可送達14m高，加裝水泵亦無法改善，經過半月才查出原因，因表後2公尺內近20個90°度彎頭的加予人禍，方獲得改善。

註：0.1 kg/cm²水壓可上升高一公尺，1 kg/cm2水壓可上升10公尺，當給超高樓層送水時，計算出樓層高，再決定泵浦給水壓力之多寡。

3)間接給水屋頂分表口徑計算，參照上述直接給水規定。

4)水塔至各分表間之給水主管(集水管)，所需之管徑，由給水之管徑均等表(表5-26) 查出各分表之等似管之總水栓數，合計後再由管徑均等表可所需管徑或由公式N=(D/d)$^{5/2}$計算之。

5)為簡化計算用水設備所裝各種零件以及器具之損失水頭，換算為相當該損失水頭之直管長度，其平均值大致如表5--26。

6)計算實例：

A)五層樓雙併式十戶住宅之進水管及蓄水池、水塔容量之計算，依表後部分工程審查計算表(表5--16)。

a)一日之用水量(V) 由人口數計算：

(4人/戶×10戶)cap × 250L/人 ÷ 1000L/ M³=10M³

b)進水管口徑(Di)，V<13.5　查表 採用20mm

一日設計用水量=Vd × 1.5=10 × 1.5=15M³

c)蓄水池(VG) 採用 ≥ 一日設計用水量(Vd) × (20%)=15 M³ × 20%=3 M³

d)蓄水池、水塔有效容量合計：VG + VT

不得小於一日設計用水量(Vd) × (40%)=15 M³ × 40% = 6M³

不超過兩日設計用水量(Vd) × 2 =15 × 2 =30 M³

B)某建築物為住辦合一之大樓，一般事務所30戶(面積合計4500m²)，住宅部分，一般住家50戶及小套房40戶，設計蓄水池、水塔容量各為70 M3及60 M³，試用表後工程審查計算表計算進水管口徑，且校核蓄水池、水塔容量是否合於容量上下限？

a)求一日之用水量(V)：

一般住家及小套房：(4 × 50 +2 × 40) × 250 ÷ 1000 =70 M³

一般事務所：4500 × 0.56 × 0.2 × 100÷1000 = 50 M³

合計得：V=70 + 50=120 M³

由表後工程審查計算表查得V>68.6 M³

計算用水量Vd = 120 × 1.1=132 M³

b)水池VG =70 M3>132 × 20%=26.4 M³ OK

水塔 VT=60 M³

VG+VT=130 >132 × 40%=52.8 M³

VG+VT=130 <132 × 2=26.4 M³ (小於兩日設計用水量) OK

c)因V =120 >68.6 M³　　計算K值，再求進水管口徑：

K= (V G + VT) / Vd = (70 + 60) / 132 =0.98

0.8 < K <1.2時 Di = 3.75 x $\sqrt{132}$ = 43mm

進水管口徑採用50mm

d)揚水管口徑 DP= 6.65 x $\sqrt{132}$ =76 採用75mm

C)某別墅採直接用水，衛生設備有3套(採水箱式馬桶)，廚房龍頭2只，洗衣盆1只，洗手盆3只，試求需水量、進水管口徑：

a)由衛生設備器具單位決定給水量：參考表5--18曲線。

浴室全套 × 3套 = 6 × 3 fu= 18fu(設備單位)

廚房龍頭 × 2只，2 × 2 fu= 4 fu

洗衣盆 × 1只，1 × 3 fu =3 fu

洗手盆 × 3只，3 × 0.5 fu =1.5fu

合計：26.5 fu

b)查同時使用水圖(參考圖5--9) 曲線圖(2)，得

給水量Q= 70 (1/min.) = 1.17　　　(l / sec) = 0.00117 (M3/ sec)

由Q= A × V= π / 4 × D2 × V　(V採1.0m / sec)。表5--26

D= 1000 × $\sqrt{0.00117}$ × 4÷ π =38.60 mm π

進水管口徑採用40 mm

D)某游泳池設於戶外，其體積 (V) 為150 M³，採直接給水，試求其需水量、進水管口徑？

a)室外循環式游泳池之一日用水量(M)

M=0.24V =0.24 x 150=36 M³

b)游泳池採直接給水之進水管口徑，計算公式如下：

Q=M/T=36/ 8 x 60=0.075(M3 /min)=75 (l/min)

$$Di = 2 \times \sqrt{\frac{Q}{6000\pi V}} \times 1000 = = 39.89 \ (mm)$$

T-------------用水時間 (hr)

Di-----------進水管口徑 (mm)

Q------------同時使用水量 (l/min)

V-------------設計流速 (m / Sec) 一般假設為1m / Sec，

進水管口徑採 40 mm

5.3.7.水池(箱)、加壓、抽水機水塔設備等設施：

5.3.7.1.該處供水區域都市發展結果：建築物向上不斷增高及向下增加地下層外；並且又向四周圍的山坡地擴展。為充分供應前述住戶用水，必需採取間接給水方式供水，因此建築物內蓄水池、屋頂水箱及加壓設備已成為必要的設施，同時為有效保護用水設備、減少室內噪音，防止水錘現象(WATER HANNER)，並兼顧用水便利，建築物應採用給水區劃分(ZONING)。設計者應本於專業，依上述各項，妥為規劃設計。若管線及給水器具承受水壓超過3.5Kg/cm²以上時，應增設減壓閥。加壓設備除抽水機外，為有效保護用戶用水設備，以減少水錘現象之發生，於可能發生水錘現象之地點，應設置水錘吸收器、空氣室、緩衝器等設施。例如抽水機出口處應設置防止水錘之逆止閥及洩壓閥保護設備，水箱處設水位控制設備等。對於耐震、噪音及振動問題，應適當地點裝置防震軟管、固定架、防震接頭等措施，以利伸縮或防止振動現象發生。

關於蓄水池、中繼水箱、屋頂水箱之構造及抽水機等，在建築技術規則已詳細規範，而自來水用戶用水設備標準第6條，關於水池之構造及容量之規定更為具體，用水設備設計者均應遵循，以提升用水設備的管理、維護和水質的安全。

該處用水設備之給水方式及參考日本大都市水道局編印之「給水裝置工事，設計施行指針」等資料，將蓄水池、屋頂水箱之標準構造圖例，及中繼水箱設置方式如下圖5--5(一)、5--5(二)、5--6、5--7。

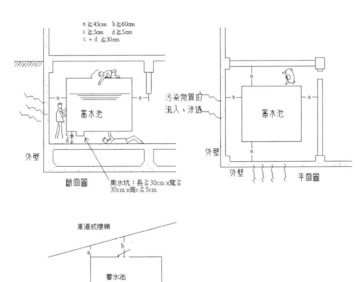

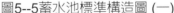

(茲以臺北自來水用水手冊圖例)
圖5--5蓄水池標準構造圖 (一)

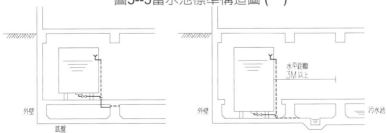

(茲以臺北自來水用水手冊圖例)
圖5--5蓄水池斷面圖 (二)

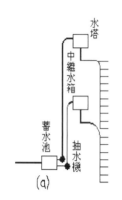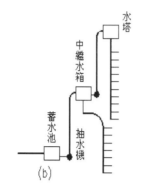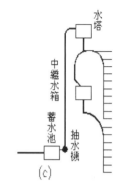

(茲以臺北自來水用水手冊圖例)

a.圖由蓄水池分設兩台泵，一台泵供給中繼水箱，另一台泵直接抽上水塔。

b.圖由蓄水池設一台泵，抽上中繼水箱，在中繼水箱處，再另一台泵直接抽上水塔。

c.圖由蓄水池設一台泵，直接抽上水塔，再由水塔藉重力經由下水管，分別到上段用戶及中繼水箱，再至下段用戶。

圖5--6高樓中繼水箱設置方式 (一)

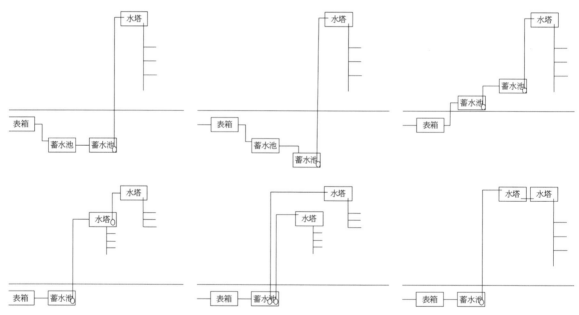

圖5--6水箱(蓄水池、水塔) 定義補充說明圖 (二)

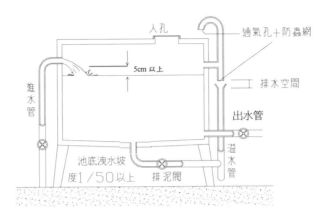

(茲以臺北自來水用水手冊圖例)
圖5--7屋頂水塔標準構造圖

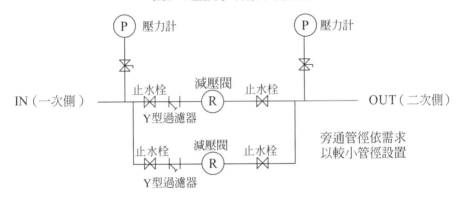

圖5--8減壓閥詳圖 (免設旁通管) (二)

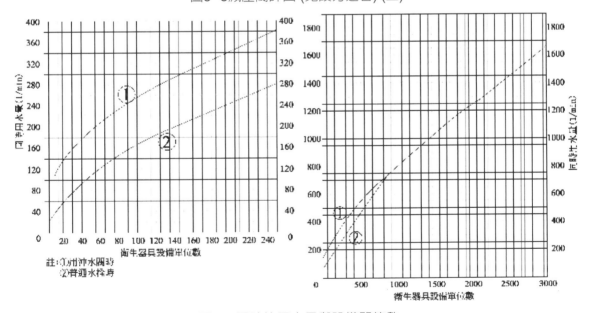

圖5--9同時使用水量與設備單位數

5.3.7.2.高樓用水有關規定：臺灣本島地小人稠，尤其能做為建築用地有限，在國民所得增加和建築技術提高後，近十年來已進入超高層豪華新天地，隨之延伸出上升水壓增高給水馬達產生噪音，和水錘等問題。

5.3.7.3.臺北自來水事業處，為配合新形勢，1984/8/27以水供字第12655號丞公佈「超高建物給水壓力分區控制暫行原則」：其原條文如下僅供參考，因實際建物各不相同，彈性太大，變數又多，在國外文獻對辦公室、公寓、旅社和酒店等用水，設置中繼箱，多以10層至15層為一階段，主要用水器具承受水壓超過3.5Kg/cm²以上時，應增設減壓閥。如今97/12修編後，如所引用以上各條文所列，其他則大同小異，只是在文字說法上的差別。(如圖5--6)

第一條 為保障超高建物用水設備之安全訂定原則。

第二條 超高建物之供水系統，應分壓力區供水其壓力限制，最大水頭以住宅及旅館為35公尺，辦公處所及公共場所為50公尺，其以重力式供水者應增設中間水槽方式辦理，若有熱水循環系統者，其壓力控制應比照冷水系統辦理。

第三條 若以重力式僅用減壓閥方式減壓供水者：

表5--15器具最低必要壓力表

器 具 名 稱	必要壓力(Kg / cm²)
洗 淨 閥	0.7 (最低)
一 般 水 栓	0.3
自 閉 水 栓	0.7
蓮 蓬 頭	0.7
瞬間熱水器(大)	0.5
瞬間熱水器(中)	0.4
瞬間熱水器(小))	0.1 (低壓用)

註：1) 給水管出水口最低水壓不得小於0.58Kg/cm²，具有沖水設備，不得小,於0.8~1Kg/cm²。一般水栓0.3~0.5 Kg/cm²。國外有推薦最高水壓4~5 Kg/cm²，使應增設減壓閥。豈非自相矛盾？以每1Kg/cm²水壓才可以送10公尺高度，超過75公尺高度水泵必須8 Kg/cm²才能送上水塔。同時供水水泵揚程亦必須隨之增高，只有在高度以內各增設中間水槽，或配合以其他方式供水。

　　a)供水高度超過35公尺者，應以二段減壓方式辦理，其最下段減壓閥，應設於用水點高度附近。

　　b)減壓閥之前後應裝止水栓，及壓力表各一只，並設繞流管，裝設減壓閥高水點，應裝設水錘防止器，最少一只。

　　c)減壓閥應裝設於易於檢修之所，若設於管道間時，應在其用水戶內，或可自公共通道處開設檢修之門或窗，並需有足夠之檢修空間。

　2)注意事項：因應高層建物，同時為有效保護用水設備安全，置水錘逆止閥，及安全閥；增設蓄水池、水塔等。

　　a)蓄水池合計容量，仍應為設計用水量2/10以上，其與水塔容量合計為用水量4/10以上至兩日用水量以下，另為避免揚水馬達起動過於頻繁，水塔總容量，應設計用水量1/10以上。蓄水池應設於地面上或地下室地板上(地面上蓄水池進水高度不得超過2公尺，高度計算以總表或專用表箱地面至蓄水池進水管間之高度差為準)。

　　無論是蓄水池、中繼水箱、水塔，溢水管應大於進水管。

b).抽水機自水箱抽水，不得直接連接公共給水管，即抽水機不得由幹管水管直接抽水。

其他有關規定有數十條，包括設備大小尺寸、結構、附件等等。在施工人員對高層建物實際需要，蓄水池、水塔等，做出略為寬鬆的總容量，大於水廠的規定；而一般用戶，則隨屋主自行決定其設備之大小。蓄水池過大時，池內加設左右分水牆，兩者交錯超過池寬2/3處，以防地震時搖撼，造成衝擊而損壞。

5.3.7.4.醫院中以自來水為主：自來水的供水管不會太大，以每小時流量，絕對無法供應每天上班時，同時大量用水。否則需專申請核准。所以院內地面，必需深掘蓄水池，是全院二至三天用水量。在院內最高處建水塔，供全院半天或一天存水量。

1)水處理對醫療用水之關係：使用自來水或井水，仍然需要處理，包括檢驗、調劑、鍋爐、洗衣、冷卻水塔、生活和庭園等用水。前兩項要用先過濾再蒸餾，洗衣和冷卻水塔也許可以不考慮，而鍋爐需使用軟水，尤其首要考量，因直接影響鍋爐的使用安全與效率。生活用水為自來水和庭園用再生水，致於廢水處理詳第三節。

2)水之物理及化學性質：水之冰點為0°C，沸點為100°C，4°C時密度最大，（1kg /L）。其酸鹼度通常以PH表示之。水為中性時PH＝7，如果 PH ＜7表示呈酸性，PH＞7表示呈鹼性，如使用硫酸鋁淨化時，HP值接近腐蝕性強，不適鍋爐用水，鍋爐用水與使用壓力升高，則PH值，隨鹼性處理、磷酸鹽處理，HP值而到10.5~11.8。

事實上鍋爐用軟水，從鍋爐供水、鍋爐內水、冷凝循環水等等實際情況，再作處理。在最近2004年9,10,11月份，中華水電冷凍空調雜誌月刊，由黃錦文、鄭益志、蔡瑞益和張永鵬四位教授所撰寫「水質管理」一文，甚為精闢詳實，可供實用之參考。

5.3.7.5.備用水源：以自備深水井為原則。必須向自來水廠報請申請水權。如抽水機出水量太大，自來水廠也會設限。當自來水廠供水水壓不高時，供水量不足時，即可抽用井水應急。尤其每天傍晚察看存水量，以蓄水備用。

無論申請自來水用，與自備深水井水源等工作，均需和當地自來水廠辦理手續，附送用水估算表，包括未來的拓展性。最好事先雙交換意見，分析各項用水原則和數量，獲得認同。雖然公共事務性單位，尤其醫療單位，多能得到允諾。但能提供有比較性的實例數據，更俱說服力。

5.3.7.6.用水量之標準：

1)早年分已開發中國家，與開發中國家。都市民眾用水比較奢侈，以每人每天而論，美國用水最多，平均為400公升。歐洲較少，如倫敦168公升、巴黎為212公升、柏林為84公升。一般家庭用較少，每人每天約80~120公升，歐美最低為60公升。而醫院用水較多，每天住院床位數，加服務員工與門診人數，以及鍋爐、冷氣、洗衣、沐浴和庭園等等醫療設備用水在內。(依據臺大宋希尚教授衛生工程學)

2)在1971年間臺北市三所大型醫院用水量作比較，筆者曾主管B C醫院給水工作：

表5--16臺北市三所大型醫院用水量 (一)　　　　　　　　　　　　單位：Ton (噸)

單位　　類別	病床數	工作人員	每日門診人數	總人數	每日用水	每月用水
A 醫院	1,037	1700	1000	3,737	4320	129,600
B 醫院	851	1500	1200	3,551	2817	84,500
C 醫院	660	1425	400	2,485	872	26161
備　　考	各單位現有收容量	包括實習人員在內	26 天平均數			概 括 數

註：1)上表三所院於64年夏，均有自備深水井，每人每日平均用水量，依次為A院 1.156 M³/人、B院.0.793 M³/人、C.院0.306.5 M³/人，看到過於浪費，希望大家要節省用水，提出有關數據供決策者參考(主要耗水量最大在廚房沖刷地面、洗衣房與庭園等)。C院最好，A B院有改善空間。

2)每加侖＝4公升：從1)項換算即1,156、793、306.5公升/每人每天用水量。

3)漏水多因供水管線老舊，與損壞未能限期抽換與修復。尤其臺灣水價太低，不敷成本，水價不是物價問題，而是選票和政治問題。政客們只個人利害得失，沒有對錯是非問題，不利節約用水之推行，馬政府將調整水價，以價制量。今臺北市水價每度約5.0~7.6元，以外地區7.3~12元。日本則是19.6~46元。臺灣漏水率超過22%，比全球平均值18%高，而日本僅7%，是選票縱容的管理疏失。

表5--16.臺灣人用水量超過許多先進大國 (二)　　　單位：L公升

國　家	用水量公升/日/人	臺 灣 各 縣 市	用水量：公升/日/人		
美　國--360	加拿大--310	1.臺北市 330	7.臺南市 271	13.宜蘭縣 238	19.臺東縣 229
澳　洲--282	臺　灣--274	2.臺中市 328	8.臺南縣 268	14.屏東縣 234	20.南投縣 227
新加坡--270	日　本--245	3.新竹市 302	9.桃園縣 266	15.臺中縣 233	21.澎湖縣 224
菲律賓--164	英倫敦--148	4.高雄市 292	10.嘉義市 265	16.苗栗縣 232	22.嘉義縣 222
印　度--135	德　國--127	5.基隆市 290	11.花蓮縣 256	17.新竹縣 231	23 彰化縣 196
中　國--86	孟加拉--46	6.臺北縣 289	12.高雄縣 247	18.雲林縣 230	12~23 縣 250 以下

註：資料來源：水利署、聯合報2009/8月。與先進國家比比用水量顯然過於浪費。

表5--16而漏水大國，臺灣名列第一 (三)　　　單位：億立方公尺 與 %

*漏水大國名次		*臺 灣 漏 水 各 縣 市 名 次 與%比					
*臺 灣--22	德 國--9	基隆 37%	臺中 31.8%	彰化 22.6%	雲林 20.8%	苗 20.5%	臺北縣 17.2%
香 港--22	日 本--7	花蓮 32.9%	南投 31.8%	宜蘭 22%	桃園 20.6%	高雄 17.6%	臺南 11.9%
美 國--15	新加坡--6	臺東 32.5%	臺北市 24%	嘉義 20.8%	新竹 20.5%	屏東　"	

註：臺灣為2008年資料，其他各國為2001年資料。資料來源：臺灣自來水公司。

表5--17 表後部分工程審查器表 (原表2-2)　　(　　) 建　號

一、間接給水總表口徑：

(一)一日用水量 (V)

1.由人口數計算 (供住宅使用部分)

　　　2人/戶 X　　　戶　　　　　　所在樓層：

　　　V_1=(4人/戶 X　　　戶)cap. X250L/cap. /1000L/m^3 = (　　　)m^3

　　　8人/戶 X　　　戶　　　　　　所在樓層：

[套房每戶以4人、住宅每戶以4人，透天厝、透天別墅以每戶8人計算]

2.間接給水(大樓、公寓)樓地板面積推算法：其他建築物種類及係數請參考表2-13

建築物種類	總面積 （m^2）	有效 面積比	人員 （人/m^2）	使用水量	$V'_2(m^3)$	所在樓層
辦公室		X 0.6	X0.2	X100/1000		
餐廳		X 0.55〜0.60	X1.0	X15/1000		
工　廠		X 0.58〜0.6	X座 0.2立 0.1	X60/1000		
中小學校		X 0.58〜0.6	X 0.14〜0.2	X40/1000		
店　鋪		X 0.55〜0.6	X0.16	X40/1000		
合計						

　　　V_2 = V'_2 X (　　　)=(　　　)m^3 (考慮使用水量變化，V_2應增加 10〜20%)

　　　V＝V_1＋V_2＝(　　　)m^3

(二)進水管口徑(Di)、一日設計用水量(Vd)

V 範圍(m^3)	安全係數	總表口徑（mm）	本案採用
V<13.5	1.5	20	
V=13.6~24.5	1.4	25	(　　　)mm
V=24.6~68.5	1.2	40	
V>68.6	1.1	依第三項(俟審查時配合水壓狀況才能定案)	

　　　一日設計用水量(Vd)=V X 安全係數=(　　　)m^3 X (　　　) = (　　　)m^3

二、蓄水池(V_G)及水塔(V_T)容量：

(一)蓄水池(V_G)採用　　(　　　)m^3≧一日設計用水量(Vd)X (20%) = (　　　)m^3

(二)水塔(V_T)採用　　(　　　)m^3

(三)(V_G)＋(V_T)容量合計 (　　　)m^3 應大於一日設計用水量 Vd 的 40% =(　　　)m^3

且考慮用水安全以不超過二日設計用水量=Vd x 2=(　　　)m^3

三、當 V>68.6m^3 時，計算：K＝(VG＋VT)/ Vd=(　　　)

當 0.4≦K＜0.8 時　　　　　Di＝4.59$\sqrt{Vd}$=(　　　)mm 採用(　　　)mm

當 0.8≦K＜1.2 時　　　　　Di＝3.75$\sqrt{Vd}$=(　　　)mm 採用(　　　)mm

當 1.2≦K≦2.0 時　　　　　Di＝3.24$\sqrt{Vd}$=(　　　)mm 採用(　　　)mm

四、揚水管口徑 Dp：

以 t=30 分鐘泵送 0.1Vd 之管徑為最少要求，流速 Vp 以 1.6m/sec 計算

0.1Vd/t ＝ π/4 X Dp^2xVp

Dp=6.65$\sqrt{Vd}$ = (　　　)mm 採用(　　　)mm 揚水管

5.3.8.用水設計圖例、材料說明：

圖	例
符號	說　　明
⬭◯	座式馬桶配件全
⬭◐	沖水閥式馬桶配件全
◯	掛式洗面盆配件全
▭	琺瑯式浴缸
🗝	臉盆用冷熱混合龍頭
🗝	電話蓮蓬頭附放水口及掛牆架
🗝	廚房混合龍頭
●⊢	長胴龍頭
○⊢	出水口
⅄ FV	高壓浮球凡而
⊣⋈ GV	閘門凡而（鉋金銅）
⊣⊩ CV	逆止凡而（鉋金銅）
⊣Ω⊩ RCV	緩衝逆止凡而（鉋金銅）
⊣⋈⊩ BV	球塞閥（鉋金銅）分表專用
⋈	持壓閥
⋈	定水位閥
⋈	洩壓閥
⊞	濾管
⌐	水錘吸收器
⊠	防震軟管
CW ——·——	冷水管（不銹鋼管）SUS ＃304　OR AISI ＃304　符合ISO或CNS（含另件）
HW ——·——	熱水管（不銹鋼管）SUS ＃304　OR AISI ＃304　符合ISO或CNS（含另件）
Ⓗ	電能熱水器（預留冷熱水出口）
[H]	瓦斯熱水器（預留冷熱水出口）
◎	水表
↗	立管
⋈	減壓閥

圖5--10用水設計圖例、材料說明

表5--18審查費計收標準表 (原表2-8)

mm	20	25	40	50	75	100	150	200	250	300
元	100	150	450	900	2400	4,500	12,500	25,000	43,500	68,500

註1：以進水管及下水主幹管口徑費用計收。

註2：變更設計案，以部分審查方式送審者，審查費用依變更內容8折計收；全案審查方式
送審者，以全案審查費用8折計收，部分審查及全案審查方式詳「臺北自來水事業處
用戶用水設備設計圖送審須知」。

註3：蓄水池及水塔等設備辦理變更設計，以設備進水管線口徑費用8折計收。

5.3.9.各種衛生器具設備

單位、用水量、基準、同時使用率、建築面積推算法、用水量對照表等等(由表18~26)：

表5--19各種衛生器具設備給水單位表 (原表2-9)

器具名稱	水栓	設備單位	
		公共用	專用
馬桶	沖水閥	10	6
馬桶	水箱	5	3
小便斗	沖水閥	5	2
小便斗	水箱	3	1
洗面盆		2	1
洗手盆		1	0.5
醫療用洗手盆		3	
辦公室用流理槽		3	
廚房流理槽			3
餐廳廚房流理槽		4	2
化驗室龍頭		2	
餐具清潔流理槽		5	
洗衣盆		4	3
洗面槽（每一水栓）		2	
清潔槽		4	3
浴缸		4	2
淋浴室		4	2
浴室（整組）	馬桶採用沖水閥時		8
浴室（整組）	馬桶採用水箱時		6
飲水機		2	1
拖布盆		3	
灑水、車庫	供水栓	5	

註：a 洗面盆設備單位為1FU（使用量為7.5加侖≒28.4L）訂定其他衛生器具設備單位。

　　b 各衛生器具設備單位已考慮使用狀態，使用頻度之數值。

　　c 專用為住宅、公寓等。

　　d 公共用為辦公廳、學校、劇院等公共場所。

表5--20衛生設備用水量設計基準 (原表2--10)

衛生設備種類	平均每分鐘用水量（公升）
洗面盆及廚房水槽（含水栓）	8~15
浴缸（含水栓）	25~60
蓮蓬頭	8~14
小便器	20~30
水洗馬桶（水箱式）	4.8~9.6
水洗馬桶（沖水閥式）	80~120
飲水器	12~40

表5--21設備同時使用之百分比設計基準 (原表5--11)

衛生設備種類 衛生設備數量	一般水洗馬桶（直接沖水閥式）	其他衛生設備
1	100	100
2	50	100
3	50	100
4	50	75
5	45	70
8	40	55
10	35	53
12	30	48
16	27	45
24	23	42
32	19	40
40	17	39
50	15	38
70	12	35
100	10	33

表5--22衛生設備最大使用水量單位標準 (原表2--12)

衛生設備種類	最大使用水量
水龍頭（不包括浴缸水龍頭）	每分鐘流量不超過 9 公升。
小便器	每次沖水量不超過 3 公升。
一段式水洗馬桶	每次沖水不超過 6 公升。
兩段式水洗馬桶	每次沖水量大號不超過 6 公升，小號不超過 3 公升。
蓮蓬頭	每分鐘流量不超過 10 公升，但最低不得少於 5 公升。

表5--23衛生器具每日平均冷水使用水量表 (原表2--13)單位L/day

衛生器具 ＼ 建築物	辦公處所	學校	醫院	公共宿舍	工廠	俱樂部 銀行	戲院 電影院
大便器（水箱）	900	6000	750	200	750	600	750
大便器（沖水閥）	1,200	800	1,000	240	1,000	800	1,000
小便器（水箱）	400	240	480	150	420	320	480
小便器（沖水閥）	400	240	480	150	420	320	480
洗手盆	240	140	180	120		160	300
洗臉盆	960	900	400	200		640	3,200
廚房水槽	1,200	720	600	550		960	
拖布盆	510	440	6,100	270		440	
浴缸				760			
淋浴蓮蓬頭				200			

表5--24各項零件器具損失水頭之換算等值管長度 (原表2--16)

口徑 mm ＼ 種別	接合管 止水栓	給水栓	分歧處	葉輪型 水表	奧爾托曼型 水表	異徑 接合	彎曲半徑小時 90°彎頭	90°彎頭	彎曲半徑大時 90°彎頭	90°彎頭
	m	m	m	m	m	m	m	m	m	m
13	3.0	4.0	0.5〜1.0	3〜4		0.5〜1.0				
20	8.0	10.0	0.5〜1.0	8〜11		0.5〜1.0				
25	3.0	10.0	0.5〜1.0	12〜15		0.5〜1.0				
40	13.0		1.0	20〜26		1.0	1.0			
50			1.0	25〜35	20〜30	1.0	1.5			
75				40〜55	10〜20		3.0	1.5	1.5	
100				90〜120	30〜40		4.0	2.0	2.0	1.0
150				180〜250	90〜130		6.0	3.0	3.0	1.5
200							8.0	4.0	4.0	2.0
250							12.0	6.0	6.0	3.0

計算摩擦水頭時 全管長＝（實際長度＋各項零件換算長度總和）× 1.05 〜 1.10

表5--25各種建築物面積推算法用水量對照表　(原表2--14)

建 築 物 用 途	一日平均使用水量（ℓ）	一日平均使用時間	使 用 者	有效面積相當人員	有 效 面 積 總 面 積(%)
辦 公 室	100～120	8	等於在勤者1人	0.2 人／m^2	辦公室 60 一般 55～57
政府辦公室·銀行	100～120	8	等於顧 員1人	0.2 人／m^2	和辦公室相同
醫 院	高級 1,000 以上 中級 500 以上 其他 250 以上	10	等於1病床 外來客8 職 員120 看 護160	相當人病床3.5人	45～48
寺 院 · 教 會	10	2	1次參會者		
劇 場	30	5	等於客 席1人		53～55
電 視 院	10	3	等於總人員	相當客席1.5人	
百 貨 公 司	3	8	等於客 人1人	1.0 人／m^2	55～60
店 鋪	100	7	店 員100 常 住160	0.16 人／m^2	
小 賣 市 場	40	6	等於客 人1人		
大 眾 餐 廳	15	7	〃	1.0 人／m^2	
料 理 店	30	5	〃	1.0 人／m^2	
酒 吧	30	6	〃		
社 交 俱 樂 部	30		〃		
夜 間 俱 樂 部	120～350		等於客 席1人		
住 宅	160～200	8~10	等於居住者1人	0.16 人／m^2	50～53
高 級 住 宅	250	8~10	〃	0.16 人／m^2	42～45
公 寓	160～250	8~10	〃	0.16 人／m^2	45～50
公寓（無廚房）	100	8~10	〃		
宿 舍	120	8	〃	0.2 人	
大 飯 店	250～300	10	等於客 數	0.17 人	
旅 館	200	10	〃	0.24 人	
俱 樂 部 住 宅	150～200		來 訪 者	15～150 人	
小 、 中 學	40～50	5~6	等於學生	0.25～0.14 人	58～60
高 等 學 校 以 上	80	6	〃	0.1 人	
研 究 所	教師1人相當100 100～200	8	等於所 員1人	0.06 人	
圖 書 館	25	6	等於博覽者1人	0.4 人	
工 廠	60～140 （男80，女100）	8	等於輪班1人	座作業 0.2 人 立作業 0.1 人	
停 車 場 、 車 站	3	15	乘降客數		

表5--26接用水設計用水量安全係數表　(原表2--15)

V 範圍(m³)	安全係數
V<13.5	1.5
V＝13.6~24.5	1.4
V＝24.6~68.5	1.2
V>68.6	1.1

註：一般給水龍頭均為1/2"，除非洗滌盆採用3/4"。

表5--27水管之管徑均等表　(原表2--17)

主管＼支管	10	13	16	20	25	30	40	50	65	75	100	150
10	1.00											
13	1.92	1.00										
16	3.23	1.68	1.00									
20	5.65	2.89	1.74	1.00								
25	9.88	5.10	3.03	1.74	1.00							
30	15.58	8.20	4.81	2.75	1.57	1.00						
40	32.00	15.59	9.65	5.65	3.23	2.05	1.00					
50	55.90	29.00	17.26	9.80	5.65	3.58	1.75	1.00				
65	107.71	55.90	33.33	19.03	10.96	6.90	3.36	1.92	1.00			
75	154.04	79.97	47.56	27.23	15.59	9.88	4.80	2.75	1.43	1.00		
100	316.22	164.50	97.65	55.90	32.00	20.28	9.89	5.65	2.94	2.05	1.00	
150	871.42	452.00	269.10	154.00	88.18	56.16	27.27	15.58	8.09	5.65	2.75	1.00

表5--28抽水機效率、口徑出水量、水管及管接頭磨擦損失折算表(一~四)

*抽水機的效率以構造的不同而互異，一般的計算方式亦難以比較，下表可做參考(一)

(茲以永大抽水機企業型錄為例)　　　　單位：mm

口徑 (mm)	50	65	80	100	130	160	180	200	260
效率 (%)	45	50	50	60	65	70	72	73	74

*抽水機口徑的大小都有一定的尺寸如下表：(二)

口徑 吋	(1½″)	(2″)	(2½″)	(3″)	(4″)	(5″)	(6″)	(7″)	(8″)	10	12	16	20	24	32	40
(mm)	40	50	70	80	100	130	160	180	200	260	300	400	500	600	800	1000
水量(m³/min)	0.13	0.23	0.42	0.56	1.1	1.7	2.5	3.6	4.8	7.5	11.0	21	33	47	84	130

*水管(長度100m) 因磨擦造成的場程 (m) 損失表：(三)

管徑 mm	吋	0.010 (10)	0.016 (16)	0.025 (25)	0.04 (40)	0.063 (63)	0.080 (80)	0.100 (100)	0.125 (125)	0.160 (160)	0.200 (200)	0.250 (250)	0.315 (315)	0.400 (400)	0.500 (500)	0.630 (630)	1.000 (1000)	1.250 (1250)	1.400 (1400)	1.600 (1600)	1.800 (1800)	2.000 (2000)
25	1	1.05	2.42	5.35	12.5	28.0	43.2															
32	1¼			1.38	3.30	7.73	12.0	18.2	27.5	43.5												
40	1½				1.57	3.62	5.68	8.68	13.2	21.0	32.0	48.0										
50	2					1.29	2.00	3.00	4.55	7.19	10.9	17.8	25.2	39.5								
65	2½						1.02	1.55	2.45	3.68	5.59	8.57	13.3	20.3	31.8							
80	3									1.03	1.54	2.31	3.12	5.50	8.33	12.8	29.8	45.1				
100	4												0.90	1.37	2.07	3.26	7.48	11.4	14.0	18.0	22.4	27.3

管徑 mm	吋	0.63	1.0	1.25	1.40	1.60	1.80	2.00	2.24	2.50	2.80	3.15	3.55	4.00	5.00	6.30	8.00	10.00	12.30	16.00	20.00	25.00
100	4	3.26	7.48	11.4	14.0	18.0	22.4	27.3	33.8													
125	5	1.08	2.50	3.79	4.67	5.93	7.40	9.00	11.1	13.6	16.8	20.9	26.0	32.3								
150	6			1.04	1.57	1.94	2.48	3.08	3.75	4.65	5.66	7.00	8.65	10.08	13.4	20.5	31.5					
200	8					0.62	0.77	0.93	1.13	1.41	1.72	2.13	2.65	3.29			11.7	17.4	26.4			
250	10							0.32	0.39	0.48	0.59	0.73	0.91	1.13	1.71	2.60	4.01	6.00	9.15	14.5	21.9	
300	12												0.36	0.45	0.68	1.03	1.62	2.50	3.80	6.03	9.28	14.2
350	14														0.31	0.47	0.75	1.14	1.75	2.82	4.35	6.69

● 管接頭等於直管長度折算表(m)：

名稱	略圖	型式	管徑 (mm)											
			25	32	40	50	65	80	100	125	150	200	250	300
90° 短彎頭		焊接式	1.6	2.0	2.3	2.6	2.9	3.4	4.0					
		螺絲式	0.5	0.6	0.7	0.9	1.1	1.3	1.8	2.2	2.7	3.7	4.3	5.2
90° 長彎頭		焊接式	0.8	1.0	1.0	1.1	1.11	1.2	1.4					
		螺絲式	0.5	0.6	0.7	0.8	0.9	1.0	1.3	1.5	1.7	2.1	2.4	2.7
45° 彎頭		焊接式	0.4	0.5	0.7	0.8	1.0	1.2	1.7					
		螺絲式	0.3	0.4	0.4	0.5	0.6	0.8	1.1	1.4	1.7	2.4	2.7	3.3
三通接頭		焊接式	1.0	1.4	1.7	2.4	2.8	3.7	5.0					
		螺絲式	0.3	0.4	0.5	0.6	0.6	0.7	0.9	1.0	1.2	1.4	1.6	1.8
三通接頭		焊接式	2.0	2.8	3.0	3.7	4.0	5.2	6.4					
		螺絲式	1.0	1.3	1.6	2.0	2.3	2.9	3.7	4.6	5.5	7.3	9.1	10.3
180° 彎頭		焊接式	1.6	2.0	2.3	2.6	2.8	3.4	4.0					
		螺絲式	0.5	0.6	0.7	0.9	1.1	1.3	1.8	2.2	2.7	3.8	4.3	5.2
套合接頭		焊接式	0.09	0.1	0.1	0.1	0.1	0.1	0.2					
半開關		焊接式	8.8	11.3	12.8	16.5	18.9	24.1	33.5					
		螺絲式	13.7	16.5	18.0	21.3	23.5	28.6	36.5	45.6	57.8	79.1	94.5	
全開關		焊接式	0.3	0.3	0.4	0.5	0.5	0.6	0.8					
		螺絲式			0.8	0.8	0.9	0.9	1.0	1.0	1.0	1.0	1.0	1.0
彎頭閥門		焊接式	5.2	5.5	5.5	5.5	5.5	5.5	5.5					
		螺絲式	5.2	5.5	5.5	6.4	6.7	8.5	11.6	15.2	19.2	27.4	36.6	42.6
逆止閥門		焊接式	3.4	4.0	4.6	5.8	6.7	8.2	11.6					
		螺絲式	2.3	3.1	3.7	5.2	6.4	8.2	11.6	15.2	19.2	27.4	36.6	42.7

(茲以永大抽水機企業型錄為例)

表5--29抽水機管徑、馬力、極數、總揚程、出水量等表

代號	型　式		馬力(HP)	極數(P)	總揚程：呎　·　出水量：GPM									價　格
					32.8	65.6	82	98.4	114.8	131.2	147.6	164	196.8	
1	YS x 1″	A	1	4	28									6,500
2	YS x 1½″	A	1	4	45	26								6,500
3		B	2	4	50	45	33							9,000
4		C	3	4				53	48	33				10,500
5	YS x 2″	A	2	4			66	53						9,000
6		B	3	4			75	70	65	60	45			10,500
7		C	5	4				88	85	79	66	53		14,000
8	YS x 2½″	A	2	4	101									9,000
9		B	3	4		106	92							10,500
10		C	5	4			112	93	83					14,000
11		D	7½	4						122	106	92		19,500
12	YS x 3″	A	3	4	167	119								10,500
13		B	5	4	185	183	158	130						14,000
14		C	7½	2-4			211	210	158					19,500
15		D	10	2-4						240	222	170	132	21,000
16		E	15	2-4							250	211	145	29,000
17	YS x 4″	A	7½	4	326	254								19,500
18		B	10	4		335	280	211						21,000
19		C	15	4			370	360	280					29,000
20		D	20	4						370	330			33,000
21		E	25	4							396	356	325	45,500
22	YS x 5″	A	10	4	451									25,500
23		B	15	4		483	450							29,000
24		C	20	4			486	450						33,000
25		D	25	4						490	420			45,500
26		E	30	4							500	450		49,500
27	YS x 6″	A	15	4	730	515								29,000
28		B	20	4		693	630							33,000
29		C	25	4			750	660	528					45,500
30		D	30	4					900	792	563			49,000
31		E	40	4					1000	920	895			56,000
32	YS x 8″	A	30	4	1233	1157	925							49,000
33		B	40	4		1391	1320	1017						60,000
34		C	50	4				1320	1055	925				70,000
35	YS x 10″	A	50	4	1989	1585								75,000
36		B	60	4		2113	1981	1451						95,000
37		C	75	4	2450	2365	2200							130,000
38		D	100	4				2670	2600	2300				150,000

註：1) 在表內有抽水機管徑、馬力、極數、總揚程、出水量等，一應俱全。

　　2) 可將上面例題中計算的數據，來選擇抽水機，(包括：管徑、馬力、極數、總揚程、出水量等)，輕鬆易行，一舉完成。

　　3) 再將離心式性能曲線圖，配合使用，則更為方便細緻(如圖5--11) 不妨將上面例題所計算所得數據，試試看如何。

　　4) 一公尺=三點二八英呎　1m=3.28 "

　　5) 1"Inches of Water=25.4Millmatres of Water (水柱) 1"=25.4mmAq

　　6) 1mmAq=10Pa,　1Kpa=1,000Pa =100mmAq=4"Wg

　　7) (茲以永大抽水機企業型錄為例)

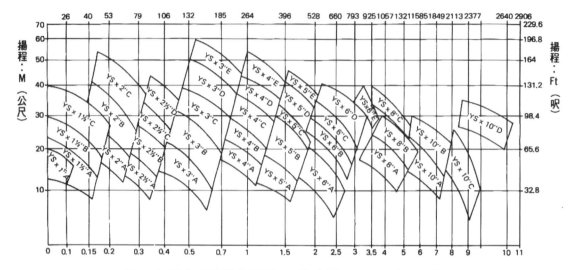

圖5--11離心式性能曲線圖　　出水量：GPM (加侖/分)
出水量：m³/ min. (噸/分) (註47.茲以永大抽水機企業型錄為例)

5.3.9.1.設置雨水回收池：在醫院用水量龐大，除設置自來水和地下水、（或海水）及回收水等兩回路供水外，更要節約用水，在設計時，馬桶、小便斗、便盆沖洗器和庭園等衛生用水，可使用地下水和回收水或海水（庭園除外）。而院內地區，及建築物涵蓋區域內，設置雨水回收池，更是珍惜天上掉下來的好資源，更可作消防儲備水源。如院區遼闊廣大，有池塘、溪流或溝渠，均為自然天成的好設施，略加改良，多加利用。同時設置電感應水龍頭、省水馬桶兩段式之類設備外，並勤做檢查供水管線和設備，減少漏水。未來地球缺乏水資源情況下，所以廢水的再利用應是最大的前題和趨勢，應設置水回收系統，將排水分別集中收集處理過濾、沉澱和消毒後，再供應回收水，供雜用水使用，如衛生、洗滌和灌溉等。致於核醫、解剖室之污水，必須經過專門處理後，再行流放。

在大樓內給水供應系統，設計和建造時，無論是如何排列，均形成環形循環系統，屋頂由水塔分別供應到各個直立幹管，至建築底層地下後，由管線連接，由上到下形成一0形環帶狀，不是「而」字形排列，卻是類似「面」字形排列，底層聯接在一起。無論是那支豎立直管，在那一樓層段落維修時，均不必關閉整支立管上中下全翼（左翼或右翼）管系，全部停止整支管系用水，而影響院內其他單位作業。

5.3.10.排水系統：包括一般廢水和污水；醫療用水，另行論述。

5.3.10.1.給水與污廢水兩者分別設立--在都市中寸土寸金，在地面有限的空間，要建造高樓大廈，如果受於建地空間限制，給水與污廢水兩者盡其可能分別設置於地面或地下室，必有其優點。節省能源只是其中之一，兩者均於地下室筏基層，雖有改善問題仍存在（最少給水庫亦應立於地下樓層地面），若任何一者失控，將造成相互污染，因無論任何控制設備，既使使用一百年，總有損壞的一天，如能及時發覺尚可防範於未然，否則後果堪虞；或者建築處於低窪地區，難免同時遭受水災入浸亦將同受其害。

1)一般基地除房舍建築面積外，為展示其建築特殊造型，但一些公供設施，因建蔽率與地面空

間，均有彈性。蓄水與汙廢水池不必設置在地下室。蓄水與汙廢水池，必要另作考量之處。尤其汙廢水排放至地下室後，再由污水泵抽至一樓地面排放，浪費機器設備和能源。因自來水廠供水水壓，絕對無法送達到高層建築住戶的最高樓頂水塔內，各樓層用戶必須自備蓄水池，然後再由供水泵浦送達屋頂水塔，超高大廈或分段傳遞至最高頂層；致於使用過後的廢水和污水，直接由上而下，無論是分別或混合可直接由頂樓排放至一樓地面排放或入化糞池，根本不需花費能源，若能將蓄水與汙廢水池設置在地面之建築物間的畸零地，其功效與對能源的節約，與時日成正比。如今汙廢水卻無法設置於地面化糞池，而全部因匯流到地下室後，再必須用污水泵浦抽上來排放，實例處處可見，這種設計的敗筆不勝枚舉。如果改設在地面空地，與各級地方政府衛工處，污水系統接管連接後，一切均迎刃而解。集合住宅群、大型醫院或大型建築群，在無污水管系之城市，均需自行設置污水處理設備，包括化糞池、大型社區集合設沉澱他和氣爆池、加氯混合池等等，混合處理後，按各地污水排放規定，必須達到放流標準，才能排放。

2)現在台北地區供水水壓，足夠由地面一樓，送達四樓公寓頂水塔，既使要蓄水備用，在地面挖一1~2m³蓄水池，只能應急。

自來水公司於2009/12上旬，召開公聽會，有意將公寓後面原有水表，遷移到公寓前面，便於抄水表，經了解尚未決定執行方案，並放出風聲--配合施工遷移者免費，不配合施工遷移者日後自費。這本是正面的政策，何須先用探試氣球，或亂戴帽子？當住戶與自來水公司接洽無結果，經求肋多方協助後，於2010/3/7完成水表遷移結束。

在水壓足夠地區倒可一併將1~4樓設置在一樓。如顧慮夏季用水量大時，水壓下降，其接管方式，仍沿用現有方法由下而上，在由屋頂水塔儲存。

5.3.10.2.飲用水影響物質之適量：

氯鹽200 p.p.m.	硫酸鹽 250 p.p.m
游離氨氮--微量	鐵0.3 p.p.m
亞硝酸鹽--無	錳0.3 p.p.m
總溶解固體量1,000 p.p.m	

5.3.11.鋼管管線溝構連接法：

一般鋼管之連接，小管徑不套頭、螺牙、各型彎頭、T管、十字管、由任、三吋以上大管徑用法蘭或焊接，而溝構連接法與焊接之比較，優點很多因價格與習慣尚不普及。其產品有美國Victaulic、日本EG株式會社、臺灣秀而久Shurjoint與臺灣速倍快速管路接頭等，以Victaulic和Shurjoint相同，速倍相類似。(茲以Victaulic 公司資料為例)

溝構連接法--施工預序：切管→滾溝→裝接頭→鎖緊螺絲。

1)凡碳鋼管Black Steel、鍍鋅鋼管GIP、不鏽鋼管Stainless Steel、銅管Copper Tubing、鋁管Aluminum、球狀石墨鑄鐵管DIP、灰口鑄鐵管CIP、PVC Schedule40~80及HDPE塑膠管等線管系統，多使用在大管徑在1"以上管線，如給排水、熱水、空調、消防和污水處理等…不受天候影響。其優點主要施工容易快速(比焊接3~5倍)，減少工時20~40%，安全品保，尤其極

短長度管線處施工處，容許熱脹冷縮、線性延伸、偏斜角的產生，並能吸收管路噪音及震動，或沙眼漏水等。工作壓力1000psi/69 Bar。不鏽鋼管1"以下管徑絕不能用滾壓接法連接，效果太差。

2)溝構式機械接頭圖如下：

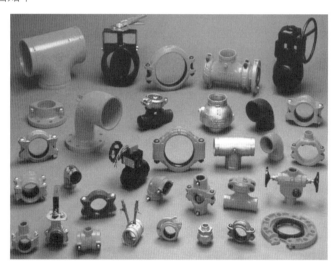

Victaulic溝構式機械接頭組件外形圖(一)

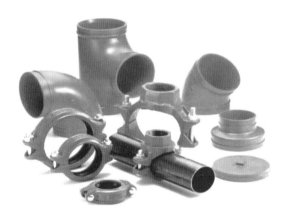

Shurjoint溝構式機械接頭組件外形圖(二)

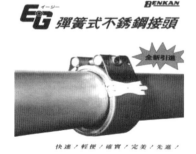

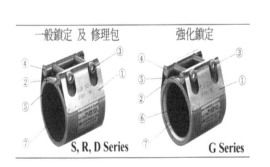

日本EG株式會社機械接頭 (三)　　　　　　臺灣速倍快速管路接頭 (四)

A) Victaulic 溝槽式機械接頭之特性：簡易快速的配管組裝，安裝容易節省工時，機械接頭是快速，不需要焊接或氧乙炔，不破壞管線內外鍍鋅層，簡易的機械組裝。規格化產品組類，施工品質一致性及安全無慮，可確保工期按時完成，不受天候影響。安裝速度比焊接與法蘭接頭快3～5倍。簡化施工程序，可降低施工成本，可節省20~40%。

a)可吸收噪音與震動。

*管末端的間隙，可阻斷噪音與震動的傳遞。

*止水墊Gasket可吸收噪音與震動。
　每個接頭允許0~6.4mm的伸縮間隙。

b)Victaulic機械接頭。

*每個機械接頭的使用年限與管身相同。

*最大工作壓力1000PSI/69Bar、真空系統管線29.9Hg，工作溫度-40~177℃。

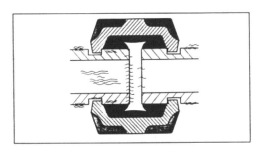

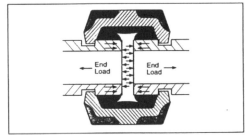

c)撓性接頭Flexble Coupling
*適用於容許管路有熱脹冷縮、線性延伸、偏斜角的產生，並能吸收管路的噪音與震動。
*在震源Pump Chiller的兩側，各使用至少
　三個撓性接頭，可免除防震裝置Flexible Connector 的使用。

d)剛性接頭Rigid Coupling
*應用斜角對鎖Angleed Pad方式，提供
　剛性配管組裝，適用於立管及一般管線。
*懸吊系統符合ANSI B31.9及NFPA13。

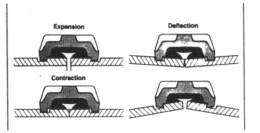

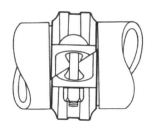

e)不同的墊圈應用於不同的管路

*Victaulic可因不同的管材、流體、濃度、溫度、添加劑及相對工作壓力，來選擇適當的墊圈，可確保墊圈使用的壽命與管材相同。

ex：EPDM、Silicone、Nitrile、Viton等。

f)機械接頭優於法蘭接頭

*機械接頭與法蘭接頭所佔空間比約為
　2：3。

*機械接頭組裝容易，法蘭接頭須對孔對
　鎖較複雜。

機械接頭重、螺桿、安裝比法蘭接頭
輕、少、易。

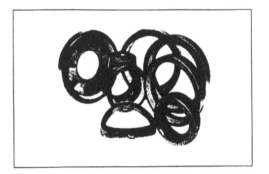

g)每個機械接頭都是"由令"
*只要拆除兩個機械接頭(1"~12"4 組螺桿)
　xxx 即可進行維獲保養或增設變更管線。
*配管順序無方向性，特別能克服狹小的
　Class 工作空間，及空間受阪的工作場所。
*單一板手即可進行拆卸組裝。

h)溝槽式法蘭機械接頭
*溝槽式法蘭機械接頭可以與泵浦、閥類
　及其他設備。
*法蘭孔均為國際標準，可提供 ANSI
125、150、300， PN 10 及 PN16。

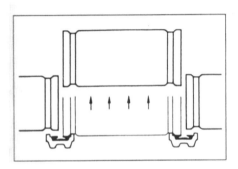

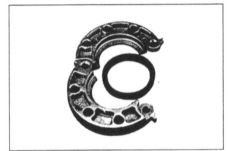

i)管線末端滾溝加工機：
*Victaulic 可提供管線末端滾溝加工機具，及
　完善的售後服務。
*管線末端滾溝加工機具，適用：1 "~42 "
　Schedule 5~40。
* 該 管 線 末 端 滾 溝 加 工 機 具，可用於
　Schedule 40 (含) 以上鋼管、DIP、CIP 及
　LP 內襯鋼管。

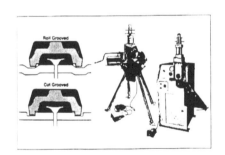

B)SHURJOINT 管路產品很多，需要不同型式的
　封環來互相搭配，僅管外觀各有差異，但其密
　封原理都是相同，如下各類封環介紹：

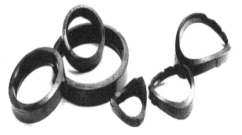

a)SHURJOINT 標準封環--可適用於撓性或剛性接頭,如 7771 型、K-9 型、7707 型、7705 型、R-20 型等其他一般接頭。

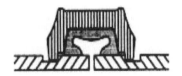

b)異型封環--專利註冊,適用異型接頭的特殊密封環,此種封環擁有一個狀似封環舌唇的異徑隔離設計,安裝垂直管路時,此項獨特的設計可防止較小管徑水管,意外地伸入較大管徑水管,封環的設計也保留了充裕的空間,以利裝配的方便,並免除使用 sleel plate 和 washer 的需要。

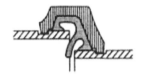 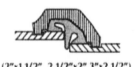

(2"x1 1/2", 2 1/2"x2",3"x2 1/2")

c)分支管封環--是專門用於 C-7 型分支管接頭,此封環設計,可有效封住主管與接頭的接縫,因而達成滴水不漏。

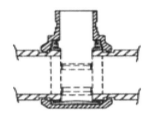

d)管縫封環--在中央有一個實心的封環舌唇,可有效地填滿管末端間距,進而防止流體進入密封環內腔之中,此類封環特別適用於乾式消防系統、飲水系統及其他系統。

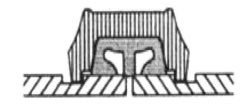

e)法蘭封環--是利用 7041 型法蘭接頭的一種特殊密封環,其獨特的設計,讓溝遭式系統與法蘭系統管件銜接時,也能保持滴水不漏的接合品質。

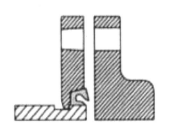

f)機械三通封環--此特殊密封環設計,使其截斷面呈 C 形,此類封環適用於 7721 型與 7722 型的機械三通接頭,可有效地密封管件上接合面。

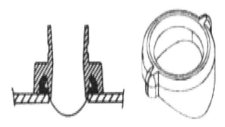

Shurjoint溝構式機械接頭連接方式圖 (二)

秀而久公司為中日合資公司,至今已進入25年,世界市場佔有率,美國42%、歐洲26%、亞洲20%、中東10%,從上圖看來顯然迎頭趕上,根據臺灣工程界採用實績上,並不普及,價格與習慣上,都是問題。但溝構連接法的優點,無法抹殺,倒是製造廠商在行銷上加把勁,將施工上之利潤分攤些在售價上,那是一條必要走的路,祇是時間問題。

5.4 廢水再生與排放

5.4.1.廢水再生：

除節約用水，故然是節流，廢水之再生，也是開源方法之一。在廿一世紀的今天，地球水資源缺乏與分佈不均的前題下，建造設計時，將飲用水、盥洗與庭園用水，最少分屬兩個或三個供水系統。雖然建造費，初期略高，但從長遠來看，與時日之回收，足可抵消初期略高的建造費用，更是世界之新趨勢，其他缺水地區，現代化的大城市，已不乏建造兩個以上供水系統的先例。同時在臺灣工業用水之再回收，均已相當普及。尤其明基友達集團，六年獲五屆節水績優單位獎，一年省下3億水費，等於2.75座寶山水庫蓄水量。為臺灣省鐵公路車站等公共場所，和大型高層與超高層醫院建築，都是可設置廢水之再生的標的建築。政府更應及早立法，宣示政策，引導建築物及有關行業的遠程目標。大致分為：一般大自然水源，和廢水之再生。

5.4.1.1.一般大自然水源：除一般雨水、地面水、地下深水及海水。在地面有池塘、溝渠、溪流或儲水池，儲存留用，主要配合環境現況作取捨。尚有自來水、空壓機冷卻水、空調冷卻水塔溢出水、及屋頂儲水箱溢出水，直接流入再生儲存池。或者抽用海水、溪流中未污染之水，均有實例可尋。

5.4.1.2.廢水之再生：有沐浴、洗滌、洗衣、洗車和沖刷地面等使用後之水，首先進入沉澱池，經過酸鹼中和、過慮、消毒和測試後，再進入儲存槽，循環收回，再作沖洗衛生器皿之用，或作庭園用水等。

目前國內給排水，僅限於自來水與汙水兩部分，而廢水部分則併入汙水，少有對廢水部分建設性的政策或計劃。原因有二：

一則：四、五樓的老舊公寓，現在仍佔有極大的比例，都是地少人稠的產物，一切僅僅是求其「有」，談不上建築物格調與風貌，給排水的設計亦因漏就簡，更談不上什麼設計，例如每棟建築物頂上擺著一只不鏽鋼水桶的奇景，而廢水與汙水也就一併混合流放。臺灣水資源政策多元化後，資源回收再利用法，沒有提出廢水再生，於96年9月3日公佈放流水標準，同樣沒有廢水再生條文。所以隨後所興建的電梯大樓，少有創新，即使大量興建豪宅，重心在建材、格調、風貌、氣勢、健康、安全和舒適，缺少節能減碳的功能條款。

再則：現有成屋與新建大樓均無廢水之再生設施，個別住戶無力做，區域或城鎮也不做，僅僅大型企業用水最多者，為減低成本，及儲水備用而做廢水之再生。

5.4.2.污水：

應依據建築技術法則，設計施工編，第二章十節 四十九條：（污水處理）沖洗式廁所排水、生活雜用排水，除依下水道法令規定排洩至污水下水道系統或集中處理者外，應設置污水處理設施，並排至有出口之溝渠，--------------。

前項之「生活雜用排水」，係指廚房、浴室、洗滌水，及其他生活所產生之污水。能直接進入下水道系統，流入污水處理場，為現代化大都市的理想。而無大型自行集中處理污水者，除生活雜用排水、人體排泄物--尿液和糞便，或由專管導入化糞池之分離糟、化糞池，經沉澱後，每兩三年導流入暴曬床一次，雜物或雜質留在曬床沙面，污水由曬床沙下暗管，經小孔導流入污水池，加氯消毒後，再行排放；如先入化糞池，經沉澱加氯消毒後，直接流放。而實驗室廢水，

設置專用廢水槽，經過酸鹼中和，測試消毒後，再行排放。其他有關核醫廢水，另設專用廢水槽處理，更要慎重。

河川污水允許排放標準：放流水中所含之每日（攝氏20℃）生化需氧量，化學需氧量，懸浮固體，不超過下表限制。（應注意各地允許排放標準）。

5.4.3.放流水標準

於民國2007/9/3行政院環保署環署字第0960065740號令修正發佈，全文共八條如下：

第一條：本標準，依水污染防治法(下簡稱本法)，第七條第二項規定訂定之。

第二條：事業、污水下水道系統，及建築物污水處理設施之放流標準，其水質項目及限值如下表5--29：其表適用範圍，多達四十七項，不同項目，有不同放流標準。

第三條：事業及其所屬公會或環境保護相關團體，得隨時提出具體科學性數據、資料，供檢討修正參考。

第四條：本標準所訂之化學需氧量限值，係以重鉻酸鉀迴流法檢測之；真色色度，係以真色色度法檢測之。

第五條：本標準各項目限值，除氫離子濃度指數為一範圍外，均為最大值，其單位如下：

　　　　一、離子濃度指數、真色色度。均無單位。

　　　　二、大腸桿菌群：每一100毫升水樣在濾膜上所產生之菌落數(CFU/100mL)

　　　　三、其餘各項目：毫克／公升。

第六條：本標準各項目限值，除水溫及氫離子濃度指數外，事業或污水下水道系統自水體取水作為冷卻或循環用途之未接觸冷卻水，如排放於原取水區位之地面水體，不適用本標準。

第七條：事業、污水下水道系統，及建築物污水處理設施，同時依本標準適用範圍，有二種以上不同業別或同一業別有不同製程，其廢水混合處理或排放者，應符合各該業別之放流水標準。相同之管制項目有不同管制限值者，應符合較嚴之限值標準。各業別中之一種業別廢水水量達總廢水量75%以上，並裝設有獨立專用累計型水量計測試設施者，得向主管機關申請對共同管制項目，以該業別放流水標準管制。

　　　　前項廢水量所佔比例，以申請日前半年之紀錄計算之。

第八條：本標準自公佈日施行。

5.4.3.1.附項目代號：其放流標準，按法則執行，詳如5--29。

1) 氫游子濃度　ＰＨ	2) 生化需氧量　BOD	
3) 化學需氧量　COD	4) 溶氧量　　　ＤＯ	
5) 懸浮固體　　ＳＳ	6) 油　脂　　　ＡＳ	
7) 色　度		

表5--30部分放流水標準

代號	適用範圍	項　目	最　大　限　制	備　　考
1	事業、污水下水道系統及建築物污水處理設施之廢汙水共同適用	水　溫	一、流水排放至非海洋之地面水體者： 1.38℃以下(適用於5~9月) 2.35℃以下(適用於10~4月) 二、放流水直接排放於海洋者，其放流口水溫不得超過 **42℃**，且距排放口500m之表面水溫差，不得超過4℃。	
		氫子濃度指數 PH	6.0~9.0	
		氟化物(不含複合離子)	15.0	
		硝酸鹽氮	50	不適用於排放廢(污)水於水源水質水量保護區新設立之公共下水道。
		氨氮	10.0	一、氨氮及正磷酸鹽之管制，僅用於排放廢(污)水於水源水質水量保護區內，新設立之公共下水道。但畜牧業之氨氮及正磷酸鹽管制，由主管機關會商目的事業主管機關後，另行管制放流標準。
		正磷酸鹽(以三價磷酸根計算	4.0	二、正磷酸鹽之管制，不適用於排放廢(污)水於水源水質水量保護區內，新設立之公共下水道。-------
		酚類	1.0	
		陰離子介面活性劑	10.0	
		氰化物	1.0	
		DDT 及其衍生物	0.001	
		阿特靈、地特靈	0.003	
		五氯酚及其鹽類	0.005	
		毒殺芬	0.005	
		五氯硝苯	不待檢出	
		福爾培	不待檢出	
		四氯丹	不待檢出	
		蓋普丹	不待檢出	
2	藥品製造業、農藥、環境衛生用藥製造業	生化需氧量 BOD	30	
		化學需氧量 COD	100	
		懸浮固體　　SS	30	
		真色色度	550	
3	醫院、醫事機構	生化需氧量 BOD	30	
		化學需氧量 COD	100	
		懸浮固體　　SS	30	
		大腸桿菌群	200,000	
4	動物園	生化需氧量 BOD	50	
		化學需氧量 COD	150	
		懸浮固體　　SS	50	
		大腸桿菌群	300,000	

註：上表就醫院內有關排廢放水項目，選擇列入。

5.5 醫院蒸汽系統

5.5.1蒸汽鍋爐（Steam Boiler）：

為醫院使用各種蒸汽設備能源之主要來源。鍋爐的型式繁多，名稱亦多，大致按燃料燃燒後火焰或爐水所行經之道路，分為火管與水管式兩大類。在兩類中按其爐體安裝位置，係垂直或水平，即分立式與臥式。火管式鍋爐按燃料燃燒所在之部位，又分為外火鍋爐與內火鍋爐兩種。外火鍋爐，燃料燃燒完全在鍋爐之外，而由一磚灶架設約束之。此種鍋爐多用於固定之工廠內。而內火鍋爐則用於機車及輪船者為最多，燃料燃燒完全包含於鍋殼之中，且無需採用磚灶之必要。在陸地上大型鍋爐多採用臥式內火管式（Horizontal Boiler）。而內火管式普通採用臥式長圓形，分二段回路（2 pass）、三段回路（3 pass），可改善鍋內水之循環，免作磚灶，火焰不直接接觸鍋殼，可採用厚綱板，增加蒸氣壓力，（胴側水壓：設計壓力10kg／cm²，試驗壓力16kg／cm²；管制蒸汽：設計壓力10kg／cm²、試驗壓力16kg／cm²），佔場地小，可移動安裝位置等優點。火管式臥式鍋爐，傳熱面積與裝水量，比水管式鍋爐比值大，不會因水管缺水容易造成高溫損毀，而常需抽換水管。

常用壓力單位：1.每平方吋磅數（簡寫psi），2.每平方公分數（簡寫Kg/cm²）。

5.5.2.蒸汽 分飽和蒸汽與過熱蒸汽兩種：

如將鍋爐調節閥完全開啓而與標準大氣壓（14.7 Psia）相通，鍋爐內水及汽之溫度，由水之冰點0℃繼續加熱，鍋爐內水及汽之溫度，隨熱之繼續加入而徐徐上升，直至100℃時，溫度停止上升，隨熱量之繼續增加，使蒸汽經調節閥而不斷排出。加入熱量率之增減，將使單位時間排出蒸汽重量，亦隨同等程度之增減，爐中水產生汽泡，並隨即升上液面，將含有濕蒸汽排升至液面空間，成為飽和蒸汽，此現象稱為沸騰，如將其熱除去，仍可復歸成液體。當濕蒸汽再繼續不斷加熱，此飽和蒸汽中，不再含有水分，成為過熱蒸汽，既使將其熱除去，亦不再還原形成液體。

5.5.3.蒸汽鍋爐規格以美國Kewanee 150型為例：全自動比例式。

5.5.3.1.燃油：多用乙種漁船油。

5.5.3.2.蒸汽溫度：212°F 即100℃，相當蒸發量：5,175lbs／hr。

5.5.3.3.加熱面積68.9 m²：鍋爐效率：82%以上。

5.5.3.4.試水壓力15 Kg／cm²：最高使用壓力：10 Kg／cm²

（1 Kg／cm²=14.7 psi或100psi=7.03 Kg／cm²）。

5.5.3.5.操作壓力：8.815 Kg／cm²（125psig）。安全閥設定壓力：10.5 Kg／cm²。

5.5.3.6.空壓電壓：230/460V-60Hz -3 ψ、空壓機馬達7¹∕2HP。

5.5.3.7.油泵浦馬達：1/3HP、電熱：8 KW。

5.5.4.蒸汽系統（Steam System）功能：

供應全院大 小廚房、餐廳、洗衣房、供應中心、藥局、蒸餾水器、檢驗室、各病房消毒煮鍋、便盆器、各棟大樓熱水爐（沐浴、洗衣和洗瓶）、空調熱交換器、全院開水間與配膳間，以及鍋爐房內溫油與給水除氧系統等。在蒸汽供應系統中，在鍋爐房操作壓力7~8kg/cm² =103~118psig，直接使用壓力約70~60psig，由蒸汽減壓器分別於設備前端減壓器供應(與蒸汽管管徑相同)，詳表5--37，整體系統圖詳圖5--22。但每組減壓器組裝必須與旁通閥(by-pass) 並聯，預備減壓器失效時備用，理想說法裝兩只減壓器，而實際並不如此。

　　蒸汽鍋爐使用軟水，由軟水器製造軟水後，先將軟水經過除氧系統，(用蒸汽加熱)，流入下端給水儲存槽備用；蒸汽供應全院各處使用之後，凝結成冷凝水，再送回鍋爐房，同樣先經過除氧系統蒸汽加熱除氧，再流入下端儲存槽。有關設備與管系，另加說明(如后圖5--13~5--16)。

　　在實用上蒸汽供應與給水系統中，均使用減壓器，係同一樣的組件，北部某醫院儲水庫(箱)設置於後山上，水壓超過5kg/cm²，開始啓用即每天忙著修水龍頭，當時是選用臺灣最好的莊頭北水龍頭，在極短時間內即發生漏水問題，最後祇有加裝減壓器。前面在五章第二節給排水配置中六條水池，已提出水壓超過3.5kg/cm²，即需加減壓器之法規條文。

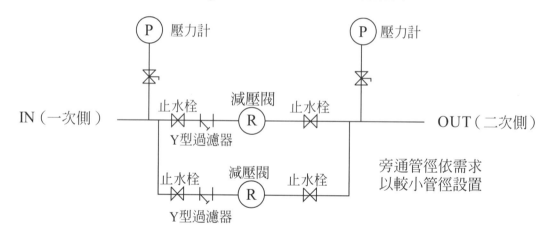

(茲以臺北自來水設備設計作業手冊)
整組減壓器放大組裝圖 (即5--25)

5.5.5.蒸汽壓力：

從蒸汽鍋爐最高使用壓力：10 Kg / cm²（1Kg＝ 14.7 lbs / in²）為高壓產出後，蒸汽系統經過減壓至5 Kg / cm² 為中壓，再減壓至2Kg / cm²以下為低壓。

　　　由鍋爐產出8~10 Kg / cm²高壓，供應全院各使用單位。如果是遠距離高壓輸送，則用炭素鋼鍋爐無縫鋼管，若近距離，則用炭素鋼高溫高壓鋼管(300Kg/mm²以下強度)，先經過減壓約至5 Kg / cm² 為中壓後，在鍋爐房內，蒸氣管總匯接頭，再由專管直接輸送至洗衣房、廚房和供應中心，在供應各項設備使用壓力前，再行減壓，以求供氣穩定；若供氣是遠距離，則以高壓進入大樓時再行減壓，減少管路中損耗，同樣在供應各項設備使用壓力前，再行減壓，以免醫療設備受損。

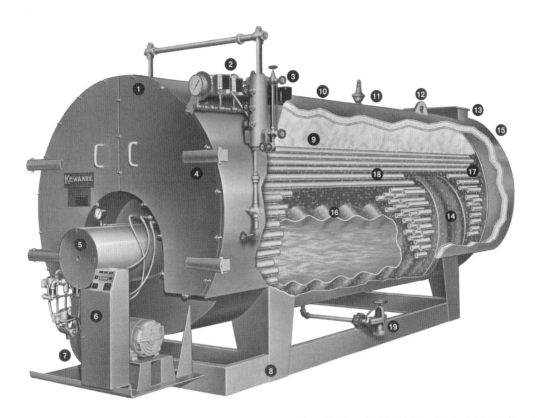

此型鍋爐很精緻小巧，為三段回路，控制裝置均在爐頭前端，設計精良，馬力大功能強，為典型全自動燃油型鍋爐。

圖5--12 KEWANEE蒸汽鍋爐外型與剖面圖 (一) (註16為例)

　圖面編號說明：

1)按ASME（美國機械工程師學會）規則解釋：蒸汽15或150 Psig, 水：100 Psig,。

2)控制範圍（限度）：操作調節控制（60~80HP 二方位）。

3)MM # 157型幫浦控制，在低水位時切斷燃油。

4)正面排火煙管道門和鉸鏈：有耐火性抗力。

5)為KEWANEE瓦斯點火和燃油混合燃燒器。

6)控制箱：為火焰保護安全設備程序設計。

7)基座：含通風風機百葉調節閥控制箱，（凸緣架為60~250HP）。

8)重型U鐵墊枕基礎。

9)寬廣的釋放面和擴大固定的完整面，阻礙水蒸汽，輸出保証乾蒸汽。

10)安裝機器工廠：採用 #22標準鍍鋅鐵皮，及特佳密度無機絕緣纖維保溫。

11)按ASME規則解釋：蒸汽安全閥，水汽減壓閥。　12)吊運掛孔。

13)煙筒出口法蘭凸緣。

14)圓筒型靜水後端燃燒室與耐火阻板。

15)切斷接近煙道後門，容易操作。

16)波浪狀爐膛，增加強度和傳熱面積。

17)分隔薄扳，將排煙管分為三段設計。

18) 2.1/2" 標準重型火管，為300~750HP，2"低壓火管，汽泡、高壓、燃燒為80~250HP。

19)快速洩垢閥。

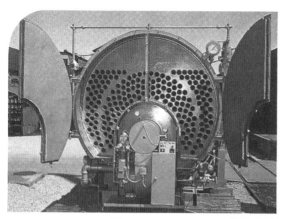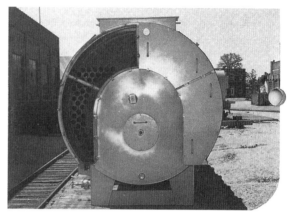

圖5--12 KEWANEE蒸汽鍋爐前後端斷面圖 (二) (註16為例)

5.5.6.在蒸汽鍋爐操作中，應注意到的安全事項：

操作者必須經過訓練，能有對蒸汽鍋爐操作應有的知識和技能，獲得証照資格。（臺北市由市立工礦檢查所招訓及考試）。

5.5.6.1.準備升火前：先排除爐膛內廢氣、預溫燃油、鍋膛內加水、再行用瓦斯點燃升火，同時注視窺望孔中，高壓火頭有無火苗，瓦斯有沒有點燃，燃油有無適時噴出，如無法順利升火，就竟缺了哪一項。一次末成功完成升火，必須等待五分鐘後，排除爐膛內廢氣，以免發生氣爆，再行升火。同時檢查各項設備情況。

5.5.6.2.爐水處理：為防止鍋爐之損害，在鍋爐內施行化學反應或物理作用方法，謂鍋爐內處理。通常在供應軟水、除氧，並在給水中加入藥劑，使有害物質之不純物質，變成無害物質。防止損害發生減至最輕。鍋爐內處理藥劑：

1)PH調節劑：.有氫氧化鈉、氫氧化銨、碳酸鈉、磷酸鈉。

2)軟化劑：沉凝(凝集、沉澱)硬度成分，防止水垢生成磷酸鈉、磷酸氫二鈉、氫氧化鈉和碳酸鈉等。

3)脫氧劑：還原溶解氧氣，防止腐蝕。有亞硫酸鈉和聯胺等。

5.5.6.3.在鍋爐運轉中：送出蒸氣後鍋膛內水位下降，雖然會自動補充用水，要隨時注意水位玻璃管中水位高度（水位玻璃器均為兩隻），常要沖刷彎管內污泥、浮渣和水垢，以免因阻塞形成水位假象，造成鍋膛內缺水而爆炸。

5.5.6.4.鍋爐排水：為防止鍋爐水濃度過高，易於發生水垢，或淤泥雜物之形成與水汽共生現象，需要保持一定之爐水濃度，靠排出爐水方式。又分為兩種：

1)表面排水：由鍋膛水表面層部分排水，目的為排出濃縮鍋爐水，及輕質浮游物、油質等。按時從水位器以連續排水或間歇排水。排水量皆為小流量排水。

2)爐底洩垢：為洩放水垢，以免造成鍋膛底，產生龜裂區。因浮渣、淤泥和水垢之堆積，阻礙傳熱，導致局部過熱，促使局部發生龜裂情況，尤其在鍋膛底洩垢口，皆為間歇性大流量排水與淤泥。

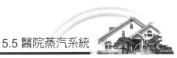

5.5.6.5.鍋爐附屬系統說明：從下面鍋爐房機器設備配置平面圖5--13~16等，分析如下：

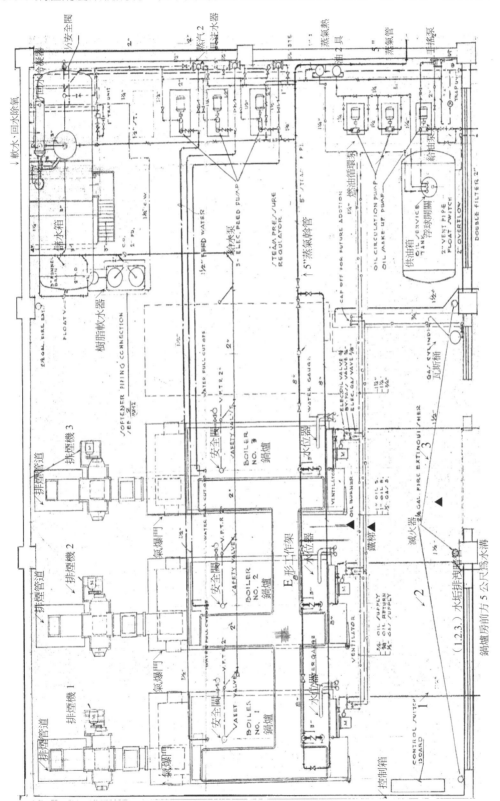

圖5--13 德製A廠牌全自動鍋爐機房平面配置詳圖

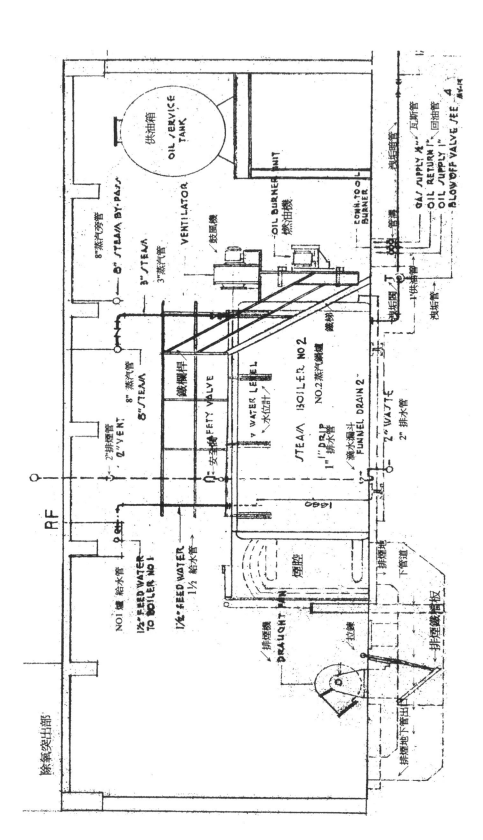

圖5--14 二號蒸汽鍋爐縱斷面剖面圖

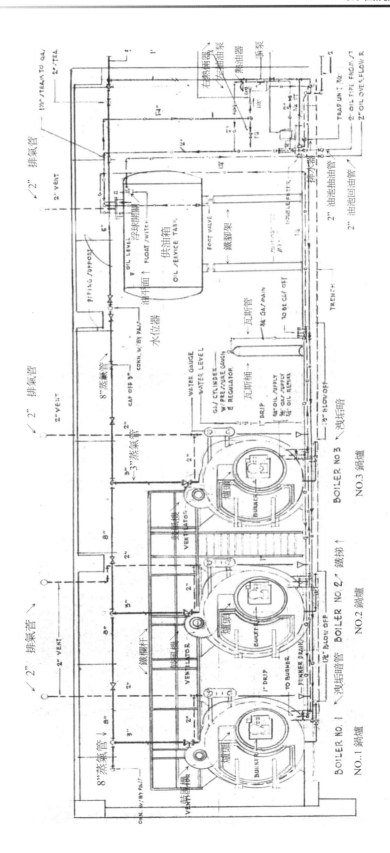

圖5-15 二號蒸汽鍋爐縱面斷面剖面圖

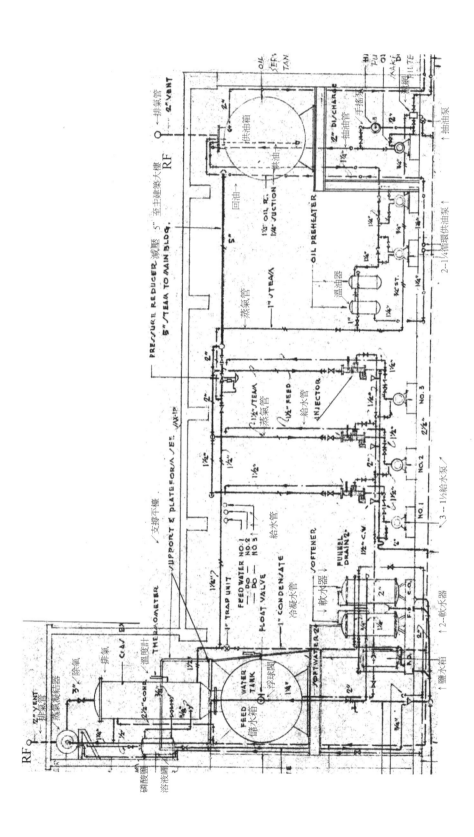

圖5-16 鍋爐房縱斷面附設設備剖面圖

表--1 ＸＸＸ醫院鍋爐房擎天神鍋爐值班紀錄表　　NO：（1）

項目類別 時間	鍋爐部分											排氣		輸油				給水					鍋爐運轉時數
	生火	熄火	循環熱油溫度℃	電熱油控溫度℃	蒸汽壓力Kg/cm²	放汽時間	水面計洩垢	壓力表洩垢	鍋爐自動洩垢	安全閥洩垢	噴油頭油泵運轉	開始排氣	停止排氣	馬達運轉	蒸汽溫油溫度℃	油泵運轉	供油箱存量	軟水存量	軟水製作	給水水溫℃	加蒸汽壓力Kg/cm²	給水泵運轉	
01：00																							
02：00																							
03：																							
04：																							
05：50	v		20	70	0						v	v		v	0	v	v	v		0	0	V	V
06：20	"		45	"	3	v			v		"	"		"	40	"				40		"	"
07	"		80	"	6.0	"	v	v		v	"	"		"	"	"						"	"
08	"		"	"	6.2	"				v	"	"		"	"	"			v			"	"
09：	"		"	"	"	"					"	"		"	"	"						"	"
10：	"		"	"	"	"				v	"	"		"	"	"						"	"
11：10	x	x	60	0	2.0	"					"	"		"	"	"						"	"
12			30		1.5	x			v				x	x	20	v				30		x	6
13：																							
14：																							
15：																							
16：																							
17：																							
18：																							
19：																							
20：																							
21：																							
22：																							
23：00																							
24：00																							
記事	1)同時啓用 1.2.號鍋爐。　　2)第 3 號鍋爐 7：00 啓動。																			值班簽名			

注：1)鍋爐部分：共11項，重點在操作，巡視和紀錄，要試放氣體和洩垢。尤其鍋爐前後端各有一「窺察孔」，察看爐膛中燃燒情況，同時到爐房外察看煙筒冒煙顏色，再調整油溫與油量。每臺鍋爐使用一張表，按時記錄到分，每小時記錄一次，每兩小時洩垢一次。

2)排氣：指鍋爐後面對爐膛的排氣機與爐頭頂上的送風機運轉。(一般鍋爐此裝置僅在鍋爐前方有送風機)。

3)輸油：對爐頭前的溫油裝置，輸油泵浦的運轉。有數字必須記錄數字。

4)給水：包括五項，察看軟水存量、軟水製作、給水水溫、加入蒸氣壓力，水泵浦的運轉。

5)按全院各單位實際情況再作調整。主要在廚房、洗衣房、供應中心等，各病多以每天上下班時間為準，不額外供應。

6)德製擎天神全自動鍋爐機房平面與斷面配置圖，是早期最基本、詳實、優異的陸地火管鍋爐，如詳圖(5--13~16)

綜合以上四點，鍋爐之運轉產生蒸汽，蒸汽、油和水供需情設而已。總之分析歸納後，就是這三件事。

5.5.7.蒸汽鍋爐軟水器：

如使用自來水，硬度與不純物質較少，其酸鹼度以PH值表示，水中性時PH值＝7，酸性時PH＜7，鹼性時PH＞7，圓型鍋爐PH要在7以上，否則因雜物所形成之水垢，對爐腔和爐管，使其傳熱率變差，積垢過多，腐蝕性大強，招致變形或破裂，攘成災害。所以鍋爐給水為重要課題，必須先行處理。鍋爐給水需要軟水，即硬度在50 ppm以下者。採用樹脂軟水器製造軟水，再用工業食鹽再生，可重複使用，簡便宜行，如下說明。

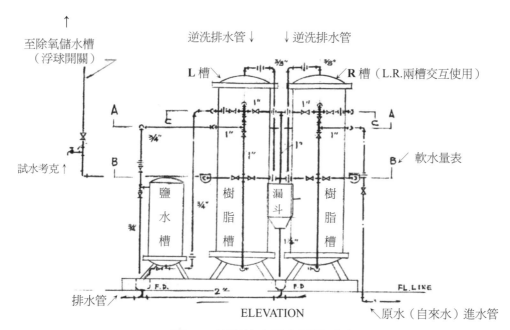

圖5--17樹脂軟水器立面圖（1）

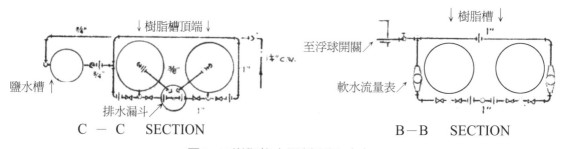

圖5--17樹脂軟水器剖面圖（2）

　給水處理方法：鍋爐用水，選擇生成水垢份子少之原水，一般多為自來水，總之先將原水送檢驗後，針對其性質再作處理。

5.5.7.1.懸濁固形物之除去法：

　　1)自然沉降分離過慮：懸濁物質之比重比水大，粒徑0.1m/m以上之原水，可用此法除去。

　　2)凝集沉澱過慮：微細懸濁物質、浮游物與有機物等，可添加凝集劑如硫酸鋁等。

5.5.7.2.溶解固形物之除去法：水中之溶解固形物，現在最普遍的是為離子交換樹脂軟水器。其處理法如下。

　　1) 單純軟化法。　　2)脫鹽軟化法。　　3)純水製造法。

表5--32鍋爐給水軟硬度標準表 (一)　　　　　單位：PPm

編 號	水 質 硬 度 標 準	分 類	備 考
1	硬 度在 50 ppm 以下者	軟 水	1. 以樹脂或其他方式軟化。 2.井水原有水質在 30 ppm 者。
2	硬 度在 50~100 ppm 間者	中度軟水	
3	硬 度在 100~150 ppm 間者	輕度硬水	
4	硬 度在 150~250 ppm 間者	中度硬水	
5	硬 度在 250~350 ppm 間者	硬 水	
6	硬 度在 350ppm 以上者	極硬水	

早年臺北市，鍋爐給水及鍋爐水所列之標準值，如下表：

表5 --32鍋爐給水及鍋爐水之標準值（JIS）北市工礦檢查所講義(二)

類別	項 目	圓型鍋爐	水 管 式 鍋 爐		
			$0\sim10kg/cm^2$	$10\sim20kg/cm^2$	$20\sim30kg/cm^2$
給	PH （25℃）	7 以上	← 7 以 上 →		
	硬度 $CaCO_3$（ppm）	60 以下	60 以下	10 以下	5 以下
水	油 脂 （ ppm）	保持 0	← 保 持 0 →		
	溶存氧氣 O_2（ppm）	×	×	×	0.1 以下
鍋	PH （25℃）	0.5~11.3	← 10.5~ 11.3 →		
	M 鹼度 $CaCO_3$（ppm）	500 ~ 800	700 以下	500 以下	300 以下
	P 鹼度 $PCaCO_3$（ppm）	300 ~ 600	500 以下	350 以下	200 以下
爐	總固體量 （ppm）	4000 以下	3500 以下	2500 以下	1500 以下
	氯 鹽 Cl^- （ ppm）	800 以下	800 以下	800 以下	800 以下
	磷酸鹽 PO_4^{3-}（ppm）	20 ~ 40	← 20 ~ 40 →		
水	矽酸鹽 SiO_2（ppm）	×	×	×	×
	亞硫酸鹽 SO_3^{2-}（ppm）	×	×	×	10~20

如果鍋爐為原動力使用壓力20~150kg / cm^2 ,PH值由7 ~ 9.0，使用率不大，此處從略。

一般水質檢驗報告，有關者：如溫度、水色5 unit、濁度5 unit、氫游子濃度PH7.0~8.5、除氯0.1~0.2 ppm、總鹼度160~400 ppm：酚醛和甲基橙、總固體量500 ppm、二氧化碳、鈣75 PPM、鎂50 ppm、氯化物200 ppm、硫酸鹽200 ppm、氨鹽、蛋白氮、亞硝酸氮、硝酸氮、鐵0.3 ppm、氟化物、磷酸鹽等。如附表：

表5 --33水質檢驗報告 (一)

送檢機構 From：(Organization or Agency)				日期：49/01/15 Date：	
取樣地點： Sample From (Location of Sampling Point) 飲用水					
取樣者： Collected By：			日期：49/01/15 Date：	時間：AM Hour：	
水源：　　　地下水 Source：　　☐ Designate		地面水 ☐ surface	原水 ☐ raw	處理過之水 ☐ treated	
送檢理由：Reason for Examination：					
檢驗項目 Item	檢驗結果 Result	標準 Standard	檢驗項目 Item	檢驗結果 Result	標準 Standard
1.溫 度 Temperature	19 ℃	—	12.鈣 Calcium	— ppm *	75 ppm
2.水 色 Colour	0　unit	5 unit *	13.鎂 Magnesium	— ppm *	50 ppm
3.濁 度 Turbidity	0　unit	5 unit *	14.氯 化 物 Chlorine	40.5 ppm *	200 ppm
4.臭 Odor	—	Unobjec-- * Tionable	15.硫 酸 鹽 Sulfate	134.0 ppm *	200 ppm
5.味 Taste	—	Unobjec-- * tionable	16.氨 氮 Ammonia Nitrogen	0.02 ppm	— ppm
6.氫 游 子 濃 度 PH	7.9	7.0~8.5 *	17.蛋 白 氮 Albuminoid Nitrogen	— ppm	— ppm
7.餘 氯 Residual Chlorine	0. ppm	0.1~0.2 ppm **	18.亞 硝 酸 氮 Nitrite Nitrogen	0.003 ppm	— ppm
8..總 鹼 度 Total Alkalinity	190.0 ppm	160~400 pm **	19.硝 酸 氮 Nitrate Nitrogen	— ppm	— ppm
8-1.盼 醛 　Phenolphthalein	0. ppm	— ppm	20.鐵 Iron	0.1 ppm	0.3 ppm *
8-2.甲 基 橙 Methyl Orange	190.0 ppm	— ppm	21.氟 化 物 Fluoride	— ppm	1.5 ppm *
8.總 硬 度 Total Hardness	179 .0 ppm	— ppm	22.磷 酸 鹽 Phosphaey	— ppm	— ppm
9.總 固 體 量 Total Solid	380.0 ppm	500 ppm *	23. 矽 土 Silica	6.0 ppm	— ppm
11 二 氧 化 碳 Carbon Dioxide	5.5 ppm	— ppm			

*世界衛生組織之飲水水質標準 The Drinking Water Atandard WHO, 1958 **美國公共衛生局之飲水水質標準 The Drinking Water Atandard USPHS, 1946	ppm （百萬分之一 Parts per million=mg/L)

備　註：1)此份水質檢驗報告，取水位置爲院內一設水龍頭，即水質來原。
Reina ks：2)盛水容器要乾淨，不能有臭味、不潔物和油脂。
　　　　3)取水樣量 2,000cc 以上。
　　　　4)這份水質檢驗報告表附有各項檢驗標準值。

檢驗者： Lsboratory Analysis By	檢驗日期：1960/02/16 Date fo Analysis

表5 --33水質檢驗報告(二)

送檢機構 From：(Organization or Agency)				日期：51/08/15 Date：	
取樣地點： Sample From (Location of Sampling Point) 鍋爐用水					
取樣者： Collected By：		日期：51/08/15 Date：	時間：AM Hour：		

水源：　　　　　地下水　　　　　地面水　　　　　原水　　　　　處理過之水
Source：　　☐ Designate　　☐ surface　　☐ raw　　　☐ treated

送檢理由：Reason for Examination：

檢驗項目 Item	檢驗結果 Result	標準 Standard	檢驗項目 Item	檢驗結果 Result	標準 Standard
10.溫度 Temperature	24.5 ℃	—	12.鈣 Calcium	0.8 ppm *	75 ppm
11.水色 Colour	0　　unit	5 unit *	13.鎂 Magnesium	0.24 ppm *	50 ppm
12.濁度 Turbidity	0　　unit	5 unit *	14.氯化物 Chlorine	44.5 ppm *	200 ppm
13.臭 Odor	—	Unobjec--　* Tionable	15.硫酸鹽 Sulfate	133.0 ppm *	200 ppm
14.味 Taste	—	Unobjec--　* tionable	16.氨氮 Ammonia Nitrogen	0.5 ppm	— ppm
15.氫游子濃度 PH	7.23	7.0~8.5 *	17.蛋白氮 Albuminoid Nitrogen	0.2 ppm	— ppm
16.餘氯 Residual Chlorine	0.　ppm	0.1~0.2 ppm **	18.亞硝酸氮 Nitrite Nitrogen	0.001ppm	— ppm
8..總鹼度 Total Alkalinity	50.0 ppm	160~400 pm **	19.硝酸氮 Nitrate Nitrogen	0.2 ppm	— ppm
8-1.盼醛 Phenolphthalein	0.　ppm	— ppm	20.鐵 Iron	0.1 ppm	0.3 ppm *
8-2甲基橙 Methyl Orange	50.0 ppm	— ppm	21.氟化物 Fluoride	— ppm	1.5 ppm *
9.總硬度 Total Hardness	3 .0 ppm	— ppm	22.磷酸鹽 Phosphaew	— ppm	— ppm
10.總固體量 Total Solid	370.0 ppm	500 ppm *	23.矽土 Silica	6.0 ppm	— ppm
11二氧化碳 Carbon Dioxide	4.5 ppm	— ppm			

*世界衛生組織之飲水水質標準
　The Drinking Water Atandard WHO, 1958
**美國公共衛生局之飲水水質標準
　The Drinking Water Atandard USPHS, 1946

ppm （百萬分之一
Parts per million=mg/L）

　備　註：1)此份水質檢驗報告，取水位置爲院內鍋爐房軟水器龍頭，即水質來原。
Reina ks：2)盛水容器要乾淨，不能有臭味、不潔物和油脂。
　　　　　3)取水樣量 2,000cc 以上。

檢驗者： Lsboratory Analysis By	檢驗日期：1962/10/05 Date fo Analysis

表5 --34鍋爐用水處理的種類繁多，各有其特性，列表比較：

項 目 種 類	靜水處理	磁場與水流	方向與垂直流	流水處理	不會自生水垢	無需管道工程	無需維修保養	沒有腐蝕	沒有化學藥劑	環保產品	效果穩定	全溫度處理	沒有管材限制
*Hydro Flow	O	O	O	O	O	O	O	O	O	O	O	O	O
軟水處理				O	O						O	O	O
永久磁鐵磁化器（外夾式）				O					O	O			
永久磁鐵磁化器（管內式）	O			O					O	O			O
電磁化器				O		O	O		O	O			O
電線纏繞				O	O	O	O		O	O			
電解器				O					O	O			O
樹脂再生	O			O				O	O		O	O	

註：1)上表只是一例証，概括列舉有關使用項目，要便利而效果又好。

    2)照上表來看，鴻磁科技公司以英國Hydro Flow電子水質處理器獲得國際專利之高科技較優產品，獨特的技術能有效防止及瓦解水垢，工作原理不依靠水流或溫度，在各方面應用都能得到持久有效及可靠的理想效果。

    3)當然上表左列各項處理之類別和方法和廠牌也很多，不勝枚舉，可從市場上已有使用者，到處可尋找答案了。

5.5.8.鍋爐用水的ph值：

在密度150°F時為嚴重結垢區，60°F重結垢區，應嚴格控制ph值，以維護鍋爐、管線及設備，減少燃料浪費，及停工修理費等，以策安全。

可從下圖5--19中，了解結垢與腐蝕之傾向，傾向從0~5。

    1.而ph值3.0~4.0為「橫硬水垢區」；

    2.ph值4.0~6.0為「結垢區」；

    3.ph值6.0~8.0為「穩定區」；

    4.ph值8.0~13.0為「腐蝕區」：ph值8.0~10.0為「嚴重腐蝕」；ph值10.9~12.2時，冷水主幹管管路腐蝕傾向，集管及設備嚴重腐蝕。詳如下圖：

利用此空間提供個人習慣做法：擬定計劃時，綱領用排列條款、系統以列表(系統)方式、設備取區塊方式布局。有一次同行希望瞭解鍋爐房設備，讓他看看即可，最初他花了三個小時沒有具體成果，大失所望。筆者建議先看圖面，記住區塊布局方式，再去看現場實際情況，結果大致能掌握實況，細部規劃則在施工大樣圖。

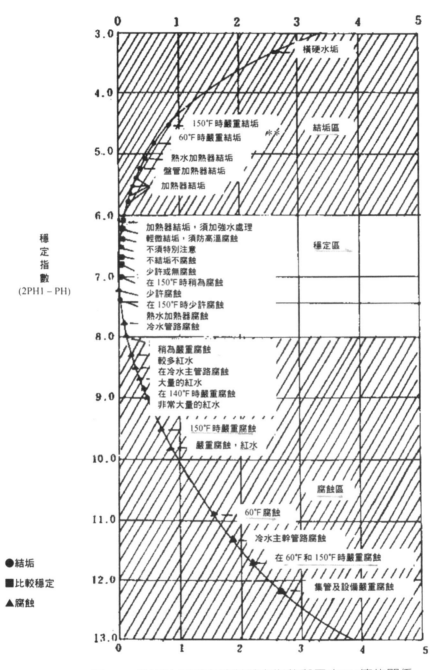

圖5--18鍋爐結垢或腐蝕對穩定指數與用水PH值的關係

5.5.9.立管之錨定、碳素鋼管(SGP)與不鏽鋼管(SUS--304)重量計算數據表:

5.5.9.1.在給水工程中,包括飲用水的給排水管、空調工程中的冰水供水與回水管,在立管之錨定、伸縮與減震,其方法之比較說明,如圖5--20(1)、(2)圖示,從傳統採用Ω彎管伸縮法,或使用伸縮接頭,不但費工費時成本又高,效果差,皆不如採用MASON 美笙股份有限公司產品--減震彈簧,和裝置方法,圖5--21立管錨定安裝,即可達到立管之錨定、伸縮與減震的三大目的。

管線錨定、伸縮與減震三種方法比較圖

在現代新式建築物，高樓大廈普遍林立，室內各項用途之垂直立管，處處可見，惟考慮各類功能之管路，因物理性受週圍溫度所引起熱脹冷縮效應、和運轉時噪音與振動，以及地震來襲時，外力振動、搖擺及牽扯，可能造成水平與垂直方向鋼管，所發生破壞而擴大，必須對各類配管之間隔跨距，選定支撐點，及選擇各型彈簧、橡膠減震墊和伸縮軟管，以吸收其軸向變位。

看右側插圖，必能了解過去兩種落伍的安裝法，與現代所採用減震彈簧、伸縮軟管和橡膠墊等安裝方法，其方便與成效。

插圖A為Ω環形伸縮接頭(Loops)，費工料又佔空間，成本高效果差。

但用於室外型'以下水平輸送鋼管(BSB--1387、STM--A53B、CNS--4626)，尤其遠距離倒是不失為最好的配件。如路邊的輸油管之實例。

插圖B為伸縮接頭(Joints)型，兩端需要多裝兩只接頭或由任，工料成本高，而蒸汽管伸縮接頭容易漏氣，必需立即更換墊片或維修，接頭越多越容易漏氣。

插圖C為減震彈簧支撐上升系統，為基本上的改變接裝法，Revolutionary Sporting Support Riser System，使用簡便容易且更具成效。

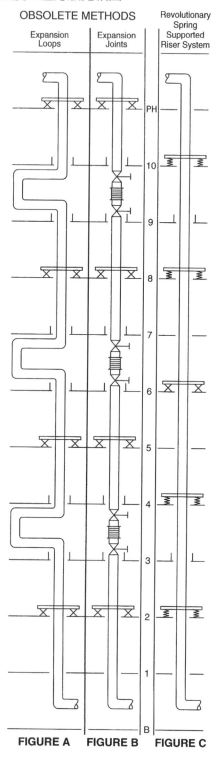

圖5--19立管錨定、伸縮與減震三種方法比較圖（1）
(註34茲以MASON圖為例)

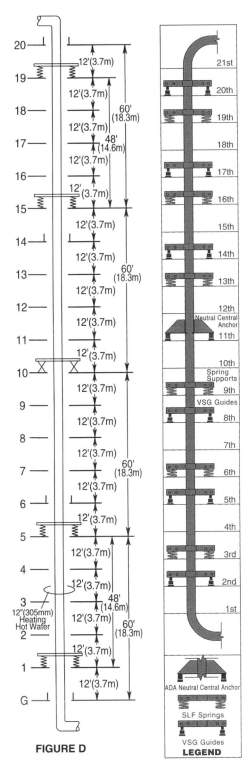

50%Movement　or　100%Movement

FIGURE D

我們繼續再看插圖D，實際安裝要點：

在現代新式建築物內，垂直立管安裝，應選擇建築物中間層，用ADA為支撐錨定點，同時維持在管道內中心點，上下樓層再根據安裝管路之大小、長短、輕重，依次選用各型支撐落地型彈簧座SLF 與VSG ，逐層或等距離設置。如左附圖上方，立管振動的大小，由50、100％，管線之全重，包括管路、液體及各型接頭附件，在兩支立管上端，附有50、100％Movement字樣，分別說明振動之大小。

振動大者，除使用吊掛彈簧，在管線末端最下層地下室，加裝彈簧座。不論主管之長短、大小、粗細輕重等，要考慮流體之性質，與影響管路伸縮之大小，以及運轉時振動之強弱。同時最後在管路頂端之轉折，是採用天花下之懸吊，管路之架空或與水泵軟管之連接，而採用不同方法，主要在預留管路頂端，或兩端伸縮空間與間距，詳圖5--21立管錨定安裝減震墊上中下安裝要點圖。

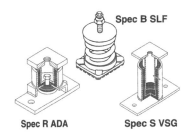

圖5--20立管錨定安裝要點圖
(註34茲以MASON圖為例)

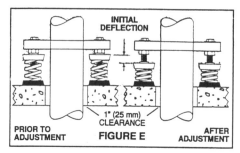

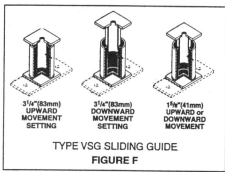

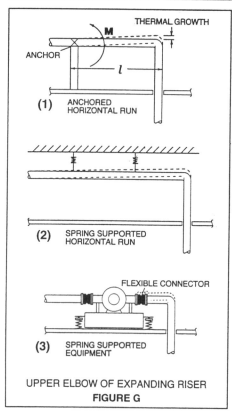

管線最初的理想壓縮狀況，橡膠墊約0.25"~0.35"，金屬彈簧減震器約1'~2.4"、而樓板與管線四周應有一英吋距離間隙，以免阻礙管線上下活動，絕非定在牆面或樓板上，如插圖E：

立式管線預端與橫管末端，兩端連接成90°轉折後，不外以下三種方式，如插圖G：

A.橫式管線架空錨定、B.天花板下懸吊、C.與水泵防震軟管連接。

A. 橫式管線架空錨定或承托，如左圖(1)，立管成90°轉折後，橫管管線不必立即錨定，預留L之長度約___呎，再將橫管架空錨定或承托，預留L之長度能吸收其伸縮變位距離。

B.天花板下懸吊如左圖(2)，立管成90°轉折後，橫管管線不必立即懸吊，預留L之長度約___呎，再將橫管在天花板下懸吊，能吸收其伸縮變位距離為原則。

C.與水泵防震軟管連接如左圖(3)，管成90°轉折後，再將橫管管線與水泵防震軟管連接，能吸收其伸縮變位距離為原則。

減震器安裝方式有吊掛與落地；製作材料分為：氣墊式、橡膠式與金屬彈簧式三種。最常選用者，多為金屬螺旋彈簧與合成橡膠墊兩者；事實上，氣墊式減震器，自然頻率特小，約在2.4~3之間，減震效率高，隔音效果尤佳。最適含地面卸吊掛安裝，在一定干擾下，減震器效率隨形變而增加，因金屬螺旋彈簧對形變之連應性較其他材料為大，在所有頻率範圍內減震效率最佳達99.4%。)

圖5--21立管錨定安裝減震橡膠墊上中下安裝要點圖
(註34茲以MASON圖為例)

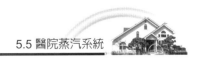

5.5.9.2.碳素鋼管(SGP)與不鏽鋼管(SUS304)重量計算數據表：

表5--35碳素鋼管(SGP)重量計算數據表

JIS 公稱管徑	外徑 Do(mm)	內徑 Di(mm)	厚度 t(mm)	斷面積二次力距 I (mm^4)	斷面積 (mm^2)	管材重量 w1(kg/m)	含水重量 w2(kg/m)	平均半徑 r (mm)
40 A	48.6	41.6	3.5	1.268E+05	495.9	3.9	5.3	22.6
50 A	60.5	52.9	3.8	2.732E+05	676.9	5.3	7.5	28.4
65 A	*76.3	67.9	4.2	6.203E+05	951.3	7.5	11.1	36.1
80 A	*89.1	80.7	4.2	1.012E+06	1120.2	8.8	13.9	42.5
100 A	114.3	105.3	4.5	2.343E+06	1552.3	12.2	20.9	54.9
125 A	139.8	130.8	4.5	4.382E+06	1912.8	15.0	28.5	67.7
150 A	165.2	155.2	5	8.081E+06	2516.4	19.7	38.7	80.1
200 A	216.3	204.7	5.8	2.126E+07	3835.6	30.1	63.0	105.3
250 A	267.4	254.2	6.6	4.600E+07	5407.6	42.4	93.2	130.4
300 A	318.5	304.7	6.9	8.202E+07	6754.5	53.0	125.9	155.8
350 A	355.6	339.8	7.9	1.305E+08	8629.4	67.7	158.4	173.9
400 A	406.4	390.6	7.9	1.964E+08	9890.2	77.6	197.5	199.3
450 A	457.2	441.4	7.9	2.815E+08	11151.0	87.5	240.5	224.7
500 A	508	492.2	7.9	3.881E+08	12411.8	97.4	287.7	250.1

註：1)縱彈性係數　　　　　E=212 x 102　　　Kg / mm2
　　2)最大容許壓縮應力　　σ = 12　　　　Kg / mm²

表5--36一般配管用不鏽鋼管(SUS304)

JIS 公稱管徑	外徑 Do(mm)	內徑 Di(mm)	厚度 t(mm)	斷面積二次力距 I (mm^4)	斷面積 (mm^2)	管材重量 w1(kg/m)	含水重量 w2(kg/m)	平均半徑 r (mm)
40 A	48.6	46.2	1.2	5.022E+04	178.7	1.4	3.1	23.7
50 A	60.5	58.1	1.2	9.831E+04	223.6	1.8	4.4	29.7
65 A	*76.3	73.3	1.5	2.466E+05	352.5	2.8	7.0	37.4
80 A	*89.1	85.1	2	5.192E+05	547.3	4.3	10.0	43.6
100 A	*114.3	110.3	2	1.113E+06	705.6	5.5	15.1	56.2
125 A	139.8	135.8	2	2.056E+06	865.8	6.8	21.3	68.9
150 A	165.2	159.2	3	5.029E+06	1528.7	12.0	31.9	81.1
200 A	216.3	210.3	3	1.144E+07	2010.3	15.8	50.5	106.7
250 A	267.4	260.6	3.4	2.457E+07	2819.9	22.1	75.5	132.0
300 A	318.5	310.5	4	4.887E+07	3952.1	31.0	106.7	157.3

註：1)縱彈性係數　　　　　E=197 x 102　　　Kg / mm²
　　2)最大容許壓縮應力　　σ = 13　　　　Kg / mm²

5.5.10.空調暖氣使用範例：

5.5.10.1.病房空調

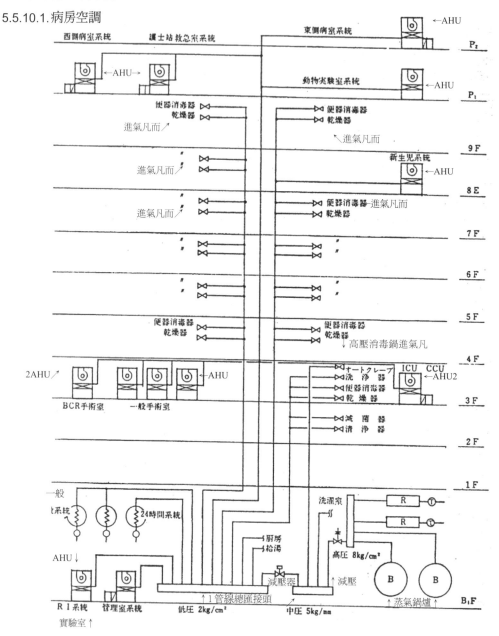

註：1)蒸汽管總匯接頭。

2)類似圖形為 AHU 空調箱。

3)為 AHU 空調箱或其他設備進汽凡而。

4)⧖蒸汽管系用球型凡而（閥），水系用閘門凡而（閥）。

5)從高壓 8.0kg /cm^2，減壓至中壓 5.0kg /cm^2，減壓至低壓 2.0kg /cm^2。

（註 8 茲以醫院空調設計為例）

圖5--22醫療大樓空調暖氣蒸汽系統配管圖

5.5.10.2.在各病房中，最基本的配備：包括沖洗盆、蒸汽便盆消毒器和蒸汽煮鍋。沖洗盆用途很廣，沖洗尿壺、沖洗污物和清洗拖把等；在便盆消毒器內的頂端配置一支熱水管和一支蒸汽管，一只定時開關。當左手拉開便盆消毒器蓋板，右手將便盆插入蓋板背面架內，左手放手蓋板蓋好，按一下按鈕，紅燈先亮，消毒器內立即熱水沖刷，隨　之噴出蒸汽消毒，等待整個行程完成，紅燈息滅，表示整個行程完成，於暫存便盆消毒器內，或再取出使用。便盆消毒器式樣很多，因各製造廠牌不同，雖外型不一，功能全同。

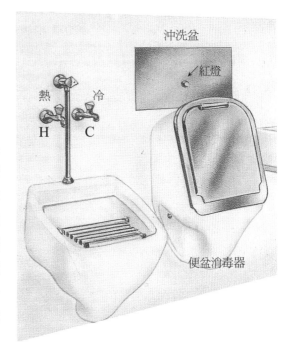

圖5--23病房蒸汽便盆消毒器及沖洗盆配置
(茲以zK產品為例)

5.5.10.3.致於蒸汽消毒煮鍋：為各病房內一些零星用具消毒用。固然有供應中心供應整批敷料和用具，但一些零星用器具，或重複使用之器具仍需病自行消毒。在蒸汽消毒煮鍋安裝時，需要供應熱水管、蒸汽管，和蒸汽回水管與排水管。安裝完成後，需調整試機，隨後交給該病房護理長，說明使用方法。護理長在接管時，多會召集全病房全體工作同仁，前來聽取病房內設備使用說明，以利工作推展。雖然有不同的廠牌，尺寸外形不全一樣，但其原理與功能則完全相同。

⊕此為記時設定器：紙或塑膠製，有時針與分計。不能自走，由使用消毒煮鍋者設定記時，以防使用者忘記了，任何人到見已過時，即隨手關閉蒸氣凡而，或電源開關。此項有待改善之處，只是費用的問題。

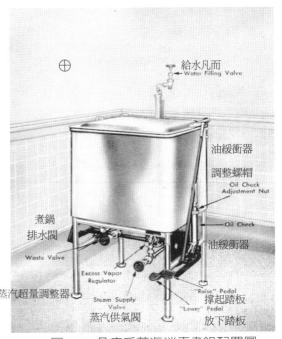

圖5--24各病房蒸汽消毒煮鍋配置圖
(註46茲以"AMERICAN"UTENAIL STERILIER產品為例)

5.5.11.在蒸汽管路系統中的重要組件：

如球型凡而（Globe Valve）高壓減壓器（Pressure Reducing Valve）、Y型過慮器（Strainer）、單向閥（Check Valve）、汽水分離器（Separator W/Ball Float Trap）、溜水器（Steam Trap）等等。才能構成一組完整的系統。在蒸汽鍋爐中，供應蒸汽約為7~8 Kg/cm² × 14.7 = 103~~118 psig。【前面已提到，鍋爐操作壓力：8.815 Kg/cm²（125psig）。安全閥設定壓力：10.5 Kg/cm²。】直接由鍋爐中送出，由地下管道進入使用大樓一樓，再減壓到4.76~~4.1Kg約70~~60 psig，或減壓後垂直上升到各樓層，看看圖5--22系統圖，即可了解。在到達使用設備前，再根據使用器具需求量，再度減壓。例如供應中心、高壓消毒器、空調箱、消毒煮鍋、蒸餾器、便盆消毒器、熱水爐、洗碗機、蒸汽煮飯鍋-----------等，溜水器種類有數種，外型雖各異，其性能原理雖相同，採用安全係數不一（表5--37）。

表5--37各類設備使用蒸汽壓力

使　用　單　位	蒸汽設備名稱	使用蒸汽壓力（psig）
1.蒸汽鍋爐	鍋爐操作壓力	100~~115
2.一般蒸汽設備	供應蒸汽壓力	60~~70
3.洗衣房	熱水箱	60~~70
	滾筒乾燥機	80~100
	乾衣機	35~40
4.供應中心	高壓消毒器	45~~60
	蒸汽煮鍋（或電）	二選一
5.廚房	高壓消毒器	45~~60
	洗碗機	30~~35
	雙層（迴轉,）煮飯鍋	45~~60
6.病房	蒸汽煮鍋	50~~60
	便盆消毒器	50~~60
7.藥局	蒸餾水器	4.5~~100
	電煮鍋	用電加熱
8.空調	空調箱	熱水
註：各個廠牌機器設備器具，大小不一，使用蒸汽壓力（psig）略有差異，以各使用單位選用廠牌機器而定。		

當蒸汽管每逢垂直上升時，⊢ 型管下端，或者蒸汽設備的末端，必須加裝溜水器。讓蒸汽經過迴型蒸汽加熱管使用後，其凝結水必須即時排出，以免阻礙蒸汽的前進，妨礙蒸汽設備的正常運轉。如圖5--17、18剖面與外形圖及19系統裝置圖。

表5--38不同型溜水器使用不同之安全係數

溜　水　器　型　式	安　全　係　數
恆溫式（Thermostatic traps）	2--------4
液體膨脹式（Liquid Expansion traps）	2--------4
浮球式（Float & Thermostatic traps）	1.5------2.5
熱動式（Thermodynamic traps）	1.2-------2
*倒筒式（Bucket traps）	2--------3

註：上表所列五種類型，以*倒筒式（Bucket traps）最好，性能好、構造簡單、保養簡便、耐用，就是一只倒置的圓筒，水漲筒上浮，開啓出水口。

5.5.12.蒸汽系統組件外型圖例：

5.5.12.1.減壓器組 ↓Pressure Reducing Vavle：

5.5.12.1.減壓器組 ↓Pressure Reducing Vavle ：

↓Safety Vavle

蒸汽減壓器組裝圖

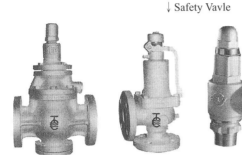

圖5--25蒸汽減壓器及安全閥

(茲以政緻五金產品為例)

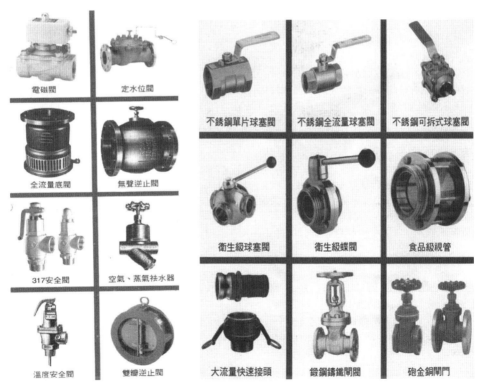

(茲以政緻五金產品為例)

圖5--26蒸汽各型閥體外形圖

5.5.12.2.各型蒸汽溜水器：

MODEL **6L**
Disc Type Steam Traps

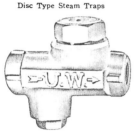

Working Pressure 4.5～150psi
Material Body-Cast Iron,
　　　　 Principal Parts-Stainless

Size	Length	Height	Prices
½″	108ᵐᵐ	95ᵐᵐ	
¾″	115	100	
1″	130	108	

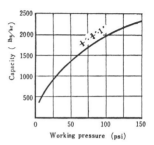

MODEL **8L** Disc Type Steam Traps

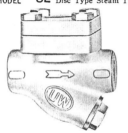

Working Pressure 4.5～300psi
Material Body-Cast Iron,
　　　　 Principal Parts-Stainless

Size	Length	Height	Prices
½″	95ᵐᵐ	110ᵐᵐ	
¾″	105	120	
1″	115	130	
1¼″	160	170	
1½″	160	170	
2″	180	185	

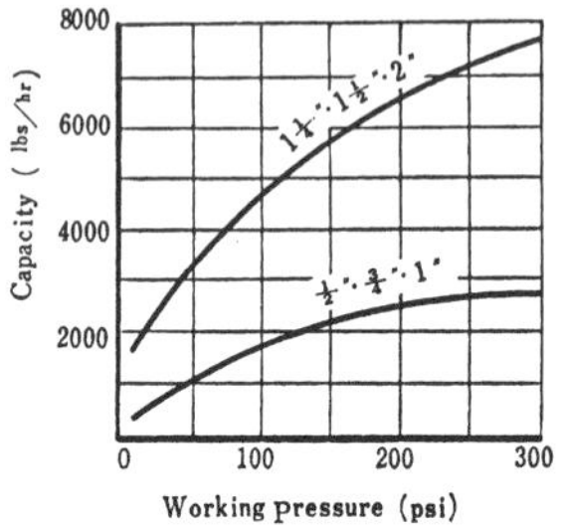

MODEL **8LF**
Disc Type Steam Traps

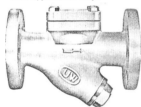

Working Pressure 4.5～300psi
Material Body-Cast Iron,
　　　　 Principal Parts-Stainless
Flange Form JIS10kg/cm̊
　　　　 and others

Size	Face to Face	Height	Prices
½″	140ᵐᵐ	115ᵐᵐ	
¾″	150	125	
1″	160	135	
1¼″	220	175	
1½″	220	175	
2″	240	190	

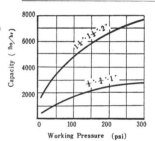

MODEL **B—10**
Bucket Type Steam Traps

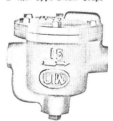

Working Pressure 4.5～100psi
Material Body-Cast Iron,
　　　　 Principal Parts-Stainless

Size	Length	Height	Prices
½″	130ᵐᵐ	138ᵐᵐ	
¾″	149	158	
1″	170	190	

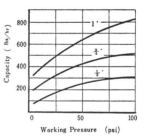

MODEL **C**
Bucket Type Steam Traps

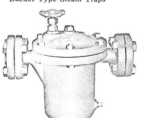

Working Pressure　　4.5～150psi
Material　　　　　　Body-Cast Iron, Principal Prts-Stainless
Flange Form　　　　JIS 10 kg/cm̊ and others

Size	Face to Face	Height	Capacity at Working Pressure				Prices
			30psi	60psi	100psi	150psi	
	mm	mm	lbs/hr	lbs/hr	lbs/hr	lbs/hr	
½″	229	242	920	620	420	310	
¾-1″	267	280	1620	1080	860	740	
1¼-1½″	298	325	3080	1950	1490	1380	
2″	372	382	6820	4250	3450	2480	
2½-3″	430	490	9290	6820	5460	4400	

圖5--27蒸汽各型溜水器外形及工作壓力曲線圖

5.5.12.3.BY--Pass：（旁通路標準接法及旁通閥重要性）

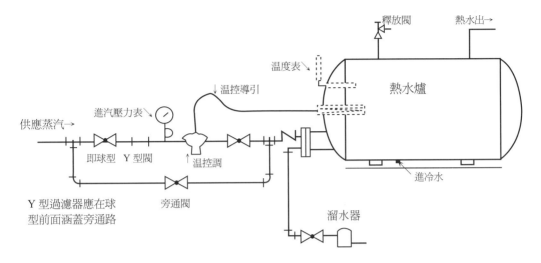

圖 5--29 蒸汽系統熱水爐溫控裝置典型組裝圖 (一)

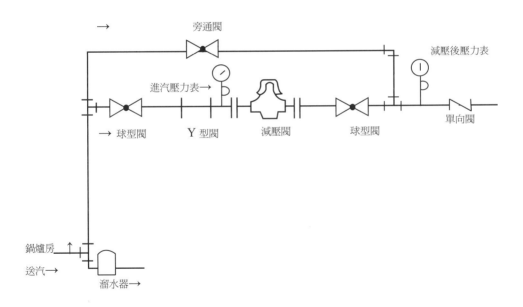

圖 5--29 蒸汽系統進入醫療大樓圖 (二)

5.5.12.4.彈性伸縮管與溜水器：當鍋爐房將蒸汽由蒸汽系統幹管送出：若是經過由室外送入醫療大樓時，置於路旁地下管道，如管線超過30M，則應設置Ω彈性伸縮管與溜水器，讓蒸汽系統幹管在無冷凝水的阻擋下，順利將蒸汽送進醫療大樓；如距離不長或在室內直接送達。

　　A)由地面進入醫療大樓上升至天花板下，在輸送過程中的冷凝水，於上升前由左下方溜

水器排出，上升蒸汽經過減壓閥至60psig後，再進入各使用單位，如至廚房洗碗機時，必須再減壓至30~35psig。詳表6--37各類設備使用蒸汽壓力。若減壓閥損壞時，先關閉減壓閥前後球型凡而，再打開旁通球型閥，可繼續供應醫療設備用汽，不致作業停頓。

這組減壓設備，包括三只球型凡而（Globe Valve）在蒸汽減壓閥(Pressure Reducing Vavle)前後各一只球型閥，與旁通一只球型閥，形成並聯通路。減壓系統中，串聯一只Y型過慮器、二只壓力表（pressure supply gage）（指示供應蒸汽壓力數，與減壓後是否符合需求），再串聯一只單向閥（check valve）。此圖中若在緊接蒸汽減壓前端加了一只汽水分離器，蒸汽在遠距離平行管中輸送後，在進入減壓器前將冷凝水經汽水分離器排出，效果更好。

B)在繼續看上一張蒸汽減壓系統圖5-29(一)，減壓後進入熱水設備前，以溫控來控制進汽閥，同樣包括三只球型凡而（Globe Valve）在蒸汽溫控閥前後各一只球型閥，與旁通一只球型閥，形成並聯通路。溫控系統中，串聯一只Y型過慮器、一只壓力表（pressure supply gage）（指示供應蒸汽壓力數，是否符合需求），再串聯一只單向閥（check valve）。此圖中若在緊接蒸汽溫控前端加了一只汽水分離器，蒸汽在垂直立管而下，進入平行溫控管中輸送時，在進入溫控器前將冷凝水經汽水分離器排出，為必要之設施。

C)在蒸汽系統中無論安裝減壓閥、汽水分離器、溫控閥----------等等串聯在蒸汽管系中之組件，預防主體設備故障時，可打開（By Pass）旁通凡而，仍可維持正常作業。特別在此提出其重要性。這是一種標準型態並聯連接法。Y型過濾器應在球型前面，涵蓋旁通管路，主要功能是：無論蒸汽正常經過減壓送出，或者由旁通路直接送出，均必須Y型過濾器，濾掉蒸汽管系中雜物，以免影響蒸汽系統醫療設備；倒也不必每一組件前裝一過濾器。雖然在單線圖中裝置溜水器時，未顯示裝置一只球型旁通閥，實際上不能省略，在該設備久未啟用，在啟用前，先打開旁通閥，緩緩排放蒸汽管內之冷凝水(開啟過快蒸汽管被衝擊，發生劇烈震動與響聲)，否則蒸汽管內充滿了冷凝水，蒸汽根本過不來而無法使用。

D)當蒸汽系統經過長距離輸送或設備使用後，蒸汽遇冷則形成冷凝水，冷凝水先流入區域內之冷凝水槽，再用回水泵送用鍋爐房蓄水箱，再供鍋爐使用。A圖為典型標準裝設，則溜水器與旁通閥兩條管匯合後流入冷凝水槽；　B圖兩條管各走各的流入冷凝水槽，少了一只球型閥，而改用兩只球型閥並不經濟。

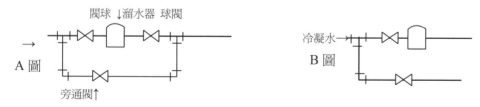

圖5--29蒸汽系統冷凝水 (三)

5.5.13.冰水與蒸汽系統組件圖例：

5.5.13.1.蒸汽系統組件單線圖例與說明：

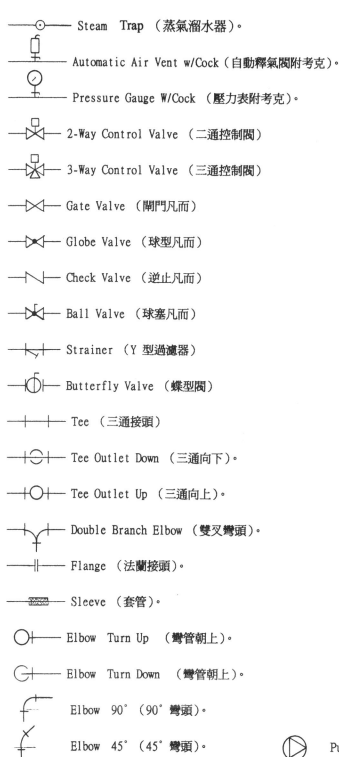

Steam Trap （蒸氣溜水器）。

Automatic Air Vent w/Cock （自動釋氣閥附考克）。

Pressure Gauge W/Cock （壓力表附考克）。

2-Way Control Valve （二通控制閥）

3-Way Control Valve （三通控制閥）

Gate Valve （閘門凡而）

Globe Valve （球型凡而）

Check Valve （逆止凡而）

Ball Valve （球塞凡而）

Strainer （Y 型過濾器）

Butterfly Valve （蝶型閥）

Tee （三通接頭）

Tee Outlet Down （三通向下）。

Tee Outlet Up （三通向上）。

Double Branch Elbow （雙叉彎頭）。

Flange （法蘭接頭）。

Sleeve （套管）。

Elbow Turn Up （彎管朝上）。

Elbow Turn Down （彎管朝上）。

Elbow 90° （90°彎頭）。

Elbow 45° （45°彎頭）。

Pump （泵浦）。

5.5.13.2.冰水與蒸汽系統單線圖例與說明：

圖例	英文	中文
———— S ————	Steam Supply	蒸汽管
—— —— —— ——	Condensate Return	冷凝水管
———— — — ————	Cold Water	冷水管
———— — — — ————	Hot Water	熱水管
———— — — ————	Hot Water Return	熱水回水管
———— O ————	Oil Supply Suction or discharge	供油管
—— O ——	Oil Rtuurn or Dverflow	回油管
———— G ————	Gas Supply	瓦斯管
-- ‖ --	Union, Scerewed or Flanged	由任或法蘭接頭
	Safety Valve	安全閥
— — — → — — —	Directiov of Flow	水流向
↙ ↘	Slope Downward in Direction of Arrow	箭頭向下方向傾斜
⊕	Trap Assembly or Steam Trap	溜水器
₵ F. D.	Floor Drain	地面排水裝配
Ø C.O.	Clean Out	清掃口
———————	Soil or Waste Line	廢水管
-----------------------	Vent Line or Exhaust	排氣管
Vptr or Vptf	Vent Pipe Thru Roof or Floor	
———— X ————	Fire Line	消防管
———— L ————	Lead Pipe （Acid Waste）	
EXH. T. R.	Exhaust Thru Roof	穿過樓層

5.5.13.3.蒸汽管保溫材料--主要成分為純白色粉末之鹽基性碳酸鎂，其氣孔率在85%以上者。多為岩棉管，或MC石棉、85%碳酸鎂、高溫矽酸鈣、中性硅藻土、玻璃棉等，自1/2"~14"管徑，管厚由1"、11/2"、2"、21/2"、3"不等。

製造廠商有：環球大洋保溫器材工程公司、啓信實業股份有限公司，和三石保溫耐火器材廠股份有限公司。

5.5.13.4.空調風管保溫材料--多為普尼龍管和板。亦有選用玻璃棉管和板，惟後者短纖維脫落高，影響人類呼吸系統，有礙健康。

5.5.13.5.熱交換器(HEAT EXCHANGER)--在空調中的冷熱交換均要設置。其種類有板式、螺旋式、板殼式全焊型板式、全焊型板式，及平板式氣對紮式等，多採用板式、螺旋式熱交換器兩種為主，其他從略。

1)板式熱交換器--高傳導效率、高熱交換能力、機臺最小節省安裝空間、折裝容易、按需求增減板片，適用於各種液體對液體，或液體對氣體，蒸氣對液體。

A)設計壓力─Max. 34kg/cm。　B)設計溫度--─30℃~210℃。

C)板片材質-- SUS304、316、316L、316Ti、904L、SMO254、Tifanium、Tifanium & etc.。

D)墊片材質--NBR、EPDM、Viton、Viton-G、HNBR、Teflon 、Silicon & etc.。

2)螺旋式熱交換器--採用兩片金屬平板，由內而外捲成圓形，圍繞同一中心點，旋轉焊接成螺旋狀，形成兩個流體通道，成為兩種流體熱交換器。

A)通道間隙--5mm~70mm。　B)通間寬度--50mm~2000mm。

C)熱交換面積--0.1~800m²。

D)設計壓力--真空~45bor。　E)設計溫度--─100℃~450℃。

F)面板材料--Carbon steel ─SUS304、316、316L、316Ti、904L、SMO254、Duplex、Tifanium、Hastelloy-C & etc.。(茲以協儒企業股份有限公司型錄為例)。

5.5.13.6.集風箱：

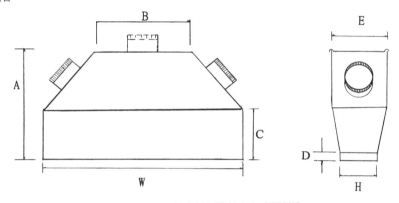

圖5--30 PC集風箱單線圖（顯隆）

5.5.13.7.鍋爐房編制：技工兩人，每天一名技工值班一人休息，實習工友一人，巡視院內各處送汽和冷凝水回送情況處理與回報，同時在爐房內打打雜，學習鍋爐房工作。當清爐或維修工作，停止休息，三人共同協力完成，遇有個人因事外出找代班人員，亦由三人共同協調達成。

1)保養維護工作：主要維護工作在安全和不漏氣。凡鍋爐與組件管件發現漏氣，立即用板手鎖緊螺絲，如果無效，只有更換石棉板一途，別枉費力氣去鎖緊螺絲，以策安全。石棉板大小厚薄均有成品出售，室內亦備有一般通用厚薄石棉板，必要時自行用木鎚將石棉板放在相同管口上，鎚打成Q形墊片，源有墊片處應清除乾淨，不能留有殘餘石棉。在鍋爐房中工作長久後，會熟悉爐房中機器之聲音和節奏，如有異狀，即可判斷問題在那種！在何處有問題？

2)大型蒸氣凡而，最好不要常開和關：否則常常形成漏氣現象，只有在必要時使用。同時無論是作任何用途之凡而，帶緊即可，不要太用力鎖死；而開啟之凡而，開到底後再回轉一點，成活動狀，不要太用力卡死。否則無人能操作，總之熟能生巧！

表 5--39 PC 集風箱規格尺寸表 mm (一)

風箱型號	W x H	A	B	C	D	E	叉嘴管直徑
PC-200	依據各廠牌型錄尺寸製作 (如下表)	330	W/2~2/3	110	25	245	叉嘴 1~3 支由 φ4 "~14" 常用 φ8 " 10 "、12 " 標準長 100 mm
PC-300							
PC-400							
PC-600							
PC-800							
PC-1000							
PC-1200							

表 5--39 PC 集風箱 L x W 規格尺寸表 mm (二)

廠牌 機型	PC-200	PC-300	PC-400	PC-600	PC-800	PC-1000	PC-1200
集風箱出口，配置軟管管徑和數量。	6 'x 1'	8 "x 1	8 "x 2	8 "x 2 10"x 1 12"x 1	8 "x 2 10"x 2 12"x 1	8 "x 3 10"x 2 12"x 1	8 "x 4 10"x 3 12"x 2 14"x 1
中 興		600x178	720x178	990x178	990x178	1320x178	1650x178
揚 帆	480x130	480x130	670x130	870x130	1100x130	1320x130	1530x130
開 立	469x120	583x120	701x120	939x120	1280x120		1754x120
王 牌	460x120	560x120	710x120	1010x120	1010x120	1410x120	1710x120
弘 旭	507x138	507x138	634x138	837x138	1014x138	1244x138	1530x138
新 晃		460 x120	712x120	847x120	1100x120	1300x120	1552x120

表 5--40 PC 隱, 藏吊掛式送風機選擇出風口數量與風速表 (一)

TYPE	風車數	CMH	CMM	CMS	管 φ m² 風速 m/s	管 φ m² 風速 m/s
FC-200	1臺	340	5.66	0.0943	6 "=0.0182, 5.183	8 "=0.0324, 2.913
FC-300	1臺	510	8.5	0.1416	8 "=0.0324, 5.183	10"=0.506, 2.797
FC-400	1臺	680	11.33	0.1888	8 "=0.0324, 5.824	10"=0.506, 3.729
FC-600	1臺	1020	17.00	0.2830	2-8 "=0.0648, 5.824	10"=0.506, 5.59
FC-800	1臺	1360	22.66	0.3776	2-10 "=0.1012, 3.33	12"=0.0729, 5.178
FC-1000	1臺	1700	28.33	0.4720	3-8"=0.0972, 4.85	2'-10"=0.1012, 4.662
FC-1200	1臺	2040	34.00	0.5660	3-10 "=0.3518, 3.72	14"=0.0992, 3.875
FC-1400	1臺	2380	39.66	0.6610	2-12 "=0.1458, 5.43	2'-12"=0.2187, 3.22

註：1)例 FC-200cfm÷35.32＝5.662cmm, 再換算成 0.094375cms (根據曲線圖單位以 Cmh、Cmm、Cms)演算。　 V＝Q/A
　2)選用伸縮軟管，依風速請查閱(圖 5--31)曲線圖查出其壓損。

表 5--41 圓型伸縮軟管管徑由英吋化爲公尺與圓面積平方公尺 m² (二)

管徑 φ	公 尺 M	平方公尺 M²	二支伸縮軟管面積	三支伸縮軟管面積
4"	φ0.1016	0.0080	2-4"＝0.0160 M²	3-4"＝0.0241 M²
6"	φ0.1524	0.01822	2-6"＝0.0364 M²	3-6"＝0.0546 M²
8"	φ0.2032	0.0324	2-8"＝0.0648 M²	3-8"＝0.0972 M²
10"	φ0.254	0.0506	2-10"＝0.1012 M²	3-10"＝0.1519 M²
12"	φ0.3048	0.0729	2-12"＝0.1458 M²	3-12"＝0.2187 M²
14"	φ0.3556	0.0992	2-14"＝0.1985 M²	3-14"＝0.2977 M²

註　公式：1) 圓面積 m²＝(半徑)²x π 、Am²＝(r)²x π
　　　　 2) 圓面積 m²＝(直徑)²0.785² 、Am²＝(R)²x0.785

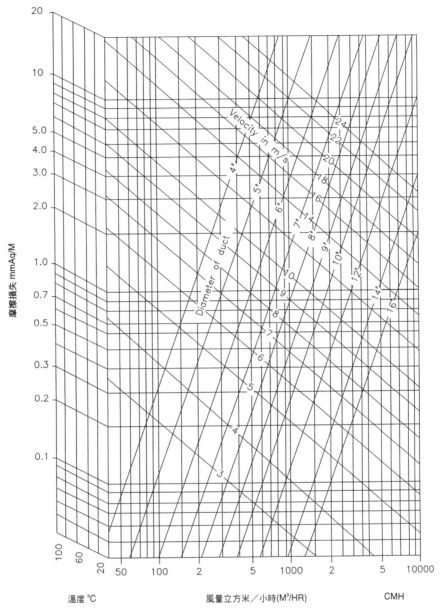

圖5--31鋁箔伸縮軟管性能表

5.5.13.8.伸縮軟管系列：有鋁箔、消音、PE等三種。各種特性如下：

1) 鋁箔：不燃性、高伸縮彎曲性、質輕、施工易、損料性低、保溫保冷性佳。最大耐溫-30~150℃、耐壓250mmwg。

2) 消音：除具有鋁箔伸縮軟管特性外，另具有消音，可降低10~25%管內噪音。最大耐溫-20~90℃、耐壓100mmwg

3) PE：高伸縮彎曲性、質輕、施工易、損料性低，最大耐溫-20~110℃、耐壓70mmwg。

5.6 全院瓦斯系統

5.6.1. 依據建築技術法規：

建築設備篇 第四章--燃燒設備 第一節--燃氣設備78條通則：建築物安裝天然氣、煤氣、液化石油氣、油分裂氣或混合氣等非工業用之燃氣用具、供氣管路及排煙設備等，應符合其他有關安全規定外，應依本節規定。雖共五條，在興建工程有部份與那項條文有關，必須按該條文執行。

第79條--供氣管路，應符合中國國家標準之金屬製管，其試驗壓力應在30kg/cm²以上、埋設深度不得小於30cm、管子彎曲外角不得大於90°度、彎曲內半徑不得小於管外徑六倍、應有防腐蝕措施、橫管應順氣流方向作上向坡度，坡度不得小於1/700、管徑不得太小，應可足量供應、管路不得裝置在風管、煙囪、升降機之機道內，並不得貫穿上列構造物、管路裝置完成後，應按燃氣供應單位規定，作壓力試驗合格後，方準使用等等-----------。

第80條--燃氣用具之安裝-----------。

第81條--排煙設備，應設置磚造、石造、混凝土造、鋼筋混凝土造、或廠製金屬煙囪-----------。

第83條--排煙管厚度不小於0.95公厘(20號) 之白鐵板或其他防火不燃材料製造--------------------。

第84條--排煙連接管-----------------。

第85條--機械排煙-----------------。

5.6.2. 液化石油氣成分與危害原因：

從英文名稱：Liquefied Petroleum Gas. 臺灣液化石油氣，其成分：為丙烷與丁烷各佔50%, 而其腐蝕性之硫極低。家中瓦斯一氧化碳中毒事件，因在密閉室中使用瓦斯熱水器，是熱水器在燃燒時，當室內空氣中的氧耗盡後，而又無法及時補充新鮮空氣，導致氧氣不足而又燃燒不完全，所產生了一氧化碳，而瓦斯熱水器也隨之熄火；或者燃燒中的熱水器，中途熄火了；或者使用中熄火後，因水壓不夠，無法再次點燃。瓦斯仍就在熱水器中繼續漏出，無法完全燃燒，所形成的中毒事件。報導瓦斯中毒事件，事實上是"一氧化碳中毒"。

此處僅就火災時所形成的"煙霧毒氣"，以及在火災時之煙霧，其中成分係由燃燒與熱解之可燃物質材所形成之化學成分和燃燒中之情況而定。其成分多屬於可燃性有機化合物。有碳、氫、氮、氧、硫、磷等元素。需配合助燃性之空氣和氧，才能完全燃燒。火災時所形成的煙霧毒氣，包括高溫、高壓、缺氧、煙霧、有毒化學成份之物料等，均構成對於人體之為害或於死亡。我們看看幾種氣體的性質：

5.6.2.1. 一般家庭使用之液化石油氣特以：為易燃、易爆、有毒、無色、無味、（惟恐瓦斯外洩，加添臭味劑以示警）。在燃燒不完全時，所產生一氧化碳、二氧化碳、另加二氧化硫和氯化氫，均屬有毒性氣體。

5.6.2.2. 一氧化碳，又名氧化碳：有強烈毒性、無色、無味、可燃，是含碳物質，為燃燒不完全所產生。能跟人體血液裏的色素化合，使赤血球失去攝取氧的作用，致人於命。當空氣

中含有0.5%CO^2時，經過廿至三十分鐘後，有死亡危險。若含量到達1%時，一至二分鐘內立即死亡。在燃燒著火區域內，一氧化碳濃度，通常可高達0.01~0.65％，置身其中者，延遲了逃出時限必然中毒。

5.6.2.3. 二氧化碳（CO^2）：無色、不燃。在空氣中濃度達到3~5％時，人們會感覺呼吸困難和惡心；到達8.5%時，血壓下降，呼吸困難與肺部充血；如果含量到達7~10%，短期內即可傷亡。

火災時，煙氣擴散速度，由下向上竄升，循環繚繞，極為迅速。

1) 水平方向：在初期開始時，約為0.1~0.3m/s，到了中期時，煙霧毒氣擴散速度，增加到0.5~0.8 m/s。

2) 垂直方向極為迅速：可達1~5m/s；通過豎立井孔時，如電梯、安全梯間、吊高之中庭和管道間等，由於煙窗效應，其速度更為快速。

5.6.3. 民生液化天然瓦斯：

除了大廚房烹飪主要用途外，在醫療檢驗室等處亦為必備之處。

5.6.3.1. 天然氣（Natural Gas 簡稱NG），而液化天然氣（Liquefied Natural Gas 簡稱LNG）為今世界公認的清淨能源。更在其製作過程中，經過多次降溫程序中，將天然氣成分中的水份、硫份、二氧化碳等雜質脫除，最後產生一個大氣壓、零下162℃的液態天然氣。瓦斯比空氣輕，無煙無色，加臭味謹慎預防災害。

在臺灣天然氣使用情況，可分為發電、工業與家用三大類：

1) 發電及汽電共生用，佔75.83%與1.53%，共計77.36%。

2) 工業用（燃料用8.76、原料用0.59）9.35%。

3) 家庭用13.29%。

5.6.3.2. 天然氣及液化天然氣的特性：天然氣NG是化石燃料中最輕的氣態碳氫化合物可燃氣體，主要成分是90%以上的甲烷，依埋藏在地下情況，可分為油田氣、氣田氣、水溶氣、與煤田氣等四類。其共同的特性：

1) 比重輕--為空氣之0.5~0.6，容易消散在大氣中，比較安全。

2) 熱值高--每立方米有六千至一萬大卡（6,000~10,000 cal./m³），熱效率高，且可調整熱值，以適應不同用途。

3) 燃燒性良好--可完全燃燒，不排黑煙，保持室內乾淨。

4) 不產生硫化物（SOx）。

5) 缺點：其體積龐大不易儲存與運輸。早期在油井或氣井所產生的NG只能利用管線（Pipe Line）輸配到消費地點，供應範圍僅限於內陸國家或地區。因此如印尼、馬來西亞等島國及阿拉伯等沙漠國家，在原油產生時，伴隨著的NG，只好就地燃繞掉，至為可惜！

5.6.3.3. 天然氣供應其操作策略：臺灣在清朝、日據時代有發現天然氣，直至光復後，中油公司在新竹、苗栗一帶及新竹外海之探勘與開採，於1970年代曾有日產600萬m^3的紀錄，至1980年代後，不再有大量氣井發現，但又逢臺灣經濟起飛，與因應家庭生活水準提高，天然氣的需求量遽增，中油開始進口天然氣的構想，供應市場方式。天然氣又分進口天然氣（NG2）與摻混天然氣（NG1）兩種。進口天然氣（NG2），由高雄縣永安鄉永安液化天然氣廠，進口天然氣後，直接供應臺灣中南部地區民生工業用氣及全臺灣各燃氣電廠使用。而自產天然氣主要供給鐵砧山、出磺坑、錦水、新營、八掌溪等礦場。摻混天然氣（NG1），目前供應臺灣中北部地區民生和工業用氣。

5.6.4. 臺灣第一座液化天然氣永安接收站：

後續有臺中接收站。從永安和臺中接收站，再分配到各配氣站，已完成18個配氣站，隨後尚有大潭、竹圍兩站續建中，由各配氣站再分配到各用戶。

5.6.4.1. 輸氣幹管：以海上36″管線，高輸氣能力管線，操作壓力80Kg/cm^2以下，與以30″~20″輸氣能力管線，陸上管線70Kg/cm^2以下，供應中南部市場用戶；或採用相對低壓陸上管線。

5.6.4.2. 自產氣生產礦場至配氣站：輸送壓力約50~80Kg/cm^2，或40~60 Kg/cm^2，配氣總管輸送壓力約20Kg/cm^2，配氣站至二次配氣站、電廠專管、瓦斯公司，約40~20Kg/cm^2。

5.6.4.3. 工業高壓供氣系統約3~5Kg/cm^2（大都在10Kg/cm^2以下）；家庭低壓供氣系統約0.01Kg/cm^2。

5.6.5. 目前全臺各城鎮由26家公私瓦斯公司經營：

直營家庭區域約245萬戶。已於民國2009/7/14由中油台中港LNG接收站，正式啟用。進口卡達LNG天然氣，年合約168萬噸，但因核四廠延後完成，故用氣量可能增加到每年300萬噸。主要供應臺灣西部地區，中北部都會區，早期自苗栗、新竹自產天然氣供應，供氣普及率今已達60%，而南部地區，遲至民國79年進口天然氣後，才陸續採用桶裝LPG液化瓦斯，以及受較高氣溫之影響，至今中南部地區，家庭使用天然氣之普及率約在5~24%，尚有甚大拓展空間。以上有關數據，取自『中國工程師學會，工程雜誌雙月刊79卷2期，中油公司賴中和顧問：清淨能源--液化天然氣（LNG），和彭壽夫主任：臺灣地區天然氣主要用戶、陳宏市處長：天然氣之地下儲存、與陳碧道主任：天然氣輸氣幹線整體監控系統四位大作』。

天然氣化瓦斯或液化瓦斯，採用明管時。無論是廚房炒菜、檢驗室、發電或鍋爐房升火。均以一般B級白鐵管配置即可。液化瓦斯便於儲存，儲存量大時，儲存所均設置於大樓外，則設置防雨而透風處所，四面通風，並透明化，嚴禁明火。在高層建築內，多選用電源和蒸氣為能原，不用瓦斯氣體，係積以安全之故。如今有關在高層建築內，不設儲存槽，採用天燃氣瓦斯公司直接供氣，配管均配置於建築物外牆，臨近各樓層廚房之處直接進入，避免管系在室內延伸，因漏氣而造成災害。致於個別少量則採用桶裝液化瓦斯。

在國內北市101大樓表示，高樓餐廳在設備上，確實有特殊要求，如裝設瓦斯管線沿途，都要裝偵測器，使用時周邊也都有煙霧偵測，裝璜材料都需一級防火，打烊後派專人格查設備。如第85樓的欣葉餐廳等業者表示，會避開大火快炒的菜色，許多食材要先在中央廚房處理好，再運來二次加工。(聯合報記者陳靜宜顏甫泯2010/12/3)

5.7 全院空氣調節系統

5.7.1. 空氣調節系統之重要性：

空氣調節，說得誇張些彈指即能夠呼風調氣。在生活上已成為必需品，而醫院空氣調節更成為病人主要治療方法之一，病人在全部空調病房中，比在高溫高濕下恢復得更快。更重要的是在醫院空調設計及運作上，應用正負壓壓差引導空氣流向，隔絕污染源，以降低空氣污染之擴散至最小之程度。全院除了鍋爐機房、洗衣房、廚房等局部、熱水爐間、高壓消毒室、開水間等外，該有空調之處均有。尤其在大型封閉建築物中，從事醫療工作，不但要求室內之溫度與濕度，一些特殊場所更要求相對濕度。如急診室、手術室、麻醉室、恢復室、產房、嬰兒房、早產嬰兒房、加護病房、洗腎室、集中治療室等。亦為全天候屬於緊急用電系統供應之處所。主機設於地下室或室外機房。採用間接式，以冰水管輸送冰水，至AHU空調箱或FCU小型送風機，比用長距離風管送達冷風至室內各出風口，要經濟實惠，效率更高。AHU空調箱，倒可引入適量外氣，加入新鮮空氣，改善室內環境之現況。尤其FCU小型送風機，在小病房內或有些處所，窗戶大多完全封閉式，則缺少補充新鮮空氣，整天24時運轉，造成室內空氣污濁不潔與缺氧，平均每人每分鐘至少需要0.55立方公尺新鮮空氣之重點工作，亦應隨時補充，真正達成調節室內良好空氣品質的目的，必須有完整的自動調節裝置，達成暢通的室內舒適環境。列舉如下兩例。

5.7.1.1. 據聯合報94/5/5.載有10家醫院空氣品質不佳：消基會5/4日公佈臺北市25家醫院空氣品質檢測結果，有10家醫院空氣品質不佳，其中馬偕醫院，「二氧化碳濃度」、「空氣中懸浮微粒」及「總細菌數」三項檢測值均過量。「二氧化碳濃度」是參照「台北市營業衛生管理自治條例」，娛樂業等營業場所室內空氣品質衛生標準，應在1,500ppm以下、「空氣中懸浮微粒」測試項目，據成大環境醫學所所長蘇慧貞表示，依香港標準測試，粒徑小於10微米的懸浮粒，應在180微克／m^3以下，及「總細菌數」消基會依新加坡應在500CFU／m^3以下。新光醫院一樓藥局的總細菌數，高出標準值二倍。榮總、臺大、馬偕、和平、振興、臺安、中興及景美醫院門診掛號、批價或藥局，檢測出的總細菌數均超過標準。

蘇慧貞所長說，空氣中二氧化碳濃度過高，懸浮微粒與細菌數過多，口鼻吸入易產生疲倦、頭痛、惡心，空氣懸浮粒易與空氣中有毒物質結合，尤其不利抵抗力低的兒童、老人及氣喘患者。建議民眾到醫院洽公或探病儘量避開人潮，而最好戴口罩。

表5--42消基會檢測空氣品質不合醫院 (一) 資科來源／消基會

空氣不良物質	醫　　院
懸浮微粒　（過量應在180微克／m^3以下)	馬偕
總細菌數　（超過標準）	新光二倍、榮總、臺大、馬偕、和平、振興、臺安中興及景美醫院門診掛號、批價或藥局
二氧化碳濃度(應在1500微克／m^3以下)	馬偕

5.7.1.2. 據聯合報2009/7/1/記者曾懿晴 報導：近半數醫院餐廳甲醛濃度超標準：消基會調查，發現多家醫院的餐廳內空氣品質不佳，如臺大醫院二氧化碳濃度偏高，雙和醫院總細菌數偏多，地下樓層人潮聚集，易成病菌溫床。醫師提醒，一般辦公場所、住家的空氣品質「也好不到哪裡去」，應注意改善，別讓房子成為健康殺手。

新光醫院腎臟主治醫師江守山批評，臺灣法規過於寬鬆，臺灣所謂「綠建材」，仍有九成五無法達到毒物質「零散發」標準；消基會僅檢測甲醛，如進一步檢測二甲苯、苯乙烯等致癌物，恐拍也都不及格。

表5--42消基會檢測空氣品質不合醫院 (二)

空氣不良物質	醫　　　院
甲　醛　　(超過 0.1ppm / 每小時)	萬芳、北醫、臺大、和信、內湖三總
懸浮微粒　　(超過 150 微克 / 立方公尺)	國泰、三總、北醫
總細菌數　　(超過 1000cft / 立方公尺)	雙和
二氧化碳濃度 (1000ppm / 8 每小時內)	臺大

資科來源 / 消基會　製表 / 曾懿晴

5.7.2. 醫院空氣調節之裝置：

醫院空氣調節不但用量大，各部門作業時間不同，如急診室、嬰兒室和加護病房等，均廿四小時作業，亦即廿四小供應空綱。同時又分一般與特別無菌室要求，其需求之標準，分為不同等級，不及或超過，均為不當的作為。所以現代化的醫院建築，對院內應用空氣清淨度的規劃，為重要的課題。

5.7.2.1. 其範圍包括如下，而各室所要求的溫度與相對濕度不同，可比照經濟部推動優良藥品清潔度標準設置，各室內溫濕度之條件如表5--44、5--46等各表。

1) 手術室：腦外科、胸腔、器官移植、心血管、傳染病等手術室。

2) 治療室：燒傷、白血病、重症病人等。

3) 隔離病房：早產兒、SARS、呼吸系統室、無菌更衣室、傳染病室和解剖室。

4) 實驗室：動物試驗室、生命科學等室。

5) 配藥室：抗生素、粉劑、水劑、膏劑、配藥室、填充室，以及優良藥品製造標準（GMP）。

6) 精密儀器室。

7) 無菌敷料室。

8) 室內冷氣出風口之設置：在室內出口不是隨建築物高度而升降，倒是隨室內寬度稍作提升或下降。三公尺以下之高度(最高三米左右)，如大廳、車站、航站等室內，高度多超過廿米，均盡可能選用2.8米左右的服務臺、售票處、商店、廁所等凡可利用處上端四面或正、側面，設置出風口，減少冷氣高處之無謂損失。這是典型的型態。如上表中所列舉，僅僅指室內小部份，環境衛生到廠房與設施尚未詳細解說。

9) 製藥工廠的設置，從環境衛生到廠房與設施，以及設備均有明文規定，製造標準GMP（Good Manujacturing Practice）分級分等，由靜態Ⅰ,100級、Ⅱ,1000級、Ⅲ,10,000至Ⅳ,100,000級，要求嚴謹。而手術室的清淨度，同樣以上四個等級區分，以Ⅰ,100級最清淨度手術室內，每立方英呎ft³中，大於或等於0.5μM塵埃徵粒數量≧ 100個。可將表5--42、43兩表對照看看，即可了解無菌室的標準是相同的。

因為在醫院中，任何一種對病人之正常作業，都能產生對環境空氣之相當程度的污染。可以從日常生活中整理病床一事，對週邊環境空氣之所造成相當程度的污染，如下表5--45中看出。

表5 --43 依據經濟部推動優良藥品標準（GMP）　　　　　　　　　　（人用藥品）

清淨度	作　業　場　所	落下菌數	相對溫度	溫　度	Class
一區	注射劑、無菌製劑、點眼劑、生物學製劑等、直接填充藥品場所。	層流裝置下/ 以下	RH, 60% 以下	23º ±4℃	靜態 100
二區	無菌作業場所（包括 Class 100 製劑之製造場所、秤量室）、無菌更衣室、無菌準備室等。	—	RH 60% 以下	23º ±4℃	靜態 10,000
三區	與藥品直接接觸之作業場所（如秤量室、顆粒室、檢查室、PTP 包裝室、分裝（裝瓶）室、鋁箔紙包裝室）	—	RH 60% 以下	23º	靜態 100,000
	與藥品直接接觸之作業場所（如液體製劑、軟膏、栓劑、洗瓶、洗滌室等）	—	—	±4℃	—
四區	與藥品直接接觸之作業場所（如包裝室、檢品室、原料倉庫、化驗室、清淨室、走廊等）。	—	—	23º ±4℃	—
普通區	辦公室、會客室、餐廳等。機械室、動力室、動物室等。	—	—	—	—

表5--44美國太空總署航空宇宙局（NASA）規格要旨表

等　級	微　粒　子		微　生　物	
無菌無菌室級　別	粒徑 μ	累積粒子數 個 / cf （個 /1 ）	浮游量 個 / cf （個 /1 ）	沉降量 個 / f² 週 （個 / m² 週）
100	≧0.5	≦100（≦3.5）	0.1 （0.0035）	1,200 （12,900）
10,000	≧0.5	≦10,000（≦350）	0.5 （0.0176）	6,000 （64,600）
	≧5.0	≦65（≦2.3）		
100,000	≧0.5	≦100,000（≦3,500）	2.5 （0.0884）	30,000 （323,000）
	≧5.0	≦700（≦25）		

註：1）（NASA）（National Aeronautics and Space Adinistration）美國國家暨太空總署。

2）依據美國聯邦標準法，第 209B 號分類等級：100、1,000、10,000/ft³ 數字，即表示一立方呎內含有的微粒數。與經濟部推動優良藥品製造準則之條文相同。（清潔度等級分類）

表5--45整理病床對週邊空氣的污染　 M³ 每立方公尺數目 (註11)

項　　目	病　房　內	鄰近病房之走廊
環　境	1,200	1,060
正在整理病床舖時	4,940	2,260
十分鐘後	2,120	1,470
卅分鐘後	1,270	950
一般環境	560	
一般整理病床	3,520	
用力整理床舖	6,070	

在這種情況下，就必需借助空調系統工程，來引導空氣的流動方向，以降低空氣污染之擴散至最低程度。是以在高度污染區走廊，以供氣量之大小，來保持正壓或負壓力之關係。所以前面提到如建地允許與經費充裕，如傳染病房、免疫系統不全症病房、細菌培養室、動物試驗室、解剖室及門診等，均應建造獨立大樓或隔離區域內，避免污染源擴大和播散。若在同一棟醫療大樓內，由一樓掛號、門診、手術、產房到一般內外科病房，直接排至室外，其他由乾淨區流向轉到不乾淨區，由下層一般病房至頂樓的傳染病房等順序排列，並加裝過濾網，原因在此。

5.7.3. 空氣調節系統之過濾：

在國內市面上之過濾網，如由製造廠的型錄上，所看到的產品種類，例如可拋棄紙框式濾網、金屬框耐久性鍍鋅鐵結構濾網；袋狀、箱型、片狀、圓筒濾網；整卷、自動卷軸；以及高效率過濾網，玲瓏滿目。一般如窗型冷氣機、吊掛（F／C）式送風機、回風口過濾，多用黑色泡棉及PE尼龍濾網。而大型箱型機、空調箱（A／H）送風、排風機等，則選用PE尼龍濾網、擴張鋁濾網、或用不鏽鋼濾網，初效率袋型過濾網，以及中效率袋型過濾網。在醫療上，除採用初、中效率袋型過濾網外、則必須選用高效率過濾網、及超高性能濾網。說明如下。

5.7.3.1. 由濾網材質：有全鋁、鍍鋅、不鏽鋼金屬濾網、PE、PP尼龍濾網、黑泡棉、活性碳濾網；不織布纖維濾網、紙框摺式濾網、玻璃纖維濾網、椰子纖維捲、擋板式油漬濾網、羊毛毯吸油吸音濾網、高效率過濾網＋電離子等等。

5.7.3.2. 從濾網功能：從初級濾塵網、中效率過濾網、到高效率過濾網，以及絕對超高效率過濾網，集塵滅菌網。採用多層次過濾網，才能達成阻懸浮、除塵、滅菌的目的。

5.7.3.3. 在濾網效率上：能達到什麼樣的效果，是否符合我們的要求，為最終的目的。僅就高性能過濾網部份提出說明：

1) 空氣中的懸浮微粒：我們先從空氣中灰塵的懸浮微粒，及細菌及病毒的大小，再選擇過濾網的種類。(以顯豪產品為例)

2) 現有的高效率過濾網HEPA（High Efficiency Penetration Air）分為三級：

A) 即過濾微粒0.3 μ m，效率99. 97 ％，DOP（代號 測試方法）測試為三級。

B) 過濾懸浮微粒0.12 μ m，效率99. 999 ％，DOP測試為二級。 即超低穿過濾網 ULPA（ Ultra Low Penetration Air ）。二者均能達到無滅菌效果。

C) 過濾懸浮微粒0.12μm，效率99. 9999 %以上者為一級。 即超等低穿過濾網 SULPA（Super Ultra Low Penetration Air）。

5.7.3.4. 懸浮微粒空氣灰塵與細菌和病毒大小比較如下：

灰塵大小：從直徑0.001μm～40μm。

細菌大小：由直徑0.6μm～60μm。

病毒大小：自直徑0.005μm～0.08μm。

1) 另外低硼與低分子（Low Boron & Low Outgas）。

2) 殺菌酵素高性能濾網（Bactericidal Enzyme HEPA Filter），絕無二次污染。天然酵素的溶菌作用，將捕集後的微生物，確實的消滅，並可阻止細菌對人體內的感染，形成對細菌的防波堤。成為高性能濾網。

3) 美國TECHNOVATION公司的BIO PLUS EEF（Energy Efficient Filters）濾網材設備，具有迅速而徹底滅菌效率：(詳圖--32以EEF產品為例)。

A) 由初級CLASS 100,000到最頂級 CLASS 0.1（BIO PLUS EEF＋Terminal HEPA filters）為超高性能濾網。

B) BIO PLUS 過濾系統全能符合或超越美國疾病防治中心（CDC）和美國航空暨太空協會（AIAA）所訂的要求標準。

C) 其功能：集塵過慮效率可高達99.999,999＋%，顆粒直徑在0.3μm以下、以電離子化放射效應，滅菌效率可高達99~100%之間，應屬現今世界上第一流產品。尤其開創新的生物污染源控制技術方面，已經是眾所周知的領導者，並贏得專利技術獎有三項大獎：

a) 1997年世界100大研究發明獎（R & D 100 Award）。

b)1996年微小產品眾星獎（Micro Product All Star）。

c)1995年美國太空總署（NASA）中小企業創新研究（SBIR）技術獎得主。

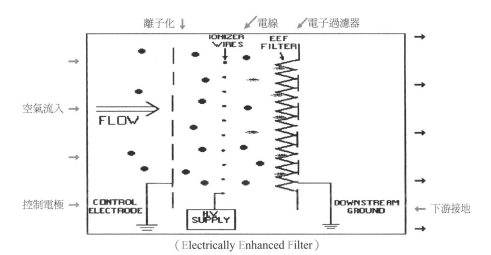

（Electrically Enhanced Filter）

圖5--32 EEF電子過濾器工作原理圖 (註35茲以E..E.F.產品為例)

D) BIO PLUS EEF技術原理：如圖5--32。

　　a) 當氣流先進入第一段高蜜度電離區。

　　b) 由於離子的流動在上述電離區中，當空氣中粒子和細菌經過時，即被賦與電荷，此時有絕大多數細菌已被殺死。

　　c) 由於受雙重電泳和電泳（ electrophoresic ）的作用，加上傳統過濾材的裝置，對流經的帶電荷空氣中粒子和細菌可有效的過濾。與傳統的濾網（在相同的壓損及氣流量的條件下）比較，本裝置可做到低於一千倍的濾網穿透率。例如空氣中粒子和細菌流經傳統的濾網後，還測有一百萬個粒子，本裝置過濾後，僅測得一千個粒子。

E) 使用單位：含製藥廠、生物科技、醫學研究中心、醫院、半導體、和微電子等無塵室。在醫院內，使用更為廣泛，如手術室、腫瘤病房、燒傷中心、結核病房、SARS、AIDS隔離病房、配藥室、實驗室、放射治療室和解剖室等。

　過濾與殺菌不能相提並論，尤其SARS病房在使用過後，濾網要經過一週時後才能派人處理，如採用EEF電子過濾器，則隨即可以清理。這是在選擇物品時，什麼用途採用適用物品，先考濾其功能與實用性，其他皆是次要的問題，最容易出問題之處--「同等品」，要用數據為根據和效率作比較，哪是救命場所，不是「差不多」先生，絕對不要和稀泥。

5.7.3.5. 回風口電子式空氣集塵器：室內能百分之百循環過慮集塵器，完全取代FAN COIL小型送風機、箱型冷氣、及空調箱等回風網。專為T-BAR及木作天花板、牆面而設計之系列淨氣製品。若裝在出風口，建議風速在500FPM以下，壓損平均在0.25英吋水柱以下，適用於高靜壓之FAN COIL。(茲以達環淨科技產品為例)

　其特點：低價、美觀、實用：

1) 面板可由底部開啓，內附安全斷電開關。

2) 專利靜音裝置，降低SPARK聲音。

3) 最大機型耗電低於12W瓦。

4) 電離線數高於其它牌，集塵面積超大。

5) 智慧型電子式氣流啓閉裝置(可選式)。

6) 延壓空調設備使用年限，減少病媒孳生於通風系統內。

7) 與小型送風機FAN COIL選配使用參照表

參考值　　　　　　型號	RG-600	RG-900	RG-1200
最小處理風量(集塵率 96%)	300 CFM	450 CFM	600 CFM
最大處理風量(集塵率 65%)	600 CFM	900 CFM	1200 CFM
FAN COIL 風量	400~600	600~800	800~1200

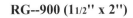

電子式空氣集塵器外型圖

RG--1200(2" x 2") **RG--900 (1₁/₂" x 2")**

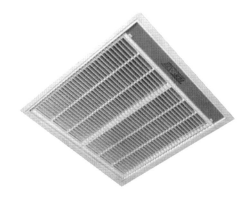 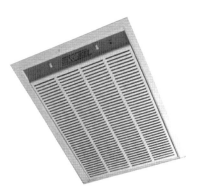

圖5--33電子式空氣集塵器外型圖 (註35茲以達環淨科技產品為例)

表5--46天花板型(Tio₂光觸媒) 電子式清淨機辦細規格一覽表 (註35茲以達環淨科技產品為例)

機型	S--600 / S--600Ti	S--800 / S--800Ti	S--1000 / S--1000Ti
型式	天花板嵌入型(2 " x 2 ")	天花板嵌入型(2 " x 2 ")	天花板嵌入型(2 "x 4 ")
外觀尺寸	630x630x25mm	620x620x100mm	630x1234x25mm
機體嵌入尺寸	572x572x355mm	600x600x275mm	600x1170x375mm
淨氣處理量	600x485x370mm	805x580x430mm	985x840x630mm
電源規格	AC110/220V60Hz		
最大耗電量	114/120watts	145/155watts	175/185watts
馬達	2 具	2 具	2 具
衡流扇組	2 組	2 組	2 組
重量	31/32 Kg	39/40 Kg	47/48.5 Kg
高速噪音值	53 D.B.A.	56 D.B.A.	54 D.B.A.
面板材質	ABS 成型表面烤漆處理	ABS 成型+表面烤漆處理	ABS 成型,表面烤漆處理
集塵箱尺寸/數量	500x280x110mm/一具	500x280x110mm/一具	500x280x110mm/二具
集塵箱規格	靜音集塵箱	靜音集塵箱	靜音集塵箱
前置濾網	鋁製 網狀交錯		
活性碳	5mm 活性碳濾網		
光觸媒濾網	16mm 蜂巢光觸媒濾網 (Ti 機型)		
紫外線減菌燈	360 / 254 UMC (Ti 機型)		
集塵版片距離	4mm。		
集塵箱工作電壓	電離線 8KV D.C.　　集塵片 4KV D.C.　。		
進風口設計	直流風動設計；中央進風 (吸氣面積大) 。		
排風口設計	雙邊逆向出風；可改並出風方向斜面導風口 (吹距遠、擴散廣) 。		
控制方式	全功能紅外線遙控,包括運轉淨率風量切換,預約關機及微電記憶功能		
箱體板金材質	熱浸鏽鋅板		
運轉指示裝置	指示運轉、淨氣風量及預約關機狀況。		
保養及故障指示燈	告示清潔保養時機及故障檢修(話通知銷售商處理) 。		
隨機配備	紫外線遙控器,保證書、使用設明書。		

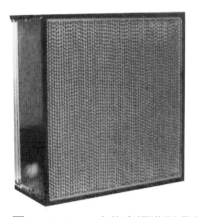 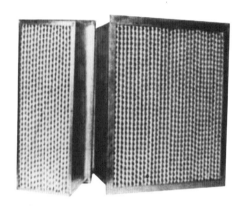

圖5--33　S1~3高效率標準型過濾器　S4中高效率標準型過濾器 (註50兹以顯豪產品為例)

表5--47　S1~3高效率標準型過濾器材質明細表 (一) (註50兹以顯豪數據說明)

種　類 材　質（外框）	A 塑合板	B 三合板	C 鍍鋅鋼板	D 鋁　　板	E 不鏽鋼板
S1~2濾　材	玻　璃　纖　維　紙 Glass　Fiber				
分離保護材	鋁 Aluminum 及 耐 酸 特 殊 隔 離 板				
捕 集 效 率	S1~2　99.97~ 99.99 %　；　S3 – 95 %　（Ø0.3 μm 粒子）				
接　著　劑	環　氧　樹　脂 Epoxy Resin			矽膠 Silicon	
最高耐溫℃	100 ℃	100 ℃	120 ℃	120 ℃	250 ℃
最高濕度 RH	100 %	100 %	100 %	100 %	100 %
壓　力　損　失	25.4 mmAq				
	50.8 mmAq				
S1~2 適 用	醫院、實驗室、航太工業、微科技業、電子、製藥、食品、發電。				
風　　量	S1：　1.6~64　cfm		S2　>1.6~63　cfm		
S3 適 用	無菌給氣、亂流無塵吹風口、原子能設備、放射性同位素、其他與 S1~2 全。				

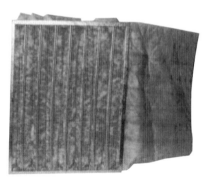 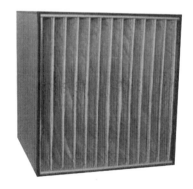

圖5--34　S5中性能袋型過濾網　　　　　　　　S6中性能過濾器

表5--47中性能袋型過濾網及過濾器 (二) (註50茲以顯豪數據說明)

種　類 材　質（外框）	A 塑合板	B 三合板	C 鍍鋅鋼板	D 鋁　　板	E 不鏽鋼板
S4 濾 材	S4 玻 璃 纖 維 Glass　Fiber;　　S6玻 璃 纖 維 加 不 織 布				
材 質 外 框	S4、S5 鍍 鋅 鋼 板；　　S6支 撐 架 鍍 鋅 鐵 線				
捕 集 效 率	S5 大氣層比色法 90 ％ 、80 ％ 、60 ％ 以上；　　S6 80~90 ％ 以上				
最高耐溫℃	90 ℃				
最高濕度 RH	100 ％				
壓 力 損 失	初期 9 mmAq ～ 終期 30 mmAq				
適　　用	醫院、實驗室、航太工業、微科技業、電子、製藥、食品、發電。				
風　　量	S5：　13~70　cfm		S6：　　60　cfm		

5.7.4. 對正負壓房間之處理：

在院內，對於高度污染性之區域，如手術室、腫瘤病房、燒傷中心、結核病房、SARS、AIDS（Acquired Immune Deficiency Syndrome免疫不全症候群）隔離病房、實驗室、放射治療室和解剖室，-------------等。均應對相鄰近之房間及走廊，保持正壓或負壓，提供增加或減少15%之供氣量，尤於不同之壓差將產生各室內氣之對流，建立起正壓或負壓之關係(詳 表5--46、49)，達到避免污染源之擴散，由乾淨區流向不潔區，符合良好運轉作業之效果。

要建立正負壓房間，惟有在完全密閉之房間才能實現。所以在密閉房間之門窗，均需要防水、防風之橡膠封條墊，防止漏氣；而當開啟時，其壓力時瞬即消失。

5.7.5. 手術室空調進排氣方向及風速與有關條件：

手術室內空調，除了靠全部外氣，手術中的使用麻醉劑，以及室內空氣中的細菌感染，必須不斷及時排除，是重點工作。在手術室，皆以患者當時的適應狀況是主要焦點。因患者在接受手術時，在靜止狀態時體溫下降，尤其在麻醉過後為甚，而增設肢體局部保溫設備。同時換氣次數要求比較多--15次/hr，在手術中所以從溫度68~76°F(20~25℃)、濕度和相對濕度50%，與患者傷口乾濕度、與手術檯周圍的氣流的速度最重要，其氣流的速度在0.2（或0.46±0.10）m/s以上。在國際消防保護協會(NFPA,No.56 Code for the Use of Flammable Anaethetics)患者頭部圓周0.5m範圍內，與指出接近手術檯上易暴發的危險區，更要謹慎行事。同時手術室內全部要求為正壓0.1″（1″＝25mmAq），比室外走廊高出2~5 mmAq。

手術室氣流的分布，即空調吹出口與排氣的位置、方向和形狀。區分為三種方式代表圖例，來達成控管的目的，主要重點由乾淨區流向較不乾淨區，著眼在手術檯上，氣流由上方進下方出，全為向單一方向下方排出，不容許氣流在手術室內漂流。避免殘留的麻醉劑造成傷害。重點在區域使用定量風向系統，以保持其室內之正壓力。

5.7.5.1. 上部成45°傾斜下吹型：由天花板末端成帶狀縱向展開，對著手術檯斜吹，再由相對方向下方踢腳線處開口排氣。如下圖5--35及5--36a：美國多採用這種模式。

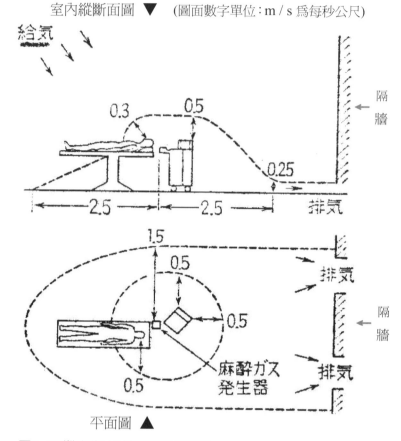

室內縱斷面圖 ▼ (圖面數字單位：m／s 為每秒公尺)

圖5--35縱向吹出法斷面與平面圖 (註51茲以日本高田俱之著作為例)

5.7.5.2. 天井橫條下吹型：採用天花板末端小量氣流，阻擋室內氣流倒流，加強前端大量氣流垂直下吹型，維持室內換氣作業。亦有由全面天花板垂直向下吹型。圖5--35 b，德國多採取此模式。

5.7.5.3. 圓型擴散下吹型：採用天花板末端數個擴散型出風口小量氣流，阻擋室內氣流倒流，加上前端多個擴散型出風口，大量氣流垂直下吹型，由相對方向下方踢腳線處開口排氣，維持室內換氣作業。所有下端排風口之底部，都應高出地板面75mm以上。如圖5--35 C圖。

5.7.5.4. 由一端(上至下)全面過濾後送風：吹向另一端(頭部)下方出，為高難度手術房，如腦部、胰臟、心臟……等，現在已很少採用，一則濾網面積大，所費不貲；再則有無必要這樣做？不如前三項精緻和靈巧。

在國內醫療設備，多在建築結構完工，或者在裝璜後才開始施工，未能同時配合協調作業。等於這邊做了，接著那邊又拆，只好靠空調技師另行設法解決，造成多重浪費。

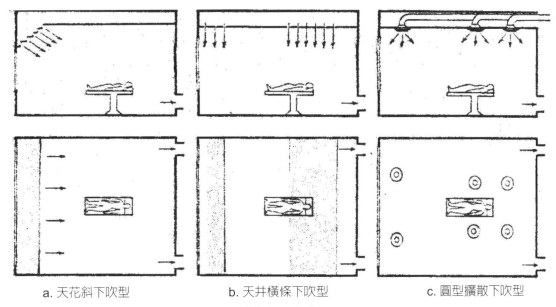

a. 天花斜下吹型　　　　　　b. 天井橫條下吹型　　　　　　c. 圓型擴散下吹型

圖5--36三種方式代表圖例橫向下吹法 (註51茲以日本高田俱之著作為例)

以往各醫院開刀房空調設計，比較零亂：最常見的就是以一般空調，上進上出；最離譜的是一般行政單位與開刀房在同一區域內，而同用一組空調箱，（東部某家醫院）並接收全部回風；雖然也有部分上進下出氣流的設計，而是在開刀房內排氣方向兩側邊牆角落，由距地10cm公分高，樹立兩支圓型排氣管，由天花板上或牆面開孔直接排到室外。與前面理想的設計說明，優劣對錯一目了然，不必再作陳述。主要對開刀房空調之了解不夠，或未獲得主辦建築工程師的重視，隨便交人免費處理。這亦是單一制模式！

5.7.5.5. 院內空調交電腦微處理機操控：在歐美現代化新建築物均採用空調自動系統，為營造一個富裕而現代的生活環境，將納入電腦微處理機操作，雖然設備昂貴，每年節省的能源和人力，約四十萬美金，非常可觀。而醫院事務中管理上非常繁複，空調祇是其中一項，必須設定各科、室、病房等處，數以百計到上千臺FCU、AHU、PAC在CT、ICU或WCU-----等處風機與冰水主機之定時開啓和關機之管控，以及各室不同的溫濕度，均非人工所能及時操作。除開刀房、急診室外，尤其各科室一般醫院手術室，每日手術時間平均不超過8~10小時，為節約能源，在空閑時間中，盡可降低冷氣供應量25%，僅將維持開刀房內2~5mmAq之正壓無菌之狀態，但任何時刻室內有人進入使用時，則應馬上恢復正常供氣量，有關細節均與外科醫護人員協調執行。

在醫院內，各區域之相對靜壓關係及通風量，都與空氣調節有密切關係，劃分為六種功能區：

1）外科及危急照顧區、　　2）看護區、　　　3）週邊設備區、　　4）診斷治療區、
5）消毒及供應區、　　　　6）服務區等，分別列表說明。自表5--48、5--49表。

表5--48醫院內各區域之相對靜壓關係及通風量 - 1 (註11)

功 能 區	與鄰區間相對壓力	最少外氣換氣量 次/hr	最少總換氣量 次/hr	全排放至室 外	室內循環空調箱
一、外科及危急照顧區（P--正壓、N--負壓、E--等壓、± 不必連續控制區）					
開刀房（全外氣系統）	P	15	15	是	不 要
（空氣循環系統）	P	5	25	隨 意	不 要
產 房（全外氣系統）	P	15	15	是	
（空氣循環系統）	P	5	25	隨 意	
恢復室	E	2	6	隨 意	不 要
育嬰室	P	5	12	隨 意	不 要
急診室	P	5	12	隨 意	不 要
麻醉貯存室	±	隨 意	8	是	不 要
二、看 護 區（N--負壓、E 等壓）					
病 房	±	2	4	隨 意	隨 意
涮手間	N	隨 意	10	是	不 要
加護病房	P	2	6	隨 意	不 要
隔離病房	±	2	6	是	不 要
隔離室	±	2	10	是	不 要
陣痛 /生產 /恢復 /產褥	E	2	4	隨 意	隨 意
病房走廊	E	2	4	隨 意	隨 意
三、週 邊 設 備 區					
X 光放射（外科及危急照顧）	P	3	15	隨 意	不 要
X 光放射（診斷及治療）	±	2	6	隨 意	隨 意
暗 房（已不設置）沖 片	N	2	10	是	不 要
一 般 實驗室	N	2	6	是	不 要
細菌學 實驗室	N	2	6	是	不 要
生化學 實驗室	P	2	6	隨 意	不 要
細胞學 實驗室	N	2	6	是	不 要
玻璃洗滌 實驗室	N	隨 意	10	是	隨 意
組織學 實驗室	N	2	6	是	不 要
核子醫學 實驗室	N	2	6	是	不 要
病理學 實驗室	N	2	6	是	不 要
血清學 實驗室	P	2	6	隨 意	不 要
滅 菌 實驗室	N	隨 意	10	是	不 要
培養基因學 實驗室	P	2	4	隨 意	不 要
解剖室	N	2	12	是	不 要
無冷凍肢體保存室	N	隨 意	10	是	不 要
藥 房	P	2	4	隨 意	隨 意

表5--48醫院內各區域之相對靜壓關係及通風量 - 2 (註11)

四、診 斷 及 治 療 區					
診察室	±	2	6	隨 意	隨 意
醫療室	P	2	4	隨 意	隨 意
治療室	±	2	6	隨 意	隨 意
功 能 區	與鄰區間相對壓力	最少換氣量 次/hr	最少總換氣量次/hr	全排放至室外	室內循環空調箱
物理治療及水治療室	N	2	6	隨 意	隨 意
污物工作室或污物保存室	N	2	10	是	不 要
乾淨工作室或乾淨物保存室	P	2	4	隨 意	隨 意
五、消毒及供應區					
消毒儀器室	N	隨 意	10	是	不 要
供應中心 污染物及除污室	N	2	6	是	不 要
" 乾淨工作室及消毒物保存室	P	2	4	隨 意	隨 意
" 儀器保存室	±	2	2	隨 意	隨 意
六、服 務 區					
食物準備中心	±	2	10	是	不 要
洗滌室	N	隨 意	10	是	不 要
食物存放室	±	隨 意	2	隨 意	不 要
一般洗衣房	N	2	10	是	不 要
污染繃帶分類存放室	N	隨 意	10	是	不 要
乾淨繃帶存放室	P	2	2	隨 意	隨 意
繃帶及廢物分送室	N	隨 意	10	是	不 要
便盆存放室	N	隨 意	10	是	不 要
浴 室	N	隨 意	10	隨 意	不 要
警衛室	N	隨 意	10	隨 意	不 要

附註：P--正壓、N--負壓、E--等壓、± 不必連續控制區。當然亦可直接用＋－號來表示正負壓之方法，但為了讓大家多了解一種表達方式（日本），維持不變。(Plus 正或加、Minus 負或減。)

中華給水空調設計月刊 1986/4 33 期大同公司空調分會 李榮玉先生--醫院之空調裝置

表5--49 美國醫院內各科室內溫濕度條件 (一) (註11)

室 名	夏 天		冬 天	
	乾球溫度（℃）	相對濕度（％）	乾球溫度（℃）	相對濕度（％）
手術室	24 ℃	50 %	24 ℃	50 %
ICU、ccu、恢復室	24 ℃	50 %	24 ℃	50 %
分娩、新生兒室	25 ℃	50 %	25 ℃	60 %
動物實驗室	25 ℃	50 %	25 ℃	50 %
病 室	26 ℃	50 %	20 ℃	50 %
一般管理室	26 ℃	50 %	20 ℃	50 %
診療室、X 光室	24 ℃	50 %	24 ℃	50 %
RI 室（動物實驗）	26 ℃	50 ％	20 ℃	50 ％

在此特別提一提：手術室空調之控制，均採用氣控式自動控制系統，如JOHNSON（Pnematic Automatic Controls System）牌。一則靈敏度高，精緻準確，更換組件容易，爭取使用時間，再則節省能源和人力。調整後非常好用，非人力所能及。

表5--49院內各科室內溫濕度要求條件 (二) (註11)

室　名	夏　天		冬　天	
	乾球溫度（℃）	相對濕度（％）	乾球溫度（℃）	相對濕度（％）
病房區（外來診察區）	26～27	45～50	22～23	40～45
診察室	26～27	45～50	21～22	40～45
候診室	26～27	45～50	20～21	40～45
急診手術室	23～26	55～60	24～26	55～60
中央診察區				
手術室	23～26	55～60	24～26	55～60
ICU	23～26	55～64	24～26	50～55
恢復室	24～26	55～60	23～24	50～55
產　房	24～26	55～60	23～24	50～55
嬰兒室	25～27	55～60	25～27	55～60
消毒品供應中心	26～27	—	21～22	—
各種試驗室	26～27	45～50	21～22	40～45
紫外線分光器室	25	35	25	35
X光放射線室	26～27	45～50	23～24	40～45
藥　局	26～27	45～50	21～22	40～45
藥品貯藏室	16	60以下	16	60以下
一般管理室（管理部）	26～27	45～50	21～22	40～45
動物室	25～27	45～50	25～27	30～40
屍體冷凍室	26～27	45～50	21～22	30～40
安靈室	4以下	—	4以下	—

「病院‧診療所的空氣調和」　高田俱之著

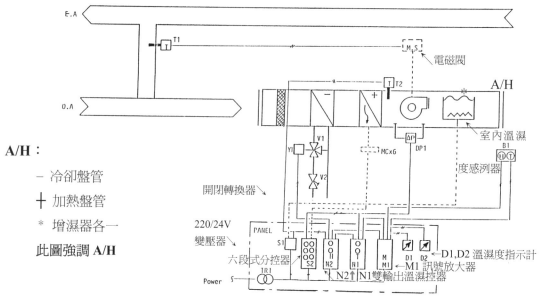

A/H：

　－ 冷卻盤管

　＋ 加熱盤管

　＊ 增濕器各一

此圖強調 A/H

圖5--37 恆溫恆濕自動控制空調箱單線圖 (註13玆以惠君企業圖為例)

表5--50美國醫院各室內壓力與換氣量之基準 (註11)

室　名	與鄰室的壓力差 正 負 等壓 ＋ － 0	換　氣　量			
		PHS 基 準		ASHRAE 推薦值	
		最小外氣量 次 / hr*	最小全換氣量 次/ hr	最小外氣量 次 / hr*	最小全換氣量 次 / hr
手術室	＋	5	12	5	25
緊急手術室	＋	5	12	5	25
產　房	＋	5	12	5	25
新生兒室	＋	5	12	5	15
恢復室	0	2	6	6	15
I C U	＋	2	6	6	6
病　房	0	2	2	2	4
病房走廊下	0	2	4	4	4
隔離室	0	2	6	12	12
隔離室前置室	0	2	6	6	6
處置室	0	2	6	6	12
X 光室（透視）	－	2	6	6	6
X 光室（處置）	0	2	6	6	6
物療、水治療室	－	2	6	4	4
污染作業室	－	2	4	4	12
清淨作業室	＋	2	4	4	12
解剖室	－	2	12	6	15
便　所	－	－	10	－	10
便器洗淨室	－	－	10	－	10
浴　室	－	－	10	－	10
置物室	－	－	10	－	10
滅菌器具室	－	－	10	－	10
敷料室	－	－	10	2	10
一般檢查室	－	2	6	6	6
檢查室	＋	2	4	4	4
X media transfer					
調理室	0	2	10	20	20
調理室、餐具清洗室	－		10	－	10
食品倉庫	0	－	2	－	2
洗衣房	0	2	10	10	10
洗衣室,分類室,庫房	－	－	10	－	10
清潔紗布倉庫	＋	2	2	2	2
麻醉藥倉庫	0	－	8	8	8
中央材料滅菌室					
未消毒室	－	2	4	4	15
清淨作業室	＋	2	4	4	12
已消毒倉庫	0	2	2	2	2

註：1)*有*記號爲可依實際需要而任意調整。

2) PHS（Public Heaath Service 美國公共衛生院）

5.7.6. 醫療大樓空調箱與冰水系統圖：

5.7.6.1. 空調箱與冰水系統：

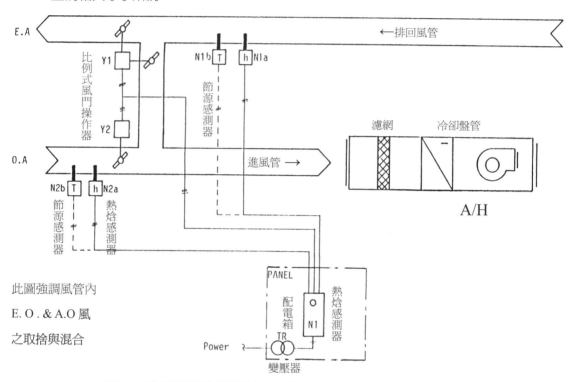

圖5--38恆溫恆濕自動控制空調箱單線圖 (註13茲以惠君企業圖為例)

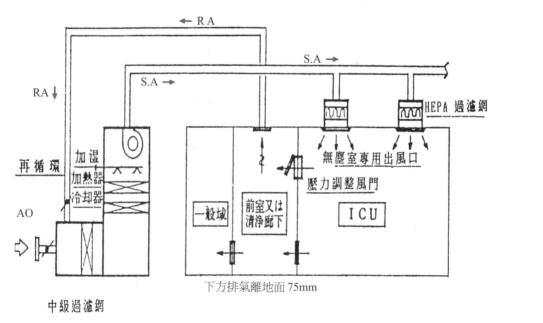

圖5--39 ICU 新生嬰兒室清淨空氣區域斷面系統圖 (註11)

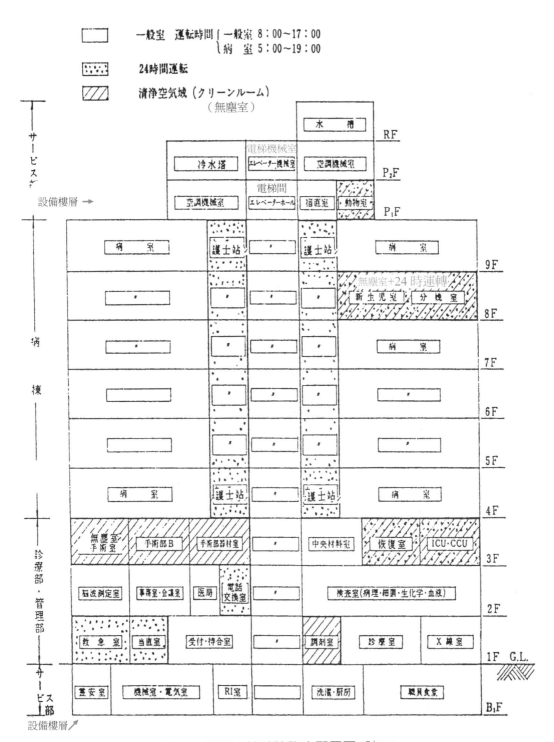

圖5--40醫療大樓建築物內配置圖 (註11)

各個工作室在不同時間內空調運轉，使用圖面或用圖表做為區域劃分，可一目暸然，比用長篇大論更為具體，但是選擇如何展示給讀者，因實況與個人觀念而定。

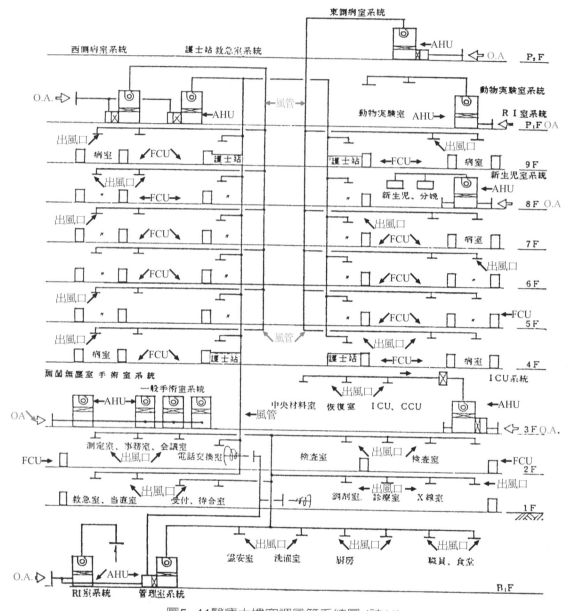

圖5--41醫療大樓空調風管系統圖 (註11)

註：1) AHU空調箱需要引進大量新鮮空氣O.A.【Outside Air、或Outdoor Air】外氣時，必須設置預冷或混風箱，將O.A. 先行預冷，或取一定比例回風與新鮮空氣混合後，再進入空調箱（或在箱內混合），再送出，效果較佳。

2) 在三樓送入ICU、CCU、與恢復室等之空調箱出口風管上，加裝消音箱，以維持病房寧靜。

3) 在同一病房內，設有大系統出風口和小型送風機（有吊掛和落地型兩種），對室內溫度在日夜間更容易掌控。夏季送冷氣，冬季送暖氣，尚可利用風管換氣。

4) 如果送風風管過長，可分區分段辦理，或採用高速送風；如風管管系上，彎頭過多，對風量損失重大，一個彎頭損失總風量25%，盡量避免。

5) R.I.指實驗室系統，室內進氣小由排氣大造成負壓，或由門口引進走廊空氣。

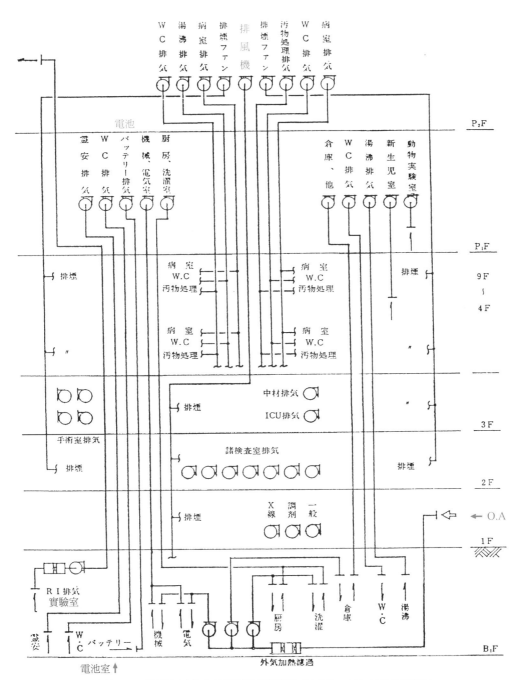

圖5--42醫療大樓空調換氣系統圖 (註11)　外氣加熱除濕過濾

註：所謂「換氣」即更換室內空氣。送入新鮮空氣A.O.或S.A.，排出E.A污染廢氣。

1) 有些是直接的引進室外新鮮空氣，如圖B1機械室、電氣、倉庫、廚房、洗濯室和wc等，外氣加熱
除濕過濾後使用；手術室、產房、ICU和燒傷病房等，由樓頂或向室外排出。

2) 有的是間接引進建築物內空氣，由門口引進走廊空氣，如電池室、盥洗室、安靈室、動物實驗室
等，與病房內的浴室及污物間，僅有排氣造成負壓，同樣是室內有進氣排氣但一定造成負壓，一併
排出。其排氣之大小，按實際情況而定。

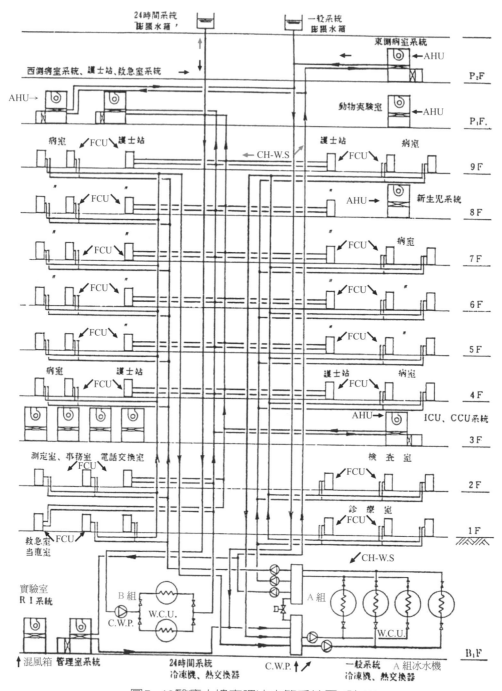

圖5--43醫療大樓空調冰水管系統圖 (註11)

註：1) 小型F.C.U.落地式送風機、A.H.U.空調箱、W.C.U. 冰水主機。

2) 冰水主機分A. B兩組，將院內少數全天候使用空調，與一般時間使用單位分開運轉，可節省源能，避免大型冰水主機廿四小時運轉之損耗。

3) 病房內改裝F.C.U.落地式送風機可按病房收容數，開啟F.C.U數量，便於掌控空調數量及各室內溫度之高低。

5.7.6.2. 建築物內氣流移動的五項基本因素如下：

    1) 熱空氣的上升浮力--熱空氣上升，冷空氣下沉的物理現象。

    2) 虹吸效應--室內空氣與室外空氣溫度不同而形成毛細管現象。

    3) 熱膨脹力--有熱源使氣體上升而膨脹。

    4) 自然風--由門或窗開口處滲透入室內。

    5) 空調系統--空調機械動力所產生的空氣動力。

一般公寓住宅所需要窗型機的大小，可以用速算法，獲取答案，均以坪數計算。一噸冷氣標準值為12000BTU/min. (7500BTU/min = 3/4 RT噸)，每噸可涵蓋4~8坪，如門窗少又不當東西曬，6~8坪用一噸冷氣，否則2~4坪選用一噸冷氣，最好取中間值，估算不妨放寬些，以免捉襟見肘。市面上從7500、8000、10,000都叫一噸冷氣，採用標準值或(A)安培數來計算比較可靠，否則又是一則大烏龍笑話。

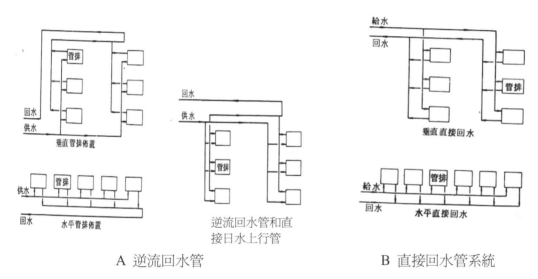

A 逆流回水管   B 直接回水管系統

圖5--44冰水管管路（註52王洪鎧先生編譯）

5.7.6.3. 冷氣出風口高度：從早期窗型機裝置位置--(平頭高度即可)，多在窗戶的最上格，超過一人高，無論開與關都得找椅子墊腳，極不方便事小，問題是浪費能源。天熱在室內所產生之熱源，均集中在上層，冷氣在上層吹出，室內上層熱源吸收了，僅有少量冷氣下降，在室內人員感受不到涼爽，只好將冷氣開大。即便裝於在地板上也比裝在天花板下效果好。同時空調冷風送出的寬度，多在6m米以下，而風吹送到4~5m即可，並不需吹送牆壁後反射回來。大風壓吹到人身體上，並不舒服，減小風壓在室內微風中，清涼舒暢又節約能源。

冷氣的速算法，在個人工作中，一般的室內面積4~8坪採用1RT噸冷氣，與隔熱情形有關，如是玻璃帷幕，則以4坪採用1RT噸冷氣，而門窗少就選用8坪採用1RT噸冷氣。若擇取6坪採用1RT噸冷氣，以30坪為例，約5 RT噸冷氣。即12000BTU為1RT。

臺電在社區節電小手冊中，選購：0.15X室內坪數＝冷氣噸數 如0.15 X 30坪＝4.5噸 與上述計算法相類似，但卻少彈性。 (冷凍噸) ＝ 室內坪數 X 0.15 (缺乏彈性) (一磅之水升高華氏一度時，所需之熱量)。

5.7.6.4. 標準冷凍(氣)噸能力：標準單位(Refrigeration Ton) 簡稱為"噸(RT)"，此為熱容量單位，非重量單位。冷凍噸即冷氣機運轉一小時，可從室內移走最大熱量，其單位為BTU/Hr或Kcal/Hr。冷凍噸分英制單位與公制單位，公制冷凍噸＝1.1英制冷凍噸，一般國際上，以英制冷凍噸為基準，為標準冷凍噸。

1) 英制熱量單位：BTU為英制熱量單位，1BTU＝1磅(1b) 的水升高華氏一度所需的熱量。

英制冷凍噸(1RT) 是將10噸(2000磅)32°F的冰，(冰的融解熱為144BTU/1b)，在24小時內彎為32°F的水時所吸收的熱量。

英制冷凍噸(1RT)＝144BTU/1b X 20001b/24Hr＝12000BTU/Hr＝3024Kcal/Hr

2) 公制冷凍噸單位：Kcal (仟卡)＝使一公斤的水升高攝氏一度所一需要的熱量。

3) 綜合簡化即：

『一英制冷凍噸 ＝ **12000**BTU/Hr ＝ **3024** cal/Hr　(1 Kcal =3.968< 4 BTU)

　一公制冷凍噸 ＝ **13174.8** BTU/Hr ＝ **3320** Kcal /Hr

　公制冷凍噸 ＝ **1.1** 英制冷凍噸　　　　　　　　　　　　　』

4) 制冷凍噸 (1RT) ─ 1000Kg (1噸)0°C的冰，(冰的融解熱為79.68Kcal/ Kg)，在24小時內成為0°C 的水時所吸收的熱量。即

一公制冷凍噸 (1RT) ── 79.68 Kcal/Kg X 1000Kg/24Hr── 3320 Kcal/Hr

5) 一臺冷氣機額定運轉時所需的電力：其單位為W (瓦)或KW (瓩)

6) 能源效率比值(Energy Efficiency Ratio)：此值愈高愈省電，其定義定：

$$EER = \frac{冷凍能力Kcal(BTU)/Hr}{消耗電力(瓦)}$$

5.7.6.5. 新鮮空氣的供應：在大型封閉建築物中，窗戶大多數完全封閉，必須將室外新鮮空氣吸入，改善內部環境，平均每人每分鐘至少需要0.55立方公尺新鮮空氣之重點工作，亦應隨時補充，真正達成調節室內良好空氣品質的目的，必須有完整的自動調節裝置，達成暢通的室內舒適環境。必須要有自動調節裝置，達成暢通的舒適情況。

5.7.6.6. 變頻技術產品：現有馬達與壓縮機，控制方式只有開與關，無法達到隨負載的起伏調整速度。變頻式冷氣，可利用電力電子的技術，以不同的電源頻率，而改變馬達與壓縮機的運轉速度，達成調整輸出的目的。當室內溫度過高，與原設定溫度過大，壓縮機加速運轉，迅速達到設定溫度，當與溫度差距變小時，則以較慢轉速運轉，冷氣輸出減慢，使冷氣輸出與室內溫度保持平穩狀態，達成舒適之生活環

5.7.7. 箱型風機（BOX TYPE）：

在空調工程中，風機是輸送氣體之原動力機組，無論是通風、換氣、空調(大小空調箱AHU和送風機FCU)和消防排煙等工程中，均為主要設備。風機之種類式樣繁多，按其葉輪結構與室氣之流動方向裝置，以及基於風機轉速，容量和靜壓而形成的一種表現性指標為比速率。可分為：軸流式和離心式，以及混合式(斜流式) 三者統稱透平式，風機的分類與效率關鍵在葉輪，葉輪可稱為風機的心臟。說明如下：

$$\text{說明如后：}\quad \frac{\text{軸 流 式：翼軸式\quad 管軸式\quad 螺旋槳}}{\text{離 心 式：前曲式\quad 幅射式\quad 後傾式}}\quad \text{及混合式（斜流式）}\left\{\begin{array}{l}\text{軸流}\\[4pt]\text{離心}\end{array}\right.$$

此處僅僅將與空調工程中，有關離心式部分加以說明，其他部分從略。筆者拙作(風機設備與風管系統設計技術)有詳細說明。

箱型風機，乃將離心式，各類型雙吸風輪和馬達，連同基座裝置於方形，或長方形箱體中而成。構架與箱體，將在本章表5--51 與圖5--46中說明。

5.7.7.1. 離心式葉輪。由葉片尖端的曲度來區分，如下圖說：

1) 前曲多翼式（Sirocco）葉片向旋轉方向，向前彎曲。

2) 幅射式（Radial Blade）葉片平直，無曲度。

3) 後曲式（Radial Tir.）葉片背向，為旋轉方向，向後彎曲。

以上為三種主要離心式風機。而由後曲式風機之改良型，又分兩種：

A)氣翼式（Airfoil Blade）葉片為機翼型，背向旋轉方向，葉尖向後微翹。

B)後傾式（Backward Inclined）葉片為平直，背向旋轉方向，向後傾斜。

雖然有五種風輪，目前在台灣仍以多翼、後傾兩種使用最普及，最廣泛。

如下圖：

A.前曲式風輪　　B.幅射式風輪　　C.後曲式風輪　　D.氣翼式風輪　　E.後傾式風輪

圖 5--45 離心式五種風輪構造圖（一）（註52王洪鎧先生西76年編譯）

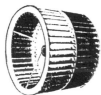 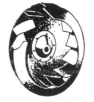

A 前曲多翼式　　　　D 氣翼式　　　　E 後傾式

圖 5--45 離心式三種風輪外型圖（二）（註52王洪鎧先生西76年編譯）

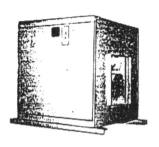

BBIC.BSAF 系列
結構堅固,造型美觀
風輪經動平衡校驗,運轉平穩

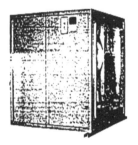

BSF 系列
全系列鍍鋅鋼板製造
結構堅固,造型美觀

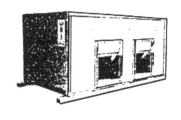

BSS 系列
安裝高度特低,風量特大,噪音低
地下停車場,消防排煙,通風換氣

圖 5--46 離心式箱型風機（註55茲以順光型錄為例）

5.7.7.2. 風扇之應用及安裝應符合所有法規、法律與現在施工規則。

AMCA 的空氣動力器具標準試驗法規，Bulletin 210，敘述有關風扇的方法，而A M C A 的額定標準則敘述額定的方法。亦制定了箱型離心風機的壓力分級標準。箱型風機（Box-Type Fans），常用在空調箱設備上，及室內送、排氣箱型風機上。這種風機分為三種級別如下表：

表5--51 箱型離心風機輸出壓力構造分級表（註55）

級別	最　大　靜　壓　力（Ps）	
I	英制：3″ Wg	英制：76 mAq
II	5 1/2″ Wg	140 mmAq
III	5 1/2″ Wg 以上	140 mmAq 以上

5.7.7.3. 在前述三種葉輪葉片形式，前曲、幅射及後曲式對於壓力、直徑尺寸和效率的影響。說明如下：（註49）*

1) 壓力：當三種葉片葉輪之尺寸、轉速和流量相同時，前曲葉片獲得全壓最大；後彎曲葉片最小，幅射葉輪居中。

2) 直徑尺寸：當三種葉片葉輪之流量、轉速相同，而要求全壓也相同時，則前曲式葉片葉輪直徑最小，後曲式葉輪直徑最大，幅射式葉輪直徑居中。

3) 效率：前曲式葉輪葉片流道轉彎較大，故氣流在前曲式葉片流道中，損失也最大；後曲式葉片的情況正好和前曲式情況相反，故後曲式通風機的效率最高；幅射式風機效果居中。

4) 特性：三種葉片葉輪：多翼式前曲風機，大風量、低靜壓、噪音小、體積小、重量輕、價格便宜，一般用途最廣；幅射式葉輪，多用於空氣中含有雜漬場所，用途不廣；後曲葉輪，大風量、高靜壓，高轉速，多為工業排煙之用，與緊急升降梯及特別安全梯排煙設備之用途，在上面表第5--51中已詳細說明。

5.7.7.4. 風機之級號：各位在選擇風機時，在風機特性曲線圖上，常看到不同顏色之區段圖面與條塊狀圖，分Ⅰ、Ⅱ、Ⅲ級。而不同顏色，代表不同等級。如：白、淺藍、天藍；或淺藍、天藍、白色。在曲線圖的上方，或左側邊，有不同顏色橫條塊二三條，用A、B文字，或1、2、3，阿拉伯數字來區分級別。此係針對風機之風壓範圍，和機體之構造，有著密切的關係。這一點製造工廠均會確切執行；但也有例外。

如下圖例：日大風機特性曲線圖例。例SAFD＃4 分Ⅰ、Ⅱ、Ⅲ級，SSD＃4 分A、B 二級。

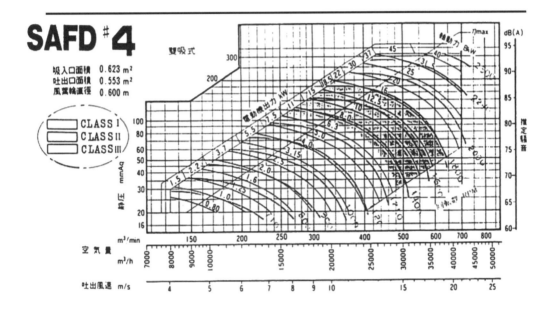

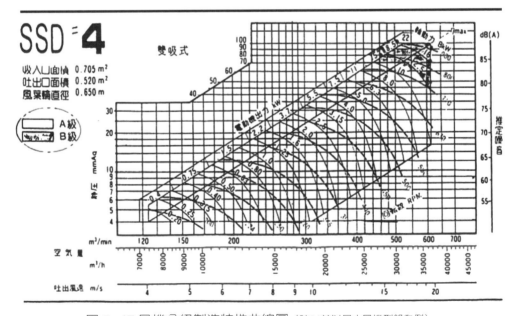

圖 5--47 風機分級製造特性曲線圖（註54茲以日大風機型錄為例）

表5--52 茲將一般軸流與離心風機種類型式及其優劣特性參考表

風扇種類	型　式	斷　面	靜壓範圍 mmAq	特　性
軸流式	螺旋式 Propeller		1~5	葉片有碟型與螺旋槳槳葉，構造簡單輕便，具有風量大、噪音低，多用於一般家庭送風、排氣。
	管軸式（Tube Axial）		5~60	將軸流槳葉，裝置圓管中，形體小、排氣量大、靜壓低，適用於低靜壓較低之場所，可立臥裝置，極為方便。
	翼軸式（Vane Axial）		10~100	為鋁合金槳葉，並於軸流風機前後端，加裝固定靜翼導風片，風機效率更高，能獲得稍高靜壓。
離心式	前曲式（Sirocco）		10~100	葉片前曲，此型機適合低回轉，低靜壓，與同樣大小之風機比較，風量大，形體小，低噪音。
	幅射式（Radial）		50~350 有 （40~1000）	作高強度結構設計，可獲高轉速、高壓力，功能在前曲與後曲風機之間。為工業製程中，排除含有雜物氣體。
	後曲式 Backward		50~350	屬高效率，高壓力，高容量風機，曲線平穩，適於壓力損失變動較大範圍內，對風量改變較少。效率良好。
	後傾式（Backward Inclined）		50~200	塊狀葉片平直，屬高風壓、大風量，效率高，適用於壓損變動大之系統，運轉平穩。更具高效率廣闊運轉。
	翼截式（Airfoil）		100~300	葉片為機翼狀，空氣可平滑通過，常用於高容量，高風壓，低噪音，高效率風機。不適高濃度粉塵。

註 資料來源：局部排氣中氣流之基本原理。

5.7.8. **軸動力BKW與電動機輸出動力ＫＷ之區別：**

軸動力：指由鼓風機端所輸入之動力。在各種風機性能曲線圖形中，均以風輪軸的承受功率--軸動力BKW來代表，並以千瓦單位計算。在實用上，使用者應注重馬達的輸出功率ＫＷ。為避免馬達超載而過熱，或傳送的損失，除此之外，可能由於計算誤差之錯誤，管系施工不良，以及其他無法預測之因素，諸如在不同的使用狀況如管系渦流等等。綜合而言，其功率之損失，約達15~20%，稱為「超載係數」。因此，通常使用較大功率之馬達；甚至將馬達加大一級選用(有必要時)，亦為常見。另外為了選擇最適當的馬達，精確的計算，而使得風機的之工作點，正能處在馬達最有效率的狀態處，與擬念最為接近於此一安全因數；則確實的工作點，亦必然接近理論計算出來之參數。

總之，決定安裝馬達的功率為若干？我們可以風輪之承受功率值乘上1.2倍。稱為「安全係數」，或稱為「儲備係數」，或謂「超載係數」。200 HP以下修正值K＝1.15~1.2。詳如下：

5.7.8.1. 單組風輪馬力計算法：為一般常用情況。

當軸動力BKW ≦10 × 1.2 ＝＿＿ＫＷ。

例1：7.5BKW × 1.2 ＝9 × 1.34＝12 HP。

當軸動力BKW ≧10 × 1.15 ＝＿＿ＫＷ。

例2：15 BKW ×1.15 ＝17.25 × 1.34＝23.16＜25 HP。

1KW＝1.341HP 1HP（機械馬力）＝0.75ＫＷ。

5.7.8.2. 雙組風輪馬力計算：同樣大小兩組雙吸風輪，將吹出口，同一方向間隔排列，共同裝在同一軸上，祇用一臺馬達左右直接各連結一組風輪運轉，兩端各以一只軸承套裝固定在箱體內鐵架上，中間不用軸承，如果尺寸較大時（此型風機均4 1/2＃以下），則選用中空主軸，可減輕風輪組之重量。風機此種結構：風機的性能，按單風輪性能曲線，選配適當風量、馬力、靜壓、風速等參數。在相同風量與壓力的條件下運轉。對於過低的空間，配合扁平的風管面，或加大風量等要求，以此選擇設計。依下列各式計算：

容　量 Q ＝＿＿ × 2 ----------------------（5 -3.1）
轉數 RPM＝＿＿ × 1.05 -----------------（5 -3.2）
負荷馬力 ＫＷ＝＿＿ ＫＷ × 2.15 ------（5 -3.3）

例3：今選用兩組同樣大小風輪，吹出口同方向排列，共同裝在同一軸上，祇用一臺馬達運轉。即二風機其每臺Q = 80cmm，rpm = 825 ＫＷ = 1.5。
求其Q、rpm、ＫＷ各多少？

代入：Q = 80 cmm × 2 ＝160 cmm，RPM＝825 × 1.05 = 866，
ＫＷ ＝1.5 ＫＷ × 2.15＝3.225＜3.7KW。

5.7.8.3. 三組風輪馬力計算：如用三組雙吸同樣大小風輪，將吹出口，同一方向間隔排列共同裝置在同一支實心軸上，風輪間預留適當間距，（風機並聯）兩端各以一只軸承套固定裝在箱體的鐵架上，僅用一臺馬達，中間免用軸承，當尺寸較大時，而選用中空主軸，可減輕風輪組之重量。此結構：按單風輪性能曲線，選配適當風量、馬力、靜壓、風速等參數。用於過低的空間，配合扁平的風管面，或加大風量等要求。根據下列為公式計算：

容　量 Q＝＿＿× 3 ---------------------（5 - 4.1）

轉數 RPM＝＿＿× 1.08 ------------------（5 - 4.2）

負荷馬力K W＝＿＿K W × 3.25 -------（5 - 3.3）

例4：今選用三組同樣大小風輪，吹出口同方向排列，共同裝在同一軸上，祇用一臺
馬達運轉。即三風機其每臺Q = 200cmm rpm = 700 K W = 7.5。

求其Q、rpm、K W各多少？

代入：Q ＝200cmm × 3 ＝600cmm　　RPM＝700 × 1.08 ＝756，

K W＝7.5 K W × 3.25 ＝24.375＜30KW。

表 5--53馬達效率隨負載變化

電動機負載	100 %	90 %	80 %	70 %	60 %
電動機效率	0.90	0.90	0.90	0.89	0.88

附錄CNS-5419-C1054感應電動機之起動分類：

1) 適用範圍：本標準適用於低壓三相感應電動機（線繞轉子型感應電動機除外）及單相感應電動機之啟動
分類。

2) 啟動分類：所謂感應電動機之啟動分類，即在不使用開動裝置之情況下，每Kw輸出啟動時之輸入分
類，依每K W輸出之輸入KVA區分，以下表記號表示之：

表 5--54 CNS-5419-C1054感應電動機之起動分類

啓 動 分 類	每 Kw輸出之輸入（KVA）	
A		4.2 未滿
B	4.2 以上	4.8 未滿
C	4.8 以上	5.4 未滿
D	5.4 以上	6.0 未滿
E	6.0 以上	6.7 未滿
F	6.7 以上	7.5 未滿
G	7.5 以上	8.4 未滿
H	8.4 以上	9.5 未滿
J	9.5 以上	10.7 未滿
K	10.7 以上	12.1 未滿
L	12.1 以上	13.4 未滿
M	13.4 以上	15.0 未滿
N	15.0 以上	16.8 未滿
P	16.8 以上	18.8 未滿
R	18.8 以上	21.5 未滿
S	21.5 以上	24.1 未滿
T	24.1 以上	26.8 未滿
U	26.8 以上	30.0 未滿
V	30.0 以上	-----

備考：單相時每ｋｗ之啓動時輸入 $= \dfrac{E \bullet Ist}{1000 \times KW}$

三相時每 ＫＷ 之啓動時輸入 $= \dfrac{\sqrt{3} \bullet E' \bullet I's}{1000 \times KW}$

式中：　Ｅ：額定電壓（Ｖ）。

　　　　$I's$：接近滿載電流值之堵住電流（Ａ）。

　　　　$E's$：相對於$I's$時之堵住電壓（Ｖ）。

　　　　Ｉsit：啓動電流（Ａ）。

　　　　ＫＷ：額定輸出馬力。

5.7.9. 離心式與軸流式風機之名稱、區分與傳動方式：

5.7.9.1.離心式通風機傳動方式：各種機型為配合使用功能，除一般型外，主要考慮在軸承散熱問題，確定其位置。亦即通風機傳動方式與海拔高度之關係，而最常選用者僅有下列數種：如圖5--48及說明如下：。（註49茲以順光手冊說明）

離心式通風機傳動方式：幾種機型圖及說明。最常用A及B兩種。

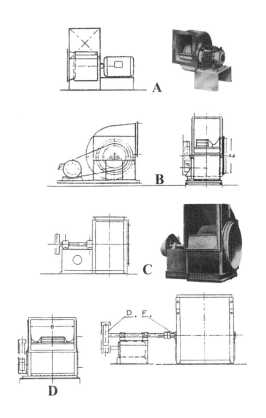

A. 單吸無軸承電動機直結動：
適用於小型通風機；或空間過於
狹小處。

B..單吸風機皮帶輪或聯軸器式：在
軸承一側。爲一般單吸標準型風機。

C.單吸風機主軸一側延長式：皮帶輪
在兩軸承外側。適合耐熱、高溫，
鍋爐爐煙與熱氣排除用。

D.雙吸送排風式風機：皮帶輪在軸承
一側。適用於大型通風機。爲一般
雙吸標準型。

E.雙吸風機主軸一側延長式：皮帶輪
　在機體外側。配合過於現場機房太小
　，皮帶輪與馬達裝於室外。

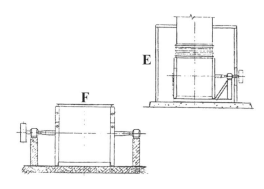

F.密閉式雙側軸承延長：皮帶輪和兩軸
　承均在機體外側。適合對粉塵、蒸
　氣、煙灰之空氣。

圖5--48 離心式通風機傳動方式

5.7.9.2.軸流式通風機傳動方式：幾種機型圖及說明。最常用A及B兩種。

A.管軸型直接式：葉輪直
　接裝在馬達主軸另一
　端，風機與馬達同步。

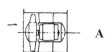

B.管軸型間接式：用皮
　帶輪或減速器，皮帶
　輪在雙支撐兩軸承
　內或外。
　適合排除煙，熱風
　300℃多耗 10~20%
　電力。

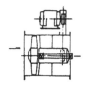
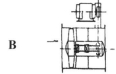

a.在內　　　　　　　　　　b.在外

C.對稱機翼管雙支撐
　型：主軸延長式，用
　聯軸器或皮帶輪連
　接。

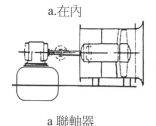
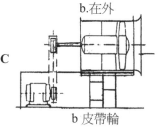

a 聯軸器　　　　　　　　　b 皮帶輪

D.半機翼 L 型雙支撐
　型：聯軸器在兩軸承
　外。較直管式多耗
　10%電力。

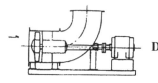

E.半機翼 L 型：雙
　支撐式，皮帶輪
　或減速器在兩軸
　承外。

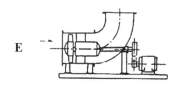

圖5--49.軸流式風機幾種傳動方式機型圖

表5--55風機傳動方式與器械效率

風 機 傳 動 方 式	機械效率	風 機 傳 動 方 式	器械效率
風機與馬達直接連結	1.0	減速器傳動	0.95
聯軸器直結轉動	0.98	V 型皮帶傳動	0.92

5.7.10. 三角皮帶輪與三角膠帶：

5.7.10.1. 三角膠帶之標準尺寸：

三角形膠帶，或稱V形皮帶，除特殊設計之型別外，一般分為：O（M、Z）、A、B、C、D、E、F等七種，最常用者為O、A、B、C前面四種。其外形和標準尺寸包括：寬（a＋bp）、高和兩側斜度 $\theta°$，而斜度 $\theta°$ 依據皮帶輪之內溝規格來選擇。國產為40°、維順國際公司，進口錐形軸套皮帶輪為34°和38°兩種，同時進口高張力三角皮帶。品質價格可作比較。如下圖 5--50及表 5--56。

表 5--56三角膠帶標準尺寸(一)

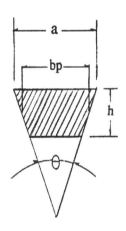

原皮帶編號（O、A、B----）原自日本JSP，早已改編為3V、5V、8V，形狀類似，張力提高多倍，為高張力皮帶。臺灣有維順國際公司代理：SPZ3V、SPA、SPB5V三角皮帶等。

圖 5--50三角膠帶斷面圖

型　　別	a　　m/m	h　　m/m	$\theta°$
O	10.0	5.5~6	40°
A	12.5~13	8~9.0	40°
B	16.5~17	10.5~11.0	40°
C	22.0	13.5~14.0	40°
D	31.5~32	19.0	40°
E	38.0	23.5~25.5	40°
F	50	30	40°

（註 55 兹以 順光公司手冊說明）

5.7.10.2. 三角形膠帶之選擇：

三角膠帶之型別，係依據皮帶輪之最小直徑限制而選擇，否則容易打滑，影響運轉速率與效果。如下表所示：

表5--56三角膠帶輪直徑表 (二)（註55茲以 順光公司手冊為例）單位：m/m（"）

膠 帶 型 別	O	A	B	C	D	E	F
標準最小輪徑	50（2"）	100（4"）	150（6"）	230（9"）	330（13"）	510（20"）	820（32"）
最小輪徑限制	40（1.5"）	65（2.5"）	100（4"）	180（7"）	260（10"）	410（16"）	670（26"）

5.7.10.3. 三角膠帶之長度之選用及計算方法：（註55茲以 順光公司手冊說明）

　　　1) 以一線繩繞於兩（主、副）皮帶輪上，直接測定之。

　　　2) 以下列公式計算。

　　　　三角膠帶長度之計算法：公式：

$$L \doteqdot 2C + \frac{\pi \bullet \langle D+d \rangle}{2} \text{---------- （5--4）}$$

　　　L：三角膠帶長度

　　　C：兩軸間中心距離

　　　π：3.1416

　　　d：原（主）動輪直徑

　　　D：被（副）動輪直徑

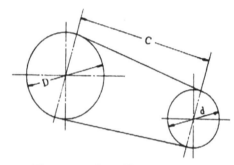

圖5--51 三角膠帶長度關係 (一)

附記：1）主輪與副輪中心，用直尺必須調整在一平面上。

　　　2）主輪與副輪之間距離：馬達裝在機座架上，應保留伸縮空間，即主輪（馬達）能前後移動，因皮帶使用過久後，皮帶被拉長，馬達需向外移。

　　　3）皮帶裝上後不能拉得太緊，用姆指向下按，約有一個皮帶厚度之彈性。若按不下去顯然太緊，會使馬達超載或把皮帶拉斷，主軸亦有可能彎曲變形。

　　　4）在風機試車時，必須先用手能轉動風輪，無卡住或磨擦情況，再送電啟動，看看馬達運轉電流有無超載。如用手無法轉動，顯然不妥須再檢查。如在送電運轉時，可看出皮帶上下跳動之情形，說明皮帶打滑太鬆，必須調整。

　　　5）如多條皮帶拉斷一條後，必須全部更換，否則長短不一無法使用。風機如逾三個月未運轉，請將反帶取下，以免造成反帶僵化。

　　　6）國外也採用短尺來測量：在皮帶壓下後與原有皮帶高度之距離，也許過於煩瑣，實用性不高，國內無人使用從略。

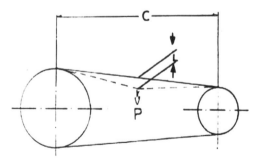

（註56茲以 Flakt Woods 產品為圖例）

圖5--51 測試彈性 (二)

5.7.11.馬達皮帶輪（主輪Motor Pulley）規格與選擇：

一只好的皮帶輪：重量輕、質量分佈均勻、消除製造中產生的内應力，在 V＞5m／S 時，應進行靜平衡校正，而另一種錐拔(錐套)皮帶輪，備有460多種錐套規格(公英制均有) 及孔徑組合，使用螺絲固定，裝卸容易，品質精細，重量輕，經高度平衡，可用於高速運轉，為世界專利(No.0045624)，臺灣為維順國際科技公司代理。

表 5--57皮帶輪規格表　　　　　　　　　　（萬成公司） RPM：1740

皮帶輪	Dφ	F	D-G	GA-G	溝　數	HP
3″	14	5	3	4	A 1	1／2
3.5″	19	6	3.5	6	A 1	1
3.5″	24	8	4	7	A 2	2
4″	28	8	4	7	A 2	3
4.5″	28	8	4	7	B 2	5
5.5″	38	10	5	8	B 2	7.5
5.5″	38	10	5	8	B 3	10
6″	42	12	5	8	B 3	15
7″	42	12	5	8	B 3	20
7″	48	14	5.5	9	B 4	25
8″	48	14	5.5	9	B 4	30
8″	55	16	6	10	B 5	40

5.7.11.1. 皮帶輪無論加大或縮小：均以半吋為一級，最小為4″。1：4失步率低。

P：皮帶輪　　　D：皮帶輪中心孔（ϕ）　　　S：主軸　　　F：插梢

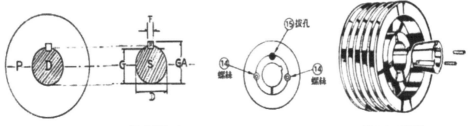

皮帶輪平面　　　　軸之斷面　　　　　（茲以 WOODS 產品為例圖示說明）

圖 5--52 皮帶輪平面

5.7.11.2. 風機皮帶輪（副輪）：係根據馬達皮帶輪之速度比例需要，計算而獲得。

如下列公式：$\dfrac{N_1}{N_2} = \dfrac{D_2}{D_1}$ ……………… （5--5）

N_1：馬達轉速，　　　　D_2：風機皮帶輪直徑

N_2：風機轉速，　　　　D_1：馬達皮帶輪直徑

求：風機皮帶輪 $= \dfrac{(M)RPM \times (M)D_1}{(F)RPM \times (F)D_2}$

（M）RPM：馬達轉速（馬達工廠說明書上均分別標明）。

（M）D_1：馬達皮帶輪直徑（m／m ≒ 25.4m/m＝1″）。

（F）RPM：風機轉速（在風機特性曲線圖上查出）。

（F）D_2：風機皮帶輪直徑（m／m ≒ 25.4m/m＝1″）。

例1：馬達轉速 N_1＝850，主輪直徑 D_1＝7″，風機轉速 N_2＝500，求副輪直徑？

代入：英制：英吋 $D_2 = \dfrac{850 \times 7}{500} = \dfrac{5950}{500} = 11.9″$ 採用 12″．

公制：公厘 $D_2 = \dfrac{850 \times 178mm}{500} = \dfrac{151300}{500} = 302.6$m／m（÷25.4）≒ 11.9″ ＜12″．

馬達轉速與風機轉速比例，不得超過1：4，失步率較低，RPM在1,000以下時選用6P馬達。

例2：有一風機，舊Q 7000CFM，風機轉速 RPM_1＝638 、RPM_2＝684，求新增風量 Q　CFM？

代入：新 $CFM_2 = $ 舊 $CFM_1 \times \left(\dfrac{RPM_2}{RPM_1}\right) = 7000 \times \left(\dfrac{684}{638}\right) = 7000 \times 1.072$

$= 7505$ CFM ＞7500CFM．

例3：有一風機，原有風機轉速 RPM_1＝684，原有靜壓SP1.5″，RPM_2＝638求新靜壓 SP″ ？（參見表5--59-2式）

代入：新 SP＝舊 SP $\times \left(\dfrac{RPM_2}{RPM_1}\right)^2 = 1.5″ \times \left(\dfrac{638}{684}\right)^2 = 1.5″ \times 0.87 = 1.305″ ≧ 1.3″$

例4：有一3 1/2＃雙吸風機，原有風量300cmm，P_s 800Pa，軸馬力6.3BKW，新增風量360cmm求新增軸馬力BKW與輸出馬力KW各多少？

代入：新 $BKW_2 = $ 舊 $BKW_1 \times \left(\dfrac{CMM_2}{CMM_1}\right)^3 = 6.3 \times \left(\dfrac{360}{300}\right)^3 = 6.3 \times 1.728$

$= 10.886$ BKW

輸出馬力 K W＝10.886 BKW $\times$ 1.15＝12.5 K W＜15KW（風機特性曲線圖）

5.7.12. 風扇定律：

5.7.12.1. 風扇定律：即「風扇性能定律」之簡稱。當要改變風機葉輪使用情況時，就各項已知數，根據此項風扇定律，計算其預期性能，惟各項變更，僅限於同型之風機，幷且各項變更，均在同一性能曲線上。此項定律適用於各型風機。如下表：

表 5--58 三則風扇基本定律表

1. 容量隨轉速而改變。	$new\ CFM = old\ CFM \times (\dfrac{new\ RPM}{old\ RPM})$
2. 靜壓隨轉速平方而改變。	$new\ SP = old\ SP \times (\dfrac{new\ RPM}{old\ RPM})^2$
3. 靜壓隨容量平方而改變。	$new\ SP = old\ SP \times (\dfrac{new\ CFM}{old\ CFM})^2$
4. 制動馬力隨轉速立方而改變。	$new\ BHP = old\ BHP \times (\dfrac{new\ RPM}{old\ RPM})^3$
5. 制動馬力隨容量立方而改變。	$new\ BHP = old\ BHP \times (\dfrac{new\ CFM}{old\ CFM})^3$

註：在下表風機定律中，其式中符號：

  Q --- 風量 c f m；c mm

  P --- 風壓 P_t、P_s ″in；mmAq

  N --- 旋轉速度 R P M

  D --- 扇葉直徑 ″in；mm

  BKW（BHP）--- 風機輸入制動馬力（軸馬力），輸出馬力 K W or HP 。

  W --- 空氣密度。與氣壓力改變，成正比；與絕對溫度改變，成反比。

5.7.12.2.風扇定律表:

5--59風扇定律表

可變項目	不變項目	編號	定　律	公　式
1轉速	空氣密度	1-1	風量隨轉速而改變。	$\dfrac{Q_1}{Q_2} = \dfrac{N_1}{N_2}$
	扇葉直徑	1-2	壓力隨轉速之平方改變。	$\dfrac{P_1}{P_2} = \left(\dfrac{N_1}{N_2}\right)^2$
	送風系統	1-3	馬力隨轉速之三方而改變	$\dfrac{Hp_1}{Hp_2} = \left(\dfrac{N_1}{N_2}\right)^3$
2葉輪直徑	空氣密度翼端速度	2-1	風量及馬力隨風輪直徑之平方而改變。	$\dfrac{Q_1}{Q_2} = \dfrac{Hp_1}{Hp_2} = \left(\dfrac{D_1}{D_2}\right)^2$
		2-2	轉速隨風輪直徑而反變。	$\dfrac{N_1}{N_2} \equiv \dfrac{D_2}{D_1}$
		2-3	壓力保持不變。	$P_1 = P_2$
	空氣密度及轉速	2-4	風量隨直徑之三方而改變	$\dfrac{Q_1}{Q_2} = \left(\dfrac{D_1}{D_2}\right)^3$
		2-5	壓力隨直徑之平方而改變	$\dfrac{P_1}{P_2} = \left(\dfrac{D_1}{D_2}\right)^2$
		2-6	馬力隨葉輪直徑之五次方而改變	$\dfrac{Hp_1}{Hp_2} = \left(\dfrac{D_1}{D_2}\right)^5$
3空氣密度	壓力葉輪直徑送風系統	3-1	轉速、風量及馬力依空氣密度之平方根而反變。	$\dfrac{N_1}{N_2} = \dfrac{Q_1}{Q_2} = \dfrac{Hp_1}{Hp_2} = \left(\dfrac{W_2}{W_1}\right)^{\frac{1}{2}}$
	容量葉輪直徑送風系統	3-2	壓力和馬力隨空氣密度而變。	$\dfrac{P_1}{P_2} = \dfrac{Hp_1}{Hp_2} = \dfrac{W_1}{W_2}$
		3-3	轉速保持不變。	$N_1 = N_2$

5.7.13. 風管管系圖例縮寫代號：

5.7.13.1. 單線圖：

— **O. A** —	Outside Air、（Outdoor Air）------------------------	外氣。
— **S. A** —	Supply Air ---	供氣。
— **E. A** —	Exhaust Air ---------------------------------------	排氣。
— **R. A** —	Return Air ---------------------------------------	回氣。
— **V.A.V** —	Variable Air Volume -----------------------------------	可變風量。
— **C.A.V** —	Constant Air Volume-----------------------------------	固定風量。
← → ↑ ↓	Direction of Arrow -------------------------------	箭頭指示方向。

5.7.13.2. 減壓器整組形態：

表 6--60減壓器各部尺寸 (茲以東光凡而產品為例)

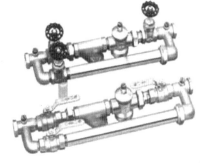

■減壓閥各部尺寸(FIG.528)

部位 尺寸	A	B	C
3/4"	475	505	65
1"	540	595	82

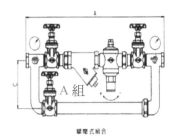

A 組

單閘式組合

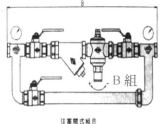

B 組

球蓋閥式組合

圖5--53減壓器整組組合形態

在中央系統大型空調中，冬季暖氣必須用蒸汽熱交換器(Heat Exchanger)，將冰水改為熱水傳熱。在蒸汽系統中，有蝶型閥、停止閥(Shut off Vavle)、單向閥(Check Vavle)、Y型濾網(Y-STRAINER)、蒸汽減壓器(PRESSURE REDUCING Vavle)、溜水器(Trap)及安全閥(Relief Vavle)，除球型閥(Globe Vavle)外(給水用閘門或蝶型閥)均為主要組件，在各項設備前端，必須調整適當的蒸汽壓力，若幹管系統減壓器失靈時，屆時關閉減壓器，開旁通閥(By-Pass)，仍可維持蒸汽系統傳送。Y型濾網，過濾雜質，保護機具設備的安全與正常工作的運轉不受影響；則安全閥則裝置於蒸汽鍋爐及熱水箱的上端，以防鍋爐壓力過高，造成爆炸的危險，危害人員和建築物的安全。而溜水器為設備末端，或立管下端，使蒸汽系統之冷凝水，由溜水器排出，蒸汽在管內暢通無阻。在蒸汽系統中，有許多組件，在給水工程中均可通用。如減壓器、Y型過濾閥、單向閥、溫控裝置等。其產品國內外均有，如國內有東光、富山、政緻五金、敏瑞企業；外貨有東洋、日立、中村、Venn VALE、WASINO VALE 等，在臺由太發貿易股份公司代理；歐美代理勝東實業的(Jmb. JMH. Butterfly、Brass Ball Vavle)等。

5.7.14. 矩形風管相當圓形風管直徑之換算：

在空調工程中，風管亦佔有重要之地位。下面由圖5--54圓形風管壓扁成矩形風管示意圖，與圖表5--61、62為討論風管長寬比，與相當圓管直徑，可了解圓形風管和矩風管的差別，所以在設計時不能草率行事。圓管效果最好，或「將圓型變更為 1：1 正方形，截面積不變；如風管周邊長不變，寬高比加大，相當圓管直徑與截面積均減小。」矩形風管比圓形風管，約多20%之壓力損失。

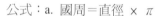

公式：a. 國周＝直徑 × π　　　　　　b. 圓面積＝（半徑）^{2} × π

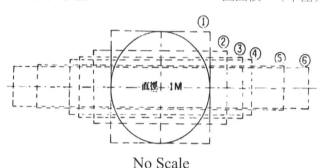

No Scale

圖5--54矩型風管寬高比示意圖

表5--61風管周邊長不變，寬高比加大，相當圓管直徑與截面積均減少。

管　形	寬高比	W × H（m）	相當圓管直徑φ	截面積	管邊周長不變
1.正方形	1：1 ＝	1 m × 1 m	＝ 1.093 m φ	**0.938** m²	4 m
2.矩　形	2.07：1 ＝	1.35 × 0.65	＝ 1.007 m φ	0.796 m²	4 m
3.矩　形	3：1 ＝	1.50 × 0.50	＝ 0.913 m φ	0.654 m²	4 m
4.矩　形	4：1 ＝	1.60 × 0.40	＝*0.827 m φ	0.537 m²	4 m
5.矩　形	5.67：1 ＝	1.70 × 0.30	＝ 0.718 m φ	0.405 m²	4 m
6.矩　形	7：1 ＝	1.75 × 0.25	＝ 0.652 m φ	0.334 m²	4 m
7.矩　形	9：1 ＝	1.80 × 0.20	＝ 0.577 m φ	**0.261** m²	4 m

表5--62若要維持與一平方公尺截面積，和換算成相當圓管直徑時，將隨寬高比加大，而周邊邊長加長。加大截面積，比加大相當圓管直徑，所費投資更大。

矩　　形	寬　高　比	W × H	相當圓管直徑φ	截　面　積	管邊周長
1. 矩　形	1.8：1 ＝	1.35 × 0.75	＝ 1.088 m φ	0.929 m²	4.2 m
2. 矩　形	2.46：1 ＝	1.60 × 0.65	＝ 1.088 m φ	0.929 m²	4.5 m
3. 矩　形	3：1 ＝	1.80 × 0.60	＝ 1.096 m φ	0.943m²	4.8 m
4. 矩　形	4：1 ＝	2.00 × 0.50	＝ 1.034 m φ	0.839 m²	*5.0 m
5. 矩　形	5.78：1 ＝	2.60 × 0.45	＝ 1.085 m φ	0.924 m²	6.1 m
6. 矩　形	8：1 ＝	2.80 × 0.35	＝ 0.965 m φ	0.731 m²	6.3 m

從以上表兩種寬高比之範例表，想必大家對矩形風管寬高比之關係，應該有深刻瞭解，對業主誤認全以算術方式寬高比直接相乘，從上圖和範例數字，就是我曾經用來向業主解釋獲得認同，可供大家參考。a長 × b寬＝(查出)相當圓管直徑^2 × 0.785＝圓面積。

5.7.14.1. 圓形與矩形風管換算表之計算法：

無論是由圓型風管換算矩型風管表(或矩形風管換算圓形風管表)，已有多種換算表，包括公制(cm)與英制(in)。例如用風管計算尺，順手拉一拉，即可獲得。國內多家風管風機公司均有贈送；如選用圓型風管換算矩形風管表，均可迅速達成找到答案。如表5--63A(一~二)~B(一~三)，矩形風管換算圓型風管直徑換算表。

從表5--63為公制矩形風管相當圓形風管直徑換算表，其單位為公分(cm)，先於直欄和橫列中，找出矩形管的長邊a與短邊b之值，由左邊的直欄a，分別向右水平方向移動，與頂端橫列中b，向下垂直移動，到兩線交會點，所得之值為d(為圓管直徑)。如果要將圓形風管改變為矩形管，先由圓管直徑之值，再向左水平方向移動，由直欄中選長邊，及朝上直線方向移動，在頂端橫列中選短邊。不論怎樣選法得注意矩型風管長短邊之比率愈小愈好，在前頁表5--61、62中已經說過，關係到效果和經濟效益。配合現場安裝高度，覺得適當之長短邊值均可。無論是查圖與計算，答案兩者完全相同。

例：Q =250 cmm，d =650mm，V＝12 m/s，L＝20m，Pv＝＿＿mmAq？

解：（A）查圖：從圖5--55左側風量250 cmm（＝4.166cms）處，向右水平橫向移動，找到圓管直徑650 mm處，與左下斜線風速12 m/s處，三點交合處，垂直向下到摩擦損失處，為26.5 mmAg /100 m，則＝0.26.5 mm/M每公尺 wg水柱。

為0.265/M WG，即0.265 × 20 m＝5.3 mmAq

（B）若計算：Pv＿＿ in WG

公式 ＝ $\lambda \cdot \dfrac{L}{d} \cdot \dfrac{V^2}{2g} \cdot r,$

λ＝摩擦係數　　V＝平均風速 m/s　　h＝摩擦損失
d＝風管直徑 ft or m　　r ＝空氣比重 1.2 kg / m^2（20 ℃）

代入上式：Pv＿＿ in WG ＝ $0.001 \times \dfrac{20}{0.65} \times \dfrac{12^2}{19.8} \times 12$(kg/m^3＝密度)

$= 0.001 \times 30.76 \times \left(\dfrac{12}{4.03}\right)^2 = 0.001 \times 30.76 \times 8.867$

$= 0.001 \times 272.73 = 0.2727$ mmAq

而與查圖 5--54 所獲得的答案 0.265mmAq 相差有限。

事實上，在現行以直線圓型風管每百公尺或英呎，換算摩擦壓損之曲線圖，不下十多種：

以m³/hr每小時-------立方米，mmAq/100m每百公尺 摩擦壓損

m³/min每分鐘-----立方米，mmAq /100m每百公尺摩擦壓損

m³/sec每秒鐘-----立方米，mm Aq /m每一公尺摩擦壓損

L/sec每秒鐘-------立脫，Pa /sec每一公尺摩擦壓損；

CFM每分鐘in.WG/100FT每百英呎摩擦壓損。

5.7.14.2. 計算尺：各工廠、各製作廠商、各國採用標準雖相差不多，但絕非完全一致。尤其在計算題的答案與曲線圖答案亦不一樣。這並非說誰對誰錯的問題。如計算題中選用 λ 摩擦係數之大小不一，結果互異，使用時應謹慎選用 λ 摩擦係數與曲線圖。雖曲線圖無論是採用公制或英制，在從時、分、秒大小上，換算不成問題。而在消防排煙計算上，以流動壓計算相當長度摩擦壓損較為實用和便捷。

表5--63矩型風管相當圓型管直徑換算 A表 (一) 單位：cm　　(茲以局都排氣中氣流基本原理)

長方形(cm)	5(5.5)	6	7	8	9	10	11	12	13	14	15	16	17	18	19	20	22	24	25	26	28	30	32	34
5	5.5																							
6		6.6																						
7		7.1	7.7																					
8		7.5	8.2	8.8																				
9		8.0	8.6	9.3	9.9																			
10	7.6	8.4	9.1	9.8	10.4	10.9																		
11		8.8	9.5	10.2	10.8	11.4	12.0																	
12		9.1	9.9	10.7	11.3	11.9	12.5	13.1																
13		9.5	10.3	11.1	11.8	12.4	13.0	13.6	14.2															
14		9.8	10.7	11.5	12.2	12.9	13.5	14.2	14.7	15.3														
15	9.1	10.1	11.0	11.8	12.6	13.3	14.0	14.6	15.3	15.8	16.4													
16		10.4	11.4	12.2	13.0	14.1	14.4	15.1	15.7	16.3	16.9	17.5												
17		10.7	11.7	12.5	13.4	14.1	14.9	15.5	16.1	16.8	17.4	18.0	18.6											
18		11.0	11.9	12.9	13.7	14.5	15.3	15.9	16.6	17.3	17.9	18.5	19.1	19.7										
19		11.2	12.2	13.2	14.1	14.9	15.6	16.4	17.1	17.8	18.4	19.0	19.6	20.2	20.8									
20	10.3	11.5	12.5	13.5	14.5	15.2	15.9	16.8	17.5	18.1	18.8	19.5	20.1	20.7	21.3	21.9								
22		12.0	13.1	14.1	15.0	15.9	16.6	17.6	18.3	19.1	19.7	20.4	21.0	21.7	22.3	22.9	24.1							
24		12.4	13.6	14.6	15.6	16.6	17.5	18.3	19.1	19.8	20.6	21.3	21.9	22.6	23.2	23.9	25.1	26.2						
25	11.4	12.6				16.9					21.0					24.4			27.3					
26		12.8	14.1	15.2	16.2	17.2	18.1	19.0	19.8	20.6	21.4	22.1	22.8	23.5	24.1	24.8	26.1	27.2		28.4				
28		13.2	14.5	15.6	16.7	17.7	18.7	19.6	20.5	21.3	22.1	23.7	23.6	24.4	25.0	25.7	27.1	28.2	29.9	29.5	30.6			
30		13.6	14.9	16.1	17.2	18.3	19.3	20.2	21.1	22.0	22.9	23.7	24.4	25.2	25.9	26.7	28.0	29.3		30.5	31.6	32.8		
32		14.0	15.3	16.5	17.7	18.8	19.8	20.8	21.8	22.7	23.6	24.4	25.2	26.0	26.7	27.5	28.9	30.1	32.2	31.4	32.6	33.8	35.0	
34		14.4	15.7	17.0	18.2	19.3	20.1	21.4	224.0	23.3	24.2	25.1	25.9	26.7	27.5	28.3	29.7	31.0		32.3	33.6	34.8	36.0	37.2
35	13.0	14.7	16.1			19.5			24.0		24.5					28.6			32.2			35.4		38.2
38		15.0	16.4	17.4	18.6	19.8	20.9	21.9	23.0	23.9	24.8	25.8	26.6	27.4	29.3	29.0	30.5	32.0		33.0	34.6	35.8	37.0	39.2
40		15.3	16.8	17.8	19.0	20.3	21.4	22.5	23.5	24.5	25.4	26.4	27.3	28.1	29.0	29.8	31.4	32.8	34.3	34.2	35.5	36.7	38.0	39.2
42		15.6	17.1	18.5	19.4	20.7	21.9	23.0	24.0	25.1	26.0	27.0	27.9	28.8	29.7	30.5	32.1	33.6		35.1	36.4	37.3	39.0	40.2
44		15.9	17.5	18.5	19.8	21.1	22.3	23.4	24.5	25.6	26.6	27.6	28.5	29.4	30.4	31.2	32.8	34.4		35.9	37.3	38.6	39.9	41.1
45	14.4					21.5					27.2					31.9			36.3			39.5	40.8	42.0
46		16.2	17.8	19.2	20.6	21.7	23.2	24.3	25.5	26.7	27.7	28.7	29.7	30.6	31.6	32.5	34.2	35.9		37.4	38.9	40.0	41.7	43.0
48		16.5	18.4	19.6	20.9	21.9	23.6	24.8	26.0	27.2	28.2	29.2	30.2	31.2	32.2	33.1	34.9	36.6	38.1	38.2	39.7	41.2	42.6	43.9
50		16.8	18.7	19.9	21.3	22.4	24.0	25.2	26.4	27.6	28.7	30.0	30.8	31.8	32.8	33.7	35.5	37.3		38.9	40.4	42.0	43.5	44.8
52		17.0	19.0	20.4	21.6	22.8	24.4	25.6	26.8	28.1	29.2	30.3	31.4	32.4	33.4	34.3	36.2	38.0		39.6	41.2	42.8	44.3	45.7
54		17.3	19.3	20.5	22.0	23.4	24.8	26.1	27.3	28.5	29.7	30.8	31.9	32.9	33.9	34.9	36.8	38.7	39.8	40.3	42.0	43.6	45.0	46.5
55	15.6					23.6					29.9					35.1			39.8			43.9		
56		17.6	19.5	20.9	22.4	23.8	25.2	26.5	27.7	28.9	30.1	31.2	32.4	33.4	34.5	35.5	37.4	39.3		41.0	42.7	44.3	45.8	47.3
58		17.8	19.8	21.1	22.7	24.2	25.5	26.9	28.2	29.3	30.5	31.7	32.9	33.9	35.0	36.0	38.0	39.8	41.4	41.7	44.0	45.0	46.6	48.1
60		18.1	20.1	21.4	23.0	24.5	25.8	27.3	28.7	29.8	31.0	32.2	33.4	34.5	35.5	36.5	38.6	40.4		42.3	44.0	45.8	47.3	48.9
62		18.3	20.3	21.7	23.3	24.8	26.1	27.6	29.0	30.2	31.4	32.6	33.8	35.0	36.0	37.1	39.2	41.0		42.9	44.7	46.5	48.0	49.7
64		18.6	20.6	22.0	23.6	25.2	26.5	27.9	29.3	30.6	31.8	33.1	34.2	35.4	36.5	37.6	39.7	41.6	42.9	43.5	45.4	47.2	48.7	50.4
65	16.7					25.3					32.1					38.0			42.9			47.4		
66		18.8	20.8	22.3	23.9	25.5	26.9	28.3	29.7	31.0	32.3	33.5	34.7	35.9	37.0	38.1	40.2	42.2		44.1	46.0	47.8	49.5	51.1
68		19.0	21.0	22.5	24.2	25.8	27.3	28.7	30.1	31.4	32.6	33.9	35.1	36.3	37.5	38.6	40.7	42.8	44.3	44.7	46.6	48.4	50.2	51.8
70		19.2	21.3	22.8	24.5	26.1	27.6	29.1	30.4	31.8	33.1	34.3	35.6	36.8	37.9	39.1	41.3	43.3		45.3	47.3	49.0	50.9	52.5
72																39.6	41.8	43.8		45.9	48.0	49.7	51.5	53.2
74																40.0	42.3	44.4		46.4	48.6	50.3	52.1	53.9
75																40.2		45.7				50.6		
76																40.5	42.3	44.9		47.0	49.0	50.8	52.7	54.6
78																40.9	43.3	45.5		47.5	49.5	51.5	53.3	55.2
80																41.3	43.8	46.0	47.0	48.0	50.1	52.0	53.9	55.8
82																41.8	44.2	46.4		48.6	50.6	52.6	54.5	56.4
84																42.2	44.6	46.9		49.2	51.1	53.2	55.1	57.0
85																42.4		47.4	48.2			53.4		
86																42.6	45.0	47.4		49.6	51.6	53.7	55.7	57.6
88																43.0	45.4	47.9	49.4	50.1	52.2	54.3	56.3	58.2
90																43.4	45.9	48.3		50.6	52.8	54.8	56.9	58.8
92																43.8	46.3	48.7		51.1	53.4	55.4	57.4	59.4
94																44.2	46.7	49.1		51.6	53.9	55.9	57.9	60.0
95																44.5	47.3	49.5	50.6	52.0	54.4	56.1	58.4	60.5
96																44.6						56.3		

表5--63矩型風管相當圓型管直徑換算 A表 (二) 單位：cm

長方形(cm)	35	36	38	40	42	44	45	46	48	50	52	55	56	60	64	65	68	72	75	76	80	84	85	88
5																								
6																								
7																								
8																								
9																								
10																								
11																								
12																								
13																								
14																								
15																								
16																								
17																								
18																								
19																								
20																								
22																								
24																								
25																								
26																								
28																								
30																								
32																								
34																								
35	38.3																							
36		39.4																						
38		40.4	41.6																					
40	40.9	41.4	42.6	43.8																				
42		42.4	43.6	44.8	45.9																			
44		43.4	44.6	45.8	46.8	48.1																		
45	43.3	44.3	45.6	46.4	47.9	49.1	49.2																	
46		45.2	46.5	46.8	48.9	50.2		50.3																
48		46.1	47.4	47.8	49.8	51.2		51.3	52.6															
50	45.6	47.1	48.3	48.8	50.8	52.2	51.8	52.3	53.6	54.7														
52		48.0	49.2	49.7	51.8	53.2		53.3	54.6	55.8	56.9													
54		48.8	50.1	50.6	52.7	54.1		54.3	55.6	56.8	57.9													
55	47.7	49.6	51.0	51.1	53.7	55.0	54.3	55.3	56.5	57.3	58.9	60.1												
56		50.4	51.8	51.5	54.6	55.9		56.2	57.5	57.8	60.0		61.3											
58		51.2	52.6	52.4	55.5	56.8		57.1	58.5	58.8	61.0		62.3											
60	49.6	52.0	53.4	53.3	56.4	57.7	56.7	58.0	59.4	59.8	62.0	62.8	63.3	65.7										
62		52.8	54.2	54.2	57.2	58.6		59.0	60.3	60.7	62.9		64.3	66.7										
64		53.5	55.0	55.0	58.0	59.5		59.9	61.2	61.6	63.9		65.3	67.7	70.0									
65	51.5	54.2	55.8	55.3	58.8	60.3	58.9	60.8	62.1	62.2	64.8	65.3	66.3	68.3	71.1	71.1								
66		54.9	56.5	55.8	59.6	61.1		61.7	63.0	62.5	65.7		67.3	69.7	72.1									
68		55.6	57.2	56.6	60.4	61.9		62.6	63.9	63.4	66.6		68.3	70.7	73.1		74.4							
70	53.3	56.3	57.9	57.3	61.2	62.7	61.0	63.3	64.8	64.3	67.5	67.7	69.2	71.7	74.1	73.7	75.4							
72		57.0	58.6	58.0	62.0	63.4		64.1	65.6	65.2	68.4		70.1	72.7	75.1		76.4	78.8						
74		57.6	59.3	58.8	62.7	64.1		64.9	66.4	66.1	69.3		71.0	73.3	76.1		77.4	79.9						
75	55.0	58.2	60.0	59.2	63.4	64.6	63.0	65.7	67.2	66.6	70.1	69.7	71.8	73.6	77.1	76.3	78.4	80.9	82.0					
76		58.9	60.7	59.5	64.1	65.7		66.5	68.0	67.0	71.0		72.7	74.5	78.1		79.4	81.8		83.2				
78		59.5	61.3	60.3	64.8	66.4		67.3	68.8	67.9	71.8		73.6	75.4	79.0		80.4	82.8		84.2				
80	56.7	60.1	62.0	61.0	65.4	67.0	64.9	68.0	69.9	68.7	72.6	72.2	74.3	76.3	79.9	78.7	81.4	83.8	84.7	85.2	87.5			
82		60.7	62.6	61.7	66.0	67.8		68.7	70.3	69.5	73.4		75.4	77.2	80.8		82.4	84.8		86.2	88.6			
84		61.3	63.2	62.4	66.8	68.5		69.4	71.1	70.3	74.2		76.3	77.8	81.6		83.3	85.8		87.2	89.6	91.9		
85	58.2	61.9	63.8	62.6	67.5	69.2	66.8	70.1	71.8	70.6	74.9	74.3	77.1	78.1	82.5	81.1	84.2	86.8	87.2	88.2	90.1	92.9	92.9	
86		62.4	64.4	63.7	68.2	69.8		70.8	72.5	71.1	75.6		77.9	79.9	83.4		85.1	87.8		89.2	90.6	93.9		
88				64.4				71.5	73.2	71.8	76.3		78.7	80.8	84.3		86.0	88.7		90.2	91.6	94.9		96.3
90	59.7			65.0			68.6			72.6		76.3	79.4	81.7	85.2	83.3	86.9	89.6	89.7	91.2	92.6	95.9	95.6	97.3
92				65.6						73.3				82.0			87.8	90.5		92.1	93.6	96.9		98.3
94				66.2						74.1				82.6						93.0	94.6	97.9		99.3
95	61.1						70.3			74.4		78.3				85.5			92.1		95.2		98.2	
96										74.8											95.6			100.3

表5--64 矩型風管相當圓型管直徑換算 B表 (一) 單位：cm

（左側書脊文字）矩型風管相當圓型管直徑換算B表5-63(一)

（表中標示）圓管直徑

長邊＼短邊	5	10	15	20	25	30	35	40	45	50	55	60	65	70	75	80	85	90	95
75	17.7	26.8	34.1																
80	18.1	27.5	35.0																
85	18.5	28.2	35.9																
90	19.0	28.9	36.7															98.4	
95	19.4	29.5	37.5															101.1	103.9
100	19.7	30.1	38.4	45.4	51.7	57.4	62.6	67.4	71.9	76.2	80.2	84.0	87.6	91.1	94.5	97.6	100.7	103.7	106.5
105	20.1	30.7	39.1	46.4	52.8	58.6	64.0	68.9	73.5	77.8	82.0	85.9	89.7	93.2	96.7	100.0	103.1	106.2	109.1
110	20.5	31.3	39.9	47.3	53.8	59.8	65.2	70.3	75.1	79.6	83.8	87.8	91.6	95.3	98.8	102.2	105.5	108.6	111.7
115	20.8	31.8	40.6	48.1	54.8	60.9	66.6	71.7	76.6	81.2	85.5	89.6	93.6	97.3	100.9	104.4	107.8	111.0	114.1
120	21.2	32.4	41.3	49.0	55.8	62.0	67.7	73.1	78.0	82.7	87.2	91.4	95.4	99.3	103.0	106.6	110.0	113.3	116.5
125	21.5	32.9	42.0	49.9	56.8	63.1	68.9	74.5	79.4	84.2	88.8	93.1	97.3	101.2	105.0	108.6	112.2	115.6	118.8
130	21.9	33.4	42.6	50.6	57.7	64.2	70.1	75.7	80.8	85.7	90.4	94.8	99.0	103.1	106.9	110.7	114.3	117.7	121.1
135	22.2	33.9	43.3	51.4	58.6	65.2	71.3	76.9	82.2	87.2	91.9	96.4	100.7	104.9	108.8	112.6	116.3	119.9	123.3
140	22.5	34.4	44.0	52.2	59.5	66.2	72.3	78.1	83.5	88.6	93.4	98.0	102.4	106.6	110.7	114.6	118.3	122.0	125.6
145	22.8	34.9	44.5	52.9	60.4	67.2	73.5	79.3	84.8	90.0	94.9	99.6	104.1	108.4	112.5	116.5	120.3	124.0	127.6
150	23.1	35.3	45.2	53.6	61.3	68.1	74.5	80.5	86.1	91.3	96.3	101.1	105.7	110.0	114.3	118.3	122.3	126.0	129.7
155	23.4	35.8	45.7	54.4	62.1	69.1	75.6	81.6	87.3	92.6	97.4	102.6	107.2	111.7	116.0	120.1	124.1	127.9	131.7
160	23.7	36.2	46.3	55.1	62.9	70.0	76.6	82.7	88.5	93.9	99.1	104.1	108.8	113.3	117.7	121.9	125.9	129.8	133.6
165	23.9	36.7	46.9	55.7	63.7	70.9	77.6	83.8	89.7	95.2	100.5	105.5	110.3	114.9	119.3	123.6	127.7	131.7	135.6
170	24.2	37.1	47.5	56.4	64.4	71.8	78.5	84.9	90.8	96.4	101.8	106.9	111.8	116.4	120.9	125.3	129.5	133.5	137.7
175	24.5	37.5	48.0	57.1	65.2	72.6	79.5	85.9	91.9	97.6	103.1	108.2	113.2	118.0	122.5	127.0	131.2	135.3	139.3
180	24.7	37.9	48.5	57.7	66.0	73.5	80.4	86.9	93.0	98.8	104.3	109.6	114.6	119.5	124.1	128.6	132.9	137.1	141.2
185	25.0	38.3	49.1	58.4	66.7	74.3	81.4	87.9	94.1	100.0	105.6	110.9	116.0	120.9	125.6	130.2	134.6	138.8	143.0
190	25.3	38.7	49.6	59.0	67.4	75.1	82.2	88.9	95.2	101.2	106.8	112.2	117.4	122.4	127.2	131.8	136.2	140.5	144.7
195	25.5	39.1	50.1	59.6	68.1	75.9	83.1	89.9	96.3	102.3	108.0	113.5	118.7	123.8	128.5	133.3	137.9	142.2	146.5
200	25.8	39.5	50.6	60.2	68.8	76.7	84.0	90.8	97.3	103.4	109.2	114.7	120.0	125.2	130.1	134.8	139.4	143.8	148.1
205																			
210	26.3	40.3	51.6	61.4	70.2	78.3	85.7	92.7	99.3	105.6	111.5	117.2	122.6	127.9	132.9	137.8	142.5	147.0	151.5
215																			
220	26.7	41.0	52.5	62.5	71.5	79.7	87.4	94.5	101.3	107.6	113.7	119.5	125.1	130.5	135.7	140.6	145.5	150.2	154.7
225																			
230	27.2	41.7	53.4	63.6	72.8	81.2	89.0	96.3	103.1	109.7	115.7	121.8	127.5	133.0	138.3	143.4	148.4	153.2	157.8
235																			
240	27.6	42.4	54.3	64.7	74.0	82.6	90.5	98.0	105.0	111.6	118.0	124.1	129.9	135.5	140.9	146.1	151.2	156.1	160.8
245																			
250	28.1	43.0	55.2	65.8	75.3	84.0	92.0	99.6	106.8	113.6	120.0	126.2	132.2	137.9	143.4	148.8	153.9	158.9	163.8
255																			
260	28.5	43.7	56.0	66.8	76.4	85.3	93.4	101.2	108.5	115.4	122.0	128.3	134.4	140.2	145.9	151.3	156.6	161.7	166.7
265																			
270	28.9	44.3	56.9	67.8	77.6	86.6	95.0	102.8	110.2	117.3	124.0	130.4	136.6	142.5	148.3	153.8	159.2	164.4	169.5
275																			
280	29.3	45.0	57.7	68.8	78.7	87.9	96.5	104.8	111.9	119.0	125.9	132.4	138.7	144.7	150.6	156.2	161.7	167.0	172.2
285																			
290	29.7	45.6	58.5	69.7	79.8	89.1	97.8	105.8	113.5	120.8	127.8	134.4	140.8	146.9	152.9	158.6	164.2	169.6	174.8
295																			
300	30.1	46.2	59.2	70.6	80.9	90.3	99.0	107.3	115.1	122.5	129.5	136.3	142.8	149.0	155.5	160.9	166.6	172.1	177.5

表5--64矩型風管相當圓型管直徑換算 B表 (二) 單位：cm

矩型風管 長邊＼短邊	100	105	110	115	120	125	130	135	140	145	150	155	160	165	170	175	180	185	190	195	200
5~70																					
75																					
80																					
85																					
90																					
95																					
100	109.3																				
105	112.0	114.8																			
110	114.6	117.5	120.3																		
115	117.2	120.1	122.9	125.7																	
120	119.6	122.6	125.6	128.4	131.2																
125	122.0	125.1	128.1	131.0	133.9	136.7															
130	124.4	127.5	130.6	133.6	136.5	139.3	142.1														
135	126.7	129.9	133.0	136.1	139.1	142.0	144.8	147.6													
140	128.9	132.2	135.4	138.5	141.6	144.6	147.5	150.3	153.0												
145	131.1	134.5	137.7	140.9	144.0	147.1	150.3	152.9	155.7	158.5											
150	133.2	136.7	140.0	143.3	146.4	149.5	152.6	155.5	158.4	161.2	164.0										
155	135.3	138.8	142.2	145.5	148.8	151.9	155.0	158.0	161.0	163.9	166.7	169.4									
160	137.3	140.9	144.4	147.8	151.1	154.3	157.9	160.5	163.5	166.5	169.3	172.1	174.9								
165	139.3	143.0	146.5	150.0	153.3	156.6	159.8	163.0	166.0	169.0	171.9	174.8	177.6	180.4							
170	141.3	145.0	148.6	152.1	155.5	158.9	162.2	165.5	168.5	171.5	174.5	177.4	180.3	183.1	185.8						
175	143.2	147.0	150.7	154.2	157.7	161.1	164.4	167.7	170.8	173.9	177.0	180.0	182.9	185.7	188.6	191.3					
180	145.1	148.9	152.7	156.3	159.8	163.3	166.7	170.0	173.2	176.4	179.4	182.5	185.4	188.4	191.2	194.0	196.8				
185	147.0	150.8	154.7	158.3	161.9	165.4	168.9	172.2	175.5	178.7	181.9	184.9	188.0	190.9	193.8	196.7	199.5	202.2			
190	148.9	152.7	156.6	160.3	164.0	167.6	171.0	174.4	177.8	181.0	184.2	187.4	190.4	193.4	196.4	199.3	202.1	204.9	207.7		
195	150.7	154.6	158.5	162.3	166.0	169.6	173.2	176.6	180.0	183.3	186.6	189.7	192.9	195.9	198.9	201.9	204.8	207.6	210.4	213.2	
200	152.3	156.4	160.4	164.2	168.0	171.7	175.3	178.8	182.2	185.6	188.9	192.1	195.3	198.4	201.4	204.4	207.3	210.2	213.1	215.9	218.6
205											191.1	194.4	197.6	200.8	203.9	206.9	209.9	212.8	215.7	218.6	221.3
210	155.8	160.0	164.0	168.0	171.9	175.7	179.3	183.0	186.5	189.9	193.3	196.7	199.9	203.1	206.3	209.3	212.4	215.4	218.3	221.2	224.0
215											195.5	198.9	202.2	205.5	208.6	211.8	214.8	217.9	220.9	223.8	226.7
220	159.1	163.4	167.6	171.6	175.6	179.5	183.3	187.0	190.6	194.2	197.7	201.1	204.5	207.7	211.0	214.1	217.3	220.3	223.4	226.3	229.2
225											199.8	203.3	206.7	210.0	213.3	216.5	219.7	222.8	225.8	228.8	231.8
230	162.3	166.7	171.0	175.2	179.3	183.2	187.1	190.9	194.7	198.3	201.9	205.4	208.9	212.2	215.5	218.8	222.0	225.2	228.3	231.3	234.3
235											204.0	207.5	211.0	214.4	217.8	221.0	224.3	227.5	230.7	233.8	236.8
240	165.5	170.0	174.4	178.6	182.8	186.9	190.9	194.8	198.6	202.3	206.0	209.6	213.1	216.6	220.0	223.2	226.6	229.9	233.0	236.2	239.3
245											208.0	211.7	215.2	218.7	222.2	225.6	228.8	232.2	235.4	238.6	241.7
250	168.5	173.1	177.6	182.0	186.3	190.4	194.5	198.5	202.4	206.2	210.0	213.7	217.3	220.8	224.4	227.8	231.1	234.4	237.7	240.9	244.1
255											211.9	215.7	219.3	222.9	226.4	229.9	233.3	236.7	240.0	243.2	246.4
260	171.5	176.2	180.8	185.2	189.6	193.9	198.0	202.1	206.1	210.0	213.9	217.6	221.3	225.0	228.5	232.1	235.5	238.9	242.2	245.5	248.7
265											215.8	219.6	223.4	227.0	230.6	234.1	237.6	241.1	244.5	247.8	251.0
270	174.4	179.2	183.9	188.4	192.9	197.2	201.5	205.7	209.7	213.7	217.7	221.5	225.3	229.0	232.7	236.2	239.8	243.2	246.7	250.0	253.3
275											219.5	223.4	227.2	231.0	234.7	238.3	241.6	245.4	248.8	252.2	255.6
280	177.2	182.1	186.9	191.5	196.1	200.5	204.9	209.1	213.3	217.4	221.4	225.3	229.2	232.9	236.7	240.3	243.9	247.5	251.0	254.4	257.8
285											223.2	227.2	231.1	234.9	238.6	242.3	246.0	249.6	253.1	256.6	260.0
290	180.0	185.0	189.8	194.5	199.2	203.7	208.1	212.5	216.7	220.9	225.0	229.0	232.9	236.8	240.6	244.3	248.0	251.6	255.2	258.7	262.1
295											226.8	230.0	234.8	238.7	242.5	246.3	250.0	253.7	257.3	260.8	264.3
300	182.7	187.7	192.7	197.5	202.2	206.8	211.3	215.8	220.1	224.3	228.5	232.6	236.6	240.6	244.4	248.2	252.0	255.7	259.3	262.9	266.4

表5--64矩型風管相當圓型管直徑換算 B表 (三) 單位：cm

短邊＼長邊	5~70	205	210	215	220	225	230	235	240	245	250	255	260	265	270	275	280	285	290	295	300
75																					
80																					
85																					
90																					
95																					
100																					
105																					
110																					
115																					
120																					
125																					
130																					
135																					
140																					
145																					
150																					
155																					
160																					
165																					
170																					
175																					
180																					
185																					
190																					
195																					
200																					
205		224.1																			
210		226.8	229.6																		
215		229.5	232.3	235.0																	
220		232.1	235.0	237.7	240.5																
225		234.7	237.6	240.4	243.2	246.0															
230		237.3	240.2	243.1	245.9	248.7	251.4														
235		239.8	242.8	245.7	248.5	251.4	254.1	256.9													
240		242.3	245.3	248.2	251.1	254.0	256.8	259.6	262.4												
245		244.7	247.8	250.8	253.7	256.6	259.5	262.3	265.1	276.8											
250		247.2	250.2	253.3	256.2	259.2	262.1	264.9	267.8	270.5	273.3										
255		249.6	252.7	255.7	258.7	261.7	264.7	267.5	270.1	273.2	276.0	278.8									
260		251.9	255.1	258.2	261.2	264.2	267.2	270.1	273.0	275.9	278.7	281.5	284.2								
265		254.3	257.4	260.6	263.7	266.7	269.7	272.7	275.6	278.5	281.3	284.2	286.9	289.8							
270		256.6	259.8	263.0	266.1	269.2	272.2	275.2	278.2	281.1	284.0	286.8	289.6	292.4	295.2						
275		258.9	262.1	265.3	268.5	271.6	274.7	277.7	280.7	283.6	286.6	289.4	292.3	295.1	297.9	300.6					
280		261.1	264.4	267.6	270.8	274.0	277.1	280.1	283.2	286.2	289.1	292.0	294.9	297.8	300.2	303.3	306.1				
285		263.3	266.7	269.9	273.1	276.3	279.5	282.6	285.6	288.7	291.6	294.6	297.5	300.4	301.6	306.0	308.8	311.6			
290		265.5	268.9	272.2	275.5	278.7	281.9	285.0	288.1	291.1	294.1	297.1	300.1	303.0	303.8	308.7	311.5	314.3	317.0		
295		267.7	271.1	274.5	277.7	281.0	284.2	287.4	290.5	293.6	296.6	299.6	302.6	305.5	305.4	311.3	314.2	317.0	319.7	322.5	
300		269.9	273.3	276.7	280.0	283.3	286.5	289.7	292.9	296.0	299.1	302.1	305.1	308.1	311.0	313.9	316.8	319.6	322.4	325.2	328.0

註：在演算時，從長寬比查圓管直徑，再求圓管面積，代入公式如下　$A = Q \div V$

　　　圓面積＝(半徑)²x π　或(直徑)²x0.7854 ＝ M^2 or ft^2　　　　or $V = Q \div A$

　　例：求圓面積＝ $\phi\,(3.281m)^2$ x 0.7854 ＝10.76496 x 0.7854 ＝8.4548 m^2 x 16m/s ＝135.3cms

$$\Delta P = 0.001 \times (142.6-60) \times \left(\frac{1}{0.204 \times 60}\right)^2 \times 92^2$$

$$\doteqdot 4.7 \text{mmAq}$$

從って機種は，

配管計画参考資料

●円形風管の摩擦損失表（100m当り）

$$h = \lambda \cdot \frac{L}{d} \cdot \frac{V^2}{2g} \cdot r \text{(mmAq)}$$

$\lambda = 0.02$（鋼管の場合）
$v =$ 平均風速 m/s
$d =$ 風管直径 m
$r =$ 空気の比重量1.2kg/㎡（20℃）
$L =$ 直管的實際長 等值的圓管長 m
$l' =$ 等阻力之直管長 m

表28　摩擦係數（λ）

風管之內面	例	風速（m/s）				
		5	10	15	20	
極 粗 糙	混凝土	1.7	1.8	1.85	1.9	2
軟 粗 糙	混凝土粉光	1.3	1.35	1.35	1.37	1.5
軟 平 滑	塑膠、鐵板	0.92	0.85	0.82	0.80	0.8

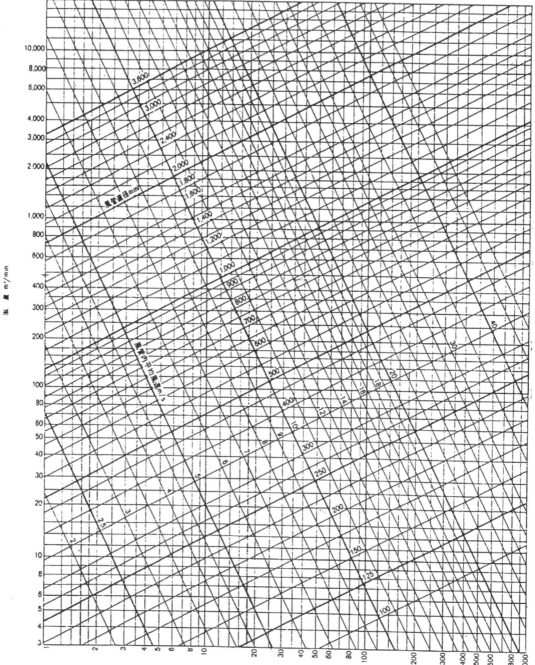

圖5--55圓形風管直線每百公尺摩擦損失曲線圖　摩擦損失 h1 mmAq/100m（茲以HITACHI圖為例）

5.7.15. 空調箱與水管管系縮寫代號：

5.7.15.1. 空調箱：

> HVAC：空調（Heating、Ventilation and Air Condition）暖氣、通風及空氣調節。
>
> A/H, A.H.U.：空調箱（Air Handling Unit）。
>
> C/C ：冰水盤管（Cooling Coils）or（High Performance Chilled Water Coils）。
>
> E/C ：電熱盤管（Electric Coils）。or（Electric Power）。
>
> S/C ：蒸氣盤管（Steam Coils）。
>
> H/C ：暖氣盤管（Heat Coils）。or（Hot Water Coils）。
>
> H/E ：全熱交換器（Heat Exchangers）。
>
> 一/＋：（＋）熱水進水--H.W/CH.W.S.（－）熱水回水--H.W/CH.W.R.。
>
> > or（Hot Water Supply or Return）。
>
> 一/－ ：（C）冰水回水--CH.W.R.（C）冰水進水--CH.W.S.。
>
> > or（Chilled Water Supply or Return）。
>
> P/F ：濾網壓損（Pressure drop of Filter）。
>
> F/C, F.C.U.：小型送風機（Fan Coil Unit）。（又分吊掛與落地、露明或隱藏）。
>
> R H ：相對濕度（Relative Humidity）
>
> HEPA：高效率絕對過濾網99.999%。
>
> MEPA：中效率過濾網90~95 ％、60~65 ％、80~85 ％ 三種。

註：在此利用小小空間，以簡短說明風管每一個90°度轉彎之總風量損失：

1) 以100 基數，既使是圓形風管每一個90°度轉彎，損失總風量25%即總風量打75折。若轉兩個90°度彎，為總風量打兩個75折，僅剩下56.25%；若轉四個90°度彎，總風量打四個75折，只剩下31.64%。不到原有總風量的1/3。

演算實例：100 × 0.75＝75% × 0.75＝56.25 ％ × 0.75＝42.1875 ％ × 0.75＝31.64 ％
　　　　　　　第一個90彎　　　第二個90彎　　　第三個90彎　　　　第四個90彎

2) 若以扁平風管計算，總風量損失更大，可參考表5--61、62兩表不同比例，長寬逾大，風管效果逾差；表--63A、B說明實用。

5.7.15.2.空調管系系統單線圖圖例及縮寫符號： （一）

＊4.空 調 箱 與 水 管 管 系 縮 寫 代 號 和 圖 例

A H, A/H：空調箱   S/H：蒸氣盤管

C/H ：冷卻盤管   H E：全交熱交換器

E/H ：電熱盤管   HEPA：絕對過濾網99.999%

F.C ,F/C：送風機 Fan Coil   MEPA：中效過濾網

　　（又分吊掛與落地、露明或隱藏）   O. A：外氣

S. A：送風   E. A：排氣

— C H S — Chilled Water Supply （冰水送水管）。

— C H R — Chilled Water Return （冰水回水管）。

— C S — Condenser Water Supply （冷卻水送水管）。

— C R — Condenser Water Return （冷卻水送水管）。

— H W S — Hot Water Supply （熱水送水管）。

— H W R — Hot Water Return （熱水回水管）。

— P R V — Pressure Reducing Valve （減壓閥）。

— S S — Steam Supply （蒸氣送氣管）。

— S R — Steam Return （蒸氣回氣管）。

— S V — Safety Valve （安全閥）。

— O S — Oil Supply （送油管）。

— O R — Oil Return （回油管）。

—⊥— Thermometer （L型 溫度表附套管）。

—— Water flow Switch （水流開關）。

—·—·— Drain Pipe （排水管）。

—||O||— Flexible Connector （減震接頭）。

—◇— Balancing Cock （平衡考克）。

—Ω— Expansion （伸縮接頭）。

—O— Steam Trap （蒸氣溜水器）。

—— Automatic Air Vent w/Cock （自動釋氣閥附考克）。

—— Safety Valve （安全閥）

5.7.15.2.空調管系系統單線圖圖例及縮寫符號：（二）

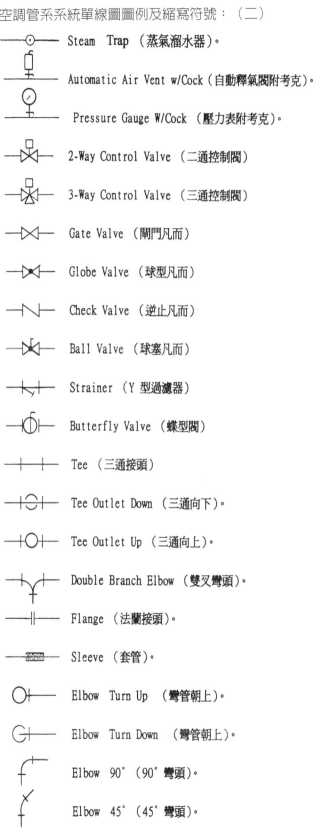

Steam Trap （蒸氣溜水器）。

Automatic Air Vent w/Cock （自動釋氣閥附考克）。

Pressure Gauge W/Cock （壓力表附考克）。

2-Way Control Valve （二通控制閥）

3-Way Control Valve （三通控制閥）

Gate Valve （閘門凡而）

Globe Valve （球型凡而）

Check Valve （逆止凡而）

Ball Valve （球塞凡而）

Strainer （Y 型過濾器）

Butterfly Valve （蝶型閥）

Tee （三通接頭）

Tee Outlet Down （三通向下）。

Tee Outlet Up （三通向上）。

Double Branch Elbow （雙叉彎頭）。

Flange （法蘭接頭）。

Sleeve （套管）。

Elbow Turn Up （彎管朝上）。

Elbow Turn Down （彎管朝上）。

Elbow 90˚ （90˚彎頭）。

Elbow 45˚ （45˚彎頭）。

Pump （泵浦）。

5.7.15.3.風管管系圖例與縮寫代號：

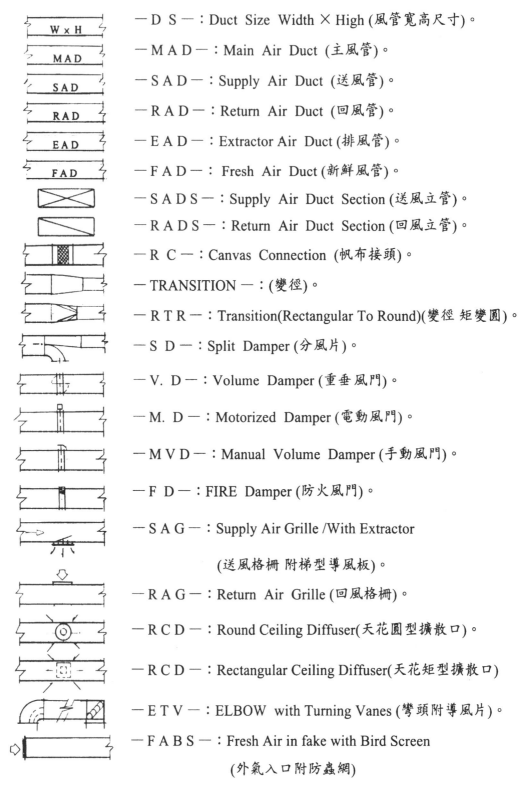

－DS－：Duct Size Width × High (風管寬高尺寸)。

－MAD－：Main Air Duct (主風管)。

－SAD－：Supply Air Duct (送風管)。

－RAD－：Return Air Duct (回風管)。

－EAD－：Extractor Air Duct (排風管)。

－FAD－：Fresh Air Duct (新鮮風管)。

－SADS－：Supply Air Duct Section (送風立管)。

－RADS－：Return Air Duct Section (回風立管)。

－RC－：Canvas Connection (帆布接頭)。

－TRANSITION－：(變徑)。

－RTR－：Transition(Rectangular To Round)(變徑 矩變圓)。

－SD－：Split Damper (分風片)。

－V.D－：Volume Damper (重垂風門)。

－M.D－：Motorized Damper (電動風門)。

－MVD－：Manual Volume Damper (手動風門)。

－FD－：FIRE Damper (防火風門)。

－SAG－：Supply Air Grille /With Extractor

(送風格柵 附梯型導風板)。

－RAG－：Return Air Grille (回風格柵)。

－RCD－：Round Ceiling Diffuser(天花圓型擴散口)。

－RCD－：Rectangular Ceiling Diffuser(天花矩型擴散口)

－ETV－：ELBOW with Turning Vanes (彎頭附導風片)。

－FABS－：Fresh Air in fake with Bird Screen

(外氣入口附防蟲網)

表5--65攝氏℃與華氏℉溫度對照表

攝氏度　℃ 華氏度　℉												公式：℃＝5/9(℉－32°) ℉＝9/5℃＋32°	
°C	°F	°C	°F	°C	°F	°C	°F	°C	°F	°C	°F	°C	°F
-29.4	-21.	-8.	17.6	13.3	56.	35.	95.	56.7	134.	78.	172.4	99.4	211.
-29.	-20.2	-7.8	18.	13.9	57.	35.6	96.	57.	134.6	78.3	173.	100.	212.
-28.9	-20.	-7.2	19.	14.	57.2	36.	96.8	57.2	135.	78.9	174.	100.6	213.
-28.3	-19.	-7.	19.4	14.4	58.	36.1	97.	57.8	136.	79.	174.2	101.	213.8
-28.	-18.4	-6.7	20.	15.	59.	36.7	98.	58.	136.4	79.4	175.	101.1	214.
-27.8	-18.	-6.1	21.	15.6	60.	37.	98.6	58.3	137.	80.	176.	101.7	215.
-27.2	-17.	-6.	21.2	16.	60.8	37.2	99.	58.9	138.	80.6	177.	102.	215.6
-27.	-16.6	-5.6	22.	16.1	61.	37.8	100.	59.	138.2	81.	177.8	102.2	216.
-26.7	-16.	-5.	23.	16.7	62.	38.	100.4	59.4	139.	81.1	178.	102.8	217.
-26.1	-15.	-4.4	24.	17.	62.6	38.3	101.	60.	140.	81.7	179.	103.	217.4
-26.	-14.8	-4.	24.8	17.2	63.	38.9	102.	60.6	141.	82.	179.6	103.3	218.
-25.6	-14.	-3.9	25.	17.8	64.	39.	102.2	61.	141.8	82.2	180.	103.9	219.
-25.	-13.	-3.3	26.	18.	64.4	39.4	103.	61.1	142.	82.8	181.	104.	219.2
-24.4	-12.	-3.	26.6	18.3	65.	40.	104.	61.7	143.	83.	181.4	104.4	220.
-24.	-11.2	-2.8	27.	18.9	66.	40.6	105.	62.	143.6	83.3	182.	105.	221.
-23.9	-11.	-2.2	28.	19.	66.2	41.	105.8	62.2	144.	83.9	183.	105.6	222.
-23.3	-10.	-2.	28.4	19.4	67.	41.1	106.	62.8	145.	84.	183.2	106.	222.8
-23.	-9.4	-1.7	29.	20.	68.	41.7	107.	63.	145.4	84.4	184.	106.1	223.
-22.8	-9.	-1.1	30.	20.6	69.	42.	107.6	63.3	146.	85.	185.	106.7	224.
-22.2	-8.	-1.	30.2	21.	69.8	42.2	108.	63.9	147.	85.6	186.	107.	224.6
-22.	-7.6	-0.6	31.	21.1	70.	42.8	109.	64.	147.2	86.	186.8	107.2	225.
-21.7	-7.	0.	32.	21.7	71.	43.	109.4	64.4	148.	86.1	187.	107.8	226.
-21.1	-6.	+0.6	33.	22.	71.6	43.3	110.	65.	149.	86.7	188.	108.	226.4
-21.	-5.8	1.	33.8	22.2	72.	43.9	111.	65.6	150.	87.	188.6	108.3	227.
-20.6	-5.	1.1	34.	22.8	73.	44.	111.2	66.	150.8	87.2	189.	108.9	228.
-20.	-4.	1.7	35.	23.	73.4	44.4	112.	66.1	151.	87.8	190.	109.	228.2
-19.4	-3.	2.	35.6	23.3	74.	45.	113.	66.7	152.	88.	190.4	109.4	229.
-19.	-2.2	2.2	36.	23.9	75.	45.6	114.	67.	152.6	88.3	191.	110.	230.
-18.9	-2.	2.8	37.	24.	75.2	46.	114.8	67.2	153.	88.9	192.	110.6	231.
-18.3	-1.	3.	37.4	24.4	76.	46.1	115.	67.8	154.	89.	192.2	111.	231.8
-18.	-0.4	3.3	38.	25.	77.	46.7	116.	68.	154.4	89.4	193.	111.1	232.
-17.8	-0.	3.9	39.	25.6	78.	47.	116.6	68.3	155.	90.	194.	111.7	233.
-17.2	+1.	4.	39.2	26.	78.8	47.2	117.	68.9	156.	90.6	195.	112.	233.6
-17.	1.4	4.4	40.	26.1	79.	47.8	118.	69.	156.2	91.	195.8	112.2	234.
-16.7	2.	5.	41.	26.7	80.	48.	118.4	69.4	157.	91.1	196.	112.8	235.
-16.1	3.	5.6	42.	27.	80.6	48.3	119.	70.	158.	91.7	197.	113.	235.4
-16.	3.2	6.	42.8	27.2	81.	48.9	120.	70.6	159.	92.	197.6	113.3	236.
-15.6	4.	6.1	43.	27.8	82.	49.	120.2	71.	159.8	92.2	198.	113.9	237.
-15.	5.	6.7	44.	28.	82.4	49.4	121.	71.1	160.	92.8	199.	114.	237.2
-14.4	6.	7.	44.6	28.3	83.	50.	122.	71.7	161.	93.	199.4	114.4	238.
-14.	6.8	7.2	45.	28.9	84.	50.6	123.	72.	161.6	93.3	200.	115.	239.
-13.9	7.	7.8	46.	29.	84.2	51.	123.8	72.2	162.	93.9	201.	115.6	240.
-13.3	8.	8.	46.4	29.4	85.	51.1	124.	72.8	163.	94.	201.2	116.	240.8
-13.	8.6	8.3	47.	30.	86.	51.7	125.	73.	163.4	94.4	202.	116.1	241.
-12.8	9.	8.9	48.	30.6	87.	52.	125.6	73.3	164.	95.	203.	116.7	242.
-12.2	10.	9.	48.2	31.	87.8	52.2	126.	73.9	165.	95.6	204.	117.	242.6
-12.	10.4	9.4	49.	31.1	88.	52.8	127.	74.	165.2	96.	204.8	117.2	243.
-11.7	11.	10.	50.	31.7	89.	53.	127.4	74.4	166.	96.1	205.	117.8	244.
-11.1	12.	10.6	51.	32.	89.6	53.3	128.	75.	167.	96.7	206.	118.	244.4
-11.	12.2	11.	51.8	32.2	90.	53.9	129.	75.6	168.	97.	206.6	118.3	245.
-10.6	13.	11.1	52.	33.	91.	54.	129.2	76.	168.8	97.2	207.	118.9	246.
-10.	14.	11.7	53.	33.3	91.4	54.4	130.	76.1	169.	97.8	208.	119.	246.2
-9.4	15.	12.	53.6	33.3	92.	55.	131.	76.7	170.	98.	208.4	119.4	247.
-9.	15.8	12.2	54.	33.9	93.	55.6	132.	77.	170.6	98.3	209.	120.	248.
-8.9	16.	12.8	55.	34.	93.2	56.	132.8	77.2	171.	98.9	210.	120.6	249.
-8.3	17.	13.	55.4	34.4	94.	56.1	133.	77.8	172.	99.	210.2	121.	249.8

註：本表右上角有華氏與攝氏換算公式：若以計算方式則如下：

　　公式：攝氏 ___ ℃＝5/9 ×（___ ℉－32°）；華氏 ___ ℉＝9/5 × ___ ℃＋32°

　　例如：24℃＝75.2℉。　　公式：℉＝9/5 × ___ ℃＋32°

　　代入公式：___ ℉＝9/5 × 24＋32＝＋32＝75.2 ℉

　1. 計算：代入公式：___ ℃＝5/9（75.2℉－32°）＝5/9 × 45＝＝24 ℃

　2. 用查表方式：最方便，或用計算尺，與上表對照，誤差不大。

5.7.16. 相對和絕對溫度間之關係：

溫度計以水之冰點為0度，而以標準大氣壓力時水之沸點為100度，稱為攝氏(Centigrade)溫度計；如以水之冰點為32度，以標準大氣壓力時水之沸點為212度，稱為華氏(Fahrenhcit)溫度計。在工程上，常以構成物質之分子之平均動能或速度完成消失時之溫度為0度者，以此項溫度為起點而計算之溫度，稱為絕對溫度(Absolute temperature)。如以t_C、t_F、及t_R或t_K分別表示攝氏、華氏、郎氏(Degree Ranking)或愷氏(Degree Kelvin)。常分別以 °C、°F、°R、°K以表示彼等之單位。(交通部研究所編印)。

其彼等之關係：

$$t_C = \frac{5}{9}(t_F - 32°) \text{ 或 } t_F = \frac{9}{5}t_C + 32 \text{----------------(1)}$$

$$T_R = t_F + 459.6 = t_F + 460 \text{--------------------------(2)}$$

$$t_K = t_C + 273 \text{------------------------------------(3)}$$

5.7.16.1. 根據手術室之需求，空調控制恆溫、恆濕和相對濕度：

夏天溫度：23~~26°C　　相對濕度：55~~60％RH

冬天溫度：24~~26°C　　相對濕度：50~~55％RH

一般平常生活中，相對濕度以RH 50～75％最舒適。

5.7.16.2. 列舉下面簡單例子，說明相對濕度計之基本原理：

相對濕度最基本之測試法，是由兩支空心玻璃圓管溫度計，末端成一空心小圓球形，內盛有水銀 (白色) 或酒精（紅色），管壁並附有刻度，水銀或酒精裝在圓球內，隨天候之氣溫上升或下降。當兩支溫度計幷列，同安裝在約一呎長3.5吋寬，長形木板上，有一支溫度計小圓球上捆一塊小紗布，伸入下端接一指頭大ϕ1.5cm × 4cm長之白色塑膠管清水中，該溫度計顯示之溫度為濕球溫度；小圓球上未捆小紗布之溫度計，所顯示之溫度為乾球溫度。

在長形木板背面，貼一「相對濕度對照表」。表之左邊第一欄，為濕球t' 溫度，表之上端第一列，為乾球與濕球兩者之差，t一t' °C(公式)。第三列從0.5～7.0 °C。下面緊接的％百分數，共七排卅五列，為相對濕度。

5.7.16.3. 相對濕度計之查表法：

例如：先從室內溫度表若乾球為Dt 18 °C，濕球濕度應為w t'15 °C，則兩球相差3°C，再找出相對濕度。

代入公式：t一t' °C ＝18－15＝3 °C 兩者相差三度。

從表5--65相對濕度對照表左邊第一欄，找出濕球w.t' 之溫度15數字（由上而下第五排第一列），由15 °C，橫向右移，與表之上端第三列差數3這一行，垂直向下交叉處，為71％，即為：相對濕RH。

致於說要求更詳細的濕度對照表，計算到小數點以下一位或更多位，那僅僅是計算上的繁瑣問題，根據實際需要而定，大可不必由簡求繁，大家在使用上沒有困難，一切實際問題均可迎刃而解。

在市面上有多種測試相對濕RH計：如電子、毛髮相對濕度計，有數字或指針式。至現場拿出相對濕度計測試，隨數字之跳動或指針之擺動，等到數字或指針停止不動後，讀取指數，即為該處之相對濕度。簡便易行，沒有困難，倒是宜先檢查儀器是否正確，別等到了現場，發現儀器是壞的，那才糗大了！如要測試風管內相對濕度，可在測試處打一小孔，將測桿插入孔內測量，或將儀表放在風管出風口均可。

表5 --66相對濕度換算對照表

　　本表計算式依據：JIS Z--8868簡易乾濕球溫度計

（1）$e = e' - 0.0008\,P\,(t - t')$

（2）$R = \dfrac{e}{F} \times 100$

e ＝現在的蒸氣壓力，　e'＝依據飽和蒸氣壓力表示濕球溫度。

t ＝表示乾球溫度，　t'＝ 表示濕球溫度。

F ＝依據飽和蒸氣壓力表示乾球溫度，R＝現在的相對濕度。

濕球 t' ℃	\multicolumn{15}{c}{乾球溫度與濕球溫度相減的差 t－t'}
	0.5	1.0	1.5	2.0	2.5	3.0	3.5	4.0	4.5	5.0	5.5	6.0	6.5	7.0
	%	%	%	%	%	%	%	%	%	%	%	%	%	%
35	97	93	90	87	84	81	78	76	73	71	68	66	64	62
34	97	93	90	87	84	81	78	75	73	70	68	66	63	61
33	96	93	90	87	84	81	78	75	72	70	67	65	63	60
32	96	93	90	86	83	80	77	75	72	69	67	64	62	60
31	96	93	90	86	83	80	77	74	71	69	66	64	62	59
30	96	93	90	86	83	80	77	74	71	68	66	63	61	59
29	96	93	89	86	82	79	76	73	71	68	65	63	60	58
28	96	92	89	86	82	79	76	73	70	67	65	62	60	57
27	96	92	89	85	82	78	75	72	69	66	64	61	59	56
26	96	92	88	85	81	78	75	72	69	66	63	60	58	56
25	96	92	88	84	81	77	74	71	68	65	62	60	57	55
24	96	92	88	84	80	77	74	70	67	64	62	59	56	54
23	96	91	87	84	80	76	73	70	67	64	61	58	55	53
22	96	91	87	83	79	76	72	69	66	63	60	57	54	52
21	95	91	87	83	79	75	72	68	65	62	59	56	53	51
20	95	91	86	82	78	75	71	68	64	61	58	55	52	50
19	95	91	86	82	78	74	70	67	63	60	57	54	51	48
18	95	90	86	81	77	73	69	66	62	59	56	53	50	47
17	95	90	85	81	77	73	69	65	61	58	55	52	49	46
16	95	90	85	80	76	72	68	64	60	57	54	50	47	45
15	95	89	84	80	75	71	67	63	59	56	52	49	46	43
14	94	89	84	79	74	70	66	62	58	54	51	48	44	41
13	94	89	83	78	74	69	65	61	57	53	49	46	43	40
12	94	88	83	78	73	68	64	59	55	51	48	44	41	38
11	94	88	82	77	72	67	62	58	54	50	46	43	39	36
10	94	87	82	76	71	66	61	57	53	48	44	41	37	34
9	93	87	81	75	70	65	60	55	52	46	43	39	35	32
8	93	86	80	74	69	63	58	53	49	45	41	37	33	30
7	93	86	79	73	67	62	57	52	47	43	38	34	31	27
6	93	85	79	72	66	60	55	50	45	40	36	32	28	25
5	92	85	78	71	65	59	53	48	43	38	34	29	25	22
4	92	84	77	70	63	57	51	46	40	36	31	27	23	19
3	92	83	76	68	62	55	49	43	38	33	28	24	19	15
2	91	82	75	67	60	53	47	41	35	30	25	20	18	12
1	91	82	73	65	58	51	44	38	32	27	22	17	13	
0	90	81	72	64	56	49	42	35	29	24	18	13		

左邊第一欄：t'

第一排→35～31
第二排→30～26
第三排→25～21
第四排→20～16
第五排→15～11
第六排→10～6
第七排→5～0

日本株式會社　大田計器製作所

5.7.17. 大電力用戶從經濟觀點，對系統尖峰用電優惠電價之選擇：

5.7.17.1. 大型空調從經濟角度談節能方案：中央及箱型空調冷氣，可從「週期性」暫停用電，或「儲冰式中央空調系統」，早在民國87年6月臺電推行離峰用電7.5折電價優惠。至99年4月加印「儲冰式空調系統，離峰用電優惠電價」，更大力推行。

    1) 中央及箱型空調冷氣--主機20馬力以上、箱型主機10冷凍噸以上，每日採「週期性」暫停用電，控制方式。

    2) 儲冰式中央空調系統--又分a.傳統式(沒有省電)、b.全量儲冰式(節省電費較多)、c.分量儲冰式(節省電費較少)三種方式。冷凍噸主機了利用夜間離峰9小時滿載運轉用電儲冰，擴展到白天之24小時全部。

    3) 臺電委託中山大學做「空調系統週期性暫停用電對機件影響之研究」，証實往復式及螺旋式主機並無磨耗增加之顧慮，推離心式主機將會增加磨耗並不適合暫停運轉。

5.7.17.2. 大樓冰水系統：多為間接式採用冰水系統，空調箱AHU是採用集中或分散方式，若過於集中，必須採高速風管，連帶又產生噪音；如用低速風管，體型過大佔據有限的空間，尤其90°大轉彎後風量(25%)與壓損失大；選用小型送FCU風機，裝置位置，有噪音太大(FCU風機內保溫十細薄織物；日本廣泛應用)，日後冷凝水排水、濾網清理等問題。在施工中的細節問題不能疏忽。

5.7.17.3. 水管系統的設置：整體系統與區劃，分樓層供應、使用時間相同、使用時間差別，尤其醫院內區塊劃分，極為明顯。所以得按樓層高低、客戶性質、日照與風向等做取捨。管系最好是兩路或多路，即是用一百年，若一處損壞，全棟大樓停擺或癱瘓。順帶說說膨脹水箱之設置，要計算夜間冷氣停用後，冷水膨脹後的水量，對一般僅僅白天全辦公室大樓，白天開機晚間停機，這樣間歇使用尤為重要，不能隨意設置一只膨脹水箱，如是夜間冰水膨脹後流失大半。採用儲冰式系統，倒可迎刃解決。

5.8 院內輸送系統設備

5.8.1. 院內輸送設備：

不外升降機（Elevators）、電扶梯（Escalator）與自動人行道（Auttowalk）三類。一般用途不一，選擇不同機種，或兩種以上機種互補。一般對上下垂直動線運送，採用升降梯，無論對高層或超高層商場、辦公室與醫院等建築，不但樓層高面積大，人口也多，人員的上上下下都是極需要而又最重要的運輸工具。同時對物品及汽車有專用升降機，以及移動走梯等多種，都是運輸的好幫手。尤其電扶梯，對室內大量短程運輸，是最快速又便捷的工具，當眾多人群，進入一樓基準樓層，不必等待，跨上電扶梯踏腳板手扶欄干，迅速上下，由一樓至二樓再轉三樓、多層樓交叉排列傳送、或二樓至一樓，一樓至地下室，大量人員進進出出，均須需在最短時間內運送疏散。例如機場、火車站、捷運站、大型百貨公司、住商綜合性建築和醫院，如在醫院一樓掛號後，上二樓門診室，川流不息的人群，利用電扶梯，而少數行動不便者，則由升降電梯輸送。而平面的自動人行道（移動走梯）多於室內長距離的水平運送，像機場走廊或大

賣場，方便旅客攜帶較重行李時，連人帶物一起運送。致於升降電梯，用於高層建築，對搭乘電梯單位時間，每日交通量，以五分鐘集運量為一次計算，由人口與集中率的積求出，則選擇車廂大小和快慢速之分別。

中國國家標準CNS總號2866類號B7042，「升降機升降階梯及升降送貨機檢查標準」中，有關標準規定設置於建築物及工作物中之鋼索式升降機（Elevater），升降階梯（Escalator）及升降送貨機（Dumbwaiter）之安全檢查事項，著重在檢查標準。規格法規當然趕不上市場新產品，以符合法規規定為原則，其他部份盡量亦應比照有關規定辦理。例升降機運轉速度與升降坑深度有關。

5.8.2. 升降機：

5.8.2.1. 電梯種類：

1) 客梯（Passerger Elevator）乘人。

2) 貨梯（Freight Elevator）載貨。

3) 客貨兩用（Passerger Freight Elevator）乘人或載貨。

4) 病床電梯（Bed or Hosptal Elevator）醫院用。

5) 觀光電梯（Observation Passerger Elevator）透明車廂乘人觀望用。

6) 汽車電梯（Motor -Car Elevator orCar Lift）載汽車。

7) 菜梯（Dumbwaiter）載運小物件，如病歷、敷料、器材、藥品或菜餚,等。

5.8.2.2. 運轉速,度：低速、中速、高速三種。

1) 低速電梯：45 m / min. 以下。

2) 中速電梯：60・~105 m / min.。

3) 高速電梯：120 m / min.。

4) 現在最高速已達到600 m / min. ：臺北101 每分鐘1,010m公尺（16.83 m/S）。

5.8.2.3. 升降坑底深度：CNS-2866B7042. 4.1.4（5）或車廂水平停於最上層時，配重與緩衝器之距離，配重緩衝器與升降坑底部之間之距離，原則上應符合表5--67之規定。如下表：

表5--67升降坑檢查(CNS-2866B7042)

額定速度（m/min）		最小距離（mm）		最大距離（mm）	
		交流升降機	直流升降機	車廂側	配重側
彈簧緩衝器	7.5 以下	75	150	600	900
	超過 7.5 至 15 以下	150			
	超過 15 至 30 以下	225			
	超過 30	300			
油壓緩衝器	不　　規　　定				

5.8.2.4.驅動電力：

1) 交流A.C電源：1ψ 115 /3ψ 220V 60 Hz速度105 m/min以下者使用。(45、60、90)。

2) 直流D.C可變電壓：速度90 m/min以上。

5.8.2.5.減速機別：

1) 齒輪型（Geared）有渦齒輪減速機的低、中速電梯。

2) 無齒輪型（Gearless）捲揚索輪軸與馬達軸直接者，使用於高速電梯。

5.8.2.6.驅動方式：

1) 鋼索牽引式：＊索輪型、＊鼓輪型。

2) 油壓式：＊直接柱塞型、＊間接柱塞型。

3) 螺旋式：利用旋轉螺旋軸，驅動螺母原理。

4) 碟型同步軸向無齒輪式主機，低轉速（RPM 30），無齒輪式（永大變壓變頻之變流器與PM主機、通力EcoDiscTM）主機，不會磨損的驅動裝置。

5.8.2.7.機房位置與無機房者：

1) 升降通道頂部機房（Overhead Type）一般用。

2) 升降通道底部機房（Basement Type）油壓式與螺旋式用。

3) 升降通道側面牽引式（Side Traction Type）頂部機房。

4) 無機房電梯：輕巧碟型主機，配合標準的升降道，安裝於車廂導軌上，控制箱則設置於最高頂層乘場門框上。詳圖5--61無機房電梯線型馬達裝置實體圖。

5.8.2.8.控制方式：

1) A.C.--1（交流一段）：單速（標準為八極）三相誘導電動機驅動齒輪型捲揚機方式。

2) ACR--用一組線圈變換接點，藉以1：2極數比，切換高速及低速的三相誘導電動機，驅動齒輪型捲揚機方式，起動及運轉時用高速，減速時用低速。

3) A.C.--2（交流二段）：用高速及低速以線圈極數比，（1：4）雙速三相誘導電動機驅動齒輪型捲揚的方式，即起動及運轉時用高速，減速時用低速

4) ACEE（交流閘流體控制型）：運轉中車廂速度與事先設定的標準速度模式比較，利用主閘流體回授控制驅動或制動電動機，予以修正速度的方式。

5) D.C.--GD（直流齒輪型）：用瓦特、雷諾（Methode of Woord Leoard）方式控制動直流電動機，以驅動齒輪型捲揚機者。

6) D.C.--GL（直流無齒輪型）：用瓦特、雷諾（Methode of Woord Leoard）方式控制直接於無齒輪型捲揚機電動機，以驅動捲揚機者。

8.8. 碟狀同步軸向無齒輪式主機：無機房捲揚機電梯，於1996上市。敘述於後。

5.8.2.9. 電梯的設置要點：

1) 是根據建築的使用目的，預估將來營運時內部交通的流量，按區配置數量、規格、速度、控制與運轉方式，來選擇電梯群，這些都是設計時一些通盤考量的大原則，其實現場狀況較為複雜，可變因素較多，很難精確計算，但仍有軌跡可尋。才不會太離譜。如101大樓，規劃89~91樓為觀景臺，86~88樓是觀景餐廳，85樓為商務俱樂部，而6~84樓預定為一般辦公大樓，而5樓向下延伸到地下5樓，設計為購物中心及停車場。大樓中有27臺單層電梯，與於商場一、二樓大廳及空中大廳，（35、36樓及59、60樓）共設有50臺電扶梯。和34座雙層電梯，可同時分別在單數和雙數樓面打開停靠。另外提供兩臺目前全世界最高速之電梯，每分鐘1,010m公尺（16.83 m/S），由地面一樓直達89樓觀景臺，僅僅約需40秒，相當時速60公里，（其次為日本橫濱大樓，每分鐘750 m公尺。）以大幅提升大樓內之交通運輸效率。

（2003/10.工程76卷5期林泰煌、郭啓文先生撰文）

2) 醫院電梯之設置數量與劃分：雖然由交通的流量來決定，在管理上仍以分區劃分方式，平衡負荷分散人群。將整棟大樓將有相關聯或獨立區，劃分成若干區，每區配置幾臺升降梯，既使各樓層有電梯停靠，而每組最少要有兩臺升降梯。一臺用來運輸訪客，一臺用來運輸病床或貨物，同時每逢保養時，可交替使用不致中斷，尤其用於需要緊急運送者，以免造成無梯可用之困境。每組在各樓層若有三臺升降梯，則比較寬裕，一臺用來運輸訪客，一臺用來運輸客貨兩用，一臺用來運輸病床或客貨兩用。如果經費充裕或考慮未來擴展，可作全盤設計規劃，因醫院電梯使用速度較慢，在數量上應從寬考量。如全院12臺升降梯，分成四組：前門大廳三臺一組，面對大門，迎接訪客與門診病人，直線排列，如門診在二樓層另加一組單平行排列自動電扶梯。背面六臺一組，三臺對三臺，中間留走道，如圖5--56--b；或者四臺病床升降梯，兩臺為客梯，如圖5--56--b。另三臺分三組，各別散置特別通道，如直達手術房、產房、貴賓檢查病房、醫師上下班或貨梯等。通常12臺升降梯可用於600病床的醫院。配合大量的訪客與客貨兩用和床病。

3) 各處電扶梯每日使用時數：

A) 車站、捷運、機場等之電扶梯為24 H小時／日運轉。

B) 商店、辦公大樓、醫院等之電扶梯為20H小時／日運轉。

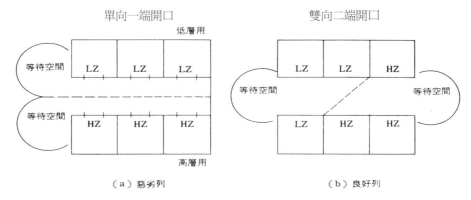

圖5--56 大樓升降梯群六臺排列安裝平面圖 (1)

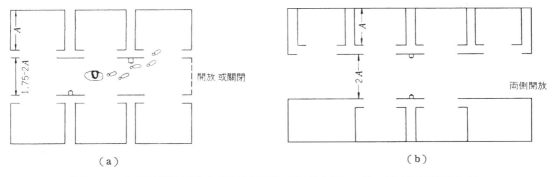

圖5--56 大樓升降梯群六臺排列安裝平面圖 (2)　(註57茲以超高層建築為例)

4) 一般電梯速度：是105、150、300、550m/min不等，如採用300~550m /min以上，多數人有壓迫感，兩者無大差別。控制方式，採用交流無段變速，或二段變速。或油浸式齒輪箱。在兩臺以上，均採連動與自動集合兩用方式。電梯承載標準，盡量縮短等候和乘車時間，平均等候時間，就是平均來回時間管理臺數。所以分配替換的運轉間隔時間，若在25秒以下是良好、26~30秒為普通、31~35秒為稍差、36秒以上為最差。在分區與配置計劃上，也直接影響到時間。不但在大樓內位置的選擇上是否適當，電梯各組群的排列配置，如在十字交叉處，四通八達最好，否則最少也能取得在電梯左右兩邊均有通行通道，與兩邊有等待空間。以及承載樓層分段上，如有34樓層，第一段2F~12F（11層）、第二段12F~20F（9層）、第三段21F~27F（7層）、第四段28F~34F（7層）都很重要。電梯規格可以數據列條說明，並附加用文字說明，更為詳實。

5) 下圖為紐約世界貿易中心大樓的電梯運控計劃圖例及表格。(註57超萵層建築設備編)

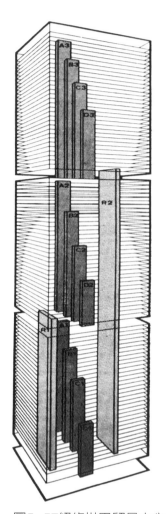

世界貿易中心大樓的電梯型式及輸送

分區域	3		2		2
服務的樓層	1～43樓 到43樓止的乘客在一樓搭群A1、B1、C1或D1至所要去的樓層		44～47樓 去44樓至77樓間的乘客，乘R1 11台，到44層空中走道換乘群A2、B2、C2、D2電梯。		78～110層 去78樓至110間的乘客，乘R2群電梯，1台至78層空中走道，換乘群A3、B3、C3、D3電梯。
群名稱	R2	A3、B3、C3、D3	R1	A2、B2、C2、D2	A1、B1 C1、D1
台數	12台	6台×4	11台	6台×4	6台×4
容量	4500kg 60人	1600kg 24人	4500kg 60人	1600kg 24人	1600kg 24人
速度	480m／min	150～420m／min	480m／min	150～420m／min	150～420 m／min

圖5--57紐約世界貿易中心大樓的電梯運控計劃（註57茲以超高層建築設備編說明）

6) 無機房電梯之優點：可從下面各點看出。

　　A) 節省能源：永大機電新式馬達無齒輪式主機，以電子控制盤，使得變壓變頻之變流器能更平級，更能精準的控制馬達，確保電梯運作的效率及可靠度。起動與運轉電流均小很多，降低扭力震動，大幅提升電梯乘坐時的舒適性，達成高品質電梯之運行要求。

　　B) 科技領先：永大電機乃第一家獲得ISO及ISO 1400的廠商。

　　C) 節省建築成本：免除設置電梯機房，有效減少機械設備使用空間，提升人員舒適搭乘空間的設計概念。(有效使用空間)。

　　D) 輕便靈活：無齒輪式主機重量，僅為傳統驅動裝置的一半，外型平整輕巧俐落不佔空間。

　　E) 主機堅固耐用：只有一個主件運轉，轉速十分低（RPM 30），且採用不會磨損的無齒輪設計，是當前最可靠的驅動裝置。

　　F) 平穩安全：無齒輪驅動電梯特別安靜平穩，且停靠樓層水平極為精準。

G) 建築設計更便捷：驅動電梯，不需要機房，沒有額外負荷，使升降道結構，與建築物的設計更容易整合為一體。

H) 節省施工成本：電梯安裝時無需使用吊車、鷹架的高效率安裝方式，簡化運送作業流程，並採用預先組裝製程，既節省施工時間和材料成本，又可不影響建築物其它作業施工進度，快速齊頭並進。

I) 電梯可直上屋頂。

5.8.3. 客梯、客貨兩用、病床與扶梯一般規格：

5.8.3.1. 如客梯規格：

1. 電源：A.C. 1ϕ 115V~125V 60Hz；3ϕ 208V~220V 60Hz。

2. 額定載重量：1000kg（15人）。

3. 額定速度：自90、150 m /min. 。

4. 控制方式：交流無段變速鋼索牽引、或二段變速。（集合全自動多臺聯動式）。

5. 緩衝器：為彈簧式或油壓式。

6. 開門方式：中央水平電動啓閉式。

7. 開門數及停止數：十二開，十二停（B2~10）；可附放二.三樓不停之控制。

8. 升降行程：35.5m公尺。

9. 車廂內部尺寸：1,600m/m W× 1,500m/m D。

10. 電梯門尺寸：900m/m W× 2,100m/m D。

11. 牽引機動力：A.C. 3ϕ 220V 60Hz。

12. 門框材質：不鏽鋼板寬邊開展型。

13. 12m/m × 5條。

14. 安全裝置等：得依ANSI、JIS、 CNS，或經核准之同等標準設計及製造標準。

5.8.3.2. 電扶梯規格：各廠的規格不一，輸送容量上亦不全相同。大致上：5,500~6,000人/hr、8,000人/hr、9,000~10,000人/hr三種。

1. 輸送容量：9,000人 /hr小時以上。

2. 輸送速度：30 m ± 10 % 公尺 / min.

3. 傾斜角度：30°

4. 踏板寬度：1,000~1,020m/m

5. 踏板深度：400m/m

6. 踏板厚度：216m/m

7. 樓　高：3.7m（1~2FL）**

8. 主機動力：A.C. 3ϕ 220V 60Hz。

9. 控制方式：自動控制可正反轉切換式。

10. 驅動裝置：渦輪減速器。

11. 梳齒板：鋁質或不繡鋼製品。

12. 踏板材料：成型不繡鋼板。

13. 材料安全係數：得依ANSI、JIS、CNS，或經核准之同等標準設計及製造標準。

5.8.3.3. 各型建築物通常選用電梯類型：

1) 在純住宅大摟升降梯：目前在國內七層以上建築，都會安裝升降梯，不論是雙拼或四戶一層，都是一臺升降梯，除非當今所建之豪宅，除了氣派或隱密性，才有較多考量，設置兩臺或多臺升降梯，而住戶與管理人員亦分開使用時，才考量另外加一臺。

2) 住商綜合性超高大樓：如臺北市101大樓，有20萬 m²平方公尺的辦公大樓，本國就有十四個大企業進入。頂樓層為瞭望臺、景觀餐廳、歌廳，中間樓層：會議廳、銀行、辦公廳、醫療保險等，其他下部樓層：百貨商店、化粧品、手飾、毛衣、皮件、泳裝-----------等專櫃，一樓為大廳，地下室有各式小吃、食品、超商量販店，機器房，庫房和管理室；再下層為收費停車場等。這種多角經營方式，除了上班的員工外，早晚上下班時間，必須上下錯開，另外計算來往客人。

3) 醫院醫療大樓升降梯：有客梯、客貨梯、和病床電梯三種，其規格如下表。

表5--68客梯、客貨梯、和病床電梯三種規格表

類　　別	載重量 Kg	數　　量	超　　度 m/S	電梯車廂(吋)
客　　梯	750 Kg	11 人	75~105 m/s	5′4″ × 8′0″
病 床 梯	1,000 Kg	一張病床	45~60 m/s	5′8″ × 8′0″
客 貨 梯	1,000~1600 Kg	15~25 人	90 m/s	5′8″ × 8′4″
貨　　梯	2,273 Kg	(5,000 lbs)	90 m/s	7′0″ × 8′4″

5.8.4. 永大客用電梯：

一般標準升降客用電梯，在新的趨勢--精簡能源的前題下，對主機的研發改良，皆為各製造廠追求的目標。永大標準型主機與新趨勢主機，可供參考。

5.8.4.1. 標準型主機--無段變速，齒輪式主機，雙重制動功能，複式煞車制動系統。

5.8.4.2. 新趨勢主機--無齒輪式 PM主機，省能源、少汙染、低噪音，達到環境保護最高境界，成為高品質電梯優越典範。

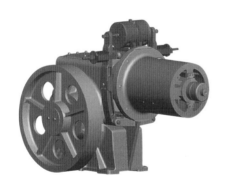
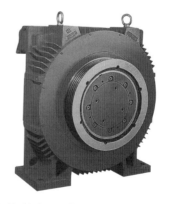

標準型主機--無段變速，齒輪式主機　　　　　新趨勢主機--無齒輪式 PM 主機

圖5--58標準升降客用電梯主機 (註49茲以永大機電型錄)

5.8.4.3. 電梯標準尺寸及反力表：

表5--69 電梯標準尺寸及反力表

載重 乘員 公斤	速度 公尺/分	出入口寬度 W (mm)	梯廂 axb(mm) (AXB)	升降路XxY(mm) (機械室(SxT)) 1台	2台	反力 機械室 R1(KG)	R2(KG)	反力 機坑 R3(KG)	R4(KG)	散熱量 (kcal/hr)
6 (450)	60	800	1400x850 (1450x1015)	1900x1450 (2400x3200)	3900x1450 (4350x3200)	3400	2200	6700	5600	700
8 (550)	60 90 105	800	1400x1030 (1450x1195)	1900x1630 (2400x3200)	3900x1630 (4350x3200)	3400	2500	7400	6000	900 1300 1500
9 (600)	60 90 105	800	1400x1100 (1450x1265)	1900x1700 (2400x3300)	3900x1700 (4350x3300)	3500	2700	7700	6200	950 1400 1650
10 (700)	60 90 105	800	1400x1250 (1450x1415)	1900x1850 (2400x3500)	3900x1850 (4350x3500)	4200	2700	8600	6900	1100 1650 1900
11 (750)	60 90 105	800	1400x1350 (1450x1515)	1900x1950 (2400x3600)	3900x1950 (4350x3600)	4300	2900	9100	7300	1200 1750 2050
12 (800)	60 90 105	800	1400x1400 (1450x1565)	1900x2000 (2400x3600)	3900x2000 (4350x3600)	4500	3200	9400	7500	1250 1900 2200
13 (900)	60 90 105	900	1600x1350 (1650x1515)	2150x1950 (2700x3600)	4430x1950 (4930x3600)	5100	3200	10400	8200	1400 2100 2450
15 (1000)	60 90 105	900	1600x1500 (1650x1665)	2150x2100 (2700x3800)	4430x2100 (4930x3800)	5200	3500	11100	8600	1600 2350 2750
17 (1150)	60 90 105	900	1600x1600 (1650x1765)	2150x2300 (2700x4000)	4430x2300 (4930x4000)	7300	5500	10600	9000	1900 2700 3200
20 (1350)	60 90 105	1000	1800x1700 (1850x1865)	2450x2500 (3000x4200)	5030x2500 (5530x4200)	7800	5900	11800	9400	2200 3200 3700
24 (1600)	60 90 105	1100	2000x1750 (2050x1915)	2650x2550 (3200x4300)	5430x2550 (5930x4300)	8700	6500	12900	10100	2600 3800 4400

表5--70 電源配備表

※ "動力電源：AC 3Φ，220V/380V，60Hz"

乘員 (人)	速度 (公尺/分)	電動機容量 仟瓦(KW)	遮斷器 安培(A) 220V/380V 1台	2台	變壓器容量 仟伏安(KVA) 1台	2台	電線規格 線徑(mm²) 220V/380V 1台	2台	接地線 線徑(mm²)
6	60	4.5	50/20	50/30	5	9	8/5.5	14/08	5.5/3.5
8	60 90 105	5.5 9.5 11	50/20 75/50 75/50	50/50 75/50 100/50	6 7 8	10 12 14	8/5.5 14/5.5 22/5.5	14/08 22/08 38/08	5.5/3.5 5.5 5.5
9	60 90 105	5.5 9.5 11	50/20 75/50 75/50	50/50 75/50 100/50	6 7 8	10 12 14	8/5.5 14/5.5 22/5.5	14/08 22/08 38/08	5.5/3.5 5.5 5.5
10	60 90 105	7.5 9.5 11	50/30 75/50 75/50	75/50 75/50 100/50	7 8 10	12 14 17	14/5.5 14/5.5 22/5.5	22/08 38/14 38/14	5.5/3.5 5.5 5.5
11	60 90 105	7.5 9.5 11	50/30 75/50 75/50	75/50 75/50 100/50	7 8 10	12 14 17	14/5.5 14/5.5 22/5.5	22/08 38/14 38/14	5.5/3.5 5.5 5.5
12	60 90 105	9.5 13 15	75/50 75/50 100/50	75/50 100/75 125/75	8 10 11	14 17 19	14/5.5 22/5.5 22/8	38/08 38/14 60/14	5.5 14/5.5 14/5.5
13	60 90 105	9.5 13 15	75/50 75/50 100/50	75/50 100/75 125/75	8 10 11	14 17 19	14/5.5 22/5.5 22/8	38/08 38/14 60/14	5.5 14/5.5 14/5.5
15	60 90 105	9.5 13 15	75/50 75/50 100/50	75/50 100/75 125/75	9 11 12	14 19 20	14/5.5 22/5.5 22/8	38/14 38/14 60/22	5.5 14/5.5 14/5.5
17	60 90 105	11 15 18	75/50 100/50 125/75	100/50 125/75 150/75	10 12 14	17 20 24	22/5.5 22/8 38/14	38/14 60/22 60/22	5.5 14/5.5 14/5.5
20	60 90 105	13 18 22	100/50 125/75 125/75	125/75 150/75 150/75	12 14 16	20 24 27	22/8 38/14 38/14	60/22 60/22 100/38	5.5 14/5.5 14/5.5
24	60 90 105	15 18 22	100/50 125/75 125/75	125/75 150/75 175/100	13.5 15 19	23 26 32	38/8 38/14 62/14	60/22 100/22 100/38	5.5 14/5.5 14/5.5

5.8.4.4. 機種功能配備一覽表：1) 功能

表5--71機種功能配備表 (註49茲以永大機電型錄)

功能‧配備	類別	說　明	選配建議
兩片門中央對開 (雙邊安全觸板)	○	兩片門中央對開。電梯關門過程中，當電梯門端部的安全履碰撞到人或物品時，電梯將立即停止關門，並馬上將門打開。	
誤登錄取消功能	○	按錯樓層按鈕時，通過重複再按一次該按鈕，可把該錯誤登錄的信號取消。	
按鈕登錄確認	○	當乘場或車廂內按鈕被押下後，按鈕點燈同時會有回應聲 "嗶" (本項功能對盲人更具親切感)。門未完全關閉前，該樓層之乘場按鈕有按壓時，車廂門將重新開啓。	
惡作劇信號登錄取消功能	○	無乘客時，但車廂操作盤上多數樓層按鈕被惡作劇按下登錄時，微電腦系統自動的檢查出這個非正常狀態，並取消已被登錄的信號，以節省能源。	
檢修運轉(保養運轉)	○	在電梯的維修保養時，啓動此功能，電梯將作低速運轉。	
過載檢查功能	○	過載時，通過設置在車廂底的負載檢出裝置，電梯將發出警告，且不能啓動。	
車廂呼叫反轉取消	○	當電梯改變方向行駛同時，微電腦會將之前誤登錄樓層取消，可避免無效停靠,節省電力。	
在非開門區間時警報功能	○	當停電或電梯因故障在非開門區間停止時，於機房控制盤操作時，蜂鳴器發出警報聲，以表示電梯未到達開門區間不能開門，營救人員必須將電梯停於開門區間，方可開門解救被困人員，電梯到達開門區間後警報聲自動停止。	
乘場指示燈檢查功能	○	電梯各層的乘場指示器透過維修人員的操作檢查，可輕易的篩選出損壞的指示器	
電梯門停止運轉	○	電梯門停止運轉開關安裝在車廂操作盤之操作箱內，使用該開關，可以方便保養人員進行日常維護保養工作。	
兩片門單邊側開 (單邊安全觸板)	△	兩片門單邊側開。電梯關門過程中，當電梯門端部的安全履碰撞到人或物品時，電梯將立即停止關門，並馬上將門打開。	
停機操作	△	在夜間、例假日等建築物管理上之需要，需將電梯停置。或在電梯需求少的時間為節省能源等，將電梯喚回停置樓層，停止運轉。	☐
操作員操作功能(ATT)	△	在百貨公司，通過電梯操作人員的判斷，優先為乘客提供服務的一種運行方式。	
專用操作運轉	△	為貴賓提供服務的操作方式，此時電梯不登錄乘場召喚信號，只應答車廂內指令信號。	☐
定時自動停止/起動管理	△	通過計時器的時間設定，電梯可在預先設定的時間裡，執行自動停止及自動開始運轉的操作。	
滿員自動通過不停運轉 (Auto by-pass)	△	當電梯處於滿載的狀態下時，電梯自動轉為直駛運行，此時只執行車廂內指令，不應答乘場召喚信號。	☐
通過鎖匙開關進行信號登錄	△	該層的按鈕將由鎖匙開關來代替，通過鎖匙開關的操作來進行該特定層召喚信號登錄。	
中止特殊層服務功能	△	透過不停止開關，電梯可直接中止特定層的服務。	
副操作盤	△	在主操作盤之外，增設另一操作盤，做為車廂叫車用。	☐

註：　類　　別：　○ 標準配備　　　✕ 無此配備　　　△ 選購配備

　　　選配建議：　◗ 住宅型　　　☐ 辦公室　　　★ 豪宅型

2) 信號與顯示機能：

表5--72信號與顯示機能表 (註49茲以永大機電型錄)

功能·配備	類別	說　明	選配建議
對講機裝置	○	出現緊急情況時，當按下車廂內緊急按鈕，便可以與車廂外管理人員進行直接通話。	
乘場側到樓通知 (指示器閃爍表示)	○	電梯走行時，樓層指示器開始流動，當指示器由流動變為閃爍時，通知乘場候客電梯即將到來。 運行時：運行方向前頭及樓名隨電梯運行速度作流動 到達前：按鈕及樓名作閃爍	
車廂側到樓通知 (該樓層按鈕閃爍表示)	○	以車廂內樓層按鈕閃爍通知車廂內乘客電梯即將到達。 運行時：運行方向前頭及樓名隨電梯運行速度作流動 到達前：按鈕及樓名作閃爍	
運轉時間表示功能	○	通過在控制盤的電腦板上進行簡單的數據輸入，即可查出電梯的運轉時間。	
到樓通知(電子式)	△	以電子式鈴聲通知乘客電梯即將到達。	□
到樓通知(廳燈閃爍式)	△	以廳燈閃爍通知乘客電梯即將到達。	□ ☆
語音合成裝置(報站等)	△	通過語音合成器，用女性親切溫柔的聲音，進行報站指示等播放。	
BGM放送	△	可將大樓的廣播裝置直接連接到車廂內，進行館內播放。	

3) 舒適與便利機能：

表5--73舒適與便利機能表 (註49茲以永大機電型錄)

功能·配備	類別	說　明	選配建議
開/關門 受阻反轉功能(ORS)	○	當電梯在開/關門過程中，受到外來的阻力，且該阻力超過一定的數值時，電梯門將往相反方向動作，以確保安全。	
省能源功能	○	當電梯經過一段時間無人乘坐時，車廂內照明與風扇將自動停止以節省能源，當各層樓有人呼叫時再自動開啟照明及電風扇。	
保持開門時間的可調整	○	根據出入口的利用情況，各樓層可自由調整保持開門的時間。	
次樓層停靠機能	○	當電梯到樓開門時，電梯門因有異物以致無法關門時，會自動到次層樓停靠開門。且當車廂門關閉途中，門檻溝槽被雜物卡住使門無法關閉時，將自動重覆開閉用以清除雜物。	
光電管(安全門檔) 檢測裝置	△	電梯在關門過程中，當有人或物遮擋從光電開關發出的光束時，電梯立即停止關門，並馬上重新把門打開。	□
紅外線光幕(安全門檔) 檢測裝置	△	電梯在關門過程中，當有人或物遮擋從紅外線光幕發出的光幕時，電梯立即停止關門，並馬上重新把門打開。	□ ☆
開門時間延長開關	△	按下該開關，可延長電梯開門保持時間。	□
殘障叫車延長服務時間	△	電梯的門開門時間會依乘場或車廂叫車而不同。行動不便者梯按殘障叫車按鈕時，可延長門關閉時間。	◗ □ ☆

註： **類　　別**： ○ 標準配備　　　✕ 無此配備　　　△ 選購配備

　　選配建議： ◗ 住宅型　　　□ 辦公室　　　☆ 豪宅型

4) 特殊運轉機能：

表5--74特殊運轉機能表 (註49茲以永大機電型錄)

故障時低速救出功能	○	正常運轉中的電梯因一時的故障導致停止時，如電梯不是安全裝置動作而停止在非基準位置時，電梯則可以低速進行救出運轉，並在最近服務樓層停止，以防止關人事故的發生。	
車廂緊急照明燈	○	出現停電的情況時，裝在車廂吊頂的緊急照明燈，將自動亮燈。	
超速保護功能	○	車廂的速度超過額定速度時，電梯將自動切斷控制電源。	
位置異常時自返底層	○	運轉中的電梯，其電腦記憶的樓層位置與實際樓層不相符時，判定為位置異常，不允許電梯正常運轉，只能以慢速度自動返回最底層，重新設定正確的樓層數字後，再進行正常運轉，以確保安全運轉。	
地震管制運轉	△	當地震感知器動作時，運行中的電梯將自動運行到最近階，同時在車廂內顯示〝地震管制〞。	☆
特定階密碼呼叫功能	△	私人住宅、儲藏室等特定樓層，依特殊步驟操作後，即可設定密碼操作管制，可限制人員操作密碼才能呼叫電梯使用。先按特定樓層按鈕後，再緊接輸入三位數的密碼，密碼正確時，才能到達指定之樓層。	
火警受信運轉	△	火災發生時，電梯接受大樓設備之火警訊號，電梯將自動運行至就近層後停機。	
火災時管制運轉	△	火災發生時，透過消防開關，電梯將自動運行至避難層後停機。	□ ★
緊急用電梯	△	火災發生時，透過消防開關，電梯將自動運行至避難階，開門待機後由消防人員以專用鑰匙操作電梯。	
停電自動著床裝置(ALP)	△	停電時，由該裝置取代正常電源，自動的將電梯運行到最近階，開門待機。	★
自家發電管制運轉	△	如果建築物本身具有發電設備，但只允許一台或數台電梯使用，可藉由本管制運轉將數台因停電而無法運轉之電梯，依指定之順序，逐一安全運轉至避難階(基準階)，將乘客救出，最後則留置一台或數台擔當停電時之交通運輸。當供電恢復正常時，管制自動解除，電梯即自動恢復運轉。	

5) 監控管制機能：

表5--75監控管制機能表 (註49茲以永大機電型錄)

監控管制機能			
刷卡機管制系統	△	配合客戶需求，提供乘場或車廂內刷卡機接點及車廂內壁板預留孔，並協助刷卡機按裝，進而達到持卡者能使用電梯之功能。	☆
車廂內監視裝置(CCTV)	△	通過該裝置，可了解電梯車廂內的情況，以防止犯罪的發生。	↺ □
電梯監視盤	△	由監視電梯運轉狀況之表示部及各種操作運轉之操作部，及電梯聯絡用之對講機所組成，下達各種管制運轉指令、通話或監視使用狀態等。	□
電腦中央監控系統(CRT2K)	△	本系統係將電梯控制盤內之電梯運轉訊號，經數位通訊方式傳送至樓面監控電腦主機，並以全中文顯示方式，採單主機的顯示器將全層電梯運轉狀況及由電腦鍵盤操控狀況，完整呈現在監控人員視訊範圍內。	□ ☆
遠隔監控系統(RMS2K)	△	〝遠隔監控系統〞是永大機電全天候服務客戶科技化的產品，透過先進的電信網路與分佈各地的電梯連線，達到隨時掌握客戶電梯的安全狀況，讓乘客搭乘電梯更安全，維修更有時效性。	☆

群管理機能

群管理機能			
兩台聯動運轉	△	兩台電梯被並列在一起進行集選運轉操作。	☐
3~8台群管理聯動	△	3~8台個性化群控管理運轉方式(64F以下)。	☐
單獨自動運轉 (群管理適用)	△	可將一台特定的電梯,暫時從群管理系統中分離出來,作為一台獨立運轉的電梯使用。	☐

5.8.4.5. 電梯標準升降路配置圖

昇降路及機械室平面圖

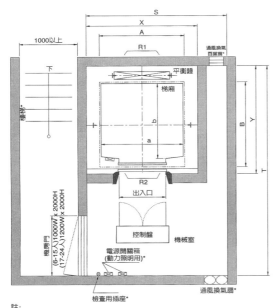

註:
1. *記號部分係除外工程由業主負責
2. 表列頂樓高度,頂部間隙,機坑深度均較法規規定值大 50mm
3. 各樓最小樓高不得小於 2600mm
4. 上列規定僅供參考,詳細規格請洽本公司

機械室淨高度(H),頂樓高度(OH),頂部間隙(TC)及機坑深度(P)之尺寸(mm)

項目 \ 速度(M/min)	60	90	105
機械室淨高度(H)	2000	2200	2200
頂樓高度(OH)	4450	4650	4850
頂部間隙(TC)	1450	1650	1850
機坑深度(P)	1550	1850	2150

註: 1. 頂樓高度(OH)尺寸係以車廂天井高度2300mm規劃,
如天井加高時,則OH尺寸應相對加高
2. 17-24人 OH尺寸依上表加400mm
3. 若有尺寸配置不合或速度105M/min以上等問題,
請洽本公司營業員

▬▬ 裝修工程 (除外工程)
▬▬ 建築工程 (除外工程)

昇降路立面圖

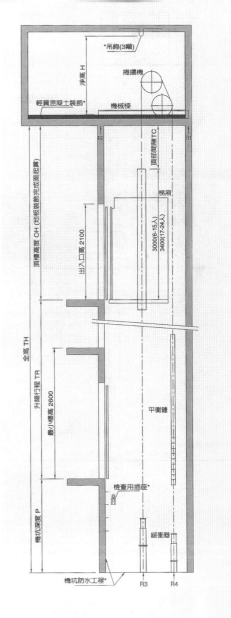

圖5--59傳統電梯升降路配置圖 (註49茲以永大機電型錄)

5.8.4.6. 大樓升降梯群排列安裝平面圖

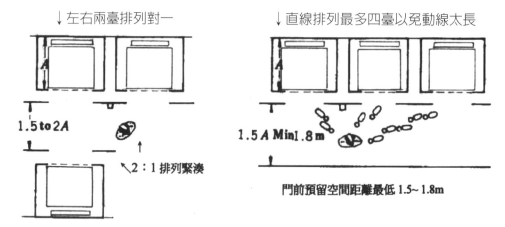

↓左右兩臺排列對一　　　　　　　↓直線排列最多四臺以免動線太長

1.5 to 2A　　　　　　　　　　1.5 A Min 1.8 m

↖2：1排列緊湊　　　　　　　門前預留空間距離最低 1.5~ 1.8m

圖5--60大樓升降梯（1）

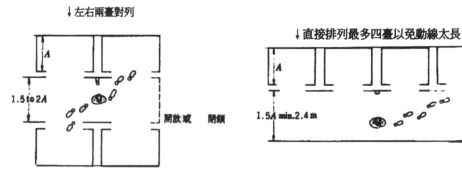

↓左右兩臺對列　　　　　　　　　↓直接排列最多四臺以免動線太長

1.5 to 2A　　　　開放或　　閉鎖　　1.5A min. 2.4m

圖5--60大樓升降梯群四臺排列安裝平面圖 (2)　　(雙向通行)

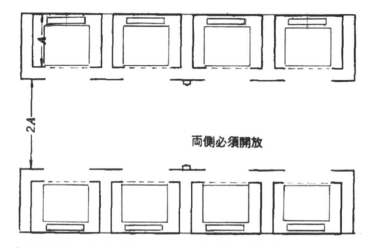

兩側必須開放

註：1）一處最多設置八臺升降梯。　　2）升降梯兩端預留乘客等候空間。
　　　3）升降梯中間應預留2A距離，門前預留空間距離最低限度1.5 ~ 1.8m。
（一張病床203~208m長，加上推床人員至少2.5m，出電梯門後要轉彎要3.5~4.5m）。

圖5--60大樓電梯群八臺排列安裝平面圖（3）(註57茲以超高層建築設備編為例)

5.8.4.7. 永大機電新式無機房科技電梯與馬達無齒輪式主機，於2004年9月開發完成上市，以電子控制盤，使得變壓變頻之變流器能更平順，更能精準的控制馬達，確保電梯運作的效率及可靠度。如下圖5--61。提升了升降梯驅動裝置，使電梯的技術向前邁進了一大步，改變了電梯的原有面貌，獲得廣大群眾好評和肯定。

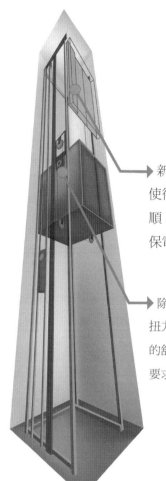

新式控制盤--採電子控制盤，使得**變壓變頻**之**變流器**能更平順，更能精準的控制馬達，確保電梯運作的效率及可靠度。

除了能有效利用空間外，並降低扭力震動，大幅提升電梯乘坐乘時的舒適性，達成高品質電梯之運行要求。

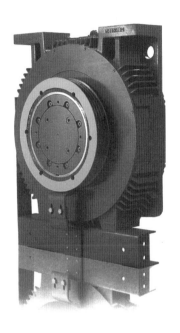

新式馬達設計

永大機電新式無機房式高科技電梯採用最新式的馬達設計技術，除了能有效節約空間使用，達成無機房式的電梯配置之外，更具有節約能源以及環境保護等多項特色，是運用高科技研發最創新的現代化產品。

圖5--61由傳統旋轉馬達改用變壓變頻之變流器型 (註49茲以永大機電產品型錄為例)

表5--76電源配備表　(註49茲以永大機電產品型錄為例)

1.照明設備：AC1Φ，110V，15A電源供梯箱內及保養檢查照明之用

2.動力電源：AC3Φ，380V，60Hz

載重 Kg(人)	速度 (m/min)	馬達容量 (KW)	建屋側變壓器容量 (KVA)	建屋側FFB容量 (A)	動力用電源線　線徑別最大線長距離 (m)									接地線最小SIZE (mm²)
					5.5 (mm²)	8 (mm²)	14 (mm²)	22 (mm²)	38 (mm²)	60 (mm²)	100 (mm²)	150 (mm²)	200 (mm²)	
450(6)	45	2.1	3	20	339	486	826	1246	2042	2960	4318	5611	6776	2
550(8)	45	2.6	4	20	283	406	690	1042	1707	2474	3610	4690	5665	2
600(9)	45	2.8	4	20	283	406	690	1042	1707	2474	3610	4690	5665	2
700(10)	45	3.2	4	20	243	349	593	895	1467	2126	3101	4029	4867	2
750(11)	45	3.5	4	20	243	349	593	895	1467	2126	3101	4029	4867	2
800(12)	45	3.8	5	20	213	306	520	784	1285	1863	2718	3532	4266	2
900(13)	45	4.2	5	20	213	306	520	784	1285	1863	2718	3532	4266	2
1000(15)	45	4.6	5	20	199	286	485	733	1201	1740	2539	3299	3985	2
450(6)	60	2.8	4	20	283	406	690	1042	1707	2474	3610	4690	5665	2
550(8)	60	3.5	4	20	234	335	570	860	1410	2043	2981	3874	4678	2
600(9)	60	3.7	4	20	234	335	570	860	1410	2043	2981	3874	4678	2
700(10)	60	4.2	5	20	199	286	485	733	1201	1740	2539	3299	3985	2
750(11)	60	4.6	5	20	199	286	485	733	1201	1740	2539	3299	3985	2
800(12)	60	5.2	6	20	171	245	417	629	1031	1494	2180	2832	3421	2
900(13)	60	5.6	6	20	171	245	417	629	1031	1494	2180	2832	3421	2
1000(15)	60	6.2	6	30	158	226	384	580	950	1377	2009	2611	3153	2
450(6)	90	4.2	5	20	213	306	520	784	1285	1863	2718	3532	4266	2
550(8)	90	5.2	6	20	171	245	417	629	1031	1494	2180	2832	3421	2
600(9)	90	5.6	6	20	171	245	417	629	1031	1494	2180	2832	3421	2
700(10)	90	6.3	6	30	144	207	352	531	871	1262	1841	2392	2889	2
750(11)	90	6.9	6	30	144	207	352	531	871	1262	1841	2392	2889	2
800(12)	90	7.7	7	30	124	177	301	455	746	1081	1577	2049	2475	2
900(13)	90	8.3	7	30	124	177	301	455	746	1081	1577	2049	2475	2
1000(15)	90	9.2	8	40	113	162	276	417	683	990	1444	1876	2266	3.5
450(6)	105	4.9	5	20	190	272	462	698	1144	1658	2419	3144	3797	2
550(8)	105	6	6	30	152	217	369	558	914	1325	1933	2512	3034	2
600(9)	105	6.5	6	30	152	217	369	558	914	1325	1933	2512	3034	2
700(10)	105	7.3	7	30	126	181	308	465	761	1103	1610	2092	2527	2
750(11)	105	8.1	7	30	126	181	308	465	761	1103	1610	2092	2527	2
800(12)	105	8.9	8	40	108	155	263	398	652	945	1379	1792	2165	3.5
900(13)	105	9.7	8	40	108	155	263	398	652	945	1379	1792	2165	3.5
1000(15)	105	11	9	40	97	139	236	356	584	847	1235	1605	1939	3.5

5.8.5. 電扶梯：

根據樓層高度和跨距，選擇扶梯30°、35°，每小時可輸送6,750、8,000~9,000、10,000人 /H多種中選購，速度30m / min，樓層高2.7m、2.8、2.9、3.0、3.1、~ 4.0、4.1~ 4.5、4.6~5.0、5.1~6.0m，如樓層高超過5.5~6M時，或扶梯跨度過長，當支撐樑間距離，超過L大於15,900mm時，則中間均要有「中點有支柱」(最大撓度為L的1/1,000)等重點。梯寬1,000mm~1,220mm以上。在規格中，必須說明。

電扶梯必須配合樓層高度，樑的跨距，來選擇各製造廠的各形扶梯，否則將無法配合安裝，既使有30°35°兩種角度類型，亦不必削足適履，以免造成危險。以大廠制式產品較好，如選用特製品，材質沒有一定標準，到日後維修保養換件，費用高材質更難認定。就手邊現有資料選用永大自動電扶梯圖，加以說明。

電扶梯一般規格：800、1000、1200型

1. 樓層高度H：從2.1M起，以10公分10公分向上加到4.5M高。如下30°扶梯表。

2. 扶梯長度L：由8,856m/m起，到11,974m/m。

3. 機　　型：6,000人/H、8,000人/H、10,000人/H。

4. 重　　量：根據上面三種機型，其各支點O.U.E. 的負荷重量。

5. 欄　　桿：有不透明（採用合成樹脂板或不鏽鋼板）、照明（白色壓克力板）和半照明。欄桿扶手上裝有橡皮帶。

6. 不論30°式35°電扶梯腳踏板寬度規格尺寸，完全相同。

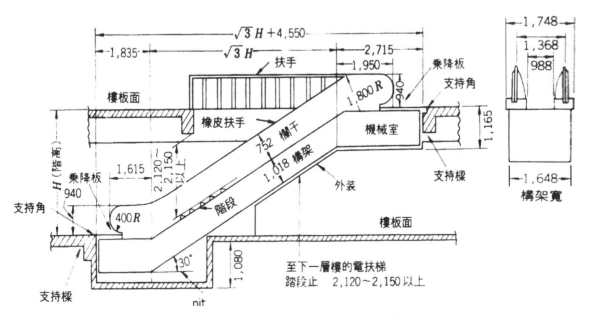

圖5--63低樓層全透明形二人並行用電扶梯按裝尺寸及各部名稱圖 (註57茲以超高層建築設備為例)

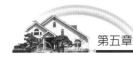

5.8.6. 永大EP系列自動電扶梯和自動人行道特性：

5.8.6.1. 自動電扶梯形式：

1) 室內型扶梯寧靜優雅廣泛用於商場、辦公大樓、酒店等場所。

2) 室外型扶梯和諧便捷廣泛用於商場口、辦公大樓口、酒店門口等露天或半露天場所。

3) 自動人行道簡潔舒適廣泛用於商場、購物中心、機場等場所。

4) 節能變頻的控制系統--自動電扶梯選用"變頻運轉"功能，可自動感知空載一段時間後，控制系統指令扶梯由全速運轉，減至半速運轉，可節省電力 30%。

5.8.6.2. 扶手欄杆多樣化：

1) EN型玻璃欄杆苗條型。

2) N型玻璃欄杆框架型。

3) NL型玻璃欄杆附燈型。

4) P型不誘鋼欄杆耐用型。

5) 構架由角鋼銲接而成的桁架結構，更堅固，剛性佳。

6) 玻璃欄杆扶梯內蓋板的凸臺結構，獨特設計，有防止異物夾入電梯踏板左右兩側間隙中，提高乘降安全。

7) 室內扶梯標準踏板(梯級)，為不鏽鋼製，踏板面採用特殊的凸點加工工藝，表面更防滑。(可選配鋁梯級，全免潤滑鏈條)。

8) 不鏽鋼踏板三面(前端、左側、右側)，裝有合成樹脂的黃色邊框，可清楚區分每一層臺階，提高乘降安全。

9) 室外扶梯梯級--是鋁合金壓鑄而成，重量輕、維保方便。梯級三面噴塗黃色警示線，提高乘降安全。

10) 裙板毛刷--雙層板毛刷，以隱藏方式扣件固定於梯級兩側護裙板上，防止乘客的腳與裙板靠得太近，而夾入裙板縫隙內，提高乘降安全。

11) 性能穩定的PLC控制自動潤滑系統，可保證鍊條與滾輪在運行時低噪音、低振動，并延長鍊條與滾輪的使用壽命。同時大大節省維護保養人員工時量。

12) 梯級間隙燈--在搭乘口梯級下方，設置綠色界限燈，使乘客經過這些方地時，看到綠色熒燈，及時調整站在梯級上的位置。

13) 腳燈--在電扶梯出入口的圍裙板上設有腳燈，以明確梯級的位置，提高乘梯安全。

14) 方向指示燈--安裝在自動電扶梯出入口的外蓋板上，扶梯啓動後近入工作狀態，入口處為綠色箭頭LED燈，出口處為紅色禁止標志LED燈，提示乘客當前扶梯運行狀態，從而更加提高乘降安全。

15) 階床文字--在床蓋板上(樓層)，蝕刻樓層標記，更使乘客明確所處樓層。

16) 彩色扶手帶--顏色多樣化，用以映襯不同環境空間的色調，使乘客視覺上，更為調和而舒暢。

5.8.7. 電扶梯樓層安裝排列、各部名稱和功能：(註49茲以永大機電產品型錄為例)

5.8.7.1. 電扶梯樓層安裝排列：

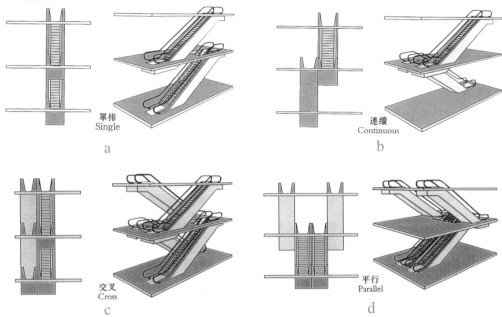

單排
Single
a

連續
Continuous
b

交叉
Cross
c

平行
Parallel
d

圖5--64電扶梯安裝排列方式

5.8.7.2. 電扶梯各部名稱：

扶手帶入口安全裝置
Handrail inlet safety switch 1

緊急停止按鈕
Emergency stop button 4

圍裙板保護裝置
Skirt guard safety device 2

驅動鏈條安全裝置
Drive chain safety device 5

過載安全裝置
Overload safety device 7

速度偵測裝置
Speed safety device 8

扶手帶入口安全裝置
Handrail inlet safety switch 1

梳齒保護安全裝置
Comb move safety device 10

非操作逆轉安全裝置
Unintentional reversal safety device 9

梯級運行安全裝置
Step travel safety device 3

緊急停止按鈕
Emergency stop button 4

扶手帶入口安全裝置
Handrail inlet safety switch 1

黃色邊框條
Yellow demarcation line

梯級運行安全裝置
Step travel safety device 3

圍裙板保護裝置
Skirt guard safety device 2

梳齒保護安全裝置
Comb move safety device 10

扶手帶入口安全裝置
Handrail inlet safety switch 1

梯級鏈條安全裝置
Step chain safety device 6

水位監測裝置（僅室外型配備）
Water-level monitoring device (only outdoor Models) 11

圖5--64電扶梯樓層安全裝配置圖 (註49茲以永大機電產品型錄為例)

5.8.7.3. 自動電扶梯及自動人行道功能：(註49茲以永大機電產品型錄為例)

永大自動電扶梯及自動人行道配備有完善的安全裝置：

1	扶手帶入口安全裝置 Handrail inlet safety switch	當有物體夾入扶手帶入口時，停止扶梯運行。 When there is something trapped into the entrance of the handrail, it stops the operation of the escalator
2	圍裙板保護裝置 Skirt guard safety device	當有物體夾入踏板和圍裙板之間時，停止扶梯運行。 When there is something trapped between a tread and skirt plate, it stops the operation of the escalator.
3	梯級運行安全裝置 Step travel safety device	當梯級下陷變形或斷裂時，停止扶梯運行。 When there is sunken deformation or fracture of the steps, it stops the operation of the escalator.
4	緊急停止按鈕 Emergency stop button	通過該按鈕無條件停止扶梯的運行。 It can stop the operation of the escalator without any condition by pressing this button
5	驅動鏈條安全裝置 Drive chain safety device	當驅動鏈條過伸長或斷裂時，停止扶梯運行。 When the drive chain is over extended or broken, it stops the operation of the escalator.
6	梯級鏈條安全裝置 Step chain safety device	當梯級鏈條過伸長或斷裂時，停止扶梯運行。 When the step chain is over extended or broken, it stops the operation of the escalator
7	過載安全裝置 Overload safety device	當運轉電流超過額定值時，停止扶梯運行。 When the operation current exceeds the rated value, it stops the operation of the escalator.
8	速度偵測裝置 Speed safety device	當扶梯的速度超過或低於額定速度時，停止扶梯運行。 When the speed of the escalator is more than or less than the rated speed, it stops the operation of the escalator.
9	非操作逆轉安全裝置 Unintentional reversal safety device	當扶梯不在人為干預下突然轉向（電網欠相、逆相、超載）時，停止扶梯運行。 When the escalator changes its direction with no human interference (Phase shortage, phase reversal, and overloading of mains), it stops the operation of the escalator
10	梳齒保護安全裝置 Comb move safety device	當梯級攜帶異物進入梳齒，對梳齒有可能發生破壞時，停止扶梯運行。 When the step enters the comb teeth with foreign material, which could possibly damage the comb teeth, it stops the operation of the escalator
11	水位監測裝置(僅室外型配備) Water-level monitoring device (only outdoor Models)	當下機房水位達到一定高度時，停止扶梯運行。 When the water level of the lower machine room reaches a certain height, it stops the operation of the escalator.

5.8.7.4. 傾斜角度30°800/1000/1200型自動電扶梯樓層安裝配置圖

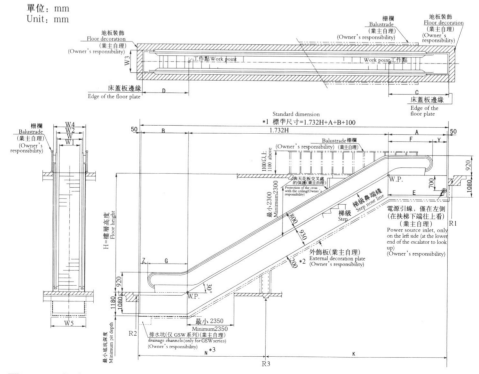

單位：mm
Unit：mm

圖5--65 永大30°傾角自動扶梯樓層水平安裝配置圖 (註49茲以永大機電產品型錄為例)

5.8.7.5.30°傾角自動扶梯外形尺寸

表5--77 30°自動扶梯外形尺寸 (註49茲以永大機電產品型錄為例)

(EP、EN、EP--N、EP-NL、GSW--N)　　　　　　　　　　GSW--P 型

規格	800 型	1000 型	1200 型	800 型	1000 型	1200 型
A	2924	2524	2524	2924	2524	2524
B	2278 (2678)*	2274	2278	2278(2578)*	2278	2278
C	3004	2604	2604	3004	2604	2604
D	2358 (2758)*	2358	2358	2358(2658)*	2358	2358
E	2270	2270	2270	2270	2270	2270
F	1874	1874	1874	1789	1789	1789
G	1628	1628	1628	1443	1443	1443

註：*當 Y 與 Z 的尺寸相等時，B 為 2578mm

規　格	800 型	1000 型	1200 型
W(護壁板)	—	—	—
W1(梯級)	603	803	1002
W2(扶手)	880	1080	1280
W3(床蓋板)	1100	1300	1500
W4(總寬)	1400	1600	1800
W5(最小地坑寬)	1440	1640	1840

表5--78支撐樑尺寸及支承力參照表 30° (註49茲以永大產品為例)

樓層高度 Floor height	800型(Model) 支撐樑間距離 Distance between support beams	R1	R2	R3	1000型(Model) 支撐樑間距離 Distance between support beams	R1	R2	R3	1200型(Model) 支撐樑間距離 Distance between support beams	R1	R2	R3
3000	10500	5700	4360	—	10100	5800	5000	—	10100	6360	5540	—
3100	10670	5740	4400	—	10270	5880	5080	—	10270	6450	5630	—
3200	10840	5780	4440	—	10440	5960	5160	—	10440	6540	5720	—
3300	11020	5830	4480	—	10620	6030	5230	—	10620	6630	5810	—
3400	11190	5870	4520	—	10790	6110	5310	—	10790	6720	5900	—
3500	11360	5910	4560	—	10960	6190	5390	—	10960	6810	5980	—
3600	11540	5950	4600	—	11140	6270	5470	—	11140	6900	6070	—
3700	11710	5990	4640	—	11310	6350	5550	—	11310	6990	6160	—
3800	11880	6040	4680	—	11480	6420	5620	—	11480	7080	6250	—
3900	12060	6080	4720	—	11660	6500	5700	—	11660	7170	6340	—
4000	12230	6120	4760	—	11830	6580	5780	—	11830	7260	6430	—
4100	12400	6160	4800	—	12000	6660	5860	—	12000	7350	6520	—
4200	12580	6200	4840	—	12180	6740	5940	—	12180	7440	6610	—
4300	12750	6250	4880	—	12350	6810	6010	—	12350	7530	6700	—
4400	12920	6290	4920	—	12520	6890	6090	—	12520	7620	6790	—
4500	13100	6330	4960	—	12700	6970	6170	—	12700	7710	6870	—
4600	13270	6370	5000	—	12870	7050	6250	—	12870	7800	6960	—
4700	13440	6410	5040	—	13040	7130	6330	—	13040	7890	7050	—
4800	13620	6460	5080	—	13220	7200	6400	—	13220	7980	7140	—
4900	13790	6500	5120	—	13390	7280	6480	—	13390	8070	7230	—
5000	13960	6540	5160	—	13560	7360	6560	—	13560	8160	7320	—
5100	14140	4370	2070	5750	13740	4880	2615	6610	13740	5300	2956	7390
5200	14310	4440	2070	5820	13910	4970	2615	6680	13910	5390	2956	7480
5300	14480	4510	2070	5880	14080	5050	2615	6760	14080	5490	2956	7570
5400	14660	4580	2070	5950	14260	5130	2615	6830	14260	5580	2956	7650
5500	14830	4650	2070	6010	14430	5220	2615	6910	14430	5670	2956	7740
5600	15000	4720	2070	6070	14600	5300	2615	6980	14600	5760	2956	7830
5700	15170	4790	2070	6140	14770	5380	2615	7060	14770	5860	2956	7910
5800	15350	4860	2070	6200	14950	5460	2615	7130	14950	5950	2956	8000
5900	15520	4930	2070	6270	15120	5550	2615	7210	15120	6040	2956	8080
6000	15690	5000	2070	6330	15290	5630	2615	7280	15290	6140	2956	8170

樓層高度3000～6500 Floor height 3000～6500　(R1：上部反力　R2：下部反力　單位：kgf)
(R1: Upper reversal force　R2: Lower reversal force　Unit: kgf)

註：1. 以上所有尺寸和數據適用標準尺寸。
　　2. 若樓層高度不在上述範圍，請洽我公司營業人員。
　　3. 變頻、自動運轉扶梯土建尺寸請洽本司營業人員。

Note: 1. All the above dimension and data applies to the standard dimension.
2. If the floor height is not in the above range, please contact our salesman.
3. Please contact our salesman for the construction dimension of the VF and "Auto-run"escalator.

5.8.7.6. 30°電扶梯規格說明：

表5--79馬達功率數 (註49茲以永大機電產品型錄為例)

規格 Specification	5.5KW	8KW	11KW
800型 Model of 800	3000≤H≤5000	5000<H≤6000	——
1000型 Model of 1000	3000<H≤4000	4000<H≤5500	5500<H≤6000
1200型 Model of 1200	H=3000	3000<H≤4500	4500<H≤6000

1) 所有尺寸單位均為mm。

2) 如果標準尺寸超過14000mm或樓房高度超過5000mm需要中間支撐。

3) 如果在下主樑與外板之間沒有底燈和管道需要安裝，該尺寸為70mm。

4) N標準尺寸為5350mm。

(室外型)：

1) 下機房有排水口，排水能力為4.5m/hr。

2) 對於室外型扶梯，在建築物允許的情況下，建議客戶在扶梯上下出入口上方撐加遮雨柵。

3) 環境溫度保証在5~40℃。時別寒冷地區不建議購買，如購買須加扶梯頂棚。

5.8.7.7. 室內型自動電扶梯輸送能力：

表5--80電扶梯輸送能力表 (EP--EN、EP-N、EP--NL、GSW---EN)

自動電扶梯	1200 型	1000 型	800 型
標準輸送能力	9000 人/小時	6750 人/小時	4500 人/小時
額定速度	30 m / min.		
傾斜角	30° / 35°		
動力電源	220 / 380V 3 φ　50 / 60 Hz, 三相交流電(Three phase AC)		
電　機	三相感應電動機		
控制方式	鑰匙開關控制；雙向可逆運行		

5.8.7.8. 懸掛孔位置及載荷：為了安裝扶梯及人行道，連築設計時必須考慮上方懸掛孔的位置，如圖所示，或在懸掛樑上預留套孔。

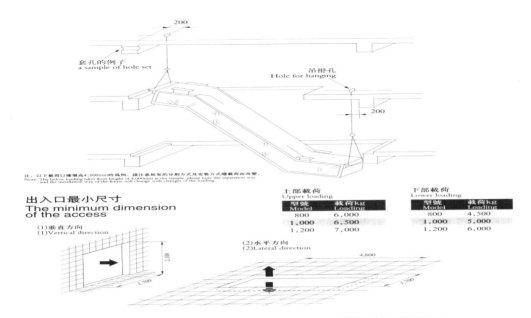

圖5--66電扶梯或自動人行道安裝時上方懸掛孔位置配置圖

5.8.8. 重型自動人行道，創新的技術：

基於技術的自動電扶梯和自動人行道，採用最先進各部組件，提供了可靠的性能。傾斜角度0°
1000 / 1200 自動人行道安裝

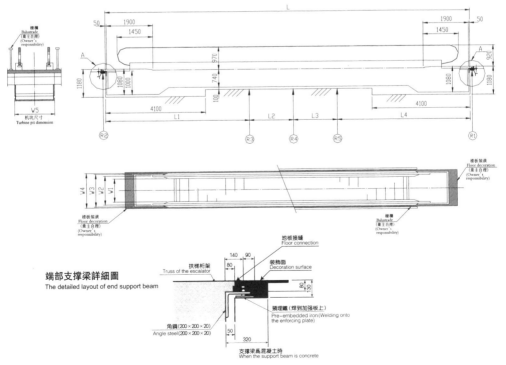

圖5--67重型自動人行道安裝配置圖 (註49茲以永大產品為例)

說明：

1. 傾斜角度有12°、11°、10°、 0°四種

2. 地板穿孔間的尺寸是裝修後的淨尺寸。

3. 所有尺寸單位為mm。

4. 所示支架的負荷，自動人行道自重，再加上500kg/m²的乘客載重。

5. 電源入口處，設在驅動站端部的左側或右側。

6. 電壓：A.C. 3φ380V 60Hz＋零線＋地線。

7. 自動人行道的端部與樓面間的連接結構，於自動人行道安裝完畢後，由客戶自理。

8. 進入建築物的通道開口，為2500 × 2500mm。

表5--81馬達功率數 (註49茲以永大機電產品型錄為例)

規　格	5.5 KW	8 KW	11 KW	15KW
0°-1000/1200	1000<L≦4000	—	—	—

表5--82支反力公式表

項目 Item	1000型 Model of 1000			1200型 Model of 1200		
樓層高度 Floor height	10000≦L≦20000	20000<L≦30000	30000<L≦40000	10000≦L≦20000	20000<L≦30000	30000<L≦40000
支撐點數量 Number of the support point	3	4	5	3	4	5
R1(kgf)	0.445L4+1800	0.445L4+1800	0.445L4+1800	0.495L4+1800	0.495L4+1800	0.495L4+1800
R2(kgf)	0.445L1+1600	0.445L1+1600	0.445L1+1600	0.495L1+1600	0.495L1+1600	0.495L1+1600
R3(kgf)	0.45(L1+L4)+1000	0.45(L1+L2)+1000	0.45(L1+L2)+1000	0.50(L1+L4)+1000	0.50(L1+L2)+1000	0.50(L1+L2)+1000
R4(kgf)	—	0.45(L2+L4)+1200	0.45(L2+L3)+1200	—	0.50(L2+L4)+1200	0.50(L2+L3)+1200
R5(kgf)	—	—	0.45(L3+L4)+1400	—	—	0.50(L3+L4)+1400

注：1.L1、L2、L3、L4均為變值，每個變值不超過10m.若有超出以上範圍，請洽我司營業人員。
　　2.支反力R1、R2、R3、R4、R5可按以上公式得知。

Note: 1. L1, L2, L3 & L4 are variable value, of which every variable value is not more than 10M, if If beyond the scope of above,
　　please contact sales representative of our company.
　　2. Support reversal force R1, R2, R3, R4, R5 can be obtained according to above formula:

表5--83自動人行道外形尺寸 (註49茲以永大機電產品型錄為例)

規　格	1000 型		1200 型	
	EN 型	N ,NL 型	EN 型	N ,NL 型
W 護壁板	1020	94	1220	1140
W1 梯級	803		1002	
W2 扶手	1030		1230	
W3 床蓋板	1150		1350	
W4 總寬	1350		1550	
W5 最小地坑寬	1390		1590	

表5--84MW系列參數表0°

L	1200型支撐力(單位：kgf) Support force of Model 1200 (unit: kgf)					1000型支撐力(單位：kgf) Support force of Model 1000 (unit: kgf)					中間支撐尺寸 Mid-support dimension			
	R1	R2	R3	R4	R5	R1	R2	R3	R4	R5	L1	L2	L3	L4
10000	4280	4080	6000	–	–	4030	3830	5500	–	–	5000	–	–	5000
10500	4400	4200	6250	–	–	4140	3940	5730	–	–	5250	–	–	5250
11000	4520	4320	6500	–	–	4250	4050	5950	–	–	5500	–	–	5500
11500	4650	4450	6750	–	–	4360	4160	6180	–	–	5750	–	–	5750
12000	4770	4570	7000	–	–	4470	4270	6400	–	–	6000	–	–	6000
12500	4890	4690	7250	–	–	4580	4380	6630	–	–	6250	–	–	6250
13000	5020	4820	7500	–	–	4690	4490	6850	–	–	6500	–	–	6500
13500	5140	4940	7750	–	–	4800	4600	7080	–	–	6750	–	–	6750
14000	5270	5070	8000	–	–	4920	4720	7300	–	–	7000	–	–	7000
14500	5390	5190	8250	–	–	5030	4830	7530	–	–	7250	–	–	7250
15000	5510	5310	8500	–	–	5140	4940	7750	–	–	7500	–	–	7500
15500	5640	5440	8750	–	–	5250	5050	7980	–	–	7750	–	–	7750
16000	5760	5560	9000	–	–	5360	5160	8200	–	–	8000	–	–	8000
16500	5880	5680	9250	–	–	5470	5270	8430	–	–	8250	–	–	8250
17000	6010	5810	9500	–	–	5580	5380	8650	–	–	8500	–	–	8500
17500	6130	5930	9750	–	–	5690	5490	8880	–	–	8750	–	–	8750
18000	6260	6060	10000	–	–	5810	5610	9100	–	–	9000	–	–	9000
18500	6380	6180	10250	–	–	5920	5720	9330	–	–	9250	–	–	9250
19000	6500	6300	10500	–	–	6030	5830	9550	–	–	9500	–	–	9500
19500	6630	6430	10750	–	–	6140	5940	9780	–	–	9750	–	–	9750
20000	6750	6550	11000	–	–	6250	6050	10000	–	–	10000	–	–	10000
20500	5190	4980	7630	8040	–	4840	4640	7150	7350	–	6830	6830	–	6840
21000	5270	5070	7800	8200	–	4920	4720	7300	7500	–	7000	7000	–	7000
21500	5340	5150	7970	8370	–	4990	4790	7450	7650	–	7170	7170	–	7160
22000	5430	5230	8130	8540	–	5070	4860	7600	7800	–	7330	7330	–	7340
22500	5510	5310	8300	8700	–	5140	4940	7750	7950	–	7500	7500	–	7500
23000	5590	5400	8470	8870	–	5210	5010	7900	8100	–	7670	7670	–	7660
23500	5680	5480	8630	9040	–	5290	5080	8050	8250	–	7830	7830	–	7840
24000	5760	5560	8800	9200	–	5360	5160	8200	8400	–	8000	8000	–	8000
24500	5840	5640	8970	9370	–	5430	5240	8350	8550	–	8170	8170	–	8160
25000	5930	5720	9130	9540	–	5510	5310	8500	8700	–	8330	8330	–	8340
25500	6010	5810	9300	9700	–	5580	5380	8650	8850	–	8500	8500	–	8500
26000	6090	5890	9470	9870	–	5650	5460	8800	9000	–	8670	8670	–	8660
26500	6180	5970	9630	10040	–	5730	5530	8950	9150	–	8830	8830	–	8840
27000	6260	6060	9800	10200	–	5810	5610	9100	9300	–	9000	9000	–	9000
27500	6330	6140	9970	10370	–	5880	5680	9250	9450	–	9170	9170	–	9160
28000	6420	6220	10130	10540	–	5960	5750	9400	9600	–	9330	9330	–	9340
28500	6500	6300	10300	10700	–	6030	5830	9550	9750	–	9500	9500	–	9500
29000	6580	6390	10470	10870	–	6100	5900	9700	9900	–	9670	9670	–	9660
29500	6670	6470	10630	11040	–	6180	5970	9850	10050	–	9830	9830	–	9840
30000	6750	6550	10800	11200	–	6250	6050	10000	10200	–	10000	10000	–	10000
30500	5570	5380	8430	8830	9020	5190	5000	7870	8070	8260	7630	7630	7630	7610
31000	5640	5440	8550	8950	9150	5250	5050	7980	8180	8380	7750	7750	7750	7750
31500	5690	5500	8680	9080	9270	5300	5110	8090	8290	8480	7880	7880	7880	7860
32000	5760	5560	8800	9200	9400	5360	5160	8200	8400	8600	8000	8000	8000	8000
32500	5810	5620	8930	9330	9520	5410	5220	8320	8520	8710	8130	8130	8130	8110
33000	5880	5680	9050	9450	9650	5470	5270	8430	8630	8830	8250	8250	8250	8250
33500	5940	5750	9180	9580	9770	5520	5330	8540	8740	8930	8380	8380	8380	8360
34000	6010	5810	9300	9700	9900	5580	5380	8650	8850	9050	8500	8500	8500	8500
34500	6060	5870	9430	9830	10020	5630	5440	8770	8970	9160	8630	8630	8630	8610
35000	6130	5930	9550	9950	10150	5690	5490	8880	9080	9280	8750	8750	8750	8750
35500	6190	6000	9680	10080	10270	5740	5550	8990	9190	9380	8880	8880	8880	8860
36000	6260	6060	9800	10200	10400	5810	5610	9100	9300	9500	9000	9000	9000	9000
36500	6310	6120	9930	10330	10520	5850	5660	9220	9420	9610	9130	9130	9130	9110
37000	6380	6180	10050	10450	10650	5920	5720	9330	9530	9730	9250	9250	9250	9250
37500	6430	6240	10180	10580	10770	5970	5770	9440	9640	9830	9380	9380	9380	9360
38000	6500	6300	10300	10700	10900	6030	5830	9550	9750	9950	9500	9500	9500	9500
38500	6560	6370	10430	10830	11020	6080	5890	9670	9870	10060	9630	9630	9630	9610
39000	6630	6430	10550	10950	11150	6140	5940	9780	9980	10180	9750	9750	9750	9750
39500	6680	6490	10680	11080	11270	6190	6000	9890	10090	10280	9880	9880	9880	9860
40000	6750	6550	10800	11200	11400	6250	6050	10000	10200	10400	10000	10000	10000	10000

注：1.以上尺寸單位均爲mm。
　　2.以上支反力是在L1、L2、L3、L4爲均值前提下列出的，供參考。
　　3.若樓層高度超過上述範圍，請洽我司營業人員。
　　4.變頻扶梯土建尺寸請洽我司營業人員。

5.9 洗衣房設備工程

5.9.1.洗衣房：

按編制設主任或股長一人，及作業手若干人。洗衣房在院內歸屬於補給（經理）組或工務組（能源部），雖各院情形不一，倒也沒有硬性規定，多為因人設事。只是在在許多業務工作上與供應中心必須劃分清楚。雖然都是需要做清洗與消毒工作，但後者業務均屬於醫療作業範圍，手術室與產房醫護人員的工作衣、手術布、方巾、病人手術衣等，先經洗衣房清洗乾燥後，再交供應中心消毒。在小型醫院多由少數人包辦洗滌工作，而大型醫院或醫療中心，因數量龐大，必須分開辦理。現在外包委外工作盛行，不但價格較自辦便宜省事又方便，因為帶菌物品，院內應先行沖刷清刷、洗滌、乾燥後再消毒，尤其需要廢棄焚燒之污物，不能太大意。在清洗過程中，均調配殺菌藥品與皂類清潔的雙重目的。究竟如何劃分，才不會造成二次污染，更不致於危及不知情工作者的安全。但監督工作要嚴密把關，最後消毒工作則必需自辦。除一般被服外包清洗外；醫療器械則完全由供應中心處理，例如外科手術室、產房和婦產科室之工作服，必須要用蒸氣高壓消毒鍋消毒。

5.9.2.洗衣房之設置原則：

在美國以區域為單位，各醫院不另行設置洗衣房，各有其利弊得失，依各院情況而定，以及各院負責人觀點作選擇。國內醫院發展比社區發展為早。

5.9.2.1.先談作業流程前，先瞭解洗衣房工作內容。大致有衣物手術布等六種之多：

    1) 醫護人員工作服：又分帶菌衣物工作服，以及手術布巾等，與一般工作服。

    2) 病患衣褲與被服：分傳染病房病患衣褲和被服，與普通病房病患衣褲及被服。

    3) 一般員工工作衣褲與被服。

5.9.2.2.工作衣褲與被服之更換：因工作性質與一年四季氣候變化有關。

    1) 外科手術室、產房和婦科室之帶菌衣物工作服，及一般工作服，原則上是每日工作後隨時更換，有必要時，隨時污染後，立即更換；病患打濕或汗濕後，亦隨時更換。並無數量和次數之限制。

    2) 員工工作服，有每日更換、隔日更換，或每週三至四次。以工作需要而定。

    3) 普通病房之被服與員工被服，前者每週二至三次，後者每週一至二次。

5.9.2.3.工作區與流程：收取員工工作服並分類，醫護人員工作服，將分別處理，分別投入洗衣機內。而員工與病房被服，均按時至宿舍各寢室與病房內更換。多在早餐後，至現場配合管理人員，按房間前後秩序抽換。否則亂成一團，數量只會短少，或遺漏未換。同時各病房、護理大樓、醫師大樓、行政大樓、工友技工大樓寢室等管理室，均存放備用品，一併按時更換。

    收取換洗之污染工作服與被服：應先將血跡污染處，在地面大型凹型池內沖刷後，再放入配有殺菌藥品與皂類清潔劑的洗衣機內，用熱水多次清洗，再經烘乾、燙平分類存放；手術室和產房，醫獲人員之工作服與手術布（均為綠或粉紅色），清洗乾燥後，均需送供應中心，分別打包，再經高壓消毒，分別存放備用。

5.9.3.洗衣房之設備投標說明概要：

5.9.3.1.總則--規格說明：洗衣機設備之國外原裝進口機器及有關安裝維護之責任與義務，並為據以審定承包廠商資格之要件。

5.9.3.2.通則：

1) 所有洗衣房機器設備，應為同一承商，以收事權統一，以利日後之維護保養之權責。

2) 本規格製品，規定應為全為原裝整套進口，需憑海關進口證明書，與原廠商裝箱單，以證明為該廠自行製造，並在國內有銷售實績，提出用戶名單而不良紀綠者。

3) 標單上應列各項機器之單價，其價格應已包含國內外運輸、保險、倉租、關稅、稅金、及壹年無償保固等一切所需費用。而有關機器之配管、配線、按裝、試車及管理等費用均在內。並以新台幣總價決標，在全部機器設備詳細表內為交貨數量。

4) 得標承商於保固期滿時，應接受使用單位之繼續有價維護契約及供應有關零件，不得藉故推辭。

5) 本院此次新建水電工程承商等有關廠商，應預留至少距離機器設備兩公尺之內，有關給排冷熱水、蒸汽、電源及進排氣等主要管線。土木工程承包商，應負責完成所需要之混泥土基礎，俾便承商接裝，但洗衣機承包商應於機器到達前兩個月前，提供詳細之配管及按裝圖面。

6) 付款辦法，按國內中信局規定辦理。

5.9.3.3.投標廠商資格：

1) 凡代理供應本規格之北美及西歐地區名牌製造式貿易商，其有證明文件者。

2) 投標廠商須提出經濟部營利事業執照、登記證，及有效期限內之納稅卡等。

3) 登記資本額在新台幣ＸＸＸ佰萬元以上。並在最近一年內在國內銷售過洗衣房機器設備完工證明及合約書，並無不良記錄考。

4) 在當地設有維護修理部門，其按裝保養常設組織之成員，至少有三人以上。

5.9.4.洗衣房機器設備規格及數量：

按照醫院規模大小床位多少，按國外購置機器設備。因世界各國廠牌眾多，採用不同廠牌規格則互異。下列所舉規格，為英美或歐洲產品，可供參考。以下資料與型錄，由瑞友機械有限公司，與興華儀器有限公司等共同提供。

5.9.4.1.洗衣洗滌之計算：以被服等重量為準，為選購機器設備之依據。不同布料可另行計算。

每日洗衣重量：（床單、衣服、制服）8 lbs / 床 / 每日 × 600 床＝4,800 lbs 每日；

4,800 lbs ÷ 300 lbs / 每機一次量＝16次 / 日。

每週工作五天：16次 / 日 × 5 ＝80 次 / 每週機次。

（每週實際上洗滌量為六天，16 × 6＝96機次÷5分配成五天工作量＝19次/每天量）

5.9.4.2.洗衣脫水機數臺：大小件、員工與病患、污染輕重等情形分別洗滌。

1) SPENCER牌--350型 洗衣脫水機 英國製，全自動卡片運控，依衣物種類換卡。

特性：自動平衡裝置Y型槽，而靠其自身達60％平衡能力，並非全靠減震彈簧來減震，三格可同時裝卸衣物，不必分格稱重或計件，裝卸口全開也大。

轉速：洗衣30 rpm、沖洗200 rpm、脫水790 rpm.，脫水離心率〞530G〞（800 rpm），為最高效率之脫水機，3~7分鐘即可完成，水分含量不超過38％，五種水溫，按物料撐控。

能量：內桶容積54 ft3、洗衣週期30／min，以5.6 lbs／ft3裝載量，每臺機每小時300~480 lbs／h r（150 lbs×2次 or 240×2次）。不同布料重量互異，重量只是一個概括數字，還有設定時間長短不一等因素。。

2) SPENCER牌--150型：

特性：自動平衡裝置Y型槽，平衡能力達60%，三格可同時裝卸衣物，不必分格稱重或計件，裝卸口大。轉速洗衣30 rpm、沖洗200. r p m 脫水790 r p m，脫水離心率530〞G〞，為最高效率之脫水機，脫水機3~7分鐘即可完成，水分含量不超過38％，五種水溫。按衣物質量：內桶容積27ft3、洗衣週期30／min，每臺機每小時200~300 lbs／h r（150 lbs × 2次）。洗滌小件或少量衣帽均可。

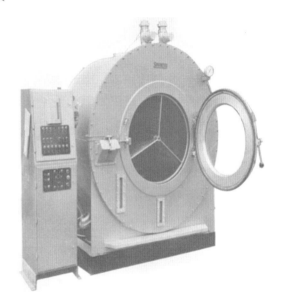

圖5--68 SPENCER--150、350外型圖
(註45瑞友提供茲以SPENCER產品為例)

3) WASCATOR牌--WE--40型 高速洗衣脫水機瑞士製。

特性：高速洗衣脫水機，脫水有四速，洗衣40.rpm、沖洗70.rpm、脫水I段500.rpm、脫水II段 1000.rpm.，脫水離心率500 〞G〞，全自動卡片運控。能量：每臺機每小時130~150 lbs／h r。

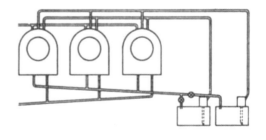

(註45瑞友提供茲以WASCATOR產品為例)
圖5--69多台洗衣脫水機裝置配管示意圖

4) 乾燥機數臺：CISSELL牌--110型

特性：蒸汽加溫，附冷卻裝置，每小時可烘3~4次，以脫水後含水量為40％為準。

冷卻裝置：於定時到達前一分鐘，自行切斷蒸汽，並由風扇馬達送入冷風冷卻。裝有正
反轉裝置。

能量：每次110 lbs。鼓風量2160 ft3 /min。

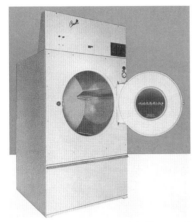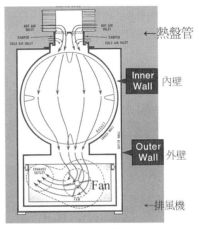

(註45瑞友機器工程有限公司提供茲以CISSELL產品為例)
圖5--70乾燥機外型圖

5) 被單平燙機乙臺：CALOR牌 VMS--500 14CY 83型 英國製。

特性：可由1~8滾筒配合隨需求增減，一般1~3個滾筒即可。可調速，滾筒直經 ϕ 500
mm，長度3,200 MM，下墊特殊鋼板，傳熱面積大又快，燙平力強。可調速有安全設
備，操作人員手或臂若觸入滾筒，機器會自動停止，含排風馬達。能量：每小時燙乾
225 kg / h r。

加購床單摺疊機：大小被套、床單均自動摺疊，省時省力。如求更為完善，購置整套系統設
備，可參考圖5--72美國牌床單自動平燙機全套乾燥設備圖。惟國人為了節省經費，多捨棄全套
改用半套，摘頭去尾，僅僅保留中間主要部份設備的習慣，參考圖5--71。

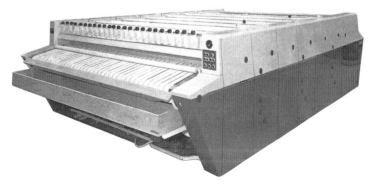

（註45瑞友機器工程有限公司提供茲以CALOR產品為例）
圖5--71 CALOR 1~8滾筒被單平燙機

在臺各醫院和酒店旅社所購置使用的滾筒被單平燙機，多為陽春形，如上圖5--71倒也簡單輕便，兩人操作倒很輕巧靈活，同樣能完成工作，達到目的，業主都很滿意，能省則省，也是明智的選擇。

6) 美國製床單自動平燙機全套乾燥設備。

從床單拉開置於自動撐開輸入機NO.4，床單經過滾筒NO.5自動平燙機、乾燥及壓整，熱氣由排氣罩NO.6排至室外，自動縱橫折疊機NO.7將床單折成長方形依次一一完成，自動堆積床單輸送機NO.8。

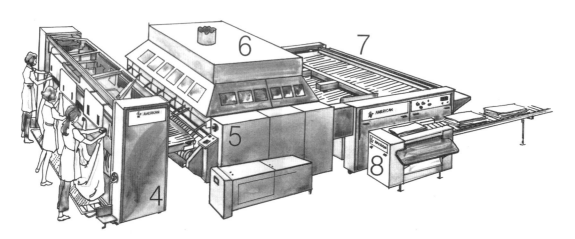

註：4)床單自動撐開輸入機。　5)床單自動平燙機。　6)排氣罩。　7)自動縱橫折疊機。
　　8)自動堆積床單輸送機。

(註46誠建機器工程有限公司提供茲以American產品為例)
圖5--72美國牌床單自動平燙機全套乾燥設備

7) 人型整型機：
　　Cissell FORM FINISHER美國製。

特性：可適合西服、醫生、護士、軍服等之整型，廣泛用於各大小洗衣工廠或商店，操作簡單。

能量：每小時可整型100套衣服。

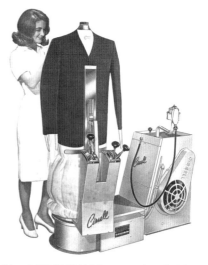

(註46誠建提供茲以Cissell產品為例)
圖5--73人型整型機

8) 燙衣機數臺：BMM WESTON PURPOSE PRESS英國製。

62"×26" 燙板兩塊，可前後迴轉，工作人員在原地操作，可在兩塊燙板間
(即壓板十燙板)，交互排整壓燙，不必等待，省時省力，效果佳。

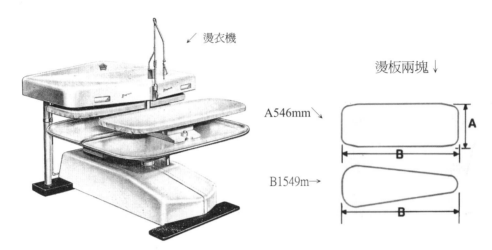

(註45瑞友提供茲以BMM WESTON產品為例)
圖5--74 WESTON燙衣機

9) 醫生、護士工作服板壓(燙)機：WESTON NURSE DUPRESS板壓(燙)機

特性：專供護士、醫生工作服、帽子之整燙，操作與上機相同，世界各大型醫院均採用。

能量：每小時鐘可整燙60件。

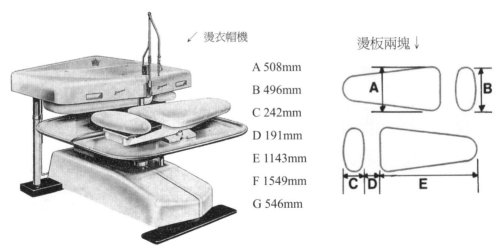

(註45瑞友提供茲以BMM WESTON產品為例)
圖5--75 WESTON醫生 護士燙衣機

10) 洗衣專用打號碼POLYMARK LAUNDRY MARKING MACHINE英製

特性：顧客洗衣專用打號碼機。使用簡單不易故障，打碼清晰，號帶與膠水分離，不受
氣候溫度之變化影響。有用手貼或用機器打壓均可。

5.10 餐廳和廚房設備

5.10.1.營養組或稱經理組

掌管的餐廳和廚房。設主任一人、營養師和營養員若干人，辦事員一到二人，炊事人員若干人，工友技工2名(負責餐廳開關和收餐卷)，均按醫院規模之大小而定。國人習慣以中餐供應為主，以自助餐的方式用膳；西餐或者供應一些麵包、蛋糕和咖啡，最多做做幾客牛、羊排，接待外賓或特別伙食而已，很少全面供應西餐。所以本節介紹中餐餐廳和廚房設備。臺北榮總成立之初，曾設置大型製麵包設備，適用性不大而後拆除。

5.10.1.1.一個地區性六百病床的醫院，醫務服務人員與病患人數，既使以1：1比例計算，已超過1,200人，如以大型綜合或教學醫院，床位已由1,200~2,000、3,000床位，醫院內編制人員眾多，外加門診、探病和病患家屬，數千人的餐飲問題，那是多麼重大的事，何況病患的飲食，還得依病情調配不同的食物和多餐的情形，如流質、半流質、無鹽和無油等餐飲食，更為忙碌。但目前臺灣大小醫院，也許為了省事，出現醫院伙食，部分或全部外包，還可以按月收租金。在管理上必定出現瑕疵。因承包商以營利為導向，院方為兼顧病患醫療和謀利，等於一頭牛刮兩次皮。總之多了一人爭食同一塊大餅，若列舉一大堆理由來自圓其說，不如用「謀事在人」更為貼切。不論自辦或招商承包，均必須設立廚房和餐廳的場所，及一切烹飪設備與餐廳等。

　　醫院伙食分為病患、員工與訪客三部分。首先以病患為主，員工與訪客多為合併辦理，或者將訪客部分委外辦理，多由醫院環境等諸多因素決定。

5.10.2.廚房與餐廳工程：

廚房的首要目標為醫療、衛生、效率與經濟。但廚房與餐廳的面積，必須要有合理的空間，才能運轉作業，面積大好辦事，為考慮未來的擴展性，不能削足適履，面積雖小亦可運作，用管理手段來克服，但這是本末倒置，現場即可要見真章。

5.10.2.1.醫院按編制內人數，廚房每日必須達成供應千餘人的固定三餐飲食，在餐廳內，雖然院內工作人員，可分批錯開進餐時間，而病患伙食全部直接送達病房，但就醫院建築的總面積，以及廚房和餐廳的格局、設備之選擇、供應之管理方式，每一環節均息息相關，卻仍須有一些概略之人數為計算基礎。先以院內員工及病患人數為基準，有能力才能兼顧門診與病患家屬等之需求。國內北部除了臺北榮總與林口長庚醫院外，尚有三總，均有較大的餐廳，其他各醫院餐廳都不大。所以僅能遷就現況，先照顧院內員後，再考慮能否對外營業，其彈性很大，少有這方面具體資料可供參考，僅在廚房與餐廳面積，廚房餐飲設備型錄中，提出這方面有關資料如下：

　　1)廚房及餐廳面積計算，在醫院內廚房與餐廳面積，以病床與座位為單位，廚房面積0.5~1.0M²/床，餐廳面積1.2~1.3M²/座位，廚房設備另按實際需要空間在外。

　　2)廚房系統工程：從糧秣及油、鹽、醬、醋和配料等雜物倉庫到魚肉冷凍與蔬果的冷藏庫櫃，食物果菜的洗滌，蔬菜切碎處理，肉品加工，如食物炒、烘、煮、烤、滷和

燴，餐廳和病房的輸送，殘餘食物的回收，餐具的洗滌、消毒與儲存等專業工作，需現代化、專業化、標準化。在衛生、療效、效率、經濟、準時、清爽及順暢，每日達成供應上千人的飲食，由採購、儲存、清洗、調配、烹飪、保溫和分送等。要求現代化的設計、完善設備與合理管理，及全面多樣化和高品質的服務。最好廚房和餐廳前後相連，減少食物的搬運距離和時間，餐廳多以開放自助式為主，搭配少數小間套房。廚房同樣以開放型設立，室內將熱源區塊排列在四面靠牆邊，成0形四邊排列，中間留下通路與運轉空間，油煙、蒸汽、水霧與濕熱，就近排出為原則，由低溫向高溫方向流出，形成空氣暢通，不讓室內空氣滯流或阻塞，以免造成二次污染，必須經過嚴密策劃及專業設計的原則，才能達成系統化的成效。

5.10.2.2.在廚房內可先劃分為十個區：(1)食物儲備區、(2)食物初部處理區、(3)蔬菜洗滌區、(4)魚肉處理區、(5)烹飪區又分中西烹飪、(6)主食又分米飯蒸煮區與煎炒、(7)麵食製作區、(8)配菜區、(9)保溫準備區、(10)餐具洗滌區含廚餘處理區、排氣裝置附隨蒸煮炒等區，分別配置煙罩，除辦公室外，每區略加隔間不必到頂，更不設窗戶和門扉。

1)餐廳與廚房一體：由廚房烹飪、供應、保溫、自助、配膳臺等供應面，與餐廳相連。由院方自辦對員工多以一人份一餐計價，先購票券或包月飯票，病患家屬亦可比照員工購買餐卷，以一人份一餐計價；若是外包經營者，多以菜餚數量計價，由客人挑選菜餚數量計價付費。離開配膳臺，走向餐桌各自找位入座。用完膳分別將廚餘倒入不鏽鋼桶內，餐盤放置盤架車上即可離席。

2)廚房以辦理 主、副食工作：

　　a)米麵主食，由專業人員直接蒸煮，早餐饅頭、豆漿和稀飯，中餐與晚餐，則以米飯和麵條，變化不多。

　　b)副食包括葷素菜餚：原則上由營養師或營養員調配，每日菜單交採購辦理。

3)處理設備：在50~60年代早期均由日本調理機製造商--商事株式會社、谷口工業株式會社、富士榮興株式會社、古河工業深川製作所及英國等原裝進口，國內有大臺北區瓦斯公司、巨騰公司。至70年代過渡時期，國內有類似產品銷售，惟品質參差不及，又缺少詳實的數據可參考，多屬小規模生產。隨著時日漸進改良，市場需求之誘因，與餐具企業及機具工業界，見到商機後，在設備和人才上大量投資，方有實質的優良產品應市。早期如牛頭牌--日尹新實業、中華調理機廚房設備、臺灣調理機、小林機械、愛豐工業、聯偉實業、功欣機械、三安食品、金瑛發食品機械、儀鑫機械、正大食品、超瑞機械、勤發電機、志昌電機工業和真強大廚房設備等十數家，均有產品外銷。

根據廚房內劃分為十個區塊，為設計之基準：

　　A)食物儲備區，以全院病患和員工三天食物存量：糧秣倉庫倉內靠牆裝置貨架，地面舖設墊板。大型冷凍冷藏庫，靠牆裝置貨架，地面舖設墊板與機器設備。

　　　　a)糧秣倉庫--油、鹽、米、麵、醬、醋、茶和配料及香料，

　　　　b)冷凍庫--儲存魚肉；冷藏庫--放置根球蔬菜。包括小型冰箱，冰櫃等。

B)食物初部處理與洗滌區：蔬菜清除根莖及壞葉、魚肉雞鴨之清理內臟、拔除細毛，切割成片狀或塊狀，準備烹飪。區內設置除大小清洗池、水槽架櫃、工作檯，機器設備如切菜(粗細)機(附七種刀片)、脫皮機------等主要機具外。尤其調理機俱種類繁多，除了之要之設備外，按實際需要選購，否則閒置無用，還要找地方存放。

C)魚肉雞鴨處理區：即肉品加工，切肉機、絞肉機、高速打蛋器，水槽、架櫃、工作檯、SUS27 B光面或毛面器皿。

D)烹飪又分中西烹飪區：食物備妥後送至烹飪區，再由主廚進入掌廚，如炒、煮、煎、煮、炸、烤和滷等器具，一應俱全。餐飲均按季節之冷熱，掌控出菜時間。

　　a)中餐烹飪有瓦斯或燃油鍋灶，按時將肉類分別放入蒸、煮鍋內，或把炒炸之食物、另有洗米機、攪拌機、壓麵機、蒸煮鍋、篾蒸籠等。

　　b)西餐烹飪，將西餐材料牛排、羊排送至西餐爐灶旁，等待大廚作業。設備方面能有足夠的機具設備和數量，備妥作業。

E)主食區：分米飯、麵食、稀飯、豆漿蒸煮區：按員工工作人數、對外銷售份數、病患人數與病情調配食物份量做準備，烹飪好之食物，均送至配菜區，準時作業。同時員工餐廳準備就儲後，按時開放用餐。並逐日檢討修正人數，採購食物作準備。

F)麵食主要為早餐饅頭、流質、半流質之麵條，需另設置製做專區。

G)配菜區--廚房與病房部分：於配膳時，可在廚房或各樓層的「配膳間」配膳，各有利弊。在廚房設置兩臺配菜檯，每邊一人，各負責兩道菜，左手將不鏽鋼盤置於配菜檯中央履帶上，各配兩樣菜，即完成一份，履帶慢慢向前移，配菜員繼續配菜，末端由各病房送飯人員＿＿，按各病房人數，取足份數放入保溫車內＿＿。每臺餐車配置一桶湯，最後將餐車集中至「保溫區」。

至於到各病房配膳間配膳，是將四色菜肴推到配膳間再行分配。

H)保溫準備區：保溫餐車現貨有30、50人份，多不附湯桶，可以交製訂做。餐車再移至「保溫區」，插上電源保溫，屆時統一送飯，高層樓病房先行送出，就近電梯依次出車，絕不爭先恐後。

I)餐具洗滌區：在餐具收回後，一人將器皿內剩餘食物清除，倒入廚餘桶內，隨手將器皿豎立於熱水槽內，從水槽內再刷洗器皿上殘餘食物，轉手置於洗碗機上。洗碗機有小型搖擺型、中型二段、和大型三段履帶式洗碗盤機，可供選擇。每餐使用後之餐具，不鏽鋼碗盤，均用三段洗碗機中，高溫(90~95°C)鹼水清洗，高溫與蒸氣沖淨，蒸氣消毒，快速完成儲存備用。餐具經高溫處理後，在自動洗碗機末端滑落到不鏽鋼鋼籃中，累積一定數量餐盤後，更換不鏽鋼空鋼籃接替，隨即餐盤自然吸乾冷卻，不必擦拭，乾淨衛生。

　　在此區排水系統末端應加油脂截留器，可截留油脂與廚餘，以免汙水池阻塞、發臭和汙集環境。

J)廚餘處理區：一般廚餘可集中送出養豬，而傳染病房內剩下廚餘，由該病房送飯人員收回後，直接送至廚房高壓消毒鍋處理，消毒處理後再送出，以免造成二次污染。

至於排氣裝置：各型鍋、灶、蒸煮器、洗碗機等臺之頂端氣罩與排氣管系統和抽風機等之連接。

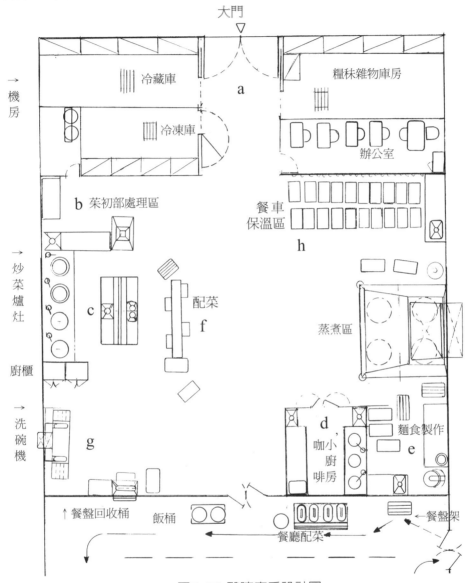

圖5--76 醫院廚房設計圖

註：1)無論什麼配置，先列出所有項次，分成若干區塊，用拼圖方式配置，除了注意運轉間相互的關係外，熱源、氣體和油煙等，利用排氣罩就近排出，以免造成二次汙染，通風量：根據建築技術規則第五章102條規定以(廚房有：營業用60m3/h與非營業用35m3/h)。同時留出運轉空間，尤其維持道路的暢行無阻，少有往返穿梭的搬運情形，只是短距離的傳遞。廚房內亦可簡化為八大區塊外，先設置管理辦公室。

　　2)廚房內七大區塊：a) 廚房庫房區：含大型冷凍庫、冷藏庫及糧秣庫，庫內設置堆貨墊架，應儲存全院員工及病患三五天菜餚，十天至半月主食等。以及小型冰箱、冷凍櫃等。 b) 菜餚處理區：分初步處理、分類整理區。 c) 烹飪區：炒菜、煎、蒸、煮區。 d) 小廚房兼煮咖啡區。 e) 主食區：米飯、麵食區。 f) 配膳區。 g) 洗滌區。 h) 保溫區等八大區塊。如何配置看當時情況再作決定。

　　3)廚房每一處必有水龍頭及洗滌盆、工作檯、調理檯、存放櫃、存放架、麵食工作檯、饅頭攪拌機、饅頭分割機、各類切菜機、絞肉機、蒸煮鍋、炒菜鍋、餐車、各類推車。

5.10.3.廚房各式不繡鋼機具設備：

1) 本機為自動食品高性能切菜機，為
   YS20型，切菜

   快速產量大，堅固耐用。

功能：操作簡單，能對葉菜類、大
　　　根、牛蒡、魚肉、海草類等處
　　　理多種葉類。為學校、醫院、
　　　工廠大團體似食單位，必備置
　　　之器具。

電　源：AC.單相1Φ 110~220V 60Hz
　　　　PL-21型0.2 KW 1/2HP

重　量：170Kg

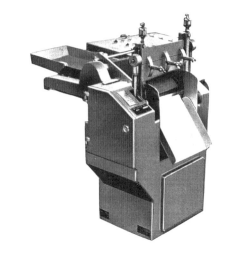

圖5--77自動食品高性能切菜機
　　　　（註37茲以日本商事會社產品為例）

2) 球莖類剝皮機

圖5--78（A）球莖類高速剝皮機，快速量大，分PL-22型與PL-82兩型

電　源：AC.單相1Φ 110~220V 60Hz PL-22型0.2 KW 1/2HP
　　　　220VPL-82型0.75Kw

機型主體尺寸及重量：PL-22型W440 x D440 x H640　　重量43Kg
　　　　　　　　　　PL-82型W610 x D670 x H1000　重量147Kg

圖5--78(B) 此機輕便價廉，適用於50~500人調理之醫院或學校團體。

材　質：鋼板製塗裝；現在多採用不鏽鋼製，易清洗保養。

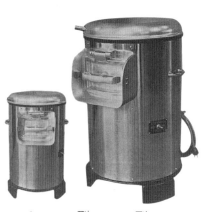 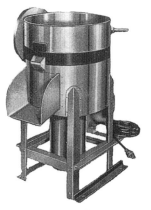

　A PL-22型　PL-82型　　　　B PL-20型球莖類剝皮機
圖5--78球莖類剝皮機（註37茲以日本商事會社產品為例）

3) 此機為球莖高速剝皮機，如剝馬鈴薯皮，分PL-20、
PL-21、PL-41三型，前者為鋼板製為輕便型，價格便
宜；後兩型均為鑄鐵製，堅固耐用。

機機具效率：PL-21型重量88Kg
　　　　　　PL-41型重量115Kg
　　　　　　PL-20型每次7Kg

電源：AC.單相1Φ 110~220V 60Hz
　　　　PL-21型0.2 KW
　　　　PL-41型0.4 KW
　　　　PL-20型0.2 KW

機型主體尺寸：PL-21型W420×D625×H800重量88Kg
　　　　　　　PL-41型W480×D760×H840重量115Kg
　　　　　　　PL-20型W360×D430×H700

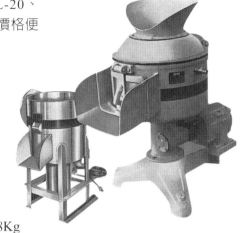

圖5--79球莖大,小剝皮機
（註37茲以日本商事會社產品為例）

4) 切蔬菜機：此機為蔬菜高速切菜機，快速大量，分VA-20型、VA-10兩型，為輕金屬
合金製，為輕便型，價格便宜，堅固耐用。

機具效率：AV - 20型 重量 88Kg
　　　　　AV - 10型 重量 115Kg

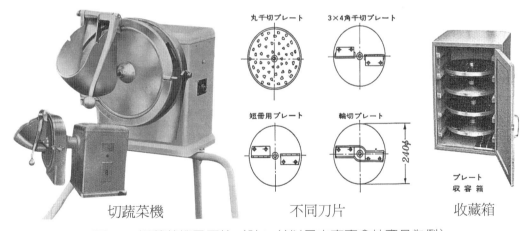

切蔬菜機　　　　　　　不同刀片　　　　　　收藏箱

圖5--80切蔬菜機及刀片（註37茲以日本商事會社產品為例）

功 能：　　　　　　　VA20　　VA10　　電 源：AC.單相 1Φ 110~220V 60Hz
　　輪切 (12x18) 每小時 300 瓩　200 瓩　　　　AC 單相 1Φ　AV -20 型 0.2 KW (¼HP)
　　短冊切(6x15) 每小時 500 瓩　400 瓩　　　　AC 單相 1Φ　AV -10 型 0.2 KW (¼HP)
　　角千切 (3x4) 每小時 300 瓩　200 瓩
　　丸千切 (筮切) 每小時 300 瓩　200 瓩

機型主體尺寸：AV-20型W360 x D657 x H470 重量88Kg
AV-10型W286 x D556 x H392 重量115Kg

5) 萬能調理機：此機KG-40型，對各種形狀之動植物，均絞碎拌合，附有五種刀片，

機具效率： 輪刀　每小時　350Kg/h 以上

短切　每小時　600 Kg/h 以上

角切　每小時　350 Kg/h 以上

丸切　每小時　350 Kg/h 以上

絞肉　每小時　100Kg/h 以上

剝皮　每小時　250 Kg/h 以上

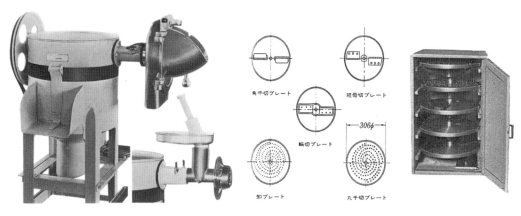

萬能調理 　、絞碎機　　　　　　不同刀片　　　　收藏箱

圖5--81萬能調理機、絞碎機及刀片（註37茲以日本商事會社產品為例）

電 源：AC單相1Φ 110～220V 60Hz 0.4KW 3Φ220V

機型主體尺寸：開口90m/m x W82 x H96m/m 重量95 Kg

6) 此機能高速旋轉，刃部銳利，為廚房調理、農產、畜產、水產加工用之必要之設備。

　用途：白菜、紅蘿蔔、馬鈴藷，生薑、精肉、魚肉、洋蔥、芥末、吐司、山藥、芥末
　　　　漿、臘腸、煮肉、水餃餡等。

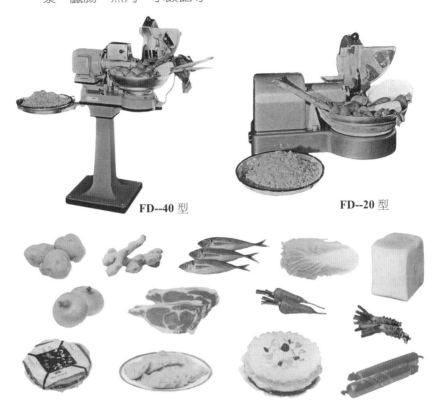

FD--40 型　　　　　　**FD--20** 型

圖5--82食物調理機（註37茲以日本商事會社產品為例）

FD20型效率：蔬菜、果實……每小時處理180 Kg

生肉、小魚……每小時處理150Kg

尺寸與重量：670 x440 x340 m/m　重量30 Kg

電　源：AC單相1Φ 110~220V 60Hz 0.2KW

FD40型效率：蔬菜、果實……每小時處理180 Kg

生肉、小魚………每小時處理30Kg

尺寸與重量：750 x480 x1070 m/m　重量110 Kg

電　源：AC單相1Φ 110~220V 60Hz 0.4KW或 3Φ220V 0.4KW

7) 合成調理機：分GO--41型GO--80型，為絞肉機、合成調理機，對不同的食物更不同的刀片。用把手控制速度高速、低速、停止三段變速裝置，蔬菜用高速，肉類低速，效率極佳。

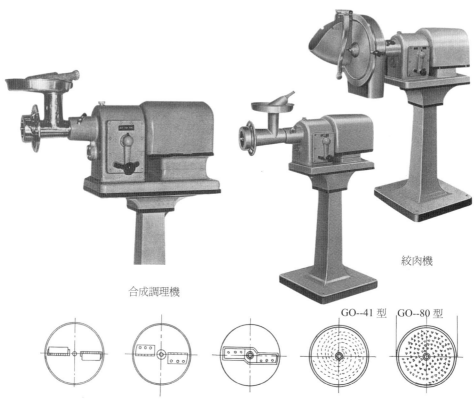

合成調理機

絞肉機

GO--41 型　GO--80 型

圖5--83合成調理機與絞肉機（註37茲以日本商事會社產品為例）

此機型效率：輪切面…………每小時處理350 Kg

短切面…………每小時處理600 Kg

角切面…………每小時處理350 Kg

圓切面…………每小時處理350 Kg

大根切面………每小時處理200 Kg

絞肉器…………每小時處理200 Kg

本體尺寸：間口40m/m x 縱深90m/m x 高102m/m

重　　量：110Kg

電　　源：GO--41型AC三相3Φ 220V 60Hz 0.4KW

GO--80型AC三相3Φ 220V60Hz 0.75KW

8) 此機為大根莖方型塊狀切面機，分CBM--80、CBM--40兩型，對馬鈴薯、紅蘿蔔、竹筍、山藥等，該機有10、15、20m/m角三種方型塊或另行特製狀切面。對大量食物可在短時間完成。

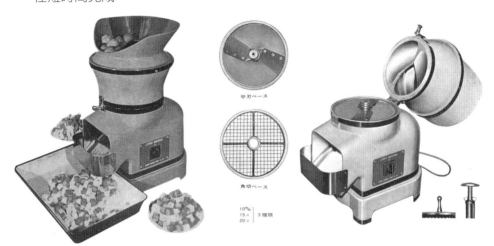

圖5--84方型塊狀切面機（註37茲以日本商事會社產品為例）

此機型效率：CBM--80型15m/m角…………每小時處理1,200 Kg
　　　　　　CBM--40型15m/m角…………每小時處理800 Kg

本 體 尺 寸：CBM--80型間口46m/m x 縱深54m/m x 高96cm　重 量：72Kg
　　　　　　CBM--40型間口40m/m x 縱深38m/m x 高48cm　重 量：54Kg

電　　　源：CBM--80型AC三相3Φ 220V 60Hz 0.75KW
　　　　　　CBM--40型AC三相3Φ 220V 60Hz 0.4KW

9) 快速打蛋器：所謂「欲要善其事 必先立其器」數百或上千人的伙食團，大量食物的供需，重要的設備不能少。

　規格：果汁機每次 26L/ once　　　　1p 110V 60Hz 0.4Kw
　快速打蛋器：HL12032 ,1p 110V 60Hz, ¼HP 34cm x 70cm x 80cm, 重量50Kg
　　　　　　　　　　　　2 段, 2 個桶 32Φ x 25, 效率蛋 4Kg / 8 分鐘

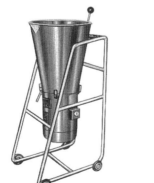
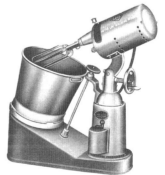

果汁機(全新調理產品)　　　　　快速打蛋器 HL12032
圖5--85果汁機、快速打蛋器 (茲以全新調理與小林機械產品為例)

10) SUS蒸氣迴旋鍋：蒸汽迴轉鍋煮稀飯、豆漿、飯、燉湯和蒸饅頭。可按實際採購型式與數量，同時 要能撐控使用的時效，有如燒一鍋熱水要多少時間、蒸一籠饅頭要多少時間、煮一鍋稀飯多少時間，這些不但關係到能源，也要能準時開飯。

除了迴轉鍋外，尚有其他專用機具，在採購之先要了解各個機具的利弊和特性，在設備規格中，要詳細說明；不過可採購都分小型機具補助使用。

規格：SB--86型　750 ϕ x 860　能源60Kg/H　　　　　　　180L
　　　GB--86型　750 ϕ x 900　能源32,500K CAL Kg/H 180L

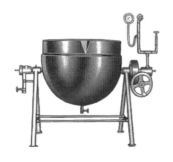
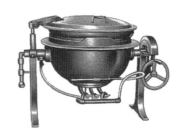

A蒸汽型SB--86 (註32.全新調理產品型錄為例)　　　　B瓦斯型GB--86 (註32全新調理產品)
圖5--86蒸汽迴轉鍋與瓦斯迴轉鍋

11) 吐司切片機：

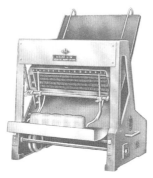
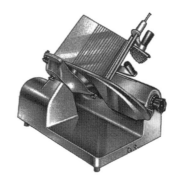

圖5- 87吐司切片機 (以小林機械產品為例)　　圖5- 88. 切片機 (註32全新調理產品型錄為例)

規格：

型　號	小林 HL NO42006	全新調理
型　式	自　動	自　動
效　率	1~6塊/分(6 x 60=3600)	3000 片/ Hr
電　源	AC 1p 110V 60Hz ¼HP	AC 1p 110V 60Hz 0.15Kw
尺　寸	61 x 66 x 81cm	不　詳
重　量	85Kh	"

12) 攪拌機：無論早餐饅頭、麵條都需要攪拌機和麵粉，也許不必壓麵條，饅頭絕不能少，倒是不可少的設備。

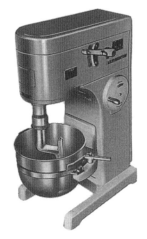

規格：AC 3Φ 220V 60Hz ¹/₂~5HP七種
型式， 三速調控，馬力太小攪拌
麵粉量少。

(註37玆以日本調理機製造商商事株式會社產品為例)
圖5--89全能攪拌機 (以小林機械產品為例)

13) 洗碗消毒機材制：採用不鏽鋼三、二聯式履帶式洗碗消毒機，或食用器皿消毒保管櫃兩者選一。

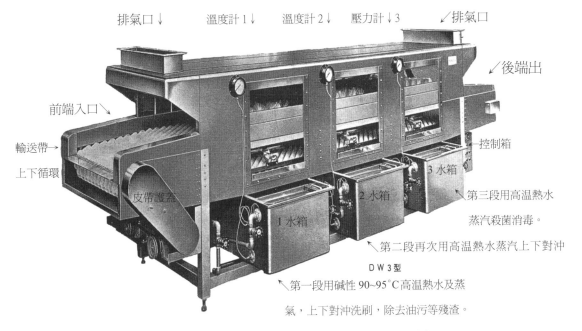

排氣口↓　　溫度計1↓　　溫度計2↓　壓力計↓3　　　╱排氣口

╱後端出

前端入口↘

輸送帶→
上下循環

控制箱

3 水箱

皮帶護蓋

2 水箱

第三段用高溫熱水

1 水箱

蒸汽殺菌消毒。

第二段再次用高溫熱水蒸汽上下對沖

ＤＷ３型

第一段用鹼性 90~95°C高溫熱水及蒸

氣，上下對沖洗刷，除去油污等殘渣。

(註37玆以日本調理機製造商商事株式會社產品為例)
圖5--90不鏽鋼三聯式履帶式洗碗消毒機（一）

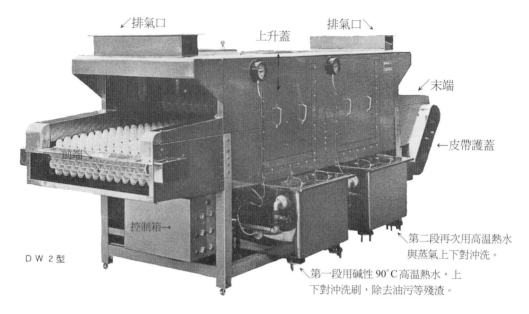

排氣口　　　上升蓋　　　排氣口

末端

←皮帶護蓋

控制箱→

第二段再次用高溫熱水與蒸氣上下對沖洗。

第一段用鹼性90°C高溫熱水，上下對沖洗刷，除去油污等殘渣。

ＤＷ2型

類型有大小寬狹不一，功能仍求完整。

(註37茲以日本調理機製造商商事株式會社產品為例)
圖5--90不鏽鋼二聯式履帶式洗碗消毒機（二）

表5--85　DW3~2型餐盤洗滌機比較表

規　　格	單　　位	DW3 型	DW2 型
餐盤洗滌能量	個/時	5,000/8,000	4,500/6,000
寬　度(軌道)	m/m	500	500
速　度 (分三段)	m/分	2.7~3.6~4.7	2.7~3.6~4.7
馬力數 (清洗 / 驅動)	KW	1φ 220V,　0.75x3 / 0.4kw	0.75x2 / 0.4kw
揚　程 (揚程/揚水量)	M/　l/分	4.5~6.3x3　　600~720x3	4.5~6.3x3　　600~720x2
水槽儲存容積	L/槽	105x3	105x2
蒸氣消耗量	Kg/時	80	80
蒸氣排氣量	M^2/分	23	20
平均洗淨面積	M^2/時	1.88	1.44
排水量	L /分	120	120
鋼架鋼材	M/m	65x65x6	65x65x6
箱體鋼板	M/m	1.2	1.2
尺　　寸	M/m	4000x970x1300	2800x970x1300
重　　量	Kg	800	500

14) 洗碗機清洗兼殺菌之使用：先將餐盤與碗內食物清除，直立插入履帶（或平面向下蓋），第一段用鹼性高溫熱水90~95℃，上下對沖洗刷，除去油污等殘渣，第二段用高溫熱水上下對沖洗滌，再次除去油污和鹼性污水等殘渣，第三段用高溫蒸汽殺菌消毒，完成作業。數百人之大團體，多採用三段式92(一)洗碗消毒機，清洗、沖刷、消毒、殺菌一次完成，節省時間；二段式履帶式92(二)洗碗殺菌機，機型短，但仍為溫水沖洗、高溫沖洗及蒸汽殺菌消毒之過程，履帶運行的速度較慢，作業時間稍長。

餐盤與鋼碗，在沖洗消毒殺菌完成後，到達洗碗機末端，不必再經過人手接取，(原裝置餐盤與鋼碗至末端後，不能及時取走，餐盤觸碰到橫桿，洗碗消毒機自動停止運轉)直接滑落蔑簍內，達一定數量後更換蔑簍，一疊疊直接上架，送入餐廳存放架或儲存櫃內。在操作上要統一規劃，不必靠人工去收取沖洗消毒殺菌剛完成之餐具，則有工作人員怕燙手之顧慮，將第三段蒸汽管，改接裝成冷水管之笑話。

15) 大型冷凍冷藏庫及溫度：在建築物設計時，在廚房適當處預留空間，到裝修時行專案安裝，包括隔熱牆壁(硬質發泡聚氨脂)與冷凍冷藏機組，或者選購成品，直接由製造商辦理，到現場組裝。以下數據為大型冷凍庫要求之標準，為分區系統對不同物品溫度之管控。一般冷凍多設定在 C_2 級 -5℃。

冷凍庫溫度：F級 -20℃ 以下--冷凍魚、肉、冰淇淋。

C_1 級 -10 ~ -20℃ -- 冷凍魚、肉。

C_2 級 -2 ~ -10℃ -- 奶油、乳酪、火腿、蛋、年糕。

C_3 級 10 ~ -2℃ -- 巧克力、香蕉、照像材料。

冷藏庫溫度：0 ~ 5℃ -- 蔬菜、乾果等。

16) 食用器皿消毒保管櫃：如不鏽鋼餐盤、釻碗筷、湯匙等人工洗淨排列在不鏽鋼籃子中，整批放入存滿開始消毒，通常調節溫度115℃，循環使用供應，如停止餐飲最後一批食用器皿，可存放於櫃內保管儲備待用。

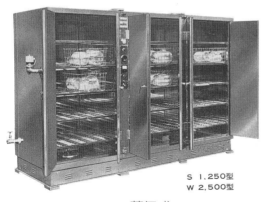

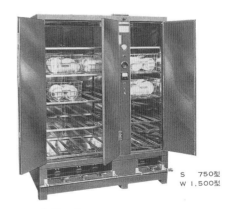

蒸氣式　　　　　　　　　　　　　電氣式 S--500 W--1000
(註37茲以日本調理機製造商商事株式會社產品為例)
圖5--91食用器皿消毒保管櫃

食用器皿消毒保管櫃，對使用器皿分不鏽鋼與陶瓷有兩種，如W4000型，對前者供應器皿最多達4000人份，而後者僅800人份。如今各單選用不鏽鋼或塑膠器皿，一則經久耐用，再則損坏率低。

表5--86食用器皿消毒保管櫃(註37茲以日本調理機製造商商事株式會社產品為例)

型　式	寸　　法	収容食器		燃　料　消　費　量				ガ　ス 接続口	収　容 籠　数	棚　数	輸出梱包 荷姿寸法	荷　姿 才　数
		アルミ	陶　器	電　気	蒸　気	都市ガス	プロパン					
型	長さ×巾さ×高さ㎜	人分	人分	KW/H	kg/H	m³/H	kg/H	A	ケ	段	長さ×巾×高さ㎜	才
S－ 250	600×552×1800	250	50	2	8	0.6	0.2	20	5	5	830× 790×2120	50
S－ 500	1005×552×1800	500	100	3.5	10	0.9	0.3	20	10	5	1190× 830×2120	74
W－ 500	600×952×1800	500	100	3.5	10	1.2	0.4	20	10	5	830×1230×2120	77
S－ 750	1470×552×1800	750	125	5	12	1.2	0.4	20	15	5	1670× 830×2120	104
S－1000	1880×552×1800	1000	200	6	15	1.7	0.6	25	20	5	2070× 830×2120	129
W－1000	1005×952×1800	1000	200	5	12	1.7	0.6	20	20	5	1200×1230×2120	111
S－1250	2365×552×1800	1250	250	7	18	2.0	0.7	25	25	5	2550× 830×2120	156
S－1500	2775×552×1800	1500	300	9	20	2.6	0.9	25	30	5	2970× 830×2120	186
W－1500	1470×952×1800	1500	300	8	18	2.0	0.8	20	30	5	1670×1230×2120	155
S－1750	3255×552×1800	1750	350	11	22	2.9	1.0	25	35	5	3450× 830×2120	216
S－2000	3670×552×1800	2000	400	12	25	3.5	1.2	25	40	5	2010× 830×2120	126
W－2000	1880×952×1800	2000	400	10	22	3.5	1.2	25	40	5	2110×1230×2120	186
W－2500	2365×952×1800	2500	500	12	25	4.0	1.4	25	50	5	2550×1230×2120	236
W－3000	2775×952×1800	3000	600	15	30	5.2	1.8	25	60	5	2970×1230×2120	275
W－3500	3255×952×1800	3500	700	18	35	5.8	2.0	25	70	5	3450×1230×2120	320
W－4000	3670×952×1800	4000	800	20	40	5.9	2.4	25	80	5	4450×1230×2120	420

註：1) 第三欄收容食器鋁製與陶器。
　　2)使用燃料上表各四欄有＊電氣、蒸汽、瓦斯和丙烷(詳第五節)等四種類型，按實際需求作選擇。
　　3)蒸汽使用壓力2~3Kg/cm²，

17) 小型熱水爐：小型熱水爐可做補助使用，在地區性以上醫院中，為了院內器具、衛材、工作服、廚餘之消毒殺菌，病患之水療，醫護人員及病患被服之洗滌、飲食、沐浴等等，均設置大型蒸汽鍋爐，較為經濟實惠，如有遠距離之宿舍或單獨作業單位，熱水用量不大亦可考慮選用小型熱水爐補助使用，較為方便實用。而小型熱水爐(如下圖四種型式)，多設置小型診所或醫院，在此處列出多項產品，當然也是另一種選擇。(台灣總代理--日日興公司)。

此型熱水爐為美國RUUD產品，該公司有百年歷史，適用範圍：溫水游泳池、三溫暖、賓館、理髮廳、養值場、工廠、宿舍、一般家庭、按摩浴缸、商業大樓和醫院。

該公司電能、瓦斯熱水爐，榮獲八項世界性檢驗合格品牌。 如下右：

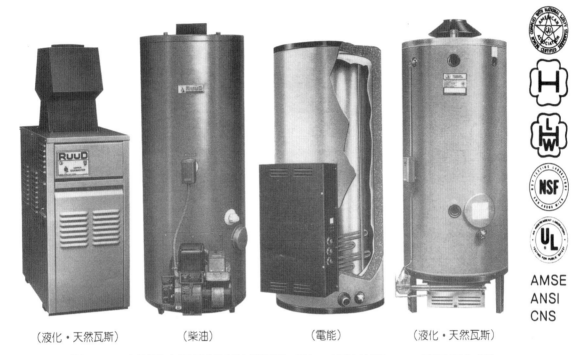

（液化・天然瓦斯）　　　　（柴油）　　　　　（電能）　　　　（液化・天然瓦斯）

AMSE
ANSI
CNS

圖5--105小型熱水鍋爐與油脂截留器（註43玆以美國RUUD產品圖為例）

表5--87瓦斯熱水爐規格 (一) （註43玆以美國RUUD產品規格為例）

機　種	容量	瓦斯消耗量		熱水製造	適用人數	直徑 x 高度	進出水口	排氣孔	價　格
	(加侖)	天然氣(度/h)	液化氣(Kg/h)	(加侖/h90F)		(公分)	(口徑)	(口徑)	新臺幣
P30	30	112	0.77	37	3~4	40x151	3/4 "	3 "	NT$24,500
P 40	40	112	0.88	37	3~4	45x153	3/4 "	3 "	26,500
P50	50	112	0.84	37	5~6	50x152	3/4 "	3 "	33,500
P75	75	212	145	70	7~8	60x164	1 "	3 "	61,500
P100	100	212	145	70	10~20	67x172	1 "	3 "	105,500

註：1) 以上各機種產均含有安全閥。

　　2) 安裝及配管費另計。

　　3) 耐壓力高達150psi。

　　4) 恆溫自動控制裝置及超高溫切斷開關；水溫達設定溫度，瓦斯自動關閉，但仍維持母火，若母火被熄滅，瓦斯完全自動關閉，絕不漏氣，安全有保障。

表5--87瓦斯熱水爐規格 (二) （註43茲以美國RUUD產品規格為例）

機 種	容量 (加侖)	電源 (伏特)	用電 (KW/小時)	熱水製造 (加侖/h 100℉)	適用人數	直徑 x 高度 (公分)	進出水口 (口徑)	排氣孔 (口徑)	價 格 新臺幣
PEP10	10	110/200	30	123	1~2 人	36x58	3/4 "	19	14,800
PEP20	20	220V	4	184	2~3	40x78	3/4 "	28	17,600
PEP30	30	220V	45	184	3~4	40x115	3/4 "	35	22,300
PEP40	40	220V	45	184	3~4	45x116	3/4 "	42	23,800
PEP50	50	220V	60	245	5~6	45x143	3/4 "(1")	51	28,300
PEP65	65	220V	60	245	6~7	50x147	3/4 "(1")	66	33,800
PEP80	80	220V	90	368	7~8	55x147	3/4 "(1½")	78	40,800
PEP120	120	220V	90	368	10~12 人	67x159	3/4 "(1½")	121	67,800

註：1)以上各機種產均含有漏電斷器，安全閥。
　　2) 安裝及配管費另計。
　　3) 耐壓力高達150psi，
　　4)恆溫自動控制器，由110~170℉，可自動調整溫及高度限制控調組合。

5.10.4.廚房各式不鏽鋼車架器具設備：

進入餐廳後，在餐盤架前取得餐盤與湯碗，走到保溫配菜檯前，取菜餚，再取菜湯後找餐桌位置入席。而餐廳出口，配置餐盤架、碗檯與廚餘回收桶，雖然餐具設備樣數不多，要注意適時替換。

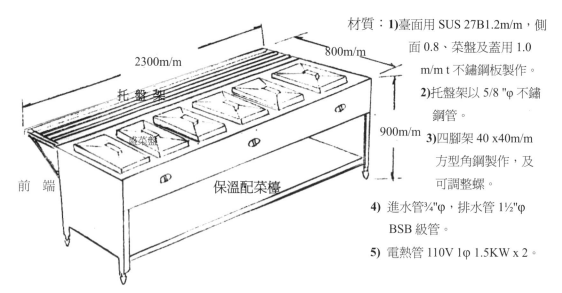

材質：1)臺面用 SUS 27B1.2m/m，側面 0.8、菜盤及蓋用 1.0 m/m t 不鏽鋼板製作。
2)托盤架以 5/8 "φ 不鏽鋼管。
3)四腳架 40 x40m/m 方型角鋼製作，及可調整螺。
4) 進水管¾"φ，排水管 1½"φ BSB 級管。
5) 電熱管 110V 1φ 1.5KW x 2。

圖5--93不鏽鋼歐式自助保溫配膳臺

1) 在大型自助餐廳，設自助保溫配膳臺上，盛菜盤可大可小，一般菜肴種類不過四五樣，盛菜盤數量少，可用大菜盤盛裝大量菜餚；如果菜肴種類增多，盛菜改用小菜盤，菜盤數量增加。菜肴採用電熱或蒸汽加熱保溫，較為安全妥當。如果用餐的人員偶有聚集較多時，可設兩路進行，爭取時間，以免形成排長龍的情況。

在林口長庚醫院地下一樓，小型自助式經營方式，在廣大開放型空間，設立各式各樣佳肴櫃臺陳列，客人各取所需，選擇各自喜愛的食物付費後，找到空坐位用餐。北市多數醫院或三越商場地下室，均有類似如此做法。

在台北市首善之區，從大小飯店、賓館、旅社、餐廳、小吃和攤位等，其排水系統，也應加裝油脂截留器，以免造成巷道排水溝內，廚餘均因積累，天熱造成惡臭，影響衛生和排水功能，也是環保一大缺失。

各公司多樣產品圖型，可供選擇參考。除了一些制式標準產品外，必須按照實際人數、面積、需要和尺寸排列或訂製。例如蒸汽僅限於煮飯、烹肉；瓦斯火力強，適合炒菜。設計人員將室內各個區域劃分好，尤其蒸汽管系、冷凍、冷藏庫房、給排水、送風排煙系統，洗滌食物及餐具之室外污水池，其排水系統，均應加裝油脂截留器等，規劃完整，最好列入工程中，一氣呵成，也許此項設備由該院總務單位人員自行購置。

2) 圖5--76左下方廚餘收集檯，放置於廚房洗碗消毒機前，或放置於餐廳出口餐盤架旁，用完餐離席後，先將剩餘食物倒入廚餘收集檯，餐盤放入餐盤架。

廚餘收集檯，材質：槽用1.0 m/m t SUS 27 B 鏽鋼板，槽下方出口150 x 150 m/m，腳架用11/2" φ 不鏽鋼管，及可調整螺。

餐盤架材質：用0.8m/m反U型SUS 27 B 鏽鋼板，骨架用40 x 40 m/m方型角鋼，及可調整螺。

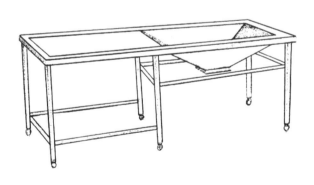

廚餘收集檯

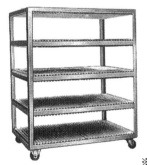

餐盤車　1200×800×1600　※

餐盤架

圖5--94不鏽鋼收集檯及餐盤架

3) 不鏽鋼水槽檯及魚肉處理槽架：左下方雙水槽，為部分少量魚肉處理處檯，水槽與魚肉處理檯，相鄰並聯接，在廚師工作時，僅僅最短的距離內移動，所以選擇檯架要配合購置，並非隨興所致。

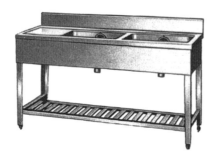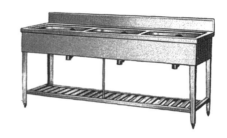

圖5--95不鏽鋼水槽檯及魚肉處理槽架

4) 而下面較大的水槽，為部份少量蔬菜或較大魚肉清洗用，均應一併考量。

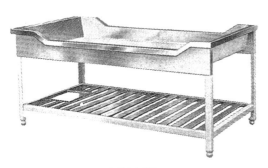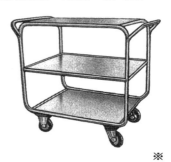

三層推車　900×600×800　※

大型水槽　　　　　　　魚肉推送車 (註32全新調理產品)

圖5--96不鏽鋼大型水槽檯及魚肉推送車

5) 於左下方與右下方水槽：槽體以SUS 27B 1.0m/m鏽鋼板，兩槽下方底座架LSUS角鐵出口40 x 40 m/m x 2制作，腳架用1 1/2"Φ不鏽鋼管，及可調整螺。槽體SUS表面為毛面處理。各水槽長度可按實際現況訂製。

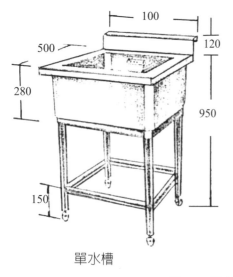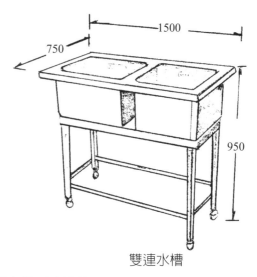

單水槽　　　　　　　　　　　雙連水槽

圖5--97不鏽鋼單與雙型水槽檯

6) 保溫車餐盤存放架：為各病房送飯專車，放置在廚房自助保溫配膳臺區，每餐送飯時取足各病房餐盤數後，將餐車至自助保溫區停候到時送飯；用膳後將餐盤、餐具分別送至洗滌區和廚餘區，清洗保溫餐車抹乾後再送回保溫區。

保溫餐車有餐盤架、有餐盤架附湯桶兩種，各院各病房人數多少不一，而每病房人數多在50~60人左右，各院要根據各病房人數，購買成品或訂製特製品，按實際情況而定。

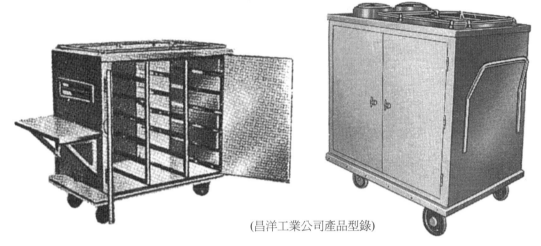

(昌洋工業公司產品型錄)

餐盤架送飯車　　　　　　　餐盤架附湯桶送飯車(註 32 全新調理產品)

圖5--98病房保溫送飯車

7) 廚房內之工作臺及廚櫃：因為室內潮濕，每日使用效高，所以多以SUS 27B 1.0m/m無磁性(304)不鏽鋼板製作，必須配合現況設計配置，長短、寬狹、高矮均可按需要而為。

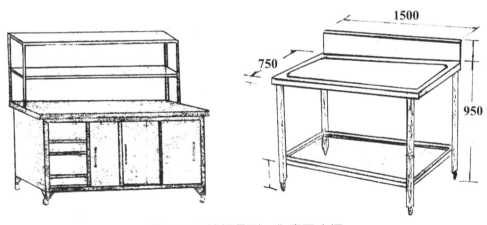

圖5--99不鏽鋼各型工作臺及廚櫃

8) 不鏽鋼各型食物手推車與各型車架類：L型手推車在市場上有類似產品出售，多用在食品卸車後推送至廚房冷凍冷藏庫或物料庫，但對熱湯的搬運，必須考慮在搬運過程中，滑動與溢出，在推車的四邊有低欄干，後方有擋板，防護工作人員安全，如下圖。

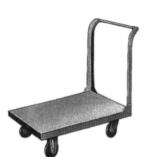

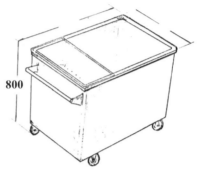

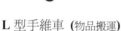
L 型手維車 (物品搬運)　　　　　　　餐具回收車

圖5--100　L型食品推車與不鏽鋼餐具回收車類

9) 中式不鏽鋼爐灶：爐檯採用不鏽鋼板SUS 27 1.5m/m，附排水溝，下覆5m/m鐵墊板，爐體以1.0m/m不鏽鋼板SUS 27製造。爐內骨架L 2.5" x 2.5"角鐵製，與高級耐火磚隔熱等。而各廠牌規格不盡相同，掌握主要重點，在購置時，與洽談時非不得已，以該公司標準品為主，否則要另加費用。

燃料：可選用天燃液化瓦斯或紫油燃燒器，炒菜用火力強。

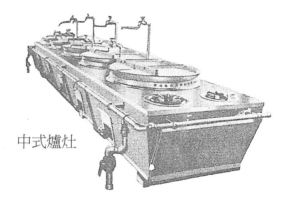

中式爐灶

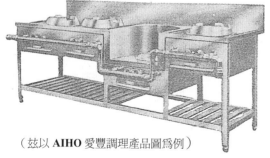

強力瓦斯噴火爐
/湯爐

（茲以 **AIHO** 愛豐調理產品圖為例）

圖5--101不鏽鋼中式爐灶及強力瓦斯噴火爐/湯爐

廚房餐飲機具、櫃架、器皿等，種類繁多，選購各項物品，先對物品了解後再決定是否購置，否則花費了金錢，還得長期找位置存放。

10) 防火油煙罩：早期不鏽鋼金屬濾網式煙罩，多由日本原裝進口，經過長期使用後，濾網和面板細縫都沾滿了油脂，均花錢請代理商負責找人清洗。後期在臺灣製造後，由買主自行找一般工人清洗，卻未先將濾網和面板，浸泡在熱鹼水內，或噴灑去漬油後，再用長柄尼龍刷清洗刷時，未注意面板條狀細縫被擠壓變形，全部遮蓋阻塞，不如未洗前之功效，等於白費功夫，買主反而指責產品不好，也發生過這種無聊之爭執笑話。最後回到現場提出濾網和面板條狀細縫處，全部合攏，一一指出問題之所在，以及再度說明清洗時應注意事項，才算化解客戶之誤會。如下圖之二重型。以下為日本株式會社，深川製作所產品為例(圖5--103~104)

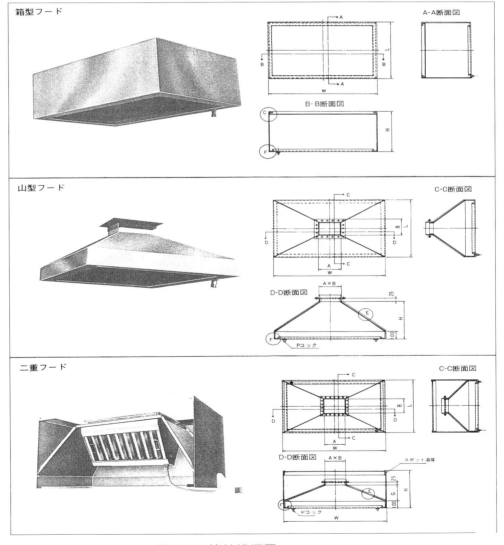

圖5--102爐灶排煙罩

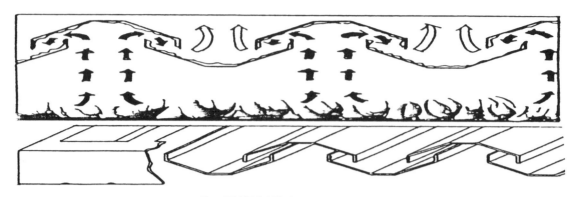

(註59深川製造所株式會社產品型型為例)

圖5--103爐灶二重排煙進氣口剖面圖

圖5--103爐灶排煙罩有方型、山型和二重等三種型式，依需要作選擇。而圖5--100即爐灶二重排煙進氣口局部剖面圖，裏外凸凹型各一片交錯排列，其尺寸可依比例增減。

圖5--101(一)(二)爐灶單面或雙面進氣口，應裝至於排煙罩內，排風直穿牆排出，或直排至屋頂，按現場作選擇，風機緊接排煙罩向外出，效果比較大；若將排煙風機裝在屋頂上，用來抽風效果比較小，壓損也大，選用機也不同。

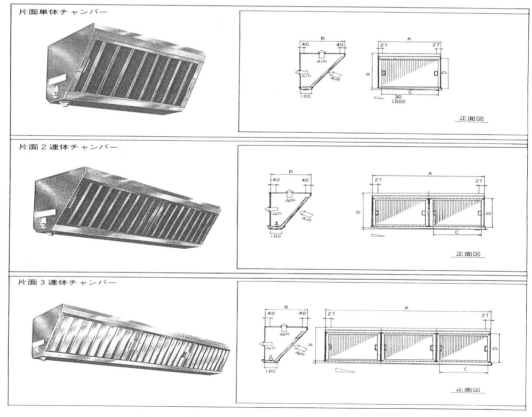

圖5--104爐灶排單面進氣排煙罩 (一)

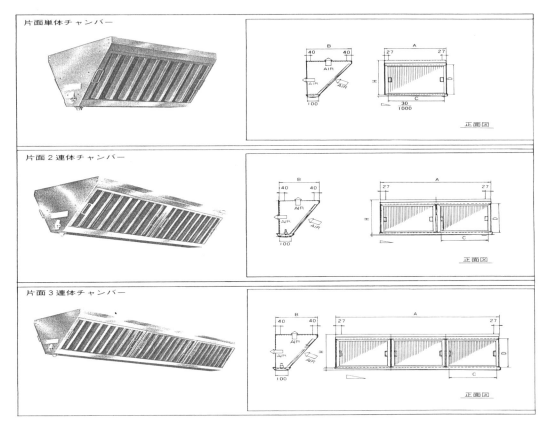

(註59深川製造所株式會社產品型型為例)

圖5--104爐灶雙面進氣排煙罩 (二)

5.10.5 建築技術規則有關規定：

建築技術規則：

1) 第五章 建築設備篇。為廚房通風系統之依據，作執行方案。

第二節 第101條(通風系統) 機械通風應依實際情況，採用下列系統：

一、機械送風及機械排風┐
二、機械送風及自然排風 ├
三、自然送風及機械排風┘

(第一項全都用機械管控通風，要維持室內正壓，進風大於排氣；第二項要排除室內熱氣，維持室內正壓，用機械送風自然排風；第三項要維持室內負壓，用機械重點排風。可參照室內空氣移動五項基本因素 五章六節六、2.) 。

第102條(通風量) 建築物供各種用途使用之空間，設置機械通風設備時，通風量不得小於下列規定。

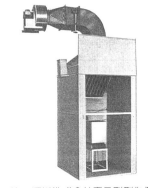

(註59深川株式會社產品型型為例)

圖5--105試驗機

表5--88機械通風設備時通風量不得小於下列規定

房　間　用　途	樓地板面積 m² (每平方公尺)所需通風量 M³(立方公尺/小時)	
	前款第一款及第二款通風方式。	前款第三款通風方式。
臥室、起居室、私人辦公室等容納人數不多者。	8	8
辦公室、會客室。	10	10
工友室、警衛室、收發室、詢問室。	12	12
會議室、候車室、候車等容納人數較多者。	15	15
展覽陳列室、理髮美容室。	12	12
百貨商室、舞蹈、棋室、球戲等康樂活動室、灰塵較少之工作室、印刷工廠、打包工廠。	15	15
吸煙室、學校及其他指定人數使用之餐廳。	20	20
營業用餐廳、酒吧、咖啡館。	25	25
戲院、電影院、演藝場、集會堂之觀眾席。	75	75
廚　房　營業用	60	60
廚　房　非營業用	35	35
配　膳　室　營業用	25	25
配　膳　室　非營業用	15	15
衣帽間、更衣室、盥洗室、樓地板面積大 15 平方公尺之先電或配電室。	—	10
茶水間。	—	15
住宅浴室或廁所、照相暗室、電影放映機室。	—	20
公共浴室或廁所、可能散發毒氣或可燃氣體之作業工廠	—	30
蓄電池間。	—	35
汽車庫。	—	25

　　第三節　廚房排除油煙設備--第103條從103條--通則，包括：煙罩、排煙管、排煙機、濾脂網等。

　　　　104條--煙罩厚度為1.27公厘(18號)以上之鐵板、或厚度為0.95公厘(20號)以上之不鏽鋼板。------------。

　　　　105條--排煙管厚度為1.58公厘(16號)以上之鐵板、或厚度為1.27公厘(18號)以上之不鏽鋼板。------------。

　　　　106條--排煙機：排煙機之電氣配線不得裝置在排煙管內-----------。

　　　　107條--濾脂網應為不燃材料製造-----------。

2) 在臺北市廢氣處理，尤其含有油脂、酸鹼性等氣體，避免對環境造成嚴重汙染，已採用高牲能油煙排出處理機：克拉克股份有限公司，專利權字號 新型第32428號。

(期限自中華民國75年8月1日至85年7月31日止)。

　　　　A) 利用渦流凝集捕捉原理。

　　　　B) 油脂捕捉效率高達93.5%、有噴水沖洗頭，自動沖洗、以50PSI以上壓力噴水沖洗。

　　　　C) 有雙重防火機能，附無熔絲防火板--火災時自動關閉。

　　　　D) 防火檔板了調整風量。

　　　　E) 整體用 SUS 27 1.0m/mt 不鏽鋼板製作。

3) 油脂截留器：在此再三提出：設計者對廚房排水，應在管線出口設置油脂截留器，以免擴大污染源，及大量殘渣剩餘菜飯和油脂，久而久之將排水溝阻塞，同時天氣炎熱發酵，發出酸臭，影響環境衛生。故在廚房排水出口處，於地下埋入式裝置油脂截留器，一舉兩得，定時清除。臺灣專業總代理 佑錦股份公司。

此型截留器由側溝流入，殘渣飯菜及油脂，均在左側不鏽鋼網中截留，積累相當量後清除，廢水轉展由右下廢水管流出。以免在排水溝阻塞，維護環境清潔衛生。

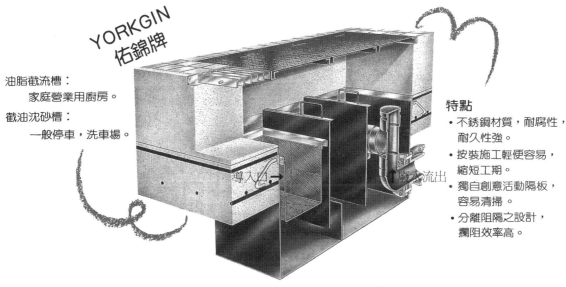

(佑錦股份有限公司產品型錄為例)

(佑錦股份有限公司產品型型為例)

圖 5--106油脂截留器

5.11 地下室停車場三種常用通風系統裝置

5.11.1.有關法令：

5.11.1.1.規則：據建築技術規則：建築物設計施工編

第二章 一般設計通則 第十四節 停車空間。

第六十二條 停車空間構造應依下列規定：

一、停車空間及出入車道應有適當之鋪築。

二、停車空間設置戶外空氣之窗戶或開口，其有效通風面積，不得小於該層樓地板面積百分之五，或依規定設置機械通風設備。

三、停車空間之樓層淨高，不得小於二・一公尺。

第五章 特定建築物及其限制 第五節 車庫、車輛修理場、洗車場、汽車站房、汽車商場（包括出租汽車及計程車營業站）。

第一三九條：（大規模車庫之構造及設備）車庫部分之樓地板面積超過五〇〇平方公尺者------------，應依下列規定。

一、應設置能供給樓地板面積每一平方公尺每小時二十五立方公尺以上換氣量之機械通風設備。但設有各層樓地板面積十分之一以上有效通風之開口面積者，不在此限。

5.11.1.2.名詞解釋：

1)規則中定為〝換氣量〞，就必須有送風和排煙之同等風量，雙重功能，同時能使場內每一個角落，均能時時達到稀釋污染空氣之功能。場內必須加裝送風、排煙風機或風管，如此方能達成全功能之效果。

2)煙霧毒氣對人體的危害，必須減低到最的程度，才能以保全生命。

3)「Gas」解釋包括：氣體、瓦斯、可燃氣、沼氣、軍用毒氣、毒瓦斯等通稱。

4)在地下停車場內，同樣要注意瓦斯中毒事件：車輛排出之廢氣，包括一氧化碳co、二中毒氧化碳co^2，若不能及時排出，因積累而造成中毒或氣暴，所以才有法規各項規定。

5)火災時，煙氣擴散速度：由下向上竄升，循環繚繞，極為迅速。水平方向：在初期開始時，約為0.1~0.3m/s，到了中期時，煙霧毒氣擴散速度，增加到0.5~0.8 m/s。垂直方向極為迅速：可達1~5 m/s；通過豎立井孔時，如電梯、安全梯間、吊高之中庭和管道間等，由於煙窗效應，其速度更為快速。

5.11.1.3.依據內政部消防署編印「各類場所消防安全設備設置標準」

第四章 第三節 排煙設備

第一八八條 下列處所得免設排煙設備：「各類場所消防安全設備設置標準」。

二款：建築物在第十層以下之各樓層，（地下層除外）其居室部分，符合式下列規定之一者：

（一）樓地板面積每一百平方公尺以內，以防火牆、防火樓板及甲、乙種防火門窗區劃間隔，且天花板及室內牆面，以不燃材料或耐燃材料裝修者。

第一八九條：第二十八條第一項第一款至第四款，排煙設備應依下列規定設置：

一、地板面積每五百平方公尺內，以防煙垂壁區劃。------

七、前款之排煙機能隨任一排煙口之開啟而動作，其排煙量不得小於每分鐘一百二十立方公尺，且在一防煙區劃時，不得小於該防煙區劃面積，每平方公尺每分鐘一立方公尺，在二區以上之防煙區時，應不得小於最大防煙區面積，每平方公尺每分鐘兩立方公尺。但地下建築物之地下通道，其總排煙量不得小於每分鐘六百立方公尺。（同建築技術規則建築設計施工編第一〇一條）。

依建築技術法規應設置之特別安全梯或緊急昇降梯間。

前項應設置排煙場所之樓地板面積，在建築物防火牆、防火樓板及平時保持關閉之甲、乙種防火門窗區劃分隔時，增建、改建或變更用途部分得分別計算。（同建築技術規則建築設計施工編第一〇〇條）。

5.11.2.地下室三種常用通風排煙系統，分別敘述如后：

5.11.2.1.第一種傳統式通風排煙系統：所謂傳統通風排煙，既使採用風管，作為傳送風量和排煙之方法。此種系統較為複雜，規劃與建造不易，設備龐大，施工和維修費用均高，系統

效率低，場內氣流紊亂，易產生死角，浪費能源。在過低的空間下，既使使用扁平之風管，也會造成強大的壓迫感。較大之風速，造成風管之震動、共鳴、折射…等，造成噪音大等等弊端。(詳圖5--108)。

我們先從一近正方形之停車場，作為典型範例來研討：（圖5--108）在一正方形停車場中，無論是單車道，左右兩邊停車；或者循環雙車道，三排或四排停車位，我們要問：風管怎麼排列方式？

僅有典型做法 "排煙風機和管系"，採用車道為自然進風口，為典型做法：

1)風管排列在車道上方：車道本身即為一條最好的通風管道，（整條車道上，車輛進進出出形成活塞效應）。換句話說：由車輛進出，帶動誘導引入室內的新鮮空氣，隨即由裝在車道上方之排煙管，立即被排出。尤其僅靠排煙管口，無法達到場內全面排氣之效果，對換氣之功能不大。事實上，而「形式」大於「實質」功能。因為風管無法平均分配，容易形成死角。不論用兩支或多支幹管，與支管連接各風口，論功能和效率均不大。

2)風管排列在車道之一邊停車位之尾端：如圖5--108緊靠牆壁。而對面另一側牆邊，成了污染的死角。把風管排列在車道之兩邊，對大面積之停車場，風管的增加與走向，採用多條幹管與支管，作妥善之配置，希望達到良好之排煙效果，所以無論如何必須認真研討執行。而交錯轉折之風管，是難以達成理想之效果。如果在地下有二、三層，除了必須要有排煙管系外，還要加入送風設備。送風和排煙之風量相等尚可。雖然不能隨排煙口相對設置，但應把握對流之原則，例如東進西出，或南入北出；如送排在同一方向時，同時至地面時，最少要擴大進出口之間距離，將排煙出口提高，超過進風口之高度最少一公尺以上。

3)風管折轉方式：往往在風管設計平面圖上，幾乎全是90°度急轉彎之畫面，看似整齊畫一，兩直線連接處，有稜有角，很受看重。而實際上，真是好看不管用。因一個90°度彎頭，損失風量高達25％，失去1/4壓損與能量損失，更不能以直管之等效長度方式，來計算彎頭的損失數據。本章第六節第十四條，矩形風管相當圓形風管直徑之換算中，有圖5--54及表第5--55中已用風管之寬高比，說明甚詳（這一點在往後舉例演算時，再來說明。）在可能範圍內，盡可能將90°度彎頭拉直，能減少多少度均好，對系統工程都是改善之重點。尤忌諱在風機幹管之前後端，做90°度急轉彎之設計。

4)用風機的出入口轉折轉換風管方向：請注意更不要誤解，不是說風管方向不轉彎，而是在設計風管方向的轉換，是借助風機來轉彎，可以利用風機的進出入口來轉換，如單吸風機採用左或右進而前出、箱型風機的由後進自上或下出，作90°度急轉彎，根本不會有損失的大問題；或者加一混風箱箱體來作轉換，同樣的作90°度急轉彎，亦不會有太大損失的問題。

在通風機排氣口方向上，從圓弧上排列出，正反時針各8個方向，兩者共16個出風口方向。

順向自0°→ 45°→ 90°→ 135°→ 180°→ 225°→ 270°→ 315°→ 0；或

反向由0°→ 45°→ 90°→ 135°→ 180°→ 225°→ 270°→ 315°→ 0。

如下圖：

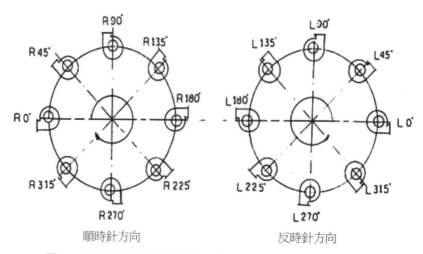

順時針方向　　　　　　反時針方向

圖5--107通風機排氣口方向 (註54茲以日大風機型錄為例)

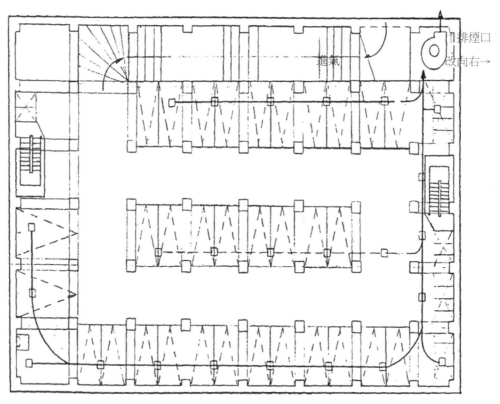

圖5--108地下停車場風管排列在車道之後端圖（停車位之尾端）

5)通風機與管道之連接要領：風管以圓形管效果最佳，正方形管次之。如管軸、翼軸式風機，比照風機進出口之大小尺寸製作風管，加帆布防震接頭連接；如是單吸、雙吸、箱型風機，風管必須按風機之進出門之大小尺寸製作風管。如果矩型風管與風機之進出口尺寸不相同時，必須以漸擴管，或漸縮管來變徑，更可以用風箱方式達成變徑之目的。絕對不能用突變方式來改變。（詳如附圖）

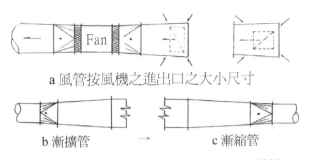

a 風管按風機之進出口之大小尺寸

b 漸擴管　　→　　c 漸縮管

圖5--109風管按風機之進出口之大小尺寸製作

總之，傳統式排煙系統，風機與風管，因風管體積之龐大，與系統之複雜和交錯，其送風口與排煙口，無法設置在適當的位置，來達到送風、稀釋和排煙等之良好效果。設置與維護費用均高，施工不易等缺點。如下圖：

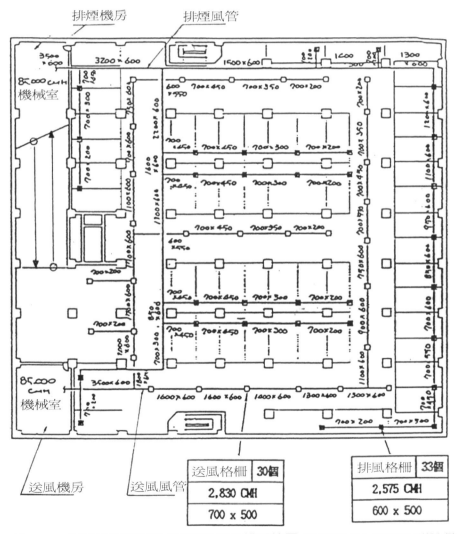

送風格柵	30個
2,830 CMH	
700 x 500	

排風格柵	33個
2,575 CMH	
600 x 500	

圖5--110地下停車場傳統式典型風管送排單線圖 (註52茲以 Flakt WOODS 型錄為例)

5.11.2.2.第二種 誘導風機通風排煙系統：

誘導式風機，原名稱為：DIRIVENT空調系統（DIRIVENT SYSTEM）。或者稱為JIS噴流式風機。如瑞典ABB（三人名字縮寫：Asea Brown Boveri）公司所生產的DIRIVENT之空調系統，其功能：為通風、冷暖氣空調節，目前為世界最高效率的室內多功能調節系統。本系統之特殊性：對於廣大空間之通風換氣和空氣調節，如工廠、停車場、倉庫、集會堂和體育館………等，不易發生死角，如能節省高度，通風效果良好。噴流式系統，針對傳統通風系統之缺點，而發展完成。其原理：以高速噴出少量空氣，來誘導及攪拌周圍的大量空氣，並帶動至特定的目標方向，因誘導大量空氣（約一百倍以上）。噴流風量小，故風機、風管及噴流口等體積，遠比傳統系統簡單靈巧，可以輕易穿樑，解決了傳統系統管路龐大安排不易的問題。

誘導式風機，已有德國（MEINKE），瑞典（FLAKT）。ABB（ASEA BROWN BOVERI GROUP），尤其DIRIVENT SYSTEM空調系統，早有運用在停車場各種通風設備供應市場，在全球歐、美、亞洲各地，已有五千多個安裝實績。在國內，台北新光三越、桃園、宜蘭………等地多處裝置，均有實績可供參考。隨之產品東移後，在日本有總公司（FLAKT），和台灣富瑞得公司Flakt WOODS（原ABB艾波比公司改組）有其產品出售；以及韓國（ECTA），均為相似產品。DIRIVENT（FLAKT WOODS）台灣富瑞得股份有限公司，是瑞士蘇黎世艾波比集團子公司，為國內首屈一指之電機工程及科技公司，有關產品包括電力機器設備、電力輸配裝置、運輸傳送、環保、各類風機，空氣調節及熱交換器等，有龐大的服務陣容，可代為設計與施工等等。

此項機型，自1974年開發後，已經廿五年，陸續改進和拓展至全世界各地。韓國ECTA經過改用單吸風機後，亦申請此項產品有專利權。目前台灣已有其他風機廠等類似製造產品出現，但品質參差不齊，售價不一。在市場上，因整體裝置費高，除了國有公用建築物和少數大型公共場所安裝外，無法迅速拓展市場。所以低價之產品，應運而生。對買主是一大考驗，要睜大眼睛看清楚東西。與正牌貨是有區別的，同名同姓並不同等。一分錢一分貨，品質優良、信譽卓著與單價公道，皆是能成為世界一流企業之標緻。

誘導風機亦有稱噴流式風機。其JIS編號，為英文JET INDUCING SYSTEM的縮寫，及FLAKT DIRIVENT SYSTEM等。中文有譯為噴流導引系統。

如下幾種誘導式風機外形圖：FAN DIMENSION SKETCH

　1)誘導式風機通風排煙系統單元：

　　是由後傾式離心式箱型風機、消音箱、噴嘴軟管、調節風門及大小螺旋風管等主要零件組合構成。

　2)誘導式風機工作原理：

　　FLAKT WOODS系統誘導式風機，對工廠、倉庫、體育館、停車場、極需空氣流暢、或由地面至屋頂間的溫差梯度較小之各種場所。停車場低樓層中，用小口徑的高速風管噴嘴，成24°噴出高速氣流，擔負稀釋功能之風機。其工作原理，是以高壓噴出之少量空氣，來誘導及攪拌周圍之大量空氣，並帶動至設定的目標方向，誘導大風量（100倍以上），不易產生死角。尤其風機、風管及噴流口體積，遠比傳統系統為小，誘導式

風機可吊掛在樑柱之間，螺旋管可穿樑而過，免除了傳統系統之管路體積龐大，安裝不易之困難，龐大管路體積，反而形成阻礙空氣流通之障礙。尤其它降低了地下停車場樓層的高度，在都市寸土寸金的環境，替你創造了更多可用的空間與財富。尤其對特殊環境與空間，能發揮較傳統系統更佳的調節效果。有如地下停車場、室內體育館、停機棚、工廠、倉庫、展覽場……等，以及各種大型室內空間的空調系統。換句話：說針對傳統通風系統之缺點，改進其缺失所發展之機種。

FAN MODEL　KL.AA--02

a.ABB　Flakt

ITEM	DESCRIPTION	REMARK
1	INLET PROTECTIVE SCREEN (1" THK)	EXCLUSION
2	FAN BELT DRIVE MOTOR	
3	CASING 0 7mm t DOUBLE SKINNED GALVANIZED SHEET STEEL INSULATION 25mmt	
4	SOUND ATTENUATOR BAFFLE TYPE	
5	INSPECTION DOOR	
6	FLEXIBLE JOINT	
7	CROSS BEAM	EXCLUSION

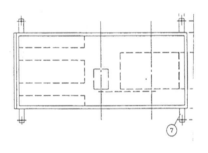

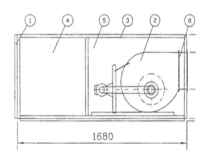

b 台灣製雙吸後傾傳遞式　　　　c.另一種爲單吸後曲式（韓國）

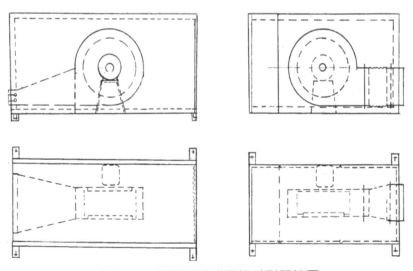

圖5--111 幾種誘導式風機外形單線圖

3)FLAKT系統誘導式風機系統之設計：

先行計算出停車場內樓地板總面積及換氣量：

A)依據建築技術法規建築設計編，第一三九條一款規定：

標準換氣量25cmh／m²。

B)先求出A、Q：如停車場樓地板總面積為 ____ m²×25cmh÷60＝ ____ cmm。

C)選擇主（總）風機類型大小和數量：在停車場內設置主（總）風機大型送風、排煙口各一處，裝置送、排風機各一或兩台。及送風排煙百葉各一。

*主要大型送風機是供應場內新鮮空氣，與稀釋場內CO濃度後，再由排風機將廢氣排出。

D)再計算誘導風機和噴嘴數量：其停車場內，適當的安排誘導風機和噴嘴位置和計算數量。

E)螺旋風管幹管數量：誘導風機與螺旋主幹管連接至支管，再與噴嘴間連接。其主幹管直徑可在250~350mm之間，

F)螺旋風管支管數量：支幹管依次遞減至末端與噴嘴連接，適當管徑在250以下，可以穿樑或樑下安裝。

G)噴嘴選配原則：單層停車場每一輛停車位裝設一只直徑30mm噴嘴，或三輛車位裝兩支噴嘴。而雙、三層停車位每一車位設置一只40mm直徑噴嘴。

H)噴嘴吹出方向：噴嘴成24°吹送，一般由牆內吹向車道，或由車道吹向牆壁，再由牆面反射出來，兩種方式。

I)誘導風機能量：每1000m²面積，裝置誘導風機一台，（應按誘導風機三種大小機型計算）。每30m²面積，安裝噴嘴一只，或按車位排列後，再在車道間，適當排列補助噴嘴。（概略計算依現況而定）

J)每台誘導風機，可供給三十只直徑30mm噴嘴使用。按實際風量計算。要注意誘導排風機進氣方向，以達到良好之功效。

K)誘導風機之裝置位置：儘量放置在場地內樑與樑之間，誘導風機之前後端進出風口，與樑柱間保持一公尺。後臺機出風口,朝向前台送風機進氣方向（氣流方向）；誘導風機別設在牆角邊，缺少傳遞新鮮空氣之功能。

L)誘導式風機，因風量小，噪音低，僅有65db（A）。

M)規劃及營建簡便易行。

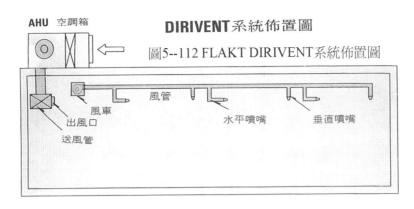

圖5--112 FLAKT DIRIVENT系統佈置圖

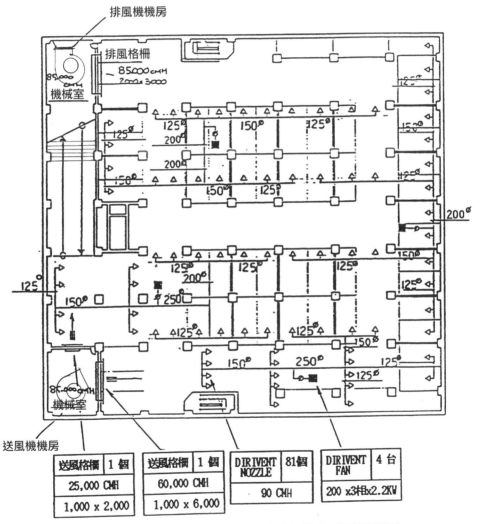

圖5--113地下停車場通風排煙實施案例換氣系統配置圖

註：1) FLAKT-WOODS DIRIVENT噴嘴之位置將依停車空間配置之不同而變化。
　　2) 依機械室（Fan Room）位置之不同，DIRIVENT SYSTEM之設計佈置也隨之改變。

(註52茲以 Flakt WOODS 型錄為例)

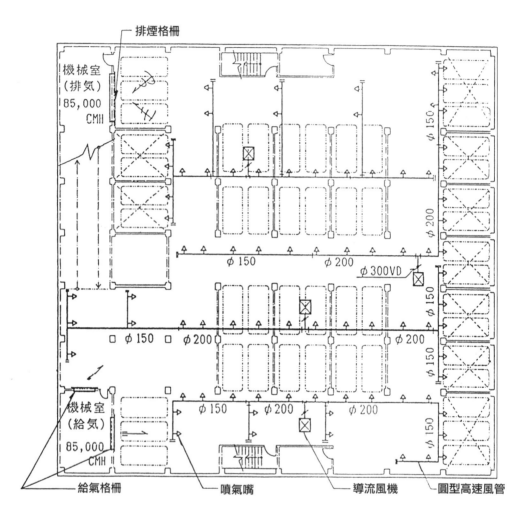

圖5--114 地下停車場通風排煙實施案例換氣系統配置圖

註：

1）不同的停車場場地，送風機和排風機，以及誘導式風機，隨停車場內地形之不同，作不同之考量設計。

2）噴嘴位置按照實際情況，採吹送風和折射方式，比較後作取捨。

(註52茲以 Flakt WOODS 型錄為例)

5.11.3.誘導風機系統感測、外型圖、機種、規格與工作原理：

1)誘導式系統感測（偵測器）Carbon Monoxide Detector控制裝置：

誘導式風機感知控制裝置：以區域劃分，採用感測設計系統控制區內誘導式風機運轉。當停車場內，測量進出車輛排出之一氧化碳累積到100PPM時，感測器立即發出85db之警報，與紅色警示燈。同時，啟動區域內誘導風機運轉，而車場內總進風口與排煙口之主送風機和排風機，亦同時啟動運轉。當一氧化碳廢氣漸已排除後，低於100PPM時，所有誘導風機分別停止運轉紅燈亦隨之關閉。以確保環境內空氣品質，並節省能源。國內現有江盛公司代理FANKO：COS-100產品，與日本半導體式，SKA-101/110/S，一氧化碳感應偵測器的生凱公司。產品通過美國UL、加拿大CSA、和歐州CE安規檢驗標準。其規格大致相同並保証五年。

電子感應器：每只感應器，控制面積100m² 或者1000ft；感測範圍分為0、50、100、200、300～400PPM，警示紅燈與警報器受感應器控制，在設定範圍控制，自動開起和關閉；供應電源1φ120V60Hz；室內溫度4℃～49℃。

江盛　　　　　　　　　電子感應器

FANKO　　　　　　　　SIGNAL OUT

120 VAC

COS-100

COC-100型

控制器

主送風

主排煙機

電子感應器 Cos-100 型最多可接32只

一氧化碳偵測器

與誘導風機

AC 120V 60Hz　　　電腦

圖5--115 偵測器控制系統示意圖（茲以江盛產品為例）

100 p.p.m.＝100／1,000,000＝0.0001 × 100＝0.01％

最有效現代化之FLAKT WOODS DIRIVENT通風系統運用於地下停車場

PARKING LOT-EFFICIENT METHODS FOR VENTILATION

最有效率現代化之FLAKT WOODS DIRRVENT 通風系統

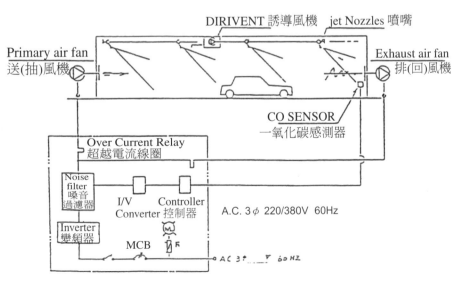

DIRIVENT 誘導風機　　jet Nozzles 噴嘴

Primary air fan
送(抽)風機

Exhaust air fan
排(回)風機

CO SENSOR
一氧化碳感測器

Over Current Relay
超越電流線圈

Noise filter
噪音過濾器

I/V Converter

Controller
控制器

A.C. 3φ 220/380V 60Hz

Inverter
變頻器

MCB

o AC 3φ ▽ 60 HZ

圖 5--63 停車場由變頻器控制送風、排煙主機系統 (註52茲以 Flakt WOODS 型錄為例)

由變頻器控制送、掀風速度，是最節省能源之方法。

由於DIIRIVENT SYSTEM是屬於全區域換氣，整個停車空間的空氣混合，換氣效率高，故可將一氧化碳感測裝置，於近送(抽)、排(回)風機之處，由CO濃度的高低，控制變頻器之輸送頻率，而達到控制風機轉速之目的，進而節省馬達的電力消耗。亦可將CO SENSOR接至中央監控系統(BAS)，再由BAS送訊號至變頻器控制風機轉速。

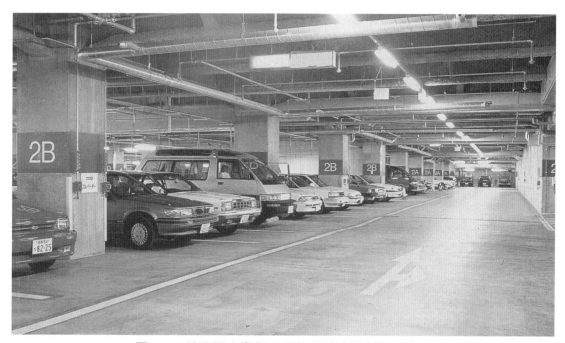

圖5--116停車場由變頻器擇制送風排煙主機系統圖

碳氧基血紅素(COHb)與時間(TIME)之對數表
Carbon monoxide concentration versus time

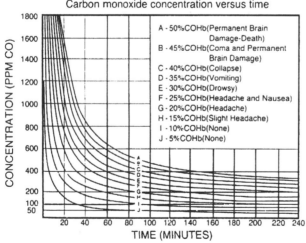

A - 50%COHb(Permanent Brain Damage-Death)
B - 45%COHb(Coma and Permanent Brain Damage)
C - 40%COHb(Collapse)
D - 35%COHb(Vomiting)
E - 30%COHb(Drowsy)
F - 25%COHb(Headache and Nausea)
G - 20%COHb(Headache)
H - 15%COHb(Slight Headache)
I - 10%COHb(None)
J - 5%COHb(None)

曲線的等級

A. 腦部永久損壞-死亡
B. 昏睡及腦部永久損壞
C. 衰弱
D. 嘔吐
E. 昏昏欲睡
F. 頭痛及反胃
G. 頭痛
H. 輕微頭痛
I. 安全無症狀
J. 安全無症狀

＊茲以生凱有限公司(CO DETECTOR INT'L CO ,LTD.)說明書為例

DIRIVENT空調系統氣流圖

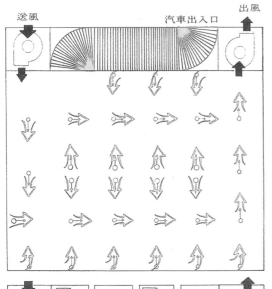

DIRIVENT通風系統
電腦模擬噴射分佈圖

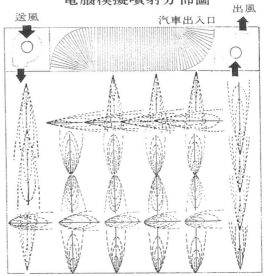

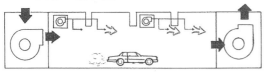

圖5--118 FLAKT WOODS DIRIVENT空調與通風系統氣流圖 (註52茲以 Flakt WOODS 型錄為例)

一般傳統之送、排風管系統（需較高之天井高度）

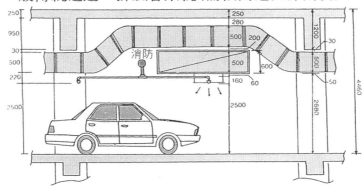

DIRIVENT系統（天井高度較低）

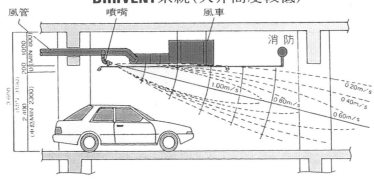

圖5--119 DIRIVENT系統與傳統風管系統在樑間高度需求上之比較 (註52茲以 Flakt WOODS 型錄為例)

2)停車場傳統系統與DIRIVENT系統優劣點之比較：

表5--89 地下停車場傳統系統與DIRIVENT系統優劣點之比較（WOODS）

DIRIVENT 系統	傳統風管系統
空氣完全流通，換氣無死角	空氣局局部流動
廢氣由大量新鮮空氣稀釋，平均廢氣濃度降低	因只有少量空氣流通平均廢氣濃度較高
使用圓形高速風管	大型低速矩型風管，浪費空間，妨礙美觀，增加造價
可降低樓面高度，降低土木結構成本	需要一定之樓高
低噪音	噪音高
安裝容易	風管大而複雜

　　黑色區域顯示各個不同點之一氧化碳濃度。傳統空調系統在車子經過的區域，由於僅為局部換氣，一氧化碳的濃度明顯偏高；FLAKT WOODS DIRIVNT系統為全風量換氣，噴嘴呈24°度強力吹散，形成旺盛氣流，平均一氧化碳的濃度較低，且高度的一氧化碳出現在近排風設備處。

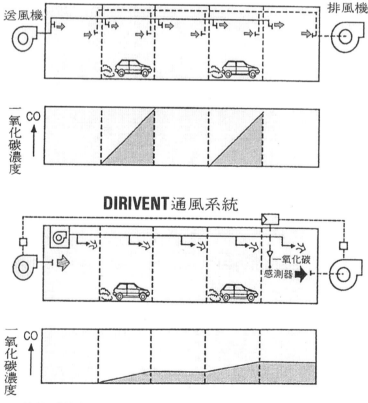

圖5--120傳統系統與FLAKT WOODS DIRIVENT系統在CO濃度上之比較

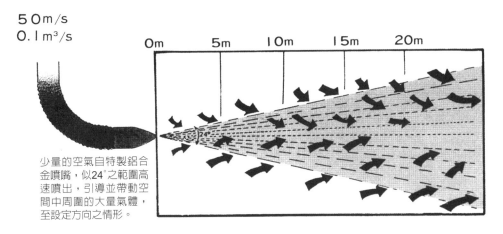

(註52茲以 Flakt WOODS 型錄為例)

圖5--121 噴嘴呈24°噴出少量空氣至特定方向

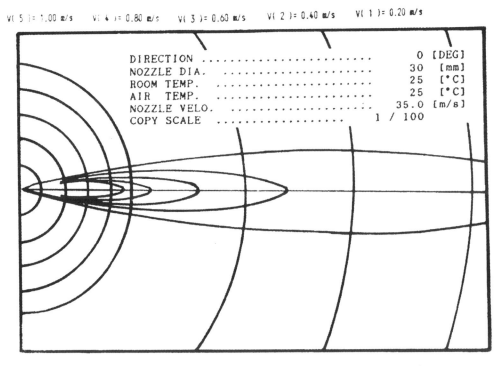

圖5--122（AIR JET PROFILE）空氣噴出到達各距離之風速

3)FLAKT WOODS DIRIVENT誘導風機機種、規格與外型圖：

表5--90誘導風機種類與規格（FLAKT WOODS）

機種	電　動　機	功　　　能
01~1	1.5 KW　X　2P	25m³/minX160mmAq (機外靜壓)
02~2	2.2、3.0 KW　X　2P	46m³/minX160mmAq (機外靜壓)
03~3	3.7、4.0、KW　X　2P	63m³/minX160mmAq (機外靜壓)

附註：

1)箱體：箱體周圍為雙層，外層 0.7mm t 厚鍍鋅鋼板（Double Skinned Casing）中間嵌入 25mm 厚，64K 礦物棉。同時可開啟檢視門，供調整皮帶及維修檢測。

2)採離心後曲式風機，雙吸口風車固定在基礎座上，附橡膠墊內避震，有效阻絕本體振動。

3)葉片平衡測試中，振動不得大於 7.2μ RMS。

4)採錐拔式皮帶輪，避免高速運轉飛出，損及風車和箱體。

5)採用滾珠軸承，提供自動潤滑，增長壽命。

6)風車箱體後段進風道中，裝設吸音礦棉材質 32K，外包不織布，吸收噪音。

7)不燃性吸音板，加外層穿孔鍍鋅鐵皮補強。

8)風機後端進風口，附黑色泡棉濾網，防止異物吸入與除塵，免損壞設備。

9)當風機接管正式運轉時，將麥克風（Microphone）放於與軸同高之七個測定點範圍內，每個測定點距離風機 1.5M 處之噪音值，不得大於 65 db（A）。

10)國內製箱體外層 1.2mm,內層 0.6mm t 厚鍍鋅鋼板（Double Skinned Casing）中間嵌入 25mm 厚 64k 礦物棉所構成。

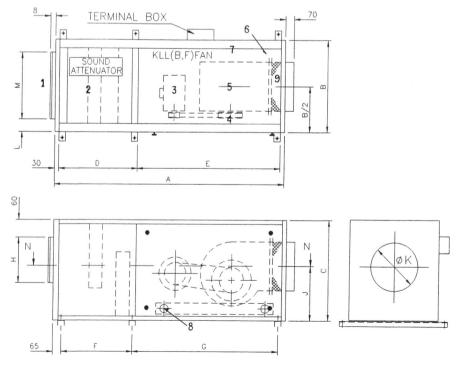

圖5--123誘導風機結構圖 (註52茲以 Flakt WOODS 型錄為例)

4)噴嘴組合金規格：(Flakt WOODS型錄為例)

噴嘴：包含鋁合金噴嘴，不鏽鋼軟管，風量調節片，密封接合橡膠墊圈等四大部分。

噴嘴頭直徑：30，35，40，50，60 mm 等五種尺寸；惟多採用30和40兩種。

其軟管長：270 mm，500 mm 二種。標準型為270 mm。

軟管直徑：79 mm。

A)噴頭：由鋁合金製噴嘴，連接可撓性鋁合金或不鏽鋼螺旋管，接可調壓力風門，套防漏墊圈，連接支管或幹管所組成。

B)伸縮軟管：有鋁合金與不鏽鋼兩種材質二種。

C)調風閥：調節噴嘴之出風量和靜壓。為塑膠和鍍鋅圓板及把手等組合。

D)防漏接合橡膠墊圈：為螺旋管快速接頭之墊圈。如下圖

5)消音箱：

A)消音箱與風機同一整體。

B)消音箱在風道中，裝設吸音礦棉，材質32k藉以吸收噪音。

C)吸音板是不燃性材質並加以外層穿孔鍍鋅鐵板補強。

D)由消音箱所衰減噪音之八度音帶頻如下：

63	125	250	500	100	2000	4000	8000
3	5	11	19	23	26	22	17

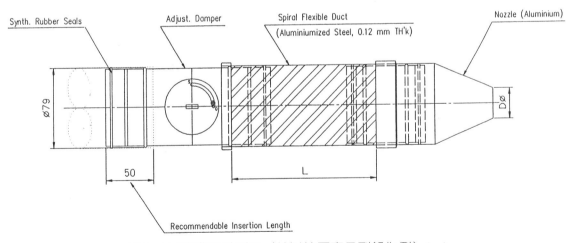

圖5--124噴嘴組外型圖（茲以韓國產品型錄為例）（一）

6)誘導風機選用螺旋管直徑、厚度和重量如下表：

在ABB誘導風機，所選用螺旋管直徑標準為：6″~14″（150~350mm），或以下。厚度自#26（0.5）~#22（0.8）。而在臺幾家螺旋管生產工廠，其相同產品列表如下：

表5--91（一）（Flakt Woods）

風管直徑 mm	耐壓	150	200	225	250	275	300	350
鍍鋅鐵皮(號)	160	# 26	# 26	# 26	# 26	# 22	# 22	# 22
鍍鋅鐵皮(厚)Flakt	mmAq	0.6t	0.6t	--	0.8t	--	0.8t	0.8t

韓國噴嘴(ECONOZZLESYSTEM)，其内部有渦輪式翼片之專利產品，據稱「可增加其混合效果30%。」

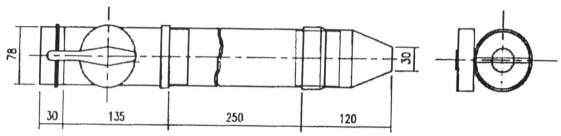

圖5--124噴嘴組外型圖（茲以韓國產品型錄為例）(二)

表 5--91（二）（利達LD、顯隆ASLI）

風管直徑 mm	耐壓	150	200	225	250	275	300	360
鍍鋅鐵皮(號) 鍍鋅鐵皮(厚)LD	100~250 mmAq	# 26 0.5t	# 26 0.5t	# 26 0.5t	# 26 0.5t	# 24 0.6t	# 24 0.6t	# 24 0.6t
風管直徑 mm	耐壓	150	200	225	250	275	300	350
鍍鋅鐵皮(號) 鍍鋅鐵皮(厚)ASLI	10"WG 250mmAq	# 26 0.5t	# 26 0.5t	# 26 0.5t	# 24 0.6t	# 24 --	# 24 0.6t	# 24 0.6t
KG	重量	2.21	2.46	2.82	4.71	--	5.63	6.58

表 5--91 SL標準型SR加強型螺旋管選用鍍鋅鐵板之厚度表（三）22 # 0.8mm

壓力等級 圖管管徑	SL 正壓力 Ps2"WG	正壓力 Ps10"WG	負壓力 Ps2"WG	SR 正壓力 Ps2"WG	正壓力 Ps10"WG	負壓力 Ps2"WG
3"~8"	28# 0.4mm	26# 0.5mm	28# 0.4mm	28# 0.4mm	28# 0.4mm	28# 0.4mm
9"~14"	28# 0.4mm	26# 0.5mm	26# 0.5mm	28# 0.4mm	28# 0.4mm	28# 0.4mm
15"~26"	26# 0.5mm	24# 0.6mm	24# 0.6mm	28# 0.4mm	28# 0.4mm	28# 0.4mm
27"~36"	24# 0.6mm	22# 0.8mm	22# 0.8mm	28# 0.4mm	26# 0.5mm	26# 0.5mm
37"~50"	22# 0.8mm	20# 1.0mm	20# 1.0mm	26# 0.5mm	26# 0.5mm	26# 0.5mm
51"~60"	20# 1.0mm	18# 1.2mm	18# 1.2mm	26# 0.5mm	26# 0.5mm	26# 0.5mm
61"~84"	18# 1.2mm	18# 1.2mm	16# 1.6mm	24# 0.6mm	24# 0.6mm	24# 0.6mm

上表列出有關數據，均依美國板金協會SMACNA之標準，選用螺旋管材料與厚度，管線所承受壓力之等級，有密切關係。誘導式風機機外靜壓為160mmAq。在顯隆（ASLI）公司所生產SL型標準型螺旋管，和SR型加強螺旋管；利達（LD）公司所生產之螺紋管系列，均標明圓管管徑和壓力等級。詳表該公司產品型錄，或筆者「風機設備與風管系統設計技術--第8章表8--36、37」。作為設計時選擇風管之有力參考依據。

SD 噴流型風口

■規格表

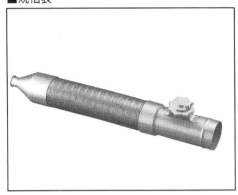

■用途與特性

● 配合噴流導引系統，導引氣體完全流通，不會有死角產生，並可確保通風品質提升。

● 最適合運用於大型室內空間，如停車場、市內體育館、工廠、停機坪等。

● 輕巧美觀，施工容易，可降低成本。

● 各噴嘴風口不鏽鋼螺紋管可任意調整角度，能將室內冷暖氣導引至每個角落。

● 風口設有一風量調節閥門，風量大小可任意調整，符合政府節約能源的經濟效益。

■按裝示意圖

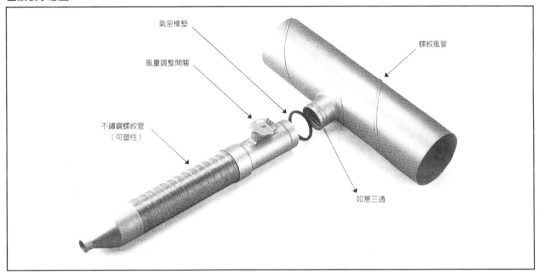

■尺寸圖

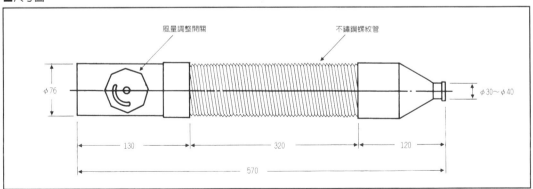

圖 5--124 SD噴嘴軟管組合連接圖（茲以利達產品為例）(三)

7)誘導式風機設備及材料另件表：(註52茲以 Flakt WOODS 型錄為例)

表 5--92 誘導式風機設備及材料零件表

報 價 單

報價單客戶　　　　　　　　案號

交貨日期：年　　月　　日　交貨地點（地面層）：

項 目	設 備 種 類	數 量	單 價	總 價	備 考
一	風機械設備：（按實際狀況任選用一種）	台			
1）	1.後傾式箱型送排風機（專用機房）	2			
	2.多翼式箱型送排風機	2			
	3.後傾式雙吸送排風機（專用機房）	2			
	4.多翼式雙吸送排風機	2			
	5.軸流式送排風機（在地面層）	2			
2）	誘導式風機：後傾式雙吸含風車及消音器。	台			
	1.Q=1500 cmh、Ps=1600 Pa、HP 2x2p	2			
	2.Q=2760 cmh、Ps=1600 Pa、HP3x2p	2			
	3.Q=3780 cmh、Ps=1600 Ps、HP5x2p	2			
二	嘴組：（含調整風門及鋁合金可撓性伸縮軟管，標準長度 270mm）	只 "			
	φ30 mm 、L=270~500 mm	"			
	φ35 mm 〃	"			
	φ40 mm 〃	"			
	φ50 mm 〃	"			
	φ60 mm 〃	"			
三	材料部分：				
1）	螺旋風管：	M			
	φ150 × 0.6 mm / t	"			
	φ200 × 0.6 mm / t	"			
	φ250 × 0.8mm / t	"			
	φ300 × 0.8mm / t	"			
	φ350 × 0.8mm / t	"			
2）	組 件：				
	φ150 mm 三通接頭	只			
	φ200 mm 三通接頭	"			
	φ250 mm 三通接頭	"			
	φ300 mm 三通接頭	"			
	φ350 mm 三通接頭	"			
3）	φ150 ×90° 彎頭	只			
	φ80 × 150 mm 異徑接頭	"			

	$\phi\,80\times200$ mm 異徑接頭	〃			
	$\phi\,80\times250$ mm 異徑接頭	〃			
	$\phi\,80\times300$ mm 異徑接頭	〃			
	$\phi\,80\times350$ mm 異徑接頭	〃			
4）	$\phi\,150$ 十字接頭	只			
	$\phi\,200$ 十字接頭				
	$\phi\,250$ 十字接頭				
	$\phi\,300$ 十字接頭				
5）	$\phi\,150\times\phi\,200$ 大小接頭	只			
	$\phi\,150\times\phi\,250$ 大小接頭				
	$\phi\,150\times\phi\,300$ 大小接頭				
	$\phi\,200\times\phi\,250$ 大小接頭				
	$\phi\,200\times\phi\,300$ 大小接頭				
	$\phi\,250\times\phi\,300$ 大小接頭				
6）	$\phi\,300\times\phi\,350$ 大小接頭				
7）	$\phi\,150$ 肓板	只			
8）	$\phi\,300$ V D	只			
9）	逆止風門	只			
10）	防火風門	只			
	套接	只			
四	法蘭	只			
五	吊架	只			
六	材料：	只			
1）	鍍鋅鐵板 $3'\times7'\times20\#$ 鍍鋅鐵板 $4'\times8'\times20\#$				
2）	格柵____″×____″	組			
七	另料____%				
八	工資	式			
1）	吊機	〃			
2）	圓型風管吊裝	〃			
3）	方型風管吊裝	〃			
4）	組件安裝	〃			
5）	調整試車	〃			
九	運雜費	式			
十	管理費 ____～____ %	式			
十一	增值稅 5 %	式			
	總　　計				
	總　價：（　　　）　　仟　　佰　　拾　　萬　　仟　　佰　　拾　　元整				

註：1)付款方式：訂金30%交貨前兌現，餘款交貨後支付，交貨日起六十天票期一次付清。

2)按照承接圖面計算資料和數量，分別填入報價單表格內，再反覆核算無誤後，空白項目應該刪除，用印章即可寄出。

3)報價有效期間： 天 承辦人：

5.11.2.3.第三種 傳遞式風機通風排煙系統：為筆者所開發。

為了配合建築物法規，克服過低的空間（2.1 m），無法安裝風管，而能達到室內均勻迅速換氣排煙的目的。祇有利用噴流方式，以高壓噴出少量高速氣流，誘導與攪拌室內大量的空氣，呈扇形面吹向設定的方向，誘導帶動大量之氣流，並以接力傳遞的方式傳送。當大型主送風機，將新鮮空氣已送入室內後，再由傳遞式風機，傳送到室內每一角落，稀釋空氣中CO的功能。在此前題下，必須要求風機設備與運轉成本極低的一種風機：不能太大，利用樑柱之空間，吸頂吊掛、又不能吊掛太密，數量太多不經濟、重量要輕，馬力也不能太大、造價絕不能高於誘導式風機設備費用、工作輕便簡單易行，並無風管安裝之工作。雖然採取誘導風機原理，要在風量與靜壓之間，能取得平衡點之原則下，由作者所開發之新產品，並有賣點，因未辦理申請專利權，隨後在臺多家相類似產品問世。

1)傳遞式風機之結構與特性：

A)選用一＃2離心後傾式雙風輪箱型風機，放置一蝸捲箱內，成下平吹出，與馬達同軸，無皮帶亦無鬆脫斷裂之處，效果良好。安裝在一箱體內，後段進風口附設消音箱，箱內四周貼32K吸音玻璃棉或泡棉。在風機前端出口，製成一扁平漏斗形出口，有足夠的靜壓，使氣流成高速吹出，在出口端，加裝一2~3片百葉格柵風門，調節出風口上下方向，達到預期的距離與流量效果。

B)箱體為1020mm×1200mm×700mm。

較一般＃2多翼箱型箱體為1000×1000×705略寬。

C)風量Q60cm、靜壓Ps50mmAq、2HP及吹送距離約15m。開發初期，為大中小三種機型：大2HP、中1HP、小1/2HP。為簡化機種，最後專開發單一大型2HP機種，中小型因價格關係。

D)該風機以小風量高風速下，由於前臺風機之吸引以及後台風機之吹送，帶動數十倍以上之風量，成"面"的推送。每台傳遞式風機，具有吹送與吸入引導之雙重之傳遞功能，由後一台傳遞式風機，具有由後面吸入，與再向前吹送，引導之雙重功能之傳遞式風機，傳遞到前一台傳遞式風機之吸入口，如此次第向前傳遞。無需借助風管之引導，能在吹達風面區域之範圍內，稀釋CO空氣之功能。由大型主送風機，將新鮮空氣進入室內，再由分佈均勻的傳遞式風機，全面不停的吹過整個室內平面，最後直接推向大型主排煙風機方向；或許室內有部分須轉折後，再傳遞朝向主排風機入口，而將全部廢氣排出室外，以竟全功。

E)在停車場內，尤於傳遞風機不停的向前推送，在推展過程中之高速風速，伴隨著而行之每平方公尺約1kg的風壓，（一般室內風速在4~5 m/S時，每平方公尺風壓在2kg。）在這種情形下"面"的效果，比"點"的效果，更為強勁，更具成效。

F)裝置費用低：均較傳統式祇有局部單一排氣功能；或引進之小風量高靜壓之誘導風機，能節省1/3 至2/3費用。主要條件，在停車場空間，是方正或不規則為主要因素，而決定使用投遞式風機之多寡。不但省了傳統式龐大的風管費用，佔用了太多的實際空間，以及誘導風機風管之穿樑打洞的過多花費。與誘導風機相同，以500m²以上總面效益顯著。此型風機其價值，在同業中，相繼模仿生產，和眾多業主的採購使用，更具體說明了，此型風機成為優良產品，不在多言。

2)傳遞式風機系統之設計：

A)首先依據現行法規，計算其整座停車場換氣量之大小，選用同樣大小之主要大型送風機和排煙機。隨之決定兩機機房之位置。與誘導風機設計方法相同。

B)順著送風機送氣方向，再行排列裝置傳遞風機之位置及數量。避開室內樑柱位置，室內全面平均分配，讓傳遞式風機之傳遞功能，涵蓋室內全部平面為原則。待送電試車時，再行調整風機出口百葉片送風角度即可。

C)風機裝設容易：為一＃2後傾式矩形箱型機，（開始選用多翼式風輪 7×7、9×7、9×9、12×9、12×12等，效果欠佳）改用後傾式，選擇在兩樑柱跨距之間，風機出風口必須在橫樑之下，進出風口要離開橫樑一公尺以上，讓氣流進出順暢。因機體小，所需空間小，彈性大，運用靈活。

D)在大面積規則之停車場，每台傳遞式風機，平均涵蓋面積60~80m²，在整排停車位，吹送可延伸到15~16m長度，3至5公尺寬。主要因場地之區域劃分，和風向之安排，極為重要。但是在小面積與不規則之停車場，則需要按實際的狀況而定。以引導氣流之走向，或在一至兩台小隔間停車位，可用較小馬力風機，或者選用軸流式風機填補其空隙。

F)配電與接地工程：隨風機分佈位置配置電源。同時，每台風機，必須辦理機殼接地，以策安全。風機馬力為2HP，以三相動力四線配線，無論是3φ220V/6.4A，3φ380V/3.7A電源，採用4 w—2.0m/m²、3.5m/m²（敷設電線電路時，距離過長，應注意電線之電壓降），Ｐ Ｖ Ｃ導線即可。一只20A無熔絲開關，即可接二至三風機，在使用控制上十分方便。

3)控制方式：

A)選用一氧化碳偵測器（Carbon monoxide detector），為半導體式感應器，使用壽命為五年。每100 m² ，或每1000ft設置一只監控，費用較昂貴，但對瓦斯、汽機車等各種燃燒不完的氣體，即可及時偵察反應，立即示警，機台本身內部若有故障，會定時自我偵察示警。該機偵察範圍，由0~400PPM。（單位：PPM＝百萬分之一。100PPM：即一氧化碳在空氣中的比例為百萬分之一。）與誘導式風機控制相同。

B)「時控方式」較為簡便，以每天廿四小時內，分三次或四次來控制。定時運轉：例如 早上06：30~08：30點 上班時間、

中午11：30~12：30點 午餐時間、

下午17：30~19：30點 下班時間、

晚上21：30~22：30點 就寢時間。

無需廿四小時運轉，不但節省能源，並確保環境空氣品質清新。

目前多採用人工控制，極不經濟；或全天時控裝制。

4)低噪音：風機馬力小（2HP），加上在風機箱體內部，貼有消音棉，又無風管等附件，不會引發共震和共鳴，噪音值低於65dB（A）。

5)適用場所：停車場、儲存倉庫、體育館、展覽場所、大賣場、修理場等等，極需要空氣流通，由地面到屋頂間，溫差梯度較小之各種場所。或者：書庫、圖書館、禮堂、音樂廳、停車場、工廠、體育館、倉庫、修車廠、大型空間等等。

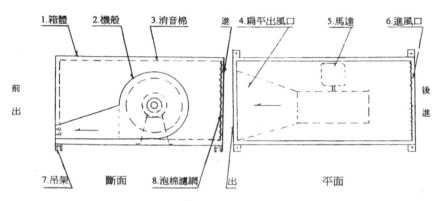

圖 5--125傳遞式風機系統配置圖

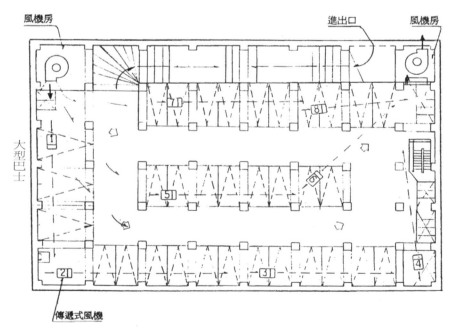

(註.筆者開發)
圖5--126傳遞式風機系統配置圖

觀眾席保持最舒適溫度

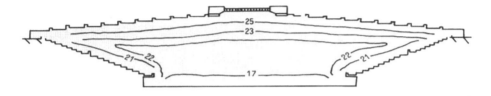

等溫線圖：使用 DIRVENT 系統示意)

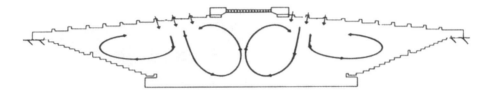

上圖為體育館裝設**DIRIVENT**系統之氣流示意圖

Flakt WOODS 單維圖

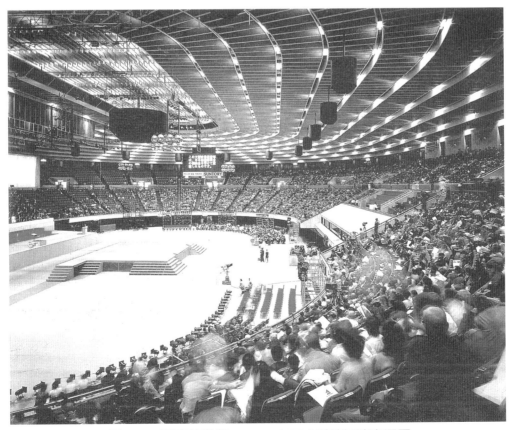

圖5--127體育館裝設Flakt WOODS系統氣流實況圖

5.12 同類型 Flakt WOODS TOPVENT SYSTEM

停車場誘導風機通風系統

5.12.1.最先進的空調換氣系統 ： 不需要風管，誘導風機及誘導噴嘴一體化。

TOPVENT SYSTEM系統，用超薄型送風機，內藏誘導風機組，與誘導噴嘴一體化。原艾波比公司引進國內多數年，今改組為臺灣福瑞得股份有限公司Flakt WOODS，採用超薄型機體，能誘導27倍以上風量，功能大，耗電量小，為其特色。並廣泛選用於地下停車場，尤其無法安裝風管之停車場，以及大空間之空調系統通風。同時可依建物配置，將風機組作最佳化之設置，以達到最理想之空調通風效果。與傳遞式箱型風機相類似。在此特別提出。

5.12.2.TOPVENT系統之特徵：

1)此種風機組：風機組採用多翼式風車，可依把建物特性妥善配置，而形成空間內之主氣流，其安裝方向不需與氣流方向一致，前端有一至三只噴嘴，每一只噴嘴可任意設置方向，藉以消除室內各污染源。達到充分通風之效果。

機殼材質為1.2mm t 鍍鋅鋼板製，每一只噴嘴，為可撓性鋁合金風管，均可各別任意調整出口方向和高低，使用方便。

2)施工簡單：風車組十分精巧，可輕易掛在樓板之下，安裝容易。

3)不佔空間：超薄型風機組，高度僅250 mm，不影響室內使用高度。

4)節省能源：不須使用風管，無任何摩擦損失節，節省大量能源。利用主送、排風車之控制通風量，由此種風機組，可達到全體稀釋空氣之效果。

5)低噪音：採用小型多翼式風輪，並作消音處理，噪音僅55dB以下。

6)不需要維修：馬達採用無油式軸承，並採直接驅動，無皮帶鬆脫及斷裂之慮，永遠免維修。

7)電源：A)採用單相1 ϕ 110V 60Hz 120W，電氣配線工程，十分簡單。

明管暗管均可，但風機機殼必須接地。

B)TOPVENT系統之用途：

a)換氣：地下停車場，工廠，體育館、倉庫及書庫等。

b)大空間空調：工廠，體育館及倉庫等。

在臺除此外，尚有多家公司，推出類似產品，雖然大同小異，各有特色，但功能與功效，相距甚大。購買時品質、性能、功效及價格，均為比較重點。能有競爭和比較，才能進步，這是創造發明的原動，是良性發展，是社會繁榮的好現象。也考驗工程師們的認知與水準。

當大家了解以上三種換氣方法，除傳統式外，其他兩種換氣設備和各種風機類型、材制、構造、功能和特性，在不同場所如何排列、對於各種風機優劣和安全檢測，整體之效應均瞭如指掌，需要經費之多寡，可向使用人與業主，一一加以分析說明。選用不同之風機，獲得不同之結果，均能在事前皆已知分曉，不必等待工程完成後再談利弊得失。

8)再次強調說明：好的產品，貨真價實，包括：

A)風機功能強，或有特殊標準。

B)重量輕。

C)維修運轉費低廉。

D)價格公道。

E)公司信用、聲譽好---服務好。

以上各點雖屬同等重要，但應按產品品質優劣先後順序比較考量，絕對不要把價格放在第一位，這是目前社會的通病。雖然貨比三家不上當，惟一分錢一分貨，購買者會買錯，出售者不會賣錯，因為將本求利。不要弄成俗云：「貪便宜買到老母豬肉。」那才是笑話。

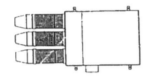
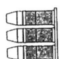

Triple-nozzle fan unit
Nozzle φ 80×3
non-scale

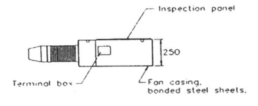
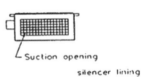

（茲以 **Flakt WOODS** 產品為例）

圖5--128 ABB TOPVENT（誘導式）風機裝置圖(一)

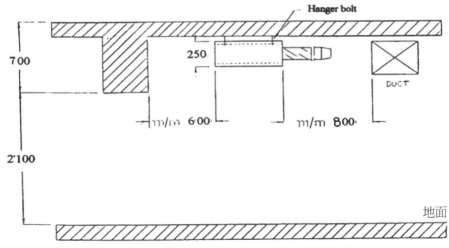

圖5--128 Flaky WOODS TOPVENT（誘導式）風機裝置圖（m/m）(二)

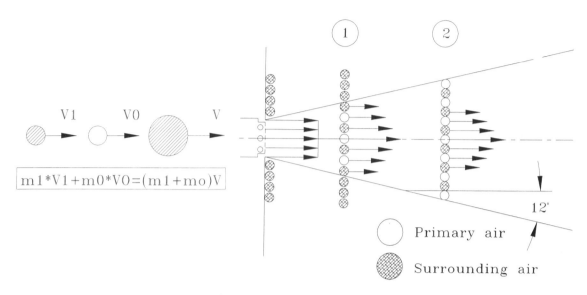

(註52茲以 Flakt WOODS 型錄為例)
圖 5--129室外新鮮空氣與室內污染空氣混合之過程

5.12.3.順光SJF--300噴流循環風機：

免風管、低成本、通風效果好。為專利產品：台專字222852號、中專字615813號。

SJF--300噴流循環了風機，為軸流式風機，用電量僅90W，在裝置上倒是一種可供選擇的風機。停車場可按傳遞式風機排列設置，別之了每台風機接地。

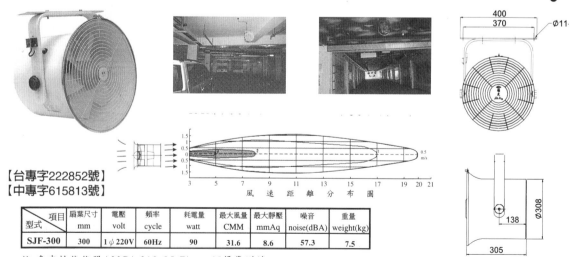

項目 型式	扇葉尺寸 mm	電壓 volt	頻率 cycle	耗電量 watt	最大風量 CMM	最大靜壓 mmAq	噪音 noise(dBA)	重量 weight(kg)
SJF-300	300	1φ220V	60Hz	90	31.6	8.6	57.3	7.5

註:表中性能依照AMCA 210-85 Figure15標準測試

圖 5--130順光SJF--300噴流循環風機

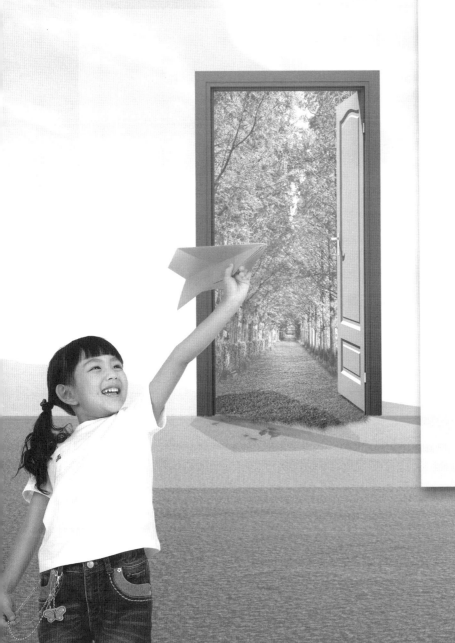

第六章：

全院弱電設備

第六章　全院弱電設備

6.0 低電壓：

　　低電壓指A.C.單相600V以下供電，如1ψ2W、3W 110V/220V用電，可利用變壓器改變為弱電為24V以下運轉。而「弱電」系指60V以下之供電。利用「變電」方式，為交直流的變換，如變壓器、變流器、整流器與變壓器串聯系統均可達成。例如用比流器將電壓降低，或將流經高壓線路上之大電流變小，引接於在設備使用，或控制儀板的儀表上，為「電磁交連」之基本原理。包含了：電話、資訊、對講、號誌顯示、醫師尋找、護士呼叫、播音、共同天線、錄影、院內線上網路、門禁條碼、自動警報、辦公室自動化……系統等，這是整體的組合結構。又如辦公室自動化、數位化，再聯結通訊的功能，包括了傳遞、交換、電子郵遞和視訊會議等，功能大大的提高。醫療工程多為整體發包，設備由院方自行採購，工程部分要敷設管線和安裝設備。依上述主要項目次第說明。

6.1 電　話

6.1.1 電話：

　　為醫院最基本通訊設備。不但要對外聯絡，對內各有關單位與各單位醫護成員聯繫，更是往來頻繁。尤其現在已由電纜線進入光纖時代，所謂一條光纖通全球。在一般建築物高樓，做商業辦公室或住宅用，要預測十五年以上時間與不同事業用途。在採用光纖網路後（現在尚未普及），不但體積小，速度快，容量亦大，將更為方便。只要不使光纖電纜線任意彎曲轉折的原則下，在室內適當位置佈點，加裝電話出線插座，隨時可在室內佈置輕巧搬遷。以免搬遷時發生困難，需再行打牆或改裝明管佈線，既麻煩又有礙觀瞻。雖然手機十分普及但不能完全取代室內傳統電話的功能，因醫院是醫療精英會聚地，與龐大現代化的設備集中場所，要治病或救命場地，可以相互聯繫、溝通、會診和電話會議等功能，原因在此。

虛擬總機：

　　除自行設置電話總機外，虛擬總機已成為當今最省事省錢的方法，直接向市內網路業務經營者，租賃若干對局線，等於將電話總機，設置在各電訊公司。這部份本可一筆帶過，已由業主總務人員直接採購或訂約租賃，並不列入在工程設計項目中，而建築物室內僅僅限於配管工作。但為瞭解自動電話總機之功能，與先行室內配線之關係，以及對電話和總機使用的常識。仍就有聊一聊有關配備。並摘錄有關法規說明。

6.1.2. 電話系統功能應包括三大部分：

　　即電話系統功能、總機功能、分機功能。

6.1.2.1. 系統功能：

　　　　（如日本好德企業股份公司產品功能）採用世界最新ＴＤＭ／ＰＣＭ技術。

1) 分配類（Distribution Groups）：

無論大小機關行號，均需要數對或一二十對外線時，例如其代號為 29315781~29315981，共20~40對外線(按實際需求而定)，外線多從頭位號碼打出，不論該門號講話中或損壞，系統上應該自動分配到次一門號的功能，避免阻塞和過度使用而先損壞等情形。

A) 追蹤類（Hunt Groups）：

比如在同一辦公室內，第一號機無人接聽時則自動跳到第二號機，若再無人接聽時則自動跳到第三號機，而全室無人接聽，即跳回總機。

B) 傳統轉盤或新式按鈕電話均可使用（DTMF to Rotary Conversion）。

C) 分機號碼容易更改（Flexible Station Numbering）：

採用小型電腦（Mine Computer）管控。

D) 下班時分機代接功能（Night Service）：

總機下班後，可指定任何分機代接電話。

E) 系統可自行測試及自動故障隔離（Self--Test & Fault Isolation）。

F) 採用小型電腦（Mine Computer）控制：

要增加其他功能，只要改寫方程式（Soft Ware），機器本身（Hard Ware）不必任何變動，可保長期使用。

6.1.2.2. 總機功能：

1) 通話資料數字顯示（Alphanumeric Displays）：

內部通話狀況，可從內面板直接看出。

2) 自動回叫（Automatic Recall）：

當把一通電話接入一分機時，恰巧該分機忙線中，而無法插入，可不去理會，等欲叫之分機空線時，即自動回叫。

3) 忙線確認（Busy Verification）：

可瞭解內部通話情況。

4) 忙線等候，自動重撥（Camp--on Busy）：

當總機接到一外線電話，欲接入一分機時，而該分機正在通話中，總機可把外線接給通話中之分機，等該分機通完話後，此一外線即可自動接上，不須再經過總機。

5) 會議電話（Convergence）：可同時與內線多人同時會談。

6) 數位鐘（Digital Clock）：從總機檯上，隨時看到時間。

7) 緊急外線強迫插入（Emergency Trunk Override）：

有一緊急外線電話，欲接入某一分機時，碰巧該分機通話中，可把緊急外線電話，強迫執行話中插入。

8) 保持（Hold）：忙線中，又接到一電話，先可保持住該電話，稍後再轉接。

9) 總機可對分機實施限制（Control of Station Restriction）：
可限制分機使用情形。

10) 誤撥電話截答服務（Intercept）：
若分機無人接聽電話時，自動跳回總機代為回答。

11) 總機檯電話轉接（多檯總機）：可相互轉接另一總機之電話。

12) 廣播系統，併入電話檯使用（Paging）。

13) 按鈕式撥號（Push--button dialing）：
總機內，外撥電話，使用按鈕式撥號，可縮短撥號時間，指早期轉盤電話。

14) 連續呼叫（Serial Call）：
外線電話打入，可先同甲分機通完話後，再與乙通話，乙通話完後，再同丙通話。

15) 撥代號簡碼（Speed Calling）：
把常用之通話號碼，先設定為兩位數來撥號。

6.1.2.3. 分機功能：

1) 會議電話（Add-- on Conference）：可供多人同時會談。

2) 自動回叫（Automatic Callback）：
當甲打電話給乙，而打不通，甲可把電話掛斷，待乙空閑下來時，機器會自動通知甲。

3) 指定轉接（Call Forwarding）：
可自行設定將來話自動轉接到預先指定的另一電話號碼，包括：各區市內電話、行動電話接答。

4) 協商保留（Consultation Hold）：
當甲與乙通話時，丙亦打電話給甲，甲可能先同丙通話後，再回到同乙通話；或總機把丙打來電話乃接給甲，等甲完話，再回到與丙通話。

5) 拾取呼叫（Call Pick--up）：
當乙處電話響無人接聽時，甲可用本身電話，接取乙處之來電。

6) 轉移呼叫（Call Transfer）：
當甲接到之電話，為乙所有，可自行將電話轉給乙，免經總機。

7) 等候指示呼叫（Call Waiting Indication）：
當甲與乙通話中，丙打電話給甲，甲可知道有第三者打電話給他。

8) 連續呼叫（Camp--on）：
當甲與乙通話中，丙打電話給甲，此時無法插入，丙可先把電話掛斷，當甲與乙通完話時，總機馬上通知丙，並把甲電話接過來。

9) 等級區分（Classes of Service 16）：
可把使用電話者，劃分等級，讓某些人可打長途，某些人則不可打長途。

10) 保持呼叫（Call Hold）：
當甲與乙通話時，要跟旁邊的人說話，可把說話內容不讓乙聽到，保持隔離而不停話。

11) 鈴聲區分（Distinctive Ringing）：
外線打入或內線打入，鈴聲不同，以便區分。

12) 直接自行撥外線（Direct Outward Dialing D.O.D.）：
可設定撥9後，繼續撥外線。

13) 隔絕干擾電話（Do not Disturb）：
當甲不想接聽電話時，可把電話設定，讓別人打不進來。

14) 忙線捨棄（Executive Busy Override）：
放棄一般電話，重要電話強迫接聽。

15) 秘密電話（Private Call）：可設定防止他人插接電話。

16) 私人專用線路電話（Private Lines）。

17) 解除電話未掛斷警告音訊（Release with how Lear）：
因電話未掛好，全自動送警告音訊。

18) 號碼重撥鈕（Repeat number Dialed）：
當撥一電話不通時，欲再重撥，只要按一鈕或二鈕，即可自動「重撥」。

19) 快速撥號（Speed Calling）：
把常打電話，設定縮短為二位數，即可快速撥通。

20) 分機對分機通話（Station to Station Dialing）：內線可互通話。

21) 任何分機可問答外來電話（TAFAS）：
總機下班後，總機可設定任何分機接取外線電話，並轉接至各部門，即分機其有總機功能。

從以上三項功能互為因果，相互關連，所以在選擇時相互比對，不至誤失。市場上產品很多又廣泛，可以相互比較，該如何取捨，要看各單位需求了！

6.1.3. 自動電話與總機之需求功能和要件配對：

6.1.3.1. 大型醫院設縱橫式自動電話總機：
（商用大樓估計值0.03~0.1線/m2，住宅至少每戶一對）。

1) 局線10~20對、分機200~400對、中繼接線臺2臺外，配合醫院建築、行政各科室特別功效需要，重要處所主管與秘書等專用按鈕電話若干對。

2) 附屬設備：
若干門號之跳線架、75V 30A整流器、48V 130AH蓄電池、檢測儀表和工具、自動電話機若干。

6.1.3.2. 交換機功能：

1) 選擇平均化：
   使機器通話能平均負荷服務，故信號器（Marker）選擇Link Trunk時變換其優先順位，使機器使用平均化和動作安定化。

2) 共同裝置之保留時間監視：
   為防止信號器等之共同裝置，因長時間無法保留而引起交換服務品質下滑，均設有時限監控，達一定保留時間強制切斷。

3) 自動送出 Howler 信號：當分機聽筒未掛好時，自動送出 Howler 信號。

4) 市外長途之控制：當要撥出市外長途電話時，即先撥0或9。

5) 再撥接機功能：
   當呼叫對方忙線時，不必掛斷電話重撥對方同組（相同10位數字）之其他電話之末位，即可接通該電話，可節省時間。

6) 通電話中強制插入通話：
   當通話中之內線使用人有長途或緊急電話時，接線生可對通話中之電話強制插入通話，並告知情形，接入外線，免除待線困擾。

7) 內線相互接續：
   內線撥×××數字可自動連接通話。內線撥"9"時可叫出接線生。

8) 局線受信之接續，局線進來時中繼臺出來，並由話務員接入內線通話。

6.1.3.3. 附加功能：

1) 線路閉鎖裝置：
   在內線電話撥號中途放棄不完全接續時，造成共通裝置之無效捕捉，可由Line Lock Out予以閉鎖，避免交換服務品質下滑。

2) 號碼群裝置（Number Group）：
   內線分機的號碼與其收容位置無關，內線號碼可任意配給。

3) 專線號碼（Tie Line Service）：
   如醫院需與相關其他PABX聯絡時，可以設專線Tie Line裝置，當撥對方PABX分機時，可先撥代號"8"接入對方PABX再接撥叫之分機號碼，即可呼出該分機。

4) 夜間轉送及切替裝置：
   當假日或夜間接線生不在時，將來電或撥入局線時，轉送或切替裝置，切入指定之分機，如有必要亦可經交換機，呼叫出所需要內線。

5) 特殊共電式內線裝置：
   於特定之內線附加特殊共電Trunk，及附加按鍵電話機（特殊共電式電話機），內線之使用時按下按鍵，拿起聽筒與自動式電話機相同使用法；如沒

按下按鈕，其使用法與共電式電話機相同，拿起聽筒即可直接呼叫中繼臺接線生，轉接所要之內線或外線。

6) 故障記錄裝置：故障時記錄故障內容。

7) 多項其他附加：
叫回及轉接裝置、內線對局線發訊次數記載裝置、揚聲呼叫裝置、對磁石附加裝置、長距離附加裝置、秘書電話裝置及忙燈顯示裝置。

資料來源：（日本好德企業股份公司，光和貿易股份公司）。

6.1.4. 交通部電信總局 建築物屋內外電訊設備工程工程技術規範要點說明：

在國內建築物屋內外電話的裝設，從早期「交通部臺北電話局」，65年12月，編印「建築物電話配管設計要點手冊」，至1983/6/3擬定，及2004/12/23修正的「建築物屋內外電訊設備工程技術規範」，均依電信法從第38條第六項規定制定，前者簡明精闢，後者比前者更廣泛、更詳實，更為專業化，共18條117頁。包括法源依據與用詞定義(指設備)兩部分。後者即電訊管箱設備和電訊配線設備，除了屋內線路與電信終端設備，(如電話、傳真或語音，寬頻數據機)間之介面裝置外，尤其增加了用於光纜配線箱、單心、或多心連接器插座插頭，如單模光纖、50/125 μ m多模光纖和62.5/125 μ m多模光纖。採用的材料項目隨之添多，名稱術語亦增加；以適量心數之2.4mm聚氯乙烯(PVC被覆單心光纜，集合而成，有2、4、6、8、12心等之組合--------。

6.1.4.1. 電信管箱設備：

建築物屋內外電信線纜設備，由電信引進管、垂直幹管、管道間、線纜支架、水平配管、地板管線槽；總配線箱、集中總箱、主配線箱、支配線箱、拖線箱、宅內配線箱與出線匣。其示意圖6--2。

6.1.4.2. 電信配線設備：

指使用於用戶建築物之電纜及其固接附屬設備。

收容用戶建築物之電信線纜及固接附屬設備。指引進電纜、配線電纜、端子板含複合型、端子板壓接頭、電信用插座、電話插座插頭、電信插座插頭、光纖配線箱、光纖連接器、插座、插頭、光資訊插座、跳接線、引線、電話用戶迴路遙測介面隔離器、用戶保安器等。

1) 空間設置：

A) 電信室設備：
包括總配線(架)、用戶側端子板、經營端子板、引接電纜、配線電纜、線架、電信機械設備及電信保安接地設備等，其他附屬設備，包括電源供應之電表設置位置、電源引接線、空調設備及必要時預留之冷氣窗口。

B) 總配線架MDF(Main Distribution Frame)--設置於建築物電信室內之金屬組合架，作為引進管線及主幹管線間之介面。

C) 光終端配線架(Optical Line Distribution Frame OLDF/ODF)設置於建築物電信室內之金屬組合架，作為裝設引進管線及主幹管線間之介面。

D) 配線板--設置於建築物電信室內之壁掛式耐燃夾板，作為主幹配線與水平配線間之介面設備如用戶端子板、壁掛式資訊插座組等安裝固定之位置。

E) 電信機械設備--指市內網路業務經營者，或用戶使用於用戶建築物內之電信交換設備、電信傳輸設備、電信終端設備，及其相關附屬設備之總稱。

F) 電信保安接地設備--指使用戶建築物內保護電信機線設備之接地裝置及各種安全設施。含接地棒、接地銅管及接地銅板、接地導線、接地端子、總接地箱。

G) 電信設備總接地之總彙接箱。

2) 主配線室--設於建築物內各樓層，作為主幹管線及水平管線間介面之配線室。

3) 配線室電信設備--包括樓層配線架板、用戶端子板、配線電纜、電信機械設備及電信保安接地設備等。

4) 集線室--於建築物內除既有電信室外，專供市內網路業務經營者，及設置集線電信設備之專用空間。

5) 其他項目--

A) 社區建築物--指同一宗建築基地內之建築物，或為統一而設同一管理委員會之建築物。

B) 透天式獨戶建築物--指五樓以下之建築物，其整棟均屬同一門牌，且為相同所有人所有。

C) 樓地板面積--建築物各層樓地板面積或其一部分，在該區劃中心線以內之水平投影面積。但不包括露臺、陽臺及法定騎樓面積。

D) 屋外電訊管線設備--指社區建築物之建築物間架空、地下電信線路及地下管路等管線設備。

6.1.4.3. 建築物配線系統架構：

由外入內脈絡一貫系統架構而成，引進先配管後佈線設施、電信室、主幹配線系統、水平配線系統、配線箱、工作區配線系統等六大部分組成。其配線系統平面架構示意圖6--2，配線系統立面架構示意圖6--3，建築物屋內外電信設備設置示意圖6--4。

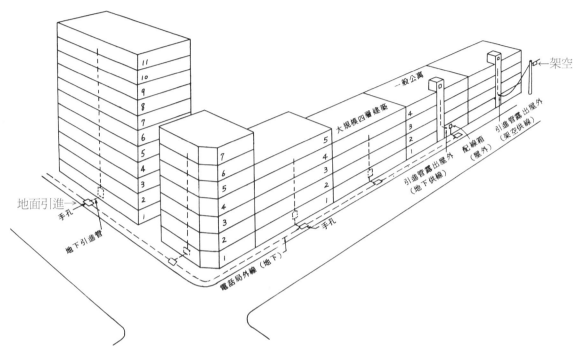

(茲以電信局電話配管設計要點為例)
圖6--1建築物引進電話配管設置圖

　　從上圖6--1建築物左下方由地面引進電話配管信設備、右上方引進露明線纜以及外線到屋內的銜接設備示意圖，到圖6--2建築物電信設備系統設置圖，圖6--3A圖例，到6--3B室內配線系統立體架構大樣示意圖中，由外入內，含引進設施、主配線室(箱)、支配配箱、至最後工作區終端的插座，須銜接總配線箱(架、板)；電纜、光終端配線架之責任分界點。包括了配線系統的箱體、管徑、線規、線徑、插座、插頭等系統架構，脈絡一貫，不論由內而外或由外而內，進而逐步全盤瞭解系統內容，與各樓層各個工作區內，細部施工情況。

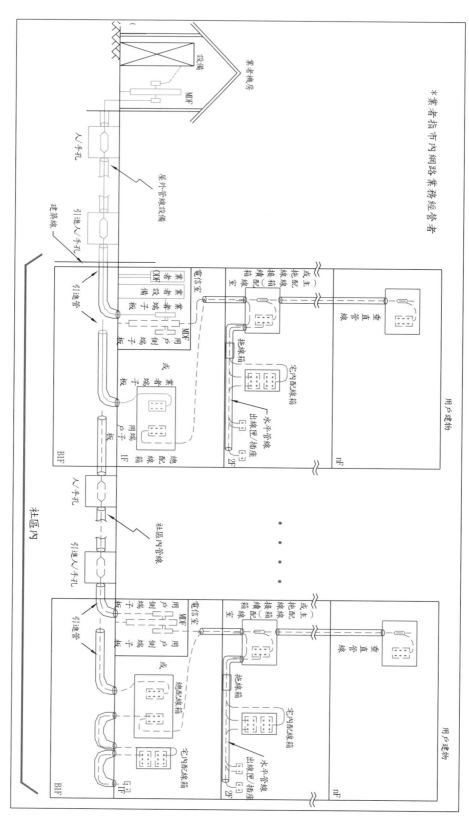

圖6-2建築物電信設備設置示意圖

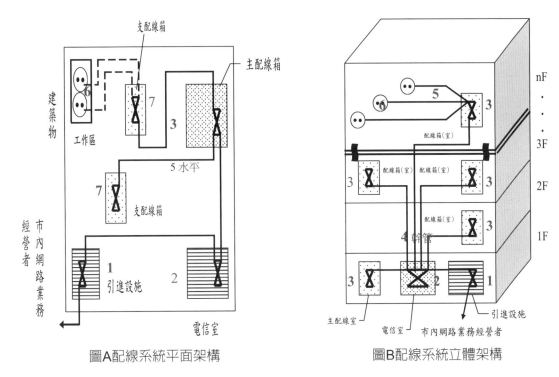

圖6--3水平及立體架構配線系統示意圖 (茲以電信技術工程規範設計為例)

　　將A B兩圖比對看看，A圖在單一樓層內平面結構(地下B1或地面1F)，較B圖簡單，而B圖為整棟建築物內立體結構，在各個樓層內設一或二主配線箱，3為系統架構內各層樓之主配線箱，再看圖6--5為工作區內多使用者出線區、圖6--4為水平配線系統，集中轉接點系統架構圖，至圖6--7~9為主幹配線中間交接圖，就不難瞭解整個系統構架。

6.1.4.5. 工作區配線系統--

係指水平配線系統之用戶工作區域主出線匣(宅內配線箱)至用戶各電信終端設備之配線，其中電信終端設備包括電話機、傳真機、數據機管。

　　1)　表6--1中建築物使用類別之商業用及辦公用之建築物工作區以10m2平方公尺為其工作區域之單位。

　　2)　表6--1中建築物使用類別之住宅用建築物之工作區以宅內各廳室為主要之區域。

　　3)　表6--1中建築物使用類別之其他用途建築物之工作區，依定際需求規劃。

6.1.4.6. 水平配線系統：

　　1)　係指各樓層的主配線箱(室)佈放水平線纜至同樓層工作區域主出線匣之電話插座、資訊插座或光資訊插座。

　　2)　水平配線系統架構依配線之變更及機動性程度大小分有三種方式：

a)　一般水平配線系統架構--適用於隔間已固定之工作區。如圖6--4

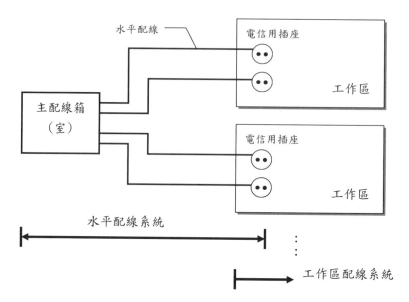

圖6--4一般水平配線系統架構 (茲以電信技術工程規範設計為例)

b)　多使用者出線匣配線系統架構--適用於電腦或工作站常移動或變動之工作區其系統架構如圖6--5。

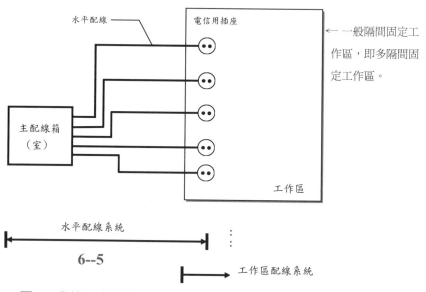

圖6--5多使用者出線匣配線系統架構圖 (茲以電信技術工程規範設計為例)

c)　集中轉接點配線系統架構--是在每一水平配線中的一互連接續點，適用於電腦或工作站常移動或變動性較不頻繁之工作區，其系統架構如圖6--6。

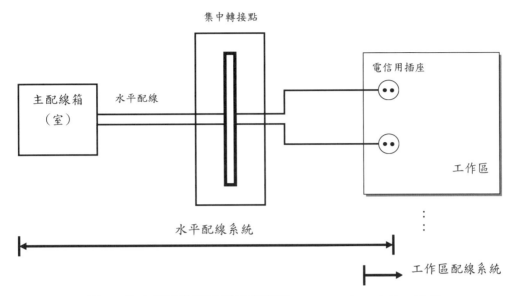

集中轉接點

主配線箱（室）

水平配線

電信用插座

工作區

水平配線系統

工作區配線系統

圖6--6集中轉接點配線系統架構圖 (茲以電信技術工程規範設計為例)

3) 水平配線分為電纜與光纖兩種配線方式：

A) 電纜配線：

a) 工作區之插座--可採用電話插座或資訊插座。

b) 水平電纜：依用戶需求，選擇適當種類線纜，如提供電話或語音使用時，應採用PE-PVC屋內電纜、FRPE-LSNHPE屋內電纜或第三類(Cat 3)以上號級之電纜(簡稱Cat 3電纜)；如提供寬頻數據使用時，可採用超五類(Cat 5e)以上等級之電纜簡稱Cat 5電纜。

c) 接續硬體及跳接線--電纜終端用之接續硬體，可採用端子板或面板式資訊插座組；及跳接線則依所使用之接續硬體，於跳接線兩端選擇接上端子板壓接頭或資訊插座。

d) 水平配線系統架構，如採集中轉接點，可使用端子板/端子板壓接頭或資訊插座組/資訊插頭組銜接。

B) 光纖配線：

a) 工作區之插座--採用光資訊插座。

b) 水平光纜--屋內水平光纜使用之光纖分為單模光纖、50/125μm多模光纖和62.5/125μm多模光纖三種；以適量心數之2.4mm聚氯乙烯(PVC)被覆單心光纖集合而成，有2、4、6、8、12心等之組合。

c) 光纖連接器及跳接線--光纖終端用接續硬體光纖連接器插座，其跳接線則依光纜種類於跳接線兩端接上光纖連接器插頭。

d) 水平配線系統架構，如採集中轉接點，可使用光纖連接器銜接。

6.1.4.7. 主幹配線系統：

1) 主幹配線系統--指總配線箱(架)之接續硬體，佈放主幹線纜至各樓層主配線箱之接續硬體；其配線為星狀架構，可提供主配線箱、總配線箱(架) 及引進設施之線纜間的銜接。垂直幹管每一路由各層服務面積以不超過990m2(300坪)為原則，超過或特殊型建築物(如H型U型)應設分路。

2) 主幹配線系統架構可分三種：

A) 主幹線纜點對點終端--為簡單、直接的配接方式，線纜較具融通性，且不需接續，適合較不擁擠、較小主幹配線系統；缺點為線纜密集，較佔大的管道間如圖6--7所示。

B) 主幹線纜分歧接續：分為單層接續及多層接續兩種，優點為主幹線纜較少，且節省空間，如圖6--8所示。

C) 主幹線纜中間交接：同一層樓中有多個配線室(箱)，經由一位置管理，如圖6--9所示。

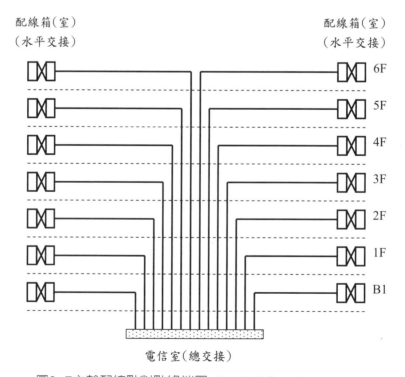

圖6--7主幹配線點對點終端圖 (茲以電信技術工程規範設計為例)

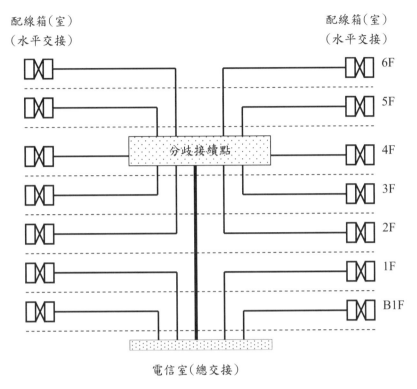

圖6--8主幹配線分歧圖 (茲以電信技術工程規範設計為例)

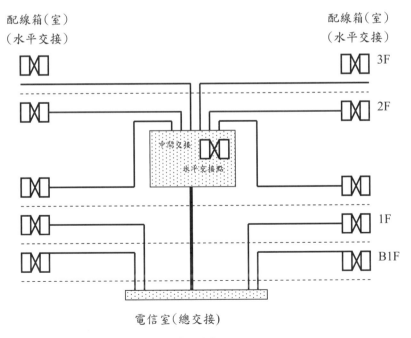

圖6--9主幹配線中間交接圖例 (茲以電信技術工程規範設計為例)

6.1.4.8. 配線箱(室)：

　　1)　分為總配線箱、主配線箱、集中總箱、支配線箱、拖線箱及宅內配線箱，依收容電纜或光纜之多寡選擇適當尺寸。

　　2)　於水平光纜配線，採用光纜配線箱，做為屋內散出光纜終端用；於主幹光纜配線，總配線箱及主配線箱，改用光纜配線箱，提供6心/12心簇屋內光纜終端用。

　　3)　為提高通信配線之品質，及便利寬頻資訊之建設，建議建築物每一區分所有權(或每戶)之宅內設置宅內配線箱，以利裝置宅內寬頻設備及收容水平配線。

　　4)　引進設施：包括引進管、引進線纜及其他用以將外線引進到屋內的銜接設備，引進設施須銜接總配線箱(架、板)或光終端配線架之責任分界點。

6.1.4.9. 引進設置方式：

　　1)　五層以上建築物：
　　　　以地下引進為準；若房屋建於架空配線區，估計電話需要總數在45對線以下者，可採用架空引進，但須由電信局視實際情形或該地區線路計劃情形決定，註明於送審圖面內。

　　2)　四層以下建築物：
　　　　以架空引進為準（引進管埋設於一二樓間之地板），例如一般連幢式店舖及公寓，均以此法設置引進，但大規模建築物，例如商場攤位及辦公室，估計需要總數在45對以上者，仍以地下引進為準。

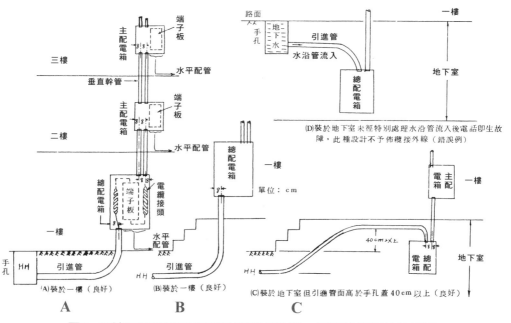

圖6--10總配線箱裝設樓別及箱與引進管、垂直幹管相接位置圖

3) 引進管與配線箱正確接續位置：

因引進電纜直徑較大，高樓所使用者直徑較粗，堅硬不易彎曲，所以應減少電纜彎曲原則下，尤其是光纜管，彎曲度均應＜90°，R不得大於線管直徑。選擇其接續位置。總配線箱裝設於一樓為原則，如大容量箱一樓無適當位置得設於地下室，但需有防水處理始可。如圖6--10供參考。

6.1.4.10. 電信設備及其空間之設置、維護及責任分界點：

1) 電信設備及其空間之設置責任：

A) 建築物建造時，起造人應依規定設置屋內外電信設備，並預留裝置電信設備之電信室及其他空間。但經本局公告之建築物，不在此限。

B) 電信設備包括電信引管、總配線箱(架、板)、用戶側端子、電信管箱、電信線纜及其他因用戶電信服務需求須由用戶配合設置責任分界點以內之設備。

C) 既存建築物之電信設備或供裝置電信設備之空間不足，致不敷該建築物之電信服務需求時，應由所有人與提供電信服務之市內網路業務經營者協商，並由所有人增設。

2) 責任分界點：

A) 建築物設置用戶側端子板設備者，以用戶側端子板之介接端子為責任分界點，如圖6--11 (一) 、(二)。

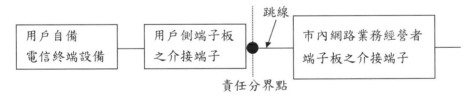

圖6--11建築物設置用側戶端子板設備者之責任分界點 (一)

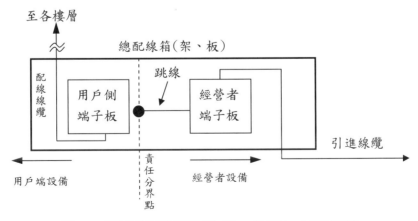

圖6--11責任分界點示意圖 (二) (依圖6-11(二)繪製)

B) 建築物未設置用戶側端子板設備者，以市內網路業務經營者設置於建築物端子板之介接端子為責任分界點，但另有約定者從其約定，如圖6--12。

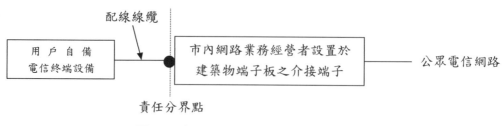

配線線纜

用戶自備
電信終端設備

市內網路業務經營者設置於
建築物端子板之介接端子

公眾電信網路

責任分界點

圖6--12未設置用戶側端子板之責任分界

3) 信設備及其空間之維護責任：

A) 建築物責任分界點以外之公眾電信固定通信網路設施，由提供電信服務之市內網路業務經營者設置及維護。

B) 但社區型建築物內建築物間之管線設施，得由建築物起造人或所有人設置，由所有人維護。設置之建築物電信設備，則由建築物起造人或所有人設置，並由所有人維護。

6.1.4.11. 電信室面積設計：

1) 新建建築物為收容市內網路業務經營者之電信設備，供該建築物用戶通信服務之需要，有下列情形之一者，應設置電信室，但引進電纜總對數或通信容量(埠)為二十對以下者，不在此限。

a) 建築物需引進光纜。

b) 地上五層樓以上且設有地下室之建築物。

2) 前項電信室應依6--1(原表13--1)電信室面積一覽表設置於建築物適當處所，其有地下層兩層以上者，以設於非最底層樓層為原則。

3) 電信室面積4坪以上者，電信室應設置獨立門鎖；電信室面積未滿4坪且未設置獨立門鎖者，建築物起造人或所有人應有適當門禁管制措施，防止電話遭竊聽與盜打情事發生。

4) 為確保用戶可選擇不同的市內網路業務經營者提供電信服務，建議設計電信室面積時，儘量採用規定級距面積之上限。

表6--1電信室面積一覽表(電信技術工程規範--原表13--1)

引進電纜總對數或通訊容量(埠)	電 信 室 面 積	備　註
200 以下但必須設置電信者	2.6~7m² (0.8~2 坪)	室內淨高至少 2.1m, 最窄平面長不得少於 1.5m
201~600	7~14 m² (2~4 坪)	
601~1000	14~20 m² (4~6 坪)	室內淨高至少 2.1m, 最窄平面長不得少於 2.5m
1001~2000	20~30 m² (6~9 坪)	
2001~4000	30~43 m² (9~13 坪)	〃
4001~6000	43~59 m² (13~18 坪)	〃
6001 以上	由提供電信服務之市內網路業務經營者與建築物起造人或所有人共同協商決定之。	

註：電信室空間設置之設計：

1) 有關PBX、LAN、----等，用戶之其他內部自用通信設備所需之獨立空間，應另依有關實際需求預留。

2) 電信室不得設於衛浴室之下方或與(汙)水槽等共用一道牆。

3) 高壓電力、水管、污水管、瓦斯及排煙等管線，不得穿越電信室。

4) 電信室應設於維修人員進出方便、通風、排水良好、不淹水及乾燥之處。

5) 電信室應為密閉式並且防火、防水、排水等設施，其消防、警報等設施，由建築物起造人，或所有人依消防法規辦理，惟不得使用灑水器------。

6) 電信室應隔間並具可加門鎖之出入防火門，寬0.9m，高1.8m，室外留1m以上通道------。

7) 大樓若設有緊急發電者，電信室設備得於列入緊急電源迴路，提供交流電。

8) 電信室應預留空間供放置空調設備；建築物如採中央空調系統時，得預鋪冰水管至電信室供裝設送風機F/C (Fan Coil Unit)。

9) 引進側牆壁須設電纜所需之支架；電纜穿過牆壁時應設置套管。

10) 電信室應依引進電纜總對數設置電源設備，其需求表如表6--16。

11) 建築物地上及地下，總樓層超過10層時，得於與電信室相距10個樓層(佈線距離不得超出100m)倍數之樓層預留足夠空間，以利線纜施工及維護--------------。

6.1.4.12. 電信設備線纜及相關器材：

其規格應符合該局所訂相關技術規範、原廠文件証明或國內外相關機構檢驗証明，該器材符合CNS或國際上公認、電信器材標準(例如ANSI/TIA/EIA、ISO/IEC、EN等規範)。

1) 電纜及相關器材：

A) PE--PVC屋內數位電纜：
係聚乙烯絕緣鋁箔聚氯乙烯(PVC)被覆之對型電纜，對數為1~4對。適用於建築物內水平配線。

B) PE--PVC屋內電纜--係彩色聚乙烯(PE)絕緣聚氯乙烯(PVC)被覆之簇型星絞電纜，對數為6~600對。適用於建築物內水平或主幹配線。

C) FRPE--LSNHPE屋內電纜：
係彩色耐燃聚乙烯(FRPE)絕緣鋁箔低煙無毒聚乙烯(LSNHPE)被覆之簇型星絞電纜，對數為6~600對。適用於建築物內水平或主幹配線。

D) FS-JF-LAP市內電纜：
係發泡聚乙烯雙層絕緣充膠積層被覆之簇型星絞電纜。適用於社區型建築物間屋外主幹配線。

E) UTP及ScTP對絞型屋內電纜：

 a) UTP係指非遮蔽對絞型(Unshielded Twisted Pair)屋內電纜(簡稱UTP)。ScTP係指遮罩對絞型(Screened Twisted Pair)屋內電纜(簡稱ScTP)。

 b) 特性阻抗標稱值為100Ω，其傳輸特性規範之最高頻率如表6--2所示。

 c) 作為語音及數據訊號之傳輸。適用於建築物內水平或主幹配線。

表6--2不同傳輸等級配線器材規範之最高頻率 (原表6--1)

種類	傳輸特性規範之最高頻率(MHz)
Cat 3	16
Cat 5e	100
Cat 6	250

註：交適部電信總局(電信技術規則工程規範)

F) UTP及ScTP之接續硬體：

 a) 係指於配線系統中，用於連接100Ω電纜終端組件，其傳輸特性規範之最高頻率如表6--2所示。

 b) 接續硬體包括端子板、端子板壓接頭、資訊插座及資訊插座組。

 c) 端子板與配線面板式資訊插座組有機櫃(架)式及壁掛式兩種型式。

G) TP及ScTP之跳線：

 a) UTP及ScTP之跳線其導體可採用多股軟銅線絞合。

 b) 適用於建築物內配線系統中，提供電纜與電信設備間互連或交接使用之組件。特性阻抗標稱值為100Ω，其傳輸特性規範之最高頻率如表6--2所示，作為語音及數據之傳輸。對數為4對，其傳輸特性如表6--2所示。

H) UTP及ScTP之跳接線：

 a) 係將固定長度之UTP及ScTP的跳線兩端接上資訊插頭，或端子板壓接頭，作為建築物內配線系統中電纜與設備間互連或交接使

用之組件。

b)　特性阻抗標稱值為100Ω，其傳輸特性規範之最高頻率如表6--2所示。作為語音及數據訊號之傳輸。

I)　UTP及ScTP之引線：

a)　係於UTP/ScTP其屋內電纜一端裝置資訊插座頭或端子板壓接頭，另一端採用壓接方式與資訊插座連接，其中UTP/ScTP屋內電纜的長度即為所需佈放之電纜的長度。

b)　特性阻抗標稱值為100Ω，其傳輸特性規範之最高頻率如表6--2所示。

c)　作為語音及數據訊號之傳輸。

J)　電信配管及線架：

a)　建築物內電信配管分為垂直幹管和水平配管兩種，其材料應採用硬質PVC厚(如表6--10)管、鍍鋅鋼管或不鏽鋼管，其規格應符合NEC規定。

b)　線架亦分垂直幹管和水平配管兩種，其材料應採用鍍鋅鋼、不鏽鋼、鋁合金等材質製作，其規格應符合NEC規定。

c)　自底層至最高層，應成為一直線（圖6--36），如有不得已，管的單彎曲度不得大於90°度；垂直幹線管，自總配線箱至頂樓以直線施工，如有不得已時，彎角不得超過三個，彎曲之總和不得大於180度；管的彎曲半徑R＞6D，即半徑R大於管外徑的六倍以上。水平配線管，相鄰二箱（匣）間，彎曲不得超過三個，彎角總和不得大於180度，超過時需加設拖線箱。如下圖

K)　電纜出線匣及插座：

a)　電纜出線匣--其規格應符合CNS總號6087，類號C4231之規定，並應配合埋入式電話插座(或資訊插座)及圓形配管，如今市場出售之鍍鋅出線匣。

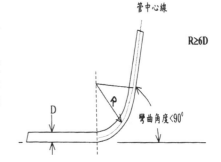

b)電話插座及資訊插座----------

a.　埋入式插座共有16種型號，如表6--3(原表6-2)

b.　明線式插座共有8種型號，如表6--3

表6--3埋入式電信用之插座種類 (一) (電信技術工程規範設計表6--2)

型　　　號	規　　　格	說　　　　　　　明
W 6 – 21 H	6極，2心，1孔	舉例：
W 6 – 21 V	6極，2心，1孔	W 6 － 4 2 H
W 6 – 22 H	6極，2心，2孔	橫式（Horizontal）
W 6 – 22 V	6極，2心，2孔	外蓋上有插座孔2個
W 6 – 41 H	6極，4心，1孔	裝有4心接觸彈片
W 6 – 41 V	6極，4心，1孔	6心容量之構造【6極(PIN)】
W 6 – 42 H	6極，4心，2孔	埋入式（Wall mount）
W 6 – 42 V	6極，4心，2孔	W 8 － 8 1 V
W 6 – 61 H	6極，6心，1孔	直式（Vertical）
W 6 – 61 V	6極，6心，1孔	外蓋上有插座孔1個
W 6 – 62 H	6極，6心，2孔	裝有8心接觸彈片
W 6 – 62 V	6極，6心，2孔	8心容量之構造【8極(PIN)】
W 8 – 81 H	8極，8心，1孔	埋入式（Wall mount）
W 8 – 81 V	8極，8心，1孔	
W 8 – 82 H	8極，8心，2孔	
W 8 – 82 V	8極，8心，2孔	

表6-3 (原表明線式電信用之插座種類 (二) (電信技術工程規範設計---表--63)

型　　　號	規　　　格	說　　　　　　　明
S 6 – 21	6極，2心，1孔	舉例：
S 6 – 22	6極，2心，2孔	
S 6 – 41	6極，4心，1孔	S 6 － 2 1
S 6 – 42	6極，4心，2孔	外蓋上有插座孔1個
S 6 – 61	6極，6心，1孔	裝有2心接觸彈片
S 6 – 62	6極，6心，2孔	6心容量之構造【6極(PIN)】
S 8 – 81	8極，8心，1孔	明線式（Surface type）
S 8 – 82	8極，8心，2孔	

註：　1)　由六心插座(RJ--11)之接綠色碼及對數順序如圖6--13所示。

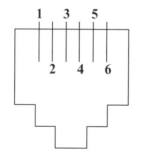

由插座孔外向內看時之接觸彈片位置編號

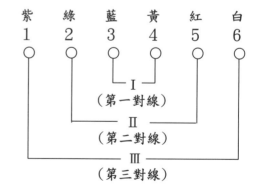

圖6-13六心插座之接線色碼及對數順序圖 (茲以電信技術工程規範設計為例)

2) 由八心插座(RJ--45)之接線色碼及對數順序如圖6--14。

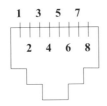

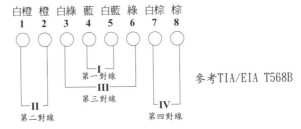

由插座孔外向內看時之接觸彈片位置編號

參考TIA/EIA T568B

圖6-14八心插座之接線色碼及對數順序圖 (茲以電信技術工程規範設計為例)

L) 端子板：

   a) 連接數位PE-PVC、PE-PVC及FRPE-LSNHPE電纜終端之端子板，應採用屋內複合型端子板或符合Cat 3以上規格之端子板。

   b) 連接UTP或ScTP電纜終端之端子板，應採用屋內複合形端子板或符合Cat 5e以上規格之端子板。

M) 屋內複合型端子板：

   a) 係由配線端子組、底座及防塵蓋所組合成，各種對數端子板底座之下側，須預留線對標示板，供標示線對纜號。

   b) 屋內複合型端子板種類及型號如表6--4。

   c) 市內網路經營者，在責任分界點上之端子板應用B型，線數多之建築物，在責任分界點上之用戶側端子板建議採用C型。

表6-4屋內複合型端子板種類及型號

端子板種類	端子板型號	說明
10 對端子板	10-A	10 對端子板
	10-B	10 對端子板，並可加裝保安器
	10-C	10 對端子板，並可加裝 RLD 或保安器
20 對端子板	20-A	20 對端子板
	20-B	20 對端子板，並可加裝保安器
	20-C	20 對端子板，並可加裝 RLD 或保安器
	20-D	20 對端子板，並可加裝 RLD 及保安器

30 對端子板	30-A	30 對端子板
	30-B	30 對端子板，並可加裝保安器
	30-C	20 對端子板，並可加裝 RLD 或保安器
	30-D	20 對端子板，並可加裝 RLD 及保安器
50 對端子板	50-A	50 對端子板
	50-B	50 對端子板，並可加裝保安器
	50-C	50 對端子板，並可加裝 RLD 或保安器
	50-D	50 對端子板，並可加裝 RLD 及保安器
100 對端子板	100-A	100 對端子板
	100-B	100 對端子板，並可加裝保安器
	100-C	100 對端子板，並可加裝 RLD 或保安器
	100-D	100 對端子板，並可加裝 RLD 及保安器

(電信技術工程規範設計--表6-4))

3) 光纜與相關配線器材：

A) 屋內光纜：
所使用之光纜包含單模光、50/125μm多模光纜和62/125μm多模光纜三種，另依光纜結構分為兩種。

a) 屋內主幹光纜 --
六心/十二心簇屋內光纜，係以六心或十二心不同顏色之900μm緊被覆石英系玻璃光纜心線，集合成六心簇或十二心簇為單位之屋內光纜。六心簇屋內光纜有6、18、24、30及36心之組合，十二心簇屋內光纜則有12、48、60及72之組合；適用於建築物屋內主幹配線，作為數據訊號之傳輸。

b) 屋內水平光纜 --
以適量心數之2.4mm聚氯乙烯(PVC)被覆單心光纜集合成，有2、4、6、8、12心之組合；適用於建築物內水平配線，做為數據訊號之傳輸。

B) 屋外光纜：
所使用之光纜包含單模光、50/125μm多模光纜和62/125μm多模光纜三種，依光纜結構分為充膠單模光纜、充膠多模光纜和溝槽型單模光纜，適用於社區形建築物間主幹配線。

C) 光纖連接器：
建築物內使用之光纖連接器的種類包括SC、ST、FC/PC及小尺寸光纜連接器(SFF connector)，光纖連接器之特性須符合TIA/EIA--568-B.3規定。

D) 光纖出線匣：
得選用適當尺寸，以避免造成光纖心線之彎曲損失。

E) 光資訊插座：
係安裝於工作區光纖出線匣，提供水平光纜終端及收容之用；分為埋

入式及明線式，其使用之光纖連接器插座，可採SC、ST、FC/PC及小尺寸光纜連接器插座。

F)　光纜配電箱：
分為機櫃(架)式及壁掛式，其使用之光纖連接器插座，可採SC、ST、FC/PC及小尺寸光纖連接器。

G]　光纖引線及光纖跳接線：

a)　光纖引線 --
係於聚氯乙烯被覆光纜之一端，裝置光纖連接器插頭做為光纜引進屋內光纜配電箱或光資訊插在銜接之用。

b)　光纖跳接線 --
係於聚氯乙烯被覆光纜之兩端裝置光纖連接器插頭，做為屋內電信終端設備間、光纜配線箱間或光纜配線箱與電信終端設備間之傳輸用。

4)　配線箱：

A)　總配線箱：

a)　總配線箱種類及其可收容之端子數如表6--5。

表6--5總配線箱種類及其收容之端子數　(電信技術工程規範--表6--5)

總配線箱型號		內部尺度 （寬×高×深）(cm)	收容之端子數（對）	
			經營者	用戶側
1	A-04-1	45×50×14	20	40
2	A-04-2	30×60×14	20	40
3	A-06	45×80×14	30	60
4	A-1	63×80×14	50	100
5	A-2-1	103×80×14	100	200
6	A-2-2	63×145×14	100	200
7	A-4	93×145×14	200	400
8	A-6	113×145×15	300	600
9	A-8	163×145×15	400	800
10	A-12	203×145×15	600	1200

b)　總配線箱材質 --

a.　總配線箱至少座採用1.6mm以上厚度經防鏽面漆處理之鐵板或不鏽鋼板製造，並應附裝活葉式箱門及啓閉門栓把手。

b.　箱內底面須裝設與箱內底面相同面積外包鍍鋅鐵皮之1.5cm以上厚度之整塊木板，木板與箱底必須緊密固定。

B)　主配線箱：

a)　主配線箱種類及其收容電纜對數如表6--6。

表6--6主配線箱種類及收容之端子數 (電信技術工程規範--表6--6)

主配線箱種類	寬(W)	高(H)	深(D)	收容端子數（對）	收容垂直管數	備註
B-12	30	35	10	10	2	主配線箱容量超過50對時，其尺度大小得依實際需要參考表6-5 總配線箱型號另行設計。
B-22	30	40	10	20	2	
B-23	38	40	10	20	3	
B-32	40	45	10	30	2	
B-33	48	45	10	30	3	
B-54	56	45	10	50	4	

    b) 拖線箱材質--同A-2)總配線箱材質--

  C) 拖線箱：

    a) 拖線箱種類：

      a. 拖線箱種類--佈放用拖線箱之規格如表6--7。

      b. 接續用拖線箱之規格如表6--8。

      c. 拖線箱材質--同A-2)總配線箱材質--

表6--7佈放用拖線箱規格 (電信技術工程規範--表6--7)

項	電纜對數	通過電纜條數				
		1 條	2 條	3 條	4 條	5 條
1	10~20	20×30×10	20×30×10	25×30×10	30×30×10	40×45×10
	30~50	30×30×10	30×40×10	35×45×10	45×50×10	50×70×10
	100~200	50×50×10	60×70×12	70×80×12		
	300~600	60×70×12	70×80×12			
2	10~20	15×25×10	15×25×10	20×30×10	25×35×10	30×35×10
	30~50	15×30×10	20×30×10	25×30×10	30×35×10	40×35×10
	100~200	20×40×10	30×40×10	45×40×10	60×45×10	
	300~600	50×50×10	60×70×12			

註：上述尺寸為寬 × 高 × 深(cm)

表6--8接續用拖線箱規格 (電信技術工程規範設計表6--8)

項	電纜對數	通過電纜條數				
		1 條	2 條	3 條	4 條	5 條
1	10~20	20×50×10	25×50×10	35×50×10	40×65×10	45×70×10
	30~50	30×60×10	30×60×10	40×70×10	50×80×10	
	100~200	50×90×12	60×100×12	70×120×12		
	300~600	60×100×12	70×100×12			
2	10~20	15×35×10	20×35×10	25×35×10	30×40×10	35×40×10
	30~50	20×45×10	30×45×10	35×45×10	40×50×10	
	100-200	35×70×10	45×70×10	55×70×10		
	300~600	50×90×12	60×100×12			

註：上述上尺寸為寬 × 高 × 深(cm)

5) 引進線纜及引進管器材規格：

A) 引進線纜種類及其適用標準如表6--9。建築物之引進屋內線纜超過15公尺者，該引進屋內線纜之屋內段，應全部採用耐燃型線纜或採用鋼管收容。

表6--9引進線纜適用標準表 (電信技術工程規範設計表6--9)

線路引進方式	引進線纜對數	適用線纜種類
1. 架空電纜	3 對以下	自持屋外線
	超過 3 對	CCP-LAP 電纜或自持型架空光纜
2. 地下電纜	600 對以下	FS-JF-LAP 或引上用障壁電纜(CLA)
	超過 600 對	FS-STP 電纜或引上用障壁電纜(CLA)
3. 光纜	---	單模或多模光纜

B) 引進材質--應採用硬質PVC厚管、不鏽鋼管或鍍鋅鋼管，有關硬質PVC厚管管經及厚度規格如表6--10，上述各材質規格應符合CNS相關規定。

表6--10 PVC硬質塑膠管規格表 (電信技術工程規範設計表6--10)

PVC 標稱管徑(mm)	英制管徑(inch)	厚度(mm)	
		最小	許可差
16	1/2	1.8	0.4
20	3/4	1.8	0.4
28	1	2.7	0.6
41	11/2	3.1	0.8
52	2	3.6	0.8
80	3	5.1	0.8

C) 引進管管徑--應依線纜對數並參照表6--11引進管管徑適用表設計之。

表6--11引進管管徑適用表 (電信技術工程規範設計表6--11)

線路引進方式	引進線纜對數	適用管徑	
		標稱管徑(mm)	英制管徑(inch)
1. 架空電纜	---	28	1
2. 地下電纜	50 對以下	41	11/2
	100 對-200 對	52	2
	超過 200 對	80	3
3. 光纜	---	52	2

6) 水平及垂直幹管器材規格：

    A) 水平配管之設計應採用管經1.6mm(1/2") 以上之配管。

    B) 垂直配管之管經應按主幹線纜之種類及對數，參照表6--12適當設計之。

表6--12主幹線纜對數適用管徑參照表 (電信技術工程規範設計表6--12)

線纜種類	主幹線纜對數	適用管徑		備 註
		標稱管徑（mm）	英制管徑（inch）	
1、電纜	30 對以下	28	1	
	50 對-100 對	41	11/2	
	線徑 0.4mm-300 對以下	52	2	可採用線架或線槽
	線徑 0.5mm-200 對以下			
	線徑 0.4mm-400 對以上			可採用線架
	線徑 0.5mm-300 對以上			
2、光纜	----	52	2	

圖6--15電訊製圖圖例 (電信技術工程規範設計表6--13)

項目	名 稱	圖 例	備 註
1	總配線箱、集中總箱	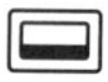	
2	主配線箱	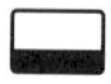	此圖例中塗黑部份表嵌入牆壁
3	支配線箱	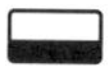	
4	宅內配線箱	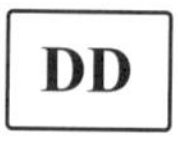 DD	DD：Distribution Device
5	總接地箱	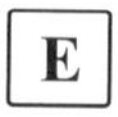 E	
6	地板型暗式出線匣或拖線匣	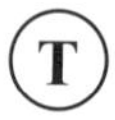 T	1.電信管線請使用英文字母 T 符號 2.內部自用通信設備(如 PBX、LAN、…等)請使用英文字母 t 符號
7	壁型暗式出線匣或拖線匣	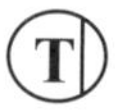 T	
8	壁型暗式公用電話出線匣	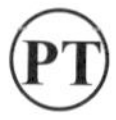 PT	

9	扁型管連接匣	ⓣ	
10	電線管線暗式	—T—	
11	電線管線明式	–·–T–·–	
12	電線管線扁型管	----T----	
13	電線管線上行		
14	電線管線下行		
15	電線管線上下行		
16	電信室	E/R	
17	總(主)配線架	MDF	
18	光終端配線架	OLDF	
19	拖線箱	PB	
20	電話機		
21	公用電話機	PT	
22	電信用插座		
23	接地		
24	接地導線	--------	
25	人孔	◎	
26	手孔	HH	

27	電桿	○	社區型建築物架空線纜使用
28	拉線	╈	社區型建築物架空線纜使用
29	RA 箱	Ⓡ	社區型建築物架空線纜使用
30	CCP-LAP-SS 自持型電纜	$\dfrac{0.5\text{-}100\text{-}CLS}{300}$	$\dfrac{線徑\text{-}對數\text{-}種類}{長度}$
31	FS-JF-LAP 電纜	$\dfrac{0.5\text{-}200\text{-}JF}{400}$	$\dfrac{線徑\text{-}對數\text{-}種類}{長度}$
32	光纜	$\dfrac{0.5dB\text{-}8C\text{-}SM}{180}$	$\dfrac{每公里損失值\text{-}心數\text{-}光纖種類}{長度}$

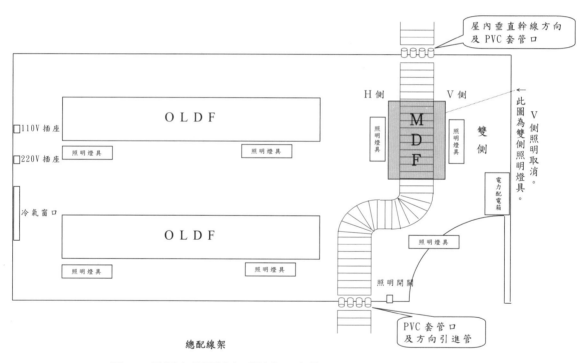

圖6-16電信室總配線架(雙側)及光終端配線架配置圖 (原圖13--1)

6) 總配線架和光終端配線架

A) 總配線架構造：如圖6--17 (茲以電信技術工程規範設計為例)

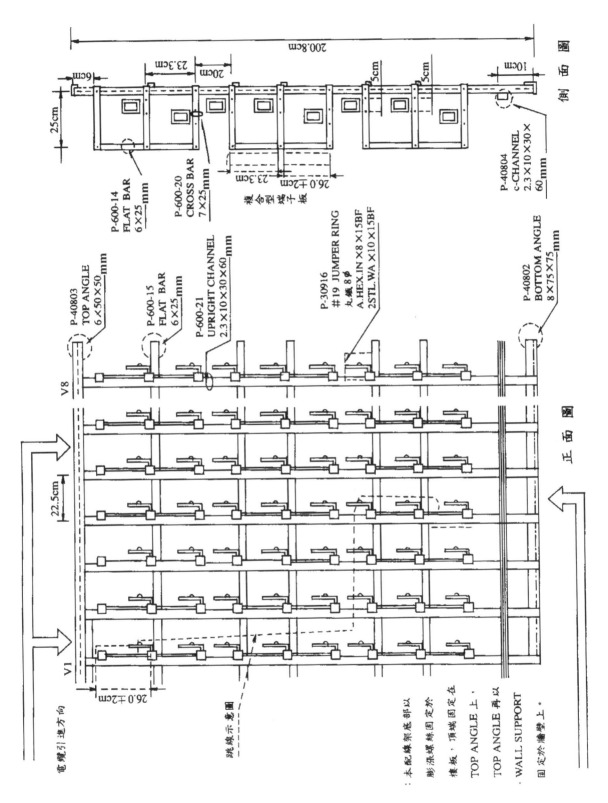

圖6-17總配線架構造(一)(電信技術工程規範設計一至三)圖

B) 總配線架之設置--

　　a) 其容量，應依引進線纜對數(或稱經營者引進電纜容量)和配線對數設計，並參照表6--13選用適當型式之總配線架，引進線纜對數小於600對得使用配線板設計。

　　b) 總配線架之材質--鐵材料必須合符CNS規格。不得有裂痕或試用工具(如鐵鎚)整修打平，平直線、面、角不得有歪轉。

表6--13總配線架 (電信技術工程規範設計表6--14)

MDF型式	引進對數（對）	配線對數（對）	選用單側MDF時所需縱架數	選用雙側MDF時所需縱架數
MDF- 6	600	1200	5	3
MDF- 8	800	1600	6	4
MDF-10	1000	2000	7	4
MDF-12	1200	2400	8	4
MDF-14	1400	2800	9	5
MDF-16	1600	3200	10	5
MDF-18	1800	3600	11	6
MDF-20	2000	4000	12	6
MDF-22	2200	4400	13	7
MDF-24	2400	4800	14	7
MDF-26	2600	5200	15	8
MDF-28	2800	5600	16	8
MDF-30	3000	6000	17	9
MDF-32	3200	6400	18	9
MDF-34	3400	6800	19	10
MDF-36	3600	7200	20	10

備註：1. 容量大於MDF-36時依比例設計之，容量小於MDF-6時亦依比例設計之。
　　　2. 電信室空間已包含總配線架所需空間。
　　　3. 每一縱架收容市內網路業務經營者引進電纜200對，配線400對。
　　　4. 每一型式MDF所需縱架數，已包含預留縱架兩架。

　　C) 光終端配線架設置--光終端配線架分為機架型、壁掛型及組合型，其機架型之機準寬度尺寸分為19"及23'。'

6.1.4.13. 電信設備繪製圖說及清單：

1) 建築物基地位置圖--

　　A) 須符合建築管理規定，並載明基地位置、方位、都市計劃土地使用區

域或區域計劃土地使用編定及比例尺；基地位置圖與配置圖之圖例如圖6--18(原圖7--1)。

B)　標明建築物引進管管徑、位置及電信室、總配線箱位置。

2)　建築物電信設備設計清單(可依實務需求，修正本清單項目內容)，如表原表7--1從略。

3)　垂直昇位圖--垂直昇位圖範例如下：

A)　五樓建築物電信管線暨配線系統垂直昇位圖，圖例如圖6--19(一) (原圖7--2)。

B)　五樓建築物具宅內配線箱之電信管線暨配線系統垂直昇位圖，圖例如圖6--19(二) (原圖7--3)。

C)　十二樓含地下室之電信管線暨配線系統垂直昇位圖，圖例如圖6--20 (原圖7--4)。

4)　平面配置圖：應每層繪製，不同樓層有相同配置時可以同一張圖標示，公寓式建築物具宅內配線箱之電信管線平面配置圖，圖例如圖6--21 (一) (原圖7--5)、6--21 (二) (原圖7--6)。

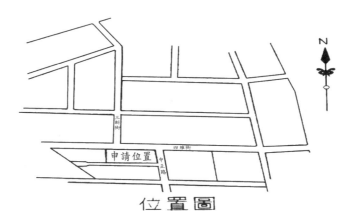

位 置 圖

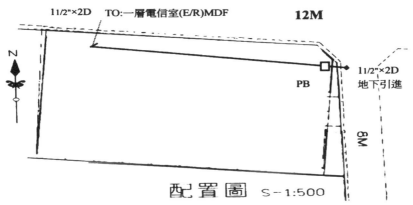

配 置 圖 S－1:500

(電信技術工程規範設計圖7--1)

圖6--18建築物基地位置圖與配置圖

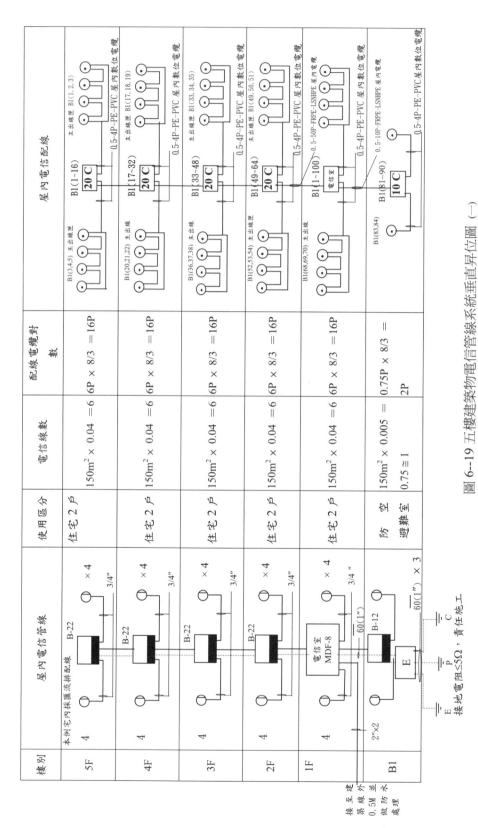

圖 6--19 五樓建築物電信管線系統垂直昇位圖 (一)

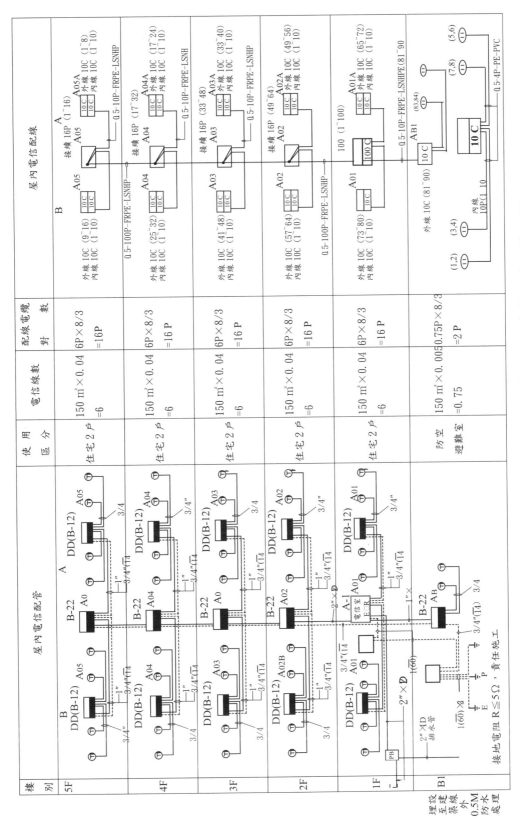

圖 6-19 五樓建築物具宅內配線箱之電信管線暨配線系統垂直昇位圖 (二)

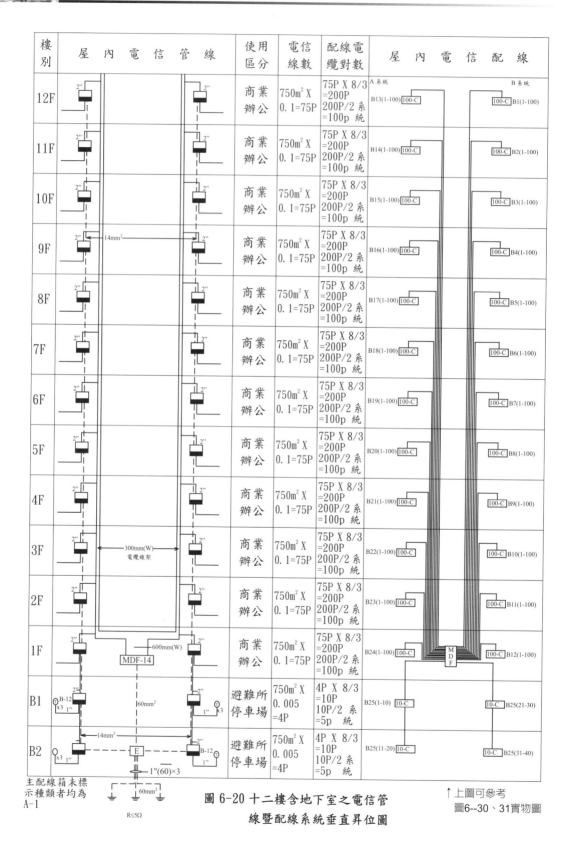

圖 6-20 十二樓含地下室之電信管
線暨配線系統垂直昇位圖

↑上圖可參考
圖6--30、31實物圖

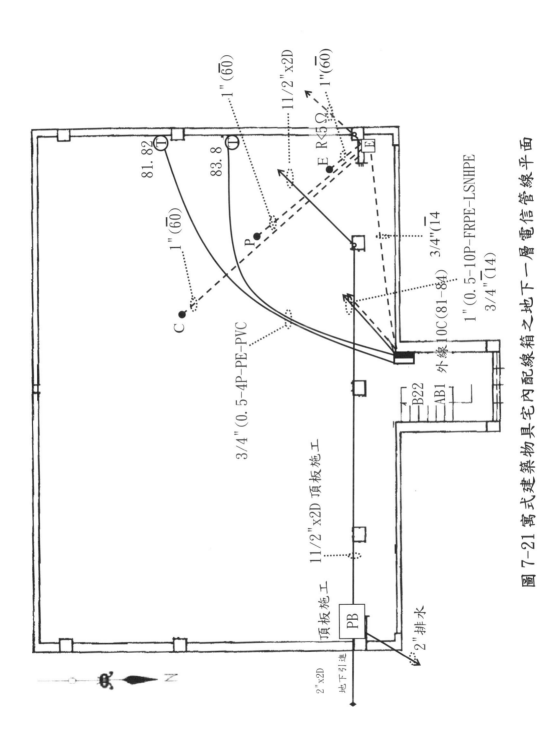

圖 7-21 寓式建築物具宅內配線箱之地下一層電信管線平面

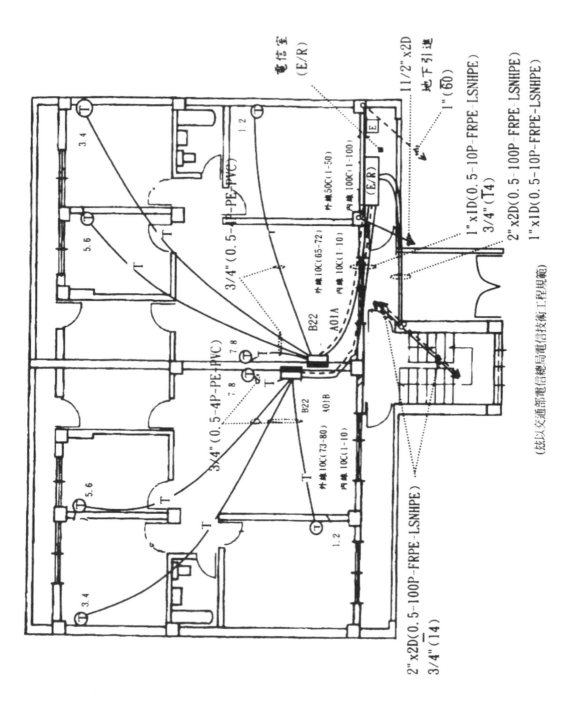

圖 6--21 公寓式建築物具宅內配線箱之第一層樓電信管線平面配置 (二)

6.1.4.14. 電信線數估計：

建築物內電信線對數之估計(含單機電話、用戶專用交換機中繼線、公用電話)、數據傳輸線、及其他電信專線等，所需之電信線對數。

1) 估計準則：

   A) 建築物內電信線對數之估計，包括水平、主幹配線對數，及引進線纜對數之估計。

   B) 估計時應充分樓檢討該建築物用途、建築層數及各層樓地板面積等資料，從寬估計。

   C) 同一樓層如有兩種以上不同使用類別時，應依使用類別之電信線對數，估計係數值分別估算或較高之電信線對數估計係數值估計。

   D) 用途特殊建築物如保全公司、證券公司及資訊服務業等，其電信線對數需求遠較表6--15所列為高時，除依實際需求估算外，得與市內網路業務經營者洽商。

   E) 當數棟建築物，以同一宗土地開挖時(即地下室連通)，其總電信線對數，應以整體估算，而非各棟獨立估算。

   F) 光纜線數以對數估算，每一對光纜為2心。

   G) 各樓層主配線箱，至該樓之每一區分所有權之宅內主出線匣，或宅內配線箱之水平配線，至少應提供二對電話線。

   H) 住宅用建築物，每一區分所有權依面積等密度法，估計結果大於四對電話線以上時，該區分所有權，得採用四對電話線設計。

2) 水平配線對數之估計：

   A) PE-PVC設計：

      a) 各種建築物水平配線以 PE-PVC (或FRPE LSNHPE) 設計時，每一對電信線數可提供一個電話埠使用，電信線對數之估計，應依建築物使用類別，電信線對數估計系數值，如表6--14，以面積等密度法估計；其各樓層之預估電信線對數，依各樓層之樓地板面積 (平方公尺 m²) $\times$ 電信線對數，估計系數值 (對/平方公尺，P / m²) (進位取整數)。

其公式如下：

各樓層水平預估電信線對數＝各樓層之樓地板面積 (m²)$\times$電信線對數估計系數值(P/m²)
.... (進位取整數)

各樓層水平預估電信線對數＝_____ m² $\times$ 0.02 (P / m²) ....(1)

      b) 當各樓層電信線對數以面積等密度法估計結果低於表6--14(7)所訂的標準時，應以表6--14(7)之預估準則，估算各樓層電信線對數。

B) Cat 5e設計：

　　a) 使用Cat 5e設計時，每4對電信線數，可提供一數據埠使用，其數據電信線對數之總和不得低於第6.1.4.7 2) A) b)以PE-PVC.設計之電話電信線對數。

　　b) 採本型設計時，每一區分所有權至少須設計一數據埠可供數據或電話使用。

C) PE-PVC及Cat 5e混合設計：

　　a) 供電話使用之PE-PVC電信線數對數，及供數據使用之Cat 5e電信線對數之總和，不得低於第6.1.4.7 1) G)及2) B)以PE-PVC設計之電信線數對數。

　　b) 供電話使用之電信線對數，應優先以6.1.4.7 1) G)及6.1.4.7 2)(上)條A.2)項估計。

D) 光纜設計--建築物內各樓層以光纜設計水平配線時，每一對光纜可提供一個光資訊埠使用，其各樓層預估光纜對數，可以面積等密度法，或依已確知區分所有權需求數，(或光資訊插座數)估計之。分別說明如下：

　　a) 面積等密度法--依建築物使用類別，電信線對數估計係數值表6--14，以面積等密度法估計之，其中該表第1至5類之電信線對數估計係數值得以$0.02p/m^2$取代之。

　　b) 已確知區分所有權需求數，或光資訊插座數時，依下列公式估算，並建議每一區分所有權各預留一對數光纜當備用。

其公式如下：

各樓層水平之預估光纜對數 ＝ 區分所有權需求數或光資訊插座數 ....(2)

E) PE-PVC或Cat 5e與光纜混合設計時，各樓層所設計之光纜對數，應不得低於上項D)項純以光纜設計時光纜對數，其他PE-PVC或Cat 5設計之電信線對數，則依實際需求自行設計。

3) 主幹配線對數之估計：建築物內主幹線纜之對數，為總配線箱至各樓層主配線箱之配線對數之總和，相關計算公式如下：

A) PE--PVC設計設計--建築物內各樓層以PE--PVC設計各樓層主配線箱之電信線對數，依各樓層預估水平之電信線對數乘以8/3倍(捨位取整數)。

相關公式如下：

總配線箱至各樓層主配線箱之電信線對數

＝各樓層水平預估電信線對數 ✕ 8/3 (捨位取整數) ....(3)

B) Cat 5e設計--建築物內各樓層水平配線以Cat 5e設計，各樓層主(支)配線箱之數據電信線對數，依各樓層水平預估數據電信線對數乘以4/3進位取4的倍數。

公式如下：

總配線箱至各樓層主配線箱之數據電信線對數

＝各樓層水平預估數據電信線對數乘 4/3，(進位取4的倍數)。..........................(4)

C) PE--PVC及Cat 5e電纜混合設計：
如以各樓層主(支)配線箱(室)之電話電信線對數和數據電信線對數分別依7.3 A.及B項兩項估算(上項)。

D) 光纜設計 --
建築物內各樓層水平配線以光纜設計，各樓層主(支)配線箱之光纜對數，等於各樓層水平預估數光纜對數。

其公式如下：

各樓層主配線箱(室)之光纜配線對數 ＝ 各樓層水平之預估光纜對數 ....(5)

E) PE--PVC或Cat 5e與光纜混合設計時，各樓層主配線箱(室)得設光電轉換之傳輸設備，且所設計之光纜對數應不得低於6.1.4.7 3)D項， 純以光纜設計時之光纜對數，其他PE--PVC或Cat 5e設計之電信對數，則依實際需求自得設計。

4) 引進線纜估計：

A) FS-JF-LAP--
引進線纜總對數之設計以各樓層預估水平電信線對數之總和✕4/3
(每百對心線同時使用率以75%計)計算所需之對數。

其公式如下：

引進線纜總對數 ＝ 各樓層預估水平電信線對數之總和✕4/3............................(6)

B) 光纜引進數--洽市內網路業務經營者，應於洽辦時決定光纜引進管數、管徑及相關光纜引進事宜。

C) 引進線纜種類及適用標準：如表6--14。
如建築物之引進屋內線纜超過14公尺，該引進屋內線纜之屋內段，應全部採用耐燃型線纜，或採用鋼管收容。

表6--14建築物使用類別電信線對數估計系數 (電信技術工程規範設計表8--1)

類別	建築物用途	電信線對數估計係數值(p/m²)	
		非光纜	光纜
1	證券業、市場攤位	0.1	0.02
2	商業用、辦公用	0.1	0.02
3	住宅用建築物	0.04	0.02
4	醫院、飯店、旅社、休閒娛樂場所	0.02	0.02
5	學校、工廠、教室或類似建築物之辦公室部分、透天式獨戶建築	0.02	0.02
6	工廠、教室、宗教聚會場所、大型購物中心	0.01	0.01
7	停車場、緊急避難所、倉庫、農舍	0.005	0.005

6.1.5. 工作區配線系統之設計及施工：

設計與施工其實均屬技術人員之基本技藝工作，為求新修法令能普及與及早執行，更要提高工程品質，仍願不勝其煩摘要說明。

1) 出線匣、電信用插座之設計及施工：

A) 水平配線引入住宅用建築物各區分所有權宅內時，應設置一主出線匣，以供收容宅內水平配線，從主出線匣至宅內各廳室出線匣之配線方式，依實際需求，採匯流排(BUS)或星狀為之，並設置資訊插座或電話插座。

B) 為因應寬頻資訊及宅內網路需要，得設置宅內配線箱，以收容資訊插座組或端子板，從宅內配線箱至室內各廳室出線匣之配線方式，應以星狀為之，並設置資訊插座。

C) 宅內配線箱之設置應距地面30cm以上，如有主動接取設備(如：x DSL Modem HUB設備等) 置於宅內配線箱時，應提供足以散熱之裝置，另距宅內配線箱1.5m內，須有 1 ϕ 110V 60Hz電源裝置。

D) 商業建築物原則上，每一個工作區，至少應設置資訊插座及電話插座各一個。

E) 各式建築物之廳室內之側壁適當位置，應設置出線匣及電信用插座。其規格應符合電信總局所定相關技術規範，出線匣之安裝以橫式為原則；每個出線匣至少應提供2個RJ-11或RJ-45插座。

F) 各式建築物得於適當位置，預留公用電話出線匣、1ψ 110V 60Hz電源及插座，如圖6--20所示，其裝置地點與數量必要時得洽市內網路業務經營者。

G) 公共場所同一地點裝設二部以上公用電話時，至少應裝設一部福祉用公用電話。

H) 下列場所，建議裝設出線匣及電信用插座：

a) 商場或市場用途大樓，每一攤位，預設出線匣及電信用插座。

b) 醫院大樓之各辦公室、診療室、病房、服務臺等，在適當位置預設出線匣。

c)　　飯店、旅社大樓辦公室、服務臺及各客房預設出線匣。

I)　　插座之安裝步驟，請參照圖6--23電話插座之設計及施工，如屬特殊產品，則參照產品說明書。為避免插頭彈片接觸不良，插座安裝方向，應如圖6--23所示，一律凸形向下。或出線匣時，應儘量避開雨水、濕氣、高溫、灰塵、振動或噪音等處。

J)　　明線式插座裝設高度應離地面30cm以上，埋入式插座則依出線匣高度設置。出線匣若為橫放，應使用橫式插座，若為直放，應使用直式插座。不論是橫式或直式插座，若採用預埋暗管方式之配線，應使用埋入式電信插座，反之如採用明式配線，則使用明線式電信插座。

K)　　出線匣安裝時，應將圓形水平配管之管口，插入出線匣之敲孔，用金屬管與出線匣連接時，用一或二個制止螺帽與護圈連結。用PVC管與出線匣連接時，其管口外側之邊角，應加以鉸削，或將管口做成喇叭狀，以免穿管時電纜受到損傷，如圖6--23~24所示 (電信技術工程規範設計)。

N)　　預埋出線匣位置，應遠離水槽、熱水器或容易淋雨之場所。

表6--15出線匣裝設高度參考表

裝　設　場　合	離地板高度 (cm)
橫式電信插座(JACK)	30
直式電信插座(JACK)	130
大廳走廊壁掛話机	130
一般公用電話	120
福祉用公用電話。	80

(電信技術工程規範設計表9--1)

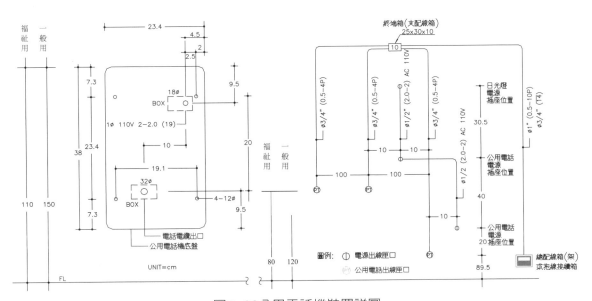

圖6--22公用電話機裝置詳圖

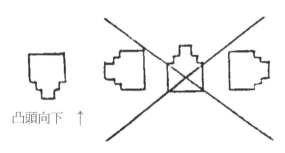

(電信技術工程規範設計圖9--2)

圖6--23插座之方向

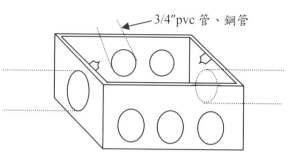

3/4"pvc 管、鋼管

(電信技術工程規範設計圖9--3)

圖6--24出線匣與圓形水準配管連接法 (一)

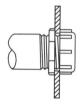

以一制止螺帽及護
圈與接線盒連接法

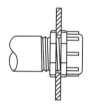

以二制止螺帽及護
圈與接線盒連接法

圖6--24重屬管與出線匣連接法 (二)　(電信技術工程規範設計圖9--4)

2)　電話、資訊插座之設計及施工：

A)　電話、資訊插座可分為：埋入式及明線式兩種，配合出線匣設計及施工：

a)　埋入式電話或資訊插座，一般隨建築結構物完工埋好暗管、出線匣、配線箱等，然後配合水電、裝潢工程，佈放電纜；而在用戶未搬入使用之前，安裝電話插座，以免事後搬移傢俱，打擾用戶。明線式為建築物完工後，以補助方式按裝電話或資訊插座。

b)　將出線匣內電纜餘長拉出，剝除末端外被覆10cm，將電纜心線之pvc末端絕緣層剝除1cm，按電纜線色碼連接鎖緊，如圖6--25(一) 暗式、(二) 明式。

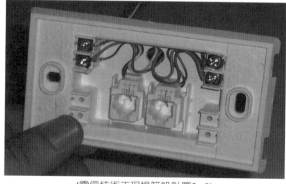

(電信技術工程規範設計圖9--8)

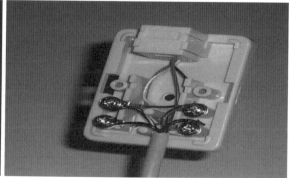

(電信技術工程規範設計圖9--12)

圖6--25暗式插座按電話電纜色碼心線鎖緊 (一)　圖6--25明式插座按電話電纜色碼心線鎖緊 (二)

3) 資訊插座之設計：

A) 埋入式或明線式插座組的孔數有1 、2 、3 、4及6孔，將出線匣內電纜餘長拉出，剝除末端外被覆4cm，將絞距鬆開需小於13cm，依顏色排序，如圖6--26 (一) ~ (四)。
用壓接鉗壓入線槽，使用束帶固定線纜，並將蓋板蓋上。如圖6--26(三) 、 (四)。

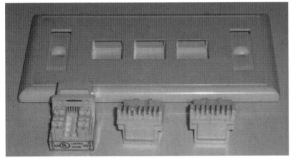

(電信技術工程規範設計圖9--14)

圖6--26打開資訊插座蓋板 (一)

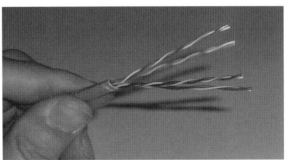

(電信技術工程規範設計圖9--15)

圖6--26剝除電纜外被覆 (二)

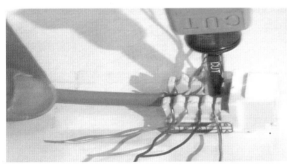

(電信技術工程規範設計圖9--16)

圖6--26暗式插座按資訊電纜色碼心線鎖緊 (三)

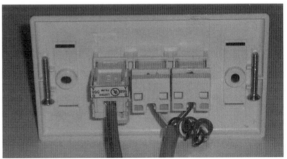

(電信技術工程規範設計圖9--17)

圖6--26暗式插座按資訊電纜色碼心線鎖緊 (四)

B) 資訊插頭(plug) 的製作方法：

a) 將資訊插頭的保護套套進電纜，如下圖6--27 (一) ~(三)。

b) 以剝除工具剝除電纜外被覆2~3cm後，依資訊插頭色碼排列方式，依序將各心線緊密平行排列，如下圖6--27 (四)。

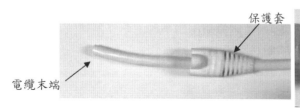

保護套

電纜末端

(電信技術工程規範設計圖9--23)

圖6--27將資訊插頭的保護套套進電纜 (一)

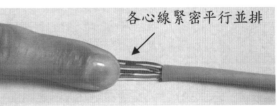

各心線緊密平行並排

(電信技術工程規範設計圖9--24)

圖6--27各心線緊密平行並排 (二)

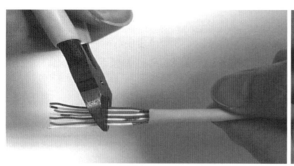

(電信技術工程規範設計圖9--26)

圖6--27用斜口鉗剪齊 (三)

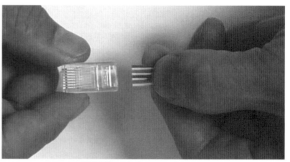

(電信技術工程規範設計圖9--27)

圖6--27心線插入資訊插頭 (四)

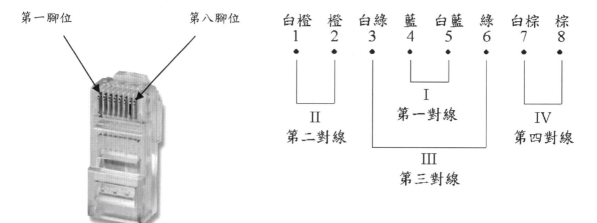

第一腳位　　　　第八腳位

| 白橙 | 橙 | 白綠 | 藍 | 白藍 | 綠 | 白棕 | 棕 |
| 1 | 2 | 3 | 4 | 5 | 6 | 7 | 8 |

I
第一對線

II
第二對線

III
第三對線

IV
第四對線

圖6--27資訊插頭色碼之可方式 (五)　(電信技術工程規範設計圖9--25)

★ 每一心線前端，皆應與凹槽底邊緊密接合，且電纜外被覆剛好置於變訊插頭夾板位置，如下圖6--27 (六)。再以夾線鉗壓接圖，最後套上保護套圖(七)。

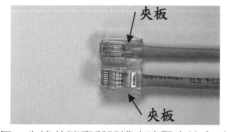

夾板

夾板

每一心線前端應與凹槽底邊緊密接合(六)

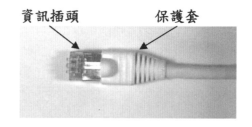

資訊插頭　　　　保護套

夾線鉗壓接後套上保護套圖(七)

圖6--27資訊插頭完成 (六) (七)　(電信技術工程規範設計圖9--28、30)

4)　光資訊插座之設計及施工：

　　A)　選擇光資訊插座的型式及收容光纜心數，以及所含光纖連接器插座的種類，一般以每一個工作區光纜埠數做為選擇的依據。

B)　光纖引線設計：光纜以光纖引線進行熔接方式終端時，光纖引線一端以熔接方式，接到水平光纜，另一端直接以光纖引線的光纖連接器插頭接到光資訊插座，如圖6--28所示。光纖引線可選擇雙心光纖引線或單'心光纖引線，所使用的光纖連接器插頭，必須配合光資訊插座的種類。

C)　光纖連接器插頭設計：水平光纜利用現場組裝光纖連接器插頭方式終端時，在水平光纜末端接上光纖連接器插頭後，再接到光資訊插座，如圖6--28所示。光纖連接器插頭的選擇有雙心光纖有連接器及單心光纖連接器插頭兩種，所使用的光纖連接器插頭，必須配合光資訊插座的種類。

D)　光資訊插座之施工：建議以製造商施工工法，或指定之工法為準，同一建築物內，光資訊插座之型式應一致。

E)　光資訊插座盒(outlet box)所收容之光纖：其彎曲半徑須遵守製造商之規定，無建議時，不得少於25cm。

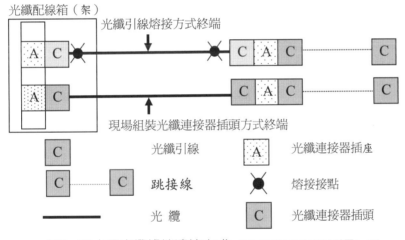

圖6--28水平光纜終端連接方式 (電信技術工程規範設計圖9--31)

5)　工作區配線及配管佈設方式：.

A)　一般工作區採地板式，在地板內的水平配管，有圓形管、地板線槽、地板管槽及蜂巢式等方式，

B)　無法以前項方式施工者，可採用下列工作區配線方式佈線：

a)　探入式：以建築物之上下層為同一所有人所有者為限，由上(下)層水平配管系統，探入本層之天花板，應選擇靠近裝機之適當位置。但以不破壞建築物結構為前題。如圖6--29 (一)、(二)、(三)。

b)　踢腳板保護式：預定裝機位置末設置水平配管及出線匣者，應沿踢腳板路徑佈設纜線，配合室內裝潢並達供線之目的。

c)　側壁押條式：類似踢腳板式應配合室內裝潢，在室內側壁之適當

　　　　高度，將佈設之線纜器於押條線糟內，可保持室內美觀又達供線之目的。

d) 明線式：

　　∗ 選擇距離最短，彎曲點最少，且不妨害室內美觀之路徑。

　　∗ 沿壁面配線時，應與地面平行或垂直為原則。

　　∗ 佈線時，不得由室內空間騰空橫過，亦不可由天花板懸空下垂；應由一側向他側順序打入引進線固定卡釘固定之，於終端設備插座處，應預留約30cm餘長，以利維修。

6) 光纜配線接續處理：

A) 施工時注意事項：應先檢視光纜型式，單模、50/125μm多模或62.5/125μm。多模光纜不得混用。

a) 接續場所，因有酒精易燃物品，故嚴禁煙火及使用去漬油、柴油清洗裸光纖。

b) 光纖切割面之好壞影響接續的效果甚大，故切割時要小心謹慎，並應注意使切割面平滑及垂直。

c) 切割之裸光纖應妥善處理，以防刺入皮膚內。

B) 設計範例：

a) 範例一：如附圖6--29 (一)

　　∗ （電話十電話）插座採PE--PVC電纜，依匯流排方式配線接線圖。

　　∗ （電話十電話）插座採PE--PVC電纜，依星狀方式配線接線圖。

　　∗ （電話十電話）、（電話十資訊）、（資訊十資訊）插座組合配線方式。

b) 範例二：如附圖6--29 (二)
室內五組(電話十電話)插座，採PE--PVC電纜設計，依匯流排配線及環路配管方式施工。

c) 範例三：如附圖6--29 (三)
室內五組(電話十資訊) 組合插座，採PE--PVC電纜與UTP電纜混合設計，以匯流排配線及環路配管方式施工。

d) 範例四：如附圖6--29 (四)
設宅內配線箱及室內五組(電話十電話)插座，採PE--PVC電纜設計，以星狀配線及環路配管方式施工。

e) 範例五：如附圖6--29 (五)
設宅內配線箱及，室內五組(電話十資訊)組合插座，採PE--PVC電纜及UTP電纜混合設計，以星狀配線及星狀配管方式施工。

f) 範例六：如附圖6--29 (六)
設宅內配線箱及，室內五組(資訊十資訊)組合插座，採UTP電纜設計，以星狀配線及星狀配管方式施工。

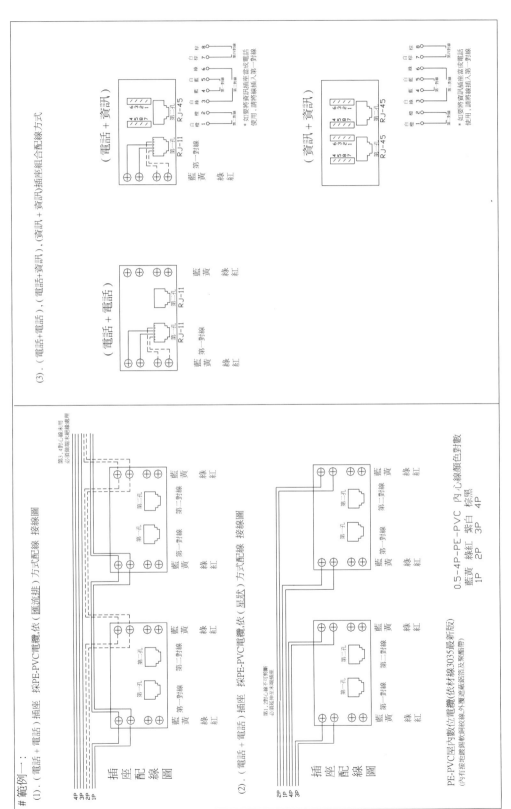

圖6--29範例一－（電話＋電話）插座 採PVC電纜，依(匯流排)方式配線、接線圖（一）

（二）（工配箱至各配線工作器箱以PE-PVC導線，星狀配線、環路配管方式施工）圖6~29例二~四

範例二：室內5組電話插座（採PE-PVC電纜設計，匯流排配線、環路配管方式施工）

範例三：室內5組電話＋資訊組合插座（採PE-PVC電纜與UTP電纜混合設計，以匯流排配線、環路配管方式施工）

範例四：設宅內配線箱，室內5組電話插座（採PE-PVC電纜設計，星狀配線、環路配管方式施工）

說明：住宅內有需要裝小型PBX系統，建議採宅內配線箱方式設計

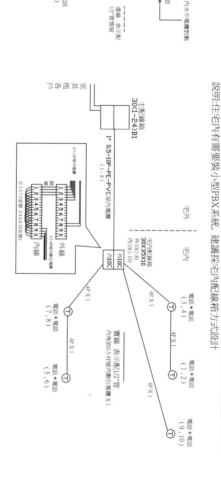

附註說明：PE-PVC部分同範例一。UTP電纜　由室內資訊插座至主幹資訊設備間電纜總長度不可超過90 m為原則。

-464-

範例五: 設宅內配線箱,室內5組電話,資訊組合插座(採PE-PVC電纜,UTP電纜混合設計,
星狀配線,星狀配管方式施工)

說明:住宅內有需要裝PBX系統,或小區域網路 建議採宅內配線箱方式設計

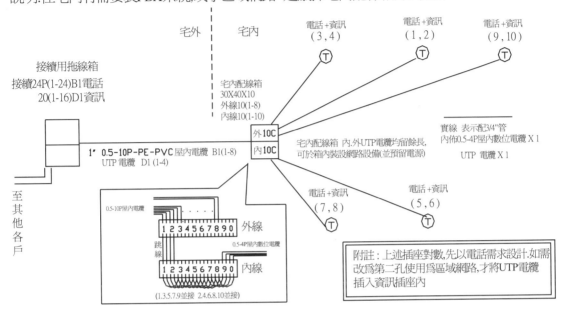

範例六: 設宅內配線箱,室內5組資訊組合插座(採UTP電纜設計,
星狀配線,星狀配管方式施工)

說明:住宅內有需要裝PBX系統,或小區域網路 建議採宅內配線箱方式設計

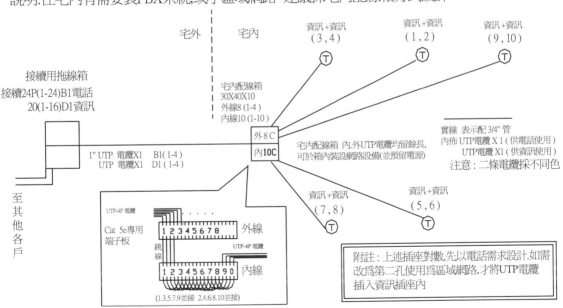

圖6--29範例五~六 設宅內配線箱,室內五組電話,資訊組合插座,

(採UTP電纜混合設計,以星狀配線及星狀配管方式施工。)(三)

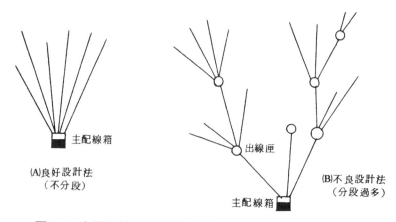

圖6--30水平配管形態比較系統圖 (茲以電信局電話配管設計圖--12)

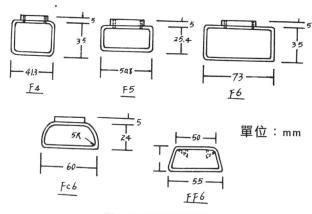

a.圖扁型管橫斷剖面

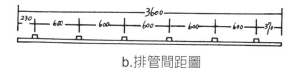

b.排管間距圖

圖6--31扁型管橫斷剖面及排管間距圖 (茲以電信局電話配管設計圖15)

C) 一般樓地板厚度由12~15cm即4.72~5.91吋，按規定配管不得超過樓地板厚度30％，以5.91吋樓地板厚度，最大可用之空間不到2吋，由40mm~50mm。改善此缺點，從圖6--31扁型管橫斷剖面圖看出，可將圓型電話配管改用扁型管，即解決了難題。尚有下列優點：

a) 佈線融通性極高。

b) 容量大，佈線容易。

c) 採用多種系統於一室時，配線縱橫交錯，極為方便。

下面圖6--32-A、32-B兩圖，可與前面圖6--20系統設計圖對照參考。

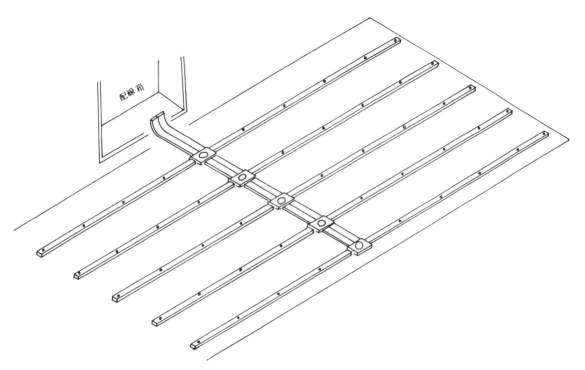

圖6--32-A 扁型管單層配管法平面圖 (茲以電信局電話配管設計為例)

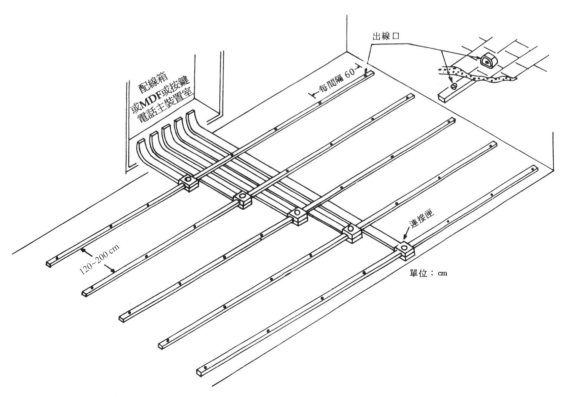

圖6--33-B 扁型管雙層配管法平面圖 (茲以電信局電話配管設計為例)

D) 幹管線之設置位置,與幹線管連接之每一主配線箱,必須設於公共出入場所,光線良好,有充分工作空間之處,使電話裝修人員便於工作。一般埋設於樓梯周圍牆壁,或其附近公共走道之牆壁,箱門面向公共走道,但須避免設於太平梯周圍。

E) 垂直幹管均接入主配線箱之左側,如圖6--3A及圖6--32。

F) 垂直幹管不得埋設於柱內。

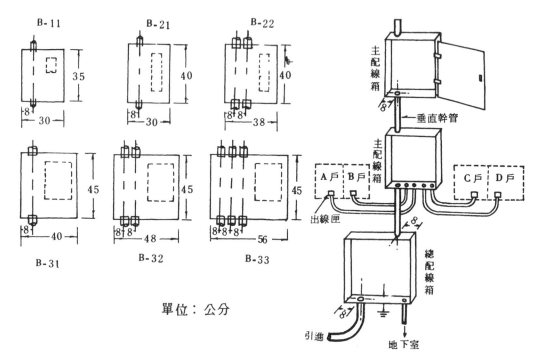

單位:公分

圖6--34 B種主配線箱尺寸及與箱連接正確位置

表6--16建築物電信室電源設備需求表(電信技術工程規範設計表13--2)

引進電纜總對數	電力總容量(KVA)	總開關 MCCB 極數跳脫安培	電信設備電源開關 110V/20AMCCB	插座(只) 110V/20A	供電方式 (含冷氣電源)	照明(室內各處 300 LUX)	備考
50 以下設電信室者	3	2P 30 AT	3	2	1Ø 3W 220V/110V	300 LUX	
51~100	4	2P 30 AT	3	2	1Ø 3W 220V/110V	300 LUX	
101~200	6	2P 30 AT	3	2	1Ø 3W 220V/110V	300 LUX	
201~400	11	2P 50 AT	3	3	1Ø 3W 220V/110V	300 LUX	
401~600	14	2P 75 AT	3	4	1Ø 3W 220V/110V	300 LUX	
601~1000	16	2P 75 AT	3	4	1Ø 3W 220V/110V	300 LUX	
1001~2000	18	2P 75 AT	6	4	1Ø 3W 220V/110V	300 LUX	
2001~4000	50	3P 100 AT	12	6	1Ø 3W 220V/110V	300 LUX	
4001~6000	50	3P 100 AT	18	6	1Ø 3W 220V/110V	300 LUX	
6001 以上	另洽市內業務經營者						
註:1.電信室設立獨立電表或電力分表一只,以市內網路業務經營者名稱申辦者支付電費。 2. MCCB (Molded Case Circuit Breaker) 無熔絲斷路器。							

　　例如下圖配管，非常簡單，每一樓層四戶，每戶一對局線一主一副兩部話機，或兩對局線兩部主機。如擴充數量，由客廳分出支線即可，極為簡便。如圖6--35所示。

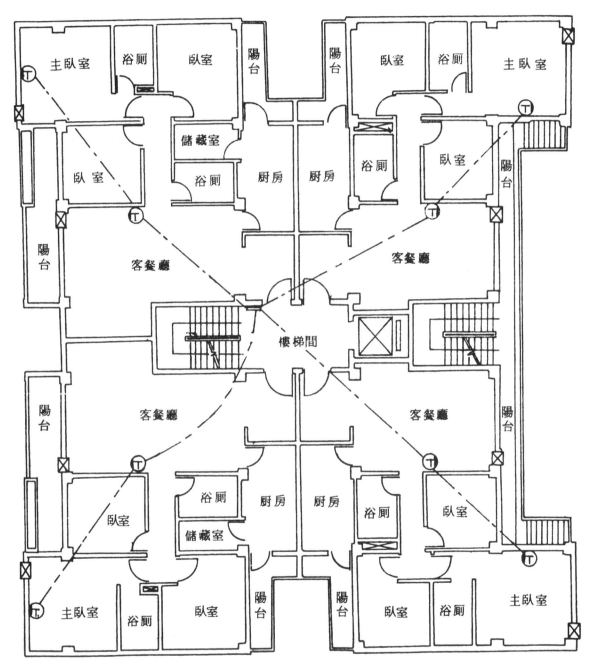

圖6--35公寓或住宅水平配管平面圖 (茲以電信局電話配管設計圖-13為例)

6.2 號 誌（號碼次數顯示器）

6.2.1. 電子號碼次數顯示器

又稱電子螢光幕、電子叫號機，或稱信號系統。該系統分單一叫號與多號呼叫，如門診診療室、檢查室等處為單一叫號如圖6--36………等，；則檢驗室、計價櫃臺、藥局如圖6--37………等，分配到不同的櫃臺，為多號呼叫。了保持院內安靜，均以數字顯示器取代人工叫號。雖然各部門作業上略有差異，但其用於叫號功能相同。這是目前在臺最普遍採用之叫號器具，說明如下。

6.2.1.1. 電子號碼次數顯示器用途：

凡是限量進入之特殊公共場所，分別舉例說明：

1) 診療室：

各門診之診療室門框正上方或側上方，懸掛一具三碼百位數電子顯示器，等各診療室門診大夫屆時到達後，護士馬上將桌上電子叫號主機打出燈號，呼叫就診掛號時之序號患者應診。等待前一位患者開出藥方，隨即呼叫下一位患者應診，依次以此類推；臺北榮總醫院，惟恐下一位就診患者，不能即時連接前位患者就診，延誤應診時間，在數間門診室前增加預備室(一長條走廊)，預備室前各懸掛一具顯示器，先行呼叫下一位患者坐在該室門口準備應診。

此處要特別提出一點，即「門診數位叫號」。每一門診叫號號誌機，與院內網路連線，當日就診者可從院內網路中查詢「看診進度查詢」，避免過早來院苦苦久等不能就診，所以必須有其聯貫性，不要忽略掉。

2) 各檢查室：

檢查室門上，懸掛一具三碼三位數電子顯示器，包含X光、心電圖、腦波、復健，以及大廚房的配膳間，各病房用膳人數之標示牌…等，均需用顯示器呼叫。如圖6--36顯示器A。

3) 門診檢驗室：

A) 患者就診時要檢驗時，先抽序號，等候取樣檢查；而檢驗室櫃檯上方懸掛一具三碼百位數顯示機。屆時櫃檯前檢驗員依次就坐，依次打出燈號，患者依號辦理抽血，其他各項檢驗，如送交檢體（痰、尿及糞便），隨到即交付檢體即可。在抽血取樣後，患者隨即可回診療室前等候報告應診。檢體化驗後，將結果打入院內網路系統，直接輸入受檢個人病歷資料夾。如圖6--36顯示器B。

B) 先檢驗再就診：臺北榮總已採行先檢驗，再就診，今已普遍執行；如萬芳，慢性病連續處方箋，共分三期每期四週取藥一次，共十二週，共84天。第一次看診時，順帶開出下次就診前二至五天檢驗申請單，即先檢驗再就診，避免病人當天跑檢驗等報告；檢驗室忙採樣、趕化驗，打報告。主要更能減少忙中會錯的因素。

4) 藥局：在櫃檯上方懸掛三具四碼千位數電子顯示器。若劃分左右單雙號兩個窗口發藥時，分成左右邊兩列取藥，若再將內服及外敷藥分開發藥時，即增加外敷藥一處，亦有將慢性病處方箋，另設一處領藥窗口者。藥袋編號以一天一次編號為原則，由上午第一號起，直到晚間最後末號止，如此不會發生同號情形。所以各個醫院門診人數超過數千人次，以十位數跳號呼叫，必須要四位數顯示器。藥局為迎接大批患者領藥，為數眾多藥劑師同時作業，從印表機上取下帶狀藥袋、按每個人藥物種類、數量、集中裝釘，分單雙號，放置在左右兩只紙箱內，兩邊藥劑師取袋後，按處方箋裝妥藥品、再放置在藥櫃桌輸送帶上，傳送到藥局櫃檯或窗口旁，當藥袋到達櫃檯後，發藥藥劑師，單號窗口自1號起按順序打出患者領藥處方箋編號，雙號窗口自2號起按順序打出患者領藥處方箋編號，核對患者身分和處方箋與藥袋藥名與實際藥品是否吻合。

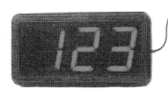

圖6--36

6.2.2. 電子號碼次數顯示器構造：

型　號：BIS-TP03-LED

尺　寸：31 * 17. 5 *5 cm (W*H*D)

品　名：11cm七段型2位叫號機

圖片機型：NRI-0301-10K

外框尺寸：38 cm (W) * 17. 5 cm (H) * 5 cm (D)

每個數字：8 cm (W) * 11 cm (H)

顯示顏色：紅色 (另有黃色機型，或特別定製顏色)

顯示點數：每個數字由7段顯示構成，每1段由5顆高亮度LED組成。

外框材質：黑色鋁合金粉體烤漆製作。

顯示方式：一幕顯示3個數字，呼叫時可發出"叮咚"叫號聲。

控制方式：RS232接收介面控制，提供鍵盤與10米控制線。

電源規格：AC 1φ 110V/ 220V. 迷你型15W變壓器。

控制鍵盤：尺寸= 38 cm (W) * 17. 5 cm (H) * 5 cm (D)，塑膠材質製作。
　　　　　提供自動加減和數字輸入等16個控制鍵。

圖6--36電子叫號機為例。(茲以鴻軒條碼有限公司) 其特性如下。

6.2.2.1. 有按鍵式操作盤：
操作容易，速度快，精準可靠。按鍵操作可連續使用一百萬次以上。

6.2.2.2. 大型電子幕：
顯示器由純半導體零件構成，非用一般鎢絲燈泡組裝而成。具有耐用性壽命久。

6.2.2.3. 具有專用特殊功能按鍵：
可將數目字以「加一、減一、加十、減十方式操作」，得心應手。

6.2.2.4. 附有悅耳鈴聲：
引起注意，協助叫號。

6.2.2.5. 機型小巧：
全機由純電子零件構成，不易故障，維護簡單。

6.2.4. **操作方法**：

6.2.3.1. 打開主機電源開關。

6.2.3.2. 按下所需要的數字鍵：
各個門診開診時，護士從1號或01號開始，從主機上按下數字，此時門上電子幕與主機上字幕板數字全同，並同時顯示，護士核對主機上字幕板數字，有無錯誤送出，同時發出"叮咚"，叫號聲。提醒候診者注意，顯示器開始閃爍和鈴聲數聲後，兩者自動停止，顯示器不再閃爍和鈴聲停止鈴聲。

6.2.3.3. 如下一個號碼是連續數字：
則按下加＋1鍵，即可自動進一號，不必重按數字鍵；要倒數叫號則按下減－1號鍵。

6.2.3.4. 如藥局10個號碼一次叫號：
則按下「＋10字」鍵；要倒數叫10號則按－10字鍵。

6.2.3.5. 要是按錯數字時：
按下"C"鍵，清除改錯歸零，再重新操作。

6.2.5. 智慧型免排隊系統

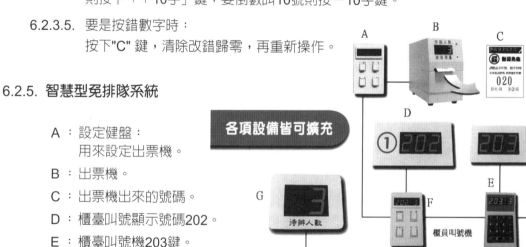

A : 設定健盤：
用來設定出票機。

B : 出票機。

C : 出票機出來的號碼。

D : 櫃臺叫號顯示號碼202。

E : 櫃臺叫號機203鍵。

F : 櫃臺叫號機4鍵。

G : 待辦人數看板。

H : 櫃臺及等待交費或檢驗
者號碼顯示總板(有語音)。

圖6--37電子號碼次數顯示器系統顯示器圖 (茲以鴻軒條碼產品為例)

從圖6--37電子號碼次數顯示器系統顯示器，是一個多功能綜合性的大組合，A和B兩項為先取號碼牌，如抽血或送驗體，H項再等叫號到那一櫃檯抽血或驗體。而D、E兩項均為叫號就診或領藥，只是性能多少而已。為名符其實的「多項設備皆可擴充」，在今日台灣號稱電子王國，電子系統方面沒有辦不到的事。由實際的需求作取捨，變化無窮，多樣化、實用化、簡繁化、院內外網路化等等。各單位元只要提出需求，工程師即可滿足各項願望，甚至超越各項需求。

所以近年來各醫療院所，在改進醫療措施上，以加強以病人為中心的前題下，投資各項設備軟硬體上，不遺餘力！

6.3 醫師尋找系統設備

6.3.1. 醫師尋找系統：

用於醫師院內上班時間，離開座位、查房、院內洽公途中等情況下，有急事或上級主管有請時要待辦，為了保持院內安靜，尋找醫師時仍用採用電子燈號為主。在院內各病房護理站，於全院走道及公共場所，均設置雙面三碼百位數之號碼顯示器。每位醫師付與一組號碼，當要尋找那位醫師時，用電話告訴總機要找的醫師或編號，總機在顯示器上打出該醫師號碼，全院顯示器與總機房主機上，同時顯示該醫師號碼，處處可見。當該醫師看到自己號碼或其他人看見燈號，即轉告知該醫師，即刻與總機連絡，得知何人在何處尋找那位醫師，或直接將電話接過去和某尋人洽談，方便也快速。現在有少數醫院採用，要尋找人時，只好採用播音系統呼叫！這也是見仁見智的問題，要不要設置可悉聽君便。大家知道有這樣的設備。

燈號顯示器：

有雙面和單面號碼顯示器兩種，又分橫式與直立式。在寬闊之處以單面橫式顯示器懸掛牆面；於走道狹長處，則以三角形雙面顯示器直立式為主。直立式號碼顯板外罩，為一層紫色2m/m透明壓克力。使顯示板上除紅色數字外呈黑色背影，框架以白色鐵罩製成。顯示器外殼底寬約220m/m、兩邊高各185m/m，頂高145m/m，成一等腰三角形，兩角各55°＋頂角70°＝180°。雙面顯示，每面有3位數字，每組數由33個紅色LED LAMP組成。橫式號碼顯示器，與門診號碼顯示器以及主機均同步。

同時還有一種各科室主任醫師到達後，進入醫療大樓大門或由後門口出去，在門右邊牆面掛一面燈號牌，排列各科室主任醫師登錄燈號，與總機房主機聯線(每一門號不大，約1.5cmx10cm，包含一塊透明燈號名牌和一隻ON/OFF開關)，順手打開，顯示該科室主任醫師，來到醫療大樓上班，離開時則隨手關燈。同樣各科室主任醫師登錄燈號牌，在醫療大樓後門口右邊牆面懸掛一具，進入時開燈，離開時則隨手關燈。自榮民總醫院最早建院時用過一次，擴建後即未再使用。也許與手機普及後有關。

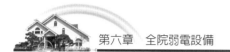
6.3.2. 電子號碼數字顯示機構造：

1. 電源：交流A.C. 1∮2P.110V/220V 60Hz。

2. 電源線：二條2.0m/mPVC線。信號線為9條1.2m/m中間不得有接頭。主機與顯示器之間以11條單線，並聯供應電源及燈號，在套管兩端分別以色碼或其他方法分別標示。管線出線盒必須在顯示器背後。

3. 每組顯示板上：均有直流供應器，使每組顯示器相同亮度。

4. 控制電路：全部採用LSI線路及CMOS IC線路。

5. 主機字幕：採用0.5m/m半導體紅色LED LAMP顯示字幕。保用10萬小時以上。

6. 傳輸信號線路：IC複調回路輸送。

7. 清除按鍵："C"。

8. 閃爍按鍵：紅色空白鍵。

9. 操作功能：操作時先啓開主機電源開關，再按C清除鍵，再按所需要號碼，如"856"，此時主機顯示板以及各處顯示器，同時亮出"856"號碼，隨即按下閃爍鍵，顯示板上數字幕機立即閃爍數次以示注意後，隨即停止。再次要呼叫另一醫師號碼時，則按C清除鍵，顯示板上數字號碼歸零，再重複上述動作即可。

各顯示器放置各病房及公共場所示意圖

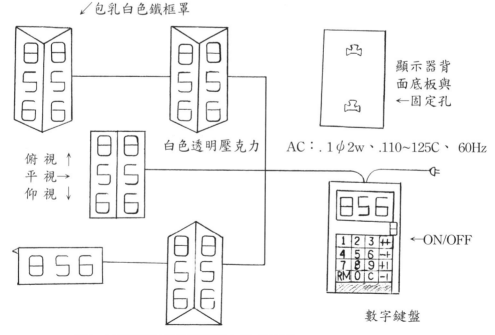

圖6--38醫師尋找電子號碼次數系統圖 （玆以鴻軒條碼產品為例）

也許如今手機普及率高，人手一機，但個人手機號碼並非人人皆知，有無公開的必要呢？在院內多為一般事務性之呼叫。筆者在兩所醫學中心工作時，呼叫亦不相同，前者多為一般臨時事務性修繕工作，電話直接打到工務組，由主任事務秘書，按情形指派技術員或技工等人員前往；而更換機組件，或較大修繕工作，多由各單位專案申請批准後執行。後者因組織編制不同，人手較少，又無尋找呼叫系統，直接由建築(水泥和木工)與電機兩位元工程師各自負責辦理，直接廣播呼叫成了慣例，而電機維修工作廣泛又頻繁，電話不停，有雙手接聽兩支電話(一支外線，一支院內線) 情形也不例外(多以簡單的事務先回答解決)。初到院時多親自帶領技工至現場瞭解情況，協調維修，形成滿院四處奔走，久而久之熟悉後，接獲各單位維修電話，即指派水電、空調、鍋爐房等有關單位技工前往檢修，並提示有關問題之所在，多能及時修復解決。

6.4 護士呼叫系統設備

6.4.1. 護士呼叫系統：

為各病房及急診室，住院病患請求協助時，與護理站醫護人員聯絡之呼叫系統。以每一病房為一單元，凡每一病患床頭、盥洗間（沐浴、廁所）、治療室、陽光室等活動之處，以及產房和手術室之恢復室床頭等處。護士呼叫系統，國內國外廠牌眾多，任君選擇，不限定某一廠牌或單一廠商，根據個案的需求和預算額度，祇能抓重點與功能，避免被人指責圖利他人之嫌。

6.4.1.1. 國內製呼叫系統：

早期有自行研發之「紅燈系統」，和國外整套之護士呼叫系統，前者較為簡單，後者較為完善。紅燈系統，早期參考日本產品研發，各床頭懸掛一隻半圓形蓋D.C.24V 0.4mA指示小紅燈，和一條尼龍拉繩，各室門口上方一隻半圓形指示紅燈，主機裝置在護理站牆上，附有一蜂門器與一隻半圓形24V 0.4mA指示圓型紅燈。換言之，本系統僅僅是單一的信號而已，無法對講。當來自病房病患有事呼叫時，拉一下拉繩，立即出現下列情況：

1) 該病床指示紅燈：
該室門上指示紅燈、護理站牆上指示紅燈，同時閃爍。

2) 護理站蜂門器：
每隔6~8秒發出叫聲。護理人員立即按下取消聲音按鈕，停止叫聲（紅燈仍亮著），同時走出護理站到走廊上，查看何處門上紅燈在亮（區域燈），趕至該室再看那一病床上紅燈在亮。

3) 取消按鈕：
走到該病患床邊，按下取消按鈕，此時所有三處指示紅燈全部消失，同時詢問病患有何需要。重點是：不論是呼叫或誤按按鈕，任何處拉一下紅燈，護理人員，必需至該發生處才能取消，沒有捷徑可行，無法偷懶。

6.4.2. 國外整套之護士呼叫系統較為完善：

本系統全採用電子式可對講之呼叫設備。可達到護士站與手術室醫生休息室之聯絡，更可加強護士站對病患之情況服務。

本系統可共分為：1.頭特等病房、2.一般病房、3.手術室、醫生分機、值班分機等不同單位使用，因其性質不同，故所使用之器材亦非全同。雖然各處指示燈，懸掛處相同，卻為白色，呼叫聲音次數頻率有別。

6.4.2.1. 當來自病房病患有事呼叫時：

按下病床延長線或按鈕，立即出現下列功能：

1) 中央主機必須包括全晶體之交換線路、音頻放大器，區分呼叫等級之音訊，燈號，控制回路，呼叫選擇器，雙向通話性能。且其各主件應固定安裝於有門鎖之牆式鐵箱內。

2) 頭特等病房：本系統提供護士站與病患之向雙向通話，呼叫並按區域位置分為：緊急和普通呼叫二種。可由護士站主機門燈、區域燈及床燈之燈光閃動和音訊頻率區別。

3) 本系統之設備：應包括護士站主機，普通狀況病床分機，緊急狀況病床分機門燈、地域燈、醫生分機、值班室分機，和中央主機等。凡所須敷設之電線均表示於施工平面圖上。

4) 本系統應為全晶體及範本式線路板構成，用於音訊交換回路、放大器和信號控制之所有元件及線路，均須為插入範本式，以便於更換及檢修。

5) 音頻放大器，必須為全晶體組成，並有受聲音控制之通話方向之控制器，如此則護理站主機，與任何其他分機通話時，不必按下任何通話（Press to Talk）開關，並須有晶體製插入式閃爍器，以產生斷續之警告音訊，和閃爍燈訊。

6) 保持住原始呼叫病房分機之線路，均須為晶體交換線路，不得採用繼電器之系統代替。所使用之電容器、電阻或其他元件之特性，均須超過正常所需耐性之75%額外功能。

7) 有關護理站主機及值班室分機，產生斷續呼叫之音訊，必須為全晶體組成，不得為任何機械式，並且於夜間時，能對全部或個別的停止呼叫音訊聲。

8) 本系統須能對所有分機，所發出之呼叫，能自動加以自分等級，並同時由音訊及燈號在護理站主機上表示出來。任何分機之呼叫，必須能由護士站主機上，各自之附燈按鈕式開關上，發光顯示出其號碼。

9) 護理站主機之分機數，以10門為單位增加，且可對同單位之10門分機，可作各別或群體監聽。每門按鍵上均有各自分機號碼，並附有燈泡，以達到能分別呼叫及分級使用中之各種情況。

10) 主機與分機通話，不得幹擾到其他分機上，並且在主機用話筒或耳機，直接

對講，無須用任何按鈕來達成。

11) 主機上的發光分機選擇鍵，必須能使護士立刻及準確的分辨出其呼叫分機號碼，所有選擇鍵的顏色須能改變，以表示各部不同狀況，選擇鍵內之燈，須能由主機之前面，且不須拆解主機之狀況下更換。

12) 所有各式分機，須能安裝於標準單聯之結線盒內，其面板均須為不鏽鋼面板，以能達到可更改房間用途及耐用之原則。

13) 所有分機之聯結線，均須附有識別色碼，以便於安裝及保養，電纜須依功用而分開，如此則於信號線出問題時，不致干擾到通話線。

14) 所有浴室分機及緊急病床分機之呼叫，均為緊急狀態，除了呼叫音訊及閃爍燈號之頻率上能分別外，並且不能於主機上取消呼叫，僅能在呼叫分機上之取消開關上取消。

15) 本系統所用之電源供應器，須全天候供應 D.C. 24V. 3.2A 電源。其輸出保護線路，須為電子式，並使輸出不得大於 100VA，並須達到 UL 規格。

6.4.2.2. 器材規範：

1) 病床分機：
本分機，須能安裝標準單聯電氣接線盒內，其位置均須標示於施工平面圖上。

A) 所有元件，必須固定於一不鏽鋼面板上。

B) 分機之呼叫及回答線路均須由晶體組成，不得使用繼電器或 S.C.R.（Silicon Controlled Rectifier）矽整流器控制。

C) 分機所用之喇叭、麥克風組件，須用 2 吋圓形之喇叭，磁頭重 0.53 盎司以上，於 0.25w 之輸入時，須能於 6 吋之距離外，產生 96db，±5db 之音壓，並於 800~6,300 Hz 中，產生平坦之輸出能量。

D) 呼叫分機上有一白色小指示燈，會發出穩定之光。

E) 主機回答分機之呼叫，或當主機對分機監聽時，則分機上之白燈即會變為紅燈，以提醒病房內人們之注意，以遵重各人之隱私權。

F) 普通分機之呼叫：可由主機或分機上取消呼叫，但緊急病房分機之呼叫，則須由該分機上取消。

G) 分機可插入各式不同類之呼叫延長線或呼叫器，如此延長線脫落則立刻自動發出呼叫，只有將呼叫延長線或呼叫器重新插入，才能取消呼叫。

H) 呼叫信號及通話特性，須能不互相影響。

2) 醫生呼叫分機：
本分機安裝於醫生休息室，可達到與主機呼叫及雙向通話之功能，其性能與病房分機相同，除了一呼叫按鈕，代替了可接收插入呼叫延長線之插座處。

其安裝處應標示於施工平面圖上。

3) 值班室分機：

所有元件，須固定於不鏽鋼面板上，此面板上之大小，須恰好適合單聯電氣接線盒。

A) 當病房分機發出呼叫時，則此分機有一紅燈，發出慢速閃光訊號；當有緊急病房分機發出呼叫，則此閃光速度加快。

B) 當普通呼叫或緊急呼叫時，此分機亦發出不同頻率之音訊，但此音訊亦可由主機控制開或關。

C) 當主機對呼叫回答時，則此分機紅燈會亮。

D) 所有聯結線均須有色標識別，以便於接線及保養。

4) 盥洗間用緊急呼叫：

所有元件，必須固定於不鏽鋼面板上，此面板上之大小，須恰好適合單聯電氣接線盒。

A) 一條六呎尼龍呼叫延長線，聯接於一段金屬鏈上，如遇大力拉扯時，則可自動脫落，但此時已發出呼叫。

B) 當病患按下盥洗間延長線或按鈕，列為緊急呼叫，故除於音訊及閃燈上可分別外，且無法於主機上取消呼叫。

C) 此分機須為防濺型，以免被濺溼。

D) 此分機面板，須有表示呼叫用白燈及取消呼叫按鈕。

E) 此分機面板上，須有呼叫方法，如為原文者，得加上中文呼叫方法。

5) 門燈：

須有4燈、3燈、2燈、1燈之不同類型。

A) 燈座須為鋸齒型，以增加其固定性。使用電壓為D.C.24V，其接線應為有色線，須能方便更換為紅危或綠色，連接時不會接錯。

B) 門燈之不鏽鋼面板，須為雙聯電氣接線盒。

6) 區域燈：

在施工圖上標示線路舖設，並顯示呼叫者來自何區。

A) 此燈與門燈相同，但分二段，一為白色，一為紅色。

B) 當本區有一普通呼叫時，則為白色燈亮。

C) 當本區有一緊急呼叫時，則為紅色燈閃爍。.

7) 病床分機用呼叫延長線，每條長六呎白色電纜。

A) 呼叫按鈕需為瞬間式，安裝於一耐高壓塑膠容器內。

B) 另一端插頭為插入呼叫插座處。

C) 本呼叫器上，須附有一不鏽鋼鉗子，以便於夾於手邊床緣，以避免不

慎掉落地上或拉脫。

D) 本呼叫器，需能擦拭乾淨。

8) 病床分機用雙人式呼叫延長線：但有兩個呼叫按鈕一個插頭。其他各項與 6.4.2.2 1) G)同。

9) 氧氣房內用防爆型呼叫延長線：本呼叫器之接點密封於外殼接地之金屬容器內，外再用塑膠皮被覆。其他各項與上項 8)同。

*氧氣帳信號延長線：此信號延長線，只有尼龍繩及按鈕在帳中，開關在氧氣帳外，病患只須輕拉信號線，即可呼叫，不能有火花，以免引起爆炸。

10) 殘障用呼叫延長線：

A) 本呼叫延長線，乃提供給手部不便操作之病患使用，只須用壓著式，即可完成呼叫動作。

B) 本呼叫一端為圓形：直徑3 1/8"，3/4"厚之扁形物。

C) 此呼叫器可接受360°方向來之力量，即可產生動作。

11) 手術室專用分機：
本分機為對主機作雙向對講之功能，並有一緊急按鈕，發出緊急呼叫之訊號，且此時只能於此取消呼叫，此機可與腳動式呼叫開關聯結作用。

12) 手術室用腳動式防爆呼叫器，埋入式開關，雙極 平常開路瞬間動作。
　　　＊功率承受度：A.C.1P 250V 20A。合格度：能符合NEC規格：
　　　　　　CLASS I GROUPS C & D
　　　　　　CLASS II GROUPS E.F&G
　　　　　　CLASS III GROUPS NEMA Types 5. 7 C.D. 9 EFG

13) 護理站主機安裝位置：
安裝在護理站內工作檯上，可控制病床分機、醫生分機、值班室分機等。

A) 本主機之元件，均須為範本式，以便於更換範本及保養。

B) 其控制組件須為晶體式線路構成，有下列數種：

a) 紅色之主機回話表示燈。

b) 白色燈於有分機呼叫時，即一閃一閃發亮，並可由其閃動頻率分辨出等級。

c) 麥克風或喇叭，任何呼叫，這裏都會有嘟嘟聲，慢的為一般呼叫，快的為緊急呼叫，同時亦可於此和分機通話，及監聽病床動靜，並有一音量控制分為三段調音。

d) 藍色按鈕：按下去時藍燈會亮，表示預先設定之值班室分機及主機不會有呼叫之音訊，便於夜靜時之使用。

e) 主機之面板為不鏽鋼製成，以保証清潔和耐用。

C) 本主機附有掌上型話筒和聽筒，可直接與分機對講，不必使用任何需

壓下再講(PRESS-TO-TALK)的方法。

a) 病房呼叫指示按鈕：每排有12個按鈕，最上一個是夜晚使用來監聽這一排裡的病人的情況，最下面一個是對講完了以後取消用的，中間一共10個，有號碼的按鈕，燈亮了表示有病人呼叫，按下去就可與病人對講，如緊急呼叫則按鈕內之燈會閃動，否則不會閃只會亮。

b) 每一個按鈕燈色須能更換，且更換燈時，可由前面即可更換，而不用拆開主機。

14) 中央用交換主機：此機達到主機與各分機對講，或其他功能：

A) 所有控制線路，均須為插入範本式之印刷線路，安裝位置如圖示。

B) 對講特性之放大器，均須為全晶體，插入範本式之印刷線路組成，並須有15w之音頻輸出功率，以達到群體呼叫之功能，其輸入輸出均須有變壓器，以保護晶體之安定，並排除外界之干擾現象。

C) 本機有控制音訊之斷續，及燈訊閃動的全晶體，插入式的印刷範本，並有音量控制，調整值班室之音訊聲。

D) 須有四個音量控制，分別控制下列之音量：

a) 傳話之音量、受話之音量。

b) 護理站主機上喇叭，輸出之音量。

c) 護理站主機上喇叭，接收傳遞到分機之音量。

d) 有限制對講放大器輸出水平。

e) 並有音調控制。

15) 電源供應器：為掛牆式：

A) 本機須能於溫度0°C~50°C內工作，其工作電壓為A.C.1p 105V~125V 60Hz。

B) 輸出為D.C. 24V。輸出限為3.2A.連波須小於10 MV。

C) 如輸出有短路或過負載，則電子保護線路即發生作用，限制其輸出不超過100VA。當故障排除時，立即自動恢復正常操作。

16) 二三等病房之護士呼叫系統功能：

為各病房與護理站聯絡之需要，所有病床均裝置護士呼叫系統，各樓每病房各成獨立的一套系統。

來自病房的一般呼叫。當病患拉下呼叫線時，立刻發生下列情況：

A) 病床上分機紅色指示燈會亮。

B) 病床所在之病房門口上方，對著走廊之白色門燈會亮，以指示呼叫之病房。

C) 走廊上之區域燈亮，以指示呼叫病房之區域。

D) 護士站發出斷續之呼叫聲。

E) 護士站主機指示呼叫床位之白燈亮。

F) 當護士尋找燈號，到達呼叫的病床邊，按下取消鈕，以上情況立即消失。

17) 盥洗室的緊急呼叫：

當病患在盥洗室拉下緊急呼叫線時，立刻發生下列情況：

A) 緊急呼叫器之紅燈一閃一閃發亮。

B) 病床所在之病房門口上方燈號，一閃一閃發出白光。

C) 走廊上之區域燈亮，發出紅色閃光。

D) 護士站主機指示呼叫床位之白燈亮。發出一閃一閃發出白光。同時發出急促之斷續呼叫聲。

E) 當護士找到燈號，到達呼叫的病人處所，按下取消鈕，以上情況立即消失。

若醫院經費充裕，可增設視覺訊號系統（Visual Call and Signaling System），更為方便好用。以上規格參考廠牌：Philips 或歐美同等品；ZETTLER。

Typical Nurse Call Intercom System

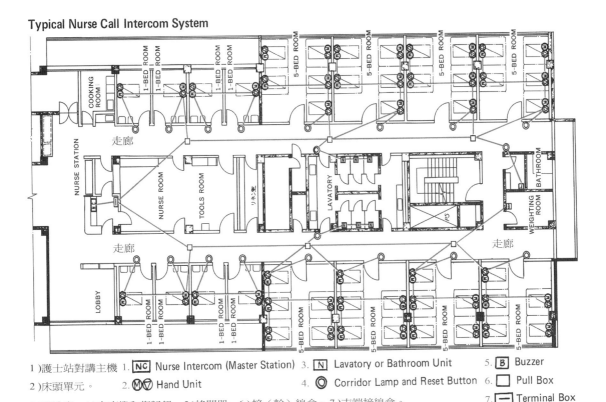

1)護士站對講主機　1. NC Nurse Intercom (Master Station)　3. N Lavatory or Bathroom Unit　5. B Buzzer

2)床頭單元。　2. M⑦ Hand Unit　4. ◎ Corridor Lamp and Reset Button　6. ☐ Pull Box

7. ▭ Terminal Box

3)盥洗室、4)走廊燈和復歸鈕、5)蜂門器、6)接（幹）線盒、7)末端接線盒。

上圖由左邊護士站主機，向右兩條上下走廊延伸，再連接區塊內二或三間病房為一單元。

圖6--39 護士呼叫系統病房配置圖 (一) 　（茲以日本SHINSEI圖為例）

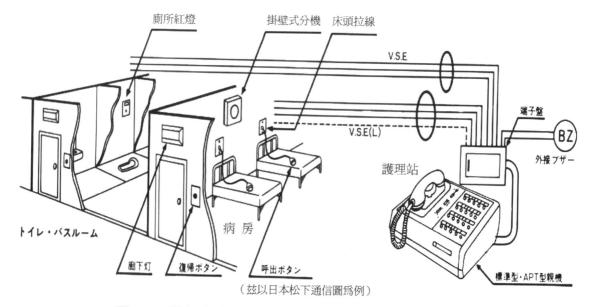

（茲以日本松下通信圖爲例）

圖6--39 護士呼叫系統病房示意圖 (二) （茲以日本松下通信圖為例）

6.5 全院播音系統設備

6.5.1. 全院播音系統設備：

在內政部消防署--各類場所消防安全設備設置標準，採用高級音響器材，由服務臺主控，下班後由總機兼管。全院播音系統，以遇特殊情況時，如消防，火災逃生、災害預警、與緊急疏散，以及緊急避難等播音主導，並兼宣示政令為主要工作，及兼顧尋人服務。音樂僅限播音前段內之過門時間，或在三餐飯後，播放**15~20**分鐘短暫輕鬆音樂或歌曲。全院播音系統大致上分五個區域來掌控，因不同的需求，分隔服務，以免打擾不相干的人員，同時保持院內寧靜為前題。這套設備包括在工程內，而此系統必須普及全院每一角落，尤其地下室偏僻之處。設計師與院方行政單位先行協調。

全院播音系統分五個區域範圍說明如下：

6.5.1.1. 行政區：
僅僅限於行政辦公單位地區。

6.5.1.2. 醫療區：
各個醫療大樓內，各科室辦公室內。既使全院區播音，最多至各病房護理站，盡量不需至各病房內。

6.5.1.3. 公共大廳及走廊：
包含各個等候區、餐廳。以室內為主。

6.5.1.4. 停車與保養場：

包括地下及室外停車場。保養場：院內僅僅做一級保養工作。

6.5.1.5. 全院區：

以上各區均包含在內（含各病房），此系統必須普及全院每一角落。

6.5.2. 緊急廣播系統與設備：

根據內政部消防署，各類場所消防安全設備設置標準：

第二章警報設備第三節緊急廣播設備，第133條：緊急廣播設備，依下列規定裝置：

6.5.2.1. 距離揚聲器：

一公尺處所測得之音壓應符合下列表規定：

表6--17揚聲器音壓表

揚聲器種類	音　　　　　　　　　壓
L　　級	92 分貝以上。
M　　級	87 分貝以上 92 分貝未滿。
S　　級	84 分貝以上 87 分貝未滿。

6.5.2.2. 揚聲器應依下列規定裝設：

1) 廣播區域，超過一百平方公尺時，應設L級揚聲器。

2) 廣播區域，超過五十平方公尺未滿一百平方公尺時，應設L級或M級揚聲器。

3) 廣播區域，在五十平方公尺以下時，應設L級、M級或S級揚聲器。

4) 從各廣播區域內，任一點至揚聲器之水平距離，不得大於十公尺。但居室樓地板面積，在六平方公尺，或由居室通往地面之主要走廊及通道，樓地板面積在六平方公尺以下，其他非居室部分樓地板面積，在三十平方公尺以下，且該區域與相鄰接區域，揚聲器之水平距離相距八公尺以下時，得免設。

5) 設於樓梯或斜坡通道時，至少垂直距離每十五公尺，應設L級揚聲器。

6.5.3. 依消防署「各類場所消防安全設備設置標準」：

第二章 第三節 緊急廣播設備

第三節第134條：裝置緊急廣播設備之建築物，依下列規定劃定廣播分區：

6.5.3.1. 每一廣播分區：

不得超過一樓層。

6.5.3.2. 室內安全梯或特別安全梯：

應垂直距離每四十五公尺，單獨設定一廣播分區。安全梯或特別安全梯之地

下層部分，應另設定一廣播分區。

6.5.3.3. 建築物挑空構造部分：

所設揚聲器音壓符合規定時，該部分得為一廣播分區。

第三節第135條：緊急廣播設備與火警自動警報設備連動時，其火警音響之鳴動準用第113條之規定：火警自動警報設備之鳴動方式，建築物在五樓以上，且總樓地板面積超過三千平方公尺者，依下列規定：

1. 起火樓層為地上二層以上時：限該樓層與其直上兩層及直下層鳴動。

2. 起火層為地面層時：限該樓層與其直上層及地下層各層鳴動。

3. 起火層為地下層時：限地面層及地下層各層鳴動。

第136條：緊急廣播設備之起動裝置，應符合國家標準CNS總號10522之規定，並依下列規定：

1. 各樓任一點至啟動裝置之步行距離應在五十公尺以下。

2. 應設在距樓地板高度0.8公尺以上，1.5公尺以下範圍內。

3. 各類場所第十一層以上之各樓層、地下第三層以下之各樓層或地下建築物，應使用緊急電話方式啟動。

第137條：緊急廣播設備與其他設備共用者，在火災時應能遮斷緊急廣播設備以外之廣播。（本條為新增：參照日本消防法第廿五條之二第二項第二款增訂。）

消防法規修正條文第133條，與現行條文，第二節緊急廣播設備，第89條，緊急廣播設備包括擴音器、送話器、配線及揚聲器等，其他裝置應依下列規定：

1. 擴音器之最大輸出瓦特數：應為正常需瓦特數之一點五倍。

2. 配線須使用六百伏特級：耐熱絕緣塑膠電線，配管須採用鋼質導線管。

3. 揚聲器之配置應於廣播時，無論在建築物之何處均能獲得清晰聲音，其每平方公尺之輸出瓦特數為0.015瓦特。

4. 揚聲器：須裝設於金屬，或不燃材料製成之揚聲器箱內。

5. 各揚聲器不得裝設個別控制開關。

6. 緊急廣播設備之電源，應接緊急供電系統。

第138條：擴音機及操作裝置，應符合國家標準CNS總號10522之規定，並依下列規定設置：

1. 操作裝置應與啟動裝置：或火警自動報警設備動作連動，並標示該啟動裝置，或火警自動報警設備所動作之樓層或區域。

2. 應具有選擇必要樓層或區域廣播之性能。

3. 各廣播區配線有短路時，應有短路信號之標示。

4. 操作裝置之操作開關距離樓地板面之高度：應在0.8公尺(座式操作者，應為0.6公尺) 與1.5公尺間。

5. 操作裝置應設於值日室等經常有人之處所：但設有防災中心時，應設於防災中心。

第139條：緊急廣播設備之配線，除依屋內線規則外，依下列規定：

1. 導線間及導線對大地間之絕緣電阻值：應以直流250V額定絕緣電阻計測定，對地電壓在150V以下者，應在0.1MΩ以上，對地電壓超過150V，應在0.1MΩ以上。

2. 不得與其他電線共用管槽：但電線管槽內之電線用於60V以下之弱電回路者，不在此限。

3. 任一層之揚聲器或配線有短路或斷路時，不得影響其他樓層之廣播。

4. 設有音量調整器時，應為三線式配線。

現行「建築技術規則」建築設備編：

第一章 第四節 以上從修正條文，依消防署「各類場所消防安全設備設置標準」：第133、134、135、136、137、138、139等，及現行現行條文：

第二章 第二節 緊急廣播設備，第89條，緊急廣播設備包括擴音器、送話器、配線及揚聲器等，為各條之重點部分。

6.5.4. 有關停車場是否加裝播音系統：

可以另加一套擴音器和拾音器（Microphone），並入院內播音系統，切換使用即可。致於在停車場內是否加裝對講機，若停車場內地方大又分多層樓，勢必要加裝對講機，尤其採用自動計時停車設備（收費並非在出入口時）。當然亦可併入院內電話系統內使用。

6.6 共同天線

6.6.1. 臺灣全島除了四家無線電視臺外，而有線電臺第四臺遍及全臺各地區，無論高樓大廈及一般公寓民眾，多已接裝使用。雖然為數近百個頻道，但水平不齊，可憑各人喜好，各自選擇收看，省事省錢省時，一通電話付費接裝，萬事OK。致於室內佈線，可就各自需求和功能再作取捨。本文僅僅就此於系統部分加以說明。

第四臺將高頻同軸電纜線，牽線至一般公寓一樓與二樓或三樓間，公寓公用樓梯間左右外牆進入室內，民眾個別自行申請交付月租費接裝。一般公寓公用樓梯間，為左右兩棟共用，例如四層樓房即共八戶，五層樓房即共十戶，而高樓大廈，將高頻同軸電纜線，牽線至最高樓頂，由室內管道向下延伸，則以此類推如圖6--46至48。

單棟或獨棟使用者較少，除非整排建屋總數之和為單數或獨棟時，首棟或最末棟只有單——棟，而將就形勢使然，接裝亦無困難。一般公寓則由下往上延伸，而早期各戶各自樓頂裝設天線時，則由上而下。

當高樓大廈高頻同軸電纜進入室內後，每層樓四戶以上，為數眾多，配合整體觀瞻與保護放大器、分配器、分歧器、串聯式分歧器、整合器、增益修正器等和維修需要，必須將器材收容於配線盒內，並嵌入建築物牆壁內。箱體大小，可按實際器材多寡大小而定，購置或訂製。從300 × 300、400 × 400、450 × 450、500 × 500、600 mm × 500 mm，內部用15m/m厚木板做器材固定之用。例如愛知Aichi電子株式會社，臺灣總代理：千里眼電子股份有限公司產品。僅是列舉一個範例，其功能、效率與計演算法可供參考。現在更為普及，產品亦更精緻。

6.6.2. 共同天線組件：

有：天線、放大器、分配器、分歧器、串聯式分歧器、整合器、增益修正器等。

6.6.2.1. 天線本體：

AV--12、AV--8、AF--5、AF--3等四型。(註41以Aichi型錄圖說明)

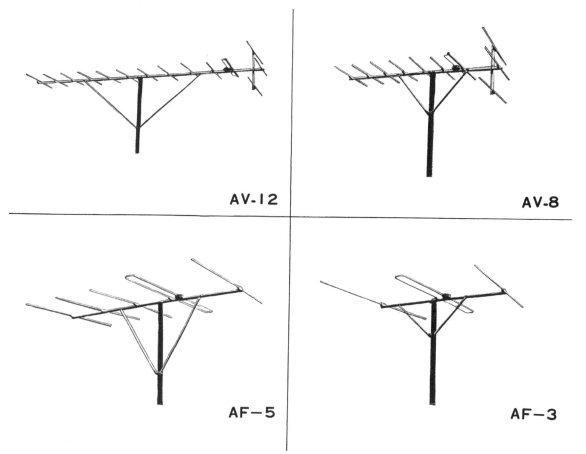

AV-12　　　　AV-8

AF—5　　　　AF—3

圖6--40天線本體：AV--12、AV--8、AF--5、AF--3四型圖 (註41茲以Aichi數據說明)

表6--18天線本體規格表 (註41茲以Aichi數據說明)

頻帶別	品　名	類　型	導波管數	增益（dB）	駐在波比 V.S.W.R.	前後比（dB）	材　　質
VHF（電視）	八節全頻天線	AV--8	8	8.0~11.0	1.8 以下	18 以上	a.阻抗 75Ω／300Ω兼用。
	十二節全頻天線	AV--12	12	9.5~13.0	1.7 以下	20 以上	b 純鋁導波管
FM（調頻）	三節全頻天線	AF--3	3	5.0~6.0	2.2 以下	9 以上	c 固定片及螺絲,全不誘鋼
	五節全頻天線	AF--5	5	6.5~7.5	2.1 以下	12 以上	d.橫樑：耐蝕性鋁合金。

其產品有：放大器、分配器、分歧器、串聯式分歧器、整合器、增益修正器等。

6.6.2.2. 放大器--FM, VHF全波段放大器（BROBAND AMPLIFIERS）：
包含UVH-27P、VA-35SB、VA-40SB、AV-70及ALS-2D（B）。其下附機形與使用範例。

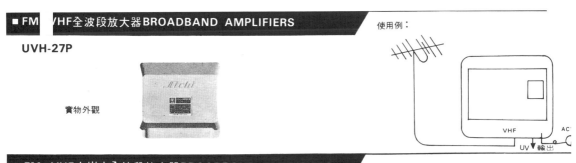

■ FM. VHF全波段放大器BROADBAND AMPLIFIERS

UVH-27P

實物外觀

使用例：

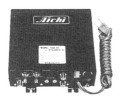

■ FM. VHF大出力全波段放大器BROADBAND AMPLIFIERS

VA-35SB

實物外觀

使用例：

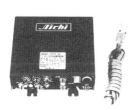

■ FM. VHF特大出力全波段放大器BROADBAND AMPLIFIERS

VA-40SB

實物外觀

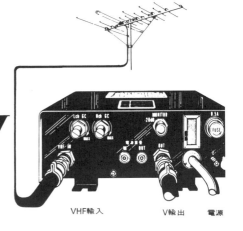

VHF輸入　　V輸出　　電源

使用例：（同上）

■ 單頻道放大器 SINGLE CHANNEL AMPLIFIERS

AV-70

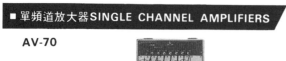

實物外觀

使用例：

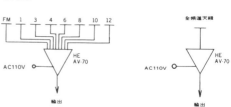

■ 增益平衡修正器 LEVEL SETTER

ALS-2D(B)

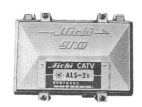

實物外觀

使用例：

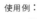
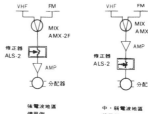
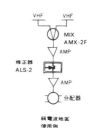

圖6--41 RF放大器--FM, VHF全波段放大器圖 (註41玆以Aichi數據說明)

6.6.2.3. 全頻分配器：

UVD-772E、UVD-774E。分岐器：UVC-171E、UVC-172E。
（電流通過型），如下附圖6--42

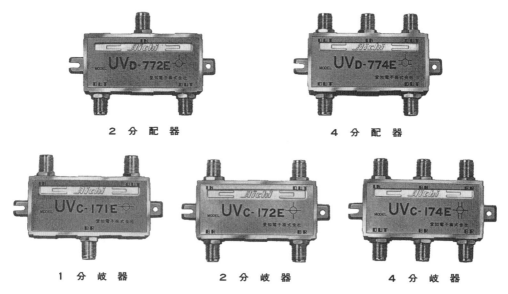

2 分 配 器　　　　　　　4 分 配 器

1 分 岐 器　　　2 分 岐 器　　　4 分 岐 器

(註41玆以Aichi數據說明)

圖6-42全頻分岐器、分配器 超寬頻帶、超小輕型76~770MHZ DIE CASTING外殼圖

1) 以上五種機型係標準電流可通過型，但IN-OUT祇能允許一組端子通過（1A
以下）。

2) 分配器UVD與分岐器UVC，也許首先感覺混淆，如將圖6--42基本設計資料，第二列分配與分岐配線方式，和下表6--19超寬頻帶、超小輕型標準特性，對照看看即可瞭解其功能。其實可交互匹配應用。

表6--19分岐器、分配器標準特性表 (註41茲以Aichi數據說明)

型　　名	インピーダンス(Ω)			分配數	使用周波數	定在波比 V·S·W·R		挿入損失 (dB)		分岐、分配損失 (dB)		逆結合損失 (dB)		端子間結合損失 (dB)	
	入力	出力	分岐	分岐數	(MHz)	VHF	UHF	VHF	UHF	VHF	UHF	VHF	UHF	VHF	UHF
UVD-772E 分配器	75	75	－	2	76～770	1.3以下	1.5以下	－	－	3.5以下	4.0以下	－	－	30以上	20以上
UVD-774E 分配器	75	75	－	4	76～770	1.3以下	1.5以下	－	－	7.0以下	8.0以下	－	－	30以上	20以上
UVC-171E 分岐器	75	75	75	1	76～770	1.3以下	1.5以下	1.1以下	1.6以下	9.5以下	10.5以下	30以上	20以上	－	－
UVC-172E 分岐器	75	75	75	2	76～770	1.3以下	1.5以下	1.5以下	2.2以下	11.0以下	11.5以下	30以上	25以上	30以上	20以上
UVC-174E 分岐器	75	75	75	4	76～770	1.3以下	1.5以下	3.5以下	4.0以下	10.5以下	11.5以下	30以上	25以上	25以上	20以上

3) 寬頻帶系列FM/ VHF完全接收，免焊接方式，施工簡便迅速。

4) 串聯式壁內型分歧整合器：

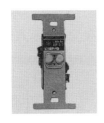

註：寬頻帶系列FM/ VHF完全接收，屋外防水型，施工簡便迅速。注意串聯式壁內型分歧整合器最多串聯五隻為限，以保持各出線口之輸出水準，即六層樓串聯六隻分歧整合器必須改用三只一組，每一組增加一隻放大器。而針對電波障礙地區，可參考圖6--44~48聯接法。

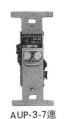   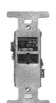 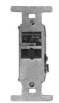

AUP-3-7連　　　　AUP-3-R連　　　　AUP—3連　　　　AUP-3-7K角　　　AUP—3RK角　　　AUP—3K角

■寸法規格圖

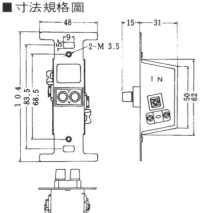

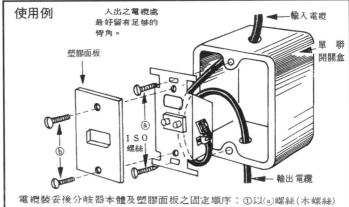

使用例　　入出之電纜處最好留有足夠的彎角。

塑膠面板　　輸入電纜　　單聯開關盒　　ISO螺絲　　輸出電纜

電纜裝妥後分岐器本體及塑膠面板之固定順序：①以(a)螺絲(木螺絲)將分岐器本體上緊固定於Box(接線盒)②蓋上塑膠面板③以(b)螺絲將塑膠面板上緊固定即OK。

圖6--43串聯式壁內型分歧整合器圖 (註41茲以Aichi數據說明)

表6--20壁內型分歧整合器規格表 (註41玆以Aichi數據說明)

MODEL		阻抗匹配(Ω)			分歧數	工作頻率 (MHz)	V.S.W.R	插入(V)損失(U)	分歧(V)損失(U)	逆結合(V)結合損失(U)	端子間(V)結合損失(U)	統一符號	回　路	蓋　板型　狀
		輸入	輸出	分歧										
AUP-3-7	ハイ連ハイ角	75	75	300	1	76～770	1.5 1.8	1.3 1.8	11(7) 12	25 20	―	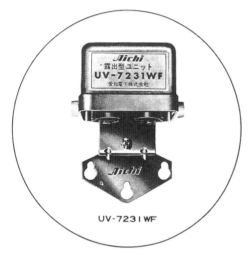	INPUT 75Ω OUTLET 300Ω OUTPUT 75Ω	ハイ連
AUP-3-R	ハイ連ハイ角	75	―	300	1	76～770	1.5 1.8	―	10(1) 11	―	―		INPUT 75Ω OUTLET 300Ω 75Ω	
AUP-3	ハイ連ハイ角	75	300	―	―	76～770	1.5 1.8	0.8 1.8	―	―	―		INPUT 75Ω OUTLET 300Ω	ハイ角

5)　串聯式屋外型分歧整合器：

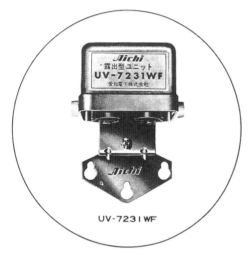

本器材是針對電波障碍地區，及社區或村落之屋外共同天線設備而精心開發的新產品，可配合其他放大器等系統設備而應用之

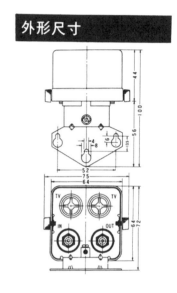

外形尺寸

固定例

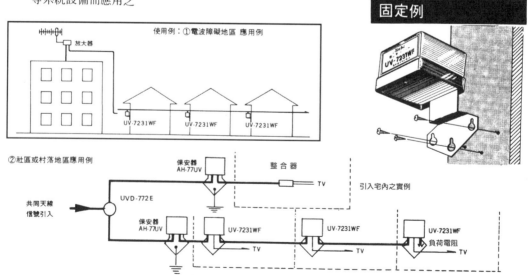

使用例：①電波障碍地區 應用例

②社區或村落地區應用例

圖6--44串聯式屋外型分歧整合器圖 (註41玆以Aichi型錄圖為例)

表6--21串聯式屋外型分歧整合器UV--7231 WF性能表

MODEL	阻抗匹配(Ω)			分歧數	工作頻率 MHz	V.S.W.R.	分歧損失（dB）		插入損失(dB)		逆結合損失(dB)		端子間結合損失(dB)	
	輸入	輸出	分歧				VHF	UHF	VHF	UHF	VHF	UHF	VHF	UHF
UV・7231WF（2端子型）	75	75	75 300	2	76～770	1.3以下	12（75）13（300）	13（75）14（300）	1.5	2.0	30	20	25	15

6.6.3. 大樓天線系統設計基本參考資料：

根據大樓建築物的不同形狀與結構，系統天線的組合方式是不盡相同，但是在基本性質上可以說是如下圖的組合物。最下欄器材統一符號所記數值，⊕記號表增益，⊖記號表示損失。關於數值是把一般性的值記載進去，詳情清參考前面各頁內各型器材之規格表。

6.6.3.1. 基本系統回路：

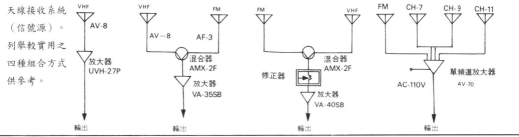

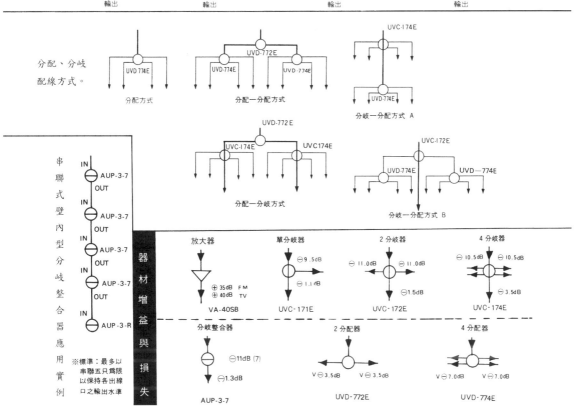

圖6--45大樓天線系統設計基本參考資料圖 (註41茲以Aichi型錄圖為例)

6.6.3.2. 四層樓16戶集體住宅：（R‧C建築工法）增益計算：如左圖

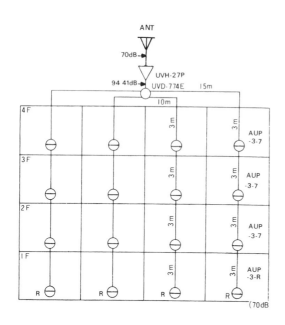

增益計算

● **條件**1. 壁內分岐整合器採用AUP-3-7

2. 末端增益在70dB以上

3. 高頻同軸電纜採用5c-2v

4. 天線接收電界強度70dB

● **損失計算**

就電纜之長，以A系統來進行損失計算

AUP-3-R分岐損失………⊝10dB

AUP-3-7插入損失…⊝1.3dB×3

5c-2V電纜輸送損失·⊝0.13dB×27

UVD-774E分配損失………⊝7dB

至分配器輸入端爲止之損失合計⊝24.41dB

把A系統末端增益點設定70dB時，則
分配器輸入點之增益應爲：

24.41dB＋70dB＝94.41dB

因天線接收點之電界強度爲70dB，所以
放大器之需要增益就成：

94.41dB－70dB＝24.41dB

採用UVH－27P型放大器（增益29dB）
最大輸出可至100dB非常適宜。

■ **簡易實例**

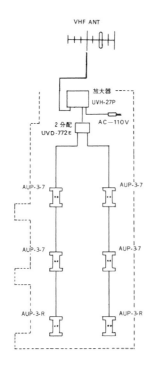

同軸電纜輸送衰減量表

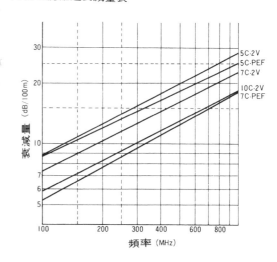

(註41茲以Aichi型錄圖爲例)

圖6--47大樓天線系統設計實例二

6.6.3.3. 十層樓80戶集體住宅：（R·C建築工法）增益計算：如左圖

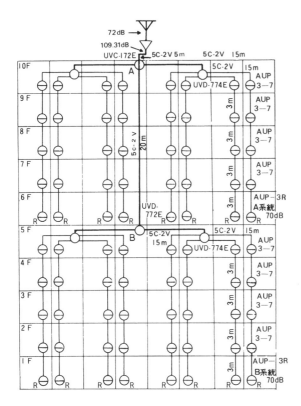

增益計算

● **條件** 1.壁內分歧整合器採用AUP-3-7

　　　　2.末端增益在70dB以上

　　　　3.高頻同軸電纜採用5c-2v

　　　　4.天線接收電界強度72dB

● **損失計算**

　　（以左圖A點及B點為基點來進行損失計算）

　　AUP-3-R分歧損失…………… $\ominus$10dB

　　AUP-3-7插入損失……… $\ominus$1.3dB×4

　　5c-2v電纜輸送損失 …… $\ominus$0.13dB×42

　　UVD-774E分配損失……………$\ominus$7dB

　　　　　　　　　　　　　　　　─────

　　　損失合計…………27.66dB$\ominus$

A系統

　　上記損失合計…………… $\ominus$27.66dB

　　UVC-172E分歧損失………… $\ominus$11dB

　　5c-2v電纜輸送損失…… $\ominus$0.13dB×5

　　　合　　　　計……… $\ominus$39.31dB

B系統

　　上記損失…………………$\ominus$27.66dB

　　UVD-772E分配損失……… $\ominus$3.5dB

　　5c-2v電纜輸送損失 … $\ominus$0.13dB×25

　　UVC-172E插入損失……… $\ominus$1.5dB

　　　　　　　　　　　　　　─────

　　　合　　　　計………$\ominus$35.91dB

■ 器材收容配綫盒例

● 為了收容保護放大器、分配器、分歧器等器材及顧慮保養需要，將收容器配綫盒安裝（埋設）在建築物內是有其必要的

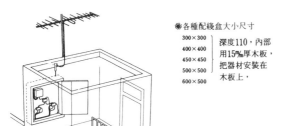

※各種配綫盒大小尺寸

300×300

400×400　深度110，內部

450×450　用15㎜厚木板，

500×500　把器材安裝在

600×600　木板上，

把A系統與B系統末端增益設定70 dB 時則放大器輸出增益應為：（以損失較大之A系統來加以計算）

A系統39.31＋70＝109.31 dB

因天綫接收點之電界強度為72 dB 所以放大器之需要增益就成：

109.31－72＝37.31 dB

採用VA-40SB型放大器(增益40dB)最大輸出可至115dB非常適當。

（註41茲以Aichi型錄圖為例）

圖6--48大樓天線系統設計實例二圖及說明

6.6.4. 愛知牌公用天線設備主要製品規格：

表6--22愛知牌公用天線設備主要製品規格 (註41茲以Aichi型錄圖為例)

品名	規格	性　能　及　用　途	標 準 價	
天線主體	AV--8	大樓適用--強、中電界，導波管八節，輸出 75Ω/300Ω 兼用。		
	AV--12	適山區用--（中、弱電界）導波管十二節，輸出 75Ω/300Ω 兼用		
	AF--5	適中、弱電界，導波管五節，輸出 75Ω/300Ω 兼用（FM 專用）		
整合器	UV--73	超小型室內匹配器。		
混合器	AMX--2F	FM、VHF、VTR 訊號兩方向混合。		
MATV大樓放大器	UVH--25E	適 30 戶以下公寓用，FM/ VHF 個別放大，電源分離型。		
	UVH--27P	適 30 戶以下公寓用，FM/ VHF 個別放大，最大出力 105dB		
	VA--40SB	適高樓用，增益：FM--35 dB, VHF--40dB。		
	AV--70	單頻全套放大器,FM：7、9、11、13、8、10、12、 CH，可指定組合放大（五局）		
增益修正	ALS--2D	增益平衡修正器，適合各類頻道，電界強度不平均場合採用。		
分配器	UVD--772E	二分配，阻抗：入 出 75Ω，超小型 DIE　CASTING 外殼。		
	UVD--774E	四分配，阻抗：入 出 75Ω，超小型 DIE　CASTING 外殼。		
分岐器	UVC--171E	單分岐，幹線可通電，超小型 DIE　CASTING 外殼。		
	UVC--172E	二分岐，幹線可通電，超小型 DIE　CASTING 外殼。		
	UVC--174E	四分岐，幹線可通電，超小型 DIE　CASTING 外殼。		
串聯式分岐整合器	AUP--3--7K	壁內型，免焊式，施工簡易，FM/ VHF 完全通過。		
	AUP--3--R	壁內型，免焊式，施工簡易，FM/ VHF。		
	UV-7231WF	屋外型，免焊式，施工簡易，FM/ VHF 完全防水。		
接頭附件類	衰減器	機種：5 dB、10 dB、15 dB、20 dB。		
	F--3A 接頭	適 3C--2V 電纜用。		
	F--5A 接頭	適 5C--2V 電纜用。		
	F--7A 接頭	適 7C--2V 電纜用。		
	MP--7 A 接頭	適 7C--5C 電纜用。		
	MF 中繼接頭	M 接頭與 F 接頭中間連接器。		
臺製附件	鐵架 KZ--A	天線固定鐵塔。		
	壁環 KZ--Ω	天線固定壁環。		
	白鎩鐵管	天線固定鐵管。		
備 註		1.本公司代理之 AICHI 各項製品，負責免費保用壹年，送修品運費一律由客戶負責。 2.新品退回中，如如缺接頭時，請按每只之單價補償。 3.如係購料，須本公司配合施工、調整，則按每人工資若干元計算。		

上表只是一項代表性例題，便於具體說明天線系統的連接方法，和組件的功能，不論什麼廠牌產品，其組件的功能均相類似，避免天馬行空，著不到邊際。

6.7 停車場閉路電視監視系統與設備

6.7.1. 院內停車場：

多設置在地下室，為員工方便、看管和防災，必需設置閉路電視監控系統。此監控系統可設置有人或無人看管兩種型式。如僅僅供院內員工使用，設置無人看管，採用錄影存留備查，若停車場夠大，可兼供院內員工及外賓共同使用時，則必須採用有人監控看管，隨時注意停車場內變化，同時得加裝停車收費系統，可互蒙其利。在裝置監控系統機時，選擇固定式與旋轉式交互並用，尤其視線不良死角地點。

尤其在由類比進入數位化，網路寬頻化，邁向智慧化，由網路結合攝影機系統化，(IP Camera)，達成安全控制設備的首選。

6.7.2. 錄影系統設備報價單，如下表：

表6--23報價單格式　　　　　　　　　　　　　　(茲以鴻軒條碼公司系統型錄為例)

報 價 單

T E L：022 ---------
大哥大：093 ---------
F A X：022 ---------

TO:XXXX 公司
ATTN: X 先生

	品　名	規　格	數量	單　價	總　價
1	感 應 機	*BIS-TR3 *配合月租會員卡使用 *可與電腦連線使用	2套 (1進1出)	0	0
2	長距離感應頭	*60公分長讀取	2套(1進1出)	0	0
3	取票	*可利用唯典RLDF機	X	X	X
4	讀票機	*自動吸吐 *步進馬達 *出口用	1台	0	0
5	計費電腦	*含錢櫃 *工業級電腦 *15吋螢幕 *Pentium III *2S/1P *104Win鍵盤 *小滑鼠	1套	0	0
6	計費管理軟體	*收費管理 *會員卡管理 *會員卡收費管理 *交班管理 *日報表 *月報表	1套	0	0
7	二聯式發票	*二聯式 *列印發票	1套	0	0
8	收費讀卡機	*讀票收費 *自動讀取	1套	0	0

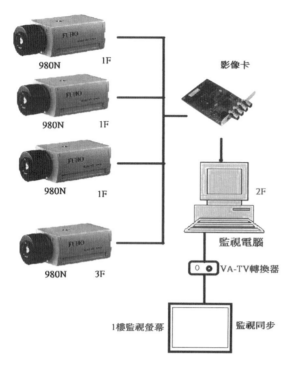

圖6--49停車場攝影監視系統（一）

1. 產品在不斷的改進下，現在攝影系統的組件，不但組件變小，功能增加。例如早期攝影系統，從攝影機攝取影像，經過自動選擇器，到錄影器VTR，再連接一臺閉路電視監視銀幕Monitor，僅僅是單機錄影單一監視銀幕；如是多臺攝影機，則由自動選擇器，按照順序掃描跳接，同時另增加一臺電視監視銀幕，看到某一區域有問題，再按下此一畫面仔細察看，真有問題即派人處理，沒有問題，再繼續監視。

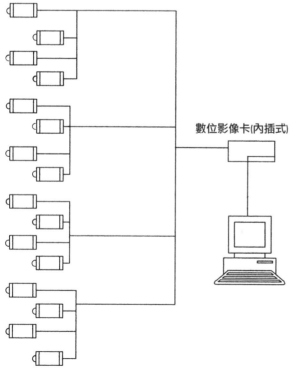

圖6--49停車場攝影監視系統（二）

2. 如圖6--49一臺DVR-04RT、09RT、16RT監視銀幕，包括自動選擇器，到錄影器VTR，電視監視銀幕Monitor，三機一體，同時即可在監視銀幕上，分割成四個、九個、十六個不同的畫面，不必按照順序掃描跳接，也不要另增加一臺電視監視銀幕，每一區塊都能看到，有什麼問題一目瞭然。

6.7.3. 閉路電視監控系統設備：
（根據選擇照像機廠牌性能擬訂規格）選擇新產品功能效率強者。

在監視系統中，包含攝影機、數位錄影機、監視銀幕等。依次說明：

6.7.3.1. 攝影機Camera：
BIS大型紅外線高解析彩色攝影機。

1)　此型機分IR955與IR955H二型日夜兩用。內建56顆LED燈泡，投射距離55M，影像依落明亮清晰。真正為低照度、節能、減碳、環保、小巧、靈敏、高畫素、全自動、快速、高解析彩色攝影機。

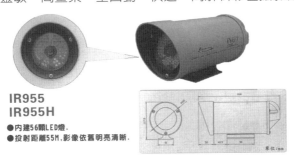

IR955
IR955H

●內建56顆LED燈.
●投射距離55M,影像依舊明亮清晰.

圖6--50 BIS大型紅外線高解析彩色攝影機

表6--24BISIR955與IR955H二型紅外線高解析彩色攝影機規格

型　　號	IR955		IR955H	
信號模式	NTSC	PAL	NTSC	PAL
影像元件	SONY 1/3"影像元件(埋入式)CCD			
影像訊號處理系統	數位訊號處理系統			
鏡頭規格	標準 6.0mm			
影像畫素	5110(H) x 492(V)	500(H) x 582(V)	768(H) x494 (V)	752(H) x582 (V)
總影像畫素	約 25 萬	約 29 萬	約 38 萬	約 44 萬
解析度	最大 420 條 TV 線		最 480 大條 TV 線	
輸入電壓	**A.C.**110~240V			
消耗功率	11W, 在 **A.C.** 110V 時			
同步方式	內同步			
掃描系統	2：1 交錯掃描			
最低照度	0　LUX--紅外線啟動			
信噪等	最大 48db			
自動增益控制	開　啟			
逆光補償控制	開　啟			
白平衡控制	自動白平衡			
電子快門	AUTO：1/60~1/10000 秒		AUTO：1/50~1/10000 秒	
視頻訊號輸出規格	1VP~P 標準視頻訊號輸出 75Ω			
投射距離	55M			
紅外線波長	850nm			
工作溫度	--5℃ ~ +60℃			
尺寸(寬 x 高 x 長)	105x117.5x268mm			
重　量	大約 1Kg			

2) BIS低照度彩色攝影機--FUM--980N,FUM--980ND

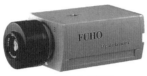

FUM-980N

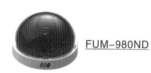

FUM-980ND

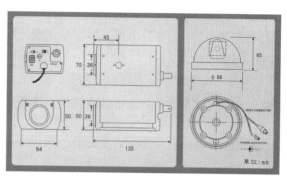

圖6--51日夜兩用、高解析度低照度彩色攝影機

表6--25 BIS低照度彩色攝影機--FUM--980N,FUM--980ND

其特性：★超低照度0.0 5LUX，夜認全彩。

★光進的數位元影像處理技術，色溫穩定。

★改良式的影像修正技術，線條表現不扭曲、不重疊。

★ 逆光補償功能再提昇，面對強光的處理速度達十萬分之一秒。

型號	FUM—980N		FUM—980ND	
系統	NTSC	PAL	NTSC	PAL
攝像元件	1/3 Inch interline Transfer CCD		1/3 Inch interline Transfer CCD	
影像訊號處理系統	Sony 數位訊號處理系統		SONY 數位訊號處理系統	
影像元件尺寸	5.59mm(H) x 4.68mm(V)		5.59mm(H) x 4.68mm(V)	
影像總圖素	510 (H) x 494 (V).	500 (H) x 582 (V)	510 (H) x 494 (V). 500 (H) x 582 (V)	
有效圖素	約 25 萬點	約 29 萬點	約 25 萬點 約 29 萬點	
解析度	420 條 TV Lines		420 條 TV Lines	
同步方式	內同步		內同步	
自動增益控制	自動		自動	
白平衡	自動白平衡		自動白平衡	
掃描系統	2：1 交織掃描		2：1 交織掃描	
電子快門	OFF1/60S：ON：1/60S OFF：1/50S：ON：1/50S		ON Auto. 1/60 S ON Auto. 1/50 S	
	TO 1/100,000 S TO 1/100,000 S		TO 1/100,000 S TO 1/100,000 S	
訊號雜訊比	50dB 以上		48dB 以上	
最低照度	0.01 LUX		0.08 LUX	
視頻訊號輸出規格	1VP-P 標準視頻訊號輸出 75Ω		1VP-P 標準視頻訊號輸出 75Ω	
輸入電壓	AC 110V±10% AC 220V±10%		DC 12V ± 0.5%	
消耗功率/電流	4 W		20mA	
鏡頭座規格	C/CS		3.6mm Lens (6mm,8mm 選配)	
工作環境	—10℃~+50℃/less than 85% RH		—10℃~+50℃/less than 85% RH	
重量	600g		200g	
外觀尺寸	70mm(w) x 50mm (H) x 135mm (L)		98mm x 65mm(H)	
逆光補償	ON/OFF 開關切換		AUTO.	
自動光圈控制	DC/Video 驅動模式		N/A	

3) 選擇器功能：

A) 自動循環式選擇器：
控制器及手動開關。

B) 輸入訊號：
可容納八個以上輸入訊號，每個訊號在視信開關上，均須附有75Ω電阻於終端匹配。

C) 輸出訊號：
有兩個輸出訊號時分別至監視器1與2。

D) 三段式控制方法：

a) 任一輸入訊號不用時予以旁路。

b) 任一輸入訊號均能在顯示器（Monitor（1））上顯示。

c) 任一輸入訊號可以切至Monitor（2）以作較長時間觀察而不致於影響Monitor（1）（僅有一臺Monitor時，自不必切換）。

d) 訊號停留時間，可從1~30秒，任意選擇。

4) 影像顯示器：

A) 影像管：
14"吋，偏掃230 AYB4 或CRT管。或20" Monitor時，能內建四至十六畫面分開處理功能。

B) 輸入訊號：線鎖1V p--p（VS）負同步UHF接頭。

C) 輸入阻抗：75Ω高阻抗，（可轉換）亦可橋式聯接。

D) 解像度：水平超過550條線中心點，垂直超過300條線。

E) 偏向直線性：圖面高之3％度以內。

F) 高　壓：D.C.10 KV。

G) 適用溫度：－5℃~50℃。

H) 電　源：A.C.1P 110~125V 60Hz。
電力消耗：22~25Watts。

I) 附　件：前面板控制鈕：含亮度、明暗比、垂直制、水平制、電源on/off。

J) 控制臺：所有操作開關、按紐及影像顯示器，均嵌入控制臺。

5) 特性：
由IC集體電路及全晶體電路組合，可靠性最高。完好設計與耐用性之高水平。同軸電纜：一條多股銅線絞合之銅心被覆隔離，500m內影像清晰。

6) BIS SA--4、SA--9、SA--16路數位單機錄影系統：

從攝影機取得人物影像與實物美景後，進入數位元影像錄影機錄影儲存，同時由影像銀幕展現出來，達成監視閉路系統全部功能。在廣大的空間，劃分出若干區塊控管，選擇固定式與旋轉式交互並用，尤其視線不良死角地點。

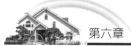
攝影機從不同的角度，交互銜接，由數位元影像錄影機錄機控管，分配到監視銀幕，不斷的攝影，像不斷線的影片，日以繼夜循環運轉。

影像卡　數位元影像錄影系統DVR--04RT、09 RT、16 RT機種，能自動選擇、錄影、監視三機一體，功能與規格如下說明。

6.7.3.2. 高解析度低照度彩色錄影機：

SA-4、SA-9、SA-16

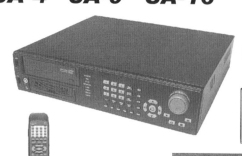

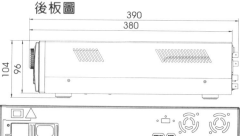

後板圖
390
380
104
96

【產品特色】

1. 顯示影像無延遲，即時影像可達480 fps。
2. 超高錄影解析度720*240(NTSC)／720*288(PAL)。
3. 錄影速度最高可達(張/秒)60fps(NTSC)/ 50 fps(PAL)。
4. USB隨身碟直接備份檔案及韌體更新升級解決方案。
5. 全三工單機型 9CH數位錄影機，錄影/回放/網路同時工作。
6. 遠端監控軟體Net Viewer中控台，圖形介面操作環境 (GUI)。
7. 網路協定 TCP/IP，支援固定IP及浮動IP。
8. 支援PTZ(Pan/Tilt/Zoom)迴轉台控制，遠、近端皆可操控。
9. 專業級飛梭操作，找尋資料快速、方便。
10. 每一頻道192格異動偵測區域及5種感度調整。
11. 提供1CH聲音，單CH聲音及影像同步錄製。
12. 支援使用2顆硬碟(內建及抽取式硬碟各一個，出貨不含硬碟)
13. 支援CD-R/W備份檔案。
14. 具備紅外線無線遙控功能。
15. 操作權限分級密碼保護。

訊號格式	NTSC	PAL
影像輸入	9頻道輸入／1V p-p／75 Ohm／BNC	
聲音輸入	1頻道輸入／RCA	
影像輸出	9頻道迴路輸出／BNC，2頻道監視器輸出／BNC	
聲音輸出	1頻道輸出／RCA	
顯示模式	單畫面，4/9 分割，循環跳台	
顯示解析度	720 x 480	720 x 576
錄影解析度	720 x 240	720 x 288
資料量	一般畫面：13~17KB	一般畫面：15~19KB
	複雜畫面：20~25KB	複雜畫面：22~27KB
錄影張數	Max. 60 fps	Max. 50 fps
壓縮格式	改良式 M-JPEG格式	
作業系統	嵌入式 Linux系統	
多工作業	錄影／回放／網路	
錄影模式	全時，手動，排程，事件	
排程錄影	日循環，四區段(全時/分鐘)	
狀態指示器LED	電源，錄影，放影，網路，USB備份，放大，凍結，按鍵鎖	
事件模式	警報端子觸發，影像位移偵測觸發	
	錄影持續時間：10～99秒	
警報端子	警報輸入(9組)／繼電器輸出(1組/ N.O.或N.C.選擇)	
回放模式	一般播放：x1倍數	
	快速向前：x2／x4／x8／x16倍數	
	快速向後：x2／x4／x8／x16倍數	
	單格回放：向前／向後	
	回放搜尋功能：時間搜尋／事件搜尋／錄影搜尋	
網路協定	TCP/IP，(固定及浮動)	
傳輸協定	RS-232，RS-485	
硬碟型式	EIDE／ATA-66／3.5 inch／7200rpm	
硬碟管理	系統自動格式化	
P/T/Z控制	內建通訊協定，RS-485介面控制	
備份系統	USB 2.0隨身碟，CD-R/W	
韌體升級	透過USB2.0相容之隨身碟升級	
多國語言	英文／中文／其他(選購)	
控制方式	面板／紅外線遙控器／遠端鍵盤控制器(選購)	
遠端監控	Net Viewer (PC應用程式)網路下載監控軟體	
網路功能	即時影像監看／網路事件列表回放	
	／USB隨身碟檔案回放／光碟片回放／ PTZ控制	
電源供應器	AC I/P VOL: AC115V/AC230V~ CUR: 4 / 2A MAX.	
	FREQ: 50~60Hz	
外觀尺寸	43 (寬)x37 (深)x9.6 (高)公分 (標準2U 機殼)	
重量	約8 公斤(不含硬碟)	
環境溫度	5°C~40°C	

圖6--52 SA 4、9、16錄日夜兩用、NTSC、PAL高解析度低照度彩色錄影系統圖與規格

6.7.3.3. 影像卡 數位元影像錄影系統：

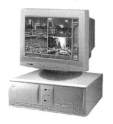
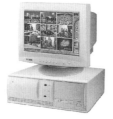
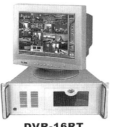
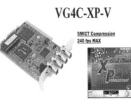

DVR-04RT **DVR-08RT** **DVR-16RT**

VG4C-XP-V

SMICT Compression
240 fps MAX

GV-4C-XP
GV-8C-XP
影像卡

功能特色：

1.即時動態偵測。
2.通知遠端警報功能。
3.可調整影像品質及參數。
4.視頻迅號輸出 VGA 顯示及 VIDEO 顯示顯示。
5.多顆硬碟錄影，即時顯示硬碟殘餘容量。
6.影像顯示速度可達 480 幅／秒 Reci--Time。
7.循環錄影。
8.影像儲存速度可達 160 幅／秒。
9.多重警報區域設定。
10.每路影像可設定 10 警報區域。
11.警報發生記錄表。
12.每路影像色澤飽和度及警報區域靈敏度可調整。
13.多種快速探尋功能，多種錄影模式選擇。
14 具有 8 組 I/O 警報控制
15.多工同時操作功能，多種保護密碼設定
16.可設定 SERVER 供多點同時監看一點或一點監看多點
17.多種影像備份功能
18.可調閱遠端 HDD 影像資料
19.可透過多種方式進行遠端監看及操控
20.可控制遠端影像鏡頭 P/T/Z 功能。
21.遠端操制影像畫面功能
22.影像畫面顯示 1、4、9、16 分割及單畫面、四分割跳台、九分割跳台
23.回報功能
24.具有多種儲存備份如 HDD、DVD/ROM、CD--RW、DAT、MO
25.可透過 SPTN、ADSL、LAN、INTERNET 作遠端同步監視錄影。

型　號	DVR04RT	DVR08RT	DVR16RT
視頻解析度	NTSC=320 x 240(Pixel) ，640x480(Pixel) 升級版選配		
視頻訊號輸入	4、8、16 路影像訊號 BNC 接頭。		
影像顯示速度	4 路攝影機輸入可達 120 影幅／秒 Real Time 即峙畫面	8 路攝影機輸入可達 240 影幅／秒 Real Time 即峙畫面	16 路攝影機輸入可達 480 影幅／秒 Real Time 即峙畫面
系統攝影速度	4 路攝影機輸入可達 60 影幅／秒	8 路攝影機輸入可達 120 影幅/秒	16 路攝影機輸入可達 240 影幅／秒
影像壓縮方式	MJPEG		
視頻訊號輸出	PC VGA 顯示及 VIDEO 顯示。		
畫面調整功能	個別畫面調整 RGB 明路對比，呈現完美均勻的分割畫面。		
影像畫面顯示	1、4、9、16 分割及單畫面、四分割跳台及九畫面分割跳台。		
動態偵測功能	每路影像可設定 10 警報區域(靈敏度可調)。		
警報功能	警報告知及警報記錄加權錄影功能。		
警報預錄	可常態錄影加上警報錄影組態方式錄影。		
事件記錄	警報及錄影異動，啟動錄影記錄可達 32,000 筆。		
警報輸出入	8 組 inputs 及 ourputs(可擴充) 。		
錄影模式	連續錄影、動態錄影、警報錄影、預約錄影等多種錄影方式。		
儲存方式	80 GB HDD 可擴充至 4 顆硬碟。		
備份功能	HDD、DVD、ROM、CD-DAT、MO 等方式。		
多工工能	可同時作錄影、動態放影、監控、搜尋、觀看照片、遠端傳輸等功能。		
照相列印功能	列印照片可顯示日期、時間、拍照地點、鏡頭名稱、並可選擇列印時，照相大小。功能		
密碼保護功能	有多重密碼保護功能。		
影像搜索功能	檔案表、警報記錄表、時間表、書籤、指定時間搜索模式。		
P/T/Z 功能	RS--422、RS--485 控制 SPEED DOME 及傳統迴轉臺。		
自動重整功能	當電腦當機時，能自動修復重整。		
定時回報功能	通知遠端電話、呼叫器。		
遠端監控	透過電話線 PSTN、LAN、INTERNET、可作遠距離同步監控		
遠程錄影功能	為 SERVER 多點同時監看一點，或一點同時監看多點，可調閱遠端 HDD 的影像資料，可控制遠端 PTZ，I/0 與設定遠端偵測區域。		

圖6--53 DVR--04RT、08RT、16RT、影像卡數影像錄影系統圖與規格

6.8 停車場自動收費控制系統與設備

6.8.1. 車輛進出入口置有自動控制系統：

入口含感應器、自動掃描、及控制器和自動入口閘門、場內現有車輛顯示器。為一般車輛停車收費的基本設備，除非空地、或路邊臨時停車人工收費外，尤其是公用停車場，例如臺北市峨嵋街立體停車場，中山堂地下停車場，或晶華酒店、興隆路花市地下停車場、興隆公園地下停車場、興隆市場旁露天自動收費（無人看管）----等處，廣為選擇應用。無論那種收費，車輛必須實際經過進出口，由檢波器（感應線圈）管控，不能在進出口按按旋鈕來操作。

6.8.1.1. 系統功能：

1) 本系統：包括電腦管制中心一處，車輛出入口各一處或兩處。

2) 本系統能自動識別汽車：能作多重傳訊，自動改正作業，及提供完整之收費資料。

3) 能提供結帳書表，可追查至：何車、何時進出，以杜絕弊端。

4) 停車場可按時計費與月票二種方式經營。

5) 停電時，有緊急措施與電源。

6.8.1.2. 系統說明：

車輛出入口設備，包括：控制器、自動掃描、感應器、自動出入閘門、停車印票機、車輛計算器及客滿指示燈等。

1) 中央處理機及記憶收費裝置：

　　1.1. 微電腦其記憶容量及處理能力，能符合本系統需求。

　　1.2. 可自動核計應收費用及結帳數目。

2) 停車場入口：

當車輛進入跨過第一道感應線圈（控制機及擋板前），車輛偵測器自動掃描車輛字號、進入時間及序號，訊號感應入口控制機（A）之出票機準備出票，駕駛人按鈕接取停車場票証時，同時由C.C.T.V.輸入C.P.U.電腦，接通一線路，另由出票機控制一線路，即駕駛人取票後，接通自動閘門（B）線路使擋板舉起，讓車輛進入停放。當車輛越過第二道感應線圈後，擋板閘門自動放下關閉。同時 計數器將進入停車場內車輛之多寡，與場內尚有多少空位，記存在C.P.U.電腦中，並顯示在入口處顯示器上。

3) 當使用月票者駕車進入時：

將月票放入讀卡機（C）讀後，擋板閘門自動舉起，讓車子駛入。為防止一張月票數人使用，此設備內裝有磁環記憶，使持票人在未把卡片放入出口以前，無法再放入入口處讀卡機內讀卡，讓車子再度進入。月票使用者駕車駛至出口時，將月票放入讀卡機後，擋板閘門自動舉起，讓車子駛出場。

4) 停車場出口：

當車輛駛至停車場出口，持一般計時收費票者，將票交收費管理員，當管理員把票置於（A）機中，立即打出駛離停車場時刻，及收銀機算出停車費，並示在顯示器上，客人如數支付費用後，管理員按下閘門自動舉起鈕，擋板閘門自動舉起放行。每一筆收費經過收銀機均登錄記載，不會遺漏被人吞掉。可以用人收費兼防一張月票數人使用之流弊。

5) 車號顯示裝置：

可顯示記錄之車輛和序號，其字體不得小於1.2cm × 1.2cm。

6) 印刷機（Printer）：

每次儲存500~1,000張票卡，或成捲票帶。可快速印出收據統計報表，違規車輛記錄，字體須大於≧1.2字母符號。

7) 警報器及指示燈：

A) 外界之意外事件，磁卡與車號不符及衝關，則警報器作響和紅燈閃爍。

B) 內部機件故障指示燈。

C) 能處理表出入口控制系統，與中央處理器C.P.U. 系統之資訊傳輸，以頻率分域分工方式傳輸。

D) 須以套件（Module）方式製成，俾使修理及保養時不致影響其他頻道之使用。

8) 供電及短路保護：

無熔絲N.F.B.開關，電源指示燈。

9) 傳輸設備及交界面（Transmission and Interface）蓄電池組：

在停電或線路故障時，以及緊急電源尚未供電前，可先作臨時供電，以利作業。

A) 可供機器設備使用半小時以上之電力源。

B) 應可重複充電之最新式供電設備。

10) 磁卡讀寫機：

能讀入磁卡車票所讀之序號等資訊，傳入C.P.U.電腦以憑處理。

A) 至少每三秒鐘，能讀寫一張磁卡。

B) 磁頭壽命，至少能使用二萬次以上。

11) 機器外殼以及工作檯桌椅等：

須能與各項設備配合，做最美好之設計，並經使用單位認可後製作。

6.8.1.3. 附屬系統：分進出口兩部分。

1) 進口部分：

A) 進口車輛偵測器：每一入口一部。

    a) 偵測輸入：能分辨是汽車或是機車。

    b) 偵測方式：光電感應或電磁方式。

    c) 傳輸訊號：須能與C.P.U.電腦相連接，並可通知出票機出票。

B) 出票機：

    a) 出票方式：紙票或硬票。

    b) 具同步機裝置：可與C.P.U. 同步鐘連動。

    c) 印碼機：在車票上，可印出入場時間和序號。

    d) 與控制中心及入口擋板，有連動裝置，如駕駛人不取票証，則擋板不予開啓。

C) 入口擋板(桿)：

    a) 長度：1.5m~2.0m

    b) 控制方式：電動或手動（故障時）。

    c) 控制方法：

在正常情況時：由駕駛人收取票証後，出票機之電路接通，但仍需等監控器，將車號輸入中央C.P.U.後，電路全部連通後，擋板方能開啓。或在警勤使用磁卡車輛，讀卡後即可自動開啓。

在特殊情況時：如有車輛衝關，能使中央控制中心，警鈴啓動。

6.8.1.4. 出口部分：

1) 出口車輛磁卡讀卡機：
附收卡機，能讀入使用磁卡之資料，並由傳輸系統與C.P.U聯繫。

A) 至少每三秒鐘，能讀寫一張磁卡。

B) 磁頭壽命，至少能使用二萬次以上。

C) 儲卡箱：可儲存卡片500~1,000張。

2) 印碼機：每行可印出欠費單12字 / 行。

3) 出口擋板(桿)：

A) 長度：1.5m~2.0m

B) 控制方式：電動或手動（故障時）。

C) 控制方法：

由駕駛人將磁卡送入讀卡機，倘若一切符合規定,.監控員由C.C.T.V.比對車號無誤，按下電鈕即可開啓擋板放行。如出場逾時（必須補費），則出口處及監控中心警笛鳴響，監控員不予放行，如係警勤車或特殊車輛，由監控員按下電鈕即可開啓柵欄放行。

D) 車號顯示器：
可顯示出場磁卡相應之車號，其字體每字須≧20cm × 20cm。

E) 配合察看檢波器（感應線圈）和透視裝置圖：如下

A--A斷面圖

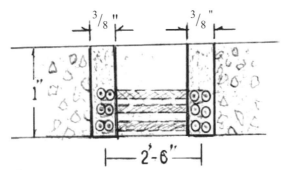

↑ 感應線圈：為單股#16 標準導線，圍繞長

6'x寬2'-6"六圈，埋設於地面下1"深。

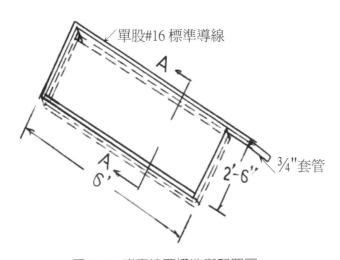

圖6--54 感應線圈構造與配置圖

圖6--54停車場無論是有人或無人監視系統，有各一進、出口、一處進口與多處出口、進出口在同一處三種型式。下面將規劃三種進出口系統圖面與設備裝置圖6-54、55、56。

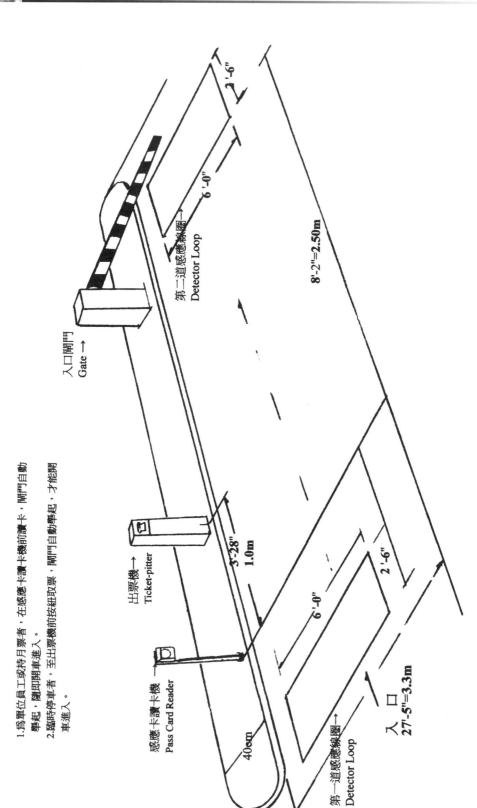

1.為單位員工或持月票者，在感應卡讀卡機前讀卡，閘門自動
  舉起，隨即開車進入。
2.臨時停車者，至出票機前按鈕取票，閘門自動舉起，才能開
  車進入。

入口閘門
Gate →

第二道感應線圈
Detector Loop

8'-2"=2.50m

2'-6"

6'-0"

出票機 →
Ticket-pitter

3'-28"
1.0m

感應卡讀卡機
Pass Card Reader

40cm

第一道感應線圈 →
Detector Loop

入 口
27'-5"=3.3m

6'-0"

2'-6"

第一道感應線圈 →
Detector Loop

圖6-54停車場收費系統入口處設備裝置圖

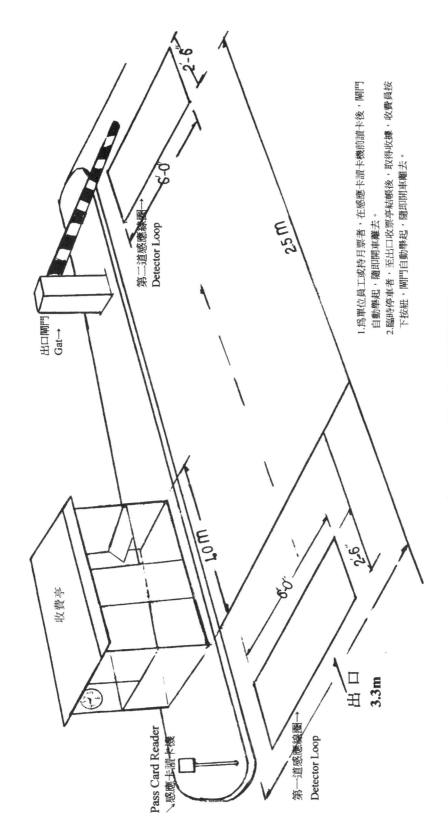

圖6--55停車場收費系統出口處設備裝置圖

1.為單位員工或持月票者，在感應卡讀卡機前讀卡後，閘門自動舉起，隨即關車離去。

2.臨時停車者，至出口收票亭結帳後，取得收據，收費員按下按鈕，閘門自動舉起，隨即開車離去。

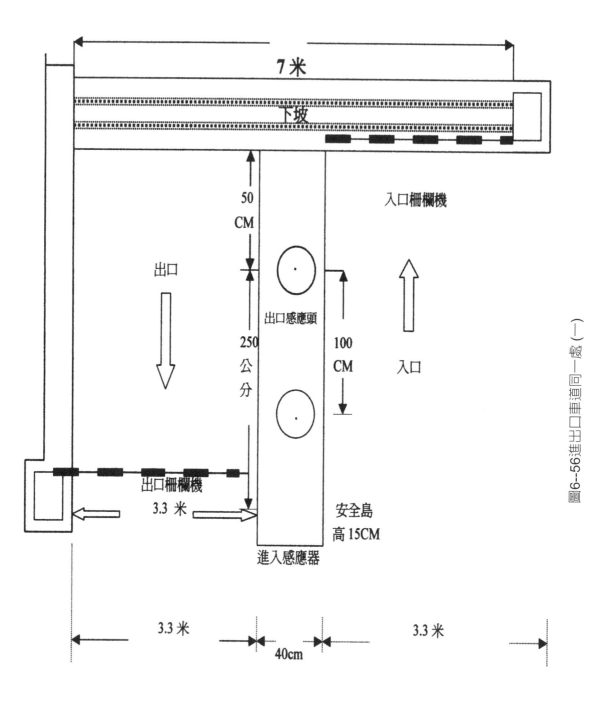

7米

下坡

入口柵欄機

50
CM

出口

出口感應頭

250
公
分

100
CM

入口

出口柵欄機

3.3 米

安全島
高15CM

進入感應器

3.3 米

40cm

3.3 米

圖6--56進出口車道同一處（一）

紅 綠 燈

停車出入口系統圖：

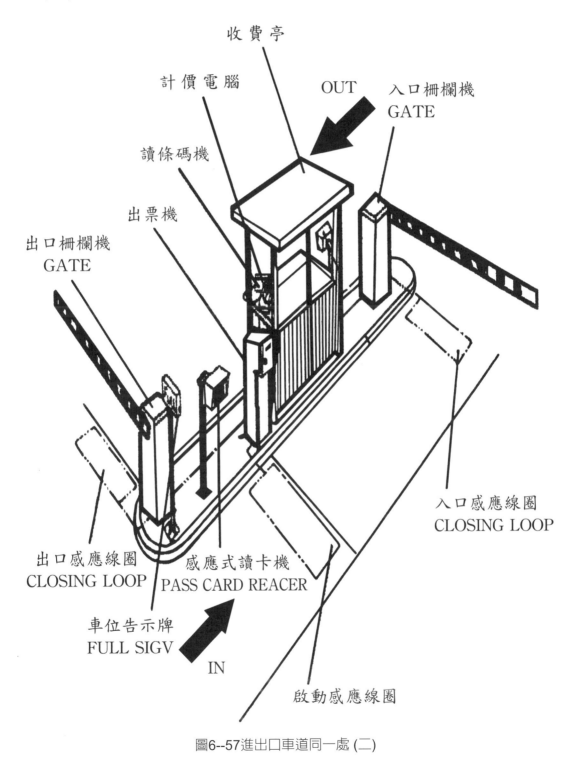

收費亭

計價電腦

OUT

入口柵欄機
GATE

讀條碼機

出票機

出口柵欄機
GATE

入口感應線圈
CLOSING LOOP

出口感應線圈
CLOSING LOOP

感應式讀卡機
PASS CARD REACER

車位告示牌
FULL SIGV

IN

啟動感應線圈

圖6--57進出口車道同一處 (二)

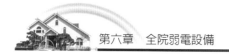
6.9 **對講機系統**

6.9.1. 對講機系統：

從網路影視VOD系統，至按鈕對答筒單掛機，也是一種簡便的通信工具，包含影視、保全、自動報警、門口、攝影等。在病房護理站對各單位之聯繫，除一臺院內電話座機，必須配備院內網路系統。例如各病房護理站對廚房、供應中心、藥局或洗衣房等處櫃檯聯絡。尤其對工作忙碌，兩手不能閑著，此時要對某人聯絡或回話，而只是短暫對答。如餐廳請廚房「請送某一樣菜或飯」，由配菜檯通知廚房，只須按鍵即可通話，而廚房僅回答「知道了」，或說「即刻送到」等語。仍是在興建工程時，預埋敷設配管工作。

6.9.1.1. 傳統組裝式：

1) 本系統材質與功能：

根據需求，設置20~40具控制站及一臺主機，全部自動控制，各站一具4吋喇叭兼麥克風，使用Alnico V磁鐵，阻抗45Ω歐姆，在四呎距離內音壓93db。後罩為鋼製，長寬各10.1/2" × 深3.1/2"，面板磨光經陽極鉻鋼處理。各控制站分機上，有12個按鍵，由1至0，另加R為取消鍵，X為呼叫鍵。選擇講或聽的開關，必須能自動回復。只須按鈕即可對其任何一處控制站通話。對講時受訪一方，不必觸摸對講機，靠近回答可聽可講。同時每具對講機，附有非公開（Privacy）開關，當不想把講話內容公開，或構成對外人打擾時，打開Privacy開關，喇叭不再發聲，改用聽筒對講。當有電話時，全部控制站，在使用中的控制站以紅燈顯示出來。每具對講機，有音量調整器。為防止聲音失真，本系統備有自動音量控制，可自動音量控制大小。

2) 中央主機：

電源變壓器、拾音器、言頻訊號產生器、擴大器、及6瓦全晶體、繼電器、自動音量控制器，上下相差30 db之音量，雜音小於60 db，和控制線路。為求其可靠性，所有繼電器必須使用Palladium alloy保証合金接點。及一切全系統所需之一切原件。

3) 美製整套原裝進口：

本系統包含：電源變壓器、主機、對講機、4吋喇叭兼麥克風、言頻訊號產生器、擴大器、及6瓦全晶體、繼電器、自動音量控制器、電纜線為WTS822型，含一組雙心隔離線，6條絕緣線，外包一層絕緣被覆，直徑1/4"吋吋-------等等。

4) 電源：A.C.1φ2w 115V 1.25~2.0A / D.C.24V。

5) 參考廠牌：LM Ericsson Alter等廠牌。

6.9.1.2. 網路系統：

如果經費允許，採用網路影視對講系統，使用範圍更為寬廣和便利，而眷舍對院內，與院區內之眷舍間更為廣泛應用。業主選定後即可快速安裝使用。

6.10 條碼器小精靈

6.10.1.

條碼是一種將文字簡化的手段，或者說在應用上，可用數字代替事物。便利識別、讀碼、掃描與傳送，在各方面講求快速的年代，設備眾多，例如從條碼編輯、列印，到光罩讀碼機、固定讀碼、二維讀碼、無線讀碼；門禁出勤刷卡機、刷槽讀碼、感應機、長距離感應器、長距離固定式資料收集器、指紋機等等，廣為應用。「門禁」這是「自我保全」。先將文字換成條碼，使用時利用掃描讀碼，快速傳送，爭取時效。在醫院中條碼的功用最廣泛，從門禁、病歷條碼化、原物料庫存管理、財產管理、自動化管理等，均與條碼關係密切。尤其健保局在全民健康保險卡內，將每位國民授與一組身分條碼，走遍全國通用，例如在全國各醫院就診後，各醫院資料庫中建立了個人檔案，再度就診醫療過程中，病患這一組條碼，從掛號、取病歷、應診、檢驗、照X光片、開處方箋、計價、付費等過程中，快速讀取列印，一碼到底絕通行無阻。條碼器小精靈處處可見其功能。

又如工作人員工作室的門禁，為防止閑雜人等闖入，必需加裝刷卡讀碼機，全院按實際需要，全院或每一科室門禁付與一組條碼，要進入時先行刷卡，門扉開啟才能進入，達到管制的功效。

6.10.1.1.門禁網路系統：

有感應、條碼與磁卡機三種形態，只是選用操控的方式不同，與各單位喜好與經費有關，再選擇適當之工具。其網路系統如圖6--59。

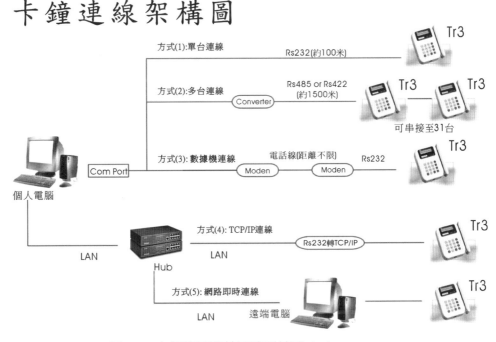

圖6--58卡鐘連線門禁網路系統圖 (一)

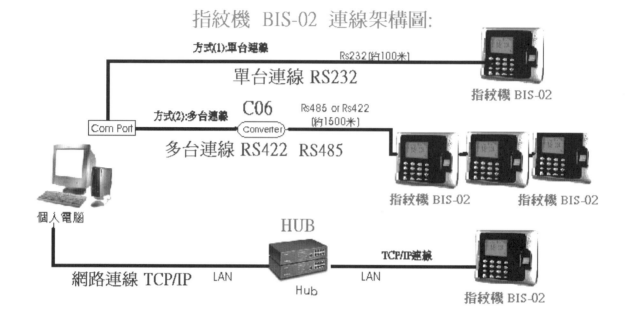

指紋機 BIS-02 連線架構圖：

圖6--58卡鐘連線門禁網路系統圖 (二) 茲以鴻軒條碼公司產品為例

從圖6--58上端

(1) 為Tr3式單台機連線，Rs232為介面埠，可提供D.C.5V~12V的電力給刷卡機，距離約100公尺。

(2) 為Tr3式多台連線，串接可至31臺，由Rs232為介面埠，可提供D.C.5V~12V的電力給刷卡機，距離約1500公尺。

(3) 改用數據機連線方式，同樣由則用電話網路線路距離不受限制。將(1) (2) (3)三線並聯至左側個人電腦，可共同Rs232為介面埠提供D.C.5V~12V的電力給刷卡機，輸出監控。

下面由一台遠方個人電腦，利用網路線連接轉換器Hub 連結，再由轉換器一端，與網路線(4) TCP/IP連線，由Rs232轉TCP/IP與Tr3刷卡機連線；另一端與(5) 網路遠端電腦(上網後連線) 隨時連線，不一定在何處掌控，與Tr3刷卡機並連。

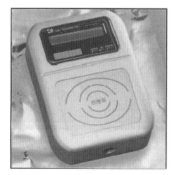

門禁出勤感應機TR3

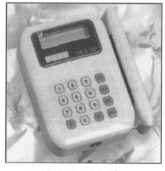

門禁出勤刷卡機TR3

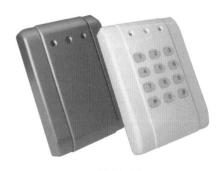

BIS單機控制器

圖6--59門禁感、應刷與磁卡讀取機 (茲以鴻軒條碼公司產品規格為例)

6.10.1.2. 門禁人事出勤刷卡機 --

TR3與TR2000、TR1000同型機，大同小異，同時用網路系統，有感應、條碼與磁卡機三種形態，只是選用操控的方式不同，與各單位喜好選擇適當之工具。其網路系統如圖6--60相同，規格如附表6--23。

表6--26門禁人事出勤刷卡機 (茲以鴻軒條碼公司產品規格為例)

類　別	TR2000	TR1000	TR3
記憶體	64K To 256K by te	32 byte	64K by tr
資料容量	5000 筆可擴充到 250000 筆	3700 筆	5000 筆
卡片長度	3~12 碼長	3~12 碼長	3~12 碼長
顯示幕	240*64/背光式中文顯示幕	16*2LCD/4 digits,7 段 LED	16*2LCD/4 digits,7 段 LED
讀取方式	條碼卡：code 39/感應卡 磁卡：trackl, track2, track3,	條碼卡：code 39/感應卡 磁卡：trackl, track2, track3,	條碼卡：code 39/感應卡 感應卡：read, track1.2,3,
第二種輸入方式	外接刷卡槽	外接刷卡槽	外接刷卡槽
警鈴時段	15	15	45
輸出接頭	2	2	3
指示燈	4LEDindicators (Power ok Errer Message)	2 LED indicators(Power ok)	3 LED indicators(Power ok)
傳輸入方式	.RS 232C / RS485 / RS422 或數據機,還端傳輸	.RS 232C / RS485 / RS422 或數據機,還端傳輸	.RS 232C / RS485 / RS422 或數據機,還端傳輸
班別設定	有九班次, 時間可設定另有外出, 返回鏈功能		
外接印表機	可外接 RS232 小型		可外接 RS232 小型
尺　寸	200(L)*190(w)*65(H) mm	200(L)*125(w)*60(H) mm	159(L)*133(w)*38(H) mm
重　量	2.1Kg	1.05Kg	0.43Kg
系統環境	MS-DOS, UNIX, WINDOWS	MS-DOS, UNIX, WINDOWS	MS-DOS, UNIX ,WINDOWS
停電裝置	鎳鎘 3.6V 充電式電池，停電後可保存資料一年，如有接 7.2V 可充電式電池，停電後可續繼刷卡 8 小時。		
特　色	刷卡後可顯示中文姓名 可選擇條碼卡/確卡/感應卡 中文顯示幕 內含備份 IC，資料不怕 Lost 可外接 MODEM 可遠端傳輸 一臺電腦可連線 31 台刷卡機	可顯示卡號 可選擇條碼卡/確卡/感應卡 英文顯示幕 內含備份 IC，資料不怕 Lost 可外接 MODEM 可遠端傳輸 一臺電腦可連線 31 台刷卡機	可顯示卡號 可選擇條碼卡/確卡/感應卡 英文顯示幕 內含備份 IC，資料不怕 Lost 可外接 MODEM 可遠端傳輸 一臺電腦可連線 31 台刷卡機

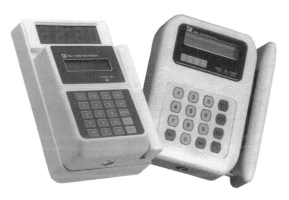
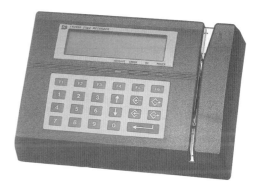

圖6--60門禁人事出勤刷卡機 (茲以鴻軒條碼公司產品圖為例)

6.10.1.3. 門禁人事出勤網路刷卡機 --

有BISTR-3機型更高級、有效的，管理眾多人員薪資帳冊資料。與TR-3外形相類似，而主要儲存容量大一倍。

表6--27 TR-3與 BISTR-3機型比較如下表 (茲以鴻軒條碼公司產品規格為例)

項　次	TR-3	BIS TR-3 時間紀錄器
記憶體	64kbyte	64kbyte
資料內容	5,000 筆	10,000 筆
卡片長度	3-12 碼長	3-12 碼長
顯示幕	16X2 LCD/4digits, 7 段 LED	16X2 LCD/4digits, 7 段 LED
讀取方式	條碼卡：Code 39/感應卡 感應卡：reader；track1.2.3.	條碼卡：Code 39/ EM, HID,TI 各種感應卡 感應卡：reader；track1.2.3. 智慧型 IC 卡(Mifare)
第二種輸入方式	外接刷卡槽	外接刷卡槽
響鈴時段	45	45
輸出接頭	3	3
指示燈	3 LED indicator (Power (OK) Error	3 LED indicator (Power (OK)Error。
傳輸方式	RS232C/RS485/RS422 或數據機	RS232C/RS485/RS422 或數據機
外接印表機	可外接 RS232 小型印表機	可外接 RS232 (24 小型印表機
尺寸	159(L) X 133(W) X 38(H) mm	159(L) X 133(W) X 38(H) mm
重量	0.43Kg	0.43Kg
系統環境	MS--DOS, UNIX, WINDOWS	MS--DOS, UNIX, WINDOWS2,000 / XP/98
停電裝置	鎳鎘 3.6V 充電電池，停電後可保持一年，如有接 7.2V 可充電電池，停電後可繼續刷卡八小時。	可與資料庫控制器連接，儲存十萬筆資料
特色	可顯示卡號,可選擇號碼卡/磁卡/感應卡,英文顯示幕, 內含為汾 IC 資料不怕遺失 可外接 MODEM 可遠端傳輸, 一臺電腦可接 31 臺刷興機。	

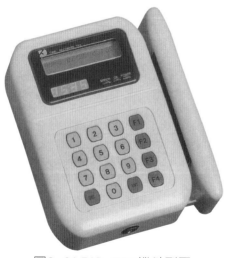

圖6--61 BIS--TR3機外型圖

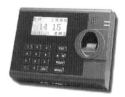

考勤指紋機 BIS-6000

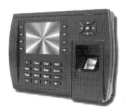

彩色指紋機 BIS-8000

圖6--62指紋機外型圖(一)

6.10.1.4. 門禁也可採用指紋監控，BIS--6000與BIS--8000是上下班最嚴密的紀錄與更安全的控管。

1) 如BIS--8000型差勤紀錄最高達30,000筆以上，依據客戶後端人事薪資軟體所需文字檔資料格式予以轉換，進而整合。

2) 首創彩色操作介面的光學式，高解析度指紋控制機。指紋識別迅速，採用國際著名雙引擎指紋識別演算法，以小於0.5秒，快速及精確辨識，且搭配先進的資料搜尋技術，完成支援1：N對比，只需輕按指紋，不需再按任何ID碼。其特徵是以一很亂碼加密數值儲存，不以圖形，無個人隱私洩密之慮，且可建立1500枚指紋。

3) 支援RS232、RS485、USB及TCP/IP數種連線通訊介面，且可自動調整網路傳輸速度。

4) 內建USB標準傳輸埠，一旦網路無法連線或傳輸不良時，即可使用隨身碟下載考勤資料，亦可用此功能傳照片。

5) 加大型彩色液晶銀幕使用3.5吋TFT(65000rear color)，及考勤成功語音雙重提示，彩幕可顯示中文姓名、編號、照片及語音發聲，讓使用者知悉打卡成功與否。

6) 定時班次時間段轉換，如上下班、加班簽到簽退等出勤狀態轉換，有15個按健可供自行設定功能。驗證指紋時間。

表6--28 BIS--8000型與BIS--6000型指紋門禁差勤機比較表 (茲以鴻軒條碼公司產品為例)

產品規格	BIS--8000	BIS--6000
產品尺寸	14.5 (L) x 20.5 (W) x 5.3 (H) cm	17.6 (L) x 13.8 (W) x 5.0 (H) cm
驗證指紋時開	< == 0.5 秒(典型值)	< ==1.0 秒(典型值)
指紋登記及比對方式	指紋、密碼、指紋+密碼、IDCand (選購)、指紋+Mifare Card (選購)。	指紋、密碼、指紋+密碼、IDCand
指紋辨識方式	1：1，1：N	1：1，1：N
登記時輸入次數	3 次	3 次
作業系統	Linux system	Windows system
考勤記錄數	30,000 條	(FRR < ==0.01%) 80,000 條
指紋登記數	1500 枚	(FAR < ==0.0001%) 1800 枚
語言選擇	繁體中文	繁體中文
通訊方式	RS232、RS485、TCO/IP (10-100M)	RS232、RS485、TCO/IP (10-100M)
環境溫度	0°－45 ℃	0°－45 ℃
相對濕度	20% - 80%	20% - 80%
USB 傳送埠	標準配備	==

7) 內建自動檢測功能，可迅速判斷機器各項功能是否正常。每日可透過網路連線，自動校正指紋考勤機系統時間。

8) 可上傳重大公告訊息公佈(SMS)，可利用管理軟體將資訊編輯後，再傳至BIS--8000公佈。

6.10.1.5. 指紋門禁差勤機：

BIS-5,000A給您最嚴密的紀錄、量大、多功能、便捷與更全的控管。可記錄筆數50,000筆。指紋、密碼、感應卡混用會用。其特性：

1) 光學式高解析度，且嚴格指紋門禁機。

2) 可設定門禁時間區段及組別人員管控，依門禁場所需要，設定那一段時間區段，管制人員進出，另設定人員權限，允許全時段或部份時段進出，支援50個時間段、5個分組、10種開門組合。

3) 特殊安全管制場所，可設多人同時按指紋才能打開。例如公司的資訊機房，需同時要有主管及資訊人員的指紋安全驗證後，機房才能打開。

4) 強大門禁功能，可傳出多種警報信號。如發生大門未關好，或被非法打開、甚至於機器遭破壞時，可傳出警報信號給與被連接系統，得到第一時間通知。另也可設定反脅迫指紋，得到相同的警告信號。

5) 支援指紋、密碼、ID Card比對方式可提供多種比對方式，供使用者選擇。

6) 指紋識別速度快，誤識率低BIS--5,000A，採用國際著名雙引擎指紋識別演算法，並搭配先進的資料搜索技術，完全支援1：N的比對，只需輕輕的按指紋，不需任何的ID號碼，讓數人同時連續進出，也不至於產生延遲錯誤。驗證指紋時間小於1.0秒。

7) 個人指紋隱私保護，BIS--5,000A所建立的指紋特徵點是以一組亂碼加密數值儲存，不以圖形，故無個人隱私洩密之虞，且可建立1,500枚指紋，最多可擴充至6,000枚。

8) 附建IC感應卡讀卡模組，亦即在特殊情況下，可使用卡片出勤，若遇使用者受傷，導致無法應用指紋登錄，可立刻轉換卡片進出，也可依客戶需求選擇EM感應卡模組或感應Mifare卡模組。

9) 也可兼做考勤機，門禁與出勤雙重結合，由於指紋具有不可取代性，所以門禁記錄亦是出勤記錄，可依據客戶後端人事薪資軟體，所需,的文字檔案資料格式，予以轉換，進而整合。

10) 支援RS232、RS485及TCP/IP數種連線通訊介面，且可自動調整網路傳輸速率。

11) 定時響鈴提醒功能，告知重要間已到(如中午休息時間) 可選定八段響鈴提醒時間及鈴聲長矩，讓時間應用更有效率。

12) 內建自動檢測功能，可迅速判斷機器各項功能是否正常。

13) 可每日透過網路連線，自動校正指紋門禁機系統時間。

14) 支援各種電子門鎖，內建開門輸出點一組，可自行輸出12V，供給各種電子門鎖電源。

15) 大型中文液晶銀幕，及考勤成功語音雙重提示，採用藍色背光LCD，可顯示中文姓名、編號及語音發聲，使用者知悉門禁考勤成功或失敗的訊息，提高考勤辨識率及準確率。

16) 驗證監記錄筆數50,000筆。指紋、密碼、感應卡混用會用。

表6--29產品規格表

產品尺寸	15.5 (L)*11.0 (W)*3.8 (H)cm
驗證指紋時間	<＝1 秒(典型值)
指紋登記及比對方式	指紋、密碼、指紋+密碼
指紋辨識方式	1：1、1：N
登記時間輸入次數	3 次
F R R	<＝0.01%
F A R	<＝0.0001%
作業系統	Linux system
考勤記錄數	6,000 條
指紋登記數	1,500 枚
時間段管制	50 個時區
語言選擇	繁體中文
通訊方式	RS232、RS485、TCP/IP(10-100M)
適用差境溫度	0°C ~45°C
相對顯度	20%~80%

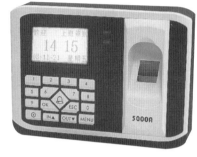

圖6--62 BIS5,000A 指紋機(二)

6.10.1.6.重要出入口指紋門禁機：BSS-4C

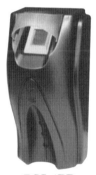
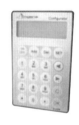
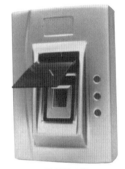

BSS-4BR   BSS-4C

鴻軒條碼-門禁安全系列

◆ *BioSwitch*（可儲存 99 枚指紋）

◆ *BSS-4BR*(塑殼-有感應卡) / *BSS-4C*(鋅合金外殼-無感應卡)

◆ *Bio-Switch* 產品說明：

1. 以人體獨特的指紋，取代傳統的鑰匙、卡片，讓你不因遺忘而關在屋外。運用指紋科技技術；在傳統門鎖、卡片之外提供更多的選擇。
2. 指紋機可單機獨立作業，不須使用電腦。
3. 使用半導體感應晶片；為 3D 立體的活體取像，提升安全等級並使用獨特之辨識技術，以非指紋圖像存放指紋檔案，避免指紋外露複製的隱憂。
4. 快速、準確，驗證指紋。
5. 造型流暢優雅，流露出高雅可靠的質感。
6. 有效運用半導體感應晶片；使手指在太乾、過溼或輕微刮傷及髒污的情形下仍可辨識無礙。形下仍可辨識無礙。
7. 軟體自動刪除前一次使用之指紋資料，不受外部干擾。
8. 特別設計使用外接式登入盒，操作指紋機，登入、刪除指紋或卡片<僅塑殼才有感應卡片>操作簡單易懂，平時可另外收藏，可避免遭人任意按壓，破壞的情形。
9. *BSS-4BR* 具備(**EM** 厚卡)感應卡功能(卡片須另外選購)。
10. 透過 **weigend26 / RS-485** 與系統連接，適用於各種系統環境。
11. 以 **FPSoftware** 指紋管理軟體，可將指紋檔案，建檔存放於 **PC** 端並可連接上傳至指紋機，大量減少安裝建置指紋機的時間。

◆ 本機系統內部使用 **6** 位數之密碼控制，具最高之安全；外接式登入盒在辨識晶片遭遇暴力破壞時，可輸入密碼與系統確認，操作開門。

圖6--62 BSS-4BR/BSS0-4C指紋機外型圖(三)

6.10.2. 有關事務條碼機：

種類繁多，如收據機POS (Receipt Printer)、保健讀卡機BIS ICRW--6000 Series讀卡機、條碼標纖機BIS--243E、檢驗條碼印表機BIS--243、雷射式讀條碼機BIS--6700、刷槽讀碼機BIS--30與製卡機CS-300、BIS--RFD感應與TAG標纖產品總匯等--------，無法一一介紹和說明，摘錄部分圖像供參考，在工作上有任何需要，可直接與該公司聯絡。

6.10.2.1. 收據機POS (Receipt Printer)

熱感式PRP-080、點矩陣式
PRP-076 、小型熱感式PRP-058

圖6--63→

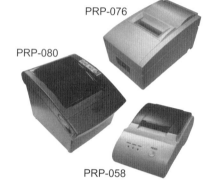

PRP-076
PRP-080
PRP-058

6.10.3. 檢驗室固定式掃描器--7120。

體積小讀取率高。為固定式掃描器，電纜可靠能更換，程式簡單，七段鈴聲，程式領域最深，可作資料剪輯，控制托架架設，隨意防護。如圖6--64。

當病人前來抽血、驗大小便送驗時，將健保卡向下對著掃描器一照，健保卡上各人的條碼，即將各持卡人檔案資料如姓名，立即從印表機BIS--243E印出指頭大小標籤來，快速、正確、可靠、清晰，撕下來貼在盛檢體的容器上。若是對重大或大形物體，行動時掃描，則用光罩式掃描器BIS--80工作，採用光罩式掃描器一照即完成，或用雷射讀碼機。作業系統--Linux system。

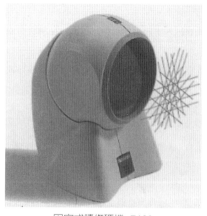

固定式讀條碼機 7120

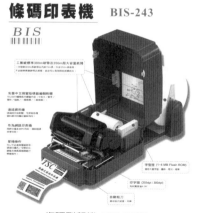

條碼列印機 BIS-243E+

圖6--64固定式掃描器

表6--30 固定式掃描器規格

1.掃描功效	

光原--兩極鐳射 675nm±5nm。
　鐳射光電力--0.681mW(高峰值)。
　深度鐳射掃描—0-215mm(0"-8.5") 為 0.33mm(13 1/1000 千分之一吋) 條紋規則。
　掃描寬度—正 60mm(2.4")@105mm (4.1)@210mm (8.5 ")。
　掃描速度--每秒 1200。掃描形態--領域中 5~4 對等的全方向。
　最低限制寬度—0.13mm (5.2 千分之一吋)。
　譯解資格-
　二物的分界面--最低的反射係數差距為 35%。
滾動、投、左右擺動--360°、60°、60°。
攜帶形傳呼器效果--7 段鈴聲或無吹警笛。
品質的顯示數--80 標準的品質。
LED 指示燈--紅=鐳射亮準備掃描、綠=好的顯示。

2.機械部分	

高 150mm,深 105mm。球體寬 80mm 底部寬 102mm。
　重 380 公克。 界限--10 管腳系數 RJ45。
　電纜--標準長平直的 2.1m (7 ') 隨之撓線圈 2.7m (9')。球體傾斜--垂直線 30°。

3.電源部分	

輸入電壓--D.C.5V±0.25V。 電力 1.1w。
操作電流 220mA。鐳射級
直流二次變壓；5.2V@650mA。
Fcc.安全認證，美國聯邦政府傳輸權限--等級 A。

4.工作環境	

操作溫度 0℃ to 40℃。
儲藏溫度-40 ℃ to 60 ℃。
相對濕度 5% to 95%。水平光度 450 尺--燭光 cd。
電擊--設計抗拒 1m。通風--無要求。
防汙染物--密封抗酸耐熱，及室中傳播的微粒狀物質等。

Dimensions 　直徑

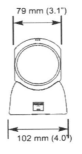
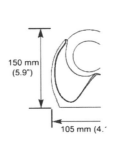

掃描體積縱斷面圖

Scan Volume

最理想低密度

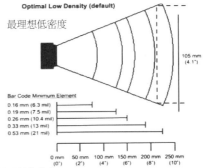

最理想高密度

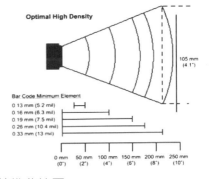

圖6--65固定式掃描器特性曲線圖

6.10.3.1. 保健讀卡機BIS ICRW--6000 Series

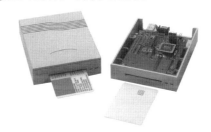

圖6--66讀卡機

6.10.3.2. 檢驗條碼印表機BIS--243、-243E、紙張與色帶等。

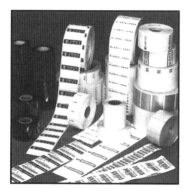

⑦　**紙張 / 色帶 / 耗材 / 代工列印**

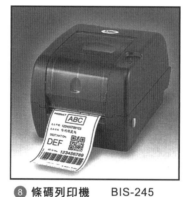

⑧　**條碼列印機**　　BIS-245

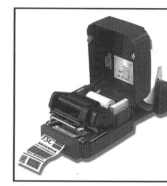

⑨　**條碼列印機**　　BIS-243E+

圖6--67

6.10.3.3. 光罩BIS--80、固定BIS--6845、雷射式讀條碼機BIS--6700。

雷射式讀條碼機
BIS-6700

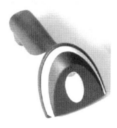

圖6--68

6.10.3.4. 刷槽讀碼機BIS--30與製卡機CS-300。

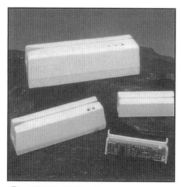

⑯　**刷槽讀碼機 / 錄碼機 BIS-30**

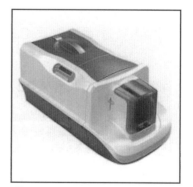

⑰　**製卡機**　　CS-300

圖6--69

6.10.3.5. BIS--RFD感應與TAG標纖產品總匯等。

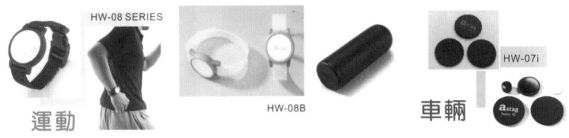

圖6--70 HW--08D2運動感應帶
或HW - 08B醫療感應帶

圖6--71 HW--07H1HW--07i車輛

6.11 觸控式螢幕

6.11.1. 觸控式螢幕主機：

用途廣泛，使用便捷，可設定多用途功能，尤其餐飲、零售、百貨、銷費等用於計價，讓買賣雙方都能見到物品價目、數量及總和辦理結賬，一目了然。

6.11.1.1. 現場自動掛號機 --

利用觸控式螢幕(POS Monitor) (Product of Sums)，加裝一立式鐵箱約130cm高，(減觸控式螢幕30.5cm，實際高度約100cm高)，放置在院內大廳靠牆邊適當位置，便於尚未上班前，或中午休息時間，病患自行掛號。由Rs232為介面埠，可提供D.C.5V~12V的電力給觸控式螢幕，與掛號系統並聯，前面機具有上鎖保全功能，可以限制光碟機的使用。具有P4機型系列及P3機型系列。

觸控式螢幕，採用國級液晶板面，兼其輕巧與散熱性能佳，保護玻璃內建。有M--15 (15吋) M--12 (12吋)兩種規格，圖元排列，R.G.B.垂條紋直，電源110/220V，操作溫度0°Cto 40°C(32°F~ 104°F)。

自動掛號機，大型醫療院所，均設置此型自動機器，除了便利，更節省人力，該機有多種功能：

1) 自動掛號系。

2) 尚包括科別症狀查詢。

3) 就醫流程。

4) 住院病患查詢等四項功能。
   一機在前，彈指之間不求人，可順利就診和查詢有關事項。

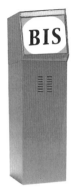

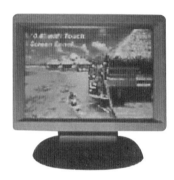

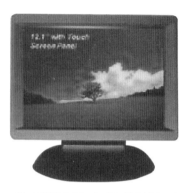

立式自動掛號機　　　　　　　　　觸控式螢幕　　　　　M--12吋(30.05cm)　M--15吋(38cm)

圖6--72自動掛號機 (茲以鴻軒條碼公司產品為例)

表6--31觸控式螢幕規格 (茲以鴻軒條碼公司產品規格為例)

產品型號：	M-10	M-12	M-15
銀幕尺寸	10.4 "	12.1"	15"
可視區域	211-2(H) x 158.4(V)	245.76(H) x 184.32(V)	304.128(H) x 228.096(V)
解析度	800(w) x 600(H)	1024(w) x 768(H)	1024(w) x 768(H)
像素排列	R.G.B. 垂直線紋		
支援色彩	6-bit 262,144 色		
對比	400：1	200：1	250cd/m^2
亮度	220cd/m^2	200cd/m^2	250cd/m^2
背光	1CCFL	1CCFL	2CCFL
表面處理	防反光硬度(3H)		
控制面板	開/關, 顯示燈, 自動, 選單, △▽		
刷卡機	全三軌(可選購)		
條碼刷卡機	紅外光或紅光(可選購)		
觸控面板	電阻 5 線式(可選購)		
保護玻璃	內 建		
VESA 相容	100 x 100mm	無	100 x 100mm
電源供應器	110~220V 通用電源供應器		
安裝認證	FCC, CE		
操作溫度	O ℃ to 40 ℃ (32℉ ~104℉)		

　　操作很簡單--由網路進入醫院區系統,先找到要去就診的某家醫院,再輸入自己的身份証字號,接著選應診科別,緊接「點選」那一位醫生,即完成掛號(也許各醫院掛號步驟不一樣,但均大同小異,按指示程式操作即可),並在銀幕上看一組紅色阿拉組數字,為看診號碼。否則重新再做一遍,再細心看一遍有無錯誤,一切無誤後點選「醫生」即大功告成。在自動網路掛號,尚含門診時刻表、預約掛號、查詢掛號、取消掛號、看診進度表查詢、其他各項等等。

　　6.11.1.2. 觸控式螢幕主機 --

　　　　　POS (Product of Sums) tation7000 Series餐飲、零售、百貨、銷費等用於計價,讓買賣雙方都能見到物品、數量及總和辦理結賬,一目了然,沒有疑問,快速、正確、俐落,不用休息,或假借事故停機,如圖6--65。此機有四種機型:雙面展示、附第二展示面、座式可調任何角度及壁掛式等。

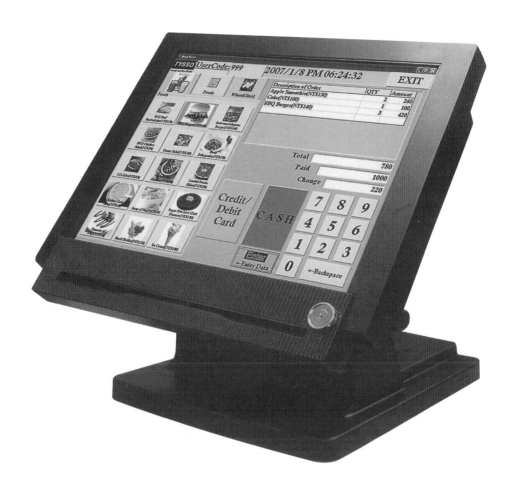

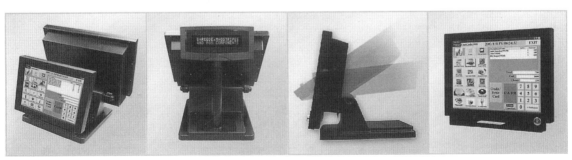

雙面展示　　　　　附第二展示面　　　　　座式可調角度　　　　　壁掛式

圖6--73觸控式螢幕主機 (茲以鴻軒條碼公司產品規格為例)

NOTES

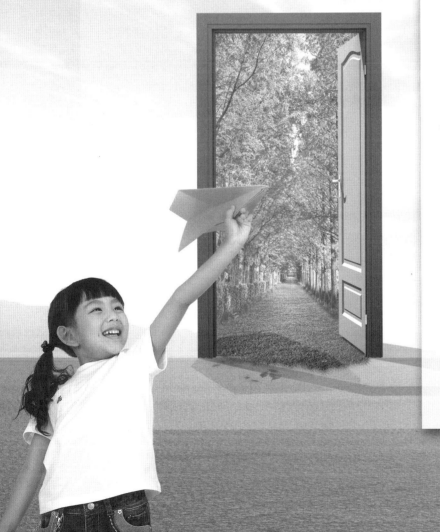

第七章：

中央系統設備工程

醫療氣體

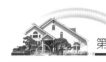

第七章　醫療氣體中央系統設備工程

7.1 醫療氣體種類、設置及使用壓力

全院氣體系統（Gases System）：主要為醫療氣體（Medical Gas）及民生液化瓦斯（LNG）傳輸兩大系統。首先由醫療單項氣體說明，至於綜合整體醫療系統，詳情於氣體管線系統圖形時展示(圖7--9一、二、三)。民生液化瓦斯（第五章五節），先後次第說明。

7.1.1. 醫療氣體（Medical Gas）：

院內最常使用之幾種氣體：O_2氧氣OX、V真空MV、A空壓MA、N笑氣NO和N_2氮氣，尤以O_2氧氣OX、V真空MV、A空壓MA三種最普遍。提供醫療作業和救治，如急診、產房、嬰室、手術室及加護病房等，按各室需要，有四五種氣體全部組合成一組設置，將數組氣體出口座設備，裝置在同一室內，亦有局部設置一種、二種或三種氣體等，用途甚廣。而這一部份醫療管線均採用K型紫銅管，為安全計，而設置專用獨立管道，不能與一般水、電、蒸氣、和冰水管混合設置一處。

氧氣：按氣體形態，又分醫療氣態氧與液態氧兩種，先略加說明。早期、小型院所及移動性供應氧氣時，多用氣態氧氣，雖然消耗用量快，因搬運攜帶方便，所佔空間小，如今救護車內，重症病患移動時隨床吊掛，均使用5磅裝；而液態氧氣，因儲存量大，消耗用量慢，使用時要先行蒸發成氣態，經過減壓才供應院內各處所。大型或綜合醫院內氧氣系統，今多改用液氧供應，需加裝一組蒸發器，不但容量大使用時日長，減少換裝和搬運次數，不佔室內任何空間，由K型紫銅管線直接送達各使用處所。在氧氣儲存所五公尺範圍內，嚴禁明火與油脂，並設以告示示警，以策安全。

7.1.2. 各類醫療氣設置處所：

包括：急診室、手術室、麻醉室、恢復室、產房、嬰兒房、早產嬰兒房、各科加護病房、洗腎室、集中治療室、部份門診（牙科、婦產、內科）牙科技工室、檢驗室、藥局、核醫和衛教室等。按各室功能和需求，分別設置不同氣體管線系統和或多或少的出口座裝置數量等，其實幾乎遍及全院各處所。詳如表7--1。

設置處所如以區域劃分，可按九大區供應(共87處)：

1) 看護區：一般單人、雙人、或多人病房、隔離成年或嬰兒病房，治療室與檢驗室。
2) 外科單位：大小手術室、膀胱鏡室、挫傷室、洗腎室、腫瘤室、骨折治療室、石膏室、恢復室及麻醉工作室。
3) 危險病人區：心血管病人（心臟、心絞痛、心肌梗塞、腦中風及高血壓）、燒傷病人及各科ICU病房。
4) 放射區：放射室、斷層掃瞄、放射性同位元素、放射化學實驗、放射治療及核醫室。
5) 急診區：手術室、外傷室，治療及觀察室。呼吸看護區：肺疾：結核、纖維化、病房及治療室。
6) 產科區：待產室、分娩室、手術室、恢復室及隔離室。
7) 嬰兒區：新生兒、正常嬰兒、隔離室、早產兒ICU及工作室。
8) 門診區：治療室，EEG / EKG，捐血室，燒灼、心臟病，口腔外科，牙科及技工室。
9) 其他區：物理治療，供應/接收室，培養室，配藥、藥房、實驗室，血庫，屍體間。

表7--1醫院氣體出口座典型的公共設施裝置位置及數量表 (茲以PURITAN為例)

	位　置	O_2	Vac	N_2o	Air	N_2		位　置	O_2	Vac	N_2o	Air	N_2
1	麻醉工作室	*	*	*	*		45	實驗消毒室		*		*	
2	動物手術室(外科研究)	*	*	*			46	火焰光度計實驗室	*	*		*	
3	動物研究實驗室	*	*	*	*		47	實驗工作房		*		*	
4	驗屍室		*		*		48	分娩(產)房	*	*	*		
5	所有病床 (房)	*	*				49	低階放射線 X--ray	*	*		*	
6	生 化 室	*	*		*		50	工具準備室		*		*	
7	生化實驗室	*	*		*		51	金屬工廠		*		*	
8	Bio Physics 生物化學	*	*		*		52	微生物學淍配室		*		*	
9	血液處理		*		*		53	微生物淍配室		*			
10	抽 血 室		*		*		54	多功能服務室	*	*		*	
11	心導管室	*	*				55	神經學醫藥實驗室	*	*		*	
12	化學分析實驗室	*	*		*		56	神經生理學實驗室	*	*		*	
13	化學實驗室		*		*		57	哺 乳 室	*	*		*	
14	恆 溫 室		*		*	*	58	觀 察 室	*	*			
15	膀胱鏡室	*	*	*			59	產科醫學室	*	*	*		
16	深度治療室	*	*				60	手 術 室	*	*	*	*	*
17	消 毒 室　(放射線污染)	*	*		*		61	口腔室	*	*		*	*
18	示 範 室	*	*				62	整形外科檢查室	*	*			
19	牙科修補室	*	*	*	-*		63	病理學室		*		*	
20	小兒外科診療室	*			-*		64	病 房		*		*	
21	E.E.G.腦攝影室	*	*				65	葯 局		*		*	
22	E.C.G.心電圖室	*	*				66	早產兒護理觀察室	*	*		*	
23	MEG 肌電流圖室	*	*		*		67	部分離隔室	*	*		*	
24	耳鼻喉檢查室		*		*		68	個人恢復室	*	*		*	
25	電子顯微鏡檢查室		*		*		69	義肢實驗室		*		*	
26	電子儀器工廠		*		*		70	放射化學實驗室		*		*	
27	急 診 室	*	*		*		71	放射同位素室		*		*	
28	檢 查 室	*	*		*		72	恢復室床位	*	*			
29	直腸鏡檢查室	*	*		*		73	恢 復 室		*		*	
30	實 驗 室	*	*		*		74	X--ray 掃描室	*	*			
31	眼 科 室	*	*				75	精神看護室	*	*		*	
32	X--ray 透視室	*	*				76	血清醫學室		*		*	
33	育 嬰 室	*	*		*		77	溶 劑 室		*		*	
34	一般生理實驗室	*	*		*		78	X--ray 標準放射室	*	*		*	
35	手 套 室		*		*		79	消毒室(氯化物或手術)	*	*		*	
36	復 健 室		*		*		80	擔 架 室	*	*			
37	心導管實驗室	*	*		*		81	高壓供電室	*	*			
38	血液學室		*		*		82	外科準備室	*	*			
39	高階放射同位素室	*	*		*		83	教學實驗室	*	*		*	
40	呼吸治療室	*	*		*		84	治 療 室	*	*		*	
41	集中看診室	*	*		*		85	驗 尿 室		*		*	
42	接觸傳染病隔離室	*	*		*		86	靜脈穿刺實驗室	*	*			
43	隔離病房	*	*		*		87	工作實驗室		*		*	
44	附加實驗室		*		*								

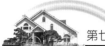
註：1) 上表只是原則性的數據，可供參考，按照醫院實際需要作取捨。

2) 笑氣N2O和氮氣NO兩項使用範圍較少，為麻醉及器械作業等之備用。

3) 各種氣體使用壓力單位不同，如OX、NO、MA使用壓力(50~55 psig)，N2氮氣使用壓力(180~200psig)。又如MV、LV為(15"~19" Hg)。同時為大家使用方便，遇到不同廠牌英文代號，即可了解和運用。

4) 氣體設備在臺廠牌：在七○年代，臺灣大量興建醫院，多為美國和日本等產品。如美國OHIO、OXEQUIP、PURIAN、AMICO和CHEMETRON等廠牌；日本則有KEISEI、KAWASAKI等廠牌。如今僅有南榮貿易PURIAN牌和AMICO兩種，以及一些臺製產品，卻由水電行統包購置。這種市場的演變，主要跟國外製造廠與市場之興衰的影響，再取最低標有關。例OXEQUIP與AMICO兩廠合併後，僅剩下AMICO廠牌。今選擇幾種廠牌各稱排列如下表：

表7--2各廠牌氮體英文名字縮寫代號及建議使用壓力

廠牌代號：OXEQCO、AMICO、PURITAN、OHIO	AMICO 牌	PURITAN 牌
OX　氧氣：Oxygen　　　　　(50~55psig)	Oxygen	O₂
MA　空壓：Medical　Air　(50~55 psig)	Air	Air
N₂　氮氣：Nitrogen　　　(180~200 psig)	Nitrogen	N₂
MV　真空：Vacuum　　　　(15~19"Hg)	Vacuum	Vac.
NO　笑氣：Nitrous　　　　(50~55 psig)		N₂O
OX/OC：氧 / 氧化碳混合氣體：Oxygen/Carbon Dioxide Mixture　　(50~55 psig)		
EV　廢棄麻醉氣體排除裝置：Waste Anesthetic Gar Evacuation　　　(15~19"Hg)		
LV　實驗室真空：Lab Vacuum　(15~19"Hg)		
LV　實驗室空壓：Lab　Air　　(Varies)		
SL　移動真空掛瓶：Vacuum Bottle Slide.		
註：三種廠牌雖同，輸出氣體壓力均相同，使用表壓力單位均為磅數 psig。		

（茲以 Ohio Medical Products 牌、PURITAN 牌、OXEQUIP 牌等廠牌為例）。

注：1) 常用壓力單位：A) 每平方吋磅數簡寫為Psig。
　　　　　　　　　　B) 每平方公分公斤數簡寫為Kg/cm2。

　　大氣對地面及地面上物體表開所施之標準壓力，每平方吋14.7磅數為Psi，此為標準壓力，可支持真空中水銀柱高度為29.92" 吋，或約為30"吋。

(30x25.4) =760公毫或耗，所以壓力亦常以水銀柱高度吋或耗mm表示之。

$760mmHg = 30''$ 銀柱 $= 14.7$ psig--（1）

$1'' Hg = \dfrac{14.7}{29.9} = 0.491$ psig.--（2）

$1Kg / cm^2 = 14.2$ psig. ，或 100 psig $= 7.03 Kg / cm^2$--------------------（3）

2）壓力計算有兩種：A. 以真空中壓力絕對零為計算起點，為「絕對壓力」，(Absolute Pressure)。

B. 以標準大氣壓力為計算起點，為「表壓力」，(Gage Pressure)。高於大氣壓力者為「正」，低於大氣壓力者為「負」，而兩者相互關係：

C. 絕對壓力數【簡寫為(Psig或in Hg)】

【絕對壓力數(簡寫為Psia)】＝【表壓力(簡寫為Psig)】＋ (14.7 Psi) ⋯⋯⋯⋯⋯⋯⋯ (4)

【表壓力之真空數或負值】＝ (14.7 Psi或30"水銀柱) －【絕對壓力數(Psia或in Hg)】⋯ (5)

7.1.3. 醫療氣體系統管線之敷設：

必須採取隱藏式，單獨隔離設置，選擇堅硬之牆壁鑿溝，或在地下埋設管道，以免被沖撞損壞，不能與一般水、電、瓦斯和蒸汽管線混合在同一處，尤其氧氣管線，絕對隔絕油料和明火，以免引發爆炸，並禁止通過容易造成過熱之處所，而釀成災害。

7.2 全院醫療氣體中央供應系統設備

早期醫療氣體供應系統設備，均由國外進口，有美國的產品如忠誠儀器公司供應的OXEQUIP牌、南榮貿易公司的BENNETT牌、三共貿易有限公司Ohio牌、和CHEMETRON等產品。也有日本KAWASAKI牌、KEISEI牌株式會社、CENTRAL UNI CO.,LTD.、千代田精機工作所牌等。而Ohio牌與OXEQUIP牌，引進在國內最早也採用最普及。實際上醫療氣體供應系統設備，可說大同小異，而原理、系統、設備和功能，幾乎完全相同，只是組件外型式樣略有差異，各廠組件編號亦不相同；如今國內已有類似產品問市。在七十年代初期的臺灣，公民營興建與擴建現代化醫院最盛行時期，醫療設備器材供應商亦增多，如今雖仍有興建與擴建現代化醫院，但數量有限，利潤較薄，代理廠商必然減少，僅有南榮、忠誠等一兩家貿易商而已。多待報價取得工程設備訂單後再訂貨。整體工程最好包括按裝施工在內，以明效率和責任。醫療部份最主要的四項氣體供應系統設備，按V真空、A空壓、Q氧氣和NO笑氣各類分別說明。下列以AMICO（OXEQUIP牌）BENNETT舉例說明：

7.2.1. 真空系統設備：

例如OXEQUIP牌5357--AA真空泵浦無油封閉式二聯吸氣泵浦，例5HP×2 總排氣量86~113 scfm.—Oil Free 19″ HG，附減震彈簧、基座及安裝。

附件規範：

1) 立式120 GAL.加侖儲氣槽乙具，內外陽極處理，外面并噴防鏽漆。

2) 馬達2具附減震彈簧及座墊8只。

3) 馬達皮帶護罩2具。

4) 馬達電源線外附金屬伸縮軟管2條。

5) 管式消音器2具。

6) 自動控制交替運轉器裝置：A) N E M A.金屬箱乙只。　　　 B) 5HP起動器兩套。

C) 手動式自動選擇器乙只。　　　 D) 指示燈乙組。

E) 操作運轉：

自動交替選擇器其性能：在正常情況下，兩具馬達自動交互運轉，即一臺運轉一臺備用。如在醫療作業使用量，超過一具泵浦之能量時，有超負荷需求時，兩具泵浦馬達即自動同時運轉。俟超負荷原因消除後，立即自動後恢復正常，由一臺運轉一臺備用，再行彼此自動交互運轉。真空泵浦負載多以75~80%能量計算，作為預留操作和擴充作準備。

7) 二聯式油式真空泵浦 ½ HP~ 3 HP 。

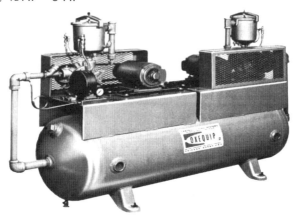

圖7--1 雙聯油式真空泵浦實體外形圖（一）(茲以OXEQUP產品為例)

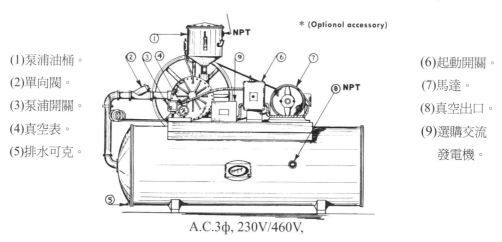

(1)泵浦油桶。
(2)單向閥。
(3)泵浦開關。
(4)真空表。
(5)排水可克。

(6)起動開關。
(7)馬達。
(8)真空出口。
(9)選購交流
　　發電機。

A.C.3φ, 230V/460V,

圖7--1單式真空泵浦外形及組件構造圖（10.1/2HP~10HP）（二）(茲以OXEQUP產品為例)

7.2.2. 空氣壓縮系統設備：

例如OXEQUIP牌4367--BA，包括無油式空氣壓縮機（分為氣冷式與水冷式）兩臺（例3HP × 2），總排氣量22~24scfm（於標準空氣狀況下每分鐘風量22~24立方英呎），--Free air（無油式）50 psig，附減震彈簧、基座及安裝等。

除所有配備均為整套標準配備，國外有些配件，分解計價顯得瑣碎零亂，採購時必須註明為「整套標準配備等」等字樣，不得另行追加費用，否則屆時代理商求出補交費用之情況，易讓外人起疑問，尤其原預算已用完，應如何善後？

表7--3油式真空泵浦0.5~5HP規格表 (茲以OXEQUP產品數據說明)

機型編號	馬力HP	總,容量 CFM	箱體容量	機 體	高 度	重 量
5317	1/2	7	42 Gal.	15 × 30	45	175
5327	1	19	82	23 × 68	53	300
5337	1.5	25	82	23 × 68	53	325
5387	2	40	82	23 × 68	55	435
5347	3	55	82	23 × 68	60	515
5357	5	113	82	23 × 68	60	570
5367	7.5	152	82	22 × 66	5 0	
5377	10	200	120	31½ × 62	6 2	

7.2.3. 附件規範：

1) 立式80 GAL.加侖儲氣槽乙具，內外陽極處理，外面并噴防鏽漆。

2) 馬達2具附減震彈簧及座墊8只。

3) 馬達皮帶護罩2具。

4) 馬達電源線外附金屬伸縮軟管3條。

5) 自動釋氣安全閥裝置2具。

6) 管道自動釋氣安全閥裝置 1 具。

7) 空氣過濾裝置1具（凝聚捕捉式）。

8) 壓力調節器1具。

9) 空氣自動調節式乾燥器1具（凝聚捕捉式 22~24 scfm.）(於標準空氣狀況下cfm)。

10) 自動供水停水開關2只（使用水冷式）。

11) 自動控制交替運轉器裝置，與真空泵浦第6項同，說明亦同。

12) 低壓變壓器專用，自動停水開關1只。

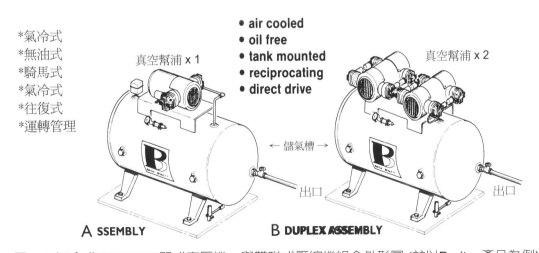

*氣冷式
*無油式
*騎馬式
*氣冷式
*往復式
*運轉管理

真空幫浦 x 1

- air cooled
- oil free
- tank mounted
- reciprocating
- direct drive

真空幫浦 x 2

← 儲氣槽 →

出口

出口

A SSEMBLY

B DUPLEX ASSEMBLY

圖7--2 氣冷式BENNETT單式空壓機、與雙聯式壓縮機組合外形圖 (茲以Puritan產品為例)

7.2.4. 中央氧氣控制系統設備,典型圓筒儲存組供氣說明:

本控制系統可分為三種典型控制方式:

1) 兩組典型均為圓筒氣態儲存系統設備。

2) 典型兩組液態或氣態圓筒儲存系統設備,另加乙組氣態圓筒儲存系統設備。

3) 典型多處零星稀疏的圓筒氣態儲存系統設備。

第一種、兩組典型均為圓筒氣態儲存系統設備:

本系統分別由左右兩組各5支鋼瓶供應,形成儲存庫(鋼瓶之多寡,由需求來決定)。左右兩組鋼瓶各自並聯,每一支高壓鋼瓶,用一條高壓軟管與每支鋼瓶頂端開關下側面開口連結,各自再連接左邊或右邊高壓幹管,如圖7--4。或者用一條K型短銅管,各幹管並接一高壓球型凡和一單向閥之後,如圖7--8右氣態氧一組。分別與單組47--AP自動高壓氧氣減壓控制器連接,再左右串接一單向閥,匯集後成單一幹管輸出,幹管輸出上裝置一超壓警鈴釋放開關,再插接一歧管補助開關,(另接一條銅管至室外)幹管輸出至全院各分歧管系統處所。而各類氣體自幹管與分歧管系統區域起點分氣箱內,均各自設一高壓球型凡而(附表)便於掌控各分歧系統區域。

在左右兩組各5支氣態鋼瓶,供應儲存庫原有高壓為2,200Psig,經過兩邊氧氣減壓控制器後,輸出氧氣壓力為50~55 Psig,當輸出氧氣壓力超過55Psig時,則超壓警鈴開關,發出警訊,同時傳至有關值班室,而插接之補助開關併將超高之氧氣釋出至建築物外,以保該系統之供應安全。

下圖7--3為A.B.C.D.四種型式排列,每種分兩組,每組各5支氣態鋼瓶,供應儲存庫排列法:牆壁中央懸掛長方形黑色箱為控制箱,A.D.型為單面直牆排列法,B型為狹長空間左右兩面直牆排列法,C型利用一只直角牆面L型排列法。.

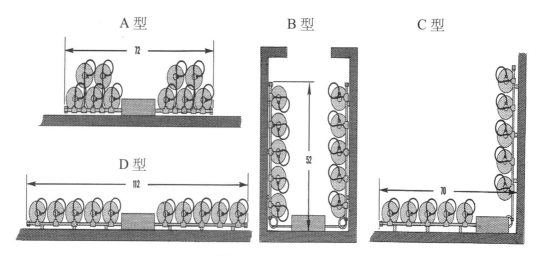

A 型　　　　　　　B 型　　　　　　C 型

D 型

(兹以OXEQUP產品為例)
圖7--3氣態鋼瓶供應儲存庫四種型式兩組各5支排列方式

1.壓力表。 2.指示燈。 3.預定警鈴。 4.左邊鋼瓶壓力表。
5.右邊鋼瓶壓力表。 6.左右邊總凡而。 7.壓力釋放開關。 8.幹管關閉閥。

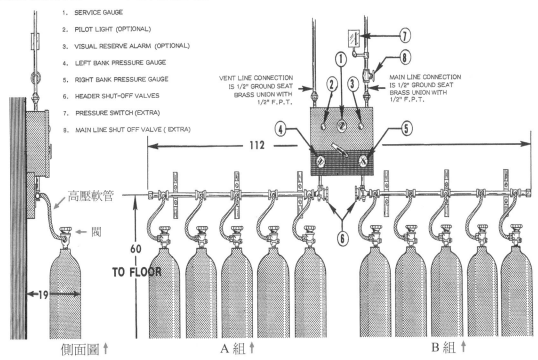

1. SERVICE GAUGE
2. PILOT LIGHT (OPTIONAL)
3. VISUAL RESERVE ALARM (OPTIONAL)
4. LEFT BANK PRESSURE GAUGE
5. RIGHT BANK PRESSURE GAUGE
6. HEADER SHUT-OFF VALVES
7. PRESSURE SWITCH (EXTRA)
8. MAIN LINE SHUT OFF VALVE (EXTRA)

VENT LINE CONNECTION IS 1/2" GROUND SEAT BRASS UNION WITH 1/2" F.P.T.

MAIN LINE CONNECTION IS 1/2" GROUND SEAT BRASS UNION WITH 1/2" F.P.T.

112

高壓軟管

閥

60 TO FLOOR

19

側面圖 A 組 B 組

圖7--4氣態鋼瓶系統設備單面牆正面靠牆排列圖 (茲以OXEQUP產品為例)

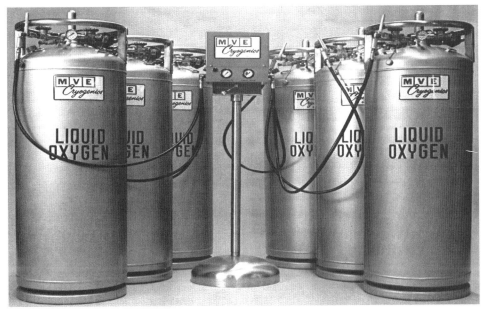

圖7--5第二種典型兩組液態圓筒鋼瓶系統設備正面靠牆排列圖

（茲以MVE：為Minnesota Valley Engineering產品為例）（一）

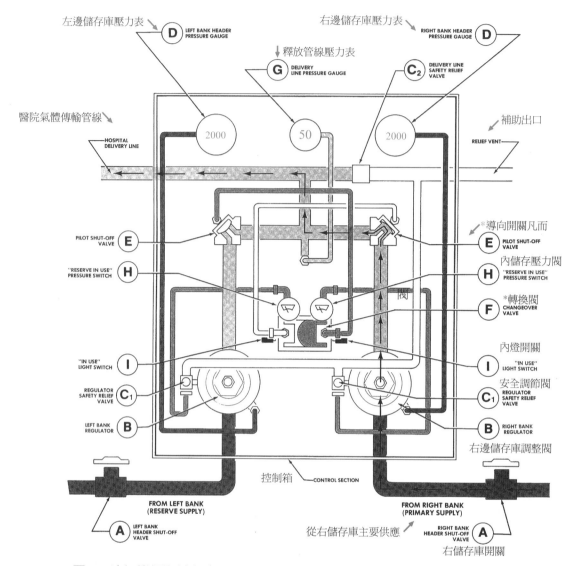

圖7--5液氣態鋼瓶儲存庫控制運轉單線示意圖（二） (茲以南榮Puritan產品為例)

此圖為氣體控制開放運轉情形，氣體順著箭頭指引方向輸出供應，各種廠牌產品均大同小異。使用時，將左右兩組氣體而凡同時開啟，再先後左右各個調節閥調降到正常輸出壓力數，即控制箱上中央壓力表G數據，用手切換（能自動切換）左右兩組都能符合要求，可開放一組使用。

主要控制點在E、F兩點。由F點轉換閥，切換到右邊或左邊，現在決定使用右邊儲存庫內氣體（或左邊），連控到E點導向控制閥，釋放氣體。由右邊儲存庫內氧氣2000~2200p.s.i.g.高壓，經過安全調節閥C1減壓到50~55psig後，詳表7--2各種氣體使用壓力，直接供應全院使用，此時核對控制箱中央釋放管線壓力表G數據是否合符標準，否則要重新調整C1減壓器。當右邊儲存庫內氣體低於2000~2200p.s.i.g.時，則自動換至左邊氣體儲存庫，並同時鳴笛閃燈，通知有關單位，尤其值班室，值班人員要趕至氣體儲存庫，看看情況再作處理。

左右邊兩組件組件設備完全相同，不必重複解釋或說明。

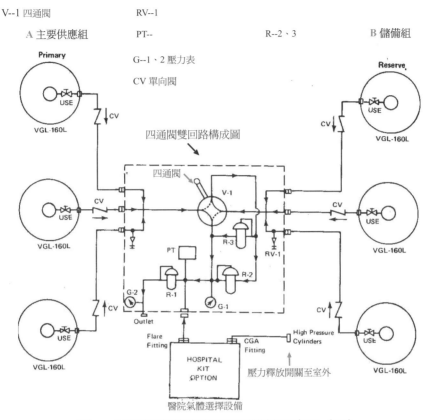

圖7--5液態鋼瓶與蒸發器單線聯結示意圖（三）

第二種、一典型兩組液態圓筒儲存使用系統設備。

A) 典型兩組液態系統：分別由左右兩組大型液體鋼瓶並聯形成供應，和另加一組氣態圓形鋼瓶並聯形成儲存庫（圖7--8）。左右兩組每組一至二支液態高壓鋼瓶，各串接一單向閥後，各用一條高壓軟短管，一端連接每支鋼瓶頂端出口，另一端匯集再結合連接至控制箱上，和減壓選擇交換器連接，出口端再連接一補助壓力釋放閥，超過設定壓力80psig時，則自動排放氣排出至室外以策安全，並鳴笛示警。

控制則由各組幹管分別與MVE，M-4型四通閥連結。M-4型四通閥連結，構成雙回路系統，相互交換使用。左邊A組，主要供應由左下方輸出（圖7--5），右邊B組儲備待用，由圖面v-1四通閥切換後，圓內孤形實線變虛線，虛線變實線，則改由右邊B組供應，左邊A組成為儲備待用，（氣體用完後由工作人員更換補充），分別輸送至全院醫療氣體系統。（圖7--9實例圖（2）NFPA--56F Fig.5.圖）。

12組47--AP（12）型式，控制箱內減壓選擇器，有左右兩組進口和出口，各連接一自動高壓氣態減壓控制器，右邊一組供應使用，連接總管輸出至全院各分歧幹管系統處所。（最後與乙組氣態圓筒儲存系統設備並聯成總管輸出。）而各類氣體自總管與分歧幹管系統區域起點分氣箱內，均各自設一高壓球型凡而（附表）便於掌控。而左邊一組儲備準備供應使用，同樣的在減壓器下方輸出管上，裝置一補助排放閥，在減壓器上方，及裝一超壓警鈴開關，另接一條銅管至室外。

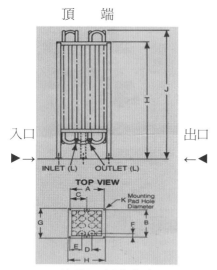

a.蒸發器實體外形圖

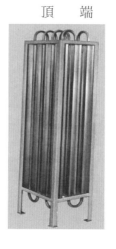

b.蒸發器結構剖面

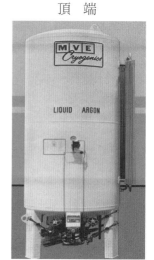

c.液態鋼瓶與蒸發器

圖7--6液態蒸發器

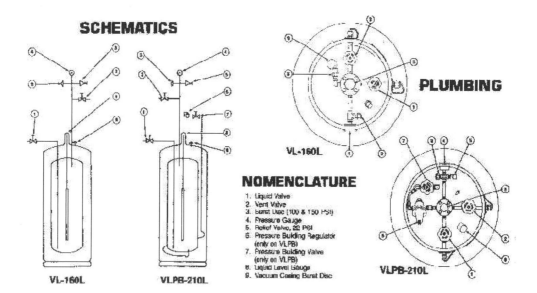

圖7--7 VL-160L液態鋼瓶頂控制系統

B) 無論是另加乙組氣態圓筒儲存系統或液態儲存系統設備：與第三種型態均為補助儲存系統設備相同。（鋼瓶之多寡，由需求來決定）。其連接法均如這三種典型控制方式。每一支高壓銅瓶，用一條K型短銅管一端串接一只球型閥，再與每由支鋼瓶頂端閥下側面開口連接，另一端串接一單向閥，再連接高壓幹管。幹管串接儲備減壓閥後，再串接一單向閥，最後幹管匯集與第一種兩組液態系統連接成單一總輸出管，在液態系統與氣態圓筒儲存系統設備總輸出管上，裝置一安全超壓力釋放閥，當超過設定壓力 50~55 psig 時，則自動將超壓氣體引導排放至室外，以策安全。

第三種、典型圓兩組液態氧圓筒與一組氣態氧鋼瓶系統儲存系統設備：有第一種典型均為圓筒氣態儲存系統設備，與第二種典型液態圓筒儲存使用系統、單一容器或多個容器。而每一種容器，用一條K型短銅管或高壓軟管一端串接一只球型閥，再與每由支鋼瓶頂端閥下側面開口連接，另一端串接一單向閥，再連接高壓幹管至減壓控制器，與前面敘述方法相同。減壓控制器與球型閥間，加裝超壓警鈴開關。各減壓控制器總管出口，串聯一只單向閥和一只球型閥，多為用量大液態氧與氣態氧的儲存系統設備，並聯匯集成總管，再加裝一減壓控制器，相互支援，並加裝一壓力釋放開關，超過設定壓力 50~55 psig 時，則自動排放氣體引至室外，以策安全。

自動高壓氧氣減壓控制箱，由左右兩組高壓紫銅幹管，瓶內為 1,900~2,200 psig（@70℃）經過減壓閥調整後，左右兩邊鋼瓶儲存庫，輸出為 100~200 psig，再經過減壓調整閥後，當輸出壓力超過設定壓力 50~55 psig 時，立即自動排氣至室外，以策安全，和12組47- -AP（12）燈式箱型自動氧氣控制，附訊號器閃亮燈號，同時發聲。自動高壓氧氣減壓控制器，左右交替運轉，即左邊鋼瓶儲存庫，原為 1,900~2,200 psig 開放運轉，右邊鋼瓶儲存庫亦原為 1,900 ~2,200 psig 開啟備用。當左邊儲存庫使用至低於 1,900~2,200 psig 時，同時訊號傳入管理室，和各重要使用單位，燈式附訊號器閃亮燈號，同時發聲音，管理人員及時至儲存庫處理另補充左邊鋼瓶儲存庫鋼瓶，右邊儲存庫等到左邊壓力低於 1,900~2,200 psig 時交替運轉。可自動或手動切換，如此左右循環交替運轉。氣體管理人員，至少每日要巡視各氣體儲存庫，了解各類氣體儲存量和運轉是否正常。

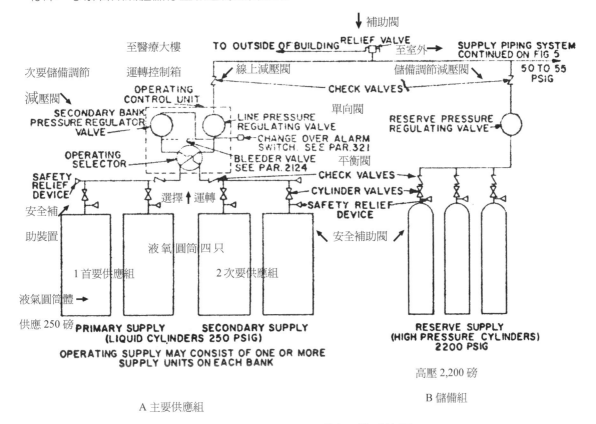

圖7--8第三種典型兩組液態圓筒及一組氣氧鋼瓶系統設備系統圖 (茲以國際火災保護協會規範為例)

MEDICAL GAS CENTRAL PIPING SYSTEMS 醫療氣體氧、含氧 O_2、笑氣 NO、氮氣 N_2、真空 V 和空壓 A 等，維持穩定不中斷、不漏氣、安全及有效率。

各處所氣體出口位置和必具備之條件
STATION OUTLET LOCATION AND REQUIREMENTS

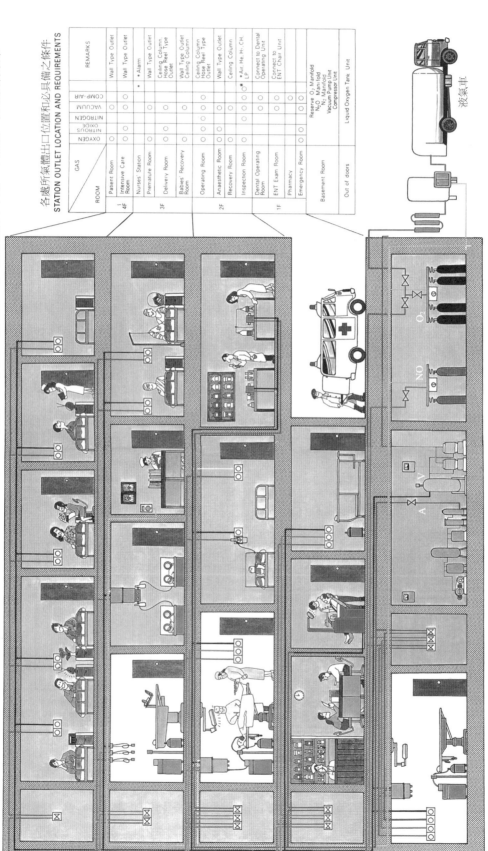

ROOM		OXYGEN	NITROUS OXIDE	NITROGEN	VACUUM	COMP.AIR	REMARKS
4F	Patient Room	○			○		Wall Type Outlet
	Intensive Care Room	○	○		○	○	Wall Type Outlet
	Nurses' Station	*				*	*Alarm
3F	Premature Room	○			○	○	Wall Type Outlet
	Delivery Room	○	○		○	○	Ceiling Column, Hose Reel Type Outlet
	Babies Recovery Room	○			○		Wall Type Outlet Ceiling Column
	Operating Room	○	○		○		Ceiling Column Hose Reel Type Outlet
2F	Anaesthetic Room	○	○		○		Wall Type Outlet
	Recovery Room	○	○		○	○*	Ceiling Column *Air He, H₂ CH LP
	Inspection Room				○		Connect to Dental Operating Unit
	Dental Operating Room				○		
1F	ENT Exam Room	○			○		Connect to ENT Chair Unit
	Pharmacy				○		
	Emergency Room	○	○		○		
	Basement Room						Reserve O₂ Manifold N₂O Manifold N₂ Manifold Vacuum Pump Unit Compressor Unit
	Out of doors						Liquid Oxygen Tank Unit

液氣車

圖 7-8　全院各科醫療氣體整體配置及控制系統管線示意圖（一）（兹以 22 以 KAWASAKI 圖為例）

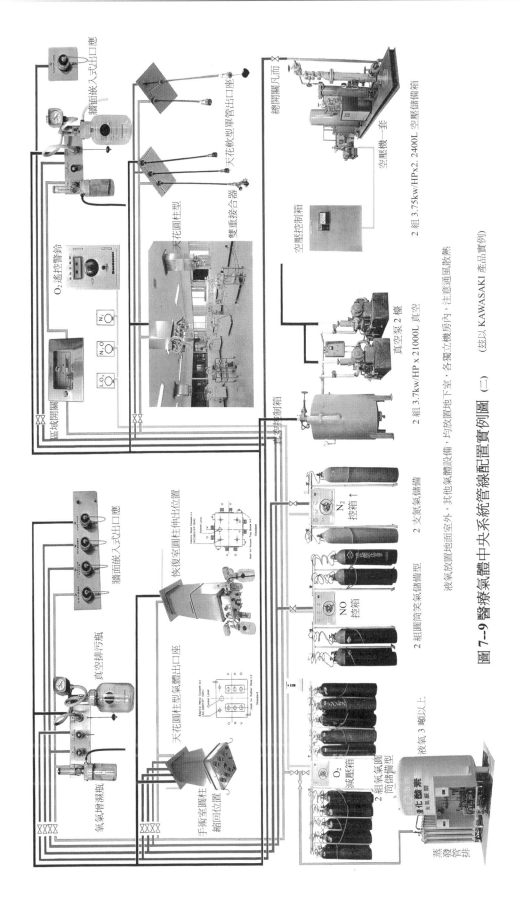

圖 7-9 醫療氣體中央系統管線配置實例圖 (二) （茲以 KAWASAKI 產品實例）

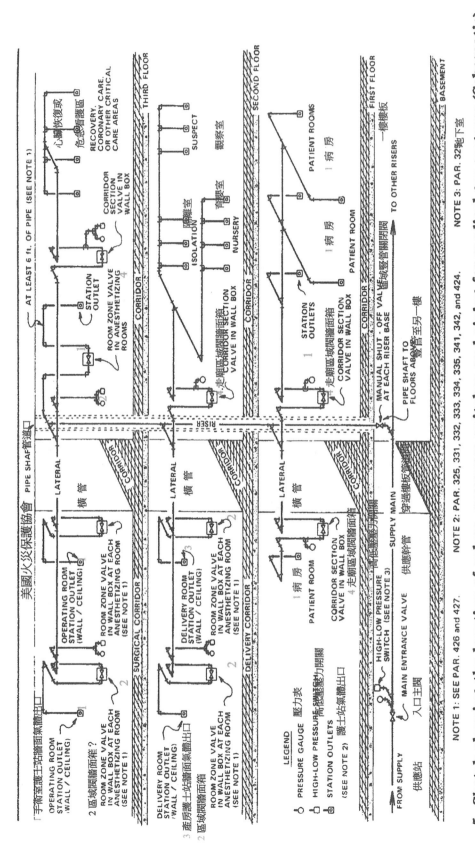

5. Sketch showing the location of valves, pressures switches and piping for medical gas systems (Schematic)

圖 7-9　醫療氣體中央系統管線管附件等配置位置設計草圖 (三) NFPA (National Fire Protection Association)（以美國火災保護協會實例）

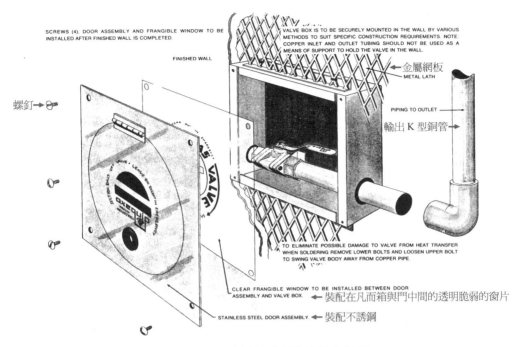

圖7--10醫療用真空吸氣球型閥區域控制箱體分解安裝圖 (茲以OXEQUP產品為例)

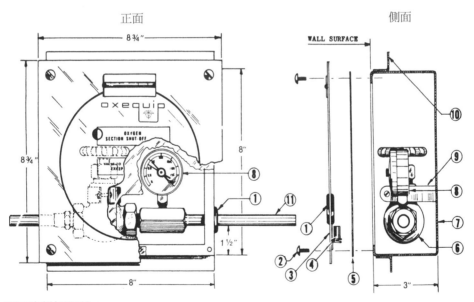

圖面編號說明：

(1)橡膠製套圈。	(2)螺釘,及不鏽鋼構架。	(3)正面蓋板,螺釘裝配。
(4)可調整卡。	(5)脆弱的窗片。	(6)串聯.2500 凡而
(7)箱體-- 8" × 8" × 3"厚。	(8)管線壓力指示表。	(9)凡而裝配架。
(10)法蘭固定於水泥 PC 或 RC 牆。	(11)"K"型硬銅管。	

圖7--11醫療用真空吸氣球型閥區域控制箱體正面與側面透視圖 (茲以OXEQUP產品為例)

7.3 氣體鋼瓶規格

氣體鋼瓶規格：因使用之場所不同，由大到小一般有七種類型。同時因多種氣體均使用圓形鋼瓶，為便於區分以免混淆用錯，造成災害，在鋼瓶表面國際間另有標示顏色規則。除了用文字標明，醫療氣體筒型鋼瓶充填各種之體積與容量，並包含壓力和溫度外，筒型鋼瓶表面用九種不同顏色標誌。從而識別筒內所裝物料之種類。詳如7--5表。

在CNS中國國家標準總號710類號B294管系顏色標誌之規定，較為統一，第1表中僅限於：1.消防設備：紅色--消防、2.危險物料：黃色--危險、3.安全物料：綠色--安全、4.防護物料：淺藍色--防護。第7--5表為鋼瓶填裝物料分類表，表內提到氣液體的種類多項，僅強調物料之溫度和壓力。

表7--4鋼瓶規格表

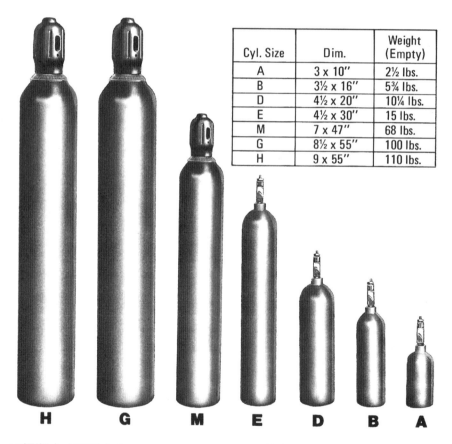

Cyl. Size	Dim.	Weight (Empty)
A	3 x 10″	2½ lbs.
B	3½ x 16″	5¾ lbs.
D	4½ x 20″	10¼ lbs.
E	4½ x 30″	15 lbs.
M	7 x 47″	68 lbs.
G	8½ x 55″	100 lbs.
H	9 x 55″	110 lbs.

圖 7--12鋼瓶大小可分為A、B、D、E、M、G、H等七種類型圖 (茲以南榮Puritan產品為例)

各鋼瓶頂端出口附鐵罩，便於運送安全。小型鋼瓶（A、B、D、E型）配有一只方形直立式閥桿（post）開關，大型鋼瓶（M、G、H型）配有一只輪型（wheel）旋轉把手，大小瓶均附方形孔把手，開啟或關閉，兩種操作法。

目前有一種攜帶小鋼瓶：直徑 ϕ2″、長L 7 1/4″ 連同塑膠蓋、水容積95c.c.、容量19,950c.c.、流量 2 litter、耐壓350Kg、工作壓力210Kg × 14.7＝（3087＞3,000 psi）。

表7--5醫療氣體筒型鋼瓶充滿各種之體積與重量 (茲以南榮Puritan產品數據為例)

VOLUME, WEIGHT, CONTENTS OF MEDICAL GAS CYLINDERS

鋼瓶 Cylinder Size / 類型	Name of Gas	空氣 Air	二氧化碳 Carbon Dioxide	丙烷 Cyclo-propane	氦 Helium	氮 Nitrogen	氧化氮 Nitrous Oxide	氧氣 Oxygen	混合物 Mixtures of Oxygen Helium	CO$_2$
類型	Pressure @ 70 F	1,950	838	75	1,600	1,950	745	1,900	(*)	(*)
A	Gallons Liters Cu. Ft. Lbs.-ozs.		50 189 6.7 0-12¼	40 151 5.4 0-9¼	15 57 2.0 0-0.3		50 189 6.7 0-12¼	20 76 2.7 0-3.6		
B	Gallons Liters Cu. Ft. Lbs.-ozs.		100 378 13.4 1-8½	100 378 13.4 1-7¼	39 148 5.2 0-0.9		100 378 13.4 1-8½	52 196 7 0-9.2		
D	Gallons Liters Cu. Ft. Lbs.-ozs.	95 360 12.7 0-15	250 946 33.42 3-13¼	230 871 30.8 3-5½	79 299 10.6 0-1.8	95 360 12.7 0-15	250 946 33.4 3-13¼	105 396 14 1-2½	79 299 10.6 *	105 396 14 *
E	Gallons Liters Cu. Ft. Lbs.-ozs.	160 606 21.4 1-10	420 1,590 56.2 6-7	380 1,438 50.80 5-8¼	131 496 17.5 0-2.9	160 606 21.4 1-9	420 1,590 56.2 6-7	174 659 23.3 1-14.8	131 496 17.5 *	174 659 23.3 *
M	Gallons Liters Cu. Ft. Lbs.-ozs.		2,000 7,570 267 30-10		598 2,263 79.9 0-13.2		2,000 7,570 267 30-10¼	795** 3,007 106 8-12.7	598 2,263 79.9 *	795 3,007 106 *
G	Gallons Liters Cu. Ft. Lbs.-ozs.		3,265 12,358 437 50-0		1,061 4,016 141.9 1-7½		3,655 13,836 488 55-15¾	1,408 5,331 188 15-9.4	1,061 4,016 141.9 *	1,408 5,331 188 *
	Pressure @ 70 F	2,200			2,200	2,200	745	2,200		
H	Gallons Liters Cu. Ft. Lbs.-ozs.	1,646 6,226 220 16-8			1,593 6,028 213 2-3	1,676 6,339 224 16-4	4,200 15,899 561 64-5½	1,831 6,931 244 20-3		
COLOR CODE										

鋼瓶表面顏色 :　黃　　灰　　菊紅　　棕　　黑　　深藍　　綠　　黑／綠　銀灰／綠

註 : **1**)標準混合物比率 : **He / O$_2$** : 70/ 30, 80/ 20, 60/ 40。

　　　　　　　　　　CO$_2$/ O$_2$: 2/ 98, 3/ 97, 5/ 95, 10/ 90, 30/ 70。

2)*表示混合這物壓力和重量,視滲雜的成份而定。

3) ** 表示 M 型鋼瓶治療氧充填 2,200 psig,是在 70 F 時為 122 cu. Ft.或 3453 liters。

4)鋼瓶上端表面刻有品名,或用鋁鉑薄片上刻有文字標示 :

　　a. 氣體種類、b.容器製造日期、c.容積單位 : l (liter)、　d.容器重量單位 : kg。

　　e.耐壓試驗壓力 單位 : kg / cm^2、f.最高充填壓力單位 : kg / cm^2。(OZS. 即 OUNCES)。

　　g.1.Gallon=3.785 Liters × 50=189. Liters 小數點後不記。

5)鋼瓶上端表面,同時噴不同顏色油漆,標示鋼瓶內所充填之氣體種類。

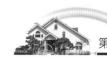

7.4 大小醫院各類氣體配置量

醫院內各單位各類氣體每月配置數量，依各醫院之大小與病床之多寡而定。大致分為教學醫院與非教學醫院，另再詳細分別列出：急診、產房和結核病等用量。雖然各自作業情況不同，而根據國外一般醫院累積之經驗數據，有前例可循，可供實際作業按時運補之參考。

7.4.1. 按病床各類氣體配置數量：

表7--6氧氣圓筒設備數量表（依病床數量）

醫院病床數	教學醫院		非教學醫院	
	氧氣筒數	每月消耗量 M^3	氧氣筒數	每月消耗量 M^3
25 beds			4	115
50 beds			8	230
100 beds	16	450	12	340
200 beds	32	900	16	450
300 beds	40	1,120	24	680
400 beds	52	1,500	32	900
500 beds	60	1,700	40	1,120
600 beds	68	1,900	52	1,500
700 beds	76	2,200	60	1,700
800 beds	84	2,400	68	1,900
900 beds	92	2,600	76	2,200
1,000 beds	100	2,800	84	2,400

註：(茲以 Ohio 設計數據說明)

1)圓筒氧氣數量，兩邊以相同數量對稱性質的儲存量為標準。若推測以每只圓筒氧氣數量為 7 m^3。圓筒充滿氧氣量為供應兩週，同樣的推測每組__圓筒？。但不包括高壓室的預測。

2)這是液氧適當供應設備，當預計每月消耗為 1,600 m^3 或更多。

3)能得到這個平均數，以外插法測定。主要的都是參考原始的文獻和考慮

表7--7設置笑氣圓筒數量表

醫 院 病床數	教學醫院		急診、婦產、結核病		非教學醫院	
	圓筒數量	每月消耗量 M^3	圓筒數量	每月消耗量 M^3	圓筒數量	每月消耗量 M^3
25 beds			2	30	2	15
50 beds			2	46	2	30
100 beds	4	77	4	60	4	60
200 beds	4	115	4	90	4	70
300 beds	8	190	4	120	4	80
400 beds	8	230	6	145	4	87
500 beds	12	300	6	160	4	94
600 beds	16	400	8	185	4	100
700 beds	16	460	8	208	4	110
800 beds	20	540	8	230	6	120
900 beds	20	580	10	260	6	130
1,000 beds	24	650	10	280	6	140

註： (註 18 以 Ohio 設計數據說明)

1)圓筒笑氣的數量，是以兩邊相對稱性的儲存量為標準。若推測以每只圓筒氧氣數量為 15 m^3。同樣的推測每組__圓筒充滿氧氣量為供應一週。

2)能得到這個平均數，以外插法測定。主要的都是參考源始的文獻和考慮以前許多供應者、醫院行政人員和醫生經驗和資料。

表7--8醫療空氣壓縮供應機房設備數量表（不定的組合）

醫院病床數	100 beds 床			
壓縮機	0.75ｋw 含基礎架組裝 容器 × 2		0.75ｋw 含基礎架組裝 容器 × 2	
儲存容器			150 liter / 容器	
最後冷凍器	2臺：CAF--10 或 AAC--30		2臺：CAF--10 或 AAC--30	
乾燥機	RAD--75 × 2 sets	RAD--75 × 1	RAD--75 × 2 sets	RAD--75 × 1 set
空氣濾網	AS--1 × 2 sets	AS--1 × 1 set	AS--1 × 2 sets	AS--1 × 1 set
細菌濾網	SS--1. × 2 sets	SS--1. × 1 set	SS--1. × 2 sets	SS--1. × 1 set
減壓器	NRV 303. × 1 set		NRV 303. × 1 set	
控制箱	CH--551D. × 1 set		CH--551D. × 1 set	
壓力開關	Cp--551. × 2 sets		Cp--551. × 2 sets	
總 數				

註：將表內全部編列之組件用導管互相連接即成。 (茲以 Ohio 設計數據說明)

表7--9醫療空氣壓縮供應機房設備數量表（不定的組合）

醫院病床數	200 beds 床			
壓縮機	1.5 k w 含基礎架組裝　容器 × 2		1.5 k w 含基礎架組裝　容器 × 2	
儲存容器			200 liter / 容器	
最後冷凍器	2 臺：CAF--30 或 AAC--30		2 臺：CAF--30 或 AAC--30	
乾燥機	RAD--75 × 2 sets	RAD--131 × 1 set	RAD--75 × 2 sets	RAD--131 × 1 set
空氣濾網	AS--2 × 2 sets	AS--2 × 1 set	AS--2 × 2 sets	AS--2 × 1 set
細菌濾網	SS--2. × 2 sets	SS--2. × 1 set	SS--2. × 2 sets	SS--2. × 1 set
減壓器	NRV 303. × 1 set		NRV 303. × 1 set	
控制箱	CH--552D. × 1 set		CH--552D. × 1 set	
壓力開關	Cp--551. × 2 sets		Cp--551. × 2 sets	
總　　數				

註：將表內全部編列之組件用導管互相連接即成。 (茲以 Ohio 設計數據說明)

表7--10醫療空氣壓縮供應機房設備數量表（不定的組合）

醫院病床數	300 beds 床			
壓縮機	2.2 k w 含基礎架組裝　容器 × 2		2.2 k w 含基礎架組裝　容器 × 2	
儲存容器			290 liter / 容器	
最後冷凍器	2 臺：CAF--30 或 AAC--30		2 臺：CAF--30 或 AAC--30	
乾燥機	RAD--75 × 2	RAD--251 × 1	RAD--75 × 2	RAD--251 × 1
空氣濾網	AS--2 × 2 sets	AS--3 × 1 set	AS--2 × 2 sets	AS--3 × 1 set
細菌濾網	SS--2. × 2 sets	SS--3. × 1 set	SS--2. × 2 sets	SS--3. × 1 set
減壓器	NRV 303. × 1 set		NRV 303. × 1 set	
控制箱	CH--553D. × 1 set		CH--553D. × 1 set	
壓力開關	Cp--551. × 1 set		Cp--551. × 1 sets	
總　　數				

註：將表內全部編列之組件用導管互相連接即成。 (茲以 Ohio 設計數據說明)

表7--11醫療壓縮空氣供應機房設備數量表（不定的組合）

醫院病床數	400 beds 床			
壓 縮 機	3.7 k w 含基礎架組裝 容器 × 2		3.7 k w 含基礎架組裝 容器 × 2	
儲存容器			430 liter / 容器	
最後冷凍器	2 臺：CAF--80 或 AAC--80		2 臺：CAF--80 或 AAC--80	
乾 燥 機	RAD--251 × 2	RAD--251 × 1 set	RAD--251 × 2	RAD--251 × 1
空氣濾網	AS--3 × 2 sets	AS--3 × 1 set	AS--3 × 2 sets	AS--3 × 1 set
細菌濾網	SS--3. × 2 sets	SM--1. × 1 set	SS--3. × 2 sets	SM--1. × 1 set
減 壓 器	NRV 304. × 1 set		NRV 304. × 1 set	
控 制 箱	CH--554D. × 1 set		CH--554D. × 1 set	
壓力開關	Cp--551.× 2 sets		Cp--551. × 2 sets	
總 數				

註：將表內全部編列之組件用導管互相連接即成。(茲以 Ohio 設計數據說明)

表7--12醫療空氣壓縮供應機房設備數量表（不定的組合）

醫院病床數	600 beds 床			
壓 縮 機	5.5 k. w 含基礎架組裝 容器 × 2 sets		5.5 k w 含基礎架組裝 容器 × 2 sets	
儲存容器			770 liter / 容器	
最後冷凍器	2 臺：CAF--80 或 AAC--80		2 臺：CAF--80 或 AAC--80	
乾 燥 機	RAD--251 × 2 sets	RAD--501 × 1 set	RAD--251 × 2 sets	RAD--501 × 1 set
空氣濾網	AS--3 × 2 sets	AM--1 × 1 set	AS--3 × 2 sets	AM--1 × 1 set
細菌濾網	SM--1. × 2 sets	SM--1. × 1 set	SS--3. × 2 sets	SM--1. × 1 set
減 壓 器	NRV 304. × 1 set		NRV 304. × 1 set	
控 制 箱	CH--555D. × 1 set		CH--555D. × 1 set	
壓力開關	Cp--551. × 2 sets		Cp--551. × 1 set	
總 數				

註：將表內全部編列之組件用導管互相連接即成。(茲以 Ohio 設計數據說明)

表7--13醫療真空泵浦規格表 (茲以Ohio設計數據說明)

醫院病床數	水封式泵浦	油封式泵浦	容器箱
30 beds	0.75 k w × 2 sets	3 / 4 hp × 2 sets	300 liter
70 beds	1.5 k w × 2 sets	1.½ hp × 2 sets	500 liter
150 beds	2.2 k w × 2 sets	4 hp × 2 sets	800 liter
300 beds	3.7 k w × 2 sets	4 hp × 2 sets	1,000 liter
500 beds	5.5 k w × 2 sets	7. ½ hp × 2 sets	1,000 liter
700 beds	7.5 k w × 2 sets	7. ½ hp × 2 sets	1,000 liter × 2 sets
1,000 beds	7.5 k w × 3 sets	7. ½ hp × 3 sets	1,000 liter × 2 sets

　　註：當選擇上表資料不足夠，將採用其他更多的準確的預測方法。

表7--14 預測設計真空流量表（一）

位　　置	設計空氣流動量
手 術 教 室	60 liter / min.　每間教室
麻 醉 室	20 liter / min.　每間教室
分 娩 室	40 liter / min.　每間教室
恢 復 室	20 liter / min.　每個出口座
集 中 治 療 區	20 liter / min.　每　床

　　註：(茲以 Ohio 設計數據說明)

表7--14 預測設計真空流量表（二）

一般監護(選擇一臺)		一般監護(選擇一臺)	
50 床	110 l/分鐘	600 床	550 l/分鐘
100 床	190 l/分鐘	700 床	600 l/分鐘
200 床	300 l/分鐘	800 床	660 l/分鐘
300 床	380 l/分鐘	900 床	700 l/分鐘
400 床	440 l/分鐘	1,000 床	740 l/分鐘
500 床	500 l/分鐘		

　　註：在設計時，當安裝兩臺泵浦時，一臺能供應量為總負載之
　　　　75％；　若安裝三臺泵浦時，有兩臺泵浦能供應量100％，一
　　　　臺為備份，或供擴充時作準備。

　　　　(茲以 **Ohio** 設計數據說明)

表7--15預測設計真空泵浦能量表 (茲以Ohio設計數據說明)

水封式泵浦

0. 75KW	1.5 KW	2.2 KW	3.7 KW	5.5 KW	7.5 KW
145 l/分鐘	280 l/分鐘	420 l/分鐘	670 l/分鐘	1,200 l/分鐘	1,480 l/分鐘

大容量潤滑的泵浦能量表-(茲以 **Ohio** 設計數據說明)

¾ hp	1½ hp	4 hp	7½ hp
120 L/分鐘	275　L/分鐘	730　L/分鐘	1,570　L/分鐘

註：上下兩表相對比較，相同的馬力，每分鐘真空度，下表除¾ hp
　　無從比較，其他各項，大於上表。

7.4.2. 氧氣供應系統附屬設備：

＿＿＿（12）組47--AP（12）箱型式，（組數之多寡，由需求來決定）自動高壓氧氣減壓中央控制供應設備：

高壓氧氣中央控制供應系統設備：高壓減壓裝置，附1/2" 高壓紫銅K管聯接及單向閥。

包括：自動交替運轉器1組、減壓器1組、高壓表2只、中壓表2只（左右兩邊「使用」及「備用」表各乙只）、低壓表1只。高壓凡而1組、及壓力開關1組，有關附件可接12支氧氣筒等備件（不含鋼瓶）。如按使用氣體需求量，選用2~12只鋼瓶均可。

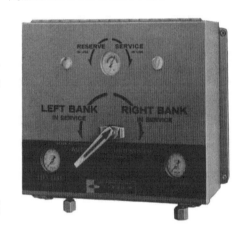

附特福龍管，（FLEXIBLE）柔軟氣管及不鋼網外罩、試壓可耐9,000 P.S.I.G.。

自動交換器、減壓器、高壓凡而，及壓力開關等。

有關12條附件短管及接頭，每條可直接連結一只氧氣筒（不含鋼瓶）。

圖7--13　20 47--AP自動高壓氧氣減壓箱 (茲以OXEQUP產品為例)

7.4.3. 醫療氣體視聽警報系統：

本系統需要之壓力表、壓力開關、變壓器各1組均包含在內。

1) 87--XX 10燈式附訊號器，含指示燈及功能測試器與鐵盒 如圖7--14 (二)。

　　A)供電按扭（測試）。　　B)氧氣使用時備份組。　　C)氧氣壓力過高。　　D)氧氣壓力過低。
　　E)空氣壓力過高。　　　　F)空氣壓力過低。　　　G)真空壓力過高。　　H)真空壓力過低。
　　I)笑氣壓力過高與過低。　J)笑氣使用時備份組。

　　*變壓器電源：A.C. 1ψ 110V：24V 附鐵盒與接線板，和保險絲旋鈕。

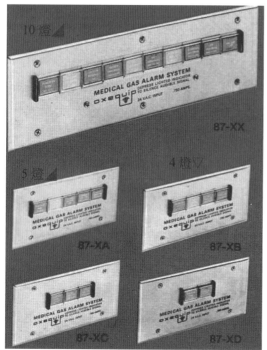

▲**3 燈**　　　▲**2 燈**視聽警報器

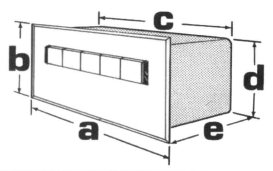

圖7--14警報器機盒(一)▲

◀ 圖7--14(二) 87－XX ,10~2燈視聽警報器

(茲以OXEQUP產品為例)

2) 醫療氣體視聽警報系統：本系統需要之壓力表、壓力開關、變壓器各一組均在內。

A) 87－ＸＢ 4燈式附訊號器，含指示燈及功能測試器與鐵盒。

B) 供電按扭（試驗）。　　　　　　C) 氧氣壓力過高與過低（不正常）。

D) 空氣壓力過高與過低（不正常）。　E) 真空壓力過低。

3) 醫療氣體視聽警報系統：本系統需要之壓力表、壓力開關、變壓器各1組均在內。

A) 87－ＸＣ 3燈式附訊號器，含指示燈及功能測試器與鐵盒。

B) 供電按扭（試驗）。　　　　　　C) 氧氣壓力過高與過低（都不正常）。

D) 真空壓力過低。

4) 視聽警報系統變壓器：A.C. 1 ψ 110V：24V D.C.，附鐵盒與接線板和保險絲旋鈕。

5) 區域隱藏式氣體開關箱：

A)球形凡而，耐壓300 psig。　　　B) 透明式可隨意折裝蓋子。

C) 壓力表，附 ” LAZY HAND” 定位指針。

7.4.4. K型大小銅管及銀銲條：

1) 選擇K型銅管的大小：首先由每只出口座，均由 ψ 1/2 "K型銅管連接，並聯至連接在區域的幹管上。再將各區域的幹管，聯接到總管上至氣體之源頭，如氧氣之鋼瓶高壓之減壓器、真空、空壓泵浦儲氣槽。至於各處銅管之大小，可用計算公式計算或用查表方式均可。如1/2"

$^3/_4"$ $^1/_4"$ ------------------------------------ 詳如表。

下列公式可適用於：氧氣、氮氧、氧化物、空壓和其他氣體。

A) 氧氣管系，如下排列公式：

公式：$Q = K \sqrt{\dfrac{(P_1 - P_2)d}{SL}}$ --- （1）

Q ＝ 氣體流量 ＿＿＿ m³ / hr
K ＝ 5 2. 51 常數
P_1 ＝ 源頭絕對壓力＿＿＿ kg / cm
P_2 ＝ 末端絕對壓力＿＿＿ kg / cm
$P_1 - P_2$ ＝ 壓降
D ＝ 銅管外經 ＿＿＿ cm
S ＝ 特殊氣體重 ＿＿＿ ？
L ＝ 管線長度 ＿＿＿ m
Q 的估算量，是管線全長，每一區域內隨各個出口座，不同係數的變化。
L 是指全長管線圖形和管線上的接頭及彎頭，為保持原有管線直徑的內徑
　和壓降兩項，增加安全系數 50% 計算。

B) 真空（吸氣）管系，如下列公式：

公式：$Q = K \sqrt{\dfrac{d^5 H}{SL}}$ --- （2）

Q ＝ 氣體流量 ＿＿＿ m³ / hr 　　　K ＝ 7..235 常數
d ＝ 銅管內經 ＿＿＿ inch 　　　H ＝ 壓降＿＿＿ mmAq
S ＝ 特殊氣體重量 　　　　　　　　L ＝ 管線長度（M）
真空管線的總壓降，允許具備 1,000 mmAq（73mmHg.），在此相同的工作
壓力下，同樣的照常規使用。

2) 管線直徑計算尺：部分氣體設備工廠或貿易商，均有此項計算工具，而空壓、氧氣、真空、氧化物四項管線，分別用不同計算尺計算；真空吸氣管線，亦有採用B級白鐵管配管，以水管直徑計算法計算；其性質也類似水管直徑計算表，以查表方式選擇。管線直徑計算表，計算法比較寬鬆，氣體直徑計算表方式，計算法比較明確嚴格。尤其醫療用氣體管線，必須用K型銅管以符合規定。而選用管徑之粗細大小，以每條管徑配置氣體出口數量多少而定。但絕不以實際僅有數為限，應預留數個增加數量作準備，約佔幹管5~10%，以免無法擴建之窘態。

3) 醫療氣體系統管線：均依照美國ASTM B88鋼管規格選擇使用。MEDICAL GAS為醫療氣體之通稱，除V真空出口座配管為1/8"(小一號)外，其他O氧氣A空壓等出口座配管為1/2"均相同可通用。

依據用途、目的和功能，選用厚薄不同的銅管。其規格分為K .L. M.三種：
A) K型銅管：為高壓配管、熱交換器、上水道引進、屋內配管、其他一般配管。
B) L型銅管：用於冷暖房裝置，用和一般配管。
C) M型銅管：用於排水管、排氣管和一般配管。

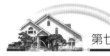

表7--16美國ASTM B88銅管規格一覽表

類 型	用 途	管 徑 inch.	外 徑 mm	管壁厚 mm	重 量 kg／m	常用壓力 硬質 kg/cm²	軟質 kg/cm²
K	高壓配管、熱交換器管、上水道引進管、房內配管、其他一般配管。	¼"	9.53	0.89	0.218	96	60
		³/₈"	12.70	1.25	0.400	110	69
		½"	15.88	1.25	0..512	88	55
		⁵/₈"	19.05	1.25	0.624	73	46
		¾"	22.23	1.65	0.955	83	52
		1"	28.58	1.65	1.251	65	40
		1¼"	34.93	1.65	1.550	53	33
		1½"	41.28	1.83	2.025	50	31
		2"	53.98	2.11	3..366	44	27
		2½"	66.68	2.41	4..350	41	25
		3"	79.38	2.77	5..950	39	24
		3½"	92.08	3.05	7..620	37	23
		4"	104..8	3.40	9.690	36	23
		5"	130..3	4.06	14.40	35	22
		6"	155.7	4.88	20.68	36	23
L	冷暖房裝置用、一般配管。	¼"	9.53	0.76	0.186	90	56
		³/₈"	12.70	0.89	0.295	79	49
		½"	15.88	1.02	0.423	72	45
		⁵/₈"	19.05	1..07	0.538	63	39
		¾"	22.23	1.14	0.676	58	36
		1"	28.58	1.27	0.975	50	31
		1¼"	34.93	1.40	1.317	45	28
		1½"	41.28	1.52	1.698	41	26
		2"	53.98	1.78	2.607	37	23
		2½"	66.68	2.03	3.690	34	21
		3"	79.38	2.29	4.960	32	20
		3⅓"	92.08	2.54	6.380	31	19
		4"	104..8	2.80	7.860	29	18
		5"	130..3	3.17	11.33	27	17
		6"	155..7	3.56	15.18	25	16
M	排水管、排氣管、一般配管。	¼"	9.53	0.64	0.158	75	—
		³/₈"	12.70	0.64	0.213	56	—
		½"	15.88	0.71	0.305	50	—
		¾"	22.23	0.81	0.489	41	—
		1"	28.58	0.89	0.689	35	—
		1¼"	34.93	1.07	1.013	34	—
		1½"	41.28	1.24	1.400	33	—
		2"	53.98	1.47	2.170	30	—
		2½"	66.68	1.65	3.020	28	—
		3"	79.38	1.83	3.990	26	—
		3⅓"	92.08	2.11	5.330	26	—
		4"	104..8	2.42	6.940	26	—
		5"	130..3	2.77	9.910	24	—
		6"	155..7	3.10	13.28	23	—

注：1) ASTM B88（American Society for Testing Material）美國物質檢驗標準協會銅管規格。

2) K、L、M 三種類型銅管公稱相同，外徑亦相同。例 K.型¼"銅管，外徑 9.53mm；L.型¼"銅管，外徑 9.53mm，以此類推，其他各項如管厚、重量、硬質、軟質均不同。

表7--17銅管銲條主要元素百分比表

AWS 分類	主要元素百分比 %					
	Silver 銀	Phosphorus 燐	Zinc 鋅	Cadmium	Tin 錫	Copper 銅
BCu P—2		7.00~7.50		（鎘）		Balance
BCu P—3	4.75~5.25	5.75~6.25		有毒		Balance
BCu P—4	75.75~6.25	7.00~7.50				Balance
BCu P—5	.14.5~15.5	4.75~5.25				Balance
Bag—1[*]	44~46		14~18	23~25[*]		14~16
Bag—2[*]	34~36		19~23	17~19[*]		25~27
Bag—5	44~46		23~27			29~31
Bag—7	55~57		15~19		4.5~5.5	21~23

注：醫療部份：

1) Q 氧氣、V 真空、A 空壓和 N 笑氣。提供醫療及手術房等用途。

2)而這一部份醫療管線均必需採用 K 型銅管，並設置專用獨立管道，不能與一般水、電、蒸氣、和冰水管混合設置。

3)詳情如氣體管線系統圖 7--9 (一) (二) (三)說明。

7.5 院內氣體K銅管焊接之施工法

7.5.1. 機器設備之設置及安裝。(忠誠儀器股份有限公司提供)

1) 產房、育嬰室、早產兒室等氣體出口座之安裝：

　　A) 壁面固定式安裝：

　　　　a) 出口座與箱匣組合，水平固定後，銅管內壁清掃乾淨。並作漏洩試驗完成後，再將出口座螺絲鎖緊，裝飾板及附屬品按順序安裝。

　　　　b) 出口座之安裝標準高度，以出口座之中心為準，從病房內地面算起1,400 mm，產房為1,520 mm。

　　B) 天花板吊掛式：

　　　　a) 出口座之接口組合於金屬板後，固定於天花板內，銅管內壁清掃乾淨。並作漏洩試驗完成後，再將出口座螺絲鎖緊，裝飾板及附屬品按順序安裝。

　　　　b) 出口座之安裝標準高度，以座口之中心為準，從室內地面算起A.B.1,880~1,930 mm，多設置於產房、育嬰室、早產兒。

　　　　c) 遮斷閥安裝：將本閥安裝於箱內後，以螺鉤或縲釘將箱匣水平固定於壁面，或直接嵌入壁面，管內清掃乾淨。並作漏洩試驗完成後，再將出口座螺絲鎖緊，裝飾板及附屬品按順序安裝。

　　　　d) 警報器之安裝：將本器以螺鉤或縲釘水平固定於壁面，或直接嵌入壁面。

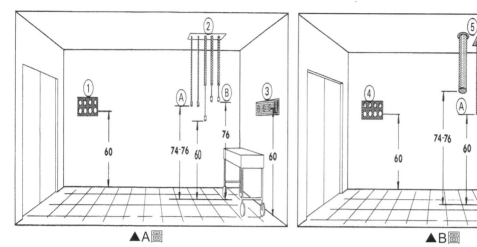

▲A圖　　　　　　　　　　　　　▲B圖

圖7--15產房、育嬰室、早產兒室天花板吊掛式與壁式氣體出口座之安裝

7.5.2. 氣體配管：

1) 管線之安裝：所有管線（幹管、歧管）均應以金屬支撐物固定之，該金屬支撐物如Anchor
　　bolt螺鉤，同時將機器固定於地板面或壁面管槽內。

　　A) 一般事項：工事進行之同時，支持金屬物及配管襯套（Sleeve insert）嵌入等之安
　　　　裝，亦不得延遲。

　　B) 因樓層內配管之關係，而必須貫通樑、地板、牆壁、天花板或水泥壁內埋藏管路時，
　　　　或於管壁易受傷場所進行工作時，請加設保護管；在管道牆壁外，必須在適當處註明
　　　　氣體管道之名稱；在電蝕（不同一電位差之接觸時，所發生之腐蝕現象）易發生場
　　　　所，請實施防止措施。

　　C) 除了機器本身四週之配管，原則上，在水泥壁內之分歧管，應避免之。配管時請特別
　　　　注意電蝕現象。

　　D) 施工中銅管配管及中繼管，請勿沾污油脂類。

2) 管之接合：

　　A) 銅管：銅管之接合，以插入式（插入）為原則，如活門等必須取出之部分，則以
　　　　Flare 式（牽牛花狀）之接合管，Eat--in（插入式）之接合管行之。或以
　　　　Flange（凸緣式）之接合管，或以Union （聯合式）接合管行之。

　　B) 銅管接合時，首先將接合管外部及接合管之內面，清掃後正確地將管接合，再以燐銅
　　　　焊條完全熔接。同時接合時，請特別注意，勿讓異物進入管內。

3) 配管之支架間距：請參照下表之標準架設。

表7--18銅管之支架間距表

銅管外徑 m/m	20m/m 以下	25~50	65~100	125 以上
支架間距 M	1.5	2.0	2.5	3.0

4) 管內之清掃：氣密試驗完成後，出口座安置之前，利用清掃之清潔空氣、氮氣，或使用氣體吹除法（blow out）將管內清掃之。如異物、熔接時之鱗狀遺留殘渣片，請徹底清掃之。

5) 管系顏色之識別：在配管之重要部分，請參考下表7--19之標示顏色以便識別，並以箭頭指示流出方向，在增進安全，減少工作錯誤，造成紛亂或疏忽等情形發生。（誘導管、配管等同）約100mm寬之程度，以帶狀方式塗裝。或將氣體名稱，寫在合成樹脂之識別板上，套裝於管上。

6) 檢查試驗：

A) 一般檢查事項：

表 7--19 配管之標示顏色

氣體名稱	顏　　　色	代　　號
氧　氣	Green　綠色	O_2
笑　氣	Blue　藍色	N
空　壓	Yellow 黃色	A
真　空	Black　黑色	V
氮　氣	Gray　灰色	N_2

 a) 配管之氣密試驗。

 b) 洩漏試驗。

 c) 利用試驗用誘導器，試驗各出口座之機構上之平滑性，氣體之氣密、性能、壓力、非互換性，清潔度之檢查與試驗。

 d) 配管之系統檢查。

 e) 各機械裝置及供應裝置之操作。

 f) 警報信號之動作試驗。配管之氣密、洩漏試驗時，必須使用清潔空氣或氮氣。

B) 氣密試驗需重複試壓：

 a) 氧氣、笑氣、氮氣、空壓配管完成後，出口座安裝前，將所有配管末端密封，全部凡而活門啓開。使用平常使用壓力之1.5倍或10kg/cm²之高壓，進行保持24小時之高壓力試驗。

 b) 真空吸引配管完成後，出口座安裝前，將所有配管末端密封，全部凡而活門啓開。使用2kg/cm²之壓力，進行保持2小時之壓力試驗。

 c) 洩漏試驗：氣體壓力系統設備，末端之出口座、膠管、圓筒（Column）全部連接後，使用0.7kg/cm²氣壓，進行保持2小時之壓力試驗，從確認無洩漏之處。

 d) 運轉試驗：液氧貯存槽、蒸發器、減壓開關、警報裝置與兩組儲存庫交換等之運轉試驗。

 e) 真空吸引幫泵和空氣壓縮機，旋轉方向是否正確，全負載之電流大小與設備規格是否相符。並進行自動運轉和交換啓動試驗。

有關氣體出口座形狀，無論那家牌產品，雖各有各自的規格與型式，插孔大小相同，均是一個模樣，來供應各種氣體儀表與高壓軟管接頭等用途。尤其插座前端插孔，附有一Φ字形特殊安全蓋板，有固定儀表與吊瓶、防漏、防塵多重功能；或者另附螺紋蓋頭、防水滴型下垂蓋板。

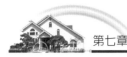

當儀表插頭插入後，輕輕向內推入並向右旋轉約 15°度，讓插頭桿後端上下兩支突出梢子，嵌入插座孔內兩邊凹槽內，防止儀表滑出脫落，如附圖7--18A。

例如出口座有一體成型，或數件組裝而成，而僅僅在出口座每處排列組合供應時，在蓋板上標示各類氣體名稱。而每一廠牌氣體出口座插孔直徑大小相同，所以在使用時，有插錯氣體座危險之舉，甚至鬧出人命。尤其在急診室繁忙中最容易發生，也許可以說是忙中有錯而矣！事實上是基本訓練不足。因為救急救命的第一線工作，是由資深護理、護理師或醫生操作儀器，而最常使用的僅僅只有氧氣Oxygen、真空Vacuum、空壓Air三種，尤以氧氣和真空最多，或者在不同需求下，一床位需要一種氣體要供應兩個出口座時，有鄰床可借用時即可解決，或在該出口座上，加插一只活動雙連出口座。若病床間採用框架式氣體出口座，即迎刃而解，多用在重症病房。有關氣體器材種類繁多，不勝枚舉，重要器材外形圖，將可在下面各型平面圖中一目了然。致於Nitrous Oxide笑氣、Nitrogen或Oxygen Carbon氧化碳等氣體較少使用，僅限於急診室和手術室。（可參考表7--1）。

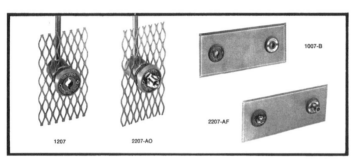

一體成型出口座　　　　　　裝上蓋板
▲ 圖7--16出口座結構與安裝圖 (茲以OXEQUP產品為例)

左上兩組出口座可以按需要決定數量並排安裝，裝上蓋板即完成。右邊為在床邊框架內，安裝出口座後，再選用附屬設備，包括儀表及氧氣加濕瓶或污物瓶（均需儲水）與皮管。

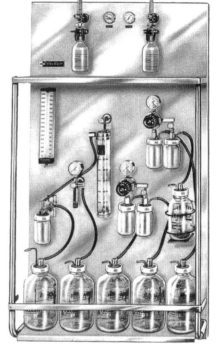

圖7--17框架及附屬設備圖 (茲以OXEQUP產品為例) ▶

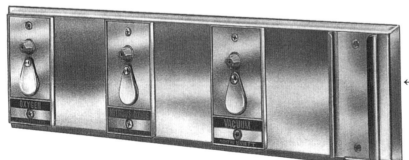

← A 防水滴型下垂蓋板

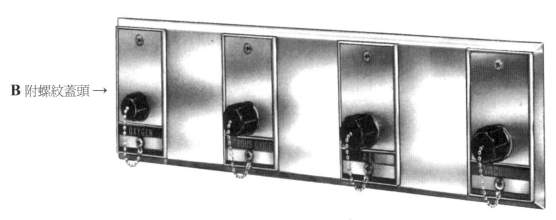

B 附螺紋蓋頭 →

圖7--18 PURITAN牌出口座

7.6 低真空中央集塵系統

　　低真空中央集塵系統C.V.S.（CENTRIFUGAL VACUUM SYSTEM）為低真空系統：具有足夠的吸引力，高效率效能，經濟實用，清潔衛生的好幫手，更具擴充性等特性。亦為醫院或高層建築必備設備之一。西門子稱：中央真空吸塵系統C.V.S.（CENTRAL VACUUM　SYSTEM.）與住宅用真空吸塵系統N.C.V.S.（CENTRAL VACUUM SYSTEM FOR HOUSING USE.）。即一大型吸塵器系統。

7.6.1. 中央集塵系統：

1) 有乾式系統：（DRY　SYSTEM），又分離心式粉塵分離器（CENTRIFUGAL SYSTEM）、濾袋式粉塵分離器（TUBULAR SYSTEM）或稱（TUBULAR Bag Filter）、逆沖式粉塵分離器（JET CLEAN SYSTEM）。

2) 濕式系統：（WET SYSTEM）：多設置於常用水沖刷之處。

3) 混合式系統：（COMBINATION SYSTEM）：即乾式與濕式系統兩者均有。

無論乾式或濕式系統，以何者為主幹系統，何者為分支系統，可以混合使用，僅僅加裝一具分離器，將分支系統隔開。乾式系統管線用紅色，濕式系統管線用藍色表示。O＝牆面插口，▶＝地板插口，10/2＝前面數字10代表系統管線長度（呎）後面數字2代表系統管線直徑（吋）。從單線系統圖中一目了然。

7.6.2. 設置低真空中央集塵系統，清潔吸塵器系統之規劃：

1) 規劃：依據使用之建築物內面積之大小，系統管線的長短，若管線長壓損大，管線短則壓損小，再決定真空製造主機之大小。

2) 需要處理物質：依物質之成分及密度，為決定採用濾袋質料和種類。如表7--20。

3) 最多同時使用率：即工作人數或機臺數。

管線為隱藏式（幹管多為露明式），敷設於各樓層樓板下方、樓板中或牆壁內，管線分歧管多採用45。角分歧設置，便利粉塵迅速輸送，減少管線壓損。吸氣連接口位於室內踢腳線上方及並適當地點，設置圓錐型儲塵箱及調濕裝置，下端開設清潔口。於遍佈各樓層地面上，適當距離內設置出口，並附圓形活動蓋板，平時封閉旋緊，使用時將蓋旋開，打開凡而或插入快速接

頭，與串接的吸塵螺旋管及把柄和吸嘴，由一名女工手持吸塵管連桿把手，操作輕便，靈巧吸塵，同時安靜無聲，最好能分區局部作業配合使用。

例如西門子吸氣機：分真空機、離心式分離器、管系過濾器三部分。如果採用氣動控制式（Pneumatic Conveying），需另加一臺空壓機（Positive Pressure Blower）又分固定型與機動型。如下圖：(茲以CENTRAL VACUUM SYSTEM型錄為例)。

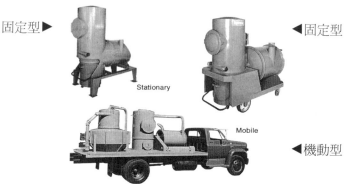

固定型▶　　　　　　　　◀固定型

Stationary

Mobile

◀機動型

4) 控制啓動方式：
　＊手動按鈕啓動式。
　＊輔助真空啓動式 (Pilot start)
　＊電話啓動式。

圖7--19真空機分固定型與機動型 (茲以CENTRAL VACUUM SYSTEM為例)

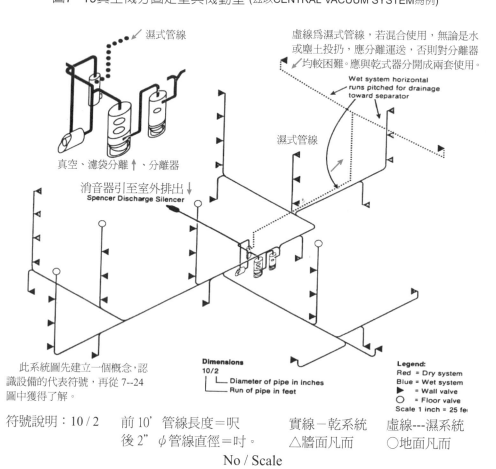

濕式管線

虛線為濕式管線，若混合使用，無論是水或塵土投扔，應分離運送，否則對分離器均較困難。應與乾式器分開成兩套使用。

Wet system horizontal runs pitched for drainage toward separator

濕式管線

真空、濾袋分離↑、分離器

消音器引至室外排出↓
Spencer Discharge Silencer

此系統圖先建立一個概念，認識設備的代表符號，再從 7--24 圖中獲得了解。

Dimensions
10/2
├── Diameter of pipe in inches
└── Run of pipe in feet

Legend:
Red = Dry system
Blue = Wet system
▶ = Wall valve
O = Floor valve
Scale 1 inch = 25 fee

符號說明：10 / 2　　前 10' 管線長度＝呎　　實線－乾系統　　虛線---濕系統
　　　　　　　　　後 2" φ 管線直徑＝吋。　　△牆面凡而　　○地面凡而

No / Scale

圖7--20低真空集塵系統單線圖（乾濕兩型離心式分離器圖）（茲以CENTRAL VACUUM SYSTEM型錄為例）

5) 標準型真空控制系統： 如右圖

A) 在操作時，啓動真空泵浦，經由分離器到整個管糸形成真空狀。無論從管糸中任何一處吸入口，插入吸塵清潔工具，打開凡而或插入快速接頭，即可操作工作。如圖7--21系統圖。

B) 長柄移動吸管清潔工具，所有地面塵土、積水、鋸末、鐵粉，或牆面灰塵--------等等，均可用長柄移動吸管清潔工具口吸入，經過管糸配管至區域分離器，由上端側進入分離器的垃圾等等，使其上下分離，水與沉重物質下沉，細小微塵再經過配管進入網狀濾袋式分離器為止，最後落入分離器底層，連袋取出運走。同時而各區域分離器，亦分別清除取出運走。

分離器的型式很多種，各種不同廠牌其產品各有特色，亦無法一一介紹，也無必要。

C) 標準型真空組合壓力氣動型控制系統：如右下圖如了解上圖A後，再看右圖B，僅僅多了左邊一臺風壓機。其操作與一般操作相同，只是將各分區分離器內所集聚之垃吸，最後用風壓全部吹送至輸送到大型分離器內儲塵箱內，便於車輛清除運出。

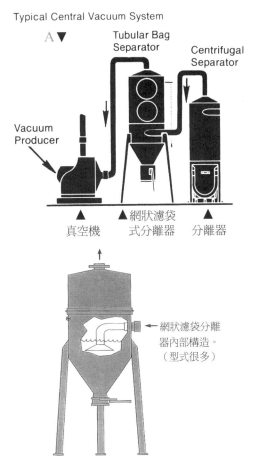

Typical Central Vacuum System

A ▼

Tubular Bag Separator

Centrifugal Separator

Vacuum Producer

真空機　　　網狀濾袋式分離器　　分離器

網狀濾袋分離器內部構造。（型式很多）

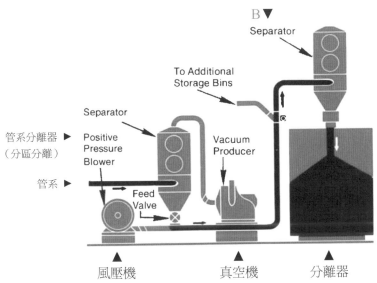

B ▼

Separator

To Additional Storage Bins

Separator

管系分離器 ▶ Positive Pressure Blower
（分區分離）

Vacuum Producer

管系 ▶

Feed Valve

風壓機　　　　　真空機　　　　分離器

圖7--21中央集塵主要設備系統圖 (CENTRIFUGAL VACUUM SYSTEM) (兹以The Spencer Turbine Company為例)

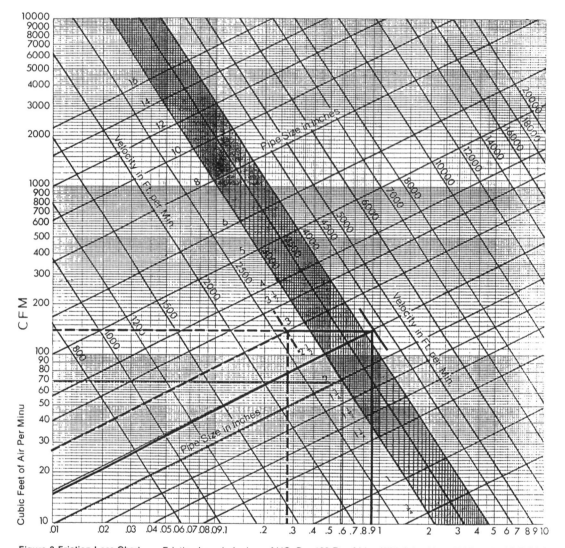

Figure 3 Friction Loss Chart　Friction Loss in Inches of HG. Per 100 Ft. of Line With Inlet Air at 70°F. and 14.7 P.S.I.A.

圖7--22摩擦損失曲線圖 " HG / 100 Ft （茲以Spencer牌產品圖為例）（吸入空氣在溫度70°F、14.7 P.S.I.A.）

注解：1) 圓管直徑在入口處的壓損，大約以空氣容積平均狀態，損耗選用2"吋水銀柱，如為沉重、熱的、費力、大量或硬的物質，在入口處的壓損，則為3"吋水銀柱，平均加大20%的容積。

2) 不管任何長的系統，這些直徑管線，保持適當的速度。裝管或導管，自凡而入口到區分處分離器，實際上是清潔工具。在正常一般地板或高處的清潔，推薦1½"直徑的管線，最大限度為50英呎。若為工業的清潔工作，龐大的物質，僅僅推薦必須用大的水管。其他將不使用超過1.½"直徑的管線。

表7--20管系使用法和管線直徑 （如圖7--22中70、100、140cfm查圖面，可獲答案）（茲以Spencer牌產品圖7--22說明）

管 線 直 徑 Ø	2"	2 1/2"	3"	3 1/2"	4"	5"	6"	8"
70CFM 管徑 1.5"Ø	1 個	2 個	3 個	4 個	5 個	8 個	12 個	20 個
140CFM 管徑 2"Ø	0 個	1 個	2 個	2 個	3 個	4 個	8 個	10 個
ELBOW 彎頭	= 2 ft	= 2.5 ft	= 3ft	= 3.5ft	= 4ft	= 5ft	= 6ft	= 8ft

6) 管路規劃及壓損之計算：

　　管路之大小，在一般生活上之使用清潔吸塵範圍，以空氣於華氏70°F，每平方吋14.7磅ＰＳＩA時，吸氣入口要求70CFM以11/2"入口，選擇2"管徑；若要求140 CFM，以2.0"入口，選擇21/2"管徑。以兩種風量之入口個數，選用配管直徑。

　A) 風管呎吋及風速限制：如圖7--22。

　B) 管路應設計為對稱分歧狀，成樹枝擴散形，並避免形成一迴路狀。如下圖：

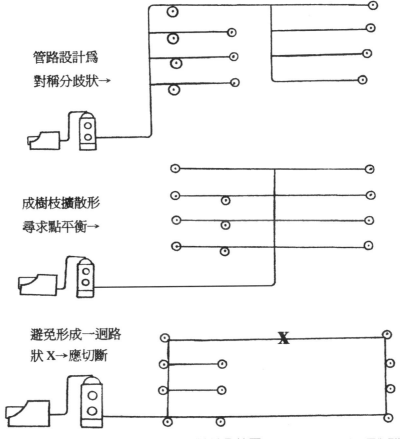

圖7--23管線與吸氣凡而設計要點對稱分歧圖 （茲以Spencer牌產品圖為例）

7) 清潔吸塵器系統設備（Cleaner System）：即大型吸塵機，大家即不會太陌生了！

　A) 真空機（Vacuum Producer），有大小多種機型。

　B) 離心式分離器（Cntrifugal Separator），依據同時使用率，分三個機型。

　C) 管系過濾器（Tubular Bag Filter），依據同時使用率，分三個機型。

　D) 分支系統吸氣連接口數，力求平衡，同時管系不要形成回路，以免影響風速。

　E) 吸塵器螺旋軟管，為7.5m和9.5m兩種。

　F) 吸塵器吸塵附件吸嘴和把柄，有長短、寬狹、尖嘴頭及短管刷子等多件，選擇配置使用。

　G) 同時使用率不高，一至四人或工作機臺二至四臺。

主機設於地下室，由上垂直向下，避免嗓音，下垂順勢方便省力，效果好。為非醫療清潔用系

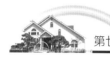

統，與醫療用之真空系統，分別設置兩套不同設備系統。

清潔吸塵器系統（Cleaner System）：在醫院地面無論是磨石子地、塑膠地板，或鋪設地氈，以及牆面等處，便於拖地、清掃、洗滌或和吸塵器。同時機器設備之清潔保養工作等多功能用途。惟適應不同性質之清潔工作，準備各類可用的軟管、短管及接頭，如塑膠、橡膠、鐵、抗磨損或鹽份等等。在臺灣有些院所，沒有裝置吸塵器系統，為了一樓磨石子地坪，則購買二臺清潔機來使用，僅僅只能做單純的刷洗清潔工作。分別於每週、每半月、每1~2月不同時間內，分區分別先行清洗地面，抹拭地面稍乾後，免於病人滑倒，地面上點薄臘打光即可。

表7--21濾袋器材質性能表 (茲以Spencer牌產品數據說明)

Material 材　料	Temperature 溫度 °F	－ RESISTANCE　TO － 阻抗					
		ACID 耐酸性	ALKALI 耐強鹼	ABRASION 浸蝕	STRENGTH 拉力	FLAME 耐火	DUST 除塵 RELEASE
COTTON 棉	180°	*Poor	Fair	Good	Good	*Poor	Fair
POLYESTER 多元酯	300°	Very Good	Good	Excellent	Excellent	Good	Good
POLYPROPYLENE 聚丙烯 ‖	200°	Excellent	Excellent	Excellent	Excellent	*Poor	Good
NOMEX 強化 多元酯	425°	Fair	Very Good	Very Good	Very Good	Excellent	Excellent
NYLON 耐龍	250°	Fair	Good	Excellent	Excellent	Good	Good

註：1）Excellent 優良、　2）Very Good 很好、　3）Good 好、　4）Fair 尚可、　5）*Poor 粗劣

從上表中我們可獲得結論：以NOMEX強化 多元酯和NYLON耐龍，材料性能最好。在高溫下有其優良優點，僅有粗劣的缺點。選用材質以使用的場所而定，並非一成不變追求高品質，因高品質與高成本成正比。

7.6.3. 根據水銀柱決定馬力數HP：

表7--22根據水銀柱決定馬力數（茲以Spencer牌產品數據說明）

H.P.	3″Hg	3½″ Hg	4″Hg	4½″ Hg	5″Hg	5½″ Hg	6″Hg	7″Hg	8″Hg	9″Hg	10″Hg	11″Hg	12″ Hg
1½	90												
2	150	110	85										
3	250	200	150	120	100	70							
5	425	290	275	210	190	170	130	115					
7½	650	515	400	350	325	250	225	190	165	100			
10	850	650	575	500	435	375	320	250	220	185	150		
15	1,275	1,060	900	800	625	540	520	400	350	275	200	125	100
20	1,700	1,430	1,250	1,080	925	740	680	560	475	400	300	260	225
25	2,050	1,850	1,550	1,400	1,150	1,000	920	770	600	475	400	335	300
30	2,500	2,100	1,900	1,650	1,400	1,250	1,100	880	725	625	540	430	360
40	3,600	2,950	2,500	2,100	1,825	1,600	1,475	1,225	1,040	825	650	565	480
50	4,200	3,600	3,200	2,850	2,325	2,100	1,875	1,530	1,320	1,100	900	725	600
60		4,300	3,900	3,550	3,000	2,650	2,240	1,900	1,575	1,325	1,050	925	750
75			4,600	4,200	3,600	3,200	3,000	2,400	1,830	1,625	1,400	1,180	960
100					4,600	4,200	4,000	3,300	2,600	2,280	1,825	1,600	1,380
125								4,000	3,400	2,800	2,325	2,000	1,740
150									4,000		2,800	2,400	2,100

註：1)上表所有標定等級數據，均在標準空氣 70°F.14.7 PSIA 每平方吋磅數。
　　2) ＿＿ ″Hg 真空機的水銀柱真空度。
　　3) 1″ 水銀柱＝7.855 ounces 盎司＝0.491lbs.磅＝13.60″ H$_2$O 水柱。
　　4).如要大於 12″HG水銀柱，或大於 150HP 馬力可向製造工廠洽詢。

一、估算摩擦力壓損：低真空系統應用之設計，仍習慣沿用長久來以傳統方法，水管與風管組件壓損用相等長來計算。例如下圖7--24吸塵器系統示意圖，估算壓損，先選擇系統中最長部分計算，再加真空機、離心式分離機、管系過慮器及分支系統吸氣連接口部分計算。

(茲以Spencer牌產品數據說明 升振企業有格公司提供)

首先從第吸氣口1	吸氣量	壓損 HG
選擇真空度	70 CFM	2" HG
清潔工具小管長37.5'	70 CFM	1.29"

(1.5 X 23 "壓損/100 ' 37.5 ')

再由1至X	70 CFM	1.07"

```
    2"   90°度   彎頭  =  2 ft
+   2"   10 ft      配管  = 10 ft
―――――――――――――――――――――
              12 ft
```

12 X0.58/100 = 0.07HG (70SCFM, 2"管) 與圖7--22摩擦損失曲線核對

再由X至Y
```
    2.5"   90°度   彎頭  =  2.5 ft
+   2.5"   53 ft      配管  = 53 ft
―――――――――――――――――――――
                55.5 ft
```
55.5' X 0.92/100 = 0.51 " HG (140SCFM, 2.5" 管) 與圖7--22摩擦損失曲線核對

再由Y至Z
```
    3'   90°度 彎頭  =   3 ft
+   3"   40 ft      配管  = 40 ft
―――――――――――――――――――――
              43 ft
```
40' X 0.66/100 = 0.28 " HG (140SCFM, 3" 管) 與圖7--22摩擦損失曲線核對

再由Z至離心機分離器
```
    3'   90°度   彎頭  =   3 ft
+   3"   33 ft      配管  = 33 ft
―――――――――――――――――――――
              36 ft
```
36' X 1.1/100 = 0.40 " HG (280SCFM, 3" 管) 與圖7--22摩擦損失曲線核對

```
    3.5"   90°度   彎頭  =  3.5 ft
+    3"     6 ft      配管  =  6  ft
―――――――――――――――――――――
               9.5 ft
```
9.5' X 0.92/100 — 0.50 " HG (280SCFM, 3.5" 管) 與圖7--22摩擦損失曲線核對

再由 離心機至配管 (圖7-24左上方放大圖)   280 CFM   0.17 "

     4 "   90°度   彎頭 X 5   = 20 ft

     4 "   45°度   彎頭 X 2   =   8 ft

\+   4 " X 43 ft   配管   = 43 ft

                  71 ft

71' X 0.26/100 = 0.18. " HG (280SCFM, 4" 管) 與圖7--22摩擦損失曲線核對

5"管損失說明   280 SCFM   0.04"

     5 "   90°度   彎頭 =   5 ft

\+   5 "   39 ft   配管 = 39 ft

                  44 ft

44 X 0.08/100 = 0.04. " HG (280SCFM,54" 管) 與圖7--22摩擦損失曲線核對

分離器損失   (0.5 " X 2 = 1")

總損失   5.82" HG

從牆面凡而的數目至配管末端

配管路線	真空吸氣量	前端損失
選擇真空度	70 CFM	2" HG
清潔工具小管長37.5'	70 CFM	1.29"
2 " 配管		12 X 0.58/100 = 0.07"
2.5 " 配管		55.5 X 0.92/100 = 0.51"
3 " 配管		43 X 0.66/100 = 0.28"
3.5 "配管		9.5 X 0.52/100 = 0.45"
4 " 配管		71 X 0.26/100 = 0.18"
5 " 配管		44 X 0.08/100 = 0.04"

平術每個吸氣口吸氣產：

$(5082/5.52)^{0.5}$ X 70 = 1.02 " X 70 = 71

(70 X 71) / 2 = 70.5 SCFM (平均數)

70.5 X 4 (同時操作人數) = 282 SCFM

從求出來的數據≒5.7"＜6"，由表7-22中以6" HG，4人同時操作時為282 SCFM，向下延伸在標準空氣狀況下250 SCFM不夠，再下一格為320 SCFM，大於282 SCFM，向左邊橫線移至馬力數欄，為10HP。若另有考量，可再選大一號 (茲以Spencer牌產品數據說明 升振企業有格公司提供)

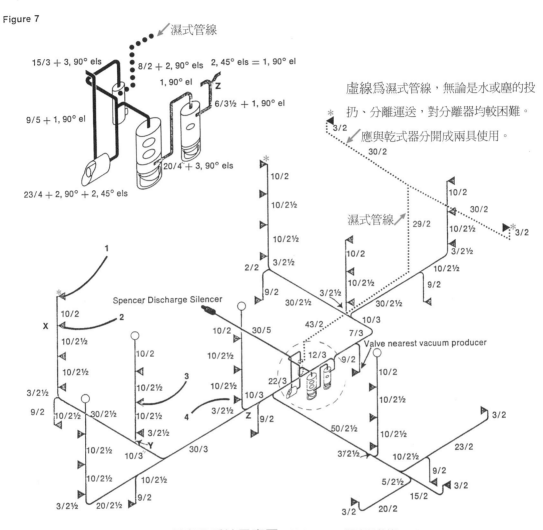

圖7--24吸塵器系統示意圖 (茲以Spencer牌產品數據說明)

註：1) 左上角為虛線圓圈內，真空幫浦與分離器放大圖。

　　2) 管線尺寸：例10 / 2，10' ft英呎為管線長度，2" inch英吋 ψ 為直徑。

　　3) 15/3＋3, 90°els＝15'L, 3" ψ ＋3個90°彎頭=6'即15'＋9'＝24'

　　　　8/2＋2, 45°els ＝8'L, 2" ψ ＋2個45°彎頭=3'即8'＋4'＝12'（參考表7--20）

　　4) 紅色（實線）代表乾式系統、藍色（虛線）代表濕式系統、O＝牆面閥、△、▽＝地面閥。

　　5) 虛線為濕式吸塵（吸水）。濾袋與分離器部分，與乾式成兩套系統。

　　6) 管線末端有＊星星符號處，不能用管線聯結構成回路。

　　7) 比例尺：無 。

設計吸塵器系統，先行預估同時使用率，約2~4處同時使用，除主機週邊管線磨擦壓損外，再選系統上最長的管路及不同的大小彎頭壓損等，選用2"~3"吋水銀柱，再加大小管路在彎頭壓損等總和，即可獲得答案。(以所選風量SCFM於標準空氣狀況下之cfm) 與管徑，從圖7--20中，交會向下直線中，取得" HG / 100 Ft壓損) 。

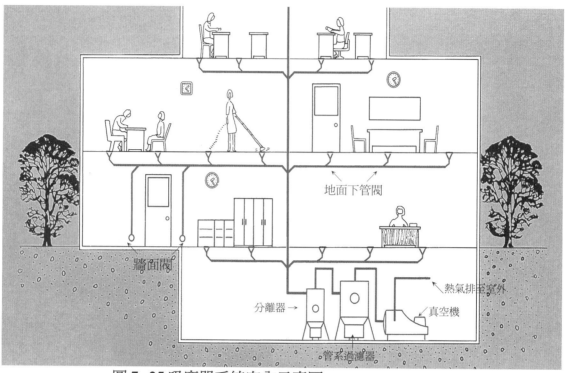

地面下管閥

牆面閥

熱氣排至室外

分離器→

真空機

管系過濾器

圖 7--25 吸塵器系統室內示意圖（茲以 SIEMENS 產品圖爲例）

表 7--23 吸塵器系統設備真空機規格表（a）（茲以 SIEMENS 產品數據設明）

標　準　仕　樣 Specifications					
ブロワ型番号 Blower:Type & No.	静圧 ㎜Aq Static pressure	風量 ℓ/sec Air blow	J ㎜	N₁ ㎜	K ㎜
SOH　　M－60×07－5	2100	85	680	718	1045
4 BOB　M－80×10－5	2800	85	680	893	1780
SOH　　M－80×15	2800	200	850	910	1035
4 BOB　M－80×20－5	2800	170	1010	1054	2140
4 BOB　M－100×25	3000	200	850	1087	2143
4 BOB　M－90×40－5	3150	325	1010	1243	2512
4 BOB　M－80×50	2800	700	1010	1073	2180
4 BOB　M－80×60－5	2800	640	1160	1411	2380

表 7--23 離心式分離器（b）

●セントリフューガル・セパレータ（ダートカンタイプ）
Centrifugal Separator

同時使用個所 Portions simul- taneously used	Type No	A ㎜	B ㎜	C ㎜
1～10	C 600 D	600	1860	580
11～18	C 800 D	800	2313	720
19～28	C 1100 D	1100	3046	870

表 7--23 管系過濾器（c）

●チューブラバッグフィルタ（ダートカンタイプ）
Tubular Bag Filter

同時使用個所 Portions simul- taneously used	Type No	A ㎜	B ㎜	C ㎜
1～2	T 600 D	600	2075	580
3～5	T 800 D	800	2317	580
6～11	T 1100 D	1100	2681	881
12～18	T 1400 D	1400	2990	1018
19～27	T 1700 D	1700	3330	1241

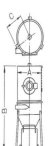

（茲以 SIEMENS 產品數據設明）

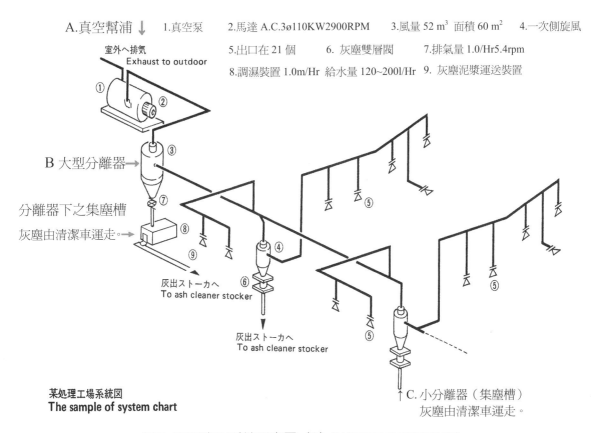

A.真空幫浦 ↓　1.真空泵　2.馬達 A.C.3ø110KW2900RPM　3.風量 52 m³ 面積 60 m²　4.一次側旋風

5.出口在 21 個　　6. 灰塵雙層閥　　7.排氣量 1.0/Hr5.4rpm

8.調濕裝置 1.0m/Hr 給水量 120~200l/Hr　9. 灰塵泥漿運送裝置

室外へ排気
Exhaust to outdoor

B 大型分離器→

分離器下之集塵槽

灰塵由清潔車運走。→

灰出ストーカへ
To ash cleaner stocker

灰出ストーカへ
To ash cleaner stocker

↑C.小分離器（集塵槽）
灰塵由清潔車運走。

某処理工場系統図
The sample of system chart

圖7--26吸塵器系統示意圖（3）（茲以SIEMENS產品圖為例）

圖面說明：

1) 真空幫浦：可用手動式或自動式，其大小由實際需求決定。

　　風量 52 m³ / min、靜壓－ 4,200 mm Aq。

　　（1）排氣管口、（2）吸氣口。（口徑：100ψmm）。

2) 馬達：AC 3ψ3,000V, 出力110 k w　2900 rpm。

　　（據CNS－1373－C4040 高壓3.3KV, 110Kw＝150Hp

3) 袋狀過慮袋：面積60 m2。

4) 一次側。

5) 選氣凡而：真空吸入口數量21個。

6) 灰塵雙重閥。

7) 旋轉供給裝置：風量 52 m³ / min、效率：排氣量 1. 0 m³ / Hr 、轉速5.4 R P M。

　　a. 用炭素鋼管。

　　b. 每一分離器，控制一支系，或一區域、一層樓。

8) 調濕裝置：a. 處理量 1 m³ /Hr。　 b. 給水量120~200 L/ Hr 。

　　（型號SS－41 4.5t 附給水調節器及警報裝置）。

9) 灰漿輸送帶：灰塵經調濕後，可用輸送帶輸送(上圖7--26)。

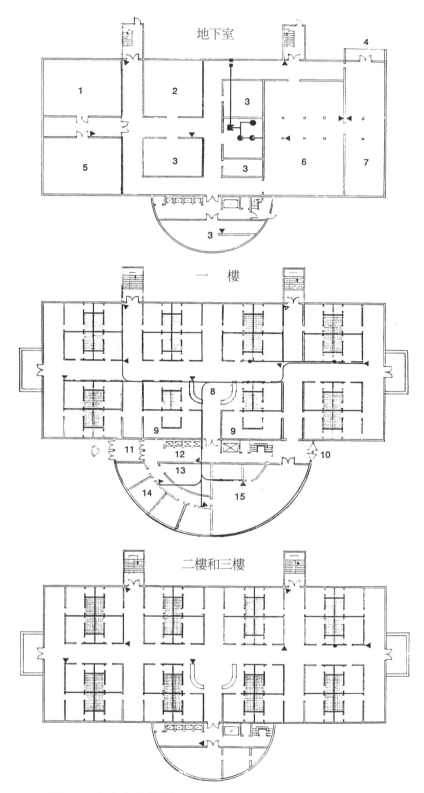

圖7--27真空中央控制系統實例圖（茲以Spencer牌產品圖為例）

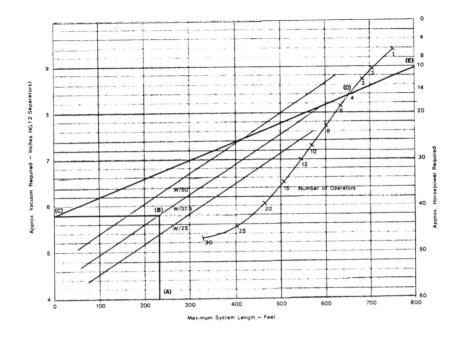

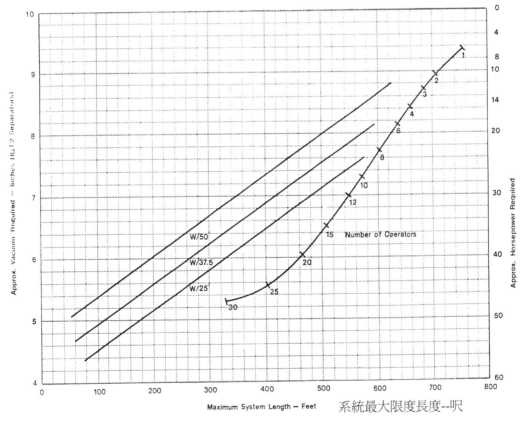

圖7--28真空系統等級計算圖（茲以Spencer牌產品圖為例）

註：真空吸塵器的選擇，僅僅估算平均長度值，計算實際損失，應考慮執行成效。

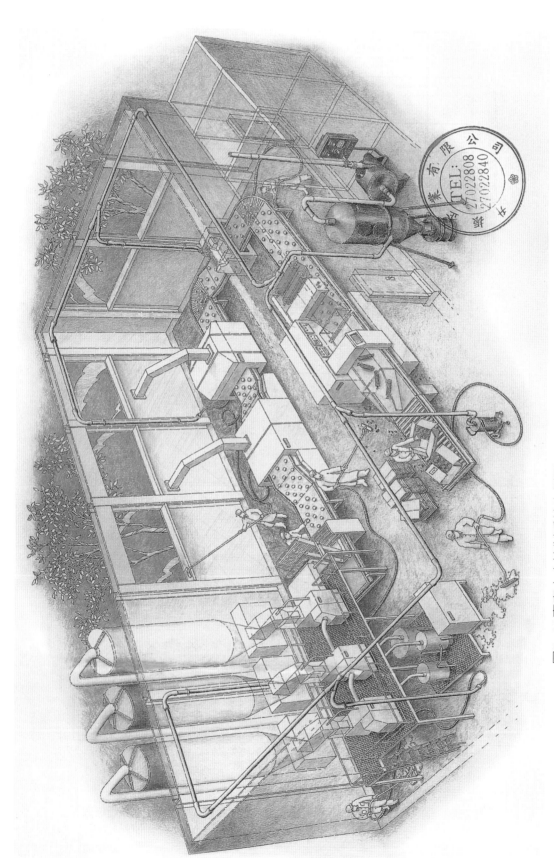

圖7--29真空中央控制系統實例圖（含工業、公共設施、商業）（取自 Spencer 牌）

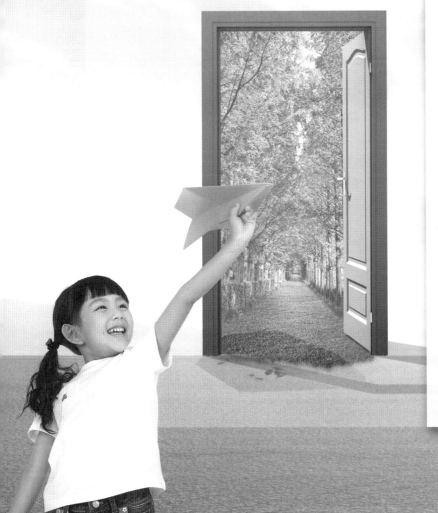

第八章：

重要的基本設備

手術房及重症中心

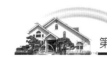

第八章　手術房及重症中心重要的基本設備

8.1 彰化秀傳醫院亞洲遠距微創手術中心（AITS）

8.1.1. 開刀房：

為西醫外科手術之重鎮；也是與中醫最大之不同之處，各種氣體出口座之配置，為其重要設備之一。如今正在尋求「中西合治」趨勢，中醫強調人體免疫系統的平衡；西醫只單看病灶。在臺北某醫學中心，全院大小手術室近六十間，每天手術超過三百人次，其規模之龐大，及設備之精良和齊備，和專業人才之卓絕。顯然國內仍以西醫為主，尤其以往傳統的治療方式，外科手術是開腸剖肚之大開大闔，發展到現在的微創手術，2002年從法國引進微創手術，成立一年來，已訓練近五百名醫師。至2008年尤其彰化秀傳醫院亞洲遠距微創手術中心（AITS），至一連三天舉辦第三屆國際外科討論會，引進「經自然孔道穿壁內視鏡手術（NOTES）」，內視鏡從食道、陰道或肛門伸入體內，切除病變組織及器官，出血少、復原快、體表不留疤痕，發表「無洞手術」。微創手術更加精進，此次研習課程吸引全球十三個國家，112名外科醫師參加。秀傳醫院副院長吳鴻昇說，2007年8月在五隻豬身上，試驗無洞膽囊切除手術，結果令人滿意；藉由研討會、研習課程，可讓很多醫師投入動物實驗，很快就能應用於人體試驗，民眾受惠的日子不遠了。他還說，文獻上NOTES已運用於減重與腹腔內手術，此次研討會讓學員應用在膽囊切除、食道肌肉切開、袖狀胃切除、胰臟切除、蘭尾切除，以及胃造廔手術上。致於來不及參與的學員也能透過視訊見習。（2008/9/12聯合報/記者 陳威廷）

秀傳醫院總裁黃明和行醫四十年，為國內肝膽腸胃科權威，從一間鹿港小診所，如今擴展到北中南七家大型六星級醫院，如民眾不用排隊領藥，坐在沙發上就有人把藥送到你面前，而收費比照健保。成為臺灣梅約醫院，締造多項第一紀錄，創辦微創手術居亞洲之首、2006年讓微創中心有更好的發展和資源，將彰賓健康園區無條件捐給政府、首先引進體外震波碎石機、也是首位到墨爾本引進試管嬰兒應用醫師、近五年內陸續引進機器人手臂、膠囊內視鏡、伽瑪雷射刀等創新醫療設備，他是第一位政壇醫師立委連選三屆均高票當選；其女兒黃靖雅女士經營管理，在中臺灣第一家ISO9001認證及國際區療協會認證。(非凡相對論記者文/張惠清2009/4/19)。以個人之熱情、理想和力量，從以上之事蹟與服務，成就非凡的名醫師兼慈善家！

8.1.1.1. 手術室其重要性未變：其他多所醫療院所，又有新進展革命性改變，亦陸續展開：「例如癌症，把外科手術不要放在前面，放射治療可能也要放在後面。而是先不停的用藥物治療，也許等癌變很小時候，就可以拿掉。」和信治癌中心醫院院長黃達夫說：「手術室其重要性未變」。在不同科別各有其專屬之手術室（含產房），除了不僅僅是設備多少與空間之大小之別，其共同重點，最重要是求其無塵、無菌、溫控、濕控和相對濕度。開刀房及重症病房（含ICU、隔離病房），其室內主要設備，除各科手術專用器械外，有醫療氣體、全能無菌空調（詳第五章六節空調）、多功能手術檯和無影燈等（國內工研院電子與光電所，於2008年6月研發醫療用LED手術燈或牙科診檯燈，預計2009年中商品化上市），以及增設備份器械和敷料儲存櫃等基本設備，均應俱備。

8.1.1.2. 手術房氣體出口座：首先說明氣體出口座數量之多寡，為開刀房及重症病房的主要基本配置之原則和方式，用圖面與文字詳細說明。在手術室所裝設氣體出口座與設備器械，有牆面固定式與天花圓柱下垂伸縮箱型兩種出口型式，而天花圓柱下垂伸縮式，又分外科圓柱下垂伸縮型出口座，和單管捲型出口管。圓柱下垂伸縮型出口座，可直接按裝儀表使用，單管捲型出口管，僅供應氣體設備器械之氣體輸送管，供應各種氣體。

8.1.1.3. 早期每一手術室，即採用牆面固定式、和天花圓柱下垂伸縮箱型出口座裝置各一到兩組；小型手術室僅有牆面固定式一到兩組出口座。但天花下垂圓柱型出口座，插上儀表和瓶罐直接懸掛在空中，操作控制不便。如今天花圓柱下垂型出口座，多採用單管伸縮型出口管，工作人員頭頂上反而空曠清爽，同時避免重複購置設備之浪費，雖然列出十一種氣體，而常用者僅僅OX、NO、MA、N2、MV、OX／OC五六種，最常用的僅OX、MV、MA、NO四種，其他因用途不一，並非全部需要普遍設置，使用氣體設備器械廠牌產品不同，為便於區別選購，另行編列英文名字縮寫代號。以下為Ohio、Medical、Puritan等廠牌產品，敘述排列如下：

8.1.2. 醫療氣體縮寫：

便於記憶及標示，將醫療氣體全名，多用全名最前面一二個字母縮寫如下表：

表8--1（同7--2）常用醫療氣體英文名字縮寫代號及使用壓力範圍表 (同表7--2同)

廠牌代號： Ohio 牌	Oxequip 牌	Puritan 牌
OX　氧氣：Oxygen　　　　　　（50~55 psi.）	Oxygen	O$_2$
NO　笑氣：Nitrous Oxide　　　（50~55 psi.）	Nitrous Oxide	NO
MA　空壓：Medical Air　　　　（50~55 psi.）	Air	Air
N$_2$　氮氣：Nitrogen　　　　　（180~200 psi.）	Nitrogen	N$_2$
MV　真空：Medical Vacuum（15~19” Hg）	acuum	Vac.
OX／OC　氧/氧化碳：Oxygen／Carbon Dioxide Mixture（50~55 psi）	Carbon Dioxide	N$_2$O
He　氦氣：Helium	Helium	
SL.　移動真空瓶 Vacuum Bottle Slide.	Vacuum W／Slide	
EV　麻醉：Waste Anesthetic Gas Evacuation（15~19” Hg）		
LV　實驗室真空：Lab Vacuum　（15~19” Hg）		
LA　實驗室空壓：Lab Air　（Varies）呈多樣化。		

註：三種廠牌雖不同，輸出氣體壓力均相同。使用表壓力單位每平方吋磅數 (簡寫 Psi.)相同。

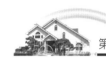

8.2 手術房面積

8.2.1. 有關手術室處所面積：

在院內開刀房區，成為獨立專屬正壓區，而重點要求無塵、無菌、溫控和濕控及相對濕度的全能空調。大型手術器具櫥櫃、X光看片箱、電腦銀幕與四壁牆四面砌無反光磁磚到頂。大型手術室有床進入的大門及人員進出的邊門各一。

其實際空間，大 6 m×7 m＝42 m² ＝12.7坪；中 6 m×6 m＝36 m² ＝ 11坪，但必須按現場實際情況作取捨，大一點或小一點，並無大礙，最小尺寸為 5.5 m× 4.6 m ＝ 25.3 m² ＝7.7 坪。大型手術室內設置一多功能手術臺外，大型麻醉機，加設機械手臂，或其他特殊設備，都需要更大的空間，可按實際情形而定，便於供醫護人員運作為要。

8.2.1.1. 下列所列為原則數據，實際情況都比下列數據大：從以上所列舉之三種尺寸，多近似方型，即使為長方形，其長寬比不要太大。

    1) 大型手術室： 60 m² ＝ 18.29坪 4 間。
    2) 中型手術室： 40 m² ＝ 12.20坪 6 間。
    3) 小型手術室： 30 m² ＝ 9.15坪 6 間。
    4) 麻醉器械室： 20 m² ＝ 6.06坪 1 間。
    5) 石　膏　室： 26 m² ＝ 7.93坪 1 間。
    6) 器　械　室： 15 m² ＝ 4.6坪 1 間。
    7) 恢　復　室： 66 m² ＝ 20.12坪 1 間 (按手術檯數量決定床數)。
    8) 手術房大小，按現場實況而定，並非一成不變；手術區附有推床備用。

8.2.2. 恢復室床位數：

每一張手術檯需設置2~4張床位；若超過十間手術檯×2即可。或有1~4張手術檯，設2~5恢復病床、5~8張手術檯，設7~10恢復病床、9~12張手術檯，設12~15恢復病床。總之恢復病床數，多於手術檯張數。恢復室為手術後病患暫待觀察之處。

   其一 等待病患麻醉甦醒；

   其二 觀察病患血壓、脈博和心跳情況，尤其重大手術後，醫師要守候觀察，靜待病人甦醒。

8.2.3. 專屬供應中心：

在第四章第五節中已詳細說明。大型醫院，除院內設置一大型供應中心外，另於手術區內，附設獨立小型供應站，或者由供應中心，用小型昇降機直接輸送至手術室，儲存器械和敷料備用品，應付緊急作業等情形。

8.3 開刀房手術檯與氣體出口座位置圖

8.3.1. 各類手術房：

大門多與手術台軸線同一方向，邊門則按實際情況開設。

8.3.1.1 特殊重症手術房：如腦脊髓軸、心臟及胸腔等所設之專用之大型手術室。手術檯與氣體出口位置配置圖，如下平面圖：圖中央為手術檯，左上及右下方，為兩組外科天花伸縮柱型出口柱(或固定型)RETRACTABLE SURGICAL LEILING COLUMN（或設天花單管式氣體出口軟管PIPING SYSTEM CONFIGURATION），各包括八組氣體出口座，與手術檯對角位置，成水平與垂直距離相等。（天花伸縮柱型出口柱，平時向上推入柱體內，使用時順手拉下）；室內還包括一組左牆面中央三聯式氣體出口座；及左上角牆面一組 N_2 氮氣控制開關。目前手術室設備種類繁多，既精緻功能亦增多，手術檯頂端除了手術燈外，盡量使上空簡化，而採天花單管式氣體出口軟管，直接供應各項落地型機器設備所需之各類氣體，便利工作人員操作使用。凡手術室圖面參考圖8--32平面圖，更為明確。

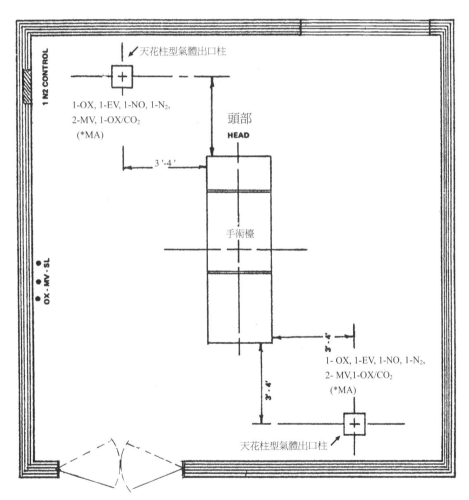

（*MA）經醫院內有關人員之需要，附加增設空壓氣體出口座。(註18茲以Ohio設計圖面為例)

圖 8--1 特殊大型手術室手術檯與天花柱型及牆面醫療氣體出口座配置圖

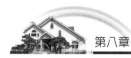

8.3.1.2. 天花伸縮柱型醫療氣體出口柱外型圖：

(A) 天花伸縮柱型室內吊掛安裝圖型

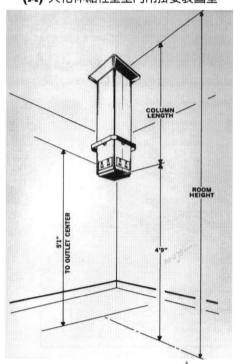

a.室內高天花板時柱型底距地 6'4" ↑ 即 76"
b.柱型底使用時距地面 5'0'即 60"
c.牆面出口座亦同

(C) 天花伸縮柱型外形和底面圖（二）

115v 1 φ 電源插座

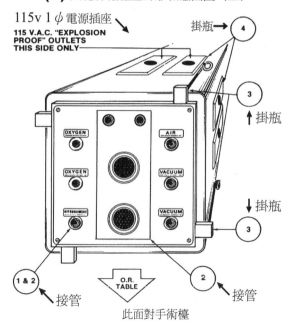

(B) 天花伸縮柱型氣體出口柱下端外和底面圖（一）

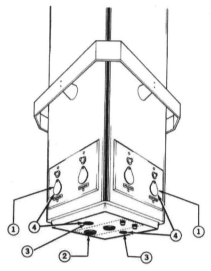

天花柱型插座：
1. 供應 8 種氣體管
2. 整套生理容器監視器
3. 設備電源 A.C. 1 φ 115V60Hz
4. 設備接地

(D) 天花軟式伸縮單管外型圖

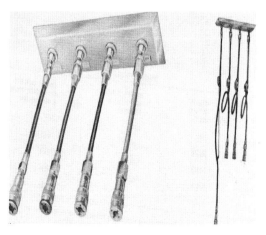

圖 8--2 外科天花伸縮柱型與單管醫療氣體出口座實體圖 (註17茲以Puritan產品為例)

8.3.1.3. 較大的手術室：推薦的氣體出口座典型設備位置。

中央為手術檯。除左上及右下方外科天花伸縮柱型氣體出口柱中，各減少一組1-OX/CO_2外，（各包括七聯出口座），天花伸縮柱型氣體出口柱與手術臺對角位置，成水平與垂直距離相等，其他還包括一組左牆面三聯式氣體出口座，及左上角一組1--N_2氮氣牆面控制開關等位置圖。每間手術室之大小，也許不一定完全一模一樣大，基本設備一應俱全。凡手術室圖面參考圖8--32平面圖，更為明確。

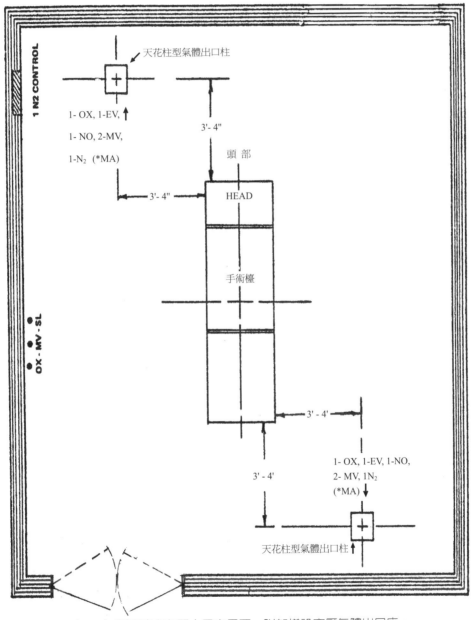

（*MA）經醫院內有關人員之需要，附加增設空壓氣體出口座。

圖8--3較大型手術室與天花伸縮柱型醫療氣體出口座配置圖 (註18茲以Ohio設計圖面為例)

8.3.1.4. 主要的手術室：典型較大工作範圍。

圖中央為手術檯。左上為一組天花伸縮柱型氣體出口座，及左上角一組1--N₂氮氣牆面出口控制開關。而柱型氣體出口座內為包括1--OX、1--NO、1--EV、2--MV、1--N₂ 右牆面中央(*MA)七聯氣體出口座位置圖（*MA為需要附加空壓）。天花柱型出口柱與手術臺對角位置，成水平與垂直距離相等。

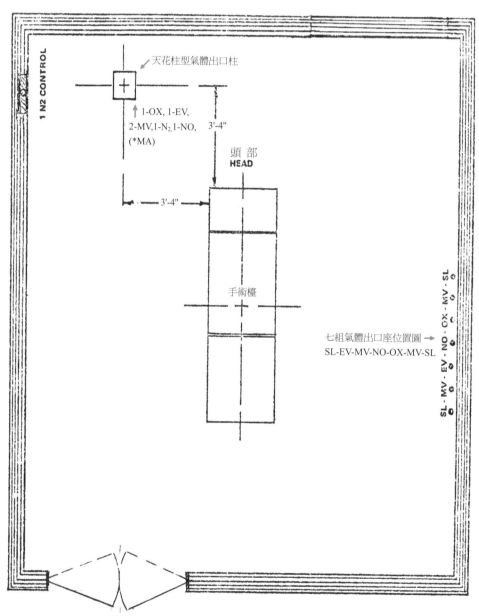

（*MA）經醫院內有關人員之需要，附加增設空壓氣體出口座。

圖8--4主要的手術室與各類氣體出口座配置圖 (註18玆以Ohio設計圖面為例)

8.3.1.5. 較小的手術室：如膀胱突出、攝護腺清除手術。

圖中央為手術檯，左上為一組天花伸縮柱型氣體出口柱，與手術檯對角位置，成水平與垂直距離相等，及左牆面一組三聯OX--MV--SL出口座，而天花型氣體出口座內包括1--OX、1--NO、1--EV、2--MV（*MA附加增設空壓）為六聯氣體出口座位置圖。氣體出口座數量減少許多，室內顯得清爽多了。

凡手術室圖面參考圖8--32平面圖，更為明確。

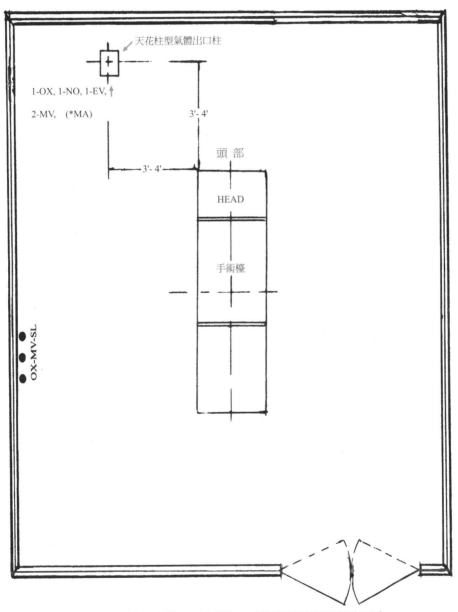

（*MA） 經醫院內有關人員之需要，附加增設空壓氣體出口座。

圖8--5較小手術房（膀胱）各類氣體出口座配置圖 (註18茲以Ohio設計圖面為例)

8.3.1.6. 產房：各項醫療氣體出口座配置。單一產檯、或雙產檯。

　　單一產檯：圖中央為產檯，左上為一組天花伸縮柱型氣體出口柱，包括1-OX、1--NO、1--EV、2--MV、（*MA 1--MA增設空壓出口）共六聯氣體出口座，及圖面左邊牆面一組三聯OX--MV--SL出口座等。產檯對角位置，與天花伸縮柱型氣體出口柱，成水平與垂直距離均相同。若雙產檯產房，於右下方增設一組天花伸縮柱型氣體出口柱，或牆面七組氣體出口座。

　　雙產檯：在每所醫院必備的產房。即在較大的產房，同一產房內設置兩張產檯，中間可用一活動塑膠布簾隔開。主要為同一位大夫，同時兼顧兩位產婦。即一位生產，暫時多安置一位臨產產婦在旁待產；或留置產婦要學生時，於待產中之停留時段。而在右下端，增設一組天花伸縮柱型氣體出口柱，配合第二張產檯作業，包括1--OX、1--NO、1--EV、2--MV、（*MA 1--MA增設空壓出口）共六聯氣體出口座，及圖面上方左牆面一組三聯出口座OX--MV--SL等三組牆面氣體出口座，各增設一組。凡手術室圖面參考圖8--32平面圖，更為明確。

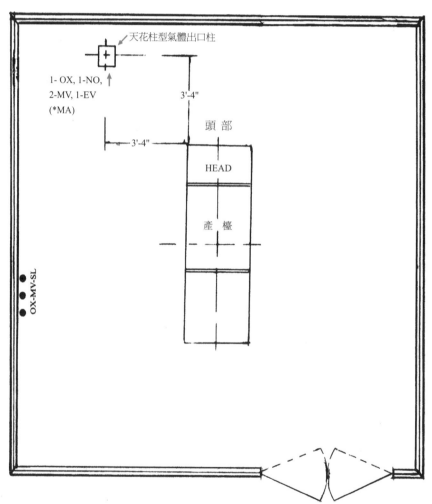

（*MA）經醫院內有關人員之需要，附加增設空壓氣體出口座。

圖8--6產房各類氣體出口座配置圖 (註18茲以Ohio設計圖面為例)

8.3.1.7. 骨折與石膏手術房：屬小型手術房，多分別設置。

手術檯在圖中央，左上為一組天花伸縮柱型氣體出口柱，包括：1--OX、1--NO、1--EV、1--MV、1--N₂、（*MA增設空壓氣體出口）共六聯氣體出口座，及圖面左邊牆面一組三聯OX--MV--SL出口座，與左上角牆面一組1--N₂氮氣控制開關等。手術檯對角位置，與天花伸縮柱型氣體出口柱，成水平與垂直距離相等。

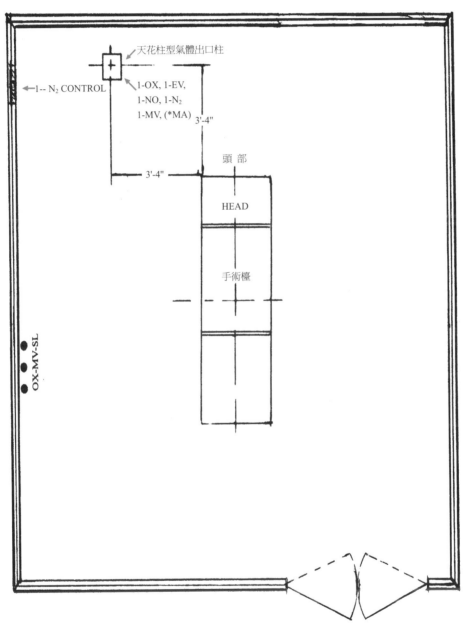

（*MA） 經醫院內有關人員之需要，附加增設空壓氣體出口座。

圖8--7骨折手術房各類氣體出口座配置圖 (註18茲以Ohio設計圖面為例)

8.3.1.8. 急診手術室：為急診病人搶救時手術之用。

　　各科室手術，有專屬手術房，與各科主治醫師。而在急診室設置手術室，約一二間，為急診病人必需急救病人生命之手術時，所設置之手術室，或為病人淨身、小手術清淨傷口與縫合，無法分科分類。若是大手術時，則直接送院內專用大型手術室。凡手術室圖面參考圖8--32平面圖，更為明確。

　　手術檯在中央，左上右下方，各有一組天花伸縮柱型氣體出口柱，包括：1--OX、1--EV、1--NO、2--MV、1--N₂、（*MA 增設空壓）等七聯，及圖面左邊牆面一組三聯OX--MV--SL出口座等，與左上角牆面一組1--N₂氮氣控制開關。手術檯對角位置，與天花伸縮柱型氣體出口柱，成水平與垂直距離相等。

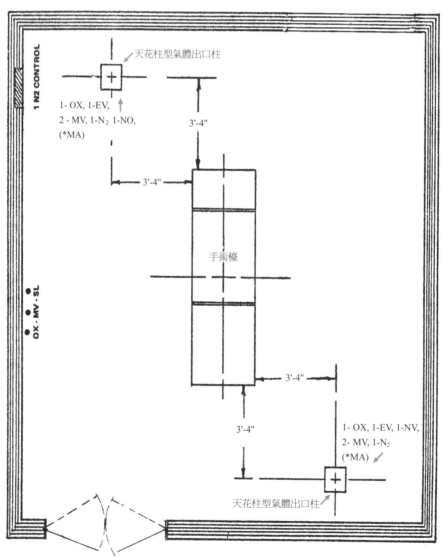

（*MA）經醫院內有關人員之需要，附加增設空壓氣體出口座。

圖8 -8急診室手術房各類氣體出口座配置圖 (註18茲以Ohio設計圖面為例)

8.3.2. 各類病房：

8.3.2.1. 標準頭等或稱特別病房：單人頭等產婦病房、單人頭等病房、或一般隔離病房。

每張病床床頭左邊（如左下圖）、設置一組OX、MV、SL及（*MA 增設空壓）四聯氣體出口座。單人房在應急時，可改為雙人房，氣體出口座安裝兩組，如圖8--10（一）、（二），寬度最好為3.66m公尺。

每一病房內，均設置浴廁衛生設備和便盆，一應俱全。

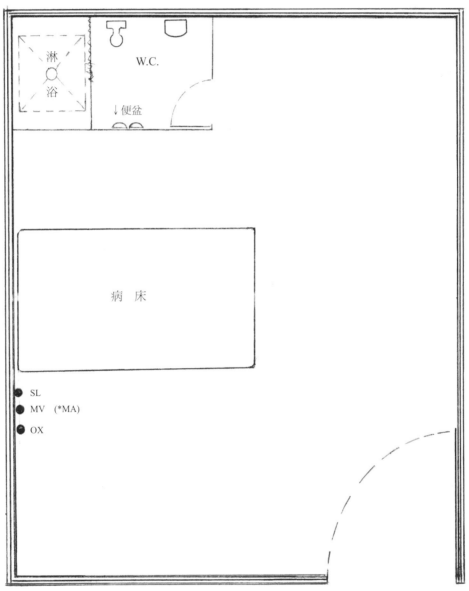

（*MA）經醫院內有關人員之需要，附加增設空壓氣體出口座。

病房護理站與病房設備請參考圖5--23、24

圖8--9 單人病房各類氣體出口座配置圖 (註18茲以Ohio設計圖面為例)

8.3.2.2. 雙人病房：典型的二等病房。

而兩張病床床頭左邊，各設置一組Ox、MV、SL及（*MA　增設空壓）四聯氣體出口座，如下圖8--10（一）。如分娩病房、隔離病房；或兩張病床共同一組Ox、MV、SL氣體出口座。如圖下圖8--10（二）。

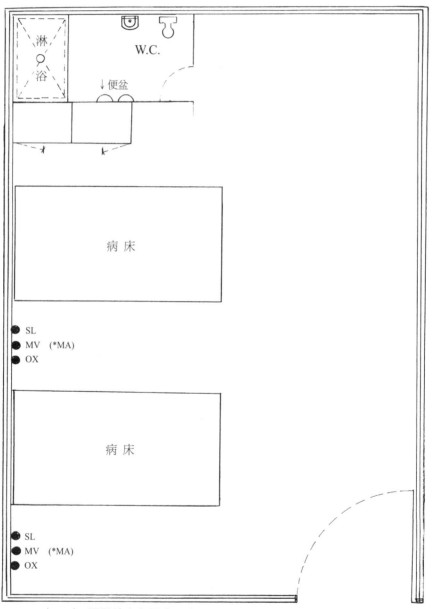

（*MA）　經醫院內有關人員之需要，附加增設空壓氣體出口座。

病房護理站與病房設備請參考圖5--23、24

圖8 --10 雙人病房各類氣體出口座配置圖（一） (註18玆以Ohio設計圖面為例)

8.3.2.3. 雙人一般病房：屬於普通病房，或慢性病房。如分娩病房、隔離病房等處。醫院仍有可能按二等病房收費。

在兩張病床床頭中間，共同設置一組Ox、MV、SL及（*MA 增設空壓）四聯氣體出口座，僅作過度時期，救急備用而矣。如下圖8--10（二）。

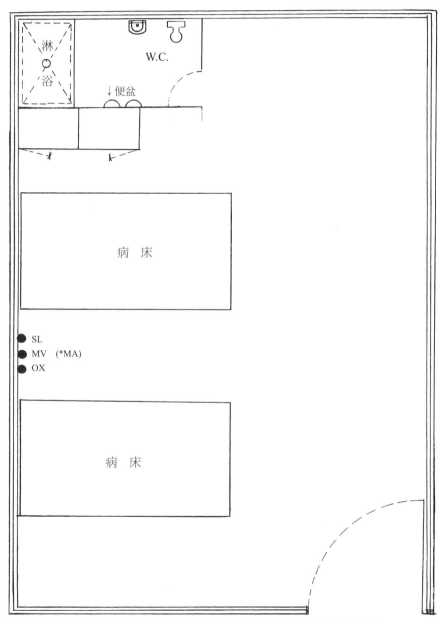

（*MA）經醫院內有關人員之需要，附加增設空壓氣體出口座。
病房護理站與病房設備請參考圖5--23、24
圖8--10雙人病房各類氣體出口座配置圖（二）(註18茲以Ohio設計圖面為例)

8.3.2.4. 三人或五人病房：為一般普通病房，或稱公保病房。三人病房即每三張病床靠一邊牆排列。五人病房，每三張病床各靠左右一邊牆排列，中央為走道，即左右兩邊排列各三張與兩張病床，在左右兩側中間病床，各設置一組（即兩組）Ox、MV、SL及（*MA空壓）氣體出口座；氣體出口座為相鄰病床交互使用，五人病房，設置四組氣體出口座，即兩邊各設置兩組氣體出口座，即各為Ox、MV、SL及（*MA空壓）氣體出口座。(普通病房床位之多寡，可按室內實際空間安排)。

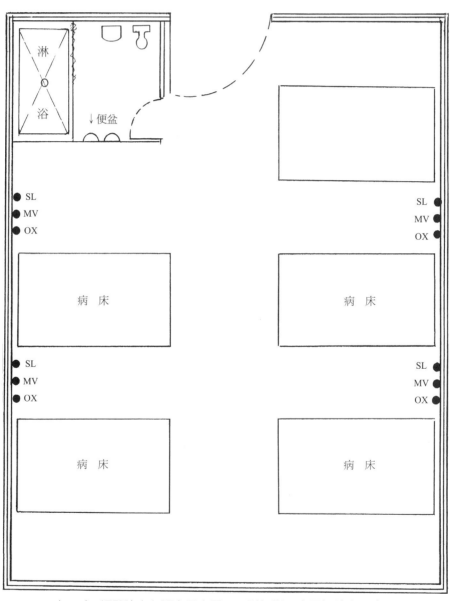

（*MA）　經醫院內有關人員之需要，附加增設空壓氣體出口座。

病房護理站與病房設備請參考圖5--23、24

圖8 --11 五人病房各類氣體出口座配置圖

8.3.2.5. 特殊（重症）單人病房：

致於ICU重症、早產病房、心臟、燒傷病房等，使用之單人病房。

病床側右邊設置一組OX、MV、SL三聯氣體出口座，左邊設置設置一組SL、MV、OX、MA、MV、SL六項氣體出口座，（即兩組）；而大型ICU重症，雖然多張床病床排列，各項醫療氣體出口座與儀表設備，每一病床一套，由專一護理廿四小時看護。早產兒ICU重症室，均同樣是一張病床右邊設置一組三項，左四項多一項空壓MA出口，共兩組氣體出口座。 如下圖8--12。

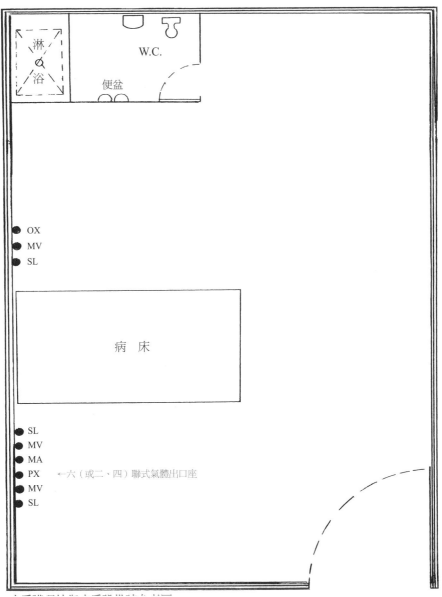

病房護理站與病房設備請參考圖5--23、24

圖8 --12 重症病房各類氣體出口座配置圖

8.3.2.6.早產嬰兒病房：典型的設備，為每一病床，提供設置保溫箱。

病床右邊設置OX、MV、SL三聯式氣體出口座，病床左邊除OX、MV、SL三項，更多一項MA空壓。為救急工作時多一份氣體備份出口座。

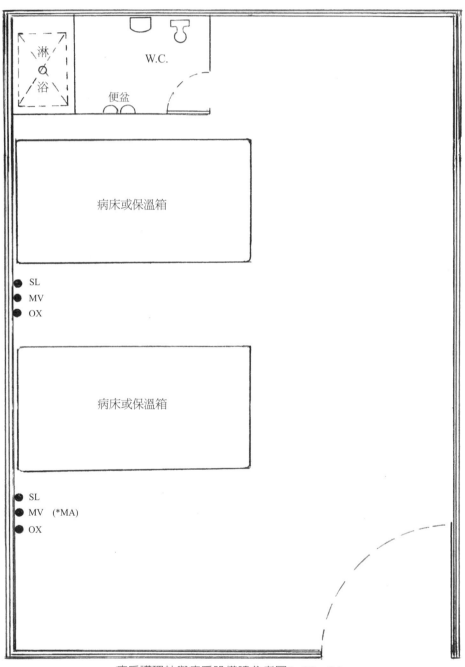

病房護理站與病房設備請參考圖5--23、24

圖8--13早產嬰兒病房各類氣體出口座配置圖

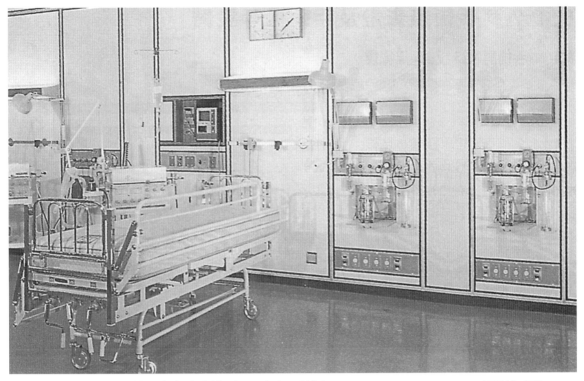

圖8--14 ICU加護多人病床之排列圖 （註23茲以Japan CENTRAL UNI CO., 圖形為例）

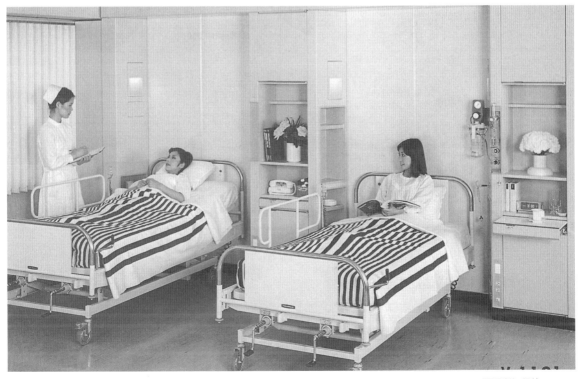

圖8--15一般病房雙人病床之排列圖 （註23茲以Japan CENTRAL UNI CO., 圖形為例）

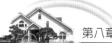

8.4 外科手術無影燈及手術檯等設備

8.4.1. 手術房特殊設備--無影燈：

特殊設備東西之多不甚枚舉，僅能就其重要項目列數項說明：

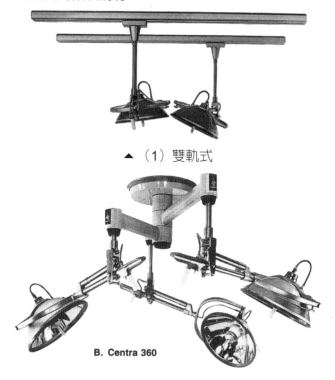

8.4.1.1.外科手術燈：亦稱為無影燈，有雙軌式、定點固定式與兩者混合式三種。如右上圖（1）早期為一大鍋蓋圓盤形，內部裝一圈小燈炮，再加裝一圓形玻璃罩，既笨重又操作不便明亮度也較差。而美製AMSCO公司產品，既輕巧又靈活，在臺普遍採用。

▲ （1）雙軌式

B. Centra 360

（2）定點雙軌混合式 ▶

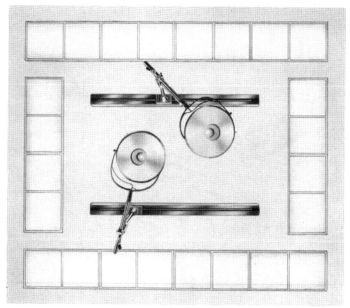

外科手術燈裝妥後，對天花板上仰視圖，無影燈具、四週為隱藏式日光燈。

（3）外科手術燈仰視圖 ▶

圖8--16外科手術燈外型圖 （註12茲以AMSCO圖片為例）

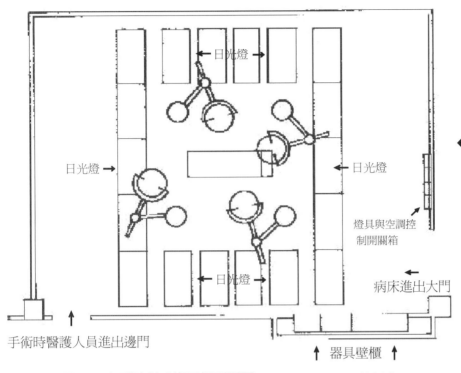

◀（4）外科手術燈四盞仰視圖，四長周方形為日光燈。

圖8--17大型外科手術四燈配置圖　（註12茲以AMSCO圖片為例）

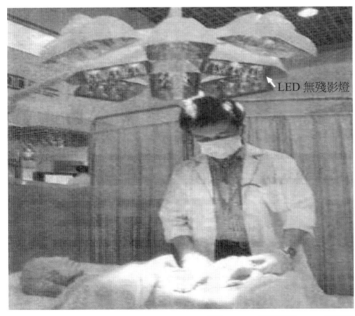

圖8--18 手術房LED無殘影燈

◀（5）於2008/6/11工研院電子與光電所研發醫療用LED無殘影燈，可供手術檯與牙科診檯，預計2009年中商品化。LED無殘影燈，加上「演色性」佳，可以忠實顯現傷口或器官顏色，讓醫師迅速分辨病變部位；而且LED無影燈屬冷光源、低色溫，減少傷口癒合的副作用。另外還有節能效果，如LED牙科燈，比傳統牙科燈省電約20％。（聯合報記者 李青霖）

（1）定點固定式單燈 ▼　　　　　　　　　　（2）定點固定式雙燈 ▼

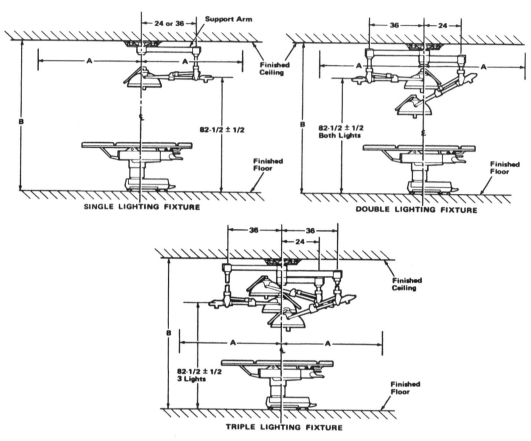

（3）定點固定式三燈 ▲

圖8--19開刀房外科手術吊燈裝置示意圖AMSCO（註12茲以AMSCO圖片為例）

表8--2手術吊燈規格與按裝距離表（註12茲以AMSCO圖表為例）

配置裝備	A 燈臂長度	B 天花距地面高度		燈具重量 lbs	燈具支配力 lbs/ft
		最　小	最　大		
單燈臂 24"	6'0"	8' 5 $^1/_2$ "	12' 0"	121	300
單燈臂 36"	7'0"	8' 5 $^1/_2$ "	12' 0"	122	350
單燈臂 24" 單燈臂 36"	7'0"	8' 10"	12' 0"	202	650
雙燈臂 36"	7'0"	8' 10"	12' 0"	220	700
單燈臂 24" & 雙燈臂 36"	7'0"	9' 2$^1/_2$ "	12' 0"	283	1,000

8.4.1.2. 雙軌與單軌機動性範圍：當無影燈按裝在軌道上後，除了燈具沿著軌道滑行外，燈具之臂桿可以360°度成圓周旋轉。在軌道左右兩端，其臂桿半徑範圍加長了活動距離長度，軌道兩側則加寬了含蓋寬度。雙軌則在手術臺上方，寬度局部重疊，單軌則在手術臺上長度局部重疊，可參考圖8--28、29分娩檯，及表8--4。

操作活動範圍

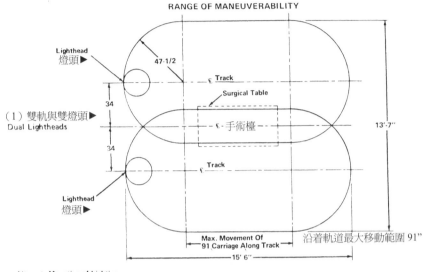

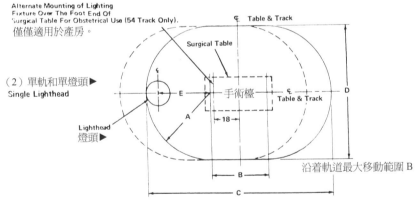

單軌和單燈頭，詳表8--3

圖8--20雙軌與單軌機動性範圍 （註12兹以AMSCO圖片為例）

表8--3兩種軌道半徑、長、寬度及臂桿規格

軌道尺寸（in）	A	B	C	D	E
54”	47-$\frac{1}{2}$ ”	40”	135”	95”	35”
108:”	47-$\frac{1}{2}$ ”	91”	186”	95”	35”

將圖8—20與表8--3對照察看其活動面積，A為半徑、B檯架長、C臂長、D軌寬、E手術檯前端至手術燈中心點。（註12兹以AMSCO圖表為例）

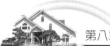

8.4.2. 各型外科手術和分娩檯：

主要在配合手術時作業，能快速提供便捷的方法和位置，容易操作，調整手術和分娩檯面，展現其功能，是以能將檯面配合病人體型高矮，伸長縮短，突起凹下，升高或下降，折疊彎曲，左右側轉，同時添加支架附件，分開手腳固定放置位置，手術和分娩檯系列的多樣化，也不為奇。尤其醫生與各器械製造商，求新求變的前題下，產品日新月異，如AMSCO醫療器械製造商，產品更為廣泛和精良；現在尚有歐洲、美國（AMSCO、PHILIPS）、日本（KEISEI）等醫療器械製造商等競標，更是多家爭鳴(國內亦有成品應市)。這些醫療器械多為各院使用人提出規格，由醫療單位自行採購，或由公家採購單位，公開招標辦理。

下面第圖8--22外科手術檯，特別說明：配合病人在檯上的姿勢，用觸摸遙控方式，調整手術檯的位置。例如：胸腔、乳房、腎臟、腰神經、椎板、直腸、膽、下腹部--腓骨、膀胱鏡、平伏部位和側部位--------------等。

第圖8--23整形外科和骨折用手術檯，能快速準確微調提供各個特殊部位的角度，如臂、手指、腿、腿節、腳、股骨、脊椎、腰椎、屁股、直腸及側面-------等身體的任何位置，除做手術同時在同一張手術檯上可做放射照相。室內四面六方牆面，都要比照X光室施工，防止放射線外洩。

下面將外科手術和分娩檯，其主要部分產品，如外科手術（檯面分為四塊）、整形手術（檯面分為三塊）和分娩檯（檯面分為三塊）三者，添加支架附件，摘錄數件可供參考。

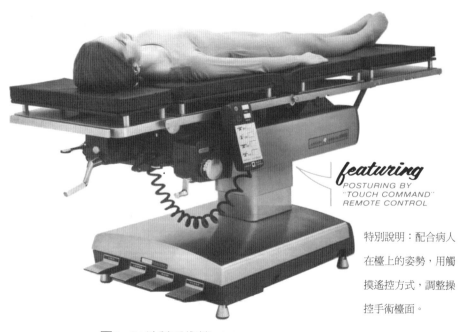

圖8--21外科手術檯　（註12茲以AMSCO圖片為例）

胸腔
▼

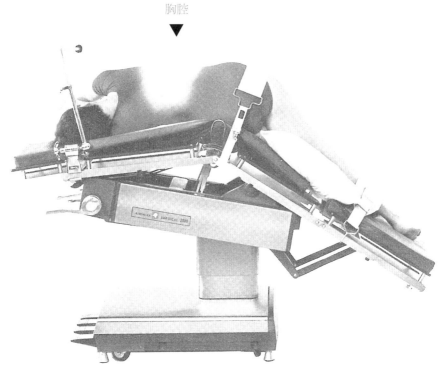

圖9--22胸腔外科手術圖 （註12茲以AMSCO圖片為例）

腦神經 ⊙ →

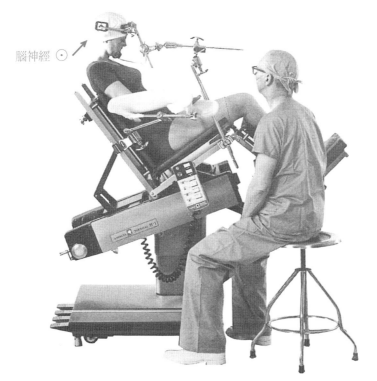

圖8--23部分外科手術姿勢圖 （註12茲以AMSCO圖片為例）

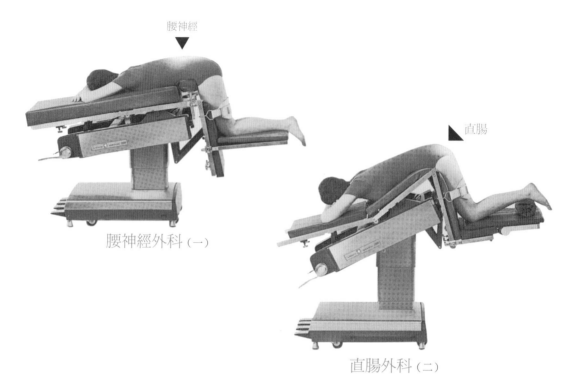

腰神經

直腸

腰神經外科 (一)

直腸外科 (二)

圖8--24部分外科手術姿勢圖 （註12茲以AMSCO圖片為例）

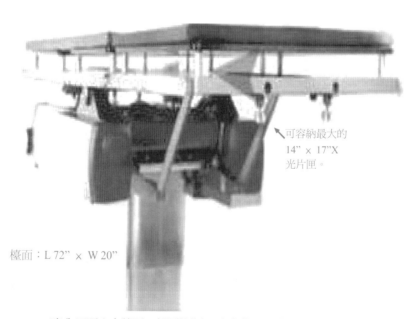

可容納最大的
14" × 17"X
光片匣。

檯面：L 72" × W 20"

(室內四面六方牆面，都要比照 X 光室施工，防止放射線外洩。)

圖8--25外科手術檯面能作最大彈性做X--RAY照相（一）（註12茲以AMSCO圖片為例）

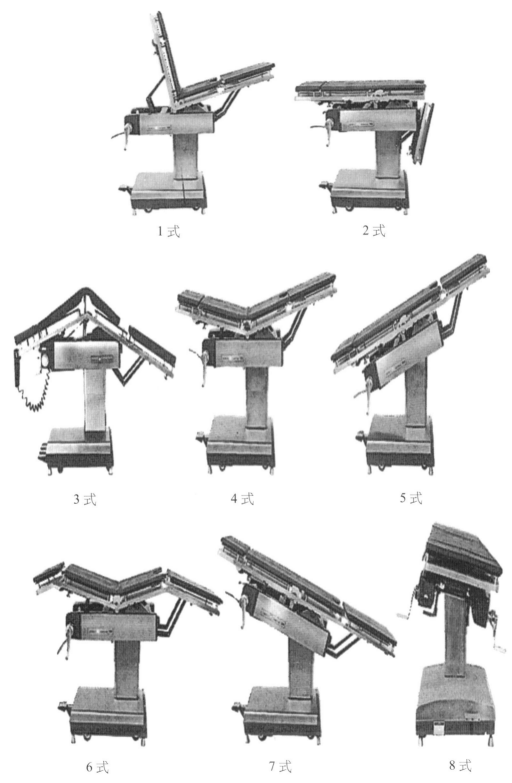

1式　　　　　　　　　2式

3式　　　　　　　4式　　　　　　5式

6式　　　　　　　7式　　　　　　8式

圖8--25外科手術檯面能作最大彈性做X--RAY照相（二）　（註12茲以AMSCO圖片為例）

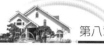

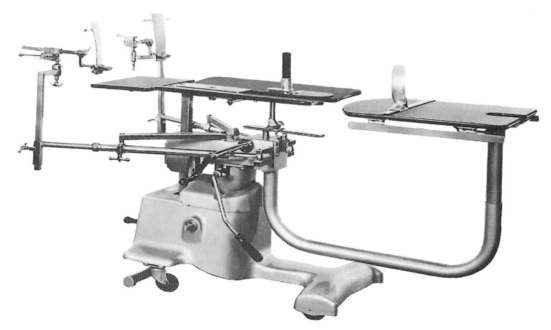

註：這張手術檯，能夠控制放射能量，保護病人健康和安全，依國際防火保護協會
　　NFPA-規定，產檯必須要接地。

圖8--26整形外科和骨折用手術檯　（註12茲以AMSCO圖片為例）

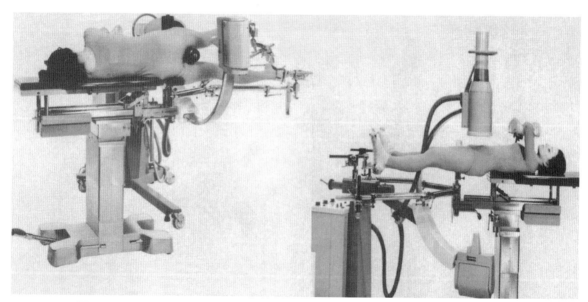

圖8--27整形外科手術檯作局部X--RAY照相　（註12茲以AMSCO圖片為例）

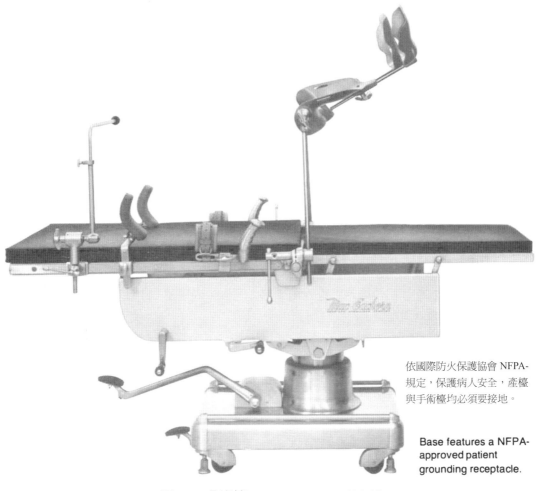

依國際防火保護協會 NFPA-規定，保護病人安全，產檯與手術檯均必須要接地。

Base features a NFPA-approved patient grounding receptacle.

圖8--28分娩檯（註12茲以AMSCO圖片為例）

A   B

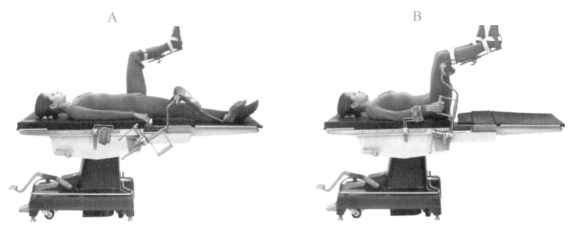

經常的處理方式和清洗姿勢

圖8--29分娩前預先設定各種姿勢 （註12茲以AMSCO圖片為例）

8.4.3. 手術室、產房自動給水刷手設備與儲藏落地櫃：

8.4.3.1. 醫療電子自動給水刷手設備：在歐美各國，早已行之有年，如美國的AMSCO、西德的ROKAL，到本國的杏弘有限公司、明驥實業--IC電子控制自動給水----等。是一種可以定時、定溫自動大型清淨手臂設施。亦有用膝蓋操作給水大小及開啟和關閉，來代替人們用手操作水龍頭的煩瑣工作。多用於手術室、產房、檢驗室與解剖室等處。

在手術前的主要淨手過程，凡參加手術的醫護人員，必須用肥皂液、軟刷淨化洗刷手臂，隨後即不能再觸摸任何未經消毒的東西，進入手術室後，隨即用已消毒過的方巾擦乾手臂，戴上手套工作。否則就必需再行刷手過程。

當醫護人員到達刷手池前，先設定水溫（115、120~140°F）以上，再選刷手時間，短暫為3、4、或5分鐘，標準時間為10分鐘，二者選一，再塗上清潔液，開始刷手。可參看圖8--30手術室刷手池圖形說明。

醫療自動給水刷手設備，為不鏽鋼製，有單人、雙人、三人或四人用等多種類型，雙人以上刷手槽中間有透明壓克力擋水板。按手術室與手術室之間，所預留空間搭配選擇類型，在手術室除了由中間走廊推入病床之大門外，尚預留一小型側門，即在刷手設備近旁，便宜醫護人員進出。

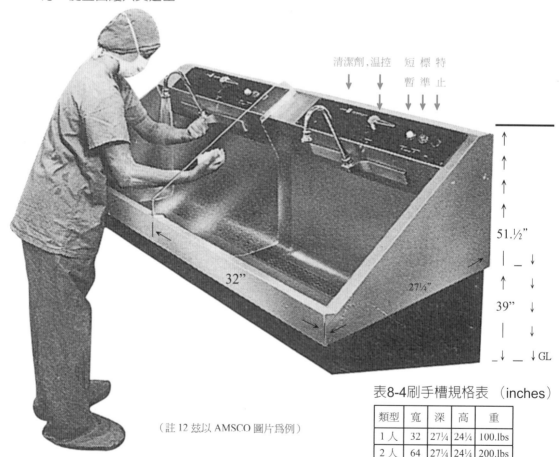

（註 12 茲以 AMSCO 圖片為例）

圖8--30手術室雙人刷手槽　（註12茲以AMSCO圖片為例）

表8-4刷手槽規格表　（inches）

類型	寬	深	高	重
1人	32	27¼	24¼	100.lbs
2人	64	27¼	24¼	200.lbs
3人	96	27¼	24¼	300.lbs

明驥實業--IC電子控制自動給水設備，已做到單人洗臉盆、公共洗手檯、小便斗沖水器等，相當廣泛而實用。當使用人員手伸到水龍頭下，對著龍頭座前感光器，給水自來，洗完縮回手後，水就停止。上廁所到小便斗前，人到沖水一次，使用後人離去時，再沖一次停止，或採用時控，方便清潔，省時省水，經濟美觀，堅固耐用。對醫護人員以及到公共廁所之大眾，為一大供獻，國內許多大型衛浴製造廠，亦隨後均有類似產品問世，已普遍被各界各處採用。

杏弘公司所生產手術室專用無菌刷手臺，為節水式微觸控制混合龍頭，無段調整出水裝置，無金屬反射內槽，人體工學成型內外圓弧邊，分單人ALB-1001與雙人ALB-1002刷手槽兩種。

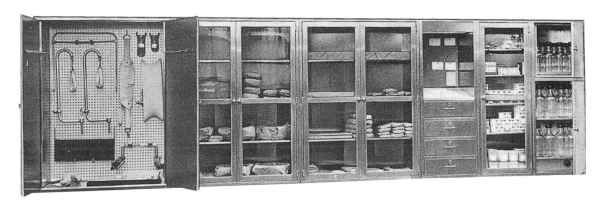

圖8--31手術室儲藏落地櫃（註12茲以AMSCO圖片為例）

8.4.3.2. 手術房儲藏落地櫃：有手術房和器械室儲藏落地櫃。器械室長期存放全院手術時各科所備用數套器械，手術房備妥每日手術器械包括：1.手術檯外科附屬器具（由左至右）2.手術刀、剪鉗、托盤，衛材紗布、棉花和口罩、手術衣及大小方巾布包、3.雜項供應、4.溶液用品和保暖用具、緊急用電擊器具等。國內早已有類似產品應市，按各單位需求訂製，價廉物美，節省能源和運費，減少二氧化碳排放量。

而手術室內儲藏落地櫃（或稱雙面櫃），僅僅限於少數大型手術室。則存放當天或翌日手術時需使用之已消毒器械、敷料、手術布巾和應急藥品等等，而器械室內儲存用品，與手術室大致相同。手術室儲藏落地櫃較為特別之處，則是背面開一物品傳遞口，內外分開用一拉桿相互控制，必需室內面關閉，室外面才能啓開，或室外面關閉室內面才能啓開。當手術中，器械或衛材不敷使用時，通知值班護士補充，由走廊直接打開儲藏落地櫃傳遞口，送入室內，不驚動手術中的工作人員。

8.5 手術室空調進排氣方向與風速(詳第五章空調篇)

8.5.1. 手術室內溫度、進風、排氣方向與風速：

手術室內空調，除了靠全部外氣，手術中的使用麻醉劑，以及室內空氣中的感染細菌，必須不斷及時排除，為要求的重點工作。在手術室，皆以患者當時的適應狀況為主要焦點。因患者在

接受手術時，在靜止狀態時體溫下降，尤其在麻醉後為甚，而增設肢體保溫設備。同時換氣次數要求比較多--15次/hr，在手術中所以從溫度68~76°F、濕度和相對濕度50%，與患者傷口乾濕度、與手術檯周圍的氣流的速度最重要，其氣流的速度在0.2（或0.46±0.10）m/s以上。在手術中使用麻醉劑的危險性。在國際消防保護協會(NFPA,No.56 Code for the Use of Flammable Anaesthetic指易燃麻醉劑)患者頭部圓周0.5m範圍內，與指出接近手術檯上易暴發的危險區，更要謹慎行事。同時手術室內全部要求為正壓0.1"（1"＝25mmAq÷1/8"＝3.125 mmAq），比室外走廊高出2~5 mmAq。

8.5.2. 手術室氣流之分布：

即空調吹出口與排氣的位置、方向和形狀。區分為三種方式代表圖例，來達成控管的目的，主要重點由乾淨區流向較不乾淨區，著眼在手術檯上，氣流由上進下出，全為向單一方向下方排出，不容許氣流在手術室內漂流。避免殘留的麻醉劑造成傷害。較重要區域應使用定量風向系統，以保持其室內之相對壓力。

8.5.2.1.上部成45°傾斜下吹型：由天花板末端成帶狀橫向展開，對著手術檯斜吹，再由相對方向下方踢腳線處開口排氣。如下圖8--32及8--33a：.美國多採用這種模式。

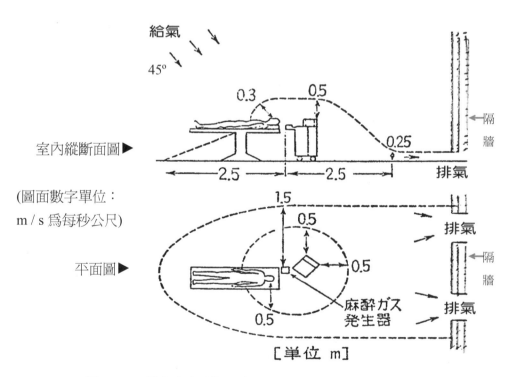

圖8--32　a縱向吹出法斷面與平面圖 (茲以日本高日俱之著作為例)

8.5.2.2.天井橫條下吹型：採用天花板末端小量氣流，阻擋室內氣流倒流，加強前端大量氣流垂直下吹型，維持室內換氣作業。亦有由全面天花板垂直向下吹型。圖8--33 b.德國多採取此種模式。　(8--33圖上排三張為縱半面，下面三張為平面圖)

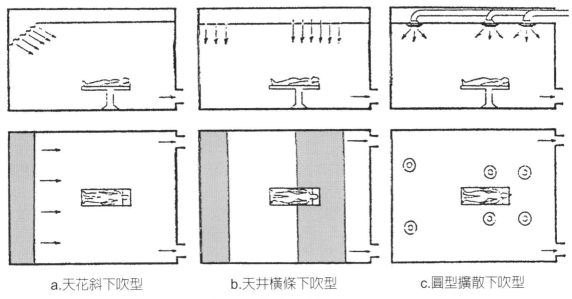

a.天花斜下吹型　　　　　　b.天井橫條下吹型　　　　　　c.圓型擴散下吹型

圖8--33三種方式代表圖例橫向下吹法 (茲以日本高田俱之著作為例)

8.5.2.3. 圓型擴散下吹型：採用天花板末端數個擴散型出風口小量氣流，阻擋室內氣流倒流，加上前端多個擴散型出風口，大量氣流垂直下吹型，由相對方向下方踢腳線處開口排氣，維持室內換氣作業。所有下端排風口之底部，都應高出地板面75mm以上。如圖5--33C圖。

在國內醫療設備，多在建築結構完工，或者在裝璜後才開始施工，未能同時配合協調作業。等於這邊做了，接著那邊又拆，只好靠空調技師另行設法解決，造成多重浪費。

以往各醫院開刀房空調設計，比較零亂：最常見的就是以一般空調，上進上出；最離譜的有小醫院，將一般行政單位與開刀房在同一區域內，而同用一組空調箱，（東部某家醫院）並接收全部回風；雖然也有部分上進下出氣流的設計，而是在開刀房內排氣方向兩側，距地10cm公分高，樹立兩支圓型排氣管，由天花板上或牆面開孔直接排到室外。與前面理想的設計說明，優劣對錯一目了然，不必再作陳述。主要對開刀房空調之了解不夠，或未獲得主辦工程師的重視，隨便交人免費處理。

在歐美現代新建築物空調均採用自動系統，為營造一個富裕而現代的生活環境，將納入電腦微處理機操作，雖然設備昂貴，每年節省的能源和人力，約四十萬美金，非常可觀。而醫院事務中管理上非常繁複，空調祇是其中一項，必須設定各科、室、房等處，數以百計到上千臺FCU、AHU、PAC在CT、ICU或WCU-----等處風機與冰水主機之定時開啟和關機之管控，均非人工操作所能及時掌控。除開刀房、急診室外，尤其各科室一般醫院手術室，每日手術時間平均不超過8~10小時，為節約能源，在空閑時間中，盡可降低冷氣供應量25%，僅將維持開刀房內2~5mmAq之正壓無菌之狀態，但任何時刻室內有人使用時，則應馬上恢復正常供氣量，有關細節均與外科醫護人員協調執行。

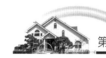

8.6 特殊加護病房S.C.U.、C.C.U. and I.C.U.
（Special Care Unite or Intensive Care Unite）

8.6.1. 加護病房即重症中心：

包括急救、急診、重症、外傷、神經外科五個醫學會中。詳細劃分：有內科重症室M.I.C.U.、胸腔外科S.I.C.U.、神經外科N.I.C.U.、心臟外科C.C.U.、婦產O.I.C.U.、嬰兒N.I.C.U.、早產兒P.I.C.U.、兒童P.I.C.U.、胃腸肝膽科檢查室、G.I.-E.X.A.M.、顯微加護病房Microsurgery I.C.U.、燙傷加護病房BURN I.C.U.、恢復室PEST I.C.U.加護病房----等，由上可看出 I.C.U.只是一個通稱。有些醫院便於民眾容易識別，中西合併，如「外科 I.C.U.」、「早產兒 I.C.U.」。也許在用英文單字簡稱上，各有取捨，而以容易辨認了解就好。

大型綜合醫院，有各科重症室，或各科加護病房，數量按各地區情形需求或多或少不等，以各科同類病人分別安置，亦有相關跨科的病患，便於跨科治療的情形。而小型醫院，也許為統艙式，則是多種病人混在一間重症室，尤其早產兒或重病兒等同處一室，不乏實例，當然均不適宜。加護病房均為各科重症病患、手術後，或恢復室有待觀察的重症病人，集中於特別設置之中央控制，和示警中心加強看護的病房。室內除一般的電氣系統外，包括電子、器械、醫療、通訊等設備，以精密敏銳的生理監視機器代替人力，看護病人。可以說：精緻、細密、迅速、忠誠、記錄、顯示和管控並警報，為病人服務，提供醫生做診斷治療的參考依據，是醫護人員的好幫手。事實上加護病房，成為醫院最賺錢的主力，每家醫院對加護病床使用達到99.9%。

2005年 01月上旬，因邱姓女童受父親施暴後，被送達北市仁愛醫院，該院以加護病房無空病床，最後在北市各醫院找不到加護病房床位，費了兩個多小時，被轉送中部梧棲童綜合醫院，延誤了手術時間，導致邱小妹妹死亡。在社會輿論壓力下，造成仁愛醫院總醫師林致男與神經外科主治醫師劉奇樺兩位醫生記過，及臺北衛生局長張珩下臺。前臺北市市長馬英九成為市議會議員不分藍綠，猛轟的箭靶。馬市長提出八項改進計劃中說「今年聯合醫院增加六十五床加護病房床位。」事實上每所醫院手術室均有恢復室，恢復室內與加護病房一樣，均有同樣的儀器設備，短暫的一兩天應急，根本不是問題，主要邱姓女童不是家長送去，事後怕沒人付費。這是「卓越計劃」制度，醫院面對虧損的壓力，和調度上的選擇。筆者認為有人說謊。翌日補述本月十四日聯合報頭版大標題，仁愛醫院承認當時有空床，「有人在說謊」。衛生局長張珩在議會答詢說謊。急診室主任轉述總醫師的話：「轉走，是因沒辦法後續照護」。証明正確的認知『是「卓越計劃」制度，醫院面對虧損的壓力，和調度上的選擇』所造成。而臺北市災難應變指揮中心（EOC）中(南部已掛牌，尚未運作)，而負責調度大臺北地區急診病床，顯然沒有盡責，其實組織成員虛應故事，亦為關鍵問題之所在。

8.6.1.1. 高雄榮總急診主治醫師簡立建，曾赴美攻讀急診醫學，美國於1987年聯邦立法通過「反病人遭拒法案」，只要發現不當轉診情形，罰款最少從五萬起跳。國內雖有罰則，是新臺幣五萬元，卻很少聽到醫療院所因此被罰。

8.6.1.2. 臺灣急診醫學會理事長陳日昌建議，臺灣的EOC應被賦予更高一層任務，應該強制介入調派病床，協調醫師，相互支援，將資源妥善分配。

8.6.1.3. 至元月17日聯合報載：邱小妹人球事件，案情從隱瞞病床，發展到林致男醫師坦承沒看過邱小妹的片子就建議轉院，以及總醫師劉奇樺隔天配合林致男偽造病歷。臺大醫師陳文鐘和杜永光二位指出：醫療要講是非，醫師沒有看病患，沒有看電腦斷層片子，就不能推說自己已盡力，林醫師應該為此認錯道歉。

8.6.2. 重症病房設備：

當病人住進入ICU病房或細菌過慮中心後，病人身上的儀器連線與床邊監視器，有關訊號、電波、監聽、心跳、脈博、呼吸、血壓、體溫、警示燈和顯示器，並直接連線到護理站控制檯上及醫師休息室，經過放大後，在病人床邊的監視器、護理站控制檯，以及醫師休息室，警示燈和銀幕上同時顯示，並由控制器，分別傳入各個自動系統紀錄內，並將紀錄留存。如果到達設定危險上限警訊時，並發出警報聲。提醒醫護人員，來到病人床前，作緊急救護處理。詳重症監護系統圖。

病房內除護理站和醫師、護士休息室外，尚有消毒、便盆室、治療或討論室及庫房。而病床有單人隔離病房、雙人標準隔離式病房，亦有多床併排陳列統艙開放式病房等多種。隔離式為護理站監視檯與病床隔離式管理：這裡多為重症病人，一邊緊急治療一邊有待觀察之病人病勢變化，護士在護理站監視檯前，查看病人病情之變化，和監聽監視器超過上下限之警鈴訊號，通知醫生和救急處理。待病情穩定後，再轉入一般病房。在ICU重症病房只是短暫的過度時期。一般多採取前兩者模式設置。早期因儀器設備昂貴，回收慢，投資金較少，重症室設置床位又少，醫護人員亦少，成效有限。近年來醫師除外，護理員及護理師與病人之比例為1：1，或1：1.5之比例，換句話說：一名醫護員看護一名病人，到一個半醫護員看護一名病人。從護理到紀錄，以及供氧、抽痰、餵藥或打針，尤其在危險期中的急救病人，由專人監守觀察，24小時不分晝夜，寸步不離。

8.6.3. 重症病房統艙式排列與護理站各監視系統單項圖例：

通常10~15床；而各科重症病房，多為4~6床或單人房，均按各院實際情況而定。重症病房統艙式病房，病床間在治療時，用布幔隔離，多為跨科病人急救時，集中人力作業；而各科重症病房，多為重症或病情稍為穩定後做觀察病房。重症大病房，大致分為圓形、長方形和兩者混合形，自成一獨立病房。為方便醫護對病房內病人，形成相等距離，不致有過於太長跨距，便於掌控；各科重症病房，並於各科普通病房內，多設置靠近護理站。病房隨建築物而設置，有圓形、長方形和兩者混合成菱形三種病房圖可供參考。

8.6.3.1. 不同類型重症病房統艙式排列圖：

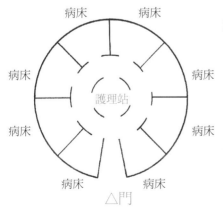

圖8--34圓形I.C.U.示意圖

1）I.C.U.圓形病房，像一把打開的洋傘，用三個大小的同心圓構成，直徑不能太大，否則護站理與病房距離太遠。約30m 左右（按實際情況設置），病房床多採用長方形排列。

2）北市某一聯合醫院急診室為圓形設計。

3）圓形病房早期在美國 加州 凡內 (Van nuys) 山谷長老會醫院，由建築師 (Charles Luckman Associates) 設計為 38 張病床。

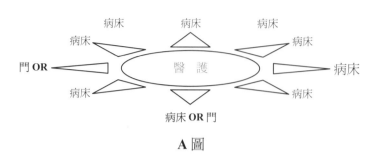

A 圖

← 4) I.C.U.長方形病房示意圖，可設置12~15床，較圓形病房大。尤其護理站兩側，可作統艙式設置（按實際情況設置）。 如建築物夠寬，可將縱向設置，進出門開在圖下方。醫護將病房設置在大樓的建築物尾端。

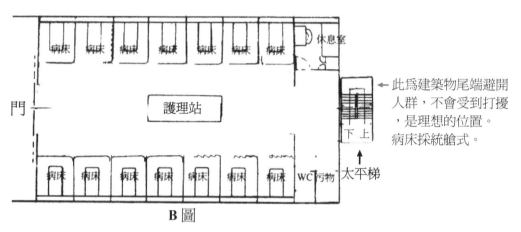

← 此為建築物尾端避開人群，不會受到打擾，是理想的位置。病床採統艙式。

B 圖

圖8--35長方形I.C.U.示意圖--護理站與病人間距離(B)

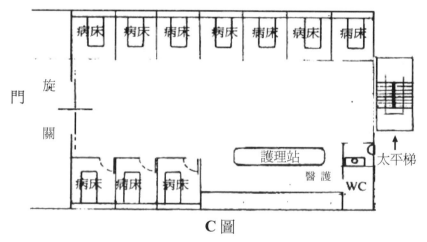

C 圖

(C)圓長混合形I.C.U.示意圖--護理站與病人間距離

圖8--36 ICU病房護理站與病人間互動示意圖

5) I.C.U.同屬長方形式病房，此為病房小病床少，將護理站設置在一右側下方，雖仍以醫護行動距離為著眼重點。但室內距離長度不必太過強調，實際上在內部有了不同的面貌，能在各病房將病床有更好的排列。

8.6.3.2. C.U.、S.C.U.、C.C.U.重症病房統艙式實際配置方式：

護理站監視櫃與病床開放式管理：在危急時，要搶救病人時比較方便。每床要一位護士在旁護理觀察並紀錄(病床兩側均有欄杆)，相關科的醫生駐站24小時輪值照料。在胸腔科亦常採用統艙式，但同屬一種病人，又大多無法言語，尤其手術後的觀察期，更為忙碌照料。

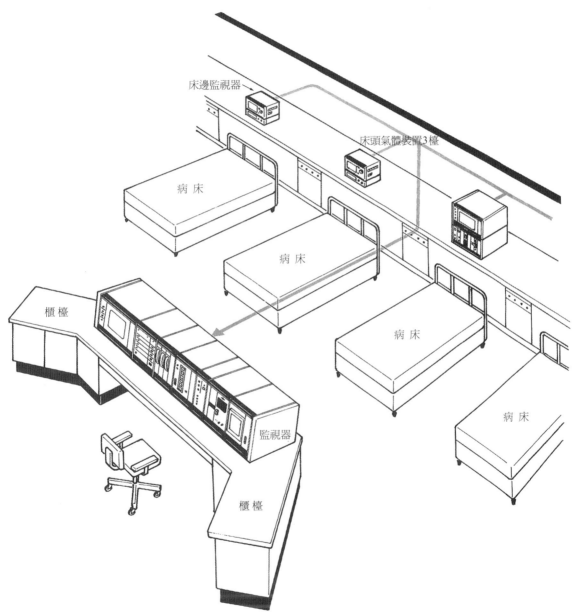

圖8--37 ICU重症病房護理站監視櫃與病床開放式設置圖（一）(註58茲以NIHON KOHDEN 型錄圖片為例)

8.6.3.3. 床位集中的監控式：

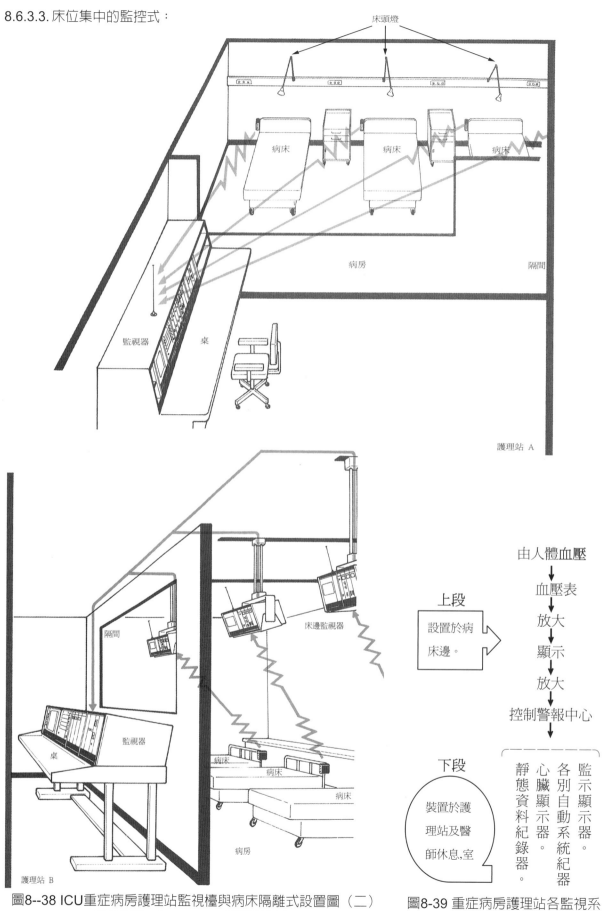

圖8--38 ICU重症病房護理站監視檯與病床隔離式設置圖（二）
(註58茲以NIHON KOHDEN 型錄圖片為例)

圖8-39 重症病房護理站各監視系統單項圖例（一）

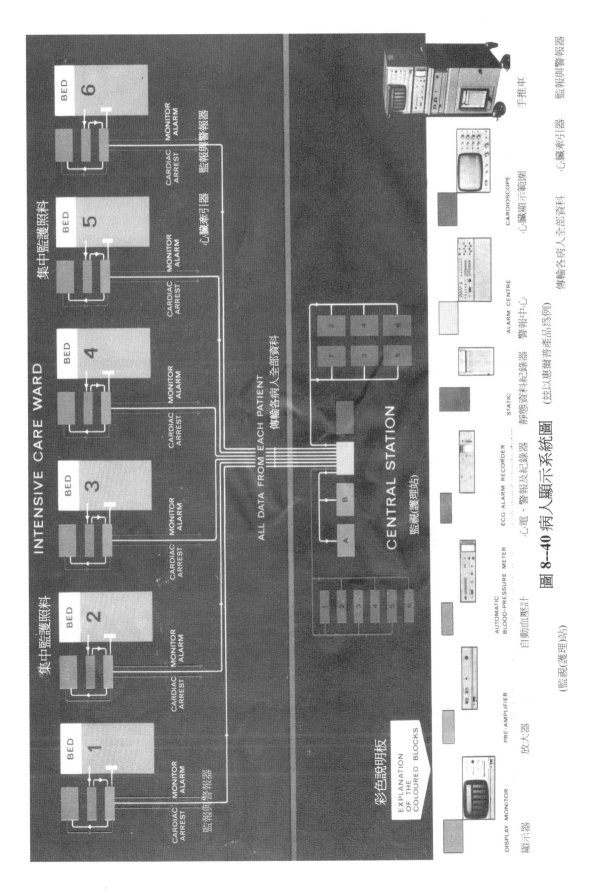

圖 8-40 病人顯示系統圖 (玆以惠爾普產品為例)

監視(護理)站

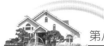

8.7 近期臺灣各大醫院消防安全事件

8.7.1. 醫院是不能失火的地方：

因為救命的神聖場所，如銅牆鐵壁的無菌區域的手術房，最不應該失火的地方而失火了，像臺大醫院開刀房失火，這是何等重大的事故。造成醫院失火的原因，主要設計與管理上的人為缺失所致。首先在設計每棟醫院建築應保持應有的距離和空間，避免失去救災運轉空間、隱私權、與視線上的「後窗放應」干擾；在選用隔間材料上，因採用木質板塊裝潢，疏於防範。其次管理上手術室護理長，應確實執行制度與規範，管理行動散漫、衣帽不整的工作人員、及閑雜人等出入，嚴格遵守物品存放定位，尤其是手術房區域內，消毒手術蓋布和工作服及敷料，均為有限量的消毒包，存放在鐵櫃內，這是無菌區，應特別留意。像臺大醫院開刀房失火，說是無插座倉庫電線走火，真是天方夜譚，這是全國與國際矚目的地方出醜，真叫人啼笑皆非。

目前國內手術室不外固定隔間與板塊組裝兩種裝配模型：

8.7.1.1. 一般手術室為磚牆或RC隔牆，成為獨立典型模式：與左右鄰房互不相通，室內瓷磚由地面砌到天花頂、或貼304不銹鋼板(含天花板)，如圖8--42。天花為RC混泥土樓板，塗防潮、抗菌與耐火塗料，或用輕鋼架，鋪耐火板；既使用木架釘美耐防火板，引起火災，不過僅僅限於該室焚毀，不致迅速波及左右鄰房。「雖然臺大興建時的建照，在八十五年之前，無法按新法規定標準，防火材料需有卅至六十分鐘防火時效。而臺大醫院火災在九十分鐘內，造成鄰近四間開刀房全毀，顯然室內裝修材料，未能符合法規規定，而每間手術室，亦非磚塊或用RC隔牆，成為獨立空間，形成這場災難。尤其臺大醫院在火災前五天，剛通過消防安檢，安檢的項目卻失效，公共安全檢查申報是否確實有待評估」(2008/12/25聯合報 記者 曾懿晴)。

8.7.2. 不銹鋼板與美耐板板塊模型式，包括天花板：

市面上有用板塊組合式手術房，又分為二：其一在每間獨立隔間內，另製作板塊組合式手術房如8--41(一)；其二在預定手術房區域內，僅僅用板塊組合式手術房，連接數間板塊組合式手術房。後者最弱，在手術房區域內，若有一間失火，隨即波及相鄰左右手術房，後果將造成區域內，龐大損失。

該項工程，先在工廠按各手術室實際尺寸，將門、空調吹入口、排氣口、電源插頭出口、各類醫療氣體出口座等，分別嵌在美耐板或304不銹鋼板(含天花板)板塊上，屆時運至現場迅速組裝完成，如圖8--41(二、三)。既使火災時，板面為防火美耐板或不銹鋼板，亦會在高溫下使板塊背面木板與木條迅速燃燒斷裂倒塌，無法保全可言，如是區域內連接多間手術房，才會有在短短時間內，造成重大損失。

8.7.2.1. 筆者建議：手術房以安全為主，不能以方便做考量。若醫院現有手術房，無論是單間或區域內連接多間板塊模型式手術房，不妨在相鄰之每一間手術室之間，追加砌一道磚牆或RC牆；或者分批改裝磚牆或RC牆，使每間手術室成為獨立的空間，所費不多，能維護醫院、醫護人員及病患的生命財產安全。在手術房電源插座都用三孔防爆插座，為何用木板做隔間，和木料做支撐？設計者缺乏安全的警惕，在邏輯上根本說不通！

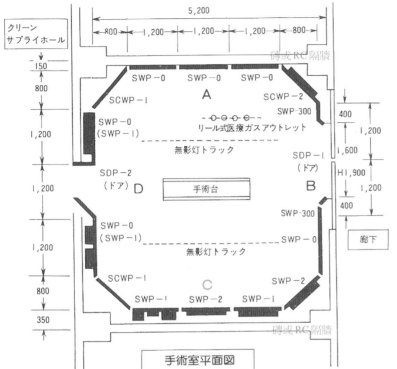

左圖為日本C&U株式會社專業產品(Central Unit Modular System for Operating Theatre)為標準的組立式構造。按圖面看來組立式是組合在獨立的空間。若失火時也是在該室悶燒，不會在短短九十分鐘時間內向四面蔓延。

筆者無法至現場去了解而作的分析，所以自始至終，不推薦此種設計模式的原因，現在倒可提供大家參考，也許是另一種選擇。

優點：產品標準化、簡便、快速、省工、省時、省料、檢修更換容易等。

圖8--41板塊模型式組合手術室平面圖 (一) (註27茲以日本C&U株式會社產品型錄為例)

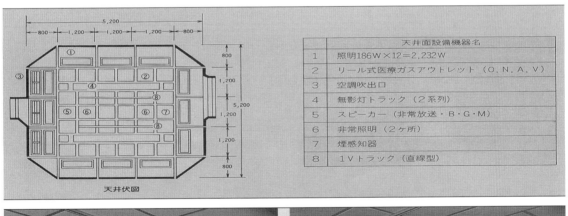

	天井面設備機器名
1	照明186W×12＝2,232W
2	リール式医療ガスアウトレット（O．N．A．V）
3	空調吹出口
4	無影灯トラック（2系列）
5	スピーカー（非常放送・B・G・M）
6	非常照明（2ヶ所）
7	煙感知器
8	1Vトラック（直線型）

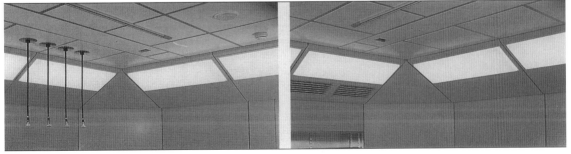

平均照度 = 光速x 器具數x照明率x 保守率 / 面積

圖8--41板塊模型式手術室天花照明板塊配置圖(二) (註27茲以日本C&U株式會社產品型錄為例)

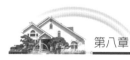

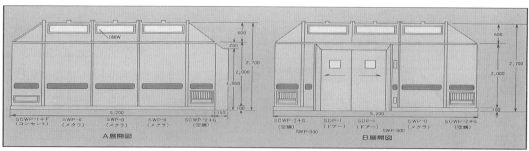

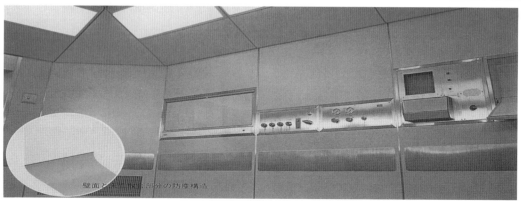

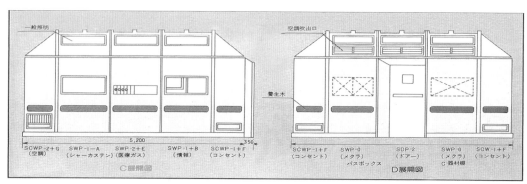

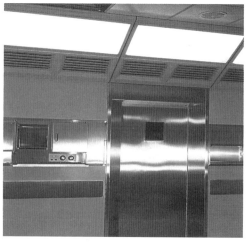

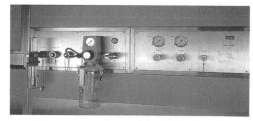

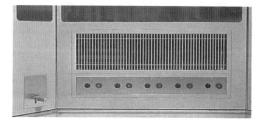

圖8--41板塊模型式組合手術室立面板塊圖(三)　(註27茲以日本C&U株式會社產品型錄為例)

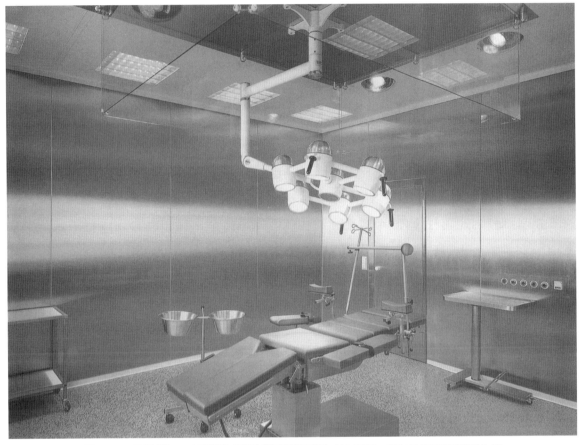

圖8--42不銹鋼304板塊貼切手術室牆面圖 (茲以固展工程有限公司產品型錄為例)

　　從圖中清晰看到手術室牆面與天花，全面採用304不銹鋼為面板，右邊尚有部份牆面未掃描入圖，附有部份設備，此圖比較特別之處，無影燈裝在一玻璃罩內，也遮蓋在手術檯面，實屬少見。此種作法與瓷磚牆面相同，便於刷洗、消毒和保養，比較方便和容易清理，這是一家中日技術合作D十H公司，全國代理設在臺北市與高雄市。

8.7.3. 加強院內病房隔牆：

市面店面改裝或室內裝潢，常用之手法，先在牆面釘好木框架，再釘夾板和塗漆，為類似手法，皆非安全作法。筆者積於安全理內，多不讚成這種施工法而不推薦。

有醫院採用石棉板雙面牆：醫院採用石棉板雙面牆，一方面為了便於多種配管修繕、更換水電組件零件，施工方便與不燃性，先採用木框架，再釘石棉板雙面牆完成，另一方面為了建築物樓面的負荷。

傳統建築物樓面隔牆，多為一般單磚牆、雙磚牆，或若採用空心單磚牆，這是最安全和可靠的材料。致於石棉板使用日久後，是否因表面粉塵之脫落，隨室內空調風力飄揚，造成對病患呼吸管道，進入腑部，形成疾病，有待時間考驗，早期在臺採用石棉瓦，因石棉瓦日久落塵影響人民健康，而遭禁用，改用不燃性夾板加隔熱普尼龍。

8.7.4. 醫改議題：

醫改雙月刊第廿九期，對臺大手術房大火傷亡事件，提出兩點結論：

第一、 醫院未重視、未落實「全院」的實地防災演練：雖然醫院評鑑已嚴格規定，各醫院應制訂緊急災難應變計畫，但實際上僅有少數人員有實際災難演練的機會，為避免影響醫療業務執行，大多只有在門診或一般病房舉行。讓評鑑流於應付、紙上談兵，結果就是把醫療人員及病人暴露在各種危險的環境中。

第二、 醫院急速擴建院區，犧牲安全的空間規劃：本件事件中，消防人員雖即時到達，但受限於醫院及鄰近大樓緊鄰，以致大型消防車輛進入灌救困難，形成「近水求不了近火」的窘境，並造成病患、醫療人員嚴重傷害。

醫改會的呼籲：如何避免醫院再發生意外？

　　　1) 評鑑制度細審災害應變能力，避免形式審查。

　　　2) 推動「醫療保健服務業安全衛生規則」，同時保障病患及醫事人員安全。

　　　3) 提高醫療院所建物安全消防標準，積極監督空間規劃。

表8--5近期臺灣各大醫院消防安全事件 (醫改會雙月刊第廿九期)

時　　間	事　件　摘　要	資料來源
97.12.17..	台大醫院手術室，1 名病患死亡。	九大媒體
98.1.10.	馬偕清晨傳火警，開刀房電線走火。	自由、中時網路
98.1.11.	中山醫大晚上火警，疏散數百病患，連育嬰室的護士也抱著嬰兒疏散。	蘋果。

97.12.22中央社報導：臺北市消防局安檢八所醫院，臺大和萬芳不合格。

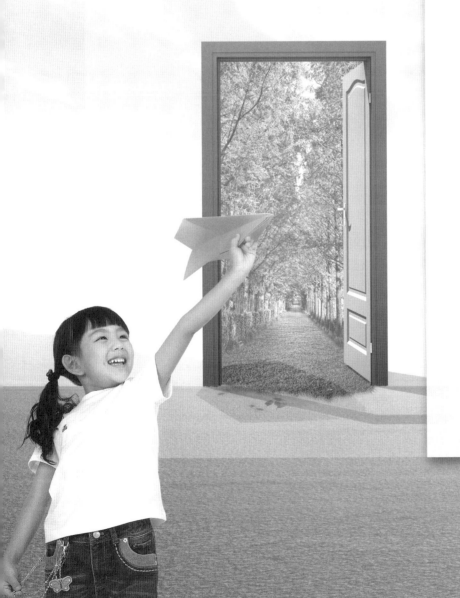

第九章：高層建築內廢棄物處理系統

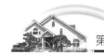

第九章　高層建築內廢棄物處理系統

9.1 建築物有關事項依法辦理

9.1.1.建築物高度依照容積率辦理

一般所謂高層建築與超高層建築，很難明確的界定，多為概括論述。例如以樓層層數：低層為1~2樓建築，中層為3~6樓建築，高層建築，多指7~10層建築物，亦有以樓層高度來論述，如指地面上高度超過31m，15層以上建築，或者指50m公尺，20層以上建築。超高層建築，多指地面高度30層100m以上建築物。至實施容積率管制地區之建築設計，容積率係指基地內建築物總樓地板面積與基地面積之比。

建築物高度，自二次大戰後，日本於1951年制定建築基準法，並經數次修訂後，擬訂住宅區建築物高度為20m公尺，其他地區原則上不超過31m公尺。我國延到1962年才制訂施行容積率法律地區內，隨後擬訂建蔽率(建築設計施工編 第四節 第五條基地之建蔽率………)，可興建超高層建築物。

在國內依據建築技術規則：建築設計施工編 第三節………。

第14條：(前面道路與建築物之高度限制) 建築物高度不得超過基地面前道路寬度之1.5倍加6m公尺。地面前道路寬度之計算，依下列………。

前項基地面前道路寬度未達7m者，以該道路中心線深進3.5公尺範圍內，建築物之高度不得超過9m公尺。

第15條：(基地周圍臨接或面對永久性空地之規定) 其高度限制如下：------以該基地臨接較寬(最寬)道路寬度之二倍加六公尺為限。------。

第16條：(基地臨接兩條以上道路之規定) 其高度限制如下：深進其道路寬二倍------。

第19條：(基地臨接道路盡頭之規定) 以該道路寬度，作為面前道路。但基地他側臨接較寬道路，建築物高度不受盡頭道路之限制。

第23條：(住宅區高度限制) 住宅區建築物之高度不得超過21m及七層樓。但合於下列規定之一者，在不此限------。

第24條：(未實施容積管制地區高度之限制) 建築物之高度不得超過36m公尺及12層樓。但合於下列規定之一者，在不此限------。

第24條之一：用途特殊之雜項工作物其高度必須超過35m公尺方能達到使用目的，經直轄市、縣(市) 主管建築機關認為對交通、通風、採光、日照及安全上無礙者，其高度得超過35m公尺。

從以上建築設計施工編第24條之一條文中，並無上限，所以臺北市信義區101國際金融中心大樓，樓高高達448m，塔尖頂路508m，含地下五層，地上101層，裙樓高61.5m；大樓樓層規劃，從地下5樓至5樓，規劃為停車場和購物中心，6~48樓預定為一般辦公室，85樓規劃為商務俱樂部，86~88樓是觀景餐廳，在塔樓92樓，觀賞TMD球體的阻尼器。這座超高層大樓才能夠順利完成。

9.1.2.高層住宅或超高層商業與醫院建築的廢棄物

包括垃圾、廢水及污水之排放，與可再生能源之回收分類處理：要達到增加資源回收數量，而減少垃圾清運量與天數，為現代進步都會之表徵。臺北市數年來，在環保人員和市民大家的努力下，垃圾不落地、垃圾分類、資源回收、除廚餘和堆肥，尚有廢紙、金屬、燈管、小型電器、乾淨舊衣物、塑膠、及大型家具--------等。使一般垃圾量大量減少，清運天數也由每週七天減為五天，焚燒量亦隨之減少。例如美國紐約、英國倫敦等城市，每週僅收一天，日本東京每週僅收三天。所以我們每週現在回收五天，尚有很大改善的空間。

推行環保為世界新趨勢：鑑於世界環保意識之普及和高漲，如歐洲和加拿大政府，卅年來推動重大綠建築環保政策。而在國內各種節約能源政策，以及相關法令有：

9.1.2.1.廢棄物清理法

總統自63年7月26日台統(一)義字第3300號令制定公布全文28條，並陸續以總統69、74、77、86、88、89、及90年10月24日以華總一義字第900020650 號令修正公布條文 77 條；

93年6月2日以總統令華總一義字第09300104251號令再度修正公布 51 條條文；

95年5月30日華總一義字第09500075791號令修正公布第 46、77 條條文，並於同年7月1日施行。

9.1.2.2.資源回再利用法：已於民國2002/7/3以總統令華總一義字第09100133700號令公布。

臺北市政府於民國2000/7/1，首先實施垃圾不落地與資源回收之環保政策，並倡導垃圾分類，「垃圾清運量明顯減少，自1999年垃圾清運量1,361,756.48公噸，2000年降低至1204,019.20公噸，2005年降至771,961.33公噸，2009年降至388,592.25公噸，成效居全國之冠，環保政策已全島實施(環保局網站歷年報)」。垃圾分類分為一般垃圾、資源垃圾、廚餘（分生、熟）等，生廚餘做堆肥，熟廚餘養豬。而高層和超高層住宅、商業與醫院建築，為處理龐大之垃圾和醫院污衣物，為保持環境衛生，提高生活水平，免於二次污染，並且又能節省人物力和金錢等因素前題下，初期引進歐美真空及重力垃圾、污衣物投擲管道處理系統，如今國內廠商與國外先進廠商交流合作，已能開發生產相關產品應市，使得價廉物美，並獲得外銷訂單。如樂資環保科技有限公司等有數家公司。自民國2005年元旦，環保署垃圾強制分類，先由十個縣市展開。首日開出七張勸告單，民眾配合度已超過七成。自四月起再不分類則開罰1200元至6000元，以展示推行環保的決心。並邁向2010年「資源全回收」、「垃圾零掩埋」的終極目標！

臺北市政府，多年來採用專用垃圾袋收費方式，取代隨水徵用清潔費。早期因利潤好，出現大量仿冒品，雖然利用獎金檢舉偽造不法，但成效不佳。事實上又多製了一批塑膠袋，每日又增加了一堆額外的新垃圾，並不合乎減量的大原則。同時不購置環保袋的民眾，不能按時按時配合垃圾車回收，卻在深夜隨處亂丟，包括巷口、陰暗牆角、或路邊垃圾筒等處，翌日早晨，清潔隊必須開小型貨車，到處收集垃圾。所以多年來仍舊無法全面推廣，各縣市民眾，仍然利用購物時攜回的各種塑膠袋盛垃圾。以筆者五口之家，每週使用5公升袋，每包廿個售價45元，每個臺幣2.25元，每週使用三個，合計6.75元，每月最多不過29.25元(平均每月約25元)，換句話說每月以30元記算，每人每月僅六元。而政府從製作各型環保袋、分配、行銷、收款…………等手續費後，尚有多少盈餘，值得檢討。據2007/11/17報載：超商代售垃圾袋手續費，年賺北市億元。最令議員質疑的是向超向購買專用垃圾袋手續費，竟然是以出售金額的百分之5.6計費。(聯合報記者詹三源) 民眾習慣與環環改變，制度應隨之改變。

9.2 垃圾減量與各項資源回收分類設備

9.2.1.根據有關法令，再依法令做事而不會做虛工：

依據『建築技術法則，建築設計施工編，第二章十二節五十六條：（垃圾排除設備）

9.2.1.1.垃圾排除設備：包括導管及垃圾箱，其構造如下：

1) 垃圾導管應為耐水及不燃材料建造，其淨空不得小於六十公分見方，如為圓形，其淨空半徑不得小於三十公分。導管內部表面應保持平整，其上端突出屋頂至少六十公分，並加頂蓋及面積不小於500平方公分之通風口。

2) 每一樓層均應設置垃圾投入口，並設置密閉而便於傾倒垃圾之門。投入口之尺寸規定如下：

表9 --1傾倒垃圾投入口之尺寸

自 樓 地 板 至 投 入 口 上 緣	投 入 口 之 淨 尺 寸
九十公分	三十公分見方

3) 垃圾箱應為耐火及不燃材料建造，垃圾箱底應高出地板面1.2m公尺以上，其寬度及深度應各為1.2m公尺以上，垃圾箱底應向外傾斜並應設置排水孔接通排水溝。垃圾箱清除口應設置不易腐鏽之密閉門。

4)垃圾箱上部應設置進風口裝設銅絲網。

9.2.1.2.垃圾排除設備之垃圾箱位置，應能接通至都市道路或指定建築線之既成巷道。』

承辦人員在選購設備時，要謹守法規辦事。

9.2.2.可回收資源設備分類

以樂資環保科技有限公司產品為例說明。

9.2.2.1.該設備可回收6~8類資源物品，並具有壓縮減少容積及消毒除臭功能。惟方便回收人員作資源分類處理，可配合回收管道收集即可，不佔空間，方便又環保。

9.2.2.2.鐵、鋁罐分類壓縮：減少體積與數量，並自動分類聚集方便回收，其投入方式可選擇單一投入或大量投入。附屬裝置可選擇自動退幣、代券及自動語音系統（方便視障人士使用）。

9.2.2.3.保特瓶壓縮機：空保特瓶去蓋後，直接投入設備壓扁減少容積，收集筒出口套上大型塑膠袋，貯滿後取出打包待運。

9.2.2.4.紙箱打包機：先將收集之廢紙箱集中暫存區，再定量投入自動壓縮打包機內，可自動壓緊打包成方塊狀，方便堆積存放與運輸，廢紙收集商最易接受。

9.2.2.5.廚餘處理機：利用微生物分解有機物原理，將產生之廚餘自動分解。將大量之水份倒出即可，因有加熱裝置，含水量100％亦可處理，倒出含水可加速脫水處理速度，減少運轉時間，及電費支出。廚餘處理量，依客戶需求有100kg、300kg、500kg等三種，另有

脫水、粉碎乾燥等設備可供選擇。但不必每棟大樓各自設置，並不經濟外，除既佔用空間，臭氣四散，在大區域或社區內，作可考量。

9.2.2.6.垃圾冷藏庫裝置：必須將垃圾暫存於封閉的空間，溫度控制於5~10℃，降低發酵散播臭氣的時程，以適當的空間冰溫封存，最簡單的分類即達到垃圾法規標準。而醫院處理手術後的肢體與敷料衛材等，無法當天即時分別處理物。大型醫院醫學中心多設有小型焚化爐；在一般社區用冷藏方式來處理垃圾，既不經濟更極少採用。

9.2.3.高層建築投擲設備：

9.2.3.1.高層建築投擲系統說明：採用投擲管道收集，取代以人力搬運。包括垃圾、髒衣物與廚餘等三種投擲管道。而三種投擲管道，為配合使用功能，前兩者均可用SUS 304與316不鏽鋼管系統，其管道直徑：分資源回收垃圾為400、500mm；一般性垃圾或被服為600、700、800、900mm，如下附表。其管道間尺寸，與重力式管道直徑型相同，厚度1.5m/m t.。若空間允許，垃圾與髒衣物管道可分開處理，以免混亂投擲。後者則為筆者設計之重力式廚餘管道系統，$\phi 8"$、$\phi 10"$、$\phi 12"$ PVC，A、B型塑膠管，厚度 t：7.0~10、10.0~11.0、10~13.0mm.。廚餘在建築物中，最大的污染源，既骯髒又惡臭，並招致螞蟻、蚊蟲、蟑螂和老鼠，為疾病之根源，尤以醫院更為重要，應優先確切處理。

9.2.3.2.分類設置投擲專用管道：為方便垃圾收集，同時為重視資源回收，必須實施垃圾分類，排除60~70％之果皮、蔬菜之葉根，及廚餘過多水份之物質，和無法燃燒之污水，才能減少焚燒量，而規劃設置分類投擲專用管道。在高層或超高層建築之商業大樓、集合住宅，再將廚餘與一般垃圾分開處理，達到垃圾分類之最後目的。

而醫院建築，有傳染病病患時，必須將傳染病患之廚餘，集中消毒殺菌後，再行丟棄。在未設置分類投擲專用管道的醫院各病房，今多設置有垃圾間或廢物間，分別放置有蓋之大形塑膠桶，內設置大型塑膠袋，收納一般垃圾、或廢棄物：果皮、花卉和廚餘。而各間小病房廁所內，設有小形有蓋垃圾塑膠桶，而病床邊附有成捲塑膠袋，待垃圾積累後，直接送至垃圾間，或分別放置於有蓋垃圾塑膠桶內，再由各病房清潔工轉運處理。傳統方式，每日傍晚飯後送至垃圾集中轉運站，統一運走。

採用重力或真空式垃圾與污衣物輸送系統，就便捷多了。各病房內，病人有剩餘廢棄物或垃圾時，其家屬均可隨手投擲於重力廚餘與垃圾管系；而病患更換之衣服被褥等物品，將其投入各樓層真空式污衣物輸送系統，免除室內臭氣四溢。時時保持室內清爽、明亮、舒暢、衛生和健康，分別說明如不。

9.2.4.重力專用管道間之設置

新建造之建築物，其專用管道間，多設置在建築物背面，或依照法規訂其室外出口位置，需靠近道路旁，便於清運；如雙併住宅型，可設置於雙併背面中央靠近廚房邊；高樓或超高大樓型，可設置於貨梯管道間旁；而舊有建築物，在不影響建築結構安全及觀瞻前題下，可設置於走道末端或背面陽臺處，於室外靠牆設置均可。

9.2.4.1.在高層（含超高層）建築之商業大樓、醫院或集合住宅的垃圾、廢水與污水之排放，與資源收回，應分別分類處理：這些工作都是重頭戲。尤其在醫院高層建築，垃圾、廢水

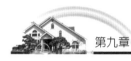
與污水之排放和轉運，在處理過程的方法上，更為重要和慎重，根據放流法規標準，否則遭到罰鍰處分。

9.2.4.2.垃圾須分類處理：大原則仍以遵循臺北市現行制度--垃圾不落地，以當天清除為目標。高樓一般住戶垃圾，在垃圾車到達之前，將各用戶垃圾，按戶分類收集，由上至下，逐樓收集下送。或由各樓層，從不同投射口投入，再集中後轉運。必須按不同日期分類收集。如臺北市現行規定：每逢週一、五，收一般垃圾、資源垃圾（紙、衣物、乾淨塑膠袋）；二、四、六，收一般垃圾、資源垃圾（乾淨保麗尼、瓶罐、容器、小家電等），週日、三休息（可洽商私人垃圾處理公司每天運送）。而在垃圾中又分為：

　1)一般垃圾；B.資源回收垃圾。如果數量龐大，必須自行設法處理：

　　A)堆肥廚餘（果皮、菜葉）。

　　B)養豬廚餘（剩菜、飯、麵）；塑膠袋、小電器，詳如附表9--1，先行分別收集集中，並送至垃圾車收集停車處，及時交運送走。尤其是醫院病房內垃圾，有一般病房與傳染病房垃圾之分。而一般垃圾與病房垃圾，則按一般垃圾和分類資源回收原則，分別處理，而有傳染性廢棄物，尤其當天污物與廢棄物，應當天處理，投入院內小型焚化爐焚燒，或運送至院外焚化場。絕不拖延至翌日，以免製造二次公害。而廚餘有一般病房與傳染病房之分。後者應在高壓消毒器內殺菌後，先經過油脂分離設備，分段分別處理。大型醫院，接洽專車，當天傍晚時刻運走。

表9 -- 2　垃圾及資源回收分類一欄表

週日、三	週 一、 五	週二、四、六
停收垃圾	一般垃圾。 資源垃圾：（平面類回收物） 紙類、衣物、乾淨塑膠袋。	一般垃圾。 資源垃圾：（立體類回收物） 1.乾淨保麗龍 2.一般(瓶罐、容器、小家電等)

　附註：若逢週日及週三日，如您確實有不得不排出之垃圾及回收物，可攜至北市設置定點限時收受點位置投置，或電詢環保局環保專線（02－27206301-02）。

9.2.5.環保署所訂家戶廚餘分類表：

臺北市家戶配合廚回收，請依「生廚餘作堆肥，熟廚餘可養豬，如果分不清全部廢棄物作堆肥」之分類原則辦理，請依照下表所列物資及原則進一步分類辦理：

表9 -- 3 生熟廚餘依用途分類表

生（堆肥）廚餘	熟（養豬）廚餘
1.水果類：如水果、果皮、果核等。	1.米食類：如白飯等各式米製品等。
2.蔬菜類：如蔬菜菜葉、菜根、菜籽。	2.麵食類：如麵條等各式麵製品等。
3.園藝類：如花的花材、樹葉、草本植物及根。	3.豆食類：如各式豆類製品等。
4.堅果類：如植物的種子、果核等。	4.肉　類：如熟的雞、鴨、魚、肉等。
5.殘渣類：如蔗渣、茶渣、咖啡渣、中藥渣。	5.零食類：如餅乾、糖果等。
6.硬殼類：如蛋殼、貝、蟹、蝦殼及動物骨頭。	6.罐頭類：如各式罐頭食品內容物。
7.混合類：如已與熟廚餘混合的有機物。	7.粉狀類：如奶粉等各式粉末狀可食用品。
8.其他類：如已酸臭的熟廚餘、未煮熟的肉品、	8.調味類：如果醬等各式調味料等。

附註：1)請除去外部包裝，並請勿將筷子、湯匙、牙籤等雜物及垃圾混入廚餘中。
　　　2)椰子殼、甘蔗皮不回收，請併入垃圾處理。
　　　3)若對廚餘回收及分類有不清楚，請電洽專線：2725-2818 (24小時)。

9.2.6.高層、超高層與醫院建築，垃圾、髒衣物和被服之管理、操作與處理方式

在大環境中，有了合理的規劃，而區域的劃分管理，必不可少。高層與超高層建築之垃圾，與醫院髒衣物如採取傳統方式，和壓縮減量處理方式，有四種方式，說明如下與圖9--1：

9.2.6.1.傳統各自處理方式：各樓各戶自行分類收集，按時送至地面集運處交清潔車帶走。

9.2.6.2.高層建築集中處理：可由上而下，由一組人員辦理，如超過30M以上超高層建築，為縮短作業時間，分二段、三段或多段方式同時進行（高層與超高層建築，並無硬性區分）。各戶分別裝入專用垃圾袋後，（如報紙或乾燥物品，可用捆紮或其他方式。）在同一樓層，橫向同時會集。逐層下送或搭乘電梯收集下送，先從頂樓到一樓，由上而下垂直縱向收集方式。劣點：如此易造成電梯間和走道二次污染，並浪費人力。

9.2.6.3.各樓層採用重垂投遞口方式，收集垃圾：在七十年代中期，高層與超高層建築或醫院，雖有此構想或建造，為數極少，因未能引進國外整套真空式，或重垂密閉式垃圾及污衣物處理系統與配備，多在協議中遭封殺，或已設置後亦棄置不用。臺北縣即使有一所醫院，在各樓層設置投遞口建造之實例，卻很快即被封閉不用。並告知前去參觀者，諸多缺失，不能使用之實情，而最主要的原因，在夏天所形成惡臭，又無法沖洗清除臭和消毒。如今國內已有數家廠商製造，已改善其裝置，可按需要在市場內洽購安裝，問題在投擲管道品質與管道自動清洗裝置，噴灑消毒除臭液和管理保養之加強。

9.2.6.4.真空式抽吸方法：如以成果為導向，講求效率談成效，如建造費充裕，一般垃圾與髒衣物，可採用重力式或真空式輸送管輸送，當量力而為。最後脫離不了經濟效應和建造營運成本。如果病院規模不大，數量不多，一天用不到一時半刻，這項工程根本不合乎經濟與成本效益，同時將發生經費排擠效應，侵佔了其他各項工程經費，所以設計時，必須做床位數使用率評估。以免浪費金錢、物料和能源，又佔去了空間，空著養蚊子，又藏污納垢。臺北市內湖區，近年來已有一所大型綜合教學醫院，設置真空全密閉式兩條

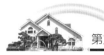

輸送管，一條輸送一般垃圾，另一條輸送髒衣物的實例可循。垃圾之運送和髒衣物之清洗，均採用外包制，簡便省事。而臺北信義區101大樓，為半真空式及重力式全密閉垃圾及污衣物處理系統與配備。目前國內雖有五 六家製造真空式、重力式全密閉垃圾及污衣物處理系統與配備廠商，銷售成績較好的為TCS樂資環保科技有限公司（Taiwan Cleaning System）。不但品質提升，尤其價格特具優勢，今已接獲外銷訂單。

9.2.7.垃圾與污衣物處理系統，有關重力式或真空式，各用專管輸送：

9.2.7.1.垃圾或堆肥，排定時段，輸送與運走。

9.2.7.2.污衣物和被服，按各院所每日需處理之多寡，選擇適當方式處理。

9.2.7.3.廚餘處理等系統，不會造成二次污染：同時比傳統人力處理方式便捷，改善環境污染，提昇生活品質，與房屋附加價值。

垃圾四種處理方式示意圖

垃圾四種處理方式示意圖

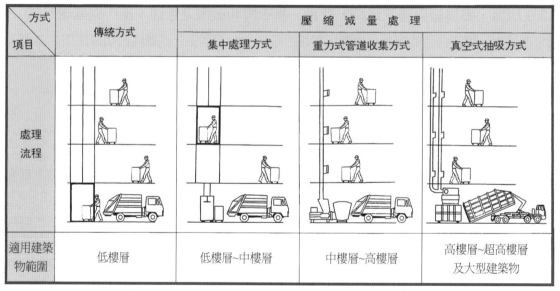

方式 項目	傳統方式	壓 縮 減 量 處 理		
		集中處理方式	重力式管道收集方式	真空式抽吸方式
處理 流程				
適用建築 物範圍	低樓層	低樓層~中樓層	中樓層~高樓層	高樓層~超高樓層 及大型建築物

圖9--1垃圾處理方式比較圖 (茲以TCS型錄圖例說明)

臺北市政府環保署下屬之衛工處下水道工程處，有內湖、迪化和八里三處污水處理場，對垃圾、廚餘與堆肥之清運，以車輛為主，而廢水和污水均以接管方式，採地形的高低差，靠重力流放。例如用戶裝接污水管後，其廢水和污水先流入支管，經歧管網路至社區次幹管，再由區域內次幹管聯接主幹管，流入各別污水處理場，經氣暴處理合符排放標準後，排放至河川中。北市接管率已高達96％。

因各國民情風俗生活習慣不同，產生之廢棄各異，致於將輕質可燃垃圾，改用真空吸力收集可行，以區域型態劃分設置處理，而大量果菜物與大型木板傢俱，再行分類收集處，可請專家研議，總之有仿效之方式、榜樣與目標。

9.3 超高層建築垃圾集中處理方式

超高層建築包括商業、醫院、集合住宅等高層建築。

9.3.1.傳統處理垃圾、污衣物與廚餘之集中處理方式：

9.3.1.1.一般高層商業或集合住宅建築處理方式：辦理垃圾分類，及資源回收，商業大樓因不供膳食，人數較少，數量不大，垃圾種類不多，容易掌握；而各戶分別裝入專用垃圾袋後，（如報紙或乾燥物品，可用捆紮或其他方式。）逐層搭乘電梯收集下送至集運處，屆時交清潔車帶走。如今雙併式十五層以下，高層集合住宅建築，垃圾集中處理方式，由各戶自行收集後，按時送至一樓或地下室，垃圾集中處；或由各戶自行收集後，按時拿至自家門口，再由清潔人員，由上而下，垃圾集中處，仍舊如此。如圖9--1所示。

9.3.1.2.醫院建築處理方式：如垃圾、污衣物與廚餘之處理，低層乃採傳統收集方式：請專人（清潔工）逐樓層由上而下，分別收集逐層搭乘電梯收集下送，屆時交清潔車帶走。而醫院人數眾多，垃圾、污衣物與廚餘項目繁雜，雖然全院開飯時間早餐約在06：30~07：00點，中餐約在11：00~11：30點，晚餐約在17：30~18：30點時間相同，由廚房餐車供膳，隨後又由廚房餐車回收，可先在各樓層配膳間，將廚餘分類，或等到回廚房後，辦理廚餘分類均可，並不困難；唯一緊記：傳染病房廚餘，首先送進高壓消毒器內，經過消毒殺菌後，再行分類。稍後再收一般垃圾，包括鮮花、紙盒、塑膠袋、廢電池、報章雜誌和紙片等，分類回收。另外有些外科病房，把傷口換藥後之敷科丟入床頭垃圾桶內，都應歸類在一般焚燒之列。當然，最好能分開處理棄置。但為分類為數眾多又龐大，要在短時間內清理交運，祗有在各樓層收集後，按時至各樓投遞口處，將垃圾投入管道，直達底樓，與集中處理方式相似，最後再加以壓縮減量，由垃圾車運走，較為便捷。

9.3.2.垃圾、污衣物與廚餘投擲管道系統之簡介：

9.3.2.1.重力式垃圾與污衣物處理系統設備：較為簡單，僅僅以垂直輸送管收集，以中低層建築為宜。早期由臺灣佳泥公司引進英國HARDALL污物管道收集系統，改善高層建築物內收集與處理污物的問題。如今國內外均有生產該項設備，例如國內樂資環保科技有限公司，垂直投入式，與英國HARDALL重力式。輸送管直徑，由400、500、600、700、800和900mm（詳圖9--4附表）。可先在建築物內預留之設置管道間，或建築外牆上，分段固定。在垃圾與污物管頂端，設有通氣管或排風機，及自動沖洗設備，各樓層設有垃圾或污衣物投入口，垃圾管末端於最下層樓板下，設有自動防火閘門和灑水頭裝置，污衣物垂直管線末端，為弧形減速管，使污物靠自身重量垂落後，隨弧形管減緩下滑速度，順利吸入連接壓縮機和容器內，經過壓縮後，由垃圾車運走。全部自動操作，使垃圾或污物處採完全密封式的收集方式來處理。堆肥管道系統，可并入一般垃圾來處理，或另設專用管道，按實際情況來處理。據建築技術法則：管直徑以600mm為準。

　　污物投入口，配有自動閉鎖設計，使投遞者可處於安全狀況下工作。污物投入口，最好緊貼輸送管，如污物投入口，距輸送管稍遠，採用延伸式。

9.3.2.2.真空式抽吸方式：超高層與高層醫院建築：辦理垃圾分類，有一般垃圾和資源及污衣物

回收物品，因人數眾多，數量既大又複雜，比較紊亂，並不容易掌握。在醫院建築若能將一般垃圾與污衣物，分開二條系統處理，比早期分類可燃性與不可燃性更進一步，使其功能更為擴大、明確而細緻，反而易行。同時採用真空式抽吸方式，在各樓層投遞口處，將垃圾污衣物，分別投入管道，直達底樓，最後加以壓縮減量，垃圾由垃圾車運走。污衣物入收集箱袋內，由洗衣車運走。真空式抽吸系統方式，允許垂直管和水平管架設，能由上而下，亦可由下而上，可配合建築物地形彈性配置裝設。

9.3.3.TRANS －VAC真空收集系統功能和特色：如圖9--2~3對照參考察看。

9.3.3.1.真空式垃圾與污衣物處理收集系統：有美國TRANS－VAC真空式垃圾與污衣物處理機系統設備。功能較重力式為優，適合中高層及超高層大型醫院建築。該處理系統，以時速60英里（96KM／Hr），高速收集及處理垃圾或污衣物等，較傳統方式快90％，節省時間。

污物投入口，配有自動閉鎖設計，使投遞者可處於安全狀況下工作。污物投入口，最好緊貼輸送管，如污物投入口，距輸送管稍遠，採用延伸式。 如下附圖9--1。

9.3.3.2.垃圾與污衣物輸送管道，不受高低落差之影響：垂直、水平、由上而下或下而上輸送均可，管路不受地形或建築物結構之限制，施工容易，並易與建築內部搭配。（如圖9--2圖面左下方第（7）（8）兩處指標處，可由下而上）。

9.3.3.3.密閉式處理法：垃圾與污衣物，從投入直至清運、焚燒、掩埋或清洗，完全密閉式處理，每日作業後，可用清洗消毒，不會造成二次污染，引來老鼠、蟑螂，更不會滋生蚊蟲、蒼蠅和………蟲害等。提昇環境品質，確保健康。

9.3.3.4.操作迅速：每一操作循環時間約30秒，收集箱可容納10袋垃圾或污衣物，（每袋平均重量5~7KG），垃圾收集箱，可連接至壓縮機或焚化爐。

9.3.3.5.符合環保要求：臭氣經高壓過濾後，可將大顆粒灰塵除去，排放至室外，並減低風扇嗓音，符合環保要求。

9.3.3.6.節省空間和人力：面積愈廣、愈高、愈遠………，愈節省空間9/10以上，節省人力1/3以上。能達到方便、經濟和更效率。

9.3.3.7.維護保養費用低廉：操作簡易，使用方便，維護費用低廉，每年約設備工程費之1~2％。

9.3.3.8.提高建築物價值：增加建築物附加價值，提高銷售單價或強化出租率。

1.屋頂通風口帽 ↓　　　↓ 3. 預留管道　　　　↓5水平管可架設天花板下

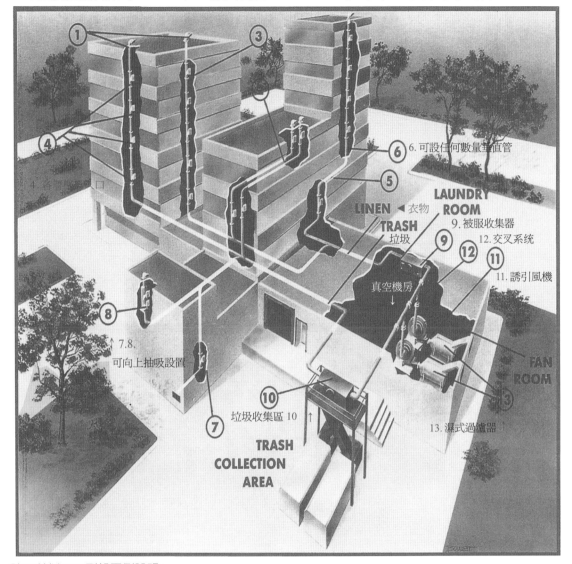

(註31茲以TCS型錄圖例說明)

圖9-2 TRANS－VAC雙管真空式垃圾及污衣物送收系統主要設備圖

說明上圖：雙管式垃圾與污衣物氣送收集系統主要設備：（圖9--2實例與9--6系統參閱）。

1)雙管式垃圾與污衣物氣送收集系統，垃圾與污衣物分別氣送收集。

2)建築物須預留垂直管道間及投入口空間。

3)全真空式系統垂直和水平配管架設及若干支管數量，可配合建築地形彈性設置，不受地形影響。

4)各樓層投入口數量，可快速有效的清除垃圾或污衣物。垃圾投入口內附防火灑水頭。

5)本系統允許向上抽吸的垃圾與污衣物投入口，及若干數量垂直管道。每支垂直輸送管道頂端，設一屋頂通風口，其上端突出屋頂至少六十公分，並加頂蓋。

6)水平管可架設於天花板下、地下，或建築物裡外均可。

7)本系統污衣物收集箱，每次循環作業，可收得10袋污衣物。另附設紙箱碎紙機，可處理紙箱等垃圾。

8)本系統垃圾收集箱，可銜接焚化爐或垃圾壓縮機。

9)本系統污衣物和垃圾輸送管系統，設一自動防火閘門。

10)本系統可配合若干之污衣物收集箱和垃圾收集箱數量。

11)誘導鼓風機兩臺，按設計風量，有效的輸送管內物體。

12)誘導鼓風機間配管中間，加一閥門開關（即旁通閥），當有一臺故障時，轉由另一誘導臺鼓風機暫時所取代，交叉使用。

13)誘導鼓風機，購置一組兩臺，或增設備用一臺。

14)調頻器可調整鼓風機轉速，節省用電量。

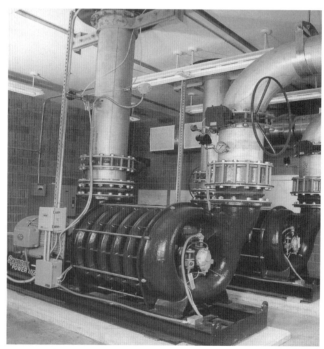

圖9--3 Spencer一真空式垃圾或污衣物快速抽吸處理系統設備圖（1）(註48茲以Spencer .圖例說明)

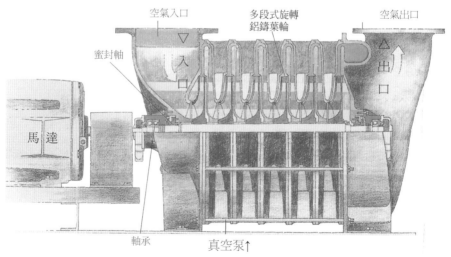

圖9--3 Spencer真空式抽吸方式處理機圖（2）(註48茲以Spencer .圖例說明)

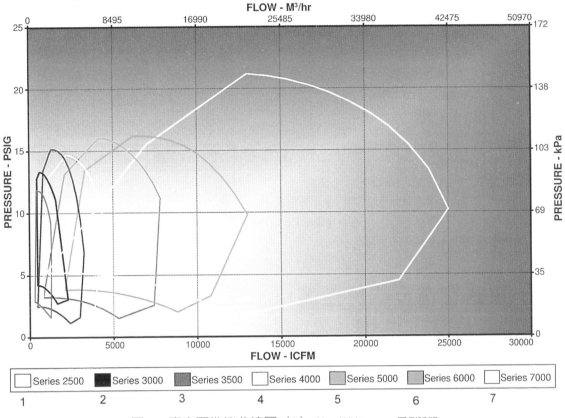

BLOWER PERFORMANCE 吹風機性能
AIR @ 68 DEG. F, RELATIVE HUMIDITY: 36%, INLET PRESSURE: 14.7 PSIA, OPERATING SPEED: 3550 RPM

	Series 2500	Series 3000	Series 3500	Series 4000	Series 5000	Series 6000	Series 7000
	1	2	3	4	5	6	7

圖9--3真空泵性能曲線圖（3）(註48茲以Spencer圖例說明)

註：

1)馬達為F級、相對濕度RH 36 % 、通路壓力14.7 psia.、2P兩極、運轉速度3550 RPM。

2)風機性能七級：自暗紅2500、黑3000、藍3500、黃4000、淺藍5000、嫩綠6000、水紅7000 ICFM。

例：38HP馬力，可彌補的38×0.746＝28.348KW節約28.348×24×365（連續運轉）＝248,328KWH。
248,328×＄1058.20833？（市場單價）＝NT＄262,783元，馬達效率95 %，根據每年實際上運轉時數節約計算。

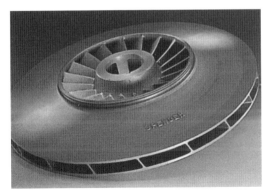

根據不同的用途，鑄造不同的葉輪。

有：PVC--Polyvinyl chloride

PP--Polypropylene

PE--Polyethylene

P.V.D.F.—Polyvinyl fluoride

FRP—Fiber Glass

Reinforced resins用樹脂補強物。

可抗腐蝕，與適應不同高、中壓力風機。

圖9--4高效率送風機後傾式鑄造式葉輪　(註48茲以Spencer圖例說明)

RESPONSIBLE REFUSE MANAGEMENT SOLUTIONS

一、水電需求：

1. 電源：380V/220V, 30A

2. 水源：1. 沖洗機1/2"管，1/2bar以上，附球閥。
   　　　2. 垃圾及污衣收集區：1/2"管附水龍頭。

3. 落水頭(4")：1. 各樓層投入區。
   　　　　　　2. 垃圾及污衣收集區

4. 排水管(4")：垃圾壓縮機污水排放用

二、建物配合：

1. 垂直管道預留空間(參考右表)。

2. 垃圾壓縮機空間預留：寬－3米以上。
   　　　　　　　　　長－垃圾壓縮機（長）＋2米。

3. 垃圾車收集路線淨高：2.6米以上（配合垃圾車）。

4. 右圖D項須俟管道組裝完成再行隔間。

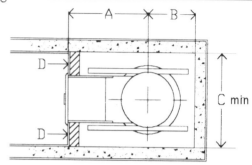

管徑 尺寸mm	400	500	600	700	800	900
A	450	500	550	600	650	700
B	350	400	450	500	550	600
C	700	800	900	1000	1100	1200

表9－4建築物內預留配管管道規格圖表 (註31茲以TCS型錄圖例說明)

9.4. 預留管道及機房空間：

9.4.1.大型集合住宅高樓、辦公大樓、百貨公司等等，每棟僅須保留一支管道空間，為600 mm ×800 mm至800 mm × 800 mm即可

9.4.2.醫院、飯店或旅社，則須保留雙管道空間 (垃圾與髒被褥)，為750 mm×1200 mm以上。

9.4.3.機房及處理中心，必須保留W 600 mm×L 750 mm×H 3.5 M的空間，或採取分離式安裝亦可。

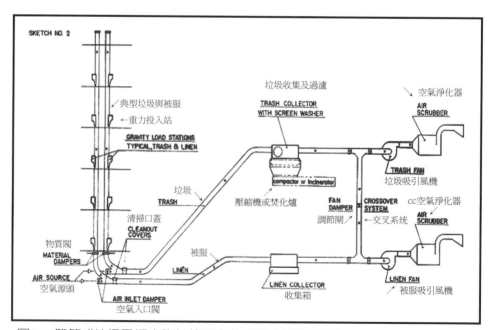

圖9--5雙管式垃圾及污衣物氣傳送收集系統主要設備圖 (註31茲以TCS型錄圖例說明)

9.5. 垃圾投擲管道系統之功能及優點

9.5.1.隨時直接將各樓層垃圾迅速處理，永遠保持各樓層環境清潔和衛生，簡化運送過程，提昇生活品質。

9.5.2.操作簡單：打開投入口將垃圾投入即可，配合垃圾壓縮儲存設備，完全自動化，清理人員不必接觸垃圾，衛生安全。

9.5.3.自動沖洗消毒，無臭氣、蚊蠅、病毒和霉菌。

9.5.4.火災時，本系統具有2小時消防灑水裝置，及自動阻隔2小時閘門，迫使煙火苗不致流竄燃燒。

9.5.5.構造密閉：無污水和臭氣外溢，改善衛生條件。

9.5.6.垃圾投入系統，可利用室內空間設置，有效使用多餘空間。

9.5.7.不分晝夜廿四小時無需專人看管，節省人事費用。

9.5.8.效益顯著，成本迅速回收，早投資多收益。

9.6. 旋轉式垃圾壓縮貯存設備之簡介

9.6.1.搭配破碎機，具有打碎壓縮儲存功能，減少垃圾容積，和清運次數及處理費用。

9.6.2.自動消毒除臭，保持環境清潔，免除二次公害。

9.6.3.垃圾收集簡便：投入→傳送→壓縮→貯存→排出集收，完全自動化，清理人員不必接觸垃圾。

9.6.4.雙重密閉式構造，垃圾不曝露，污水不溢流，以改善四週衛生環境，符合垃圾不落地。

9.6.5.可廿四小時無需人員看管，不受時間天候限制，節省人事費用開支。

9.6.6.清運過程迅速方便，司機一人即可操作。

9.6.7.一般垃圾混合處理，壓縮能力大約兩倍，正負差約±0.5％。

9.6.8.設備貯存場，易與回收系統搭配，達到垃圾減量及可用資源回收雙重理想。

9.6.9.旋轉式垃圾壓縮貯存設備，兼具有簡易打碎、壓縮與貯存功能，並可處理較大體積垃圾無困擾。

9.6.10.因設備採密閉式，故無垃圾場發生火災之慮。

9.6.11.可免除舊貨商及拾荒者翻撿，及貓狗動物之尋找食物，所造成垃圾之散亂流弊。

9.6.12.可設置於任何地點，有效用使用多餘空間。

9.6.13.經濟效益顯著，成本回收迅速。

9.6.14.設備經過規劃，可作為多單位組合運作，作為區域性垃圾之營運轉運站。

9.6.15.作業流程。其各部部分功能，可參考圖9--6、9--7圖。

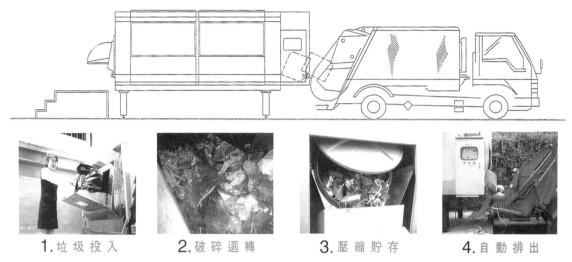

1.垃 圾 投 入　　2.破 碎 迴 轉　　3.壓 縮 貯 存　　4.自 動 排 出

(註31茲以TCS型錄圖例說明)
圖9--6垃圾收集作業流程實例圖（一）

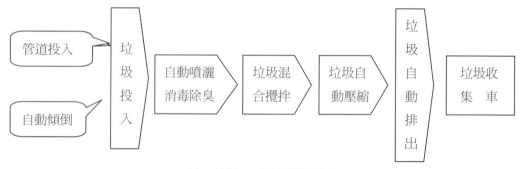

(註31茲以TCS型錄圖例說明)
圖9--6垃圾收集作業流程方塊圖（二）

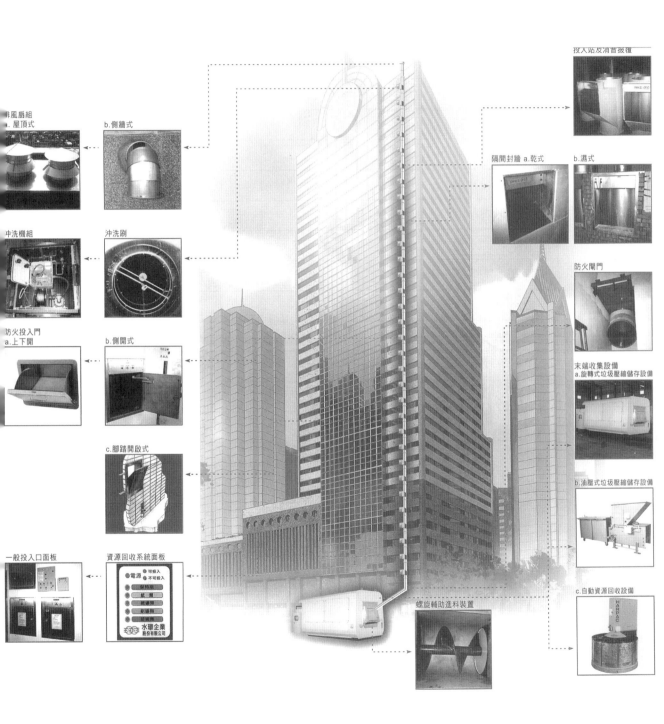

(註31茲以TCS型錄圖例說明)

圖9--7重力式管道收集系統設備圖

表9 -- 5各種建築物設施每日常態垃圾產生量平均值統計表

設 施 之 用 途	每人每日垃圾產生量	每日每 m^2 垃圾產生量
住　　　宅	0. 54～1.5 kg／人／日	─
學　　　校	0.1～0.5 kg／人／日	─
辦 公 大 樓		0.01～0.08 kg
文 化 設 施		0.01～0.04 kg
百 貨 公 司		0.15～0. 30 kg
量 販 賣 場		0.16～0.30 kg
餐　　　廳		0.26～～0.5 kg
店　　　鋪		0.16～0.35 kg
大 飯 店		0.1 kg
電 影 院		0.05 kg
遊 樂 場 所		0.015 kg
廚　　　房		0.5 kg
停 車 場		0.005 kg
診　　　所		0.10 kg
醫　　　院	5.00 kg／每張病床	
車　　　站	0.005 kg／每位旅客	

註：1)住宅與學校，以人數計算，其他各項以建築物面積計算。
　　2)以上數據，指平常時日，不含臨時突發性，產生之巨大量垃圾。
　　(註31茲以TCS型錄圖表說明)

垂力垂直垃圾管道

垃圾管600 mm直徑固定於管道間內，垃圾直接排至下方HARPAC壓縮機，依整體系統操作圖。

真空污衣物被服管道

污衣物管600 mm直徑固定於管道間內，污衣物直接排至下方減速導管之系統圖。

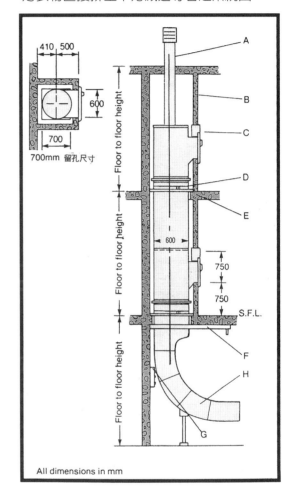

A・排風口
B・消毒與清潔設備
C・垂直管自動清洗設備
D・Mark4不鏽鋼投入門
E・垂直管固定架
F・樓板開口
G・管道先安裝完成後牆再施工
H・防火灑水頭置
J　自動防火閘門
K・排放管
L・ Harpac　H150P 垃圾壓縮機
M・Harcon 垃圾容器

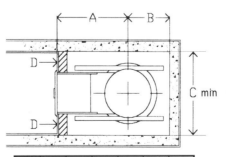

A・160mm 排風管
B・立管後牆再施工
C・自動閉鎖裝置
D　垂直管支撐架
E　樓板開口
F　自動防火閘門
G　主控制盤
H　減速導管

H點，使自動落下之污物，可減緩下滑速度，並順利滑至收集臺上。

尺寸mm 管徑	400	500	600	700	800	900
A	450	500	550	600	650	700
B	350	400	450	500	550	600
C	700	800	900	1000	1100	1200

圖9 --8重力垂直式垃圾及污衣物收集管道系統圖 (註31茲以TCS型錄圖例說明)

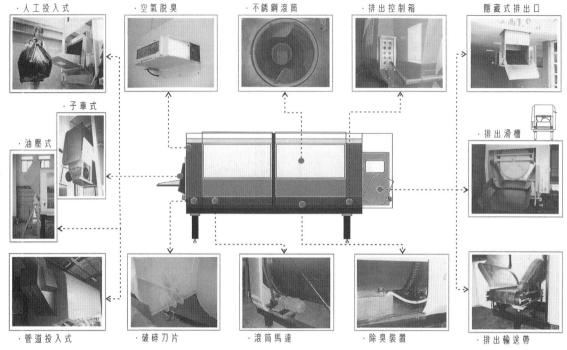

·人工投入式　　·空氣脫臭　　·不銹鋼滾筒　　·排出控制箱　　隱藏式排出口

·子車式

·油壓式

·排出滑槽

·管道投入式　　·破碎刀片　　·滾筒馬達　　·除臭裝置　　·排出輸送帶

(註31茲以TCS型錄圖例說明)
圖9--9垃圾收集車各部位名稱圖

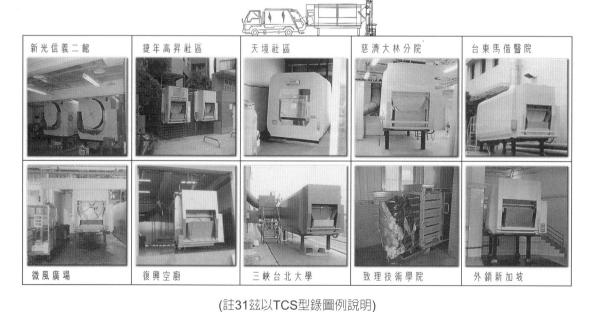

| 新光信義二館 | 捷年高昇社區 | 天境社區 | 慈濟大林分院 | 台東馬偕醫院 |
| 微風廣場 | 復興空廚 | 三峽台北大學 | 致理技術學院 | 外銷新加坡 |

(註31茲以TCS型錄圖例說明)
圖9 --10臺灣地區部分各購置單位其垃圾收集箱之外型實例圖

表9--6各項資源回收設備規格及外型圖表
(註31茲以TCS型錄圖表說明)

油壓式 壓縮機		型　　號	TCS—H 150	
		外型尺寸	1690 x 900 x 1500 (m m)	
		馬　　力	2 HP	
		處理量	20 m^3 / H	
		使用電力	3φ220V/380V	
		壓縮方式	油壓式自動壓縮	

立　式 壓縮機		型　　號	TCS—H 70	
		外型尺寸	1800 x 760 x 680 (m m)	
		馬　　力	1.5 HP	
		處理量	30 Kg / H	
		使用電力	3φ220V/380V	
		壓縮方式	電動式螺桿式	

垃　圾 冷藏庫		型　　號	TCS--C	
		外型尺寸	依現場或使用人數訂製	
		材　　質	不鏽鋼鹽化鋼板	
		冷藏溫度	攝氏 3~10º C	
		使用電力	3φ110V220V	
		冷藏壓縮	鐵甲武士	

綜合回收 分類壓縮機		型　　號	TCS—H 6	TCS—H8
		外型尺寸	Ø1800 x 3000	Ø1800 x 3000
		榨乾馬力	2 HP	2 HP
		處理量	600 Kg / H	800 Kg / H
		使用電力	3 Ø 220V/380V	3 Ø 220V/380V
		可分類別：鐵、鋁罐、保特瓶、鋁箔、廢紙、塑膠其		

廚餘處理機		型　　號	TCS—D3	TCS—D3
		絞碎馬力	3 HP	5 HP
		絞碎馬力	2 HP	2 HP
		處理量	600 Kg / H	800 Kg / H
		使用電力	3 Ø 220V/380V	3 Ø 220V/380V
		馬力認証	UL,CE	UL,CE

紙箱打包機		型　　號	TC S-W3	TC S-W12	TC S-W24
		外型尺寸	693 x 826 x 1990	830x1000x2164	1028x1405x2983
		壓縮力	3 Tons	12 Tons	24 Tons
		投入口	700x450	800x500	1200x570
		使用電力	3φ 220V	3φ 220V	3φ220V
		成型尺寸	700x500x600	800x600x700	1200x800x1000

表9--7 五種收集箱標準規格範例表

型　號	容積	本體重	馬力數	貯存量	設備尺寸 mm	適用戶數 / 3 天
TCS-4	4 m³	3.6 噸	3.2kw 3HP	1.6 噸	L2850 × W2000 × H2900	90 戶以下
TCS-6	6 m³	3.9 噸	3.2kw 5HP	2.4 噸	L3630 × W2000 × H2900	130 戶以下
TCS-8	8 m³	4.2 噸	4.7kw 5HP	3.2 噸	L4285 × W2000 × H2900	170 戶以下
TCS-10	10 m³	4.5 噸	4.7kw 5HP	4.0 噸	L5285 × W2000 × H2900	210 戶以下
TCS-12	12 m³	4.8 噸	4.7kw 7HP	4.8 噸	L6285 × W2000 × H2900	250 戶以下

(註 31 玆以 TCS 型錄圖表說明)

表9 --8 旋轉式垃圾壓縮貯存設備一覽表

型號	容積積	重 量（噸）	設 備 尺 寸 mm			電 源 A.C. 3 φ 220 V/380V	最大存量（噸）	適用戶數 暫存 3 天
			長	寬	高			
Tcs-4	4 M³	3.6	2850	2000	2900	3.2 Kw　3 HP	1.6	90 戶以下
Tcs-6	6 M³	3.9	3630	2000	2900	3.2Kw　5HP	2.4	130 戶以下
Tcs-8	8 M³	4.2	4285	2000	2900	4.7Kw　5HP	3.2	170 戶以下
Tcs-10	10 M³	4.5	5285	2000	2900	4.7Kw　5HP	4.0	210 戶以下
Tcs-12	12 M³	4.8	6285	2000	2900	4.7Kw　7HP	4.8	250 戶以下
Tcs-14	14 M³	5.5	6250	2200	3100	7.4Kw　7HP	5.6	290 戶以下
Tcs-16	16 M³	6.0	6850	2200	3100	7.4Kw　7HP	6.4	330 戶以下
Tcs-18	18 M³	6.5	7550	2200	3100	7.4Kw　10HP	7.2	375 戶以下
Tcs-20	20 M³	7.0	8300	2200	3100	9.2Kw　10HP	8.0	415 戶以下
Tcs-22	22 M³	7.5	9580	2200	3100	9.2Kw　12HP	8.8	450 戶以下

(註 31 玆以 TCS 型錄圖表說明)

註解：

1)上表為該公司各型產品設備分為：高級型、一般型、簡單型三種。

　a.高級型：其內部組件全為原裝進口，確具三層滅菌脫臭功能，加強隔音防噪性能，並裝設圖型監控盤。

　b.一般型：其內部主要組件為原裝進口。

　c.簡單型：其內部組件全為國產品，具一般滅菌抑臭功能。

2)如果垃圾排出方向，成 45°度或 90°度裝接，尚需加裝排出輸送帶，以配合垃圾車輛清運。

3)以上設備冤費保固及保養一年（不含滅菌或除臭耗材）。

4)尚可選擇配備加裝滅菌除臭NEW BIO一C生物酵素滅菌液，或VAPORTEK分子脫臭，及臭氣脫臭裝置。

9.7 英國HARDALL重力式污物管道收集系統功能與特色

9.7.1.提升建築物內外的環境品質，增加房產的附加價值。

1) HARDALL重力收集系統，為目前具有現代化最方便的處理污物功能最好的設計。

2) 傳統式的垃圾或污衣物收集，須靠人力各樓收集後，分別送達地下室；或逐樓步行（乘電樓）收集。如此易造成走道與電樓間的第二次污染，又浪費人力。

3) 臺灣佳泥公司引進英國HARDALL重力式污物管道收集系統，解決了建築物內外的收集與污衣物的問題。

4) 此管道收集系統，設置在建築物內預留之管道間內，或裝設於建築物外牆，污物管尺寸建議由 ψ 150~600mm。

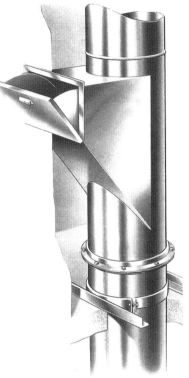

9.7.2.改善居家、辦公室的生活品質的新方法：

1) 污物管道可配合最頂端設置強制排風機，及自動沖洗設備，至最下層可接垃圾壓縮機和容器，完全自動操作，使污物處理完全密封式收集與處理。

2) 污物投入門可配合自動閉鎖設計，使操作者可於完全密閉狀況下丟擲污物。

3) 污物管道最下層末端，可設置小弧度減速導管，如圖9--9右下方

↓ 垃圾投入口兩種型式圖

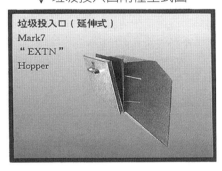

垃圾投入口（延伸式）
Mark7
"EXTN"
Hopper

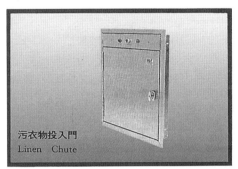

污衣物投入門
Linen Chute

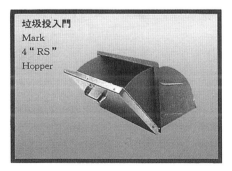

垃圾投入門
Mark
4 "RS"
Hopper

(註31茲以TCS型錄圖例說明)

圖9--11英國HARDALL重力式垃圾及污衣物
　　　　處理系統投擲口

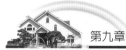
HARPAC. H5-10 旋轉式壓縮機

1.自動消毒設備。

2.自動旋轉裝置,可使空桶位置於壓縮位置。

3.管與壓縮機連接箱具消音與補強構造。

4.鋼結構門可保護桶內塑膠袋,於安全狀態下操作。

5.空壓機可放致於垃圾處理室任何位置。

6.可自動操作或手動控制。

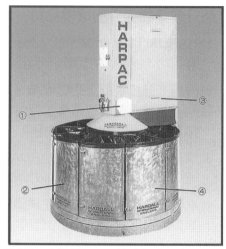

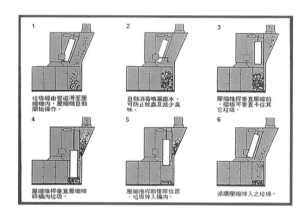

*管道設手動閘門,可快速維修,與方便安全的移除壓縮後垃坎。

*設自動灑水頭裝置(選擇性)。

*設自動噴灑消毒水裝置。

*設電眼感測裝置。

*配備有橡膠滑輪的車子。

*開/關按鈕。

*手動啟動按鈕。

*消除按鈕。

*設備前置式投入口,但須在手動閘門關閉時才操作。

*垃圾手推車使用重型滑輪。

*垃圾手推車可快速清運垃圾。

*管道尺寸適用於450mm、500mm和600mm直徑。

*也可設前投入口(不設管道)。

HARPAC. H70單袋式垃圾壓縮機

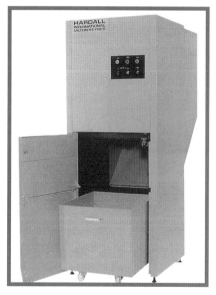

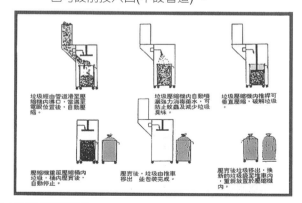

(註31茲以TCS型錄圖例說明)

圖9--12 HARPAC H5-10旋轉、單袋式垃圾壓縮機處理方式

1.儲貯桶↓   2.傾倒口↓   3.與壓縮機↓

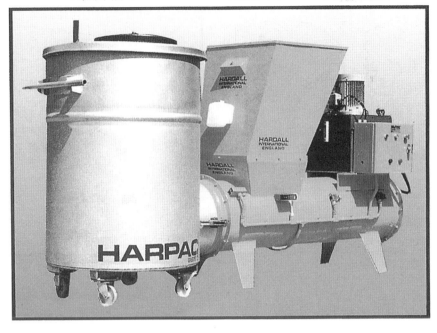

H150壓縮機採用油壓撞擊壓縮方式,有效撕裂,分解和壓縮各類型的垃圾,並使容積壓減為原來的15~20%。可有效的使用大型的垃圾容器至2.5m³或連接多袋式系統。可以手動、機械式或垃圾管道方式與壓縮機搭配。

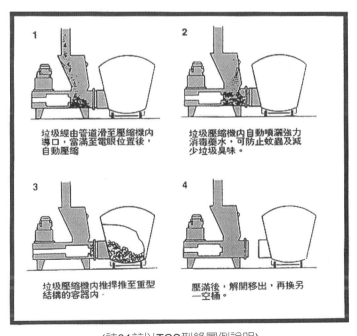

(註31玆以TCS型錄圖例說明)

圖9－13 HARPAC H150橫式垃圾油壓撞擊壓縮機處理方式

HARDALL 大型垃圾壓縮機

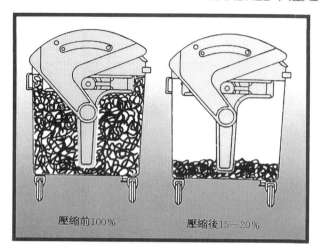

壓縮前100% 　　壓縮後15～20%

稀鬆的垃圾，由100%減少到15~20%，壓縮後可增加四倍至五倍的容量。減少垃圾運輸次數，減低垃圾運輸費用。早期在臺北市各區域內，四處存放，垃圾量大，民眾隨手亂倒。直到政策改變為垃圾不落地，而獲得改善。

← 儲存壓縮

有了貯存箱，等於垃圾經過包裝處理，無臭氣擴散飛揚和污水四溢，改善居住環境及品質。

貯存箱 →

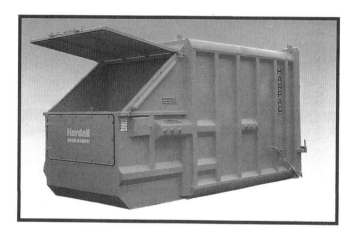

由壓縮機收集壓縮後，推至貯存箱前，掀開蓋板，由貯存箱前之凵型叉臂舉起，傾倒入貯存箱內。

← 由壓縮機倒入貯存箱連接過程。

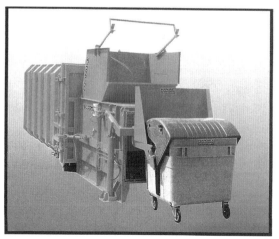

(註31茲以TCS型錄圖例說明)
圖9--14 HARDALL 大型垃圾壓縮機倒入貯存箱之過程

■油壓式壓縮機

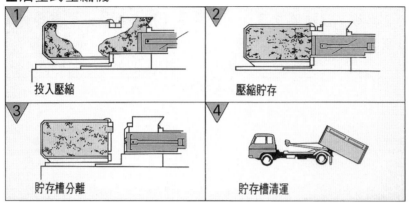

■旋轉式壓縮機

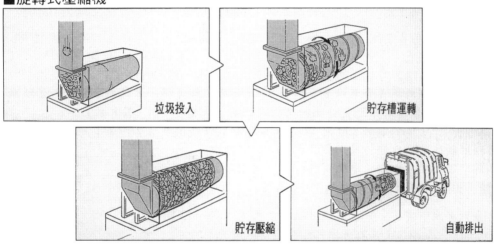

■小型壓縮機

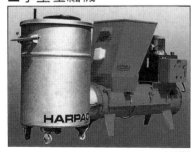

H150

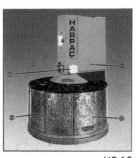

H5-10

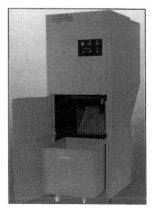

H70

(註31茲以TCS型錄圖例說明)
圖9--15油壓式及旋轉式壓縮機垃圾處理設備及過程圖

機電現場技術 雜誌社訂購單

劃撥戶名：鑫禾文化事業有限公司　帳號：19685093
匯款銀行：臺灣銀行中和分行　帳號：066-001-024482
通訊地址：台北縣23584中和市橋和路90號9樓

讀者Service客服專線：(02)2249-5134．24小時傳真熱線：(02)2240-5094

敬愛的讀者您好！

為能更正確無誤地處理您的訂單，煩請以正楷詳填下列資料，連同劃撥/匯款收據傳真
至本社，我們會於收單後，儘速為您處理。謝謝！（傳真後請來電查詢訂單）

📖訂戶基本資料：〔填寫日期：＿＿＿年＿＿＿月＿＿＿日〕

訂戶姓名：	性別：□ 男　□ 女
服務單位：	服務部門：
電話：　　　　傳真：　　　　手機：	
收件人地址：□□□-□□	
E-MAIL：	發票：□ 二聯式　□ 三聯式　□ 免開
發票抬頭：	統一編號：

◆訂閱雙月刊：

　□ A.整年份雙月刊：自＿＿＿年＿＿＿月（第＿＿＿期）起，至＿＿＿年＿＿＿月（第＿＿＿期）止，共＿＿＿期
　　　□ 訂閱一年1,000元　　　□ 訂閱二年1,600元　　　□ 訂閱三年2,100元
　　　□ 學生訂閱一年850元　　□ 學生訂閱二年1,360元　　□ 學生訂閱三年1,785元
　　　國內掛號另加郵資：□一年150元　□二年300元　□三年450〔以此類推〕
　　　※學生訂閱，請附大專以上學生証明文件正反面影本一份。（限訂閱人本人使用）
　　　※即日起，訂閱兩年（含）以上，再加80元郵資，即獲得一本最新版機電設備採購名錄。
　　　　　　【數量有限送完為止，請打勾註明　□需要　□不需要】
　□ B.零購舊刊：（單本零售200元）【無庫存期數僅提供數位影印版】
　　　□當期期數往前推六期（每本200元）　訂購期數：＿＿＿＿＿＿＿＿＿＿＿＿＿＿＿＿＿期
　　　□期餘期數一次訂六期（優惠價五折）　訂購期數：＿＿＿＿＿＿＿＿＿＿＿＿＿＿＿＿＿期
　□ C.訂購『2010年版機電設備採購名錄』：＿＿＿＿＿本（定價500元）

◆訂購叢書系列：以下叢書，一次訂購3本以上優惠八折，買10送1
　□ D.接地工程講義第二版（顏世雄 著）（定價680元）：＿＿＿＿＿本
　□ E.避雷工程講義（顏世雄 著）：＿＿＿＿＿本（定價600元）
　□ F.劉書勝、廖進聰、邱文祥合著『消防設備與電氣技術』：＿＿＿＿＿本（定價480元）
　□ G.醫事工程楊循生著，定價740元/本 ＿＿＿＿＿本
　□ H.冷凍空調自動控制 王長春、張裕成合編，定價620元/本 ＿＿＿＿＿本

　※訂閱雙月刊2年(含)以上，搭配訂購叢書，單本即可享八折優惠。
　※訂閱雙月刊，加購舊刊金額5,000元（含）以上，訂購叢書即可享五折優惠。

◆付款方式：
　□郵政劃撥　　　　　　　　□銀行轉帳（匯款）
　□即期支票或現金（支票抬頭：鑫禾文化事業有限公司　來函請寄：機電現場技術雜誌社 發行部 收）
　□前來公司（週一至週五 AM9：00~PM17：30 洽詢發行部）
　□貨到付款（適用500元以上，含稅、含運費）

◆訂購合計金額：
　A＿＿＿＿＿+B＿＿＿＿＿+C＿＿＿＿+D＿＿＿＿+E＿＿＿＿+F＿＿＿＿+G＿＿＿＿+H＿＿＿＿+郵資＿＿＿＿＿=總額＿＿＿＿＿＿元

※處理作業（下列資料請由本社填寫）：

訂戶編號		訂閱編號		承辦人簽章
發票號碼		發票金額		
發票日期	年　月　日	付款方式	□貨到付款□匯款□劃播□現/票	

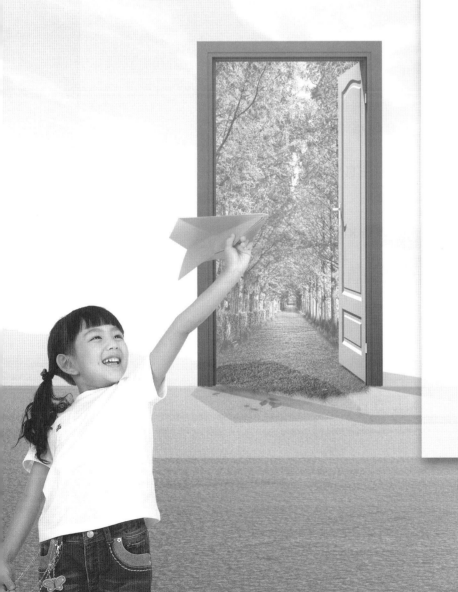

參考文獻

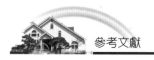
參 考 文 獻

1. 行政院衛生署--醫療機構現況及醫院醫療服務量統計2002年報。

2. 行政院環保署--2006、2008年醫療院所統計年報。

3. 交通部電信總局--建築物內外電信設備工程技術規範1983/06/03訂定/2004/12/23修正。

4. 經濟部能源委員會--屋內線路、屋外供電線路裝置規則1952/08/18頒布施行,至1999/04/14經過12修正。

5. 臺北自來水事業處--自來水用水設備審圖、檢驗、設計作業手冊2008/12修編。

6. 經濟部臺灣電力公司。

7. 醫改雙月刊:財團法人臺灣醫療改革基金會會訊16期「醫改會與十大醫事團體誓言捍衛病人安全」。

8. 國際火災保護協會--醫療不燃氣體系統1974年版規範。

9. 中國工程師學會會刊「工程」雙月刊:

   a. "「台北101」大樓工程、臺北國際金融中心大樓概要"等報導臺北捷運第二施工處主任--林泰煌、崇友實業公司行銷企劃室主任--郭啟文 第76卷5期。

   b. 水利署長陳伸賢 "水資源專題報導臺灣水利產業發展之策略" 第76卷5期第80卷6期。

10. 最新建築技術規則。

11. 中華民國冷凍空調工程技師公會全國聯合會理事長 李汝殷 醫院空調設計 講義。

12. 春寶有限公司臺灣總代理--AMSCO型錄。

13. 惠君企業有限公司。

14. 進基儀器有限公司 臺灣總代理--GETINGE Sweden型錄 "醫院獲得無菌全系列產品設備型錄"。

15. 臺灣總代理ZK--HOSPITAL型錄。

16. 洪發貿易有限公司 臺灣總代理 美國Kewanee.型錄。

17. 南榮貿易股份有限公司 臺灣總代理-- Puritan型錄。

18. 三共貿易股份有限公司 臺灣總代理--OHIO型錄。

19. 忠誠儀器股份有限公司 臺灣總代理--.OXEQUIP型錄。

20. 升振企業份有限公司 臺灣總代理-低真空系統應用與設計型錄(Centrifugal Vacuum System)。

21. 謙義貿易有限公司灣總代理—住宅用低真空系統C.V.S. (Central Vacuum System for Housing use)。

22. The Spencer Turbine Company。

23. JAPAN CENTRAL UNI CO., LTD.株式會社型錄。

24. JAPAN SHINSEI電器工業株式會社型錄。

25. 冷凍與空調雜誌雙月刊:

   a. 黃錦文、鄭益志、蔡瑞益、張永鵬先生等執筆 "醫療用淨化及低這處理設備(3)" (第28期 (8月號/2004) 61~73頁 。

   b. 郭錫文先生 "病態綠建築的空氣污染危機" 第44期(4月號/ 2007)。

26. 22.昶順企業股份有限公司 臺灣總代理--KAWASAKI型錄。

27. 日本C&U株式會社。

28. 川富科技開發公司 "1.實驗室環境、2.研究設施、3.藥科機器設計與規劃系列"等型錄。

29. 亞莫士股份有限公司--高園產業株式會社AMOS型錄。

30. 松下通訊工業株式會社--病院同呼叫系統設備型錄。

31. 樂資環保科技有限公司-- TCS型錄。

32. 全新調理不鏽鋼股份有限公司產品型錄。

33. 鴻軒條碼股份有限公司型錄。

34. 美笙MASON股份有限公司產品型錄。

35. 達環淨氣企業有限公司型錄。

36. 兆山辰精密科技股份有限公司型錄。

37. 日本調理機製造~商事株式會社--餐餘廚房設備型錄。

38. 優美建材股份有限公司型錄(醫療環境專用抗菌建材系列)。

39. 大陽生物科技股份有限公司型錄—Care Milieu(克黴樂)。

40. 40.超高層建築設備--日本作者 渡邊要等19位教授、執筆協助者7位共27人，譯者 陳光興

41. 千里眼電子公司 臺灣總代理--.Aichi電子株式會社。

42. M.V.E. (Minnesota Valley Engineering) 產品型錄。

43. 日日興有限公司臺灣總代理美國RUUD熱水爐型錄。

44. 中華水電空調雜誌社--超高層建築設備編--作者 渡邊東京大學名譽教授群26位執筆 陳光興釋。

45. 瑞友機械有限公司 臺灣總代理--SPENCER產品型錄。

46. 誠建機器工程公司 臺灣總代理--AMERCARICAN產品型錄。

47. 永大抽水機企業有限公司產品型錄。

48. JAPAN臺灣總代理--光電貿易有限公司"NIHON KOHDEN KOGTO CO., LTD"型錄。

49. 永大機電工業股份有限公司型錄。

50. 顥豪有限公司產品型錄。

51. 日本高田俱著作。

52. 臺灣富瑞得股份有限公司Flakt Woods。

53. Spencer真空式垃圾處理系統。

54. 日大風機有限公司型錄。

55. 順光股份有限公司。

56. 王洪鎧先生編譯之工業通風設計基礎與空氣調節設計基礎。

57. 中華水電空調雜誌社編譯--超高層建築設備編--原著者 渡邊要。

58. 光電貿易有限公司臺灣總代理—NIHON KOHDEN產品型錄。

59. 深川製造所株式會社產品型型。

60. 小林機械公司

郵政劃撥儲金存款單

98 04 43-04

收款帳號 19685093

通訊欄（限與本次存款有關事項）

■訂閱人：□新訂戶
　　　　　□續訂戶(編號：＿＿＿＿)

服務單位：＿＿＿＿＿＿＿＿＿＿

■訂閱雙月刊：
　□一年 1,000元　　□二年 1,600元
　□三年 2,100元　　　自第＿＿＿期起
※訂閱兩年(含)以上，加80元郵資，
　即送當年度機電設備採購名錄。
　請註明　□需要　□不需要
　□零購(期數：＿＿＿＿)

■訂購叢書系列：(含稅、運費)
　□接地工程講義 680元x　　　　本
　□避雷工程講義 600元x　　　　本
　□消防設備與電氣技術480元x　　本
　□電事工程每本760元x　　　　本
　□冷凍空調自動控制海本620元x　本

郵寄方式：□平郵　□掛號　□空郵
　　　　　□二聯　□三聯　□免開
發票資料：□平郵　□掛號　□空郵

抬頭：＿＿＿＿＿＿

統編：□□□□□□□□

金額 新台幣(數字)　億 仟萬 佰萬 拾萬 萬 仟 佰 拾 元

收款戶名　馬禹文化事業有限公司

姓名＿＿＿＿＿

通訊處　□□□-□□ [請填寫收件地址]

電話　TEL：　　　FAX：

手機

虛線內備供機器印錄用請勿填寫

經辦局收款戳

◎寄款人請注意背面說明
◎本收據由電腦印錄請勿填寫

郵政劃撥儲金存款收據

收款帳號
戶名

存款金額

電腦紀錄

經辦局收款戳

公司名稱：

連絡人：

地址：□□□□□

電話：

傳真：

E-mail：

□生產／製造
產品(設備)名稱

□代理／銷售　品牌

機電現場技術雜誌社，結合國內電機、消防、給排水、通風、水利、
施工工程、維護檢驗、工礦安全衛生、機械設備、電機設備等專業
技師及工程師群，精心撰畫出版事項。歡迎賜稿、提供廣告或訂閱。

我們的聯絡　http://www.biaoho.com.tw

e-mail：book.art168 @ msa.hinet.net

電　話：02-2249-5121　　傳真：02-2244-3873

醫事工程

封面裡 . . . . 國碳科技股份有限公司

封底 . . . . 新加坡商福祿克股份有限公司

封底裡 . . . . 陽明電機股份有限公司

647 . . . . 儀測科技國際股份有限公司

648 . . . . 連積企業有限公司

649 . . . . 美笙股份有限公司

650 . . . . 兆山辰精密科技股份有限公司

● 特別感謝以上廠商熱烈贊助廣告！

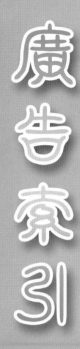

廣告索引

國家圖書館出版品預行編目資料

```
醫事工程 / 楊循生著, - - 初版,--
  -- [新北市]中和區 : 贔禾文化, 民100.04
    面 ;    公分

ISBN 978 -957 -29634 -6-3（平裝）

1. 醫院規劃設計  2. 電子工程

419.46                              100007002
```

醫 事 工 程

發 行 所 / 贔禾文化事業有限公司

發 行 人 / 許月季

作　　者 / 楊循生

社　　長 / 楊坤德

總 編 輯 / 邱文祥

美　　編 / 許佳惠・張峰賓

地　　址 / 新北市中和區橋和路90號9樓

電　　話 / (02)2249-5121

傳　　真 / (02)2240-5094

網　　址 / www.biaoho.com.tw

出版日期 / 中華民國100年04月18日發行

雜誌交寄執照編號 / 中華郵政北台字第7752號

郵政劃撥 / 19685093

戶　　名 / 贔禾文化事業有限公司

每本零售 / 740元

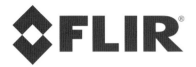

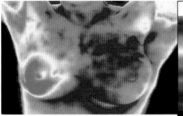
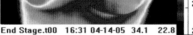
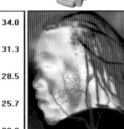
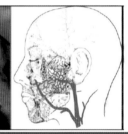
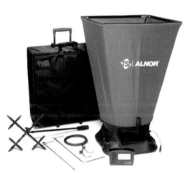
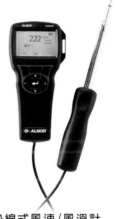
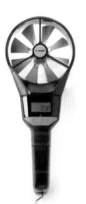
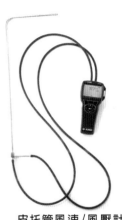

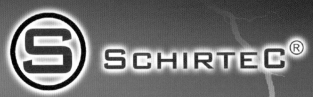

E.S.E LIGHTNING CONDUCTORS

● 本產品經內政部營建署審核通過

TŪV
ÖSTERREICH

● 不須外接電源
● 可自行故障檢測